고관절 · 슬관절
통증 장애

HIP AND KNEE PAIN DISORDERS

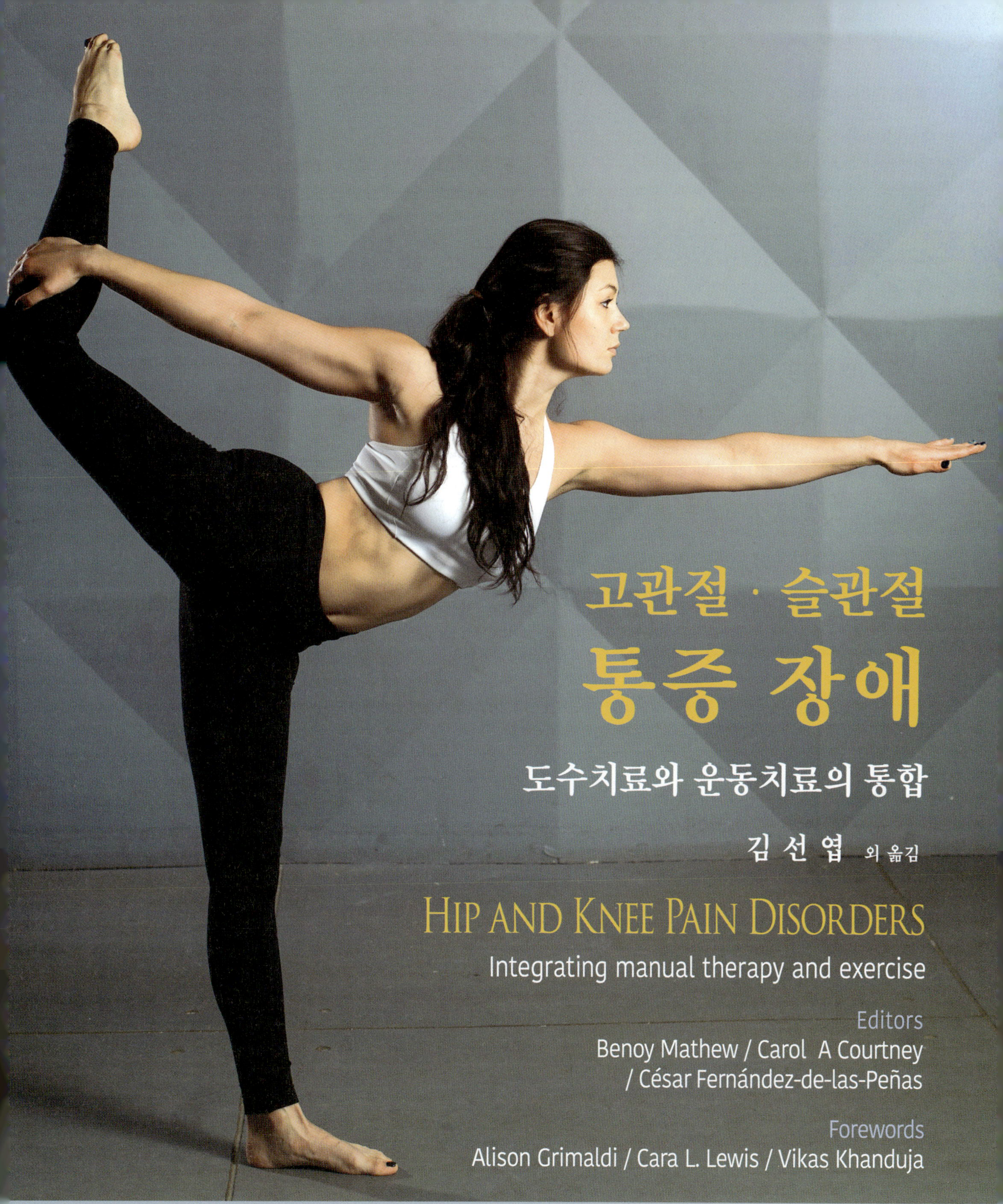

고관절 · 슬관절

통증 장애

도수치료와 운동치료의 통합

김 선 엽 외 옮김

HIP AND KNEE PAIN DISORDERS

Integrating manual therapy and exercise

Editors
Benoy Mathew / Carol A Courtney / César Fernández-de-las-Peñas

Forewords
Alison Grimaldi / Cara L. Lewis / Vikas Khanduja

영 문 출 판 사

■ **옮긴이** (가나다 순)

권리안 포에스아카데미 대표
김선엽 대전대학교 물리치료학과 교수
김윤환 군장대학교 물리치료학과 교수
김진택 대전대학교 물리치료학과 교수
김태호 대구대학교 물리치료학과 교수
오재섭 인제대학교 물리치료학과 교수
유성훈 남부대학교 물리치료학과 교수
이호종 사랑플러스병원 재활센터 총괄팀장
정영준 정영준맞춤운동센터 원장

Hip and Knee Pain Disorders – Integrating manual therapy and exercise
by **Benoy Mathew, Carol A. Courtney and César Fernández-de-las-Peñas**

고관절·슬관절 통증 장애

도수치료와 운동치료의 통합

2024년 7월 19일 초판인쇄
2024년 7월 29일 초판발행

지은이 : Benoy Mathew, Carol A Courtney & César Fernández-de-las-Peñas
옮긴이 : 김 선 엽 외
발행인 : 박 병 조
발행처 : 도서출판 영문출판사
등 록 : 1987년 12월 21일 제2－419호
주 소 : 서울시 강남구 삼성로 118길 8
전 화 : (02) 514-5590, 776-5590
팩 스 : (02) 756-8943
홈페이지 : www.ymsbook.net
E-mail : yeongmunsa@empas.com
정 가 : 50,000 원
ISBN 978-89-7224-567-4 93510

※ 파본은 교환해 드립니다.

목차 (Contents)

PART 2 고관절과 슬관절 통증 장애의 임상적 검사
Clinical examination of hip and knee pain disorders

PART 3 고관절과 슬관절 통증 장애에 다학제적 관리
Multidisciplinary management of hip and knee pain disorders

저자 (About the editors)

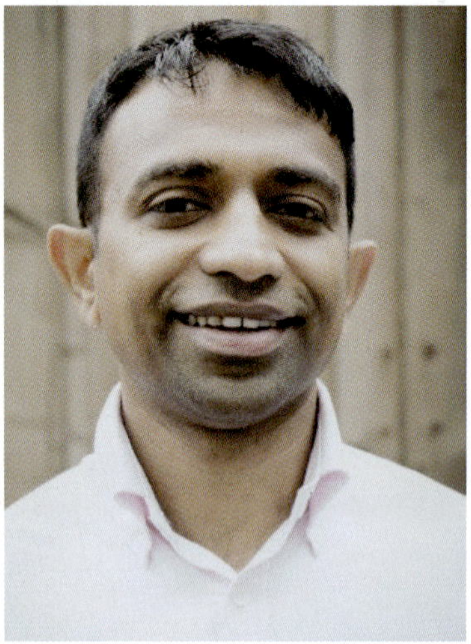

Benoy Mathew PT, MSc, MCSP, PG Cert(MSK US)는 하지 전문물리치료사이며, 상급 임상물리치료사(Advanced Practice Physiotherapist), MSK 초음파영상전문가(Sonographer)이자 영국 충격파(Shockwave) 교육 리더이다. 그는 영국 런던에 있는 영국 국립 보건원(British National Health Service)과 자신의 개업 물리치료사로 일하고 있다.

Benoy는 만성 고관절과 서혜부 병리와 달리기 손상 관리에 특별한 관심을 가지고 있다. 그는 영국에서 충격파 교육 분야에 임상 리더이다. 그는 잘 훈련된 근골격계 초음파 전문가로, 그는 자신의 임상 실무에서 진단용 초음파를 사용하고 있다. 그는 임상 실무에서 이를 연구에 적용하는 데 열정을 가지고 있으며 국제적인 동료-평가 학술지에 다수의 연구 논문들을 발표하였다.

Benoy는 영국과 해외에서 수많은 연수과정에서 정기적으로 가르치고 있다. 지난 8년 동안 2500명 이상의 참가자가 그의 연수과정에 참석하였다.

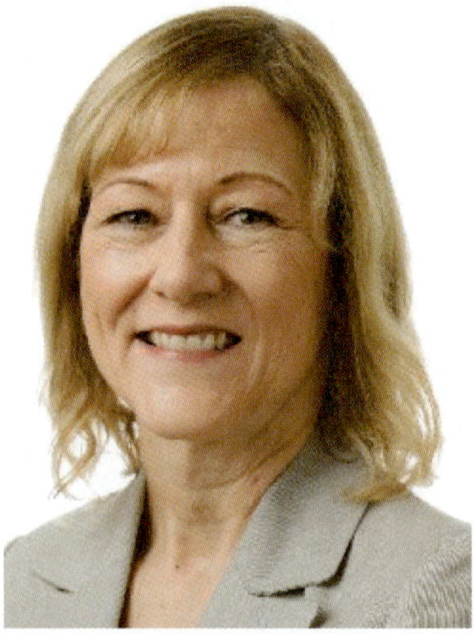

Carol A. Courtney PT, MApplSc, PhD, ATC는 현재 미국 시카고에 노스웨스턴대학교의 물리치료학과와 인간운동과학과 교수이다. 그녀는 물리치료사이자 운동트레이너이며 미국정형도수물리치료학회(American Academy of Orthopaedic Manual Physical Therapists) 연구원으로 인정받고 있다. 1991년과 1992년에 그녀는 쿠바 아바나에서 열린 팬아메리칸 게임(Pan American Games)과 스페인 바르셀로나에서 열린 올림픽에 미국 의료진으로 선발되었다. Courtney 박사는 만성 근골격계 통증과 스포츠 손상 관리에 대한 임상 전문가이다. 그녀의 학문적 관심은 정형도수물리치료 분야에 고급 임상추론이며, 그녀의 연구는 슬관절 손상과 골관절염이 통증 과정과 관절의 기능에 미치는 영향을 알아보는 것이다. 그녀의 연구는 또한 도수치료와 운동치료를 포함한 비약물적 중재를 통한 통증 기전의 조절에 초점을 맞추고 있다. 그녀는 100개 이상의 동료-평가 학술지와 책의 단원 및 학술대회 발표 경력을 가지고 있으며 이러한 연구물들에 대해 국내 및 국제적으로 강의하였다.

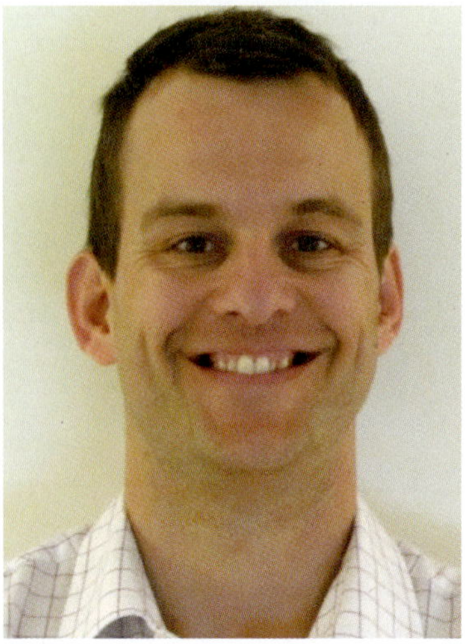

César Fernández-de-las-Peñas PT, PhD, Dr MedSci는 스페인 마드리드에 Rey Juan Carlos(URJC) 대학교에 전임교수이자 도수치료와 운동치료를 다루는 임상 통증 연구 그룹(Clinical Pain Research Group)에 리더이기도 한다. 그는 대학부속 물리치료 클리닉에 물리치료실 실장으로서 임상 실무에 연구 활동을 결합하고 있다. 그는 연구와 임상 실무와 관련하여 많은 수상을 한 바 있다.

César는 약 550개의 동료-평가 학술지를 개재했으며 그 중 약 250개는 제 1 저자이다. 그의 연구 활동은 통증의 신경과학에 집중되어 있다. 그는 임상에서 주로 만성 통증 장애를 가진 환자를 치료하고 있다. 그의 전제는 "우리 환자들을 위해 임상 실무에 연구결과를 통합하는 것이 핵심"이다

César는 종종 국제 학술회의에서 기조 연설을 하도록 초청받고 있고, 20개국 이상에서 워크숍을 진행하였다. 그는 Handspring 출판사에서 턱관절 장애: 도수치료, 운동 및 침술 등을 포함한 만성 근골격계 통증의 도수치료에 관한 10권의 책을 발간하였고 대표 편집자였다.

기고자 (About the contributors)

Kyle Adams PhD, PT
Clinical Assistant Professor
Baylor University Doctoral Physical Therapy Program
Baylor University
Waco, TX, USA

Alexandra Anderson PT, DPT, OMT, FAAOMPT
Physical Therapist
University of Illinois Health
Owner
The Physical Therapy Academy
IL, USA

Lars Arendt-Nielsen DM, PhD
Professor
Center for Pain and Neuroplasticity
Aalborg University
Aalborg, Denmark

Alison H. Chang PT, DPT, MS
Associate Professor
Department of Physical Therapy & Human Movement Sciences
Feinberg School of Medicine
Northwestern University
Chicago, IL, USA

Joshua Cleland PT, PhD, FAPTA
Professor, Director of Research & Faculty Development, Doctor of Physical Therapy Program
Department of Public Health & Community Medicine
Tufts University
Boston, MA, USA

Chad E. Cook PT, PhD, FAPTA
Professor in Orthopaedic Surgery
Division of Physical Therapy
Duke University
Durham, NC, USA

Jill Cook PhD, BAppSci(Phty)
Professor
La Trobe Sport & Exercise Medicine Research Centre
La Trobe University
Melbourne, Vic, Australia

Megan Donaldson PT, PhD, FAAOMPT
Program Director and Associate Professor
Physical Therapy Program
Department of Public Health & Community Medicine
Tufts University
Boston, MA, USA

Joseph M. Donnelly PT, OCS, FAPTA, FAAOMPT
Professor Physical Therapy
Health Sciences
University of St Augustine
Miami, FL, USA

Alicia J. Emerson DPT, MS, OCS, FAAOMPT
Assistant Professor
Department of Physical Therapy
High Point University
High Point, NC, USA

Katia Ferrar PhD, B HlthSc (Hons), B AppSc (Physio)
Research Fellow
La Trobe Sport & Exercise Medicine Research Centre
La Trobe University and The Australian Ballet
Adjunct Senior Lecturer
University of South Australia
Bundoora, Vic, Australia

Michelle Finnegan PT, DPT, OCS, MTC, CMTPT, CCTT, FAAOMPT
Adjunct Assistant Professor
The George Washington University
Washington, DC, USA;
Adjunct Faculty
South College
Knoxville, TN, USA;
Senior Faculty
Myopain Seminars
Bethesda, MD, USA;
Owner
ProMove PT Pain Specialists
Bethesda, MD, USA

Timothy W. Flynn PT, PhD, OCS, FAAOMPT, FAPTA
Professor
School of Physical Therapy

South College
Knoxville, TN, USA

Michael Freeman MSportsPhysio, BHScMPP, APA
Titled Sports and Exercise Physiotherapist
Physiotherapist
The Australian Ballet
Australia;
North Melbourne Football Club
North Melbourne, Australia;
Physio Plus Group
Footscray, Vic, Australia

Alessandra Narciso Garcia PT, PhD
Physiotherapist
Division of Physical Therapy
Department of Orthopaedic Surgery
Duke University
Durham, NC, USA

Benjamin J. Geletka PT, DPT, AAOMPT
Clinical Specialist
University Hospitals
Cleveland, OH, USA

Paul Glynn PT, DPT, OCS, FAAOMPT
Owner
Glynn Physical Therapy LLC
Lexington, MA, USA;
Faculty Partner
Evidence in Motion
San Antonio, TX, USA

Brenton J. Grant BHSc, Master of Physiotherapy Practice
Physical Therapist
Dignity Health, St Rose Dominican Hospital
Las Vegas, NV, USA

Georgina E. Grant MD, BSC Biological Sciences
Kirk Kerkorian School of Medicine
Las Vegas, NV, USA
Emergency Physician,
University of Nevada Las Vegas School of Medicine
Las Vegas, NV, USA

Dr Derek Griffin PT, PhD, BSc (Hons)
Specialist Musculoskeletal Physiotherapist
Bon Secours Hospital Tralee
Tralee, Ireland

David W. Griswold PhD, DPT
Associate Professor of Physical Therapy
Department of Graduate Studies in Health and Rehabilitation Sciences
Youngstown State University
Youngstown, OH, USA

Dhinu J. Jayaseelan DPT, OCS, FAAOMPT
Assistant Professor
The George Washington University Program in Physical Therapy
The George Washington University
Washington, DC, USA

Dr Joanne Kemp PhD, MSportsPhysio, BAppSci(Phys)
APA Sport & Exercise Physiotherapist
Senior Research Fellow
La Trobe Sports & Exercise Medicine Research Centre
La Trobe University
Melbourne, Vic, Australia

Shane Koppenhaver PT, PhD
Clinical Professor
Baylor University Doctoral Physical Therapy Program
Baylor University
Waco, TX, USA

Ken Learman PhD, PT, OCS, FAAOMPT
Professor of Physical Therapy & Director of PhD in Health Sciences
Youngstown State University
Youngstown, OH, USA

Gregory J. Lehman DC, MScPT
Clinical Educator, Physiotherapist & Chiropractor, Strength & Conditioning Specialist
Greg Lehman Physiotherapy
Toronto, Canada

Thomas A. Longbottom PT, DPT, NCS
Clinical Associate Professor

Baylor University Doctor of Physical Therapy Program
Baylor University
Waco, TX, USA

Fraser McKinney BSc Hons (Physio), MSc (Sports Physio), BSc Hons (Sports & Exercise Science)
Lead of Rehabilitation
Southampton Football Club Science and Medicine Department
Southampton Football Club
(English Premier League)
Southampton, UK

Alfred Zeev Markovits BPT, PGDip
Musculoskeletal Physiotherapist
Outpatient Physiotherapy
Homerton University Hospital NHS Foundation Trust
London, UK

Elizabeth Marlow BSc (Hons), MSc
Specialist Musculoskeletal Physiotherapist
Ealing Community MSK Service
Clayponds Rehabilitation Hospital
London, UK

Susan Mayes PhD, BAppSci
Director of Artistic Health
The Australian Ballet
Southbank, Vic, Australia
Adjunct Research Fellow
La Trobe University
Melbourne, Vic, Australia

John J. Mischke DPT, OCS, FAAOMPT
Clinical Faculty & Orthopedic Residency Director
School of Physical Therapy & Rehabilitation Science
University of Montana
Missoula, MT, USA

Thomas G.C. Mitchell MSc, BSc (Hons), MCTA
Clinical Lead Physiotherapist
Remedy Physio
Sheffield, UK;
Advanced Physiotherapy Practitioner
Primary Care Sheffield NHS Trust
Sheffield, UK

Scot Morrison PT, OCS, CSCS
Owner & Operator
Physio Praxis
Vancouver, WA, USA

Dr Andrea Mosler BAppSc, MAppSc, PhD
Specialist Sports & Exercise Physiotherapist (FACP)
Fellow of the Australian Sports Medicine Federation (FASMF)
Research Fellow
Sports & Exercise Medicine Research Centre
La Trobe University
Melbourne, Vic, Australia

Sergio Muela-Fernández PT
Fisioterapia Sergio Muela Fernández
Leon, Spain

Bradley J. Myers PT, DPT, DSC
Assistant Professor
Physical Therapy Program
College of Pharmacy and Health Sciences
Campbell University
Buies Creek, NC, USA

Jo Nijs PhD, PT, MT
Professor
Brussels Health Campus Department KIMA
Vrije Universiteit Brussel
Brussels, Belgium
Guest Professor
University of Gothenburg
Gothenburg, Sweden

Michael O'Brien BHSc
Physiotherapist
The Hip & Groin Clinic
Windsor, Vic, Australia;
PhD Candidate
La Trobe Sport & Exercise Medicine Research Centre
La Trobe University
Melbourne, Vic, Australia

Kristian Kjær Petersen MSc, PhD
Associate Professor

Center for Neuroplasticity & Pain
Department of Health Science & Technology
Aalborg University
Aalborg, Denmark

Gustavo Plaza-Manzano PT, PhD
Professor
Department of Radiology, Rehabilitation & Physiotherapy
Universidad Complutense de Madrid
Madrid, Spain

Emilio Puentedura PT, DPT, PhD, OCS, FAAOMPT
Professor
Doctor of Physical Therapy Program
Baylor University
Waco, TX, USA

Craig R. Purdam DSc, MSportsPhysio
Professor
School of Allied Health
La Trobe University
Bundoora, Vic, Australia;
Professor
Faculty of Health
University of Canberra
Bruce, SA, Australia

Madhan Kumar Ramanathan PGDipPhty
Chartered Sports Physiotherapist; Specialist Sports and MSK Physiotherapist
Northamptonshire County Cricket
Northampton, UK

Dr Ebonie Kendra Rio PhD, MSportsPhysio, BAPhysio (Hons), BAAppSci
Post-Doctoral Research Fellow
La Trobe Sport & Exercise Medicine Research Centre
La Trobe University
Bundoora, Vic, Australia

Rachel Koldenhoven Rolfe PhD, ATC
Assistant Professor,
Department of Health and Human Performance
Texas State University
San Marcos, TX, USA

Nils Runge BSc, MSc
Advanced Physiotherapy Practitioner in Pain Management
Connect Health
Newcastle upon Tyne, UK;
Advanced Physiotherapy Practitioner
Primary Care Sheffield
Sheffield, UK

Josiah D. Sault DPT, OCS, FAAOMPT
Coordinator of Outpatient Physical Therapy
Department of Occupational & Physical Therapy
University of Illinois Chicago
Chicago, IL, USA

Holly Soper-Doyle BSc (Hons), PGdipVetPhysio
Clinical specialist MSK Physiotherapist
Royal National Orthopaedic Hospital, London;
Honorary Clinical Lecturer University College London, London;
Physiotherapist and Owner
Integrum Physiotherapy,
London, UK

Suresh Sudula BPT, PGDip, MCSP
Consultant Physiotherapist in MSK Ultrasound
Medway Maritime NHS Foundation Trust
Kent Musculoskeletal Clinic
The Regenerative Clinic
Kent, UK

Martin Thomas MSc, MACP
First Contact Physiotherapy Practitioner
Harrogate NHS Foundation Trust & Airedale NHS Foundation Trust
Harrogate, UK

Allison R. Toole PT, FAAOMPT, OPT
Physical Therapist
Outpatient Rehabilitation
Southeast Health
Cape Girardeau, MO, USA

Henrik Bjarke Vægter PT, MSc (Pain Management), PhD
Physical Therapist

Pain Research Group
Pain Center
University Hospital Odense;
Department of Clinical Research
University of Southern Denmark
Odense, Denmark

Richard W. Willy MPT, PhD
Assistant Professor
School of Physical Therapy & Rehabilitation Science
University of Montana
Missoula, MT, USA

Alison Grimaldi 서문

재활 분야에 관한 출판물이 기하급수적으로 증가함에 따라 바쁜 임상가와 학생 모두가 근골격계 질환에 대한 관련 정보를 얻는 것이 점점 더 어려워지고 있다. 유료화로 인한 제한은 전체적인 정보에 접근하는 것에 한계가 있고, 연구 자료들의 질이 매우 다양하며 많은 과학적 논문의 임상적 의미는 불분명하다. 또 다른 중요한 도전은, 수많은 연구논문들이 매일 쏟아짐에도 불구하고, 우리들에게는 여전히 풀리지 않은 질문들이 많으며, 체계적 고찰 연구들을 통해 대부분의 주제에 대해 아직 확실한 결론을 내리기에는 근거들이 불충분하다는 사실이 반복적으로 확인되고 있다는 것이다. 만약 우리가 진정한 '근거–기반(evidence–based)' 실무를 받아들인다면 우리들의 치료 도구–가방(treatment tool–bag)은 다소 한계가 있을 것이다.

고관절과 슬관절 장애에 관해 이 교과서에는 고관절 그리고 슬관절 통증 질환의 근거에 입각한 검사와 보존적 관리에 대한 최신(state–of–the–art)의 설명을 제공하였다. 근거–기반 실무(Evidence–informed practice)는 근거 기반, 기초 과학에 대한 병리생리학적 근거, 그리고 임상 전문가의 정보를 결합하여 임상 추론 프레임워크 내에서 의사결정을 하도록 도움을 준다. 이 책의 편집자인 Benoy Mathew, Carol Courtney 그리고 César Fernández–de–las–Peñas는 이 책의 독자들을 위해 모든 '다리 역할'을 수행하였다. 그들은 자신들의 임상 실무와 연구에 광범위한 전문적 지식을 공유할 뿐만 아니라 이 분야에 임상가들과 임상–연구자들로 구성된 50명의 또 다른 전문가 집단을 만들었다.

이들 전문가들의 이야기를 듣기 전에 편집자들은 먼저 4명의 환자(고관절 통증 2명, 슬관절 통증 2명)의 이야기를 선보였다. 이것은 우리가 무엇을 어떻게 하려는 가에 대한 이유에 대해 강력하게 반영한 것이다. 즉, 우리의 환자들이 경험하는 문제들을 해결하고 그들이 직면하는 좌절과 장벽들에 대해 도와주는 것이다. 이 네 사람들이 내는 대표 목소리와 그들의 여정이 다음에 이어지는 임상 단원들의 배경이 될 것이다.

고관절과 슬관절 장애에 대한 1부에서는 후속 임상 검사와 관리 섹션에 대해 기반이 되는 근거를 제공한다. 각 해당 분야의 전문가들은 역학, 그리고 고관절과 슬관절의 건병증 및 근육 손상, 슬개대퇴통증증후군, 골관절염, FAI 증후군, 고관절 이형성(dysplasia) 그리고 불안정성, 슬관절 인대와 반월상 연골 손상 등을 포함한 이 부위의 특정 질환에 대해 임상적으로 업데이트된 해석을 제공하게 된다. 이러한 지식을 바탕으로, 2부에서는 고관절과 슬관절 통증 장애의 임상 검사에 대해 근거에 기반한 실무 지침을 제공한다. 이 단원에서는 먼저 임상 기록의 중요성과 임상 환경에서 고관절과 슬관절의 측정 평가의 유효성을 탐구한다. 그런 다음, 고관절과 슬관절 뿐만 아니라 하지 사분위(lower quadrant) 전체에 대한 자세한 검사 전략을 제공한다. 근위부인 요추와 천장관절, 원위부인 발과 발목에 대한 단원에서는 고관절과 슬관절 질환에서 나타나는 국소적 및 원격 부위의 기전들을 검사하기 위해 시행하는 포괄적인 접근 방식을 제시한다. 이 단원에서는 또한 임상 실무에서 그 가치가 점점 더 인정받고 있는 도구들에 대한 유용한 지침이 되는 고관절과 슬관절에 대한 초음파–해부학(sono–anatomy)과 초음파 스캐닝(ultrasound scanning) 기법에 대한 새로운 단원들이 포함되어 있다.

3부에 7개의 포괄적인 단원에서는 고관절과 슬관절 통증 장애의 다학제적(multidisciplinary) 관리에 대해 다룬다. 도수치료의 효과에 대한 질문 뒤에는 관절–기반 중재, 근육–기반 중재 그리고 임상 신경역동학에 대해 자세히 설명하였다. 치료적 운동과 치료적 신경과학에 대해 초점을 맞춘 단원에 나오는 정보들은 다중모드 관리와 임상가가 어떻게 하지의 만성 통증에 대한 도수적(hands–on) 또는 비도수적(hands–off) 중재법들을 통합할 수 있는지에 대해 마지막 단원에서 통합될 것이다.

200,000개 이상의 단어로 된 임상 관련 정보들과 300개 이상의 컬러 사진들을 제공함으로서, "고관절과 슬관절 통증 장애(Hip and Knee Pain Disorders)" 이 책은 틀림없이 하지의 근골격 재활에 관련된 임상가와 학생을 위한 책상 위에 중요한 자료가 될 것이다.

Alison Grimaldi BPhty, MPhty(Sports), PhD
Principal Physiotherapist at Physiotec
Adjunct Research Fellow, University of Queensland
Brisbane, Queensland, Australia.
January 2022

Cara L. Lewis 서문

임상가이자 연구자로서, 우리는 책을 쓰는 과정에서 만난 환자들과 연구 참여자들로부터 듣는 이야기에서 동기 부여가 되었다. 이 책은 고관절이나 슬관절 통증을 경험한 세 사람의 가슴 아픈 이야기로 시작한다. 이 책의 배경이 되는 이 이야기들은 고관절이나 슬관절 통증 장애가 있는 사람들을 위한 최선의 재활치료 방법을 알려주는 최신의 근거와 임상 지식을 전문적으로 통합하였다.

이 책의 편집자인 3명, Benoy Mathew, Carol Courtney, César Fernández-de-las-Peñas는 각각 숙련된 저명한 임상 학자들이다. 그들은 함께 근거를 만들고 이용하는 측면에서 해당 분야에 국제 전문가인 재능 있는 공동 저자 팀을 선발하였다. 각 저자들은 수 많은 출판물과 발표를 통해 고급 지식과 임상 실무적 경력을 가지고 있다. 여기에서 그들은 21개의 단원에 고관절과 슬관절 통증 문제에 대한 현재의 지식들을 편집하고 종합하였다.

이 책은 고관절과 슬관절 통증 장애의 역학과 검사법에서 다학문적 관리 방법까지 광범위하게 다루고 있다. 고관절과 슬관절 장애에 대해 논의하는 과정은 흔히 최신의 외과적 접근방법을 중심으로 다루어지지만 이 책에서는 이러한 환자 집단을 위한 효과적인 도수치료와 운동치료 중재에 대해 강조한다. 1부에서는 배경이 되는 지식과 임상적 근거를 제공한다. 2부에서는 임상 병력과의 중요성과 적절한 결과의 평가로부터 시작하여 고관절과 슬관절 통증 장애가 있는 개별적인 환자의 평가법에 대해 독자들에게 제시할 것이다.

내가 개인적으로 가장 좋아하는 것은, 저자들이 고관절과 슬관절에 대한 평가에 대해 끊임없이 논의하였다는 것이며, 그들은 하지의 모든 병리에 대해 발과 발목의 영향을 알아내기 위해 계속해서 하지로 내려가는 것이다. 3부에서는 근골격계 통증에서 뇌의 중요한 역할을 인식하면서 도수 치료와 운동치료 중재를 설명하는 것으로 이 책을 멋지게 마무리하였다.

21개의 단원과 300개 이상의 사진 자료를 통해, 저자들은 많은 사람들에게 영향을 미치는 근골격계 통증에 대한 중요한 부분들 지식적으로 적절히 요약함으로써 완전하고 접근성이 가능한 책으로 만들었다. "고관절과 슬관절 통증 장애"는 고관절과 슬관절 통증 문제와 그것의 해결 방법들에 대해 더 잘 이해할 수 있기를 원하는 사람들(임상가나 소비자 모두)에게 귀중한 자료가 될 것이다.

Cara L. Lewis PT, PhD
Associate Professor of Physical Therapy,
Rehabilitation Sciences (PhD) and Medicine,
College of Health & Rehabilitation Sciences:
Sargent College,
Boston University,
Boston, Mass. USA.
January 2022

Vikas Khanduja 서문

"고관절과 슬관절 통증 장애(Hip and Knee Pain Disorders)" 이 책에 서문을 쓰게 되어 매우 기쁘게 생각한다.

고관절과 슬관절 병리의 유병률은 계속해서 커지고 있음에 따라 신속하고 효과적인 기능 복귀에 대한 요구도 증가하고 있다. 근골격계 병리를 관리하는데 관여하는 임상가들을 대상으로 하는 이 책의 목적은 최신의 과학적 근거를 탐색하고 그것들을 고관절과 슬관절 장애로 인한 수술 전후 관리에서 적절한 운동법의 선택과 도수치료기법을 적용하는데 있다.

나는 고관절과 슬관절 장애에 대한 근거-기반 검사와 관리에 대한 최신의 기술에 대한 고찰을 제공하는 이 포괄적인 책을 함께 만든 편집자인 Benoy Mathew, Carol Courtney 그리고 César Fernández-de-las-Peñas에게 축하의 마음을 전한다. 특히 젊은 성인의 관리에 관한 문헌들에 고관절과 슬관절 병리에 대한 정보들이 폭발적으로 증가함에 따라 매우 시기 적절한 책이며 이 분야에 대한 포괄적인 논문들을 제공하고 있다.

이 책은 편집자들이 저자들의 임상적 경험과 연구문헌들의 근거들을 바탕으로 고관절과 슬관절 병리 관리를 위한 다중모드 접근법(multimodal approaches)(교육, 운동 프로그램, 도수치료, 근력과 컨디셔닝)을 통합하는데 최선을 다해 노력했다는 점에서 매우 독특한 책이다. 이 책은 매우 사용자에 친화적이며 독자들이 가장 관심을 가지고 있는 것들을 선택하였고, 그들이 선택할 수 있거나 직면할 수 있는 특정한 임상 시나리오와 관련하여 설계되었다.

이 책은 고관절과 슬관절 병리를 가진 환자들이 받고 있는 치료의 심리학적, 정서적 차원을 강조하는 개인 사례연구들을 멋지게 모은 것으로 시작한다. 임상가로서 우리 모두는 환자들의 개인적인 여정(journeys)과 그들의 병리에 심리사회적 영향을 이해하는 것이 중요하다는 것을 엄청나게 배울 수 있을 것이다.

1부에서는 골관절염, 고관절과 슬관절 주위의 건병증, 슬개-대퇴부 병리, 반월상 연골과 슬관절 인대 손상, 젊은 성인 고관절의 병리를 포함한 일반적인 병리들에 대해 검토한다.
5장에서는 대퇴비구 충돌증후군(FAIS)과 고관절 이형성증에 대한 최신에 관리 방법에 대해 다루며, 이 부분이 내 마음에 가장 와 닿는 주제이다. 젊은 성인의 고관절 병리의 역동적 특성과 관리 전략에 대해 이해하는 것이 오늘날 정형의학 분야에서 가장 빠르게 발전하는 분야 중 하나이다.

2부에서는 고관절과 슬관절의 임상 검사법에 대해 알아본다. 10장에서는 많은 근골격계 임상가들 사이에서 다시 인기를 얻고 있는 고관절과 슬관절의 초음파 해부학과 스캔 기법에 대해 다루게 된다.

3부에서는 7개의 포괄적인 단원이 있으며 여기에서는 고관절과 슬관절 병리에 대한 다학문적 관리법에 대해 다룬다.

이 큰 규모의 책을 저술한 모든 사람들은 각각의 단원을 맡을 국제적 수준의 저자들을 선택하고 조율해서, 관련된 허락을 받고, 중심이 되는 메시지가 손실되지 않도록 편집과 확인을 하고, 출판사와 연락하는 등의 엄청난 일를 해 준 것에 대해 감사하게 생각할 것이다. 나는 편집자들이 이 분야의 최고 전문가들인 40명 이상의 저자들에 경험을 활용하고, 400개 이상의 컬러 그림과 사진 자료들이 포함된 총 21개의 단원을 제공하는 이러한 작업 과정을 매우 잘 처리했다고 생각한다.

나는 이 책이 종합적인 정보를 효율적으로 제공함으로써 임상에서는 귀중한 보좌관(aide-memoire) 역할을, 가정에서는 참고 도서로 활용할 수 있다고 생각한다. 모든 팀원들이 즐겁게 이 책을 만든 만큼 여러분도 이 책을 즐겁게 읽고, 이 책을 통해 전 세계적으로 고관절과 슬관절 병리를 가진 환자에게 탁월한 치료를 제공할 수 있기를 진심으로 바란다.

Vikas Khanduja MA (Cantab) MB BS MSc, FRCS (Orth) PhD

Consultant Orthopaedic Surgeon & Research Lead (Elective)

Addenbrooke's - Cambridge University Hospital

Chair | ISAKOS & ESSKA Hip Arthroscopy Committee
President Elect | British Hip Society
2021 Royal College of Surgeons Hunterian Professor.
Cambridge, January 2022

머리말 (Preface)

지난 20년은 고관절과 슬관절 장애의 병리생리학에 대해 이해하는 부분에서 혁명을 가져왔다. 일반적인 고관절과 슬관절 병리의 보존적 그리고 수술적 관리 방법에는 엄청난 발전이 있었다. 또한 진단, 중재 그리고 재활 분야의 능력에도 새로운 통찰력이 발전되었다. 이러한 발전으로 인해 고관절과 슬관절 통증 관리에 대한 포괄적이고 근거-기반한 교재가 필요하게 되었다.

고관절과 슬관절 병리는 사람들에게 많은 영향을 미치기 때문에 이 책(고관절과 슬관절 통증 장애: 도수치료와 운동치료의 통합(Hip and Knee Pain Disorders; Integrating manual therapy and exercise))의 목표는 고관절과 슬관절 통증 환자의 관리에 관여하는 근골격계 임상가에게 확실한 참고 자료를 제공하는 것이었다. 많은 자료들이 치료 기법에 대한 논평을 제공하거나 연구의 구성 요소들을 강조하고 있지만, 이것들은 흔히 포괄적인 과학적 근거가 없고, 고관절/슬관절 통증 환자 관리에 대한 임상적 틀이 부족한 경우가 많았다.

이 책의 목적은 첫째, 고관절과 슬관절 통증의 근골격계 평가와 감별 진단을 위한 교과서로서의 역할을 하고, 둘째는, 최신의 근거와 치료 전략을 찾고자 하는 임상가들에게 사용자-친화적인 지침과 참고 자료를 제공하는 것이다. 각 단원은 최신의 근거와 임상적 전문 지식을 혼합하여 독자들에게 고유한 관점을 제공한다. 이 분야의 수 많은 전문가들의 의견과 연구를 다룬 이 책은 이러한 정보를 원하는 임상가와 연구자의 요구를 충족시키기 위해 개발되었다. 이러한 최종 결과로 이 분야의 현재과 미래 리더인 여러 저자들이 고관절과 슬관절 장애에 집중하여 만든 것이 21개의 단원이다.

당신이 초보자이든 고급 임상가이든 간에, 우리는 이 책의 내용이 고관절과 슬관절 통증 관리를 하는 여러분의 임상 실무 과정에서 사용할 수 있는 귀중한 도구가 될 것이라고 믿는다. 이 책은 임상과 근거-기반 관점에서 사용할 수 있는 다양한 치료적 전략들을 통합하여 고관절과 슬관절 통증 관리에 대한 다중모드 접근 방식을 만드는 데 유용하다. 또한 이 책에는 내용 중에 다루는 여러 개념들을 설명하는 데 도움이 되는 사진과 그림들이 가득하다.

책은 세 부분으로 나누어져 있다. 유능한 근골격 전문가가 되기 위해서는 전문적인 기법의 개발과 최고의 임상 실무에 대한 과학적 기초에 철저한 이해가 필요하다. 첫 번째 단원에서는 일반적인 고관절과 슬관절/고관절 병리의 위험 요인, 관련된 분류 시스템, 유병률, 질병 관련 예산 등에 대한 개요를 제공하여 단계로 설정하였다. 1부의 나머지 부분은 고관절과 슬관절 골관절염, 슬개대퇴부 통증, FAI 증후군, 고관절 이형성증, 고관절/슬관절의 근육과 건 손상 그리고 슬관절의 인대/반월상 연골 손상 등의 일반적으로 발생하는 병리에 집중한 단원으로 구성되어 있다.

2부에는 고관절과 슬관절 관절뿐만 아니라 하지 사분위에 대한 자세한 검사 전략에 대한 단원들이 포함되어 있다. 10장은 근골격계 임상적 평가의 일환으로 고관절과 슬관절 부위와 관련된 해부학과 판별검사 기법들에 대해 간략하게 검토하는 독특한 단원이다. 고관절과 슬관절 통증이 있는 환자는 고관절과 슬관절 주위의 모든 구조물을 평가하기 위한 특정 진단 검사와 함께 체계적인 병력 조사와 신체 검사가 필요하다. 이에 대해 12장에서 자세히 살펴볼 것이다. 11장과 13장의 초점은 천장관절과 요추부에 발생된 병리와 고관절과 슬관절의 통증 증후군에 미치는 영향 간에 상관성에 대한 것이다. 14장에서는 고관절과 슬관절 관절의 기능에 대한 잠재적인 영향과 이차적인 발과 발목 손상에 대해 알아보았다.

3부에서는 도수치료, 근육-기반 중재, 운동 프로그램 그리고 임상 신경역동학을 통합한 고관절과 슬관절 통증에 대한 다중모드 관리법에 대해 다룬다. 16장에서는 고관절과 슬관절 통증 문제에 대한 몇 가지 관절-기반 중재법에 대해 설명한다. 임상가는 반드시 적절한 임상 추론과 15장에 설명된 최상의 근거를 기반으로 하여 적절한 기법들을 선택해야 한다. 또한 치료 중재는 치료의 목표를 기초로 하여 각 특정 환자에게 개별화하는 것뿐만 아니라 환자의 기대치과 선호도에 따라 적용해야 한다. 20장에서는 국소 부위에 치료를 넘어 고관절/슬관절 통증과 관련된 뇌과 척수 내에서 관찰되는 변화에 대해 알아본 다음, 이러한 변화를 다시 복원하기 위한 치료적 옵션에 대해 논의하였다. 마지막 단원에서는 광범위한 생물심리사회적 맥락 안에서 통증 신경과학 교육(손을 이용하지 않은)과 함께 도수적(손을 이용한) 중재의 적용을 통한 통합적 임상 접근법에 대해 제시하였다.

임상에서 일하는 모든 임상가들에 의한 실무에는 우리 환자들에게 포괄적 관리를 제공하는 노력에 신중을 기해야 한다. '고관절과 슬관절 통증 장애' 책은 우리에게 고관절과 슬관절 통증이 있는 환자의 관리에 사용하는 귀중한 임상적 자원과 참고

자료를 제공하고 사용자 친화적이며 효율적인 방식으로 최신의 정보를 제공할 것이라 믿는다.

감사의 글(Acknowledgments)

이 책의 편집자들은 이 책에 제작에 공헌한 모든 저자들이 훌륭한 작업을 수행한 것에 대해 감사를 표하고 싶어 한다. 이 프로젝트에 대한 그들의 헌신과 지칠 줄 모르는 노력, 열정이 없었다면 이 책의 제작은 불가능했을 것이라 생각한다. 이 분야에 대한 최신에 정보뿐만 아니라 그들의 방대한 경험과 임상적 통찰력을 제공해 준 이 분야의 최고 전문 임상가와 연구원들과 함께 일 할 수 있는 기회를 갖게 된 것을 영광으로 생각한다.

또한 이 프로젝트를 지원하고 이끌어 준 Handspring 팀과 검토자들에게도 감사드린다. 마지막으로, 이 광범위한 작업을 하는 동안 지원과 이해를 해 준 우리의 배우자와 가족들에게 감사하다.

저명한 프랑스 생리학자인 클로드 베르나르(Claude Bernard)는 이렇게 말하였다. "우리가 이미 알고 있는 것들이 종종 우리가 배우는 것을 방해한다(It is what we know already that often prevents us from learning)" 이 말을 마음에 담고 고관절과 슬관절 통증 질환에 대한 저명한 전문가들의 통찰력을 즐기십시오.

우리는 여러분이 이 책에서 영감을 얻으시기 바랍니다!

Benoy Mathew
London, UK 2022

Carol A. Courtney
Chicago, USA 2022

César Fernández-de-las-Peñas
Madrid, Spain 2022

역자 서문 (Translator's Preface)

고관절 및 슬관절 통증 장애(Hip and knee pain disorders)의 역자를 대표하여 서문을 쓰게 되어 영광으로 생각합니다. 이 책의 저자인 Benoy Mathew와 Carol A. Courtney 그리고 César Fernández-de-las-Peñas는 고관절과 슬관절 장애의 물리치료 분야에 국제적으로 저명한 전문가들입니다. 특히 César (https://orcid.org/0000-0003-3772-9690)는 정형도수물리치료사들에게 사랑받고 있는 책인 "Manual Therapy for Musculoskeletal Pain Syndromes an evidence-and clinical-informed approach"의 저자이며, 한국어로 번역되어 "근골격계 통증 증후군에 대한 도수치료: 근거 및 임상 기반의 접근법"이란 제목으로 발간되었고, 현재까지 많은 물리치료사들이 이 책을 통해 많은 정보를 받고 있습니다. 최근에 Jeremy Lewis와 César Fernández-de-las-Peñas이 함께 "The Shoulder Theory and Practice"란 책을 발간하였으며, 현재 한국어로 번역 작업이 진행 중이므로 조만 간에 한국의 물리치료사들에게 소개될 예정으로 있습니다. 이와 같이 César는 넘치는 열정으로 학술 활동을 지속적으로 하는 모습이 우리 물리치료사들에게 큰 귀감이 되고 있습니다.

이 책은 국제적으로 저명한 많은 임상가와 학자들이 이 책에 기고해 주어 학술적, 임상적 깊이를 더 하고 있습니다. 이 책의 구성은 총 3부로 나누어져 있으며, 1부에서는 고관절과 슬관절에서 발생되는 다양한 질환과 그로 인해 장애의 특성에 대해 다루고 있습니다. 2부에서는 고관절과 슬관절에서 발생될 수 있는 장애에 대한 문제를 찾아 내는 과정을 다룬 임상적 추론의 과정과 고관절과 슬관절에 영향을 미칠 수 있는 다양한 인체 부위의 영향 그리고 이에 대한 평가방법들을 다루고 있습니다. 3부에서는 물리치료사뿐만 아니라 고관절과 슬관절 문제를 다루는 다양한 분야에 건강관리전문가들의 접근 방법과 독창적 관리방법에 대해 다루고 있으며, 통증에 대한 심도 있는 신경과학적 정보를 다루어 있어, 환자의 관리와 교육 시에 좋은 자료가 될 것으로 생각됩니다.

이 책의 분량은 448쪽으로 하지 문제에 대한 물리치료 관련된 서적 중 가장 큰 책 중 하나라고 여겨지며, 책의 내용 또한 가장 최신의 정보를 광범위하게 다루고 있다고 판단됩니다. 이 책은 학부생에게는 전문적인 분야의 참고서가 될 것이라 생각되지만 근골격계 물리치료를 전공하는 석사나 박사 과정에 학생들과 임상에서 하지의 근골격계 손상 환자를 관리하고 있는 물리치료사들에게는 필수적인 매우 유용한 지침서가 될 것이라 생각됩니다.

귀한 책이 발간될 수 있도록 번역 작업을 맡겨 주신 영문사 사장님과 직원분들에게 감사의 말씀을 드립니다. 또한 바쁜 시간에도 시간을 내어 주셔서 번역 작업에 참여해 주신 모든 교수님과 물리치료사 선생님들에게 깊은 감사의 마음을 전합니다. 여러분들 덕분에 물리치료사들에게 귀한 학문적, 임상적 기쁨을 전할 수 있을 것 같습니다.

이 책을 통해 고통받고 계시는 많은 환자들에게 물리치료사들이 성공적인 치료를 해 드릴 수 있는 기회가 조금 더 많아지길 기원합니다.

감사합니다.

역자 대표
김선엽, PT, Ph.D.
대전대학교 보건의료과학대학
물리치료학과 교수

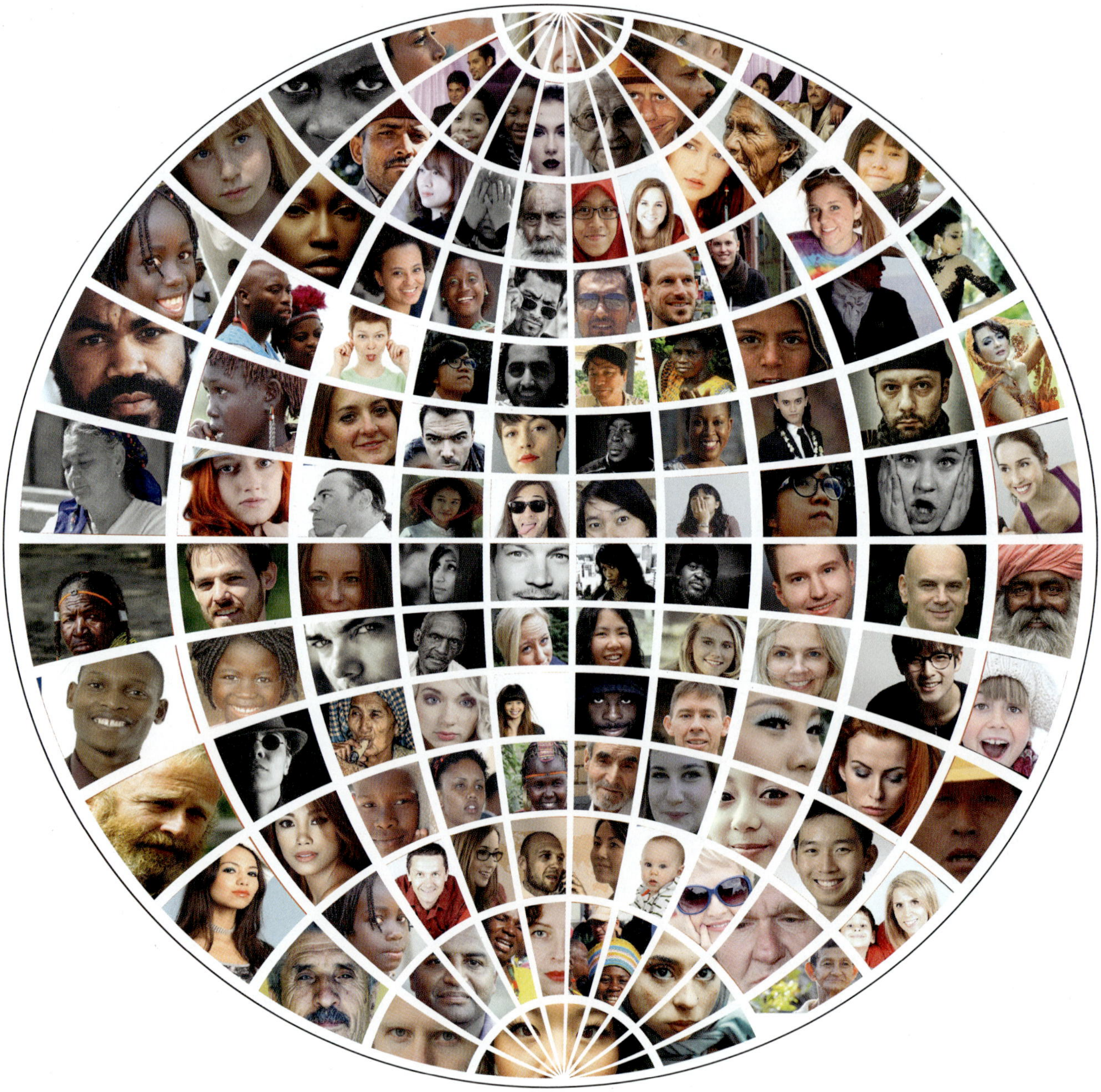

우리의 이야기: 고관절과 슬관절 통증과 함께 살아가기

(Our stories: Living with hip and knee pain)

Benoy Mathew, Carol A. Courtney, César Fernández-de-las-Peñas

통증의 완화는 치료 중재의 핵심적 목표이지만, 통증은 항상 특정한 병리와 관련이 있는 것은 아니기 때문에 늘 수수께끼로 남을 수 있다. 통증의 경험은 생물학 그리고 문화적으로 그 교차점에 있다. 환자들의 증상에 대한 그들의 경험을 확인하고, 환자의 이야기에 대한 공감적 해석을 통합하는 것은 효과적인 관리에 필수적이다. 치료적 관계성(therapeutic relationship)을 얻는 것에 핵심은 환자가 경험하는 통증으로 인해 그들의 삶이 크게 바뀔 수 있는 사람으로 인정하는 것이다.

고관절과 슬관절 통증 장애는 대부분 근골격계에 가해지는 부하가 가장 중요한 부분을 차지한다. 통증, 특히 만성 통증은 개인이나 사회적 수준에서 상당한 부담을 수반한다. 심리사회적 요인은 급성과 지속성 근골격계 통증 모두에서 기능장애로의 진행에 중요한 역할을 하는 것으로 나타났다. 초기 상담 과정에서 심리사회적 스트레스를 조기에 알아내면 치료사가 특정한 중재를 목표로 잡을 수 있고 우리 환자들의 통증–관련 기능장애를 줄일 수 있을 것이다.

공감을 통한 적극적으로 경청하는 자세와 그들이 경험하는 통증에 대한 믿음, 안심과 격려는 치료사로 하여금 환자가 고관절과 슬관절 통증으로 부터 회복하고 어려움을 극복하도록 돕는 과정에서 사용할 수 있는 강력한 전문적인 도구가 된다. 8장에서는 고관절과 슬관절 통증을 경험하고 있는 치료를 원하는 사람들과의 의사 소통에 대해 다루게 된다.

이 단원에서는, 고관절과 슬관절 통증을 가진 세 명의 환자가 건강의료 시스템을 통해 경험하게 되는 그들의 독특한 경험과 걱정 그리고 좌절에 대해 초점을 맞춘 개별적인 여정을 이야기할 것이다. 각각의 개인적인 이야기들은 개인적인 통증을 경험하는 동안 의미와 확실성을 대한 특별한 딜레마와 투쟁에 대해 강조하였다. 진정성을 유지하기 위해 내용의 편집은 최소한으로 유지하였고, 우리가 환자들의 목소리와 경험을 들을 수 있도록 하였다.

우리가 고관절과 슬관절 통증을 치료하면서 각 환자의 개인적인 이야기를 공유할 수 있게 해 준 모든 환자들에게 감사드리고 싶다.

환자의 여정: 양측성 진행성 고관절 이형성증

(A Patient's Journey: Bilateral Developmental Dysplasia or the Hips)

이 내용은 이 질환을 경험하고 있으며 고관절 이형성증이란 진단을 받은 36세의 M-J Sharp에 대한 이야기이다.

나는 양측성 고관절 이형성증을 가지고 있다. 나의 좌측 고관절은 신생아때 진단을 받았고, 잠시 치료를 받고 퇴원했는데 자라면서 통증은 없었다. 22세가 되어 양쪽 고관절에서 다시 증상이 시작되었다. 방사선 사진을 찍어 좌측 고관절에 진단을 받는 데 4년의 시간이 걸렸고, 우측 고관절이 진단되는 데 4년이 더 걸렸다. 나는 진단 관절경 검사(diagnostic arthroscopy), 양측 골반 골절단술(osteotomies), 이 수술과 관련된 금속 제거술(metalwork removals)을 포함해 7번의 수술을 받았다.

나의 증상(My Symptoms)

내가 경험한 증상들은 고관절 이형성증을 가진 많은 동료들이 경험한 것과 유사하였다. 매우 경미한 서혜부 근육의 긴장으로 시작하여 수년에 걸쳐 점진적으로 진행되었다. 처음에는 운동이나 달리기를 할 때만 발생하였고 그런 활동들을 중단하였다. 이러한 증상은 빠르게 걷거나 오래 서 있을 때 통증이 발생하는 것으로 진행되었다. 결국, 이 증상들은 약 3 개월 후에 갑자기 악화되어 나의 이동성에 심각한 영향을 미쳤다. 이 시기에 되어서는 시내를 5분 정도 걷거나 서서 음식을 준비하는 것 조차도 힘들었다. 나는 침대에서 다리를 구부리고 누워있는 것 외에는 통증에서 벗어나기 위해 고관절에서 가는 부하를 줄여 주는 그 어떤 자세도 찾을 수 없을 정도로 끔찍한 통증을 겪었다.

내가 지금의 진단에 이루는 과정에서 경험한 다양한 다른 징후와 증상들은 다음과 같다:

- 딸깍 소리(clicking), 붙잡힘(catching)과 간헐적인 관절 잠금(joint locking)
- 고관절 내 심부의 통증
- 둔부 건병증(tendinopathy)
- 천장관절 통증
- 본질적으로 매우 기계적(mechanical)으로 느껴지는 일반성 골반 통증
- 때때로 고관절이 무너져(give way), 나는 넘어지지 않도록 뭔가를 잡아야 했다.
- 때때로 나는 어떤 활동 후에 훨씬 더 늦게 통증을 경험한다. 고관절은 낮에는 잘 걸을 수 있으나, 목발을 사용하지 않으면 저녁에는 심한 증상이 나타나며 일어서기가 힘들어진다.
- 특히 피곤한 날에는, 비정상적인 해부학적 조직들을 보조하기 위해 일부 근육들에 경련이 일어난다.
- 나는 태어날 때부터 고관절이 제대로 발달하지 않아, 좌측 다리에 경미한 경골 염전(tibial torsion)이 있다(다리의 아래쪽 부분이 외측으로 회전된 것처럼 보임). 이로 인해 간헐적으로 슬관절 통증이 발생하였다.
- 또한 나는 일반적으로 고관절 이형성증과 동반될 수 있는 약간의 경미한 관절 과운동성을 가지고 있다.

나의 진단 경로(My Route to Diagnosis)

나의 고관절 통증은 학교에서 하키 운동을 하고 난 후 다시 하키를 하려고 할 때 시작되었다. 처음에 나의 일반의(GP)에게 갔을 때 물리치료 처방을 받았고 골반저 운동과 일반적인 고관절 근력강화 운동을 포함한 운동 프로그램을 받았다. 이러한 운동들은 약간의 도움이 되었지만 달리기를 할 때 여전히 증상이 다시 발생하였다. 나는 물리치료로 문제가 해결되지 않는 이유를 몰라서 그냥 달리기와 하키 운동을 줄이기로 하고 물리치료를 중단하였다.

4년 후에 양쪽 고관절과 좌측 슬관절의 증상이 악화되어 나의 일반의를 찾아 갔고, 동네 병원에 방사선 촬영을 의뢰하였고 정형외과 전문의를 만났다. 좌측 고관절에 진단을 받았을 때, 고관절 소켓을 교정하기 위해 그 쪽의 골반 골절단술을 할 수도 있다는 말을 들었다. 그때 나는 내가 신생아 때 "소리나는 고관절(clicky hip)"를 가졌다는 것을 알았다. 그러나 이것이 "고관절 이형성증"이라고 불리며 더 오래 지속되는 문제가 될 수 있다는 것은 몰랐다. 불행하게도 나의 초기 진단에 대한 의

사소통이 매우 좋지 않았으며, 나의 질환과 수술 그리고 장기적 예후에 대한 명확한 정보를 찾기 위해 고민하였다. 그러나 이 수술이 좋은 결과를 얻었다는 소식을 들었고 그대로 진행하기로 결정하였다. 회복 기간은 길었지만 초기에는 증상들이 호전되는 것처럼 보였다.

그 후에 나의 우측 고관절에 대해 어찌할지 결정하기 어려웠기 때문에 또 다른 건강관리전문가와 컨설턴트들과 함께 우왕좌왕 하기 시작하였다. 어느 시점에서 진단적 관절경 검사를 받았고 나는 그 쪽에 "경계선(borderline)" 이형성증이 있다는 소식을 들었지만, 다시 우왕좌왕하였고, 최종 진단을 받을 때까지 계속 혼란스러웠다. 나는 세 명의 다른 물리치료사로부터 내가 대퇴비구 충돌(femoro–acetabular impingement)이 있다고 들었다. 이때 나는 첫 수술 후에 회복되었던 경험에 따라 이것이 매우 전문적이었던 생각을 불러일으켰기 때문에 다시 훈련을 시작하였다. 그러나 나는 양쪽 고관절과 골반부 통증, 천장관절 통증의 발생에 대한 간헐적인 문제로 계속 있었고, 이것이 내가 기대한 수준인지 아니면 지금이면 통증이 없어져야 하는게 아닌지 알기가 어려웠다. 나의 통증과 기능의 관점에서 장기적인 예후가 어떠해야 하는지는 그 시점이 언제인지도 나에게 설명되지 않았다.

내가 양쪽 고관절 이형성증을 확실하게 진단할 수 있었던 건 네 번째로 만난 정형외과 전문의였다. 처음으로 나는 진단에 대해 충분히 상의할 수 있었고 장기적인 예후에 대해 명확하게 이해하게 되었다. 나의 특정한 증상에 대한 질문에 답변을 받았고, 앞으로의 모든 치료적 옵션과 이러한 옵션들의 결과에 대해 이해할 수 있었다. 안타깝게도 기존에 했었던 좌측 골반 골절단술이 제대로 이루어지지 않아서 그 후 2년 안에 양쪽 고관절에 골반 골절단술을 받아야 했고, 우측 고관절과 좌측 골절단술에 재수술을 다시 받아야 했다. 이 수술들은 훨씬 더 순조롭게 진행되었고 훨씬 더 성공적인 결과를 얻었다.

나의 좌절(*My Frustrations*)

내가 겪은 경험에서 좌절은 먼저 진단에 이르기까지의 과정과 관련이 있었다. 여러 의료 건강관리전문가들에게 내 이야기와 증상을 계속 반복해야 하는 것이 많이 지겨웠다. 이러한 전문가들에는 나의 일반의, 정형외과의사, 물리치료사 그리고 발전문의(podiatrist)가 포함되었다. 어느 순간, 나는 물리치료사에게 다시 소개되었고, 그 때 나는 꾀병 환자처럼 취급 받는 느낌이 들었고, 그 곳에서 나를 다시 보는 사람들의 얼굴에서 보았던 모습들이 마음에 들지 않았다(예, 환자들은 이것을 알아차립니다!). 나는 때때로 내가 문제인 것처럼 느껴졌고, 물리치료 운동과 필라테스 수업을 정기적으로 계속 했음에도 불구하고 충분한 근력 강화가 되지 않은 책임이 나에게 있다라는 생각이 들었다.

내가 한 번 이상은 꼭 해보고 싶었던 것은 건강관리 전문가와 함께 앉아서 나의 상태와 예후에 대해 완벽하게 설명해 주고 나의 모든 옵션을 제시해 주고 필요한 질문을 하는 것이었다. 바보같이 들리는 이야기지만 이런 기회를 가질 기회는 없었던 것 같다. 나는 고관절 이형성증을 가진 사람들은 가동성에 큰 영향을 받을 수 있다는 글을 읽었고, 일부의 경우 활동을 하기 위해 휠체어를 사용해야 한다는 생각이 들었다. 앞으로 휠체어를 타야 할 수도 있느냐고 질문을 하고 싶었지만, 나의 문제가 드라마틱하게 보일까봐 두려웠다. 그러나 정보들이 너무 적어서 어떻게 될지 정말 몰랐다.

모든 건강관리전문가들은 고관절 이형성증이 시간이 지남에 따라 더 악화되고 골관절염과 가동성의 저하를 일으키는 퇴행성 질환이라는 사실을 잘 이해하지 못한 것 같다. 적어도 나와 상의한 사람들 모두는 아니지만, 나는 때때로 이것에 대해 말하는 것이 재앙(catastrophizing)처럼 여겨진다고 느꼈다. 이것은 구조적인 이상이 항상 중요한 것은 아니다! 라는 학생 물리치료사로서 받은 메시지로 인해 더 악화되었다. 고관절 이형성증에 대해 내가 알아낸 모든 것이 이 경우 구조가 중요하다는 것을 암시하는 것처럼 보였기 때문에 혼란스러웠다!

나에게 주어졌던 몇 가지 운동들은, 나에게는 도움이 되지 않는 것을 알게 되었고 나의 증상을 더 악화시켰다. 그 한 예가 싱글 레그 딥(Single leg dips) 운동이다. 나는 운동 후에 이 운동이 비구순에 더 많은 부하를 가하게 된다는 것을 알게 되었다–나의 경우에는 항상 아팠다. 나는 고관절이 발달함에 따라 좌측 다리에 경미한 경골 염전(tibial torsion)이 나타났다. 이 운동을 하는 동안 슬관절을 발가락들과 일직선이 되도록 하는 것은 불가능했다, 그러나 여러 명의 물리치료사들은 이것이 나의 둔부 근육이 약화 때문이라고 이해시켜 주었다. 내가 이런 것들에 잘 적응할 수 있도록 도와준 물리치료사들은 신이 나에게 주신 선물이었다.

나는 통증과 증상들이 나의 일상생활에 어떤 영향을 미치는지에 대한 인식이 부족하다고 느꼈다. 걸어서 5분 거리의 가게에 가는 것, 서서 식사를 준비하는 것, 이직을 고려해야 하는 것 등 이 모든 것들이 가동성(mobility)이 악화되었을 때 힘들게 되는 요인이 되었다. 이것들은 치료실에서 항상 볼 수 있는 것들은 아니며, 때때로 약속을 하는데 어려운 점이었다. 아마도 이것이 우리 사회의 보수적인 특성과 그런 종류의 약속들이 형식적이거나 또는 아마도 내가 건강염려증(hypochondriac) 환자처럼 보이는 것을 좋아하지 않았기 때문일 것이다.

마지막으로 경험 많은 고관절 전문의가 방사선 사진만 보고 이형성증을 진단할 수 있었는데, 한 명의 외과의사로부터는 우측 고관절에 진단 관절경 검사를 받았어야 했다는 사실이 계속 나를 화나게 했다. 이것은 불필요한 수술이었고, 약간의 간단한 훈련을 통해서도 고관절 문제를 가진 환자를 치료하는 모든 정형외과 의사가 방사선 사진으로 이형성증을 진단할 수 있어야 한다고 생각한다.

정서적 여정(The Emotional Journey)

내가 고관절 이형성증으로 진단받을 때까지의 긴 여정에서, 한 명 이상의 임상의가 내 문제를 간과하였고, 또 잘못 진단했기 때문이라는 것에 나는 전체적으로 건강관리전문가들에게 많이 화가 났다. 이것은 나에게 해준 조언들을 이제는 거의 신뢰하지 않는다는 것을 의미한다. 또한 정확한 진단과 문제에 대한 정보를 얻을 때쯤에서야 오랜 회복 기간과 재활 과정을 필요로 하는 골반 골절단술의 혜택을 받을 수 있다는 의미이기도 하다.

나는 이미 화가 났었고 운동에 대한 내성도 현저히 줄어들어 있었다. 골반 골절단술을 받은 후에 재활과정은 결코 쉬운 일이 아니기 때문에 이런 종류의 도전에 직면하게 되었을 때 정신적으로나 육체적으로 시작하기 매우 어려웠다. 그 여러 번의 수술로 인해 나의 불안정해진 감정 상태는 나의 정신 건강과 문제 해결에 큰 영향을 미쳤다. 나는 한 두 번의 외래 진료 예약으로 앉아서 추하게 울고 있을 때 그 어떤 선입견도 없고 이해심이 아주 많은 물리치료사 한 분을 만나게 되었다. 그는 또한 내가 재활을 하는 기계가 아니라는 것을 이해했고, 때때로 재미를 위한 정상적인 활동과 운동을 권장해 주었다.

나는 고관절 이형성증이란 진단과 이것이 평생 동안 나에게 어떤 의미를 가지는가를 이해하는 데 꽤 시간이 걸렸다는 것을 알게 되었다. 이것은 나의 질환에 대해 나에게 주어진 중요한 정보들이 부족하여 나에게는 별로 도움이 되지 않았다. 치료를 제대로 하지 않는다면 나의 가동성에 큰 영향을 받게 되고, 교정을 위한 수술을 받은 후에도 여전히 나의 특정한 활동에는 제한이 있을 수 있고 나의 인생에 후반부에도 계속 나의 고관절은 악화될 수 있다는 사실이 받아들이기 어려웠다. 일단 이것에 대해 더 명확해지기 시작하자 나는 더 행복해졌고 장기적으로 내가 나의 고관절을 관리할 수 있는 방법을 생각할 수 있게 되었다. 그러나 이러한 종류의 대화가 더 일찍 건강관리전문가들과 이루어졌더라면 나에게 훨씬 더 많은 도움이 되었을 것이다. 그리고 이러한 것들이 나의 삶에서 어떤 선택을 하는데 큰 영향을 미쳤고, 특히 물리치료사로서의 나의 직업에 대한 경력을 계속 쌓아 갈 것인지 여부에 큰 영향을 미치기 때문이다.

요즘은 나의 양쪽 고관절은 많이 좋아지고 있다. 나는 하루 종일 서서 일하는 꽤 활동적인 직업인 물리치료사로 풀타임으로 일하고 있다. 나는 아주 짧은 거리에 달리기를 시작할 수 있었고, 하키 훈련에도 다시 참여하게 되었다. 경기에 제대로 참여하지는 못하지만, 공을 치거나 약간의 돌아달리기(run-around)를 하는 것은 가능했는데, 이것은 그 자체가 환상적이었으며, 10km 거리를 걷고 뛸 수 있었다. 나는 스스로 속도를 조절해야 하고, 때때로 피곤해지기도 한다. 딥 스쿼팅(deep squatting)과 같은 특정한 자세 시에 주로 좌측 고관절에서 통증을 발생할 수 있어서 나는 이러한 동작에 적응을 해야 한다. 어느 시점에 왔을 때 한쪽 또는 양쪽 고관절이 악화되어 나에게 고관절 전치환술이 필요하다는 걸 알게 될 것이다. 그러나 나는 이것에 동의하고 전반적으로 나의 삶에 최소한의 제한을 받으며 살고 있다.

M-J Sharp

영국, 2021년 6월

환자의 여정: 대퇴비구 충돌 증후군

(A Patient's Journey: Femoro-Acetabular Impingement Syndrome: FAIS)

여기에서는 FAIS 진단 받고 관리하고 있는 31세의 다니엘 해리스(Daniel Harris)의 경험에 대한 이야기를 하려고 한다.

나의 증상(My Symptoms)

나의 좌측 고관절에 서혜부 통증은 약 4년 전인 27세에 시작되었다. 나는 체육관에서 런지와 스쿼트의 운동량을 증가시킨 후에 좌측 고관절에 불편함을 처음 경험하였다. 그 당시 나는 물리치료 석사 과정을 위한 사전등록(pre-registration) 과정을 공부하고 있었기 때문에 나의 동료들에게 검사를 받을 수 있는 좋은 기회가 있었다. 몇몇 학생 물리치료사들이 나의 고관절에 대한 평가 자료들을 종합한 코호트 자료를 작성해 주었고 여기에서 나의 서혜부 통증을 재현시키는 것은 아무것도 없었다. 한 달 후에 고관절이 덜 자극적인 상태가 되었고 나의 삶의 질에 영향을 미치지 않았기 때문에 나는 예전에 했던 것처럼 계속해서 레크레이션 스포츠를 하고 운동을 하였다. 그러나 나의 증상이 완전히 해결되지 않았고 축구나 스쿼시와 같은 운동을 하고 나면 가끔 약간의 불편함을 느끼곤 하였다. 시간이 지남에 따라 증상은 점차 악화되었다. 직장에서 슬관절을 꿇고 앉아 있거나 환자와 이야기하기 위해 웅크린 자세로 말하는 것과 같은 정적인 자세도 나의 고관절을 더 악화시키기 시작하였다. 나는 나의 고관절 통증이 물리치료사로서 일하는 것이 기본적으로 매우 신체적인 일이기 때문에 나의 직업에 부정적인 영향을 미칠까 매우 걱정되기 시작하였다. 그래서 나는 근골격계 전문가에게 도움을 구할 수 있는 옵션을 찾기 시작하였다.

이전 손상(Previous Injuries)

2020년에 스페인으로 가족여행을 갔을 때, 나와 같은 고관절에 통증으로 정골의학(osteopath) 치료 경험이 있는 친한 친구를 만나기로 하였다. 나는 내가 어렸을 때 처음 운동을 시작했을 때로 거슬러 올라가 전체적인 나의 병력에 대한 정보를 그에게 전달하였다. 나는 10세에서 12세 사이에 격렬한 축구 경기를 하고 나서 양쪽 슬관절에 오스굿 슐라터병(Osgood Schlatter's disease)을 앓았고, 내가 왼발잡이었기 때문에 왼발이 오른발보다 더 나빴다. 특히 친구들과 하루 종일 콘크리트로 된 곳에서 축구를 한 후, 달리기와 점프와 같은 충격이 큰 활동을 했을 때 며칠 동안 슬관절 통증이 더 심했던 것을 기억한다. 오스굿 슐라터병을 경험한 후 21세가 될 때, 나는 저항 훈련을 한 후에 경미한 반복적 좌상 손상(minor repetitive strain injuries) 만을 당했었다.

만성 요통과 수술(Chronic Low Back Pain and Surgery)

21살이 되었을 때, 나는 우측 둔부 부위에서 깊고 둔한 통증을 느끼기 시작하였다. 이 기간 동안 나는 일주일에 3번씩 체육관에서 스쿼트와 데드 리프트(deadlifts)와 같은 복합적 리프트 방법으로 구성된 근력강화 훈련 프로그램을 했다. 이 외에도 UKSCA 인증을 받기 위해 올림픽 리프트(Olympic lifts) 운동을 하고 가구를 옮기는 회사에서 파트 타임으로 일하였다. 우측 고관절에 통증 강도는 점차 악화되었고 종아리의 후외측 부위와 발까지 신경근 통증(radicular pain)을 경험하기 시작하였다. 약 5년 동안, 어떤 날은 다른 날보다 더 심했지만 매일 좌골신경통이 있었다. 다양한 국민보건서비스(NHS)와 개업 물리치료사로부터 보존적 치료를 받았지만, 통증 관리에는 실패했고 나의 삶의 질은 크게 낮아졌다. 나는 오랫동안 앉아 있을 수 없었고 방해 받지 않는 잠을 잘 수 없었으며, 내가 즐겨 했던 종류의 스포츠와 저항 훈련에 참여할 수 없었다. 몇 년 후에 통증을 더 이상 참을 수 없게 되어, 나의 일반의(general practitioner)에게 진료를 받는 동안 검사자료를 보내달라고 요청하였다. MRI 영상에서는 L4/5과 L5/S1에서 추간판 탈출증 소견이 보였다. 3년간의 보존적 관리 끝에 통증을 더 완화시키고 싶다는 간절한 마음에서 Disc-FX라는 최소 비침습 수술(minimally invasive surgery)을 자비로 하기로 선택하였다. 이것은 추간판 조직을 증발시키고 돌출된 추간판 조직을 제거하여 그 부피를 줄이기 위한 열 처리 과정(thermal procedure)이 결합되어 있다. 그 당시 이 수술의 성공률이 약 65%이라는 정보를 들었으며, 이 정도는 통증을 해결하기 위해 기꺼이 감수할 수 있는 수준이었다. 불행하게도 수술 후 18개월 동안 나의 통증 수준은 개선되지 않았으며, 좌측 다리 아래로 새로운 신경근 통증이 시작되었고, 오랫동안 서 있을 때 우측 다리 아래로 통증이 나타났다. 결과적으로, 나는 NHS England를 통해 정형외과 척추전문의를 소개 받고 상담하여 미세 디스크 절제술(micro-discectomy)로 알려진 좀 더 비침습적인 방법에 대해 상의하였다. 결국 나는 현재까지 신경근 통증을 성공적으로 해결하는 것으로 입증된 방법을 진행해 왔지만 남아 있는 요추의 경직과 슬괵근의 팽팽함을 여전히 매일 관리해야 한다.

FAI 증후군의 진단(Diagnosis of FAI Syndrome)

정골의학 의사는 나의 신체적 활동과 이전에 받은 손상에 대한 기록을 본 후에, 나의 고관절의 제한된 굴곡과 회전 그리고 양성 반응이 나온 충돌 검사에 초점을 맞춘 객관적 평가를 시행하였다. 그 다음 날 나의 방사선 사진을 보냈고, 양측 CAM 형태학(morphology) 자료에서 나의 좌측 고관절이 더 심각하다고 알려 주었다. 나는 스페인에 있는 동안 정골의학자로부터 척추 교정과 고관절 관절가동술로 구성된 세 차례의 치료를 받았다. 각 치료 세션 후에 나의 통증과 기능이 약간 개선되었지만, 효과 시간이 얼마 되지 않아 그 어떤 장기적인 변화는 관찰할 수 없었다.

명확성과 향후 계획(Clarity and Moving Forward)

영국으로 돌아온 후, 나의 목표는 계속해서 나의 상태와 앞으로의 문제를 스스로 관리하는 것에 대해 배우는 것이었다. 따라서 나는 수년간 트위터(Twitter)와 팟캐스트(podcasts)에서 관심을 갖고 팔로우해 주었던 고관절 전문물리치료사인 Benoy Mathew와 약속을 잡기로 결정하였다. 첫번째 약속을 하기 전에 나는 고관절 통증이 있는 환자에 대한 평가 과정을 완료해야 했다. 약속한 미팅을 하는 동안, Benoy는 세밀한 주관적 그리고 객관적 평가를 수행하였으며, 추가적으로 나의 삶의 질과 기능 수준이 여전히 좋은 수준임을 강조한 86%라는 평가 점수에 대해 논의하였고, 나의 점수가 70% 미만으로 떨어지지 않는 한 일반적으로 수술 의뢰는 해당되지 않는다고 한다. 또한 그는 생활 방식의 변화와 정기적인 재활 프로그램을 통해 수술을 피할 수 있다고 나를 안심시켰다. Benoy Mathew는 젊은 운동선수에 FAI와 운동 사이의 관계 그리고 이것이 나중에 성인이 된 사람들에게 어떤 영향을 미칠 수 있는지에 대해 설명하였다. 또한 그는 나의 척추 문제가 내 고관절의 회전과 굴곡에 부족함을 보완하기 위해 일어나는 요추부에 과도한 움직임과 부하 때문일 수 있다고 가정하였다. 치료 세션이 끝난 후에, 나는 내 통증을 관리하는 방법에 대한 명확한 장단기 계획과 함께 나의 손상에 대해 명확하게 알게 되어 매우 안도하였다.

나의 재활(My Rehabilitation)

재활에 첫 번째 단계의 목표는 좌측 고관절의 민감성(irritability)을 최소화하는 것이었다. 이것은 고관절에 90° 제한, 과도한 내전과 내회전 뿐만 아니라 체육관(gym–based)에서 하는 운동 방법의 변화로 구성되었다. 그 외에도 주 5일씩 고관절의 운동성과 둔근 활성화 운동을 완료하였다. Benoy는 운동량에 대해 매우 명확히 알고 있었고, 비디오를 통해 각 운동 방법을 보고 내가 그 운동을 수행할 수 있는지 확인하였다. 처음 6주 동안, 나는 통증을 최소화하고 삶의 질을 향상시키기 위해서 향후 매우 중요한 요소인 고관절의 악화를 피하기 위해 필요한 생활 방식 수정에 대해 훨씬 더 많이 인식하게 되었다. 재활의 2단계는 고관절 굴곡근과 내전근 그리고 골반과 척추와 관련된 근육들을 주 4회 근력강화하는 내용으로 구성되었다. 이것은 나의 저항 훈련 준비에 1단계 운동을 통합하는 방법으로 추가되었다.

나는 나의 재활 과정에 다양성을 더하기 위해 광범위한 운동 비디오를 제공받았고, 일일 운동의 선택과 운동량에 대한 명확한 지침을 받았다. Benoy는 또한 고관절이 심하게 악화되는 순간에 통증을 관리하기 위해 통증 완화에 도움이 되는 진통제와 운동들에 대한 조언을 포함한 "플레어 업(flare up)" 계획을 설명하였다. 마지막으로, 헬스장에서 다리 운동을 하는 날이나 골프를 치는 날에 하는 워밍업 루틴에 어떤 운동들이 가장 적절한지 조언을 받았다(그림 사례 2). 미팅을 한 후, 나는 나의 재활을 진행하고, 효과적으로 운동을 준비하기, 미래의 플레어 업을 올바르게 관리할 수 있는 준비가 잘 되어 있다고 느꼈다. 가까운 장래에 Benoy의 지도하에 기능적 운동으로 재활을 진행하고 다시 달리기 시작할 계획이다.

나는 Benoy가 나의 상태에 관한 그 어떤 질문에도 답할 수 있다는 것을 알고, 지금까지 내가 얻은 지식과 도구들을 사용하여 나의 고관절 통증을 장기적으로 관리할 수 있을 것이라는 매우 긍정적이고 자신감을 갖게 되었다.

Daniel Harris
영국, 2021년 6월

환자의 여정: 슬관절 통증이 단순한 슬관절 통증이 아닐 때-척추와 관련된 하지 통증인지 알아보기

이것은 요추부 손상과 관련된 슬관절 통증의 증상을 가진 68세 여성에 대한 이야기이다.

나의 증상(My Symptoms)

나의 주 문제점은 좌측 슬관절 통증과 뻣뻣함(stiffness)이었다. 걸을 때 슬관절이 뒤틀리는 현상을 경험했으며, 그 후에 간헐적으로 좌측 슬관절에 증상이 나타났다. 증상은 아침에 더 심했고, 좌측 슬관절과 발목도 이따금 붓는 느낌이 있었다. 나는 슬관절 심부에서 통증이 느껴졌고 간헐적으로 붙잡히고(catching) 무너지는(giving way) 후들거리는 무릎(trick knee)을 가진 걸로 알았다. 나는 밤에 침대에서 다리를 곧게 펴고 누울 수 없었고, 나는 종종 좌측 슬관절을 완전히 펴는 능력이 저하되어 잠에서 깨곤 했다. 통증의 강도는 안정 시에는 1/10, 활동 시는 2/10, 최악인 경우는 7/10로 매우 다양하였다. 나의 슬관절 통증을 악화시키는 요인으로는 걷기와 계단 오르기, 쭈그리고 앉기, 아침에 침대에서 일어나기 등이 있다. 완화 요인에는 휴식과 움직이기, 뜨거운 목욕과 자세의 변경 등이 포함된다.

나는 의사와의 상담을 위해 병원을 찾았다. 골다공증 DEXA 스캔에서는 음성이었다. 나는 고혈압과 열공 탈장(hiatal hernia)을 동반한 위식도 역류 질환(gastroesophageal reflux disease), 천식, 알러지성 비염, 보편적인 궤양성 대장염(만성), 결장 게실증(diverticulosis), 비타민 D 불균형 등의 병력이 있었다. 몇 달 동안 약을 먹었지만 뚜렷한 호전이 없어 물리치료사에게 의뢰해 달라고 요청하였다. 주치의는 물리치료 의뢰 전에 영상 촬영에 대한 처방을 하지 않았다.

임상 검사(Clinical Examination)

나의 물리치료사인 Christine은 철저한 인터뷰와 임상적 검사를 실시하였다. 그녀는 허리와 고관절 또는 발목에 통증과 우측 하지의 또 다른 문제가 있는지 물었고 나는 없다고 하였다. 나는 그녀에게 상지나 하지에서 무감각(numbness), 저림(tingling), 약화(weakness) 또는 감각 이상(paresthesia)을 경험하지 않았다고 설명하였다. 나는 Christine에게 침대에서 90세 된 어머니의 자세를 바꾸려고 시도한 후에 우측 어깨의 전방부 통증이 시작되었고 점차 증가하였다고 말하였다. 실제로 나의 문제는 연로하신 어머니를 돌봐야 하는 책임감으로 인해 스트레스와 수면 부족과 관련이 있다고 설명하였다.

신체 검사를 하는 동안 나의 주 문제가 양쪽 슬관절에 제한된 신전 관절가동범위이고 특히 좌측 슬관절에서 더 심하다는 것이 분명해졌다. 나는 슬관절을 펼 때 더 통증이 심해지는 것을 경험하였다. 물리치료사는 나에게 보행 중 좌측 다리의 중간 입각기(mid-stance)에 슬관절 신전 각도가 감소되어 있고, 좌측 다리로 서 있는 시간도 감소되어, 보행을 하는 동안 양측 토우인(toeing-in)과 골반 회전의 증가를 보인다고 설명하였다. 전반적으로 나는 내 하지에 근력의 소실을 느끼지 않았다. 그러나 계단을 내려갈 때는 통증을 경험하였다. Christine은 나에게 런지나 스쿼트와 같은 하지 운동을 할 때 신경근 조절이 잘 안되는 것 같다고 설명하였다. 촉진과 기타 수동적 검사들에는 특별한 점은 없었다.

초기 임상 소견(Initial Clinical Impression)

현 시점에서 생각되는 가설은 슬관절의 골관절염(OA)에 대한 잠재적 진단과 이차적으로 좌측 대퇴경골 관절과 슬개대퇴 관절 질환이 발생했다는 것이다. 물리치료사는 나에게 휴식으로 인해 증상이 개선되고, 체중 부하 활동으로 인해 발생되는 슬관절 통증, 현저한 슬관절 신전 각도의 감소, 아침 강직 등과 같은 슬관절 골관절염의 진단을 위한 기준을 충족하고 있다고 설명하였다. 영상 촬영이 슬관절 골관절염의 발생 여부를 확인하는 데 도움이 되었지만, 치료사는 방사선 사진과 슬관절 골관절염의 임상 징후과 증상 간에는 일치하지 않는다고 설명하였다. 우리는 이 가설을 기초로 하여 가능성 있는 중재법에 동의하였다.

초기 재활 중재(Initial Rehabilitation Intervention)

나는 슬관절에 손상을 줄이고 기능을 개선하는 것을 목적으로 하는 물리치료 중재를 받기 위해 12번 방문하는 치료 계획을 받았다. 나는 몇 가지 도수치료 중재와 관련된 고관절과 슬관절부 근육들에 근력강화 치료를 받았다. 실제로 나는 물리치료를 받는데 일관성이 없이 참석하였고, 그로 인해 나의 전체적인 치료의 진행이 잘 안되었고 나의 치료 기간은 길어질 수 밖에 없었다. 나는 12번의 치료 후에 통증이 감소하였고 기능도 개선되는 것을 경험하였다. 나는 보행의 중간 입각기에서 슬관절이 완전히 펴지는 않았지만 일부는 회복하였다. 그러나 아침에 일어나 침대의 시트에 몸이 닿았을 때 느끼는 슬관절에 민감한 자극은 여전히 느껴졌다. 또한, 슬관절의 신전 관절가동범위와 슬관절 통증에 급변하는 변화를 계속해서 경험하였다. 실제로 바로 누운 자세에서 실시한 객관적인 관절가동범위의 평가는 슬관절 신전에 10° 결손으로 나타났다.

요추부 가설의 개입

(Lumbar Spine Hypothesis Involvement)

또한 나의 슬관절을 촉진하는 동안 극심한 통증을 계속 경험하였다. 그 시점에서 Christine은 슬관절 부위를 철저히 촉진을 시행했으며 나의 슬괵근이 심하게 팽팽해져 있고 통증이 있음을 알아냈다. 또한, 슬괵근의 근력도 감소하였다. 슬괵근 수축 시에 강한 통증 강도와 촉진 시에 높은 등급의 통증으로 인해 그녀는 요추부가 이러한 소견들의 잠재적인 원인이 될 수 있다고 다시 생각하게 되었다. 따라서 그녀는 다시 요추부 판별 검진을 실시하였다. 그녀는 또한 증가된 요추부 전만과 전방 골반경사도 주목하였다.

요추부 검사에서 슬관절의 증상은 다시 재현되지 않았지만, 신전과 좌측 측방굴곡에 관절가동범위가 감소된 것을 알게 되었다. 물리치료사는 하지직거상 검사와 슬럼프 검사(slump test)와 같은 몇 가지 "신경 유발 검사(neural provocation tests)"를 시행하였다. 나는 그녀에게 이 검사들이 나의 통증과 일치하게 재현되지는 않았지만, 이것들이 우측이 아니라 좌측에서 극도로 심한 통증이 있었다고 설명하였다. 이러한 소견들을 바탕으로 Christine은 나의 슬관절 통증 증상들의 원인이 슬관절이 아니라 요추부일 수 있다는 가설을 세웠다. 따라서 그녀는 나의 요추부에 관절가동술을 적용하였고, 솔직히 말해서 나는 그 치료 세션이 끝났을 때 슬관절의 신전 관절가동범위가 증가하였고 통증이 감소하는 것을 느꼈다.

추가 중재*(Additional Interventions)*

요추부에 중재가 나의 치료 계획에 포함되었다. 요추부의 도수치료와 "신경 슬라이더 치료(nerve slider maneuvers)"가 적용되었다. 치료사는 이러한 중재의 목적이 나의 하지에 대한 요추부에 영향을 줄이는 것이라고 설명하였다. 이러한 모든 요추부 중재는 하지의 근육을 위한 홈 트레이닝 프로그램과 통합되어 실시하였다.

환자의 전반적인 의견*(General Opinion from the Patient)*

요추부 중재가 나의 치료 계획에 포함된 후, 나의 전반적인 건강 상태가 개선되는 것을 경험하였다. 나는 슬관절에 신전 관절가동범위의 감소가 계속적으로 나타나긴 했지만, 그래도 나는 통증 없이 잠을 잘 수 있었고, 깨어날 수 있었다. 아마도 나의 슬관절에 문제에 대해 의사와 상의가 필요 하겠지만, 오늘은 나의 물리치료사 덕분에 기능이 좋아졌다. 나는 의심되는 슬관절 골관절염을 확인하기 위한 영상 자료가 없었기 때문에 슬관절에서 볼 수 있는 관절에 퇴행성 변화의 정도를 모르고 있다. 그러나 이제 나는 방사선 사진이 OA의 전반적인 임상적 양상에 기여하는 하나의 진단적 요소일 뿐이며, 내가 슬관절 OA 진단에 대한 몇 가지 다른 기준에 해당된다는 것을 분명히 이해하고 있다. 돌이켜보면, 요추가 나의 슬관절 증상을 유발할 수 있다는 사실에 놀랐다. 이것을 이해하는 것은 나의 문제에 대한 자기-관리에 큰 도움이 되었다.

Mary Smith

고관절과 슬관절 통증 장애

(Hip and Knee Pain Disorders)

1

고관절과 슬관절 통증의 역학 1

(Epidemiology of hip and knee pain)

Alison H. Chang, Andrea Mosler, Joanne Kemp

개요(Introduction)

고관절과 슬관절 통증은 다양한 연령대에 걸쳐 빈번하게 발생하며 근골격계 치료가 필요한 주요 질환이다. 이 장에서는 일반적인 고관절과 슬관절 병리와 관련된 분류체계의 유병률, 발병률, 질병 부담, 위험 요소에 대한 개요를 제공하고자 한다. 주요 슬관절 병리는 슬관절 골관절염 및 관절 성형술, 전방 십자인대 손상 및 재건, 반월상 연골 손상, 슬개대퇴통증 및 슬개건 병증 등이다. 또한 고관절과 서혜부 통증에 대한 최근의 근거를 기반으로 고관절 관련 통증을 정의, 분류 및 진단하기 위한 3 가지 일치된 합의도 요약하였다. 운동 인구의 고관절과 서혜부 통증의 역학, 청년 및 중년 성인의 관절 내 고관절 질환을 검토한다.

슬관절 골관절염(Knee Osteoarthritis)

슬관절 골관절염(OA)은 연골 분해, 골극 형성, 골 변형, 반월판 손상 및 활액 염증을 포함하여 전체 관절과 관련된 진행성 병리를 특징으로 하는 질병이다(Osteoarthritis Research Society International, 2016; Hunter 와 Bierma-Zeinstra, 2019; Kolasinski 등, 2020). 내측 경골대퇴부, 외측 경골대퇴부, 슬개대퇴부의 세 구획 중 하나 이상이 영향을 받아 통증, 종창, 강직, 기능부전 및 장애를 유발할 수 있다. 전형적인 임상 증상에는 경련, 골확장, 골 가장자리 또는 관절선 압통, 제한된 운동 범위 등이 나타난다. 질병의 중증도는 Kellgren Lawrence 등급으로 분류된다(Kellgren 와 Lawrence, 1957). 슬관절 치환술은 심한 통증과 일상생활활동이 크게 제한되는 말기 질환 환자에게 적용된다. 슬관절 관절염에 대한 자세한 설명은 이 책의 4장을 참조한다.

유병률 및 발생률(Prevalence and Incidence)

슬관절 관절염은 전 세계적으로 관절염 비율의 거의 80%를 차지하며 그 영향은 인구 고령화와 비만 유행으로 인해 점차 확대되고 있다(GBD 2015. Disease and Injury Incidence and Prevalence Collaborators, 2016).

슬관절 골관절염의 예상 발생률과 유병률은 사용된 정의에 따라 차이가 있다(증상이 있는 경우, 방사선 사진, 자가-보고로 의사가 진단한 경우). 증상이 있는 골관절염에 대한 유병률 추정치는 방사선학적 질환에 추가로 증상의 조합에 의해 정의되기 때문에 방사선학적 골관절염보다 낮은 경향이 있다. 요통에서 관찰되는 구조-증상의 불일치 관계와 유사하게, 방사선학적 슬관절 골관절염의 발생은 증상과 상관관계가 없으며 증상이 있는 슬관절이 반드시 방사선학적 소견이 있는 것은 아니다(추가설명은 4장 참조). 앞서 언급한 세 가지 슬관절 골관절염 정의 중 하나를 포함하여 88개 연구에 대한 최근의 체계적 문헌고찰(systematic review) 및 메타분석에서 슬관절 골관절염의 전체 유병률은 40세 이상 성인의 22.9%(19.8%~26.1%, 95%신뢰수준)정도이며, 국제적으로 약 6억4500만명에 해당된다(Cui 등, 2020). 유병률은 남성보다 여성에서 더 높으며 나이가 들수록 증가한다. 전 세계 발병률은 20세 이상의 환자에서 10,000명당 203명(106~331명, 95%신뢰수준)이었다(Cui 등, 2020).

기능장애, 이환율 및 경제적 부담
(Disability, Morbidity, and Economic Burdens)

만성 관절 증상으로 인한 보행, 계단 오르기, 운동 참여의 어려움은 기능부전 및 장애로 이어진다. 슬관절 또는 고관절의 골관절염은 전 세계 장애분포에서 11번째로 높은 발생률을 보고하고 있다(Cross 등, 2014). 2017년 글로벌 질병 부담 연구(Global Burden of Disease Study)에 의하면, 슬관절 골관절염은 근골격계 장애 중 장애생활연수(years lived with disability, YLD)의 6.1%를 차지하였고, 모든 원인에서 약 1%를 차지하고 있다(GBD 2017 질병 및 손상 발생 및 유병률 공동연구자, 2018). 슬관절 골관절염은 고령자에게 더 흔하게 발병하고 다른 질병에 대한 일부 위험 요소(예: 비만, 노화, 염증)가 공통된다는 점을 감안할 때, 슬관절 골관절염이 있는 많은 남성과 여성은 기타 의학적 질환도 동반되고 있다. 골관절염이 없는 사람에 비해 골관절염이 있는 사람은 동반질환이 있을 가능성이 1.2배 더 높으며, 심혈관 질환, 고혈압, 당뇨병, 소화성 궤양 및 우울증과 같은 3가지 이상의 의학적 동반 질환(Swain 등, 2020)을 가질 확률이 2.5배 더 높다(Louati 등, 2015; Calvet 등, 2016; Swain 등, 2020).

심혈관계 또는 대사성 질환이 있는 고령자는 종종 운동과 체중 감량이 권장된다. 중등도에서 진행성 슬관절 골관절염 환자들은 관절에 대한 불편과 심혈관 대사성 문제(예: 비만 및 전신 염증)의 악화로 인해 신체 활동이 없는 악순환에 빠져 슬관절 증상과 보행 장애를 더욱 악화시킨다. 슬관절 또는 고관절 골관절염은 추가적인 병리의 원인 및 심혈관 사망의 더 큰 위험성과 관련되어 있다. 이러한 연관성은 주로 골관절염 관련 보행장애로 설명될 수 있다(Nüesch 등, 2011; Hawker 등, 2014; Kendzerska 등, 2017). 이러한 데이터는 슬관절 골관절염이 심각한 질병이며, 장애/통증이 있는 보행 및 불충분한 신체 활동 또는 운동을 해결하고 궁극적으로 장애 및 사망으로의 하향 곡선을 멈추기 위해 예방 및 치료 전략이 필요성을 강조한다.

슬관절 골관절염의 높은 유병률은 막대한 경제적, 사회적 비용을 초래한다. 미국 골과 관절저널(United States Bone and Joint Initiative)은 근골격계 질환 부담(Burden of Musculoskeletal Diseases) 보고서에서 골관절염의 영향을 강조하였다(United States Bone and Joint Initiative). 2013년 통계에 의하면 2,078만 건의 외래 진료 방문과 295만 건의 입원(병원에서 치료하는 두 번째로 비용이 많이 드는 질환)이 골관절염 및 관련 장애로 인한 것으로 보고되었다(United States Bone and Joint Initiative). 골관절염에 대한 연간 1인당 의료 비용은 2008년에서 2014년 사이에 평균 $11,052로 보고되었다(United States Bone and Joint Initiative). 관절염으로 인한 총 손실 임금은 1,640억 달러로, 미국에서 관절염 질환자에 비해 그렇지 않은 사람보다 1인당 4,040달러 적은 것으로 추산되었다(미국 질병통제예방센터, Centers for Disease Control and Prevention[CDC], 2020). 호주에서 관절염으로 인한 조기 퇴직은 국내 총생산(GDP)에 90억 달러 손실을 초래하고 고용된 동안 작업 생산성을 감소시키고 사회적 비용을 추가한다고 보고되었다(Ackerman 등, 2015).

위험 요소(*Risk Factors*)

과체중/비만, 연령 증가, 여성의 성별, 이전 슬관절 손상 또는 수술, 요구되는 육체적 작업 부하 및 잘못된 정렬은 슬관절 골관절염의 위험 증가와 관련되어 있다.

높은 BMI는 슬관절 골관절염의 진행과 악화에 대한 강력한 예측인자이다. 2015년 체계적 문헌고찰 및 메타 분석에서 과체중은 1.98(1.57~2.20, 95%신뢰수준)의 합동 승산비(odds ratio, OR) 및 2.66(2.15~3.28, 95%신뢰수준)의 합동 승산비로 비만과 관련성을 보고하였다(Silverwood 등, 2015). 비만은 관절 부하 증가와 지방 조직 저등급 염증(low-grade inflammation)의 두 가지 주요 기전을 통해 질병 경과에 영향을 미친다(Thijssen 등, 2015). 연령의 증가에 따라 슬관절 골관절염의 발병 가능성은 가속화된다. 50세에서 75세 사이에 질병 발병률이 급격히 증가하고 75세 또는 80세 이후에 감소한다(Silverwood 등, 2015). 여성은 남성보다 슬관절 골관절염의 위험이 1.68배(1.37~2.07, 95%신뢰수준) 높게 나타났다(Silverwood 등, 2015). 이러한 성별 차이는 여전히 명확하지는 않으며 유전, 호르몬 및 기타 알려지지 않은 요인과 관련이 있을 수 있다.

슬관절 손상 또는 그로 인한 수술은 중년 또는 노년층뿐만 아니라 슬관절 골관절염 발병의 잠재적인 위험 요소가 된다(Muthuri 등, 2011; Silverwood 등, 2015; Khan 등, 2019), 그러나 청소년기 및 젊은 성인에서도(Muthuri 등, 2011; Whittaker 등, 2018; Snoeker 등, 2020) 예상 위험도가 3~10배 증가했다(Muthuri 등, 2011; Silverwood 등, 2015; Whittaker 등, 2018; Khan 등, 2019; Snoeker 등, 2020). 슬관절 손상이 있었던 20대 후반과 30대 초반의 젊은 성인은 11년의 추적 기간 동안 부상을 입지 않은 성인보다 슬관절 골관절염 진단을 받을 가능성이 6배 더 높았다(Snoeker 등, 2020). 십자인대 손상, 반월상 연골 파열, 관절 내 골절이 가장 높은 위험 증가를 보였다(Snoeker 등, 2020). 슬관절 골관절염에 대한 다양한 치료중 관절 성형술은 질병이 악화된 환자들을 위해 적용하게 된다. 비교적 젊은 사람의 "퇴행성" 슬관절은 질병 관리에 상당한 어려움이 있다. 외상 후 슬관절 골관절염을 이해하고 관리하기 위한 연구들이 증가하고 있다. 왜냐하면 슬관절 골관절염의 초기 단계는 관절 증상이 종종 최소이거나 경미하고 조직 손상이 없는 경우 질병 진행을 늦추거나 멈출 수 있는 좋은 기회가 될 수 있기 때문이다.

일상적인 작업 활동에서 반복적인 슬관절 굴곡(예: 무릎 꿇기 및 쭈그려 앉기)은 슬관절 증상의 발병 위험 증가와 관련되어 있다(Yucesoy 등, 2015). 일반적으로 들기, 무릎 꿇기, 등반, 쭈그리고 앉기 및 서 있는 것과 관련된 농업 및 건설 부문에서 슬관절 골관절염의 발병확률이 증가한다고 보고되었다(OR 1.52, 1.37~1.69, 95%신뢰수준)(Wang 등, 2020). 전두면 슬관절 부정렬은 구획 특정 패턴에서 경골-대퇴골 골관절염 진행 가능성을 높이게 된다: 내반 부정렬(varus malalignment)은 내측 구획 질환, 외반 부정렬(valgus malalignment)은 외측 구획 질환(Tanamas 등, 2009; Moisio 등, 2011; Felson 등, 2013; Sharma 등, 2013). 보행 중 관찰되는 동적 내반방향의 밀어내는 힘은 슬관절 골관절염 환자에서 자주 발병하며(Chang 등, 2010; Lo 등, 2012) 내측 질환 악화에 대한 독립적인 위험 인자이다(Chang 등, 2004; Sharma 등, 2017). 시각적 보행 관찰은 가능한 부하 패턴과 보행 중 움직임에 대한 통증의 영향에 대한 간단하고 효과적인 평가이며 슬관절 골관절염의 주요한 평가중 하나로 권장된다.

슬관절 관절성형술(*Knee Arthroplasty*)

슬관절 전치환술(total knee arthroplasty, TKA)은 가장 많이 시행되는 선택적 정형외과적 수술로 말기 슬관절 골관절염과 관련된 난치성 통증 및 기능부전 및 장애를 치료하는 것을 목표로 시행된다. 슬관절 골관절염 환자의 54%가 일생 동안 TKA를 받는 것으로 추정된다(Losina 등, 2015), 또한 TKR 수술이 시행되었던 환자들은 수술을 받기 전에 비수술적 관리를 평균 13년을 지속하고 있는 것으로 보고되었다(Losina 등, 2015).

2010년 TKA 유병률은 미국 전체 인구의 1.52%였으며 여성과 노인에서 유병률이 더 높게 나타났다(Kremers 등, 2015). 유병률의 최대 정점은 80세 이상에서 성인 10명 중 1명으로 분포되었다(Kremers 등, 2015). 매년 658,000명 이상의 미국 성인이 TKA를 시술받고 있다(보건의료 연구 품질청 Agency for Healthcare Research and Quality, 2010; Bhandari 등, 2012). TKA의 활용도는 급속한 속도로 계속 증가하고 있다. TKA 적용률은 2014년부터 2030년까지 182% 증가할 것이며 2030년에는 1,921,000건(1,530,000~2,410,000건, 95% 신뢰수준)의 시술수로 증가할 것으로 예상된다(Singh 등, 2019). 호주에서 TKA 적용률은 2030년까지 276% 증가할 것으로 추정된다(Ackerman 등, 2019b).

젊은 환자들이 수술을 받는 경향도 눈에 띈다. 2030년까지 TKA의 55%가 65세 미만의 환자에게 이식될 것으로 예상되며 45~55세 사이의 환자가 가장 많이 증가할 것으로 예상된다(Kurtz 등, 2009; Schreurs 와 Hannink, 2017). 이러한 젊은 환자는 결과적으로 평생 동안 재수술이 필요할 수 있다. 1차 TKA 당시 50~55세 환자의 평생 재치환술 위험은 35%(30.9~39.1, 95% 신뢰수준)였던 반면, 1차 TKA 당시 70세 이상 환자에서는 1~6% 범위의 위험이 관찰되었다(Bayliss 등, 2017). 이와 같은 결과는 일반인의 비만율 증가와 활동적인 개인의 외상 후 슬관절 골관절염 증가는 젊은 환자로의 하향 이동에 기여하는 것으로 추정해 볼 수 있다.

TKA는 엄청난 사회적, 경제적 부담을 안겨준다. 2011 회계연도 동안 미국 의료보장 프로그램(United States Medicare program)은 단일 절차에 대한 프로그램의 가장 큰 지출인 슬관절 치환술에 대해 35억 달러를 병원에 상환했다고 보고하였다(Culler 등, 2015). 또한 두 번째로 큰 비용은 연간 34억 달러로 심장부전에 대한 비용이었다고 보고하였다. 2013년 미국에서 1차 TKA의 평균 비용은 $20,293이고 수정된 TKA의 평균 비용은 $26,388였다(Losina 등, 2015).

증상이 있는 슬관절 골관절염의 평균 유병기간은 초기 진단부터 보존적 치료, 주사 및 관절경 검사를 거쳐 최종 TKA까지 28.4년(Losina 등, 2015)에 걸쳐 진행된다. 이러한 만성 질환은 물리치료를 받으려는 환자의 활동 참여, 신체 기능 및 이동성에 상당한 영향을 미치게 된다. 이러한 고부담 질환을 관리하기 위한 도수치료 및 운동치료는 다음 장에서 설명된다.

전방십자인대 손상 및 재건
(Anterior Cruciate Ligament Injury and Reconstruction)

전방십자인대(ACL)는 슬관절의 1차 안정화 구조로, 대퇴골에 대한 경골의 과도한 전방 병진 및 내회전 및 무릎 과신전을 억제한다. ACL 파열은 접촉(예: 측면 슬관절 타격) 또는 비접촉(예: 내리막 스키, 절단 및 회전) 기전을 통해 발생할 수 있다. 대부분은 운동 활동 중에 입은 비접촉 부상을 포함한다(Yu 와 Garrett, 2007; Boden 등, 2010).

발병률 및 경제적 부담
(Incidence and Economic Burdens)

슬관절 손상의 절반 이상을 차지하는 ACL 파열(Musahl 와 Karlsson, 2019) 그리고 환자의 운동 경력, 활동 수준 및 삶의 질에 치명적인 영향을 미칠 수 있다. 미국에서는 매년 100,000~200,000건의 ACL 파열이 발생하며, 연간 발병률은 일반인 100,000명당 30-78명정도이다(Bollen 2000; Gans 등, 2018; Padua 등, 2018). 이러한 추정치는 미국 대학 및 고등학교 운동선수의 부상관련 보고에서 확인되었다. 일반인에 대한 표준화된 국가 감시 시스템이 없기 때문에 실제 발병률은 더 높을 수 있다. ACL 손상은 반월상 연골, 관절 연골, 연골하골 및 측부 인대 등의 기타 슬관절 구조적 손상을 자주 동반하게 된다.

ACL 손상은 수술 또는 비수술적으로 관리할 수 있다. 수술 결정은 환자의 연령, 활동 수준, 스포츠 또는 직업 중 기능 요구, 수반되는 부상의 존재 여부를 기반으로 결정한다. ACL 재건 비율은 100,000명당 73.6명이었다(Herzog 등, 2018). 경향 분석에 의하면 13~17세 청소년의 재건율은 우려되는 증가 수준을 나타내고 있며(Herzog 등, 2018), 또한 이러한 연령층에서는 장기적으로 효과적이지 않은 결과를 경험할 수 있다. 골격 보존 절차(physeal sparing procedure)는 골격이 미성숙한 환자에게 적용된다. 재손상 위험은 성인보다 2배 더 높은 것으로 나타났다(Dekker 등, 2018). 어린 나이에 재건술이 중재되면 궁극적으로 더 이른 나이에 슬관절 골관절염으로 악화되어 관리 선택사항과 전략이 복잡해질 수 있다.

관리 접근 방식(보존적 또는 수술적)에 관계없이 ACL 파열은 특히 반월판 손상과 관련된 경우 슬관절 골관절염의 평생동안 지속적으로 위험을 증가시킨다. 손상되지 않은 슬관절에 비해 손상당한 슬관절은 평균 10년의 추적 기간 동안 방사선 사진에서 슬관절 골관절염이 발생할 가능성이 3.89배(2.72~5.57, 95% 신뢰수준) 더 높게 나타났다(Ajuied 등, 2014). 단독적인 ACL 재건술을 받은 환자의 약 16%(95% CI 7%~34%)에서 이후에 방사선 촬영상 슬관절 골관절염이 발생했다. ACL 재건 및 부분/완전 반월판 절제술을 모두 받은 환자에서 발생빈도는 50%(27%~73%, 95% 신뢰수준)로 증가하는 것으로 나타났다(Ruano 등, 2017). ACL 파열에서 외상 후 슬관절 골관절염까지의 경과로 상당한 영향을 미치며, 매년 30,000~38,000명의 슬관절 골관절염 환자와 25,000~30,000명의 TKA 환자로 증가되고 있는 추세이다. ACL 재건 및 재활 후 비엘리트 운동 선수의 60%와 엘리트 운동 선수의 80%만이 부상 전 수준의 스포츠로 복귀하는 것으로 보고되었다(Ardern 등, 2014; Lai 등, 2018). 그러므로 수술 전에 환자와 현실적인 목표와 기대치에 대해 논의할 필요가 있다.

위험 요소(Risk Factors)

비접촉 ACL 손상의 잠재적 위험 요소는 해부학적, 생리학적, 신경근, 생체역학 및 환경적 요인을 포함하여 확인해야 한다.

여자 운동선수는 같은 스포츠나 활동에 참가하는 남자 운동선수보다 부상을 입을 가능성이 더 높으며, 이와 같은 근거는 다음과 같은 해부학, 생리학, 신경 역학 및 생체 역학의 차이 때문일 수 있다. 해부학적으로 큰 각도의 슬관절 외반 정렬과 더 좁은 대퇴 과간절흔(femoral intercondylar notch)은 ACL 스트레스와 충돌의 위험을 증가시킨다. 생리학적으로 오르내리는 혈청 에스트로겐(serum estrogen)과 릴랙신(relaxin)은 결합 조직의 강도와 탄력에 영향을 줄 수 있지만 호르몬의 결정적인 역할은 아직까지는 논란의 여지가 있어 명확하지 않다. 주요 신경근 및 생체 역학 요인은 착지 또는 방향 전환 시 동적 슬관절 외반, 착지 시 감소된 슬관절 굴곡, 대퇴사두근 우세, 슬괵근 또는 고관절 외회전의 과소 사용, 약한 코어 안정화 등이다. 해부학적 및 생리학적 요인과 달리 이러한 요인의 결핍은 신경근 훈련 프로그램으로 완화될 수 있다.

슬괵근이 약하지만 대퇴사두근이 더 강한 착지동작에서는 슬관절이 더 뻣뻣하면 ACL을 손상 위험이 증가한다. 고관절 내전, 대퇴골 내회전 및 슬관절 외반의 내측 붕괴 운동 패턴은 손상 위험 증가와 관련된다. 사춘기 이전에는 하지 운동조절에서 측정 가능한 성별 차이는 아직 확인되지 않았다. 사춘기 이후 여성은 남성에 비해 대퇴사두근 우세, 더 큰 동적 슬관절 외반, 증가된 대퇴골 내회전, 낮은 둔부 근육 활성화 및 적은 체간 내측 안정성이 확인되었다. 임상의는 단일 레그 스쿼트, 수직 낙하 점프 착지 또는 컷팅/피벗 작업 중 움직임 패턴의 단순한 시각적 관찰을 통해 이러한 위험 요소를 평가할 수 있다(Parks 등, 2019). 비접촉 ACL 부상의 위험을 줄이기 위한 신경근 훈련은 다양한 프로그램에서 지원되고 많은 고등학교, 대학 및 프로 스포츠 구단에서 시행되고 있다(Hewett 등, 2016; Padua 등, 2018; Petushek 등, 2019). 이러한 프로그램은 특히 여성 및 어린 운동선수들에게 유용하다. 즉, 이러한 프로그램은 착지 시 적절한 고관절과 슬관절 정렬을 유지하고(예: 슬관절이 발가락 위로) 착지 시 충격 흡수 개선(예: 부드럽게 착지)과 ACL 주동근(예: 슬괵근 및 종아리근) 및 둔부 근육강화에 중점을 둔다(Petusek 등, 2019). 트레이닝 전담직원(예: 코치, 트레이너)의 준수 및 전달은 이러한 프로그램의 성공에 매우 중요할 수 있다.

마지막으로, 개인의 성향과 함께 외부/환경적 요인이 ACL 손상의 잠재적 원인이 될 수 있다. 인조 경기장 표면의 마찰 증가는 미식축구에서 ACL 손상의 비율을 증가시켰지만 축구에서는 그렇지 않았다(Balazs 등, 2015). 아직까지는 신발의 영향은 명확하지 않으며 현재 ACL 손상에서 신발 표면 인터페이스의 역할에 대한 일치된 근거도 없다(Alentorn-Geli 등, 2014). 게임이나 연속된 게임이 끝날 무렵의 신경근 및 인지 피로는 힘을 조절, 흡수 및 전달하는 선수의 능력을 손상시켜 ACL에 더 큰 스트레스를 가하고 손상 위험을 증가시킬 수 있지만 실험적으로 유도된 근육 피로는 지속적으로 하체를 손상시키지 않는다고 보고되었다. 실험실 환경에서 낙하 점프, 싱글 레그 도약 또는 커팅 기동의 계획된 또는 반응 작업 중 하지 신경근 조절을 지속적으로 손상시키지 않았다(Barber-Westin와 Noyes, 2017).

반월상 연골손상(Meniscal Injury)

두 번째로 많이 손상되는 슬관절 구조인 반월상연골은 충격을 흡수하고 하중을 분산시키며 관절의 적합성과 안정성을 향상시켜 슬관절에서 중요한 보호 역할을 한다(Chang 등, 2011). 반월상 연골 손상은 젊은 환자에서 발생하는 외상성 파열 또는 노인에서 흔히 볼 수 있는 퇴행성 손상으로 구분될 수 있다. 손상의 주된 기전은 반월상 연골에 가해지는 축방향 하중과 회전력의 조합이지만, 노년층은 외상이 거의 없거나 전혀 없이 퇴행성 파열이 발생할 수 있다. 반월판 파열을 분류하는 보편적으로 인정되는 체계는 없는 실정이다. 전체 또는 부분 두께는 파열의 수직 깊이를 나타내고, 전각(anterior horn), 몸통 또는 후각(posterior horn)은 찢어진 위치를 나타내고, 세로, 방사형, 가로, 앵무새 부리, 양동이 손잡이 또는 복잡한 퇴행성은 파열의 형태를 나타낸다. 외상성 스트레스의 크기와 방향에 따라 반월상 연골 파열은 단독 또는 관련된 ACL 손상, MCL 손상, 타박상/골절과 함께 발생할 수 있다.

유병률 및 발병률(*Prevalence and Incidence*)

3761명의 무증상 슬관절에서 MRI검진상 반월판 파열의 통합 유병률은 10%(7%~13%, 95%신뢰수준)였으며 40세 이상 성인에서 유병률이 높게 나타났다(4%~19%, 40세미만에서)(Culvenor 등, 2019). 발병률은 연구 대상 인구에 따라 큰 차이가 있으며, 미국 고등학교 운동선수에 대한 손상 감시 연구에서 1000번의 운동 노출당 0.05건의 손상이 보고되었다(Rauh 등, 2000). 미군 현역병 1000명당 8.27건이었고, 40세 이상은 20세 미만보다 부상을 입을 확률이 4.25배 높았다(Jones 등, 2012). 프로농구 선수에서 파열손상은 1000명당 82건으로 가장 높은 부상 발병률로 보고되었다(Yeh 등, 2012). 네덜란드에서 발병률은 환자 1000명당 2명으로 보고되었다(Snoeker 등, 2013).

미국에서 65세 미만 인구의 약 9%를 차지하는 7년간(2005-2011년) 민간 의료 보험 청구 데이터를 기반으로 387,833건의 반월판 절제술(meniscectomies)과 23,640건의 반월판 봉합술(meniscal repairs)이 시행되었다(Abrams 등, 2013). 반월판 절제술의 전체 시행률은 0.21%~0.24%로 분포되었다.

반월판 봉합술 시행률은 0.01%~0.02%로 증가했으며, 반월판 봉합술을 이용한 ACL 재건술은 0.01%로 분포되었다. 대부분의 반월판 봉합술은 젊은 인구에서 수행된 반면, 대부분의 반월판 절제술은 45세 이상의 성인에서 수행되었다. 12년(2000–2011년)에 걸친 덴마크에서 시행된 연구에서 연간 반월판 수술 건수는 8750건에서 17,368건으로 2배로 증가했으며 55세 이상 환자는 3배, 35~55세 사이의 환자는 2배 증가했다(Thorlund 등, 2014).

40세 이상의 퇴행성 파열이 있는 환자에게 수술의 장점은 최근의 근거에 의해 주의가 필요하다(Thorlund 등, 2019). 운동치료는 통증, 기능 및 힘을 개선하기 위한 선택적 치료법으로 고려할 수 있다. 외상성 파열을 겪은 40세 미만의 환자에게는 역학적 잠김 증상(mechanical symptoms of locking)의 통증이 없는 경우에는 보존적 운동 중재가 권장된다.

위험 요소(Risk Factors)

10건의 연구에 대한 체계적 문헌고찰 및 메타 분석을 통해 연령 증가(60세 이상), 남성 성별, 업무 관련 무릎 꿇기 및 하루 1시간 이상 쭈그려 앉기, 하루에 2시간 이상 서 있거나 걷기, 하루에 2마일 이상 걷기, 매일 30개 이상의 계단오르기, 일주일에 10번 이상 10kg 이상의 물건을 들거나 나르기 등 퇴행성 반월판 파열의 여러 위험 요소가 확인되었다(Snoeker 등, 2013). 하루에 2시간 이상 앉아 있으면 퇴행성 파열의 손상 위험이 감소할 수 있다. 급성 반월판 파열의 경우 축구, 럭비, 수영이 각각 높은 손상 위험으로 보고되었다(축구: OR 3.58, 1.87~6.86, 95%신뢰수준, 럭비: OR 2.84, 1.48~5.45, 95%신뢰수준, 수영: OR 1.54, 1.09~2.17, 95% 신뢰수준)(Snoeker 등, 2013). 마지막으로 ACL 재건을 12개월 이상 지연하는 것은 슬관절 이완증(knee laxity)을 동반한 내측 반월상 연골 파열의 위험 요소이다(Snoeker 등, 2013).

작업 환경에서 반월상 연골 파열은 자주 진단되는 업무 관련 슬관절 병리 중 하나이다. 위험 요인은 하루 1시간 이상 무릎 꿇기, 쭈그려 앉기 또는 웅크리기 하루 1시간 이상, 기어 다니기, 계단 오르기 또는 사다리 오르기(하루에 30회 이상), 들기/나르기/이동, 무릎을 꿇거나 쭈그려 앉는 자세에서 일어서기(>30), 매일 4시간 이상 운전 중 앉아서 운전 등이다(Reid 등, 2010). 직장에서 자주 그리고 장기간 무릎을 꿇거나 쭈그려 앉는 것을 감안할 때, 광부와 카펫 장인은 반월판 장애와 동반되는 슬관절 골관절염에 특히 취약하다(McMillan과 Nichols, 2005; Snoeker 등, 2013).

슬개대퇴부 통증(Patellofemoral Pain)

슬개대퇴 통증(Patellofemoral pain, PFP)은 청소년, 성인, 엘리트 운동선수 및 군인과 같이 활동량이 많은 사람들에게 빈번하게 발생되는 불편함이다. 쭈그려 앉기, 오래 앉아 있기, 계단 오르기/내리기, 점프하기, 달리기 등의 체중 부하 활동 중에 슬관절을 구부릴 때 악화되는 잘 정의되지 않은 슬개골 주위 또는 뒤쪽 통증이 서서히 시작되는 것이 특징이다. 정확한 병태역학 또는 병태생리학이 잘 이해되지 않고 진단 표준이 존재하지 않기 때문에 정확한 진단 및 명확한 기저 병인은 아직까지 명확하지 않다(Willy 등, 2019). PFP의 진단은 일반적으로 다른 잠재적인 관절 내 또는 관절 주변 병리를 배제한 후 확인 될 수 있다.

유병률 및 발병률(Prevalence and Incidence)

보고된 PFP의 유병률 및 발병률은 진단 기준이 일치하지 않고 분석된 모집단이 다르기 때문에 매우 다양하게 나타난다. 체계적 문헌 고찰 및 메타 분석을 통해 다음과 같은 역학적 데이터를 요약할 수 있다(Smith 등, 2018). 연간 유병률은 일반인에서 22.7%정도 차지하였으며, 여성은 29.2%, 남성은 15.5%로 분포되었다. 여성의 시점 유병률(point prevalence)은 12%~13%로 분포되었다. 청소년의 경우 합산점 유병률(pooled point prevalence)은 남녀 모두 7.2%(6.3%~8.3%, 95%신뢰수준)로 분포되었고, 여성에서만 22.7% (17.4%~28.0%, 95%신뢰수준)로 분포되었다. 엘리트 운동선수 중 전문 남성 사이클 선수는 증상이 30일 이상 지속되는 연간 유병률이 6.4%로 나타났다. 3개월 이상 증상을 보인 여성 올림픽 선수의 시점 유병률은 16.7%로 나타났다. 남녀 혼성 신병 모집단에서 시점 유병률은 13.5%로 나타났다. 광범위한 유병률에도 불구하고 여성이 지속적으로 PFP를 경험할 가능성이 2배 더 높다고 할 수 있다.

일반인의 아마추어 달리기 선수의 PFP 발병률은 1080.5/1000명당; 청소년 아마추어 운동선수의 경우 한 시즌 동안 5.1%-14.9%, 군대 신병의 경우 1000명당 9.7명에서 571.4명 사이로 분포되었다(Smith 등, 2018). 환자의 50% 이상에서 증상이 지속되는 경향이 있으며(Rathleff 등, 2016), 일부는 10년 이상 지속되는 것으로 보고되었다(Stathopulu 와 Baildam, 2003).

'PFP가 슬개대퇴골 관절염(patellofemoral osteoarthritis, PFOA)의 선행되는 질환인가' 대한 문제가 있다. 이 두 가지 질환은 여성의 성별, 슬개골 후방 또는 슬개골 주변 통증, 슬관절 경련, 대퇴사두근 약화, 스쿼트 또는 계단 협상(stair negotiation)으로 인해 악화되는 통증과 같은 여러 위험 요소와 임상적 특성과 관련되어 있다. 또한, PFP를 자한성 질환(self-limiting condition)으로 보는 전통적인 관점은 장기간 추적 관찰에서 환자의 50% 이상에서 증상이 지속된다는 최근 근거에 의해 반박되었다(Stathopulu 와 Baildam, 2003; Rathleff 등, 2016). 연골에 대한 국소 압박 및 전단 응력과 활막염 및 염증성 사이토카인의 발현이 점진적인 관절조직 저하 및 PFOA의 최종 악화에 기여할 수 있다고 할 수 있다. 그러나 현재까지는 이 질문을 설명하기 위한 고품질의 종단적 근거(high-quality longitudinal evidence)는 부족하다. 소수의 연구만이 PFP와 PFOA 사이의 종단적 연관성을 조사했으며 상충되는 결과를 보고하였다(Utting 등, 2005; Schiphof 등, 2014; Conchie 등, 2016; Willy 등, 2019). PFOA의 일치되지 않은 정의(예: 방사선학적 증거, MRI, 평가 또는 단일 구획 PF 인공관절 치환술에 의한) 및 PFP의 병력을 회상할 때 자가 보고한 편향은 이러한 연구 간에 대조적인 결과를 초래할 수 있다. 이러한 잠재적 연관성을 명확하게 하고 PFOA의 질병 경과에 대한 이해를 심화하기 위해서는 추가적인 대규모 전향적 연구가 필요할 것이다.

위험 요소(*Risk Factors*)

PFP 관리는 병인이 다양하고 여러가지 인자일 가능성이 높고 PFP에 대한 유해수용성 입력의 정확한 출처가 잘 파악되지 않고 개인에 따라 다를 수 있기 때문에 쉽지 않다. 가능성 있는 해부학적 근거는 연골하골, 활막, 슬개골하 지방 패드 및 망막 구조가 포함된다. 만성 증상이 있는 환자도 정량적 감각 검사로 확인된 통증 과민성을 경험할 수 있다(De Oliveira Silva 등, 2019). 잠재적인 위험 요소를 이해하면 근거 기반 다중 모드 중재(evidence-based multi-modal intervention)에서 정보를 제공하게 되고 증상 지속 또는 악화를 예방할 수 있다. 증상의 지속과 악화는 인체측정(anthropometric), 과사용, 슬개대퇴 관절에 대한 부하 또는 스트레스를 높이는 근위, 국소 및 원위 요인에 의해 나타날 수 있다.

인체 측정 및 인구 통계학적 특성은 종종 PFP 발명에 기여하는 요소로 고려된다. 3건의 체계적 문헌 고찰에서 연령, 체중, 신장, BMI 및 체지방률이 PFP와 관련이 없음이 확인되었다(Lankhorst 등, 2012; Pappas 와 Wong-Tom, 2012; Neal 등, 2019). 성별과 스포츠 참여 방식도 PFP의 악화에 영향을 줄 수 있다. 신체 활동적인 여성은 신체 활동적인 남성보다 PFP를 발달할 가능성이 더 높았다(Boling 등, 2010). 546명의 청소년 여성 운동선수 중 단일 스포츠를 전문으로 하는 경우가 여러 스포츠에 비해 PFP가 발생할 가능성이 1.5배 높게 나타났다(Hall 등, 2015).

고관절 또는 몸통 운동학/정렬 및 약한 고관절 근육 조직의 근위 요인이 PFP에 기여하는 것으로 가정할 수 있다. PFP가 있는 환자는 외전근, 신근 및 외회전근을 포함한 둔부 후외측 근육 약화를 볼 수 있다. 21건의 횡단면 연구와 3건의 전향적 종단 연구에 대한 메타 분석을 통한 체계적 문헌 고찰은 PFP가 있는 남성과 여성이 통증이 없는 개인에 비해 등척성 고관절 근력이 더 낮았지만 감소된 고관절 근력강도가 PFP의 후속 발병을 예측하지 못했다는 것을 확인하였다(Rathleff 등, 2014). 따라서 고관절 약화는 원인이 아니라 PFP의 결과일 가능성이 높다.

Q각, 전두면 투영 각도(즉, 동적 슬관절 외반), 대퇴사두근 강도, 슬관절 신근 유연성, 슬개대퇴골 구조 등의 국소적 요인이 PFP의 위험을 증가시키는 것으로 가정할 수 있다. 최근의 연구는 PFP의 악화를 예측하는데 Q 각(무중력 또는 체중 부하로 평가됨) 또는 전두면 투영 각도의 역할을 고려하지 않는다(Lankhorst 등, 2012; Pappas 와 Wong-Tom, 2012; Neal 등, 2019). 슬관절 신근의 근력약화는 지속적으로 PFP 발병과 관련이 있다(Lankhorst 등, 2012; Pappas 와 Wong-Tom,

2012; Neal 등, 2019); 이 연관성은 근력이 BMI로 정규화되었을 때 특히 명확해진다(Neal 등, 2019). 282명의 대학생을 대상으로 한 소규모 전향적 연구에서 2년 동안 추적한 대퇴사두근 유연성 감소와 PFP 발병 사이의 연관성을 보고하였다(Witvrouw 등, 2000). PFP와 슬개골 가동성 또는 MRI 검진상 슬개대퇴골 운동역학적 구조(예: 활차 고랑 각도 및 슬개건 길이 대 슬개골 길이의 비율)와 관계가 없는 것으로 확인되었다(Willy 등, 2019).

원위 요인에는 정적 발 자세, 동적 발 움직임 및 종아리 근육 유연성이 포함될 수 있다. PFP 관리를 위한 발 보조기 처방은 체중 부하 활동 중 과도하거나 장기간의 회내(pronation)가 무릎 전방 통증을 유발할 수 있다는 가정을 전제로 한다. 그러나 최근의 근거는 변경된 발 정렬과 역학과 PFP의 발병 또는 악화 사이의 관계성은 명확하지 않다(Neal 등, 2019; Willy 등, 2019). 일부 체계적 문헌 고찰에서 요족 대 평발로 이분된 아치 높이 지수와 발 정렬은 PFP와 관련성이 없었다. 다른 연구에서는 보행 중 초기 접촉 시 뒷발 외반의 증가량과 더 큰 주상골 낙하 거리가 각각 PFP의 발병과 관련성이 있었다.

이상의 결과를 종합해보면, PFP에 기여하는 근본적인 요인은 아마도 매우 이질적이고 개인에 따라 차이가 있다. 중재는 개인의 해부학적, 기계적 및 심리사회적 프로필을 대상으로 맞춤화될 필요가 있다. 운동치료는 보존적 관리에서 기본적으로 권장된다(Willy 등, 2019); 목표 근육, 강화 형태, 적용 방법 및 횟수는 개별화될 수 있다. 테이핑, 발 보조기, 도수치료 및 신경근 자극 등의 보조 전략은 환자별 검사 결과, 움직임 관찰, 활동 요구 및 심리 사회적 고려 사항을 기반으로 통합될 수 있다.

슬개건병증(Patellar Tendinopathy)

슬개건병증(PT)은 점프, 착지, 커팅 및 급가감속 활동 중 반복적인 장력(tensile stress)으로 인해 슬관절 신근 기전의 과사용 부상으로, "점퍼 슬관절(jumper's knee)"이라고도 한다. 미세 파열과 퇴행성 변화는 건이 노출되는 반복적인 하중의 양이 단일 세션에서 또는 중간에 불충분한 휴식과 함께 여러 활동에 걸쳐 부하를 초과할 때 발생한다. 증상의 가장 흔한 부위는 슬개건이 삽입되는 슬개골의 하극(inferior pole)부위이다. 슬개건병증은 농구, 배구, 핸드볼을 포함하여 빈번한 점프가 필요한 스포츠에서 자주 발생한다. 운동 선수들에게는 잠재적으로 약화되는 질환이 될 수 있다(Cook 등, 1997).

유병률 및 발병률(*Prevalence and Incidence*)

2001~2009년 사이에 관찰된 2229명의 유럽 엘리트 축구 클럽 선수의 코호트에서 슬개건병증(팀 의료진이 수행한 임상 검사로 진단)의 유병률은 각 시즌 2.4%로 분포되었다. 발병률은 경기 1000시간당 부상 0.12건으로 보고되었다(Hägglund 등, 2011). 특히, 건병증의 약 20%는 재발성 통증이었다(Hägglund 등, 2011). 스페인 축구, 농구, 핸드볼, 롤러하키, 풋살 선수의 8시즌 부상 의료 보고서를 후향적으로 분석한 결과 전체 유병률이 11.7%(10.0~13.5, 95%신뢰수준)인 것으로 나타났다(Florit 등, 2019). 하위 그룹 분석은 프로 농구 선수에서 22.7%, 유소년 농구 선수에서 11.4%의 가장 높은 유병률을 보였다. 남성은 여성보다 슬개건병증을 지속될 가능성이 3배 더 높게 나타났다(Florit 등, 2019). 네덜란드의 비엘리트 운동선수에서 자가 보고된 점퍼 슬관절의 유병률은 14.4%(배구)에서 2.5%(축구) 범위로 나타났다. 남성 운동 선수는 여성 운동 선수에 비해 위험이 2배 높게 나타났다(Zwerver 등, 2011).

촉진 시 통증과 초음파 영상(ultrasonographic image)에서 저에코 영역(hypoechoic region)으로 정의되는 슬개건병증은 시즌 시작 전 미국 남자 대학 농구 선수의 21%(95명 중 20명)에서 확인되었다. 흥미롭게도 선수의 34%(95명 중 32명)가 초음파 검사에서는 이상이 나타났지만 증상은 없었다(Hutchison 등, 2019). 4개월 동안 106명의 미국 여자 배구 선수를 조사한 결과, 21%(22/106)가 기준선에서 슬개건 이상에 대한 초음파 소견이 확인되었다. 발병률은 운동 노출 1000회당 0.26(0.04 ~ 0.85, 95%신뢰수준)으로 확인되었다(Hutchison 등, 2020).

위험 요소(*Risk Factors*)

슬개건병증의 잠재적 위험 요소가 많이 제안되었지만 여러 체계적 문헌 고찰(van der Worp 등, 2011; Sprague 등, 2018)

과 환자대조군 조사(case-control investigation)(Janssen 등, 2015; Morton 등, 2017)에서 설명된 것과 같이 고품질의 증거는 확인할 수는 없었다. 대부분의 연구는 슬개건병증이 있는 사람과 없는 사람 사이의 소규모 및 횡단면 비교였다. 따라서 인과적 추론을 할 수 없었다. 또한 인구 통계학적, 신체 측정, 근골격 건강 및 훈련 요인에 대한 증거는 제한적이었다. 남성이고 이전에 슬관절 부상을 경험했으며 건 질환의 가족력이 있는 경우 위험이 증가한다. 증가된 체중 또는 BMI, 높은 허리 대 엉덩이 비율, 더 뚜렷한 다리 길이 불일치, 낮은 발아치는 개인을 슬개건병증에 대한 더 큰 위험에 노출될 수 있다. 건강한 대조군과 비교하여 슬개건병증이 있는 운동선수는 발목 배측 굴곡 운동 범위 감소, 대퇴사두근 및 슬괵근 유연성 감소, 대퇴사두근 약화 및 요통이 있을 가능성이 높게 나타났다.

PFP의 관리와 유사하게 슬개건병증에 대한 종합적인 치료 계획은 가정된 기여 요인을 해결해야 하며 원심-구심성 부하에 중점을 두고 건의 부하 내성을 점진적으로 강화하는 데 중점을 두어야 한다.

고관절과 서혜부 통증, 용어 및 일치된 합의
(Hip and Groin Pain, Terminology and Consensus Agreements)

고관절과 서혜부 부위 복잡한 해부학 및 보고된 통증 표현을 진단하고 관리하는 데 어려움이 있기 때문에(Holmich, 2017) "스포츠 의학의 버뮤다 삼각지대(Bizzini, 2011)" 라고 한다. 고관절과 서혜부 통증의 병인은 다양한 원인이 있으며, 서혜부의 해부학적 영역 내의 다른 조직에서 종종 관찰되는 병리학적 과정이 함께 나타날 수 있다(Thorborg 와 Hölmich, 2013; Weir 등, 2015). 또한, 전통적으로 "구조적 병리학"으로 고려하였으며, 높은 유병률이 증상이 없는 사람들에게서 보고되어 서혜부 통증의 진단, 관리 및 예방이 복잡해질 수 있다(Weir 등, 2015). 최근 서혜부 통증의 원인으로서 고관절 관련 병리의 관련성에 대한 이해가 높아짐에 따라 고관절과 서혜부 통증의 진단 및 분류가 훨씬 더 복잡해졌다(Thorborg 와 Hölmich, 2013).

고관절과 서혜부 통증에 대한 진단 용어 및 분류 체계의 광범위한 다양성은 보고된 근거에서 명확하게 제시되고 있다. 고관절과 서혜부 손상 연구에 사용되는 조작적 정의 및 용어의 이질성으로 인해 임상 연구 결과를 종합하기가 쉽지 않았다. 고관절과 서혜부 통증 진단에 대한 표준화된 용어와 정의에 대한 이러한 분명한 필요성으로 인해 고관절과 서혜부 통증에 대한 용어 및 정의에 대한 최근의 3가지 합의가 이루어졌다. Doha 합의(Doha agreement)(Weir 등, 2015), 대퇴비구 충돌(femoroace- tabular impingement, FAI) 증후군에 대한 Warwick 합의(Warwick agreement)(Griffin 등, 2016), 고관절 관련 통증의 분류, 정의 및 진단 기준에 대한 Zurich 합의(Zurich consensus)(Reiman 등, 2020).

Doha 합의(Doha Agreement)

2014년 11월, 카타르 Doha에서 운동선수의 고관절과 서혜부 통증을 설명하기 위한 표준화된 분류 및 용어에 대한 합의에 도달하여 임상의 및 연구자에게 권장 사항을 제공하는 합의 회의가 있었다(Weir 등, 2015). 합의된 분류 체계(표 1.1)에는 내전근, 장요근, 서혜부 및 치골 관련 서혜부 통증의 4가지 정의된 임상 용어와 고관절 관련 및 서혜부 통증의 "기타" 원인의 두 가지 추가 범주가 포함된다.

Doha 합의 서혜부 통증 분류 체계는 통증 유발 검사에서 인식할 수 있는 통증이 재현되고 촉진 시 압통이 있는 서혜부 통증이 있는 사람들의 임상 검사를 기반으로 한다(Holmich 등, 2004; Hölmich, 2007; Weir 등, 2015). 이 접근 방식으로 관찰자 간 및 관찰자 간 일치가 잘 입증되었다(Kappa값 ≥ 0.70).(Holmich 등, 2004). 고관절 관련 통증의 범주는 이 합의 보고서에서 모호하게 정의되어 고관절과 서혜부 통증 영역에서 다음 2 번의 합의 회의를 위한 동기가 되었다.

고관절 통증에 대한 Zurich와 Warwick 합의 회의
(The Zurich and Warwick Consensus Meetings on Hip Pain)

서혜부 통증에 대한 Doha 합의를 기반으로 Zurich의 IH-PRN(International Hip-related Pain Research Network, 국제고관절 통증 연구 네트워크) 합의에 따라 고관절 통증 또는 고관절에서 기인하는 통증의 분류에 대한 보다 구체적인 권장

표 1.1 최근 합의 회의에서 채택된 고관절과 서혜부 통증의 현재 분류체계

임상적 용어 정의*	증상	정의	발병가능성이 높은 환자
내전근 관련 서혜부 통증*	치골에서 장내전근 건의 정지부위 통증. 통증이 내측 대퇴부위를 따라 원위쪽으로 방사될 수 있음	내전근 저항검사에서 내전근 압통 및 통증	
장요근 관련 서혜부 통증*	내전근 관련 서혜부 통증보다 더 외측면에 위치하는 근위 대퇴부 앞쪽의 통증	장요근 압통(위쪽 또는 아래쪽 서혜부)	고관절 굴곡 저항 시 통증 또는 고관절 굴곡 신장 시 통증
서혜부 관련 서혜부 통증*	활동시 악화되는 서혜부위의 통증. 침대에 앉을 때 통증 또는 통증이 심하면 기침이나 재채기를 할 때 종종 서혜부 통증	서혜관 통증 및 서혜관 압통 또는 통증: 발살바, 기침 또는 재채기. 서혜관을 촉진하기 위해 음낭의 함입을 포함하여 촉진 가능한 서혜부 탈장은 나타나지 않았다.	복부 근육저항 검사에서 통증 재현
치골관련 서혜부 통증*	치골결합 부위 통증 및 바로 인접한 뼈 부위 통증	치골 결합부와 바로 인접한 뼈의 국소 압통	특별한 저항 검사는 없으나 복부 및 내전 근육 저항검사에 의해 통증이 재현되는 경우 가능성이 더 높음
		추가범주*	
기타*	증상을 일반적으로 정의된 임상적 용어 중 하나로 쉽게 분류할 수 없는 경우 임상적 의심	서혜부 부위에 통증을 유발하는 기타 정형외과, 신경과, 류마티스, 비뇨기과, 위장병, 피부과, 종양학 또는 외과적 질환	

(계속)

사항이 작성되었다(Reiman 등, 2020). 합의된 3 가지 분류는 다음과 같다. 1. 대퇴비구 충돌(FAI) 증후군; 2. 비구 이형성증/고관절 불안정성; 3. 뼈의 형태학적 변이가 없는 다른 관절 내 통증원(예: 관절순, 연골 또는 원위인대).

Warwick 합의(Griffin 등, 2016)이전에 FAI 증후군을 3가지 주요 구성요소로 정의한 적이 있다. 1. 통증 및 증상; 2. FAI 증후군에서 전형적으로 보이는 징후; 3. 일반적으로 캠 형태(cam morphology), 핀서 형태(pincer morphology) 또는 이 둘의 조합인 양성 영상 소견. 이 3가지 합의된 설명 사이에서 향후 역학 연구를 위한 고관절과 서혜부 통증 분류의 체계가 제공되고 연구 결과를 종합하는 향상된 능력이 제공된다.

고관절과 서혜부 통증 역학 (Hip and Groin Pain Epidemiology)

고관절과 서혜부 통증은 특히 운동선수, 고부하의 달리기, 방향 전환 및 발차기를 요구하는 다양한 축구기술 등의 스포츠에서 문제가 된다(Ryan 등, 2014; Walden 등, 2015; Whittaker 등, 2015; Mosler 등, 2018; Kerbel 등, 2018; Werner 등, 2019). 최근의 체계적 문헌 고찰은 시니어 축구선수에 대한 전향적 연구에서 보고된 고관절과 서혜부 통증의 역학에 대해 정리하여 보고하였다(Walden 등, 2015). 고관절/서혜부 통증은 남성 프로 축구선수가 경험하는 3번째로 흔한 부상이고, 매 시즌 지속되는 모든 시간 손실(time-loss) 부상의 약

표 1.1 *(계속)*

임상적 용어 정의*	증상	정의	발병가능성이 높은 환자
고관절 관련 서혜부 통증*		병력 또는 임상 검사를 통해 고관절이 서혜부 통증의 원인이라는 임상적 의심	잡히거나, 잠기거나, 딸깍 소리가 나거나 꺽임이 일어나는 것과 같은 기계적 증상이 있는 경우
영상 촬영 후 고관절 관련 통증은 다음과 같이 자세히 설명될 수 있다¥:			
FAI증후군†¥	고관절이나 서혜부의 동작 또는 자세 관련 통증. 요추, 고관절 또는 대퇴부에도 통증. 또한 환자는 딸깍, 잡기, 잠그기, 뻣뻣함, 제한된 운동 범위 또는 꺽임 유발	3가지 증상, 임상 징후 및 영상 소견이 있는 고관절의 운동 관련 임상 장애. 캠 또는 핀서 형태의 영상소견	FADIR 검사로 통증 재현. 종종 고관절 운동범위 제한, 고관절 IR <15°이고 영상에서 관절순 또는 연골 손상의 소견인 경우 더 가능성 있음
비구 이형성증/고관절 불안정성¥			
특정 뼈 형태가 없는 고관절관련 통증(연골, 관절순, 원위인대 포함)을 유발하는 기타 질환¥			

*Doha 합의 (Weir 등, 2015).

†Warwick 합의 (Griffin 등, 2016).

¥Zurich 고관절 합의 (Reiman 등, 2020).

(Adapted from Weir 등, 2015; Griffin 등, 2016; Thorborg 등, 2018; Reiman 등, 2020.)

13%를 차지하고 있으며 보고된 빈도는 4~19%정도 된다(Walden 등, 2015). 서혜부 부상은 엘리트 여성 축구선수에서 적은 수로 보고되고 있으며(Orchard, 2015), 보고된 모든 부상의 7%(범위: 2%-11%)정도 차지한다(Walden 등, 2015). 또한 미국에서 대상자 다양한 대학 스포츠 전반에 걸쳐 고관절과 서혜부 부상 발병률의 성별에 따른 차이가 확인되었다(Kerbel 등, 2018).

시간 손실 서혜부 부상의 발병률은 0.6에서 1.1/1000hrs까지 다양하게 분포한다(Esteve 등, 2020; Walden 등, 2015; Mosler 등, 2018; Werner 등, 2019). 그리고 유병률은 프로 남자 축구 선수의 21%가 매 시즌 시간 손실 고관절/서혜부 부상을 겪을 정도로 높다(Werner 등, 2009; Mosler 등, 2018). 대부분의 서혜부 부상은 점진적으로 시작되며(Werner 등, 2009; Mosler 등, 2018; Kerbel 등, 2018), 그리고 스포츠에서 1주일 미만의 결장을 초래하지만, 재발 위험이 높다(Mosler 등, 2018; Werner 등, 2019). 또한, 경기에 복귀한 후에도 증상이 지속되어 다음 시즌으로 이어질 수 있다(Thorborg 등, 2017; Langhout 등, 2019). 역학적 데이터의 높은 분포도는 남성 축구 대상자에서 발표되지만 고관절과 서혜부 통증은 럭비 유니언 및 리그, 호주 축구 리그, 미식 및 게일 축구 등의 다양한 축구 형태(Ryan 등, 2014; Whittaker 등, 2015; Roe 등, 2018), 그리고 아이스하키, 농구, 크리켓, 야구와 같은 기타 스포츠, 심지어는 프로 댄스(Orchard 2015; Dalton 등, 2016; Mlynarek 와 Coleman, 2018)에서도 자주 경험된다.

스포츠 부상 감시 연구(Sports injury surveillance studies)는 전통적으로 시간 손실 부상(time-loss injury) 정의를 사용한다. 그러나 고관절과 서혜부 통증은 일반적으로 훈련 또는 매치 플레이로 인한 시간 손실 없이 증상을 유발하고 수행 능력을 저하시킨다(Esteve 등, 2020; Langhout 등, 2019). 따라서, 시간 손실 부상 정의의 사용은 선수에게 이 부상의 진정한 장애를 과소평가할 가능성이 있다(Kerbel 등, 2018). 남성 축구 선수의 서혜부 증상에 대한 연구(시간 손실이 있거나 없는)는 유병률이 59%로 높게 나타났다고 보고하였고(Esteve 등, 2020; Harøy 등, 2017), 20%-30%의 운동 선수가 몇 주 동안 어떤 형태로든 서혜부 문제를 경험한다고 하였다(Harøy 등, 2017, 2019).

Doha 합의 이후 발표된 역학 연구에서 내전근 관련 서혜부 통증은 다양한 스포츠에서 가장 흔하게 경험되는 항목이다(Kerbel 등, 2018). 프로 남자 축구 선수에서 내전근 관련 서혜부 통증은 서혜부 부상의 최소 2/3를 차지한다(Mosler 등, 2018; Werner 등, 2019). 다음으로 가장 흔한 항목은 장요근 관련 서혜부 통증이고 그 다음으로 서혜부 및 치골 관련 서혜부 통증이다(Mosler 등, 2018; Werner 등, 2019). 고관절 관련 서혜부 통증은 프로 남자 축구 선수의 시간 손실 서혜부 부상의 5% 미만으로 분류되었다(Werner 등, 2009, 2019; Mosler 등, 2018). 또한, 다양한 대학 스포츠에서 내전근 긴장은 모든 고관절/서혜부 부상의 25%를 차지하고 가장 일반적으로 보고된 부상이지만, 반면에 관절 내 고관절 질환은 이러한 부상의 3%에 정도 차지한다(Kerbel 등, 2018). 반대로, 고관절 병리학은 운동선수가 지속적으로 병원에 내원하는 2 개의 대규모 사례군 연구에서 진단된 가장 흔한 질환으로 보고되었다(Bradshaw 등, 2008; Rankin 등, 2015). 이러한 결과는 다른 사례군 연구(Hölmich 2007; Taylor 등, 2018)와 인구 기반 역학 연구(Werner 등, 2009, 2019; Mosler 등, 2018; Kerbel 등, 2018)와는 일치되지 않은 결과였다. 고관절과 서혜부 통증의 역학적 패턴의 이러한 불일치는 대부분 최근까지 현장에 존재했던 진단 범주화의 표준화 부족으로 인한 것 같다.

고관절 관절내 질환
(Intra-articular Hip Conditions)

고관절 골 형태학(Bony Hip Morphology)

고관절 골 형태는 고관절을 구성하는 뼈, 특히 대퇴골 두경부와 비구의 표면 형태를 의미한다. 고관절 병리와 가장 일반적으로 관련된 고관절 골 형태학적 변이는 캠 변형(cam morphology), 핀서 형태(pincer morphology) 및 비구 이형성증(acetabular dys- plasia)이다(그림 1.1).

“캠(cam)”은 불규칙한 모양으로 회전하는 부분을 가리키는 역학적 용어이며, 고관절에 관절할 때 구면 또는 타원형의 대퇴골두를 의미한다(Ito 등, 2001). 캠 형태는 비구면 대퇴골두를 생성하는 대퇴골 두경부 접합부의 전측면에서 과도한 뼈 형성이 특징이다(그림 1.1)(Ito 등, 2001; Leunig 등, 2008). 핀서 형태는 비구의 과도함을 나타내고, 비구 이형성증은 대퇴골두의 과소적용을 나타낸다(그림 1.1)(Agricola 등, 2013a).

비구 형태는 대부분 출생 시 결정되지만(Hogervorst 등, 2012; Goldstein 등, 2014), 고관절 골 형태에 대한 최근 연구의 대부분은 캠 형태의 유병률, 병인 및 임상적 중요성을 결정하는 것을 목표로 하고 있으며, 이는 1차 및 2차 캠 형태로 더 자세히 설명된다. 1차 캠 형태의 원인은 명확하게 알려져 있지 않지만 운동 활동으로 대퇴골두체에 대한 높은 충격 부하의 결과로 성숙하는 동안 점진적으로 발전할 가능성이 있다.(Siebenrock 등, 2011, 2013; Agricola 등, 2014; Tak 등, 2015; Palmer 등, 2018; van Klij 등, 2018). 반대로, 2차 캠 형태는 Perthes 병, 대퇴골두 골단분리증(slipped capital femoral epiphysis, SCFE), 치유된 근위 대퇴 골절, 무혈성 괴사 또는 골극을 포함한 기존의 고관절 질환 또는 외상으로 인해 발생한다(Agricola 등, 2013b; van Klij 등, 2018).

1차 캠 형태의 병인학은 대부분 성숙기에 격렬한 스포츠

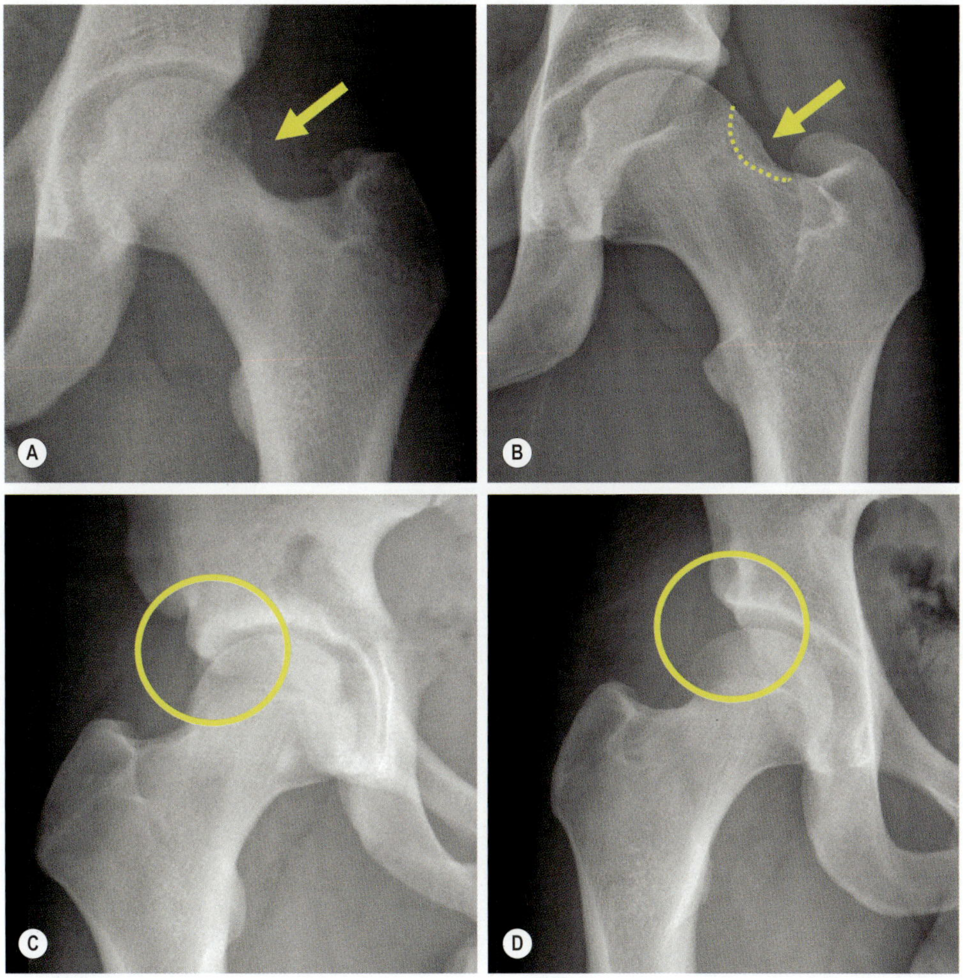

그림 1.1
고관절 골 형태.

(A) 정상적인 모양의 대퇴골.

(B) 캠 형태.

(C) 핀서 형태.

(D) 비구 이형성증.

Mosler 등, 2018b.

활동에 참여하기 때문에 발생하며, 캠 형태의 유병률은 운동량이 적은 대조군보다 운동선수에서 더 높은 것으로 관찰된다(Frank 등, 2015; Nepple 등, 2015; Dickenson 등, 2016; Mascarenhas 등, 2016). 충격이 큰 스포츠에 참여하는 운동선수의 캠 형태 유병률은 55%에서 92%로, 일반인에서 보고된 범위는 12%~68%정도 된다(Frank 등, 2015; Nepple 등, 2015; Dickenson 등, 2016; Mascarenhas 등, 2016; Kopec 등, 2020). 핀서 형태의 유병률은 이 형태의 특성이 잘못 정의되어 있고 현재 보고된 근거에 존재하는 교차 기호와 같은 방사선학적 매개변수의 신뢰성이 낮기 때문에 확인하기 쉽지 않다(Zaltz 등, 2013; Frank 등, 2015; Mascarenhas 등, 2016). 결과적으로 핀서 형태의 유병률은 정의에 따라 운동 선수와 일반인 모두에서 18%~67%정도 된다(Frank 등, 2015; Mascarenhas 등, 2016).

스칸디나비아의 3건의 대규모 인구 조사에서 비구 이형성증의 방사선학적 징후의 유병률은 1.7%~20% 정도로 보고되었다(Jacobsen 등, 2005; Gosvig 등, 2010; Engesæter 등, 2013). 대체로 비구 이형성증의 유병률은 증상이 있는 사람과 없는 사람에서 유사한 것으로 보이며 남녀 간의 유병률 차이는 크지 않다(Jacobsen 와 Sonne-Holm, 2005; Gosvig 등, 2010; Engesæter 등, 2013). 비구 유병률은 운동 선수에서 거의 보고되지 않았지만 보고된 범위는 1.9%-37%이며 연구와 스포츠 전반에 걸쳐 편차가 있다(Harris 등, 2016; Mosler 등, 2016).

고관절 관절 내 질환의 유병률

(Prevalence of Intra-articular Hip Conditions)

고관절 통증의 관절 외 원인이 중복되어 청년 및 중년 성인에서 고관절 통증의 실제 유병률을 확인하기 쉽지 않다. 인구 수준에서 고관절 통증의 유병률은 젊은 성인의 약 5%가 어느 시점에서든 고관절 관련 통증을 겪을 가능성이 있다(Picavet와 Schouten, 2003). 3차 진료 의료기관에 내원하는 장기간의 서혜부 통증이 있는 일반인에서, 절반은 관절 외 서혜부 통증과 달리 고관절 관련 통증이 있는 것으로 나타난다(Larson 등, 2018; Pålsson 등, 2019).

최근 연구에 의하면 영상에서 고관절 소견의 유병률은 건강한 대조군과 비교하여 고관절 관련 통증이 있는 사람들에서 유사한 것으로 확인되었다. 최근의 체계적 문헌 고찰에 의하면 관절순 파열의 유병률은 통증이 있는 사람과 없는 사람(각각 62% 및 54%)에서 동일했지만 그렇지 않은 사람(12%)에 비해 통증이 있는 사람(64%)에서 연골 병변의 유병률이 더 높게 나타났다(Heerey 등, 2018). Heerey 등(2020) 최근 하위 엘리트 축구 및 호주 축구 선수의 대규모 집단의 조사가 이루어졌다. 축구선수들은 고관절과 서혜부 통증이 있는 선수(71%)와 없는 선수(63%)에서 유사한 캠 형태의 유병률이 보고되었다(Heerey 등, 2020). 동일한 코호트에서 고관절과 서혜부 통증이 있는 축구 선수와 그렇지 않은 축구 선수 사이에 관절순 및 연골 병변에 대한 차이가 없었지만, 고관절 통증이 있는 축구 선수는 고관절 통증이 있을 확률이 8배 더 높게 나타났다(Heerey 등, 2021). 이러한 결과는 연골 병변과 같은 관절 내 소견이 더 악화된 경우에만 증상이 나타남을 알 수 있다. 영상의학적 검진에서 관절내 고관절 소견의 유병률은 이제 잘 확립되어 있지만 이러한 소견과 통증의 발현 사이의 관계는 아직까지는 명확하지 않다.

고관절 관절 내 질환 병인학

(Etiology of Intra-articular Hip Conditions)

고관절 관련 통증은 고관절 질환의 연속체에서 초기 단계의 골관절염을 나타낼 수 있다. 캠 형태가 있는 중년 및 노년층은 말기 고관절 골관절염이 발병하고 고관절 치환 수술을 받을 가능성이 더 높다(Agricola 등, 2012; Kowalczuk 등, 2015; Shapira 등, 2020). 연골과 관절순의 초기 변화는 초기 단계의 골관절염을 나타내는 것으로 추정된다(Pritzker 등, 2006; Pollard 등, 2008). 관절경 검사(arthroscopy)에서 전체층 연골 병변(full-thickness cartilage lesions)과 같은 골관절염 변화가 있는 사람은 2년 이내에 고관절 전치환술(total hip replacement)로 진행된다(Kemp 등, 2015). 고관절 관련 통증이 있는 일부 사람들이 고관절 골관절염으로 진행하는 기전은 아직 알려져 있지 않지만, 그러나 내인성(체질, 유전학, 연골의 질, 염증성 프로파일 등) 및 외인성 요인(부하 및 활동력, 과거 부상 등)에 기인할 가능성이 크다.

직업 활동은 고관절 골관절염 발병의 위험 요소로 간주되며, 육체 노동에 노출된 사람들은 노년기에 고관절 골관절염의 위험이 증가한다(Juhakoski 등, 2009). 또한 엘리트 운동선수는 노년기에 고관절 골관절염 및 고관절 전치환술의 위험이 증가하며(Vigdorchik 등, 2017; Petrillo 등, 2018), 젊은 성인기에 관절 부하의 유형과 부피가 나중에 고관절 골관절염의 위험을 증가시킬 수 있음을 알 수 있다. 우리의 연구에서 또한 스포츠 부상을 입은 사람들이 그렇지 않은 사람들보다 15년 이내에 고관절 치환술을 받을 가능성이 4배 더 높다는 것을 확인하였다(Ackerman 등, 2019a). 그러나 적당한 여가 시간 운동은 고관절 골관절염의 위험을 증가시키지 않으며 실제로 고관절 골관절염을 예방할 수 있다(Wang 등, 2011; Ageberg 등, 2012).

고관절 관절 내 질환의 부담

(The Burden of Intra-articular Hip Conditions)

고관절 관련 통증 및 고관절 골관절염은 통증 및 장애의 주요 원인으로 여러 근골격계 질환 중 하나이며 세계적으로 장애를 안고 살았던 기간에 2 번째로 큰 질병이다(Vos 등, 2020). 고관절 통증의 경제적 부담은 명확하지 않다. 그러나 젊은 성인의 개인 부담은 높으며 많은 일, 스포츠 및 가정 활동 시간에 발생한다. 고관절 관련 통증이 있는 젊은 성인은 고관절 골관절염이 있는 노인에게서 볼 수 있는 것과 같거나 더 좋지 않은 통증이 나타나며(Hinman 등, 2013; Freke 등, 2019), 스포츠 참여 및 삶의 질에 대한 좋지 않은 결과가 보고되었다(Olsen 등, 2020). 이러한 결과는 고관절 관절경 수술 후에도 건강한 같은 연령대에서 볼 수 있는 결과보다 훨씬 더 좋지 않은 것으로 확인되었다(Kemp 등, 2014). 그러므로 고관절통증 환자들은 수면을 방해하는 매일의 통증을 경험하고, 일, 스포츠 및 운동, 사회 활동 참여를 방해받고 있다(Jones 등, 2020). 또한 신체 활동에 대한 참여 감소(Jones 등, 2020)와 이에 따른 좌식 생활 방식의 결과로 이러한 환자들은 정신 건강 질환(Rhon 등, 2019) 및 사망률 증가(Ekelund 등, 2020)를 비롯한 동반 질환의 위험에 처하게 된다.

고관절 OA의 부담에 대한 보고는 잘 설명되어 있다. 4명 중 1명은 일생 동안 고관절 골관절염으로 악화된다(Murphy 등, 2010). 시간이 지남에 따라 신체 활동을 중단하고 체중이 증가하며 체력이 저하되어 다른 만성 질환(예: 당뇨병 및 심혈관 질환)의 위험이 높아진다(Williams 등, 2018). 효과적인 치료법이 거의 없으므로 사람들이 고관절 치환 수술을 진행하게 된다. 호주의 연간 고관절 치환술 비율은 2030년까지 80,000개로 증가하여 연간 20억 달러의 지속 불가능한 비용에 도달할 것이다(Ackerman 등, 2019b). 관절 치환술 비용은 호주의 골관절염으로 인한 연간 총 의료/생산성 손실 비용이 240억 달러정도 지출된다(2009년 호주 통계청). 대부분 관절 치환술 비율이 증가하기 때문에 2030년까지 호주 의료 시스템에 대한 OA의 경제적 부담은 38% 증가할 것으로 예상된다(Ackerman 등, 2016). 또한 관절염으로 인해 직장을 그만두는 사람들로 인해 호주의 국내 총생산(GDP)에서 90억 달러 이상이 손실될 것으로 예상된다(Schofield 등, 2016). 고관절 골관절염의 개인적 부담에는 심각한 통증, 신체 활동 부족, 높은 체질량 지수(BMI), 동반 질환 위험 증가(예: 당뇨병, 심혈관 질환), 사회적 이탈, 심리적 고통 및 낮은 삶의 질과 함께 생활하는 것이 포함된다(Williams 등, 2018).

참고문헌(References)

Abrams GD, Frank RM, Gupta AK, et al. Trends in meniscus repair and meniscectomy in the United States, 2005-2011. Am J Sports Med. 2013;41:2333–9.

Ackerman IN, Bucknill A, Page RS, et al. The substantial personal burden experienced by younger people with hip or knee osteoarthritis. Osteoarthritis Cartilage. 2015;23:1276–84.

Ackerman I, Bohensky M, Pratt C, et al. Counting the Cost Part 1: Healthcare Costs: The Current and Future Burden of Arthritis. Sydney, Australia: Arthritis Australia; 2016.

Ackerman IN, Bohensky MA, Kemp JL, De Steiger R. Quantifying the likelihood and costs of hip replacement surgery after sports injury: a population-level analysis. Phys Ther Sport. 2019a;41:9–15.

Ackerman IN, Bohensky MA, Zomer E, et al. The projected burden of primary total knee and hip replacement for osteoarthritis in Australia to the year 2030. BMC Musculoskelet Disord. 2019b;20:90.

Ageberg E, Engstrom G, Gerhardsson de Verdier M, et al. Effect of leisure time physical activity on severe knee or hip osteoarthritis leading to total joint replacement: a population-based prospective cohort study. BMC Musculoskelet Disord. 2012;13:73.

Agency for Healthcare Research and Quality. Healthcare Cost and Utilization Project. [Internet]. 2010. Available from: https://www.ahrq.gov/data/hcup/index.html

Agricola R, Heijboer MP, Bierma-Zeinstra SMA, et al. Cam impingement causes osteoarthritis of the hip: a nationwide prospective cohort study (CHECK). Ann Rheum Dis. 2012;72:918–23.

Agricola R, Heijboer MP, Roze RH, et al. Pincer deformity does not lead to osteoarthritis of the hip whereas acetabular dysplasia does: acetabular coverage and development of osteoarthritis in a nationwide prospective cohort study (CHECK). Osteoarthritis Cartilage. 2013a;21:1514–21.

Agricola R, Waarsing JH, Arden NK, et al. Cam impingement of the hip: a risk factor for hip osteoarthritis. Nat Rev Rheumatol. 2013b;9:630-4.

Agricola R, Heijboer MP, Ginai AZ, et al. A CAM deformity is gradually acquired during skeletal maturation in adolescent and young male soccer players: a prospective study with minimum 2-year follow-up. Am J Sports Med. 2014;42:798–806

Ajuied A, Wong F, Smith C, et al. Anterior cruciate ligament injury and radiologic progression of knee osteoarthritis: a systematic review and meta-analysis. Am J Sports Med. 2014;42(9):2242–52.

Alentorn-Geli E, Mendiguchía J, Samuelsson K, et al. Prevention of anterior cruciate ligament injuries in sports. Part I: systematic review of risk factors in male athletes. Knee Surg Sports Traumatol Arthrosc. 2014;22:3–15.

Ardern CL, Taylor NF, Feller JA, Webster KE. Fifty-five per cent return to competitive sport following anterior cruciate ligament reconstruction surgery: an updated systematic review and meta-analysis including aspects of physical functioning and contextual factors. Br J Sports Med. 2014;48:1543–52.

Australian Bureau of Statistics. National Health Survey: Summary of Results 2007–2008 (Reissue). Canberra; 2009.

Balazs GC, Pavey GJ, Brelin AM, et al. Risk of anterior cruciate ligament injury in athletes on synthetic playing surfaces: a systematic review. Am J Sports Med. 2015;43:1798–804.

Barber-Westin SD, Noyes FR. Effect of fatigue protocols on lower limb neuromuscular function and implications for anterior cruciate ligament injury prevention training: a systematic review. Am J Sports Med. 2017;45:3388–96.

Bayliss LE, Culliford D, Monk AP, et al. The effect of patient age at intervention on risk of implant revision after total replacement of the hip or knee: a population-based cohort study. Lancet. 2017;389:1424–30.

Bhandari M, Smith J, Miller LE, Block JE. Clinical and economic burden of revision knee arthroplasty. Clin Med Insights Arthritis Musculoskelet Disord. 2012;5:89–94.

Bizzini M. The groin area: the Bermuda triangle of sports medicine? Br J Sports Med. 2011;45:1.

Boden BP, Sheehan FT, Torg JS, Hewett TE. Non-contact anterior cruciate ligament injuries: mechanisms and risk factors. J Am Acad Orthop Surg. 2010;18:520–7.

Boling M, Padua D, Marshall S, et al. Gender differences in the incidence and prevalence of patellofemoral pain syndrome. Scand J Med Sci Sports. 2010;20:725–30.

Bollen S. Epidemiology of knee injuries: diagnosis and triage. Br J Sports Med. 2000;34:227–8.

Bradshaw CJ, Bundy M, Falvey E. The diagnosis of longstanding groin pain: a prospective clinical cohort study. Br J Sports Med. 2008;42:551–4.

Calvet J, Orellana C, Larrosa M, et al. High prevalence of cardiovascular co-morbidities in patients with symptomatic knee or hand osteoarthritis. Scand J Rheumatol. 2016;45:41–4.

Centers for Disease Control and Prevention (CDC). Arthritis Cost Statistics [Internet]. 2020 [cited 2021 Feb 23]. Available from: https://www.cdc.gov/arthritis/data_statistics/cost.htm

Chang A, Hayes K, Dunlop D, et al. Thrust during ambulation and the progression of knee osteoarthritis. Arthritis Rheum. 2004;50:3897–903.

Chang A, Hochberg M, Song J, et al. Frequency of varus and valgus thrust and factors associated with thrust presence in persons with or at higher risk of developing knee osteoarthritis. Arthritis Rheum. 2010;62:1403–11.

Chang A, Moisio K, Chmiel JS, et al. Subregional effects of meniscal tears on cartilage loss over 2 years in knee osteoarthritis. Ann Rheum Dis. 2011;70:74–9.

Conchie H, Clark D, Metcalfe A, et al. Adolescent knee pain and patellar dislocations are associated with patellofemoral osteoarthritis in adulthood: a case control study. The Knee. 2016;23:708–11.

Cook JL, Khan KM, Harcourt PR, et al. A cross sectional study of 100 athletes with jumper's knee managed conservatively and surgically. The Victorian Institute of Sport Tendon Study Group. Br J Sports Med. 1997;31:332–6.

Cross M, Smith E, Hoy D, et al. The global burden of hip and knee osteoarthritis: estimates from the Global Burden of Disease 2010 study. Ann Rheum Dis. 2014;73:1323–30.

Cui A, Li H, Wang D, et al. Global, regional prevalence, incidence and risk factors of knee osteoarthritis in population-based studies. EClinicalMedicine [Internet]. 2020 Dec 1 [cited 2021 Feb 21];29.

Culler SD, Jevsevar DS, Shea KG, et al. The incremental hospital cost and length-of-stay associated with treating adverse events among Medicare beneficiaries undergoing TKA. J Arthroplasty. 2015;30:19–25.

Culvenor AG, Øiestad BE, Hart HF, et al. Prevalence of knee osteoarthritis features on magnetic resonance imaging in asymptomatic uninjured adults: a systematic review and meta-analysis. Br J Sports Med. 2019;53:1268–78.

Dalton SL, Zupon AB, Gardner EC, et al. The Epidemiology of Hip/Groin Injuries in National Collegiate Athletic Association Mens and Womens Ice Hockey: 2009-2010 Through 2014-2015 Academic Years. Orthop J Sports Med. 2016;4:2325967116632692.

De Oliveira Silva D, Rathleff MS, Petersen K, et al. Manifestations of pain sensitization across different painful knee disorders: a systematic review including meta-analysis and metaregression. Pain Med Malden Mass. 2019;20:335–58.

Dekker TJ, Rush JK, Schmitz MR. What's new in pediatric and adolescent anterior cruciate ligament injuries? J Pediatr Orthop. 2018;38:185–92.

Dickenson E, Wall PDH, Robinson B, et al. Prevalence of cam hip shape morphology: a systematic review. Osteoarthritis Cartilage. 2016;24:949–61.

Ekelund U, Dalene KE, Tarp J, Lee IM. Physical activity and mortality: what is the dose response and how big is the effect? Br J Sports Med. 2020;54:1125–6.

Engesæter IØ, Laborie LB, Lehmann TG, et al. Prevalence of radiographic findings associated with hip dysplasia in a population-based cohort of 2081 19-year-old Norwegians. Bone Jt J. 2013;95:279–85.

Esteve E, Clausen MB, Rathleff MS, et al. Prevalence and severity of groin problems in Spanish football: a prospective study beyond the time-loss approach. Scand J Med Sci Sports. 2020;30:914–21.

Felson DT, Niu J, Gross KD, et al. Valgus malalignment is a risk factor for lateral knee osteoarthritis incidence and progression: findings from the Multicenter Osteoarthritis Study and the Osteoarthritis Initiative. Arthritis Rheum. 2013;65:355–62.

Florit D, Pedret C, Casals M, et al. Incidence of tendinopathy in team sports in a multidisciplinary sports club over 8 seasons. J Sports Sci Med. 2019;18:780–8.

Frank JM, Harris JD, Erickson BJ, et al. Prevalence of femoroacetabular impingement imaging findings in asymptomatic volunteers: a systematic review. Arthrosc J Arthrosc Relat Surg. 2015;31:1199–204.

Freke MD, Crossley KM, Russell T, et al. Associations between type and severity of hip pathology with pre-operative patient reported outcome measures. Braz J Phys Ther. 2019;23:402–11.

Gans I, Retzky JS, Jones LC, Tanaka MJ. Epidemiology of recurrent anterior cruciate ligament injuries in National Collegiate Athletic Association Sports: The Injury Surveillance Program, 2004-2014. Orthop J Sports Med. 2018;6:2325967118777823.

GBD 2015 Disease and Injury Incidence and Prevalence Collaborators. Global, regional, and national incidence, prevalence, and years lived with disability for 310 diseases and injuries, 1990-2015: a systematic analysis for the Global Burden of Disease Study 2015. Lancet 2016;388:1545–602.

GBD 2017 Disease and Injury Incidence and Prevalence Collaborators. Global, regional, and national incidence, prevalence, and years lived with disability for 354 diseases and injuries for 195 countries and territories, 1990-2017: a systematic analysis for the Global Burden of Disease Study 2017. Lancet 2018;392:1789–858.

Goldstein RY, Kaye ID, Slover J, Feldman D. Hip dysplasia in the skeletally mature patient. Bull Hosp Jt Dis. 2014;72:28–42.

Gosvig KK, Jacobsen S, Sonne-Holm S, et al. Prevalence of malformations of the hip joint and their relationship to sex, groin pain, and risk of osteoarthritis: a population-based survey. J Bone Jt Surg-Am 2010;92:1162–9.

Griffin DR, Dickenson EJ, O'Donnell J, et al. The Warwick Agreement on femoroacetabular impingement syndrome (FAI syndrome): an international consensus statement. Br J Sports Med. 2016;50:1169–76.

Hägglund M, Zwerver J, Ekstrand J. Epidemiology of patellar tendinopathy in elite male soccer players. Am J Sports Med. 2011;39:1906–11.

Hall R, Barber Foss K, Hewett TE, Myer GD. Sport specialization's association with an increased risk of developing anterior knee pain in adolescent female athletes. J Sport Rehabil. 2015;24:31–5.

Harøy J, Clarsen B, Thorborg K, et al. Groin problems in male soccer players are more common than previously reported. Am J Sports Med. 2017;45:1304–8.

Harøy J, Clarsen B, Wiger EG, et al. The Adductor Strengthening Programme prevents groin problems among male football players: a cluster-randomised controlled trial. Br J Sports Med. 2019;53:150–7.

Harris JD, Gerrie BJ, Varner KE, et al. Radiographic prevalence of dysplasia, cam, and pincer deformities in elite ballet. Am J Sports Med. 2016;44:20–7.

Hawker GA, Croxford R, Bierman AS, et al. All-cause mortality and serious cardiovascular events in people with hip and knee osteoarthritis: a population based cohort study. PloS One. 2014;9:e91286.

Heerey JJ, Kemp JL, Mosler AB, et al. What is the prevalence of imaging-defined intra-articular hip pathologies in people with and without pain? A systematic review and meta-analysis. Br J Sports Med. 2018;52:581–93.

Heerey J, Agricola R, Smith R, et al. Is self-reported hip and groin pain alongside a positive FADIR related to the size and prevalence of bony hip morphology in football players? J Orthop Sports Phys Ther. 2020; In Press.

Heerey JJ, Srinivasan R, Agricola R, et al. Prevalence of early hip OA features on MRI in high-impact athletes. The femoroacetabular impingement and hip osteoarthritis cohort (FORCe) study. Osteoarthritis Cartilage. 2021;29:323–34.

Herzog MM, Marshall SW, Lund JL, et al. Trends in incidence of ACL reconstruction and concomitant procedures among commercially insured individuals in the United States, 2002-2014. Sports Health. 2018;10:523–31.

Hewett TE, Myer GD, Ford KR, et al. Mechanisms, prediction, and prevention of ACL injuries: cut risk with three sharpened and validated tools. J Orthop Res Off Publ Orthop Res Soc. 2016;34:1843–55.

Hinman RS, Dobson F, Takla A, et al. Which is the most useful patient-reported outcome in femoroacetabular impingement? Test-retest reliability of six questionnaires. Br J Sports Med. 2013;48:458–63.

Hogervorst T, Eilander W, Fikkers JT, Meulenbelt I. Hip ontogenesis: how evolution, genes, and load history shape hip morphotype and cartilotype. Clin Orthop. 2012;470:3284–96.

Hölmich P. Long-standing groin pain in sportspeople falls into three primary patterns, a "clinical entity" approach: a prospective study of 207 patients. Br J Sports Med. 2007;41:247–52.

Hölmich P. Groin injuries in athletes: new stepping stones. Sports Orthop Traumatol. 2017;33:106–12.

Holmich P, Holmich L, Bjerg A. Clinical examination of athletes with groin pain: an intraobserver and interobserver reliability study. Br J Sports Med. 2004;38:446–51.

Hunter DJ, Bierma-Zeinstra S. Osteoarthritis. Lancet 2019;393:1745–59.

Hutchison MK, Houck J, Cuddeford T, et al. Prevalence of patellar tendinopathy and patellar tendon abnormality in male collegiate basketball players: a cross-sectional study. J Athl Train. 2019;54:953–8.

Hutchison MK, Patterson C, Cuddeford T, et al. Low prevalence of patellar tendon abnormality and low incidence of patellar tendinopathy in female collegiate volleyball players. Res Sports Med Print. 2020;28:155–67.

Ito K, Minka-ii M-A, Leunig M, et al. Femoroacetabular impingement and the cam-effect. Bone Jt J. 2001;83:171–6.

Jacobsen S, Sonne-Holm S. Hip dysplasia: a significant risk factor for the development of hip osteoarthritis. A cross-sectional survey. Rheumatol 2005;44:211–8.

Jacobsen S, Sonne-holm S, Søballe K, et al. Hip dysplasia and osteoarthrosis: a survey of 4 151 subjects from the osteoarthrosis substudy of the Copenhagen city heart study. Acta Orthop. 2005;76:149–58.

Janssen I, Steele JR, Munro BJ, Brown NT. Previously identified patellar tendinopathy risk factors differ between elite and sub-elite volleyball players. Scand J Med Sci Sports. 2015;25:308–14.

Jones DM, Crossley KM, Ackerman IN, et al. Physical activity following hip arthroscopy in young and middle-aged adults: a systematic review. Sports Med – Open. 2020;6:7.

Jones JC, Burks R, Owens BD, et al. Incidence and risk factors associated with meniscal injuries among active-duty US military service members. J Athl Train. 2012;47:67–73.

Juhakoski R, Heliovaara M, Impivaara O, et al. Risk factors for the development of hip osteoarthritis: a population-based prospective study. Rheumatology. 2009;48:83–7.

Kellgren JH, Lawrence JS. Radiological assessment of osteo-arthrosis. Ann Rheum Dis. 1957;16:494–502.

Kemp JL, Collins NJ, Roos EM, Crossley KM. Psychometric properties of patient-reported outcome measures for hip arthroscopy. Am J Sports Med. 2013;41:2065–73.

Kemp JL, Makdissi M, Pritchard MG, et al. Chondropathy of the hip at arthroscopy: prevalence and relationship to labral pathology, femoro-acetabular impingement and patient-reported outcomes. Br J Sports Med. 2014;48:1102–7.

Kemp JL, MacDonald D, Collins NJ, et al. Hip arthroscopy in the setting of hip osteoarthritis: systematic review of outcomes and progression to hip arthroplasty. Clin Orthop Relat Res. 2015;473:1055–73.

Kendzerska T, Jüni P, King LK, et al. The longitudinal relationship between hand, hip and knee osteoarthritis and cardiovascular events: a population-based cohort study. Osteoarthritis Cartilage. 2017;25:1771–80.

Kerbel YE, Smith CM, Prodromo JP, et al. Epidemiology of hip and groin injuries in collegiate athletes in the United States. Orthop J Sports Med. 2018;6:2325967118771676.

Khan T, Alvand A, Prieto-Alhambra D, et al. ACL and meniscal injuries increase the risk of primary total knee replacement for osteoarthritis: a matched case-control study using the Clinical Practice Research Datalink (CPRD). Br J Sports Med. 2019;53:965–8.

Kolasinski SL, Neogi T, Hochberg MC, et al. 2019 American College of Rheumatology/ Arthritis Foundation Guideline for the Management of Osteoarthritis of the Hand, Hip, and Knee. Arthritis Care Res. 2020;72:149–62.

Kopec JA, Hong Q, Wong H, et al. Prevalence of femoroacetabular impingement syndrome among young and middle-aged white adults. J Rheumatol. 2020;47:1440–5.

Kowalczuk M, Yeung M, Simunovic N, Ayeni O. Does femoroacetabular impingement contribute to the development of hip osteoarthritis? A systematic review. Sports Med Arthrosc Rev. 2015;23:174–9.

Kremers HM, Larson DR, Crowson CS, et al. Prevalence of total hip and knee replacement in the United States. J Bone Joint Surg Am. 2015;97:1386–97.

Kurtz SM, Lau E, Ong K, et al. Future young patient demand for primary and revision joint replacement: national projections from 2010 to 2030. Clin Orthop. 2009; 467:2606–12.

Lai CCH, Ardern CL, Feller JA, Webster KE. Eighty-three per cent of elite athletes return to preinjury sport after anterior cruciate ligament reconstruction: a systematic review with meta-analysis of return to sport rates, graft rupture rates and performance outcomes. Br J Sports Med. 2018;52:128–38.

Langhout R, Weir A, Litjes WG, et al. Hip and groin injury is the most common non-time-loss injury in female amateur football. Knee Surg Sports Traumatol Arthrosc. 2019;27:3133–41.

Lankhorst NE, Bierma-Zeinstra SMA, van Middelkoop M. Risk factors for patellofemoral pain syndrome: a systematic review. J Orthop Sports Phys Ther. 2012;42:81–94.

Larson CM, Safran MR, Brcka DA, et al. Predictors of clinically suspected intra-articular hip symptoms and prevalence of hip pathomorphologies presenting to sports medicine and hip preservation orthopaedic surgeons. Arthrosc J Arthrosc Relat Surg. 2018;34:825–31.

Leunig M, Beaulé PE, Ganz R. The concept of femoroacetabular impingement: current status and future perspectives. Clin Orthop. 2008;467:616–22.

Lo GH, Harvey WF, McAlindon TE. Associations of varus thrust and alignment with pain in knee osteoarthritis. Arthritis Rheum. 2012;64:2252–9.

Losina E, Paltiel AD, Weinstein A, et al. Lifetime medical costs of knee osteoarthritis management in the United States: impact of extending indications for total knee arthroplasty. Arthritis Care Res. 2015;67:203–15.

Louati K, Vidal C, Berenbaum F, Sellam J. Association between diabetes mellitus and osteoarthritis: systematic literature review and meta-analysis. RMD Open. 2015;1:e000077.

Mascarenhas VV, Rego P, Dantas P, et al. Imaging prevalence of femoroacetabular impingement in symptomatic patients, athletes, and asymptomatic individuals: a systematic review. Eur J Radiol. 2016;85:73–95.

McMillan G, Nichols L. Osteoarthritis and meniscus disorders of the knee as occupational diseases of miners. Occup Environ Med. 2005;62:567–75.

Mlynarek RA, Coleman SH. Hip and groin injuries in baseball players. Curr Rev Musculoskelet Med. 2018;11:19–25.

Moisio K, Chang A, Eckstein F, et al. Varus-valgus alignment: reduced risk of subsequent cartilage loss in the less loaded compartment. Arthritis Rheum. 2011;63:1002–9.

Morton S, Williams S, Valle X, et al. Patellar tendinopathy and potential risk factors: an International Database of Cases and Controls. Clin J Sport Med Off J Can Acad Sport Med. 2017;27:468–74.

Mosler AB, Crossley KM, Waarsing JH, et al. Ethnic differences in bony hip morphology in a cohort of 445 professional male soccer players. Am J Sports Med. 2016;44:2967–74.

Mosler AB, Weir A, Eirale C et al. Epidemiology of time loss groin injuries in a men's professional football league: a 2-year prospective study of 17 clubs and 606 players. Br J Sports Med. 2018a;52:292–7.

Mosler AB, Agricola R, Thorborg K, et al. Is bony hip morphology associated with range of motion and strength in asymptomatic male soccer players? J Orthop Sports Phys Ther. 2018b;48:250–9.

Murphy LB, Helmick CG, Schwartz TA, et al. One in four people may develop symptomatic hip osteoarthritis in his or her lifetime. Osteoarthr Cartil OARS Osteoarthr Res Soc. 2010;18:1372–9.

Musahl V, Karlsson J. Anterior cruciate ligament tear. N Engl J Med. 2019;380:2341–8.

Muthuri SG, McWilliams DF, Doherty M, Zhang W. History of knee injuries and knee osteoarthritis: a meta-analysis of observational studies. Osteoarthritis Cartilage. 2011;19:1286–93.

Neal BS, Lack SD, Lankhorst NE, et al. Risk factors for patellofemoral pain: a systematic review and meta-analysis. Br J Sports Med. 2019;53:270–81.

Nepple JJ, Vigdorchik JM, Clohisy JC. What is the association between sports participation and the development of proximal femoral cam deformity?: A systematic review and meta-analysis. Am J Sports Med. 2015;43:2833–40.

Nüesch E, Dieppe P, Reichenbach S, et al. All cause and disease specific mortality in patients with knee or hip osteoarthritis: population based cohort study. BMJ. 2011;342:d1165.

Olsen AL, Magnussen LH, Skjaerven LH, et al. Movement quality evaluation and its correlation with recommended functional measures in hip osteoarthritis. Physiother Res Int. 2020;25:e1848

Orchard JW. Men at higher risk of groin injuries in elite team sports: a systematic review. Br J Sports Med. 2015;49:798–802.

Osteoarthritis Research Society International. Osteoarthritis: a serious disease. Osteoarthritis Cartilage. 2016;1–103.

Padua DA, DiStefano LJ, Hewett TE, et al. National Athletic Trainers' Association Position Statement: Prevention of Anterior Cruciate Ligament Injury. J Athl Train. 2018;53:5–19.

Palmer A, Fernquest S, Gimpel M, et al. Physical activity during adolescence and the development of cam morphology: a cross-sectional cohort study of 210 individuals. Br J Sports Med. 2018;52:601–10.

Pålsson A, Kostogiannis I, Lindvall H, Ageberg E. Hip-related groin pain, patient characteristics and patient-reported outcomes in patients referred to tertiary care due to longstanding hip and groin pain: a cross-sectional study. BMC Musculoskelet Disord. 2019;14;20:432.

Pappas E, Wong-Tom WM. Prospective predictors of patellofemoral pain syndrome: a systematic review with meta-analysis. Sports Health. 2012;4:115–20.

Parks MT, Wang Z, Siu KC. Current low-cost video-based motion analysis options for clinical rehabilitation: a systematic review. Phys Ther. 2019;99:1405–25.

Petrillo S, Papalia R, Maffulli N, et al. Osteoarthritis of the hip and knee in former male professional soccer players. Br Med Bull. 2018;125:121–30.

Petushek EJ, Sugimoto D, Stoolmiller M, et al. Evidence-based best-practice guidelines for preventing anterior cruciate ligament injuries in young female athletes: a systematic review and meta-analysis. Am J Sports Med. 2019;47:1744–53.

Picavet HSJ, Schouten JSAG. Musculoskeletal pain in the Netherlands: prevalences, consequences and risk groups, the DMC3-study. Pain. 2003;102:167–78.

Pollard TCB, Gwilym SE, Carr A. The assessment of early osteoarthritis. J Bone Jt Surg Br. 2008;90B:411–21.

Pritzker KPH, Gay S, Jimenez SA, et al. Osteoarthritis cartilage histopathology: grading and staging. Osteoarthritis Cartilage. 2006;14:13–29.

Rankin AT, Bleakley CM, Cullen M. Hip joint pathology as a leading cause of groin pain in the sporting population: a 6-year review of 894 cases. Am J Sports Med. 2015;43:1698–703.

Rathleff MS, Rathleff CR, Crossley KM, Barton CJ. Is hip strength a risk factor for patellofemoral pain? A systematic review and meta-analysis. Br J Sports Med. 2014;48:1088.

Rathleff MS, Rathleff CR, Olesen JL, et al. Is knee pain during adolescence a self-limiting condition? Prognosis of patellofemoral pain and other types of knee pain. Am J Sports Med. 2016;44:1165–71.

Rauh MJ, Margherita AJ, Rice SG, et al. High school cross country running injuries: a longitudinal study. Clin J Sport Med Off J Can Acad Sport Med. 2000;10:110–16.

Reid CR, Bush PM, Cummings NH, et al. A review of occupational knee disorders. J Occup Rehabil. 2010;20:489–501.

Reiman MP, Agricola R, Kemp JL, et al. Consensus recommendations on the classification, definition and diagnostic criteria of hip-related pain in young and middle-aged active adults from the International Hip-related Pain Research Network, Zurich 2018. Br J Sports Med. 2020;54:631–41.

Rhon DI, Greenlee TA, Marchant BG, et al. Comorbidities in the first 2 years after arthroscopic hip surgery: substantial increases in mental health disorders, chronic pain, substance abuse and cardiometabolic conditions. Br J Sports Med. 2019;53:547–53.

Roe M, Murphy JC, Gissane C, Blake C. Lower limb injuries in men's elite Gaelic football: a prospective investigation among division one teams from 2008 to 2015. J Sci Med Sport. 2018;21:155–9.

Ruano JS, Sitler MR, Driban JB. Prevalence of radiographic knee osteoarthritis after anterior cruciate ligament reconstruction, with or without meniscectomy: an evidence-based practice article. J Athl Train. 2017;52:606–9.

Ryan J, DeBurca N, McCreesh K. Risk factors for groin/hip injuries in field-based sports: a systematic review. Br J Sports Med. 2014;48:1089–96.

Schiphof D, van Middelkoop M, de Klerk BM, et al. Crepitus is a first indication of patellofemoral osteoarthritis (and not of tibiofemoral osteoarthritis). Osteoarthritis Cartilage. 2014;22:631–8.

Schofield D, Schrestha R, Cunich M. Counting the Cost Part 2: Economic Costs: The Current and Future Burden of Arthritis [Internet]. Sydney, Australia: Arthritis Australia; 2016.

Schreurs BW, Hannink G. Total joint arthroplasty in younger patients: heading for trouble? Lancet. 2017;389:1374–5.

Shapira J, Chen JW, Bheem R, et al. Radiographic factors associated with hip osteoarthritis: a systematic review. J Hip Preserv Surg. 2020;7:4-13.

Sharma L, Chmiel JS, Almagor O, et al. The role of varus and valgus alignment in the initial development of knee cartilage damage by MRI: the MOST study. Ann Rheum Dis. 2013;72:235–40.

Sharma L, Chang AH, Jackson RD, et al. Varus thrust and incident and progressive knee osteoarthritis. Arthritis Rheumatol. 2017;69:2136–43.

Siebenrock KA, Ferner F, Noble PC, et al. The cam-type deformity of the proximal femur arises in childhood in response to vigorous sporting activity. Clin Orthop Relat Res. 2011;469:3229–40.

Siebenrock KA, Kaschka I, Frauchiger L, et al. Prevalence of cam-type deformity and hip pain in elite ice hockey players before and after the end of growth. Am J Sports Med. 2013;41:2308–13.

Silverwood V, Blagojevic-Bucknall M, Jinks C, et al. Current evidence on risk factors for knee osteoarthritis in older adults: a systematic review and meta-analysis. Osteoarthritis Cartilage. 2015;23:507–15.

Singh JA, Yu S, Chen L, Cleveland JD. Rates of total joint replacement in the united states: future projections to 2020-2040 Using the National Inpatient Sample. J Rheumatol. 2019;46:1134–40.

Smith BE, Selfe J, Thacker D, et al. Incidence and prevalence of patellofemoral pain: a systematic review and meta-analysis. PLoS One 2018;13:e0190892.

Snoeker BAM, Bakker EWP, Kegel CAT, Lucas C. Risk factors for meniscal tears: a systematic review including meta-analysis. J Orthop Sports Phys Ther. 2013;43:352–67.

Snoeker B, Turkiewicz A, Magnusson K, et al. Risk of knee osteoarthritis after different types of knee injuries in young adults: a population-based cohort study. Br J Sports Med. 2020;54:725–30.

Sprague AL, Smith AH, Knox P, et al. Modifiable risk factors for patellar tendinopathy in athletes: a systematic review and meta-analysis. Br J Sports Med. 2018;52:1575–85.

Stathopulu E, Baildam E. Anterior knee pain: a long-term follow-up. Rheumatol 2003;42:380–2.

Swain S, Sarmanova A, Coupland C, et al. Comorbidities in osteoarthritis: a systematic review and meta-analysis of observational studies. Arthritis Care Res. 2020;72:991–1000.

Tak I, Weir A, Langhout R, et al. The relationship between the frequency of football practice during skeletal growth and the presence of a cam deformity in adult elite football players. Br J Sports Med. 2015;49:630–4.

Tanamas S, Hanna FS, Cicuttini FM, et al. Does knee malalignment increase the risk of development and progression of knee osteoarthritis? A systematic review. Arthritis Rheum. 2009;61:459–67.

Taylor R, Vuckovic Z, Mosler A, et al. Multidisciplinary assessment of 100 athletes with groin pain using the Doha Agreement: high prevalence of adductor-related groin pain in conjunction with multiple causes. Clin J Sport Med. 2018;28:364–9.

Thijssen E, van Caam A, van der Kraan PM. Obesity and osteoarthritis, more than just wear and tear: pivotal roles for inflamed adipose tissue and dyslipidaemia in obesity-induced osteoarthritis. Rheumatology. 2015;54:588–600.

Thorborg K, Hölmich P. Advancing hip and groin injury management: from eminence to evidence. Br J Sports Med. 2013;47:602–5.

Thorborg K, Rathleff MS, Petersen P, et al. Prevalence and severity of hip and groin pain in sub-elite male football: a cross-sectional cohort study of 695 players. Scand J Med Sci Sports. 2017;27:107–14.

Thorborg K, Reiman MP, Weir A, et al. Clinical examination, diagnostic imaging, and testing of athletes with groin pain: an evidence-based approach to effective management. J Orthop Sports Phys Ther. 2018;48: 239–49.

Thorlund JB, Hare KB, Lohmander LS. Large increase in arthroscopic meniscus surgery in the middle-aged and older population in Denmark from 2000 to 2011. Acta Orthop. 2014;85:287–92.

Thorlund JB, Rodriguez Palomino J, Juhl CB, et al. Infographic. Exercise therapy for meniscal tears: evidence and recommendations. Br J Sports Med. 2019;53:315–16.

United States Bone and Joint Initative. The Burden of Musculoskeletal Diseases in the United States (BMUS) [2021 Feb 23]. Available from: https://www.boneandjointburden.org/fourth-edition/iiib10/osteoarthritis

Utting MR, Davies G, Newman JH. Is anterior knee pain a predisposing factor to patellofemoral osteoarthritis? Knee. 2005;12:362–5.

van Klij P, Heerey J, Waarsing JH, Agricola R. The prevalence of cam and pincer morphology and its association with development of hip osteoarthritis. J Orthop Sports Phys Ther. 2018;48:230–8.

Vigdorchik JM, Nepple JJ, Eftekhary N, et al. What is the association of elite sporting activities with the development of hip osteoarthritis? Am J Sports Med. 2017;45:961–4.

Vos T, Lim SS, Abbafati C, et al. Global burden of 369 diseases and injuries in 204 countries and territories, 1990–2019: a systematic analysis for the Global Burden of Disease Study 2019. Lancet. 2020;396:1204–22.

Walden M, Hagglund M, Ekstrand J. The epidemiology of groin injury in senior football: a systematic review of prospective studies. Br J Sports Med. 2015;49:792–7.

Wang X, Perry TA, Arden N, et al. Occupational risk in knee osteoarthritis: a systematic review and meta-analysis of observational studies. Arthritis Care Res. 2020;72:1213–23.

Wang Yuanyuan, Simpson JA, Wluka AE, et al. Is physical activity a risk factor for primary knee or hip replacement due to osteoarthritis? A prospective cohort study. J Rheumatol. 2011;38:350–7.

Weir A, Brukner P, Delahunt E, et al. Doha agreement meeting on terminology and definitions in groin pain in athletes. Br J Sports Med. 2015;49:768–74.

Werner J, Hagglund M, Walden M, Ekstrand J. UEFA injury study: a prospective study of hip and groin injuries in professional football over seven consecutive seasons. Br J Sports Med. 2009;43:1036–40.

Werner J, Hägglund M, Ekstrand J, Waldén M. Hip and groin time-loss injuries decreased slightly but injury burden remained constant in men's professional football: the 15-year prospective UEFA Elite Club Injury Study. Br J Sports Med. 2019;53:539–46.

Whittaker JL, Small C, Maffey L, Emery CA. Risk factors for groin injury in sport: an updated systematic review. Br J Sports Med. 2015;49:803–9.

Whittaker JL, Toomey CM, Woodhouse LJ, et al. Association between MRI-defined osteoarthritis, pain, function and strength 3–10 years following knee joint injury in youth sport. Br J Sports Med. 2018;52:934–9.

Williams A, Kamper SJ, Wiggers JH, et al. Musculoskeletal conditions may increase the risk of chronic disease: a systematic review and meta-analysis of cohort studies. BMC Med. 2018;16:167.

Willy RW, Hoglund LT, Barton CJ, et al. Patellofemoral pain. J Orthop Sports Phys Ther. 2019;49:CPG1–95.

Witvrouw E, Lysens R, Bellemans J, et al. Intrinsic risk factors for the development of anterior knee pain in an athletic population. A two-year prospective study. Am J Sports Med. 2000;28:480–9.

van der Worp H, van Ark M, Roerink S, et al. Risk factors for patellar tendinopathy: a systematic review of the literature. Br J Sports Med. 2011;45:446–52.

Yeh PC, Starkey C, Lombardo S, et al. Epidemiology of isolated meniscal injury and its effect on performance in athletes from the National Basketball Association. Am J Sports Med. 2012;40:589–94.

Yu B, Garrett WE. Mechanisms of non-contact ACL injuries. Br J Sports Med. 2007;41:S47-51.

Yucesoy B, Charles LE, Baker B, Burchfiel CM. Occupational and genetic risk factors for osteoarthritis: a review. Work Read Mass. 2015;50:261–73.

Zaltz I, Kelly BT, Hetsroni I, Bedi A. The crossover sign overestimates acetabular retroversion. Clin Orthop. 2013;471:2463–70.

Zwerver J, Bredeweg SW, van den Akker-Scheek I. Prevalence of jumper's knee among nonelite athletes from different sports: a cross-sectional survey. Am J Sports Med. 2011;39:1984–8.

고관절과 슬관절 건병증에 대한 임상적 추론

(Clinical reasoning for hip and knee tendinopathies)

2

Ebonie Rio, Susan Mayes, Katia Ferrar, Craig Purdam, Michael Freeman, Jill Cook

개요(Introduction)

건병증(Tendinopathy)은 건 내의 통증과 기능부전의 임상적 증상이다. 건 병리학은 일반적으로 많이 보고되고 있지만, 건 병리는 증상이 나타나지 않을 수 있다. 건 병리학은 건 기질 구조의 파괴와 세포 및 기질 단백질의 변화로 나타난다. 건의 정상수준에서 퇴행성 병리상태로의 전환은 점진적으로 변화된다. 건 병리학의 연속체(continuum of tendon pathology)는 이러한 전환을 설명하기 위한 병리학의 4단계 개념적 모델을 제시할 수 있다: 반응성 건 병리학(reactive tendon pathology), 건 손상(tendon dysrepair), 퇴행성 건병증(degenerative tendinopathy) 및 퇴행성 반응(reactive on degenerative)(Cook 와 Purdam, 2009; Cook 등, 2016). 건 구조는 연속체의 초기 단계에서 정상화될 수 있지만 연속체의 후기 단계에서는 가능하지 않을 수 있다.

이 모델의 목적은 임상가가 건병증의 상태를 이해하고 관리할 수 있도록 지원하는데 있다(Cook 과 Purdam 2009). 모든 단계에서 주요 사항은 통증과 기능을 개선하는 것이다. 모델에 대한 최근의 고찰은 임상가의 이해를 높이고 건병증의 진단 및 관리를 가이드하는 임상적 추론 프레임워크로서의 유용하게 사용할 수 있도록 한다(Cook 등, 2016). 특히, 건 구조를 통증, 기능부전 및 부하 용량과 통합하는 능력은 임상가가 중요한 제한 요소에서 치료가 가능하도록 할 수 있다. 치료의 목적은 서로 밀접한 관련성이 있는 부하와 관련된 통증을 감소시키고 기능을 향상시키는 것이다.

건 중재술에 대한 임상적 추론 (Clinical Reasoning for Tendon Interventions)

구조에 대한 중재(Interventions Targeting Structure)

반응 단계에서는 자극유발 부하를 감소시키고 기능부전을 확인하는 것과 같은 중재를 통해 건 구조에 영향을 줄 수 있는 기회가 가능하다. 그러나 퇴행성 단계에서는 중재를 통해 구조적 변화의 반전을 목표로 하는 것은 성공하기 어렵다(Drew 등, 2014). 슬개골과 아킬레스건에는 퇴행성 건이 충분한 양의 부하를 지지하는 조직으로 유지하기 위해서는 단면적 증가를 통해 적응할 수 있다는 근거가 보고되었다(Docking 와 Cook, 2016). 그러나 중둔근이나 후경골근 건의 경우에는 그렇지 않은 결과도 보고되어 건에 따라 차이가 있을 수 있다. 목표는 항상 기능을 개선하는 것이며 적용되는 기전은 건마다 다를 수 있다.

통증에 대한 중재(Interventions Targeting Pain)

임상적으로, 건 통증은 반응성 병리학 단계 (1) 반응성 건 및 (2) 반응성-퇴행성 건 병리학 단계에서 발생한다. 2가지 모두 급성 또는 지속적인 과부하 후에 발생할 수 있다(Cook 과 Purdam, 2009; Cook 등, 2016). 이것은 반응성 건 병리학에서 확인되지 않은 국소 유해수용성 자극인자에 대한 강한 수준의 근거가 된다.

건의 신경분포는 주로 건주변(peritendon) 구조에 위치한다. 통증에만 목적을 두는 중재는 운동 억제, 근력 및 힘 결핍 또는 건 부하 용량과 같은 기능부전을 다루지 않기 때문에 긍정적인 결과를 기대하기 어렵다는 것을 고려해야 한다. 낮은 수준 또는 중간 수준의 근거에서 비스테로이드성 항염증제(non-steroidal anti-inflammatory drugs), 코르티코스테로이드 주사(corticosteroid injections), 체외 충격파치료(extracorporeal shockwave therapy), 저출력 레이저치료(low-level laser therapy) 및 통증 완화를 위한 미세침습 수술 절차와 같은 비운동 기반 중재(non-exercise-based intervention)의 적용을 권장한다. 중재의 장기적 효과는 변동성이 있으며 일부 중재(예: 비스테로이드성 소염제)에서는 장기적 적용은 금기증이다(Irby 등, 2020). 등척성 운동은 슬개건 병증에 대한 낮은 수준의 근거로 제시되며 운동 기반의 단기적 통증 완화의 선택사항으로 적용될 수 있다.

기능 및 부하 용량에 대한 중재

(Interventions Targeting Function and Load Capacity)

다양한 시나리오(예: 시즌 또는 재활) 및 다양한 기간 동안 다양한 수축 유형을 조사한 연구가 보고되었다(Lim 과 Wong, 2018). 단일 수축 유형은 장기적인 임상 개선에 충분하지 않으며 근거 기반 관리에는 개인에 특정한 점진적 부하가 포함되어야 한다고 보고하였다(Breda 등, 2021). 특정 수축 유형을 피해야 하는 상황도 있다. 예를 들어, 원심성 운동(eccentric exercise)과 슬개골 건병증에 대한 초기의 연구에서는 적용할 수 있다고 보고하였지만, 원심성 운동이 시즌에 참가하는 운동선수에게 적용되는 경우에는 통증을 유발할 수 있다고 보고하였다(Visnes 등, 2006). 달리기와 점프를 하는 운동에서 아킬레스건과 슬개건의 장력 부하와 부하율은 정상적인 보행 시보다 훨씬 크게 나타났다. 이것은 성공적이고 지속적인 스포츠 복귀를 위해 장력 부하, 부하 비율 및 이러한 활동의 양에 대한 단계적 접근이 필요할 수 있다(Breda 등, 2021).

표 2.1 일반적인 건병증: 임상소견

	주관적 임상소견
신체 차트	연관되지 않는 건의 국소 통증. 예외는 중둔근으로 더 넓은 분포를 가질 수 있음(일반적으로 슬관절을 넘지 않음). 일반적으로 하지 건병증이 크거나 통증의 분포가 퍼지면 다른 진단의 가능성 고려해야 함.
통증 양상	"워밍업 현상"과 함께 나타남. 건은 활동을 시작하기 위해 아플 수 있고, 워밍업(완전히 증상 완화에서 약간의 개선까지)에 다양하게 반응하고 다음 날 더 악화될 수 있으며, 며칠 동안 지속될 수 있음. 건 통증은 부하를 가할 때 발생하고 부하가 제거되면 완화됨.
촉진	건 촉진의 국소 통증은 일부 하지 건병증에 진단적으로 유용함(건 관련 장 참조).
염증 증상	건 촉진의 국소 통증은 증상이 심하지 않는 한 야간 통증과 아침 강직이 거의 보고되지 않음(중둔근은 압박으로 인한 통증 예외). 일부 하지 건병증에 진단적으로 유용함(건 관련 장 참조).
악화 활동	건부하 작업 중 통증. 에너지 저장 및 방출, 압력 부하가 가장 유발적임. 관절 부하는 특히 악화될 수 있음.
병력	건 과부하의 식별. 부하 병력에 식별 가능한 변화가 없으면 대체 진단을 고려함.
	객관적 임상소견
관찰	건병증 단계 아래의 건 관련 근육 및 항중력근의 근육 소모.
통증 유발	특정 건 부하 활동, 특히 에너지 저장 및 방출, 압박으로 재현되는 국소 건 통증. 건병증 통증은 더 빠른 달리기(아킬레스) 또는 감속/착지(슬개건)와 같은 건 부하 적용 비율이 높을수록 증가.
기능	운동사슬기능은 손상될 수 있으며 결핍은 명확히 나타남.

진단적 고려사항(Diagnostic Considerations)

건병증의 임상적 양상(Clinical Features of Tendinopathy)

건병증은 신체 위치에 관계없이 유사한 임상적 양상이 나타난다. 이러한 임상적 양상은 임상가에게 유용한 감별 진단의 진단 및 고려사항이 될 수 있다. (거의 모든) 고관절과 슬관절 건병증에 걸쳐 일관되고 공통적인 임상적 양상이 나타난다(표 2.1).

건병증 및 영상소견(Imaging and Tendinopathy)

건병증에 대한 이해가 향상됨에 따라 초음파 및 자기공명영상(MRI) 등의 영상의학적 소견의 임상적 유용성에 대한 논쟁이 있다. 초음파와 MRI영상은 건병증과 건 병리학을 진단하고 모니터링하는 데 사용되었다. 그러나 골관절염 및 비특이적 요통 등의 다른 근골격계 질환과 마찬가지로 영상의학적 건 이상소견과 증상 사이에는 직접적인 연관성이 없는 것으로 확인되었다(Docking 등, 2015).

임상적 추론의 주요사항 (Clinical Reasoning Key Points)

- 영상의학적 건 이상소견은 통증과 기능부전이 반드시 건과 관련이 있다는 것을 확인하지 못하였다.
- 임상 병력, 통증 위치 파악 및 부하 유발을 포함한 검사는 건병증 진단의 가장 확실한 결정이 된다.
- 영상소견에서 정상적인 건은 건을 통증과 기능부전의 원인에서 배제한다.
- 영상소견은 건병증의 전체 임상 양상을 제공하지 않으며 유일한 진단 기준으로 사용되어서도 안된다.
- 영상소견에서 확인된 구조적 부정렬은 부하, 유전학 및 인체 측정 요인과 같은 건병증에 대한 위험 프로파일의 일부로 고려되어야 한다(Malliaras 와 O'Neill, 2017).
- 건 구조의 변화와 건병증의 기능 및 통증 변화 사이에는 일관된 연관성(중재 연구 결과)이 없다(Docking 등, 2015). 치료 효과를 관찰하기 위한 영상 촬영은 높은 수준의 근거에 의해 권장되거나 확인되지 않았다.
- 영상의학적 진단은 감별 진단에 유용할 수 있다.

건 재활의 단계(Stages of Tendon Rehabilitation)

이용 가능한 근거와 저자의 임상 경험을 기반으로 건병증에 대한 4단계 점진적 재활 프로그램을 제안한다(그림 2.1). 엘리트 스포츠 또는 레크리에이션 취미와 관련된 환자의 기능적 요구사항은 치료계획의 시작과 끝을 결정하는데 도움이 된다.

1단계: 등척성 운동, 교육 및 건 반응 모니터링 (Stage 1: Isometric Exercise, Education and Tendon Response Monitoring)

등척성 운동은 통증이 등장성 운동을 수행하는 능력을 제한할 때 건 통증을 감소 및 관리하고 근육-건 단위의 부하를 시작하기 위해 적용된다. 등척성 운동에 대한 좋은 예후 징후는 등척성 운동 후 부하 검사에서 통증이 즉시 감소하는 것이다. 등척성 운동 중에는 근육을 잘 조절하는 것이 중요하다. 높은 부하로 적용이 필요하지만 근육 용량을 초과해서는 안된다(예: 수축 중 흔들림 없음).

이 단계는 과민성 수준이 높은 환자를 관리할 때 우선적으로 적용되어야 한다. 하지 전체에 걸쳐 다른 근력 결손(2단계)을 해결하는 것과 같은 다른 운동도 1단계 동안에 시작할 수 있다.

부하 교육 및 수정(Load education and modification). 환자의 건에 부하가 어떻게 반응하는지, 질환이 어떻게 진행했는지, 제안된 건병증 관리 계획을 이해하도록 교육하는 것이 필수적이다. 환자가 과도한 건 부하와 함께 건 통증이 증가할 수 있다는 것을 이해하고, 이러한 증상을 줄이기 위해 부하를 변경할 수 있도록 한다.

건 반응 모니터링(Tendon response monitoring). 건 재활은 상황에 따라 불편할 수 있지만 본 저자는 통증이 있는 재활을 권장하지 않는다. 주관적 또는 객관적 검사(예: 슬개골 건병증에 대한 디클라인 스쿼트(decline squat))에서 활동 후 24시간의 건 반응은 진행사항에 대한 가장 중요한 척도가 된다.

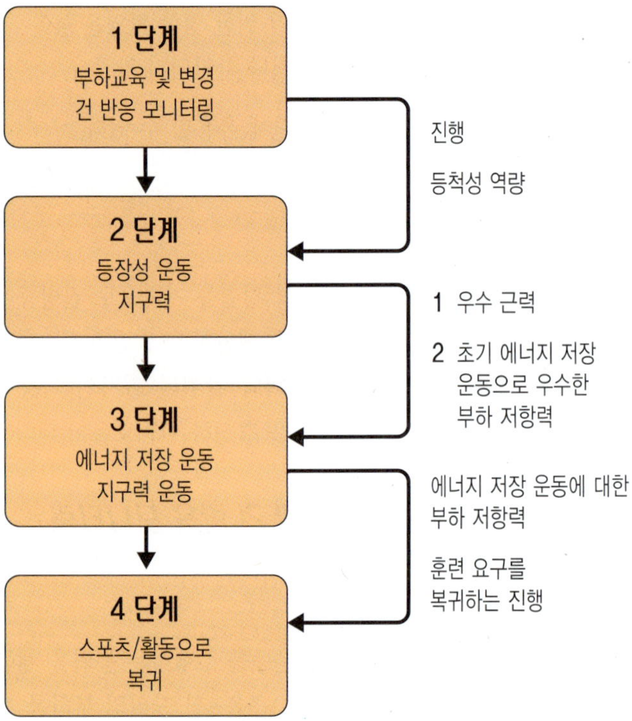

그림 2.1
건 재활의 단계. 참고: 진행기준은 통증, 기능 및 강도에 따라 각각의 환자에 알맞도록 조정된다.

통증이 증가하면 부하(또는 진단)가 잘못 적용된 것이다. 부하가 증가하는 동안 통증 반응이 동일하게 유지되는 것을 권장한다. 이상적인 시나리오는 부하가 증가함에 따라 통증이 감소하는 것이다. 건의 상태를 주의깊게 확인하는 것은 운동 처방 및 진행에 중요하며 환자가 통증을 최소화하기 위해 활동을 자체 모니터링하고 변경할 수 있도록 한다.

2단계: 등장성 운동(Stage 2: Isotonic Exercises)

부하가 있는 등장성 운동은 등척성 운동이 잘 조절될 때 시작한다. 등장성 부하는 기능적 범위를 통해 근육 부피 강도와 지구력을 회복하는 데 중요하다. 1단계 운동은 계속해서 통증을 관리할 수 있다. 부하 검사를 통한 통증의 정기적인 재평가에서 긍정적인 반응을 지속적으로 확인해야 한다.

3단계: 에너지 저장 운동
(Stage 3: Energy Storage Exercises)

근건단위 및 운동 사슬에 에너지 저장 부하를 다시 적용하는 것은 부하 저항력을 증가시키고 스포츠와 활동으로 돌아가기 위한 진행으로 근력을 향상시키는 데 중요하다. 이 단계를 시작하는 것은 다음과 같은 근력 및 통증 기준을 기반으로 적용한다. (1) 우수(good)등급 근력 및 지구력 필수; (2) 운동을 수행하는 동안 최소한의 통증으로 정의되는 초기 에너지 저장 운동에 대한 우수등급 부하 저항력과 한 다리 디크라인 스쿼트(single-leg decline squat)와 같은 24시간 부하 검사 동안 초기보다 증가된 경우 기준선 통증으로 복귀 .

다른 단계와 마찬가지로 개별화 및 임상적 추론이 필요하다. 또한 개인의 스포츠 또는 활동특성에 따라 부하 요구 사항이 진행되도록 한다.

4단계: 스포츠/활동으로 복귀
(Stage 4: Return to Sport/Activity)

스포츠 또는 활동특성에 따른 훈련으로 복귀는 개인이 스포츠 또는 활동의 요구에 대한 에너지 저장 진행이 완료됐을 때 시작할 수 있다. 이러한 시점은, 3단계 운동에서 단계적 활동 복귀(즉, 관련된 에너지 저장 기능의 양 및 강도) 또는 스포츠 운동선수의 경우 훈련 및 궁극적인 경쟁으로 대체되는 시기이다. 2단계 운동은 재활과 스포츠/활동 복귀 기간 동안 계속되어야 한다.

운동 복귀는 증상 유발 없이 완전한 훈련이 허용되고 (한 다리 디클라인 스쿼트와 같은 부하 검사에 대한 24시간 응답) 기존의 근력, 지구력 및 근력 부족이 해결되었을 때 다시 시작된다.

시즌 중 재활(In-season Rehabilitation)

스포츠 또는 엘리트 활동 시즌 동안 건병증을 관리하는 것은 임상가와 환자에게 매우 어려울 수 있다. 훈련과 경기의 요구로 인해 기존의 부하 감소 및 재활 프로그램이 부적절할 수 있다. 통증을 조절하고 우수한 활동을 유지하는 관리 전략이 필요하다.

부하 관리(Load Management): 가장 일반적인 시즌 중 건

병증은 퇴행성 건병증에 대한 반응이다. 중재에서 중요사항은 높은 부하를 감소시킴으로써 건세포의 활성화 또는 과민성을 줄여 주는 것이다. 시즌 중 건병증을 관리할 때는 총 부하와 다양한 부하 유형의 기여도를 고려해야 한다. 장력 부하의 과도하거나 급격한 증가는 피해야 한다. 외부 근육 범위에서 더 큰 압박성 부하는 특히 높은 장력부하와 함께 손상을 가할 수 있다. 장력 부하를 유지하면서 압박성 부하를 감소시키는 것이 효과적이다. 이것은 근위 뼈에 대한 건의 압박을 감소시키는 외부 근육 범위의 부하를 줄여주는 것이 필요하다. 또한 자극적인 활동의 양을 줄이고 관련된 근육을 신장시키지 않는 것이 전체 압박성 부하를 감소시킬 수 있다 (Cook 과 Purdam, 2012).

통증 관리를 위한 부하는 초기단계에서 관리되어야 한다. 기존의 건병증 재활의 1단계에서 설명한 등척성 부하는 통증이 있을 경우 사용할 수 있다(1단계: 등척성 운동, 교육 및 건 반응 모니터링 참조). 기계 기반 웨이트(machine-based weights)를 사용하는 중등도에서 무거운 부하는 거의 통증을 유발하지 않는다(2단계). 이러한 운동은 압박성 부하를 줄이기 위해 근육-건 단위의 중간에서 안쪽 범위 내에서 완료되어야 한다. 시즌중 원심성 부하 프로그램(예: 디클라인 보드 프로그램)은 건병증(Fredberg 등, 2008; Visnes 등, 2006) 을 자극할 수 있으므로 피해야 한다.

대전자 통증 증후군(GTPS)/둔근 건병증 (Greater Trochanteric Pain Syndrome (GTPS)/Gluteal Tendinopathy)

외측 고관절 통증을 유발하는 중둔근 및 극소유착의 병리학에는 여러 가지 임상적 명칭이 있지만 그 중 어느 것도 질환상태를 잘 반영하지 못한다. 이러한 용어에는 전자 활액낭염(trochanteric bursitis), 중둔근 건병증(gluteus medius tendinopathy) 및 둔부 건 통증 증후군(gluteal tendon pain syndrome) 등이 있다. 병리학은 대전자에 건이 부착된 부위의 둔부 건(중둔근 및 대둔근)에서 자주 발생한다. 대부분의 접합부위 부착물과 마찬가지로 건은 뼈 돌출부(전자부)를 지나 바로 아래에 부착한다. 건은 전자에 인접하며 건의 섬유연골, 광범위한 윤활낭 및 뼈 표면의 연골을 포함하여 이 접촉을 개선하기 위해 건 내부 및 주변에서 적응된 변화가 나타날 수 있다(Benjamin 등, 2004). 잘못된 골반 조절로 인한 과도한 자세, 걷기 또는 달리기에서 과도한 고관절 내전과 직접적인 압박(옆으로 누움)은 건과 윤활낭에 병리를 유발할 수 있다. 이러한 변화는 동반되어 발생하며 한 구조에서만 단독적인 변화는 흔하지 않다. 여성은 대퇴경부에서 축 각도(Q 각)가 더 크기 때문에 남성보다 GTPS에 더 민감하고 이 각도가 클수록 병리적 진행이 더 높게 나타난다(Fearon 등, 2012). 광범위한 병리학으로 인해 건의 일부 또는 전체가 완전히 파열될 수 있다.

임상양상(Clinical Presentation)

폐경 후 여성에서 가장 흔히 나타나는 증상이다. 노인과 활동적인 젊은 사람들에게도 나타날 수 있지만 일반적이지 않으며 장애 또는 만성화되지는 않는다. 증상의 기간, 연령, 체중, 동반 질환 및 활동 수준에 따라 증상이 달라질 수 있다(표 2.2).

검진(Examination)

대부분의 검진은 간단한 기능 검사와 함께 서있는 자세에서 시행할 수 있다. 기능, 근력 및 통증에 대한 검사는 두 발 또는 한 발로 서서 일어서기, 발뒤꿈치 들기 검사 및 고관절 히치 검사(hip hitch test)로 수행할 수 있다.

필요한 경우 외회전 검사, 굴곡/내전 위치에서 동일한 검사 시작(수정된 외회전 검사), 굴곡, 외전, 외회전(FABER) 검사, 대전자 촉진 등의 바로 누운 자세에서 임상 검사와 Trendelenburg 검사(한 다리로 30초 동안 서 있음)는 이 질환에 대한 민감한 검사로 시행될 수 있다(Ganderton 등, 2017; Lequesne 등, 2008).

빅토리아 스포츠 평가 연구소-둔부 건병증(Victorian Institute of Sports Assessment for Gluteal Tendinopathy, VISA-G)에서는 통증, 기능부전 및 운동 허용범위를 보고하였고(Fearon 등, 2015), 이 질환에 민감한 것으로 나타났다.

감별 진단(Differential Diagnosis)

연령과 동반 질환, 통증의 원인이 여러 가지일 수 있으므로 감별 진단이 중요하다. 고관절 골관절염은 이 연령대에서 흔하

표 2.2 대전자 통증 증후군(GTPS)/둔근 건병증의 임상소견

	주관적 임상소견
신체 차트	통증은 주로 대전자 부위에서 호소하지만 활액낭 침범으로 인해 대퇴부 외측면으로 퍼짐.
통증 양상	환자들은 야간 통증을 가장 큰 증상으로 보고함. 옆으로 누워 자면 자주 깨고 잠을 잘 수 없음(압박으로 인해). 등을 대고 자면 도움이 될 수 있지만 한쪽으로 구르면 다시 깨어 잠을 잘 수 없음.
악화 활동	옆으로 누워서 자는 자세. 한 발로 서기, 의자에서 일어나기, 계단 오르기를 싫어함. 또한 경사면을 조심함. 이러한 모든 활동은 점진적인 기능 장애로 인해 고통스럽고 어려울 수 있음. 이러한 통증과 기능장애는 장보기, 정원 가꾸기, 가사와 같은 일상생활의 활동에 영향을 미칠 정도로 심각할 수 있으며, 고관절에 심한 골관절염 환자는 고관절 치환술로 악화될 수 있는 장애임(Fearon 등, 2014).
병력	주로 폐경 후의 나이든 여성은 일반적으로 활동 변화(은퇴 후 도보 휴가) 또는 상황(슬관절 또는 고관절 교체 후) 후에 이 질환이 나타남. 안정적인 휴식(휴일) 또는 기능 장애의 위치(관절 교체가 걷기를 더 쉽고 덜 고통스럽게 할 때까지 보행 능력을 감소시키는 장기간의 고관절 통증)에서 증가된 부하가 일반적인 증상임. 질환은 양측일 수 있지만 한쪽 고관절이 더 악화될 수 있음. 비체중부하 전략이 한쪽 고관절에는 적게 부하될 수 있지만 다른쪽에 과부하가 걸리기 때문에 고관절은 악화될 수 있음.
	객관적 임상소견
관찰	둔부 근육, 그리고 종종 대퇴사두근과 종아리근의 근육 소모. 트렌델렌버그 보행.
촉진	건 촉진 시 국소통증 (Ganderton 등, 2017).
통증 유발	계단, 한발자세, 의자에서 일어서기와 같은 건 부하 활동으로 재현되는 국소 건 통증.
기능	가장 심한 손상은 보행에 변화가 나타남(일반적으로 트렌델렌버그 보행).
영상	고관절 영상은 여러 구조의 병리를 나타낼 수 있으며 통증의 원인을 파악하는 데는 유용하지 않음 (영상 및 건병증 참조). 건은 일생에 걸쳐 병리를 축적하며 둔부건도 예외는 아니며 60세 이상의 여성에서는 정상적인 건이 드물다(Ganderton 등, 2017). 따라서 둔부건의 병리 소견은 병리적 문제가 많은 여성이 증상이 없기 때문에 통증의 원인이 아님을 의미할 수 있음. 중요한 것은 병리학이 해결되고 있는지 확인하기 위한 순차적인 영상화는 무의미하고 영상에 대한 건/유착 개선이 없거나 미미하여 증상의 변화와 관련이 없음.

게 발생하고 같은 부위에 통증을 유발할 수 있으며 통증 및 악화 활동에 대한 구체적인 확인사항은 건의 통증과 관절의 통증을 결정하는 데 도움이 될 수 있다. 고관절 운동 범위의 결함 또는 운동 시 통증을 보여주는 임상적 검사는 일반적으로 둔부 건의 통증이 있는 환자들에서 발견되지 않기 때문에 관절 병변을 나타낸다. 그러나 고관절 검사로 유발되는 통증이 반드시 통증이 있는 것은 아니므로 주의깊게 확인하고 정확한 검사를 받는 것이 중요하다.

마찬가지로 요통은 GTPS나 고관절 관절염과 동일한 부위를 나타낼 수 있다. 즉, 요통은 이러한 연령대에서 빈번하게 발생하지만 요통의 징후와 증상이 명확하지 않기 때문에 구별하기가 쉽지 않다. 이러한 3 가지 주요 감별 진단이 함께 나타날 수 있으므로 모든 통증 원인을 진단하고 관리하는 데 탁월한 임상적 기술이 필요하며 긍정적인 결과를 얻는 데 중요하다.

환자는 전자 활액낭염 진단을 받을 수 있으며, 코르티코스테로이드 주사로 치료받을 수 있다. 모든 유착 병리 및 통증과 유사하게, 윤활낭이 통증의 유일한 원인이 될 수 없으며 유착기관(건, 윤활낭 및 기타 구조)이 관련되어 있으므로 관리는 모든 구조를 포함해서 진행해야 한다. 점액낭만 관리하면 단기적 이점이 있으나 장기적으로는 예후가 좋지 않다.

재활(Rehabilitation)

치료는 병변이 있는 둔근-건 단위뿐만 아니라 운동 사슬(특히 대퇴사두근과 종아리 근육)의 근력, 지구력 및 파워를 향상시키는 데 목적이 있다. 모든 운동은 중재 시 압박성 부하 없이 수행해야 한다. 골반에 다리가 내전되는 것을 방지하기

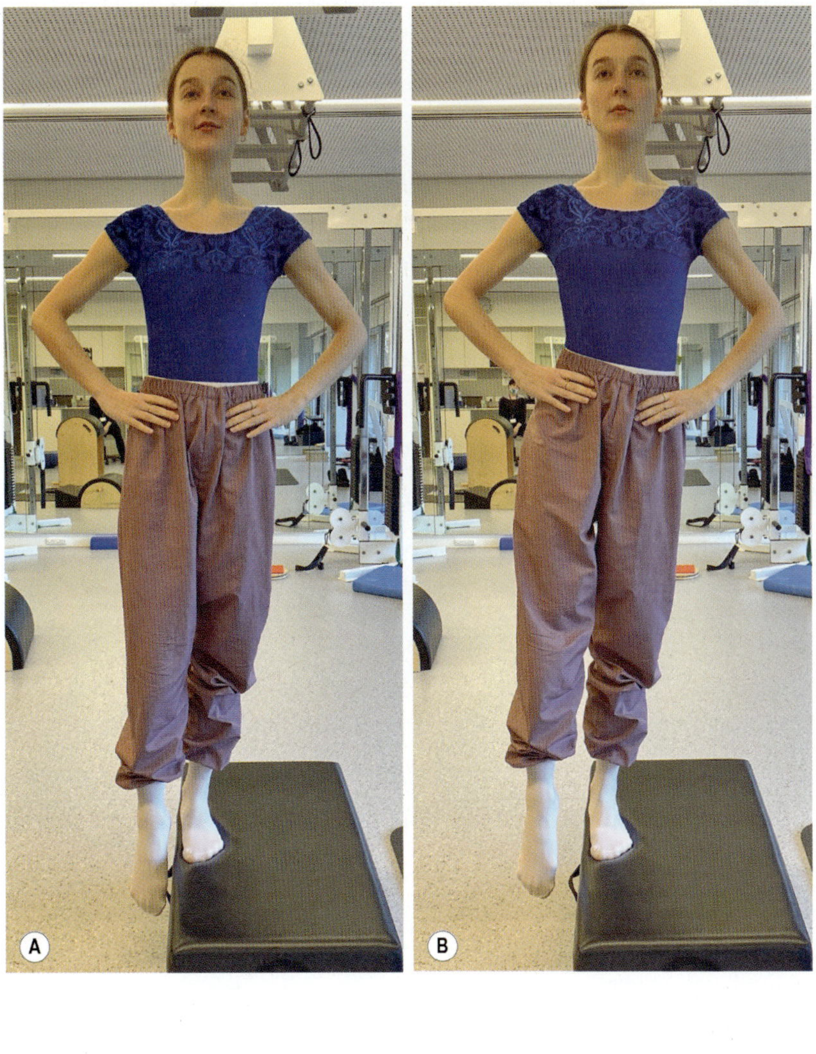

그림 2.2
힙 히치(Hip hitches).

위해 필수적으로 골반 위치에 주의하며 진행해야 한다. 대부분의 건 재활에 한 다리 운동(single-leg exercises)이 필수적이지만, 초기에는 둔부 건에 대한 압박성 부하를 감소시킬 수 있는 양측성 운동으로 시작된다.

둔부 재활은 등척성 운동(건 재활 단계 참조)으로 시작할 수 있으며, 병변이 없는 다리를 지면에서 최소한으로 들어 올리고 적합한 시간동안 유지(30~45초, 5회 반복)하면 근력 과정을 시작할 수 있고 통증을 줄일 수 있다. 이것은 예를 들어, 자기 전, 쇼핑, 계단과 같이 격렬한 활동 전에 수행할 수 있는 간단한 전략이다.

등척성 운동이 적합하게 수행되면 병변이 없는 다리를 더 높이 들어올리기, 힙 히치(그림 2.2), 병변이 없는 다리를 흔들거나(즉, 고관절 굴곡/신전 스윙) 계단 오르기 운동을 시작할 수 있다(Ganderton 등, 2018). 필요한 근력 및 지구력 목표 지점에 주의하며 진행한다. 필요한 능력을 초과하여 재활을 하는 것은 운동이 중단되면 근력의 증가가 손실되기 때문에 무의미하다.

대퇴사두근과 종아리의 운동 사슬 재활은 필수적이며 둔부 건에 가해지는 부하가 낮고 자극적이지 않기 때문에 재활 초기에 시작할 수 있다. 높은 의자에서 간단한 앉아서 일어서기 운동과 뒤꿈치 들기 운동은 특히 근력이 약한 사람들에게 시작하기에 좋은 방법이다. 대퇴사두근 근력이 향상되면 월슬라이드(wall slide)를 추가할 수 있으며, 근력을 향상시키기 위해 종아리 들어올리기 횟수를 늘리는 것도 도움이 된다. 대상자가 더 활동적이거나 더 높은 수준의 활동으로 돌아가기 위해 재활이 필요하다면 모든 근육에 대한 무거운 중량의 저속 저항훈련(slow resistance training)과 같은 웨이트 프로그램이 필요한 수준까지 근력 향상을 점진적으로 적용해야 한다.

빠르게 부하를 적용하는 재활은 특수성이 있는 사람을 제외하고는 이러한 질병상태에서는 거의 필요하지 않다. 간단한 점프와 깡충깡충 뛰기 운동(3단계)은 대부분의 사람들에게 충분한 힘과 지구력을 회복하기에 충분하며 요구 사항이 높으면 적용될 수 있다.

교육은 필수적이며 임상적 개선을 얻기에 충분할 수 있다. 앉을 때 다리 꼬기, 낮은 의자에 앉기, 한쪽으로 엉덩이를 떨어뜨리고 서기, 침대에서 옆으로 눕는 것과 같은 압박성 부하를 피하는 것은 증상에서 상당한 차이가 나타날 수 있다. 영상의학적 소견, 수동적 중재의 필요성, 병리와 통증 사이의 금기증 및 주의사항에 대한 추가적 교육은 항상 필요하다.

내전근 관련 서혜부 통증/내전근 건병증
(Adductor-related Groin Pain/Adductor Tendinopathy)

임상양상(Clinical Presentation)

내전근 건병증은 달리기, 전력 질주, 방향 전환 및 발차기와 관련된 스포츠에 참여하는 운동선수에게서 흔히 볼 수 있는 과사용 손상이다. Doha 합의(Weir 등, 2015)에서는 내전근 건병증 대신 내전근 관련 서혜부 통증이라는 용어를 사용할 것을 권장한다. 장내전근은 내전근 관련 서혜부 통증이 발생하기 쉬운 가장 일반적인 내전근이다. 표 2.3 내전근 관련 서혜부 통증의 임상양상을 요약하여 정리하였다.

검진(Examination)

수축 및 강도 평가는 손상의 심각성과 손상 정도를 결정하는 데 중요하다. 수축 검사 시 통증은 내전근에서 느껴져야 하지만 고관절이나 서혜부의 다른 부위에서 느껴지는 통증은 다른 가능한 원인을 고려해야 한다(Weir 등, 2015). 서혜부 통증에 대한 내전근 수축 검사는 신뢰할 수 있고 재현할 수 있다(Hölmich 등, 2004). 수축 및 강도 검사에는 다양한 각도의 고관절 굴곡(보통 0, 45 및 90°)에서의 압박성 검사, 0° 고관절 굴곡(고관절 중립 및 외전 모두)에서 저항 내전, 45° 엉덩이 굴곡에서 저항 내전을 포함한다(고관절 중립 및 외전 위치에서 모두). 일반적으로, 환자는 고관절 중립 및 고관절 굴곡 자세 모두에서 수동적 고관절 외전으로 내전근을 신장하는 증상이 나타난다. 내전근 관련 서혜부 통증이 있는 환자의 종합적인 근력 평가에는 복부, 대퇴사두근, 슬괵근, 종아리 및 발 내재근도 포함되어야 한다.

고관절과 서혜부 평가 점수(Hip and Groin Outcome Score, HAGOS)는 서혜부 통증이 있는 젊거나 중년의 환자에게 권장되는 환자 보고 결과 측정값이다(Thorborg 등, 2011; Thorborg 등, 2015).

표 2.3 내전근 관련 서혜부 통증/내전근 건병증의 임상 양상

주관적 임상소견	
신체 차트	통증은 일반적으로 내측 대퇴골의 근위 내전근 부위, 가장 일반적으로 장내전근 건에 매우 특이적임. 서혜부의 다른 구조와의 해부학적 교차는 특히 대퇴 내측으로 원위부에서 더 확산된 증상을 유발할 수 있음 (Thorborg 등, 2018).
통증 양상	"워밍업 현상"으로 나타난다. 증상은 전력 질주, 방향 전환, 발차기 등과 같은 활동 강도와 관련되어 있음.
악화 활동	가장 일반적으로 달리기(특히 전력 질주 및 방향 전환)와 발로 차기 등의 운동은 증상을 악화시킴.
병력	통증은 일반적으로 운동 중에 서서히 나타난다. 급성 통증을 유발하는 특정 손상은 급성 내전근 긴장일 수 있음. 시즌 전 훈련이나 장기간의 운동 중단 후 이전 몇 주 동안 훈련 부하의 급격한 증가는 일반적인 손상양상으로 이어질 수 있다. 또한 용량이나 강도의 증가 또는 새로운 유형의 활동 추가가 포함될 수 있음.
객관적 임상소견	
관찰	동측의 내전근과 둔부근육 소모가 나타날 수 있다. 손상된 내전근의 근육의 보호성 반응도 나타날 수 있음.
촉진	서혜부의 해부학적 구조의 특성을 고려하면 정확한 촉진은 중요함. 대퇴 내측의 근위 내전근 부위, 가장 일반적으로 장내전근 건에 압통이 있으며 이 평가 기법은 신뢰할 수 있고 재현할 수 있음(Hölmich 등, 2004). 촉진 시 압통은 환자가 부상으로 인한 통증으로 식별할 수 있어야 함.
통증 유발	내전근 촉진 시 통증과 수축 검사 시 내전근 통증은 모두 내전근 관련 서혜부 통증의 진단에 필요함(Weir 등, 2015). 서혜부 통증이 있는 환자는 일반적으로 어느 정도의 기능적 손상이 나타남. 내전근 관련 서혜부 통증에 대한 근거기반의 표준화된 기능적 평가는 현재까지는 확인되지 않음(Thorborg 등, 2018); 그러나 일반적으로 통증을 유발할 수 있는 기능적 활동에는 쭈그리고 앉기, 돌진, 뛰기, 달리기, 달리면서 방향전환 및 발차기가 포함.
기능	가속, 전력 질주, 점프 및 발차기로 인해 속도가 감소하고 힘이 손실될 수 있음. 달리기의 입각기 동안의 일반적인 증상은 Trendelenburg 징후와 동적 슬관절 외반이 나타날 수 있음. 내전근은 억제되어 저항 검사에서 약하거나 통증이 나타날 수 있음(Thorborg 등, 2014).
영상	영상 소견과 내전근 관련 서혜부 통증의 임상 징후 및 증상 사이에는 낮은 상관관계가 보고되며 (Branci 등, 2015), 무증상 개인의 영상에 대한 병리학적 소견은 일반적임. 따라서 내전근 관련 서혜부 통증을 진단할 때 영상 소견을 단독으로 사용해서는 안됨. 영상은 대체 진단을 식별하는 데 더 일반적으로 사용.

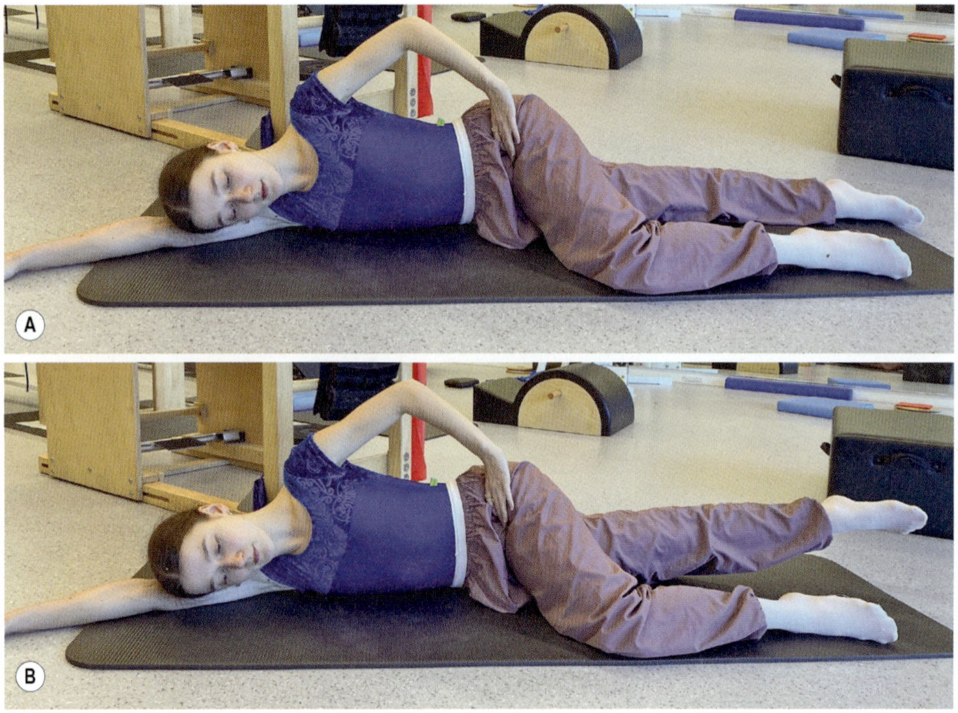

그림 2.3
Copenhagen 내전근 강화 운동 1 단계.

(A) 시작 위치.

(B) 하지를 들어올린다.

감별 진단(Differential Diagnosis)

서혜부 통증은 복잡하고 좁은 영역 내에서 다양한 해부학적 구조를 포함한다. Doha 합의(Weir 등, 2011)에서는 서혜부 통증을 세 가지 주요 소항목으로 분류한다.

1. 정의된 독립적 임상 특성(Defined clinical entities) (내전근 관련, 장요근 관련, 치골 관련 및 서혜부 관련 포함)
2. 고관절 관련
3. 운동선수의 서혜부 통증의 기타 원인

이 소항목은 진단과 관련하여 고려되어야 하며 여러 임상적 실체가 존재할 수 있음을 고려할 필요가 있다. 요추 또는 천장관절의 연관통, 신경 포착, 스트레스 골절, 골관절염 및 종양 등의 서혜부 통증의 위험신호(red flags)와 같은 다른 원인은 배제되어야 한다. 소아 및 청소년의 경우 골단염(apophysitis), 대퇴골 골단분리증(slipped capital femoral epiphysis) 및 페르테스병(Perthes disease)을 고려해야 한다.

재활(Rehabilitation)

부하 관리에는 총량 속도, 가속도 및 방향 변경과 같은 달리기 활동의 변경이 포함된다. 점프, 발차기 및 기타 기술 기반 훈련의 유형과 양의 변경이 표시될 수 있다. 더 심한 경우 초기 부하 관리에는 통증 수준을 조정하기 위해 활동에서 짧은 기간의 완전한 휴식이 포함될 수 있다.

수동적 중재에 비해 내전근 관련 서혜부 통증에 대한 운동 기반 재활(exercise-based rehabilitation)에 대한 중등도 정도의 증거가 있다(Serner 등, 2015). 재활의 초기 단계에서는 1-2단계 운동으로 통증을 줄이고 다른 하지 근육군의 결손을 해결하는 것을 목표로 한다. 구체적으로 1단계 내전근 운동은 내전근 스퀴즈 등척성 운동(adductor squeeze isometrics)(19장 참조)을 예를 들수 있으며, 선자세에서 고관절 내전근 슬라이드 등척성운동 및 옆으로 누운 자세에서 내전근 등척성 운동을 할 수 있다(Copenhagen 1 level, 그림 2.3).

힘과 지구력(2단계)은 환자가 재활이 진행됨에 따라 추가될 수 있다. 모든 근육군에 초점을 맞춰야 하지만 특정 내전 운동에는 일반적으로 Copenhagen 내전 운동 및 쎄라밴드 또는 케이블을 사용한 선자세에서 고관절 내전 운동이 포함된다(그림

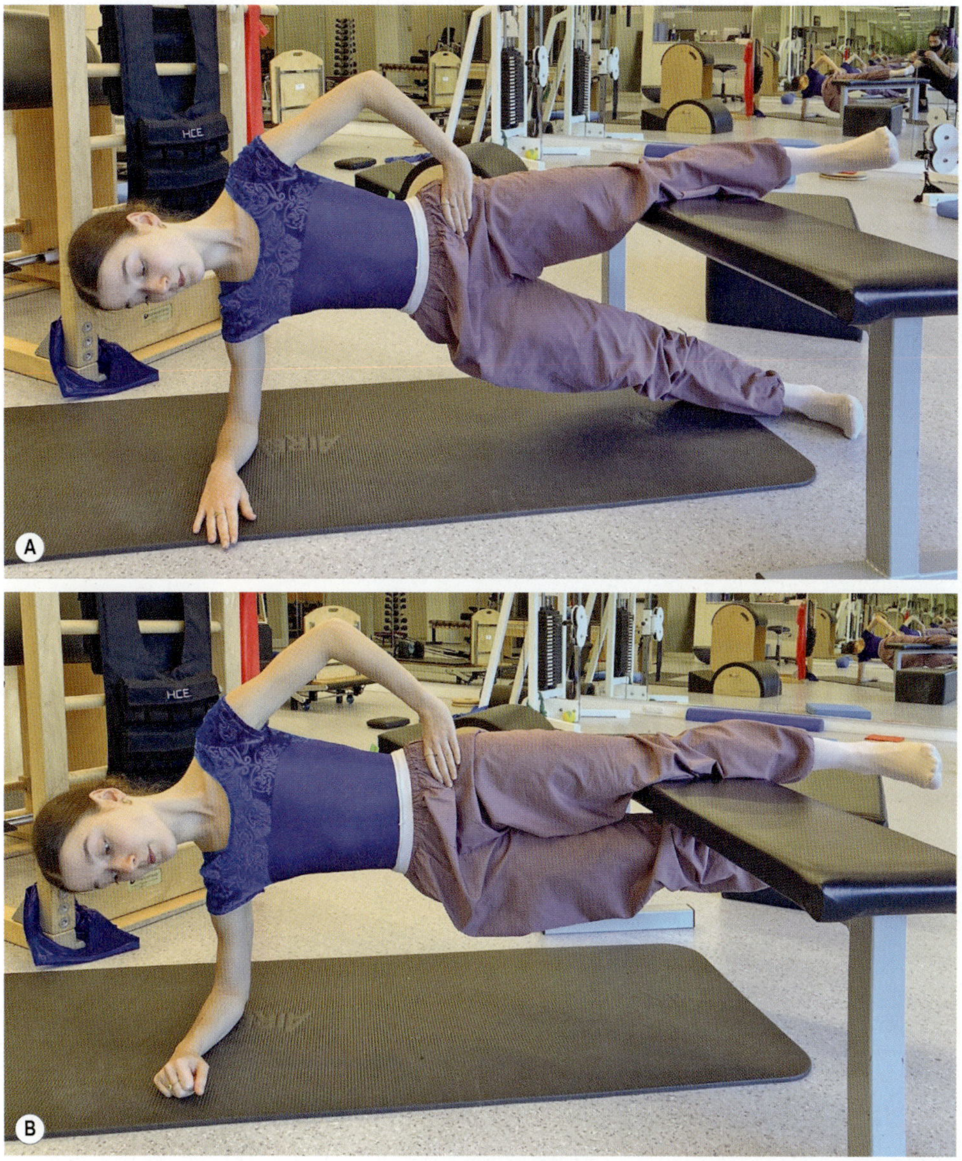

그림 2.4
Copenhagen 내전근 강화 운동 2 단계.

(A) 시작 위치.

(B) 하지를 들어올린다.

2.4－2.5). Copenhagen 내전근 근력 프로그램은 원심성 내전근 근력(Pérez-Gómez 등, 2020)을 향상시키고 남성 축구선수의 서혜부 통증 발병 위험을 줄이는 것으로 보고되었다(Harøy 등, 2019).

근력 및 지구력 기반 재활 후 개인은 스포츠 또는 기타 활동으로의 완전하고 제한 없는 복귀(4단계)를 준비하기 위해 더 많은 파워 기반(3단계) 및 기능적 운동으로 진행한다. 이것은 개인에 맞게 특별히 변경되어야 하며 점프 및 지상 연습과 같은 플라이오메트릭 운동, 가속, 감속, 방향 변경 및 최대 전력 질주를 위한 고속 달리기 등의 달리기 기반 훈련, 스포츠별 훈련을 포함할 수 있다. 발차기를 포함하는 스포츠에서는 최대 발차기 시 고관절이 최대로 신전된 자세에서 고관절이 굴곡됨에 따라 장내전근에 가해지는 부하를 고려하여 발차기의 거리와 강도 측면에서 부하를 적절하게 진행할 필요가 있다(Charnock 등, 2009).

특히 과긴장된 근육의 도수치료는 증상 관리 및 스포츠 복귀에 도움이 될 수 있지만(Serner 등, 2015) 질적으로 높은 재활 프로그램의 보조 수단으로만 사용해야 한다.

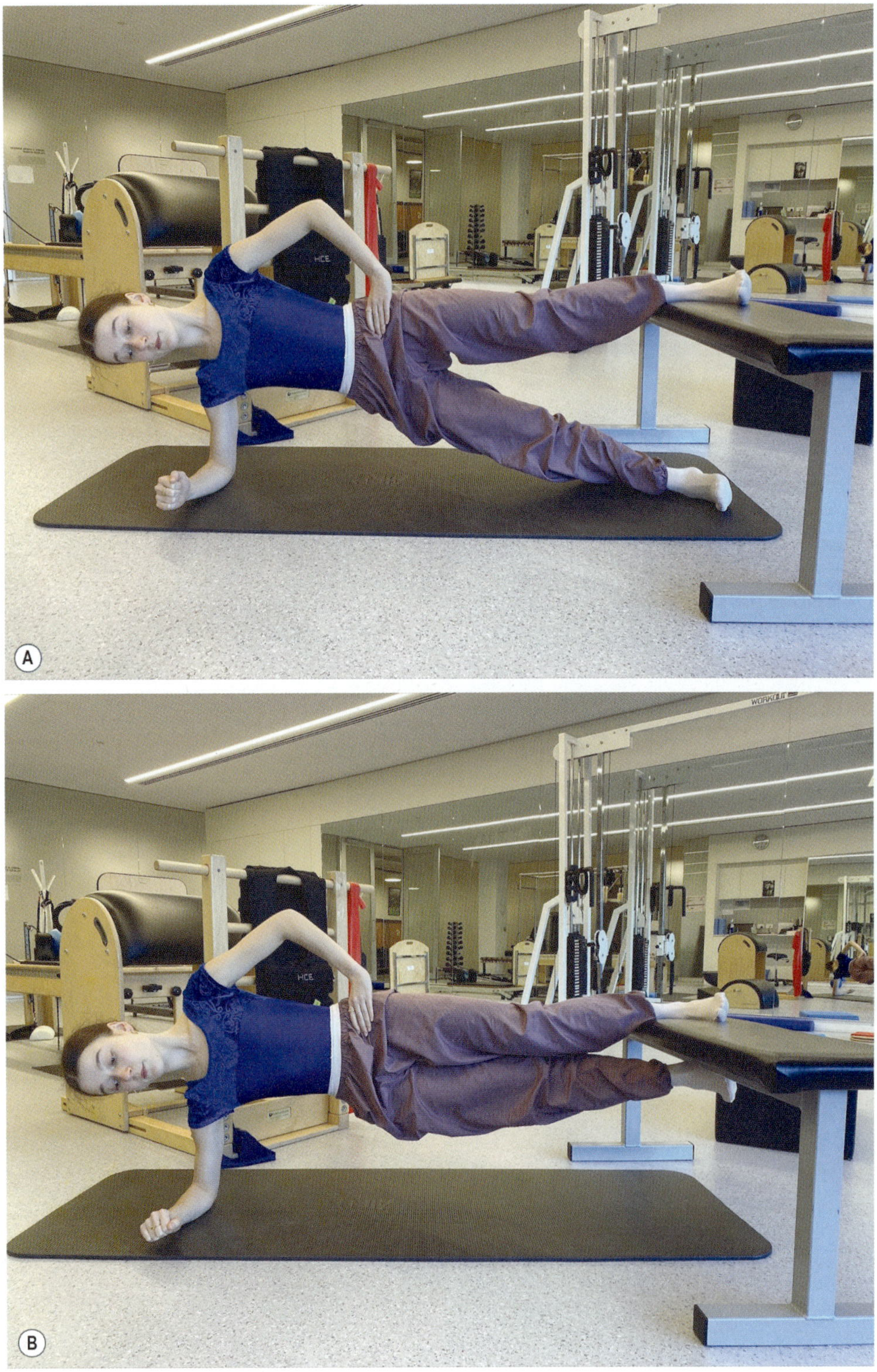

그림 2.5
Copenhagen 내전근 강화 운동 3 단계.

(A) 시작 위치.

(B) 하지를 들어올린다.

슬개건병증(Patellar Tendinopathy)

슬개건병증 또는 "점퍼 슬관절(jumper's knee)"은 슬개건의 기능부전 및 통증에 대한 진단이다. 슬개건병증은 부하가 높은 젊은 운동선수, 특히 배구 및 농구와 같은 방향 전환 스포츠와 빠른 점프를 하는 운동선수에게서 볼 수 있는 질환이다. 슬개건병증은 삶의 질에 영향을 주어 스포츠 참여와 일상생활활동(예: 계단 및 앉기 위해 서기)을 제한할 수 있다. 슬개건병증은 슬개대퇴 통증의 유병률이 높은 농구와 같은 스포츠에서도 전방 슬관절 통증의 작은 하위 그룹이다(Hannington 등, 2020). 즉, 점프하는 스포츠에서도 '점퍼 슬관절'이라고 가정해서는 안된다.

임상양상(Clinical Presentation)

슬개건병증의 임상 양상은 높은 슬개건 부하 동안 슬개골의 하극에서 국소적인 통증이 나타난다(Coombes 등, 2020; Malliaras 등, 2015)(표 2.4). 슬개건병증이 있는 운동선수는 스포츠에서 높은 슬개건 부하를 생성할 수 있고(심지어 근육량을 고려하더라도) 훈련 하는 동안 이러한 부하의 양이 더 많기 때문에 가장 일반적으로 젊은 엘리트 운동의 남성에서 많이 발병한다(남성 배구 선수는 여성보다 더 많이 뛰는 것으로 보고되었다)(Lian 등, 2003, 2005; van der Worp 등, 2012).

높은 슬개건 부하의 예에는 최대 점프, 특히 배구에서 볼 수 있는 역동작 점프 또는 농구에서 "풀업 점프 숏(pull up jump shot)"이 포함된다(슬개건병증은 배구에서 더 일반적임)(van der Worp 등, 2012). 운동선수가 빠른 런지와 같은 경골이 발목보다 앞으로 나아가는 운동방향의 전략적인 운동을 할 때 주로 나타나며, 슬개건을 키 스프링(key spring)으로 사용하여 다른 방향으로 물러나는 방향 전환을 하는 것도 슬개건 부하가 높으며, 런지, 감속, 농구의 방향 전환, 테니스의 네트 플레이와 같은 운동에서도 볼 수 있다. 그러나 사이클링 및 조깅과 같은 활동은 슬개건에 대한 높은 부하가 적용되지는 않는다(아킬레스건 및 슬개대퇴 관절에 대한 부하임)(Willy 등, 2016).

검진(Examination)

핵심적인 검사는 한 다리 디클라인 스쿼트(SLDS)이다(그림 2.6). 환자는 25° 디클라인 보드 위에서 병변이 있는 다리에 서 있는 동안 체간을 똑바로 유지하고 가능한 한 슬관절을 90° 굴곡하도록 쭈그리고 앉도록 요청한다. 비교를 위해 병변이 없는 다리에서도 검사를 수행한다. 달성된 최대 슬관절 굴곡(°)이 기록되고, 이 지점에서 통증 점수가 시각적 상사척도(visual analog scale)로 기록된다. 통증은 건에 국한되어 있어야 하며 환자의 통증을 재현해야 한다. SLDS가 슬개건병증과 슬개대퇴골 통증을 포함하여 다양한 유형의 전방 슬관절 통증을 유발하지만 저자의 경험상 이러한 표현 사이에는 차이가 있다는 것이 개인적 의견이다. 임상가는 통증 유발 전에 도달한 정도/깊이를 관찰해야 한다. 슬개건병증에서는 일반적으로 표층부에서 나타나고 슬개대퇴 관절통에서는 심층부에서 나타나며, 둘째, 슬개건병증 통증위치는 SLDS동안 하극부에 국한되어 나타나는 반면, 슬개대퇴부 관절통증은 관절 압박에 따라 이동 및 확산되는 양상으로 나타난다.

환자 병력 및 악화 활동에 기반한 운동사슬 기능검사(Kinetic chain functional tests)에는 한 다리 도약검사(single-leg hops tests), 점프검사(jumping tests), 착지기술 및 방향전환 과제가 포함된다. 근거(Bisseling 등, 2008; Van der Worp 등, 2014)와 저자의 임상 경험에 의하면 슬개골 건병증과 통증이 있는 운동선수는 슬관절 굴곡의 관절운동범위를 감소시키는 경향이 있고 착지 또는 점프 및 도약 시 경직된 것처럼 보인다. 비디오/생체역학 분석은 엘리트 운동선수의 움직임 패턴에 대한 보다 미세한 분석에 도움이 될 수 있다. 발 자세/정렬(Crossley 등, 2007), 대퇴사두근 및 슬괵근 유연성(Witvrouw 등, 2001), 체중 부하 발목 배측굴곡 운동 범위(Malliaras 등, 2006)는 슬개건병증과 관련되어 있어, 평가해야 한다. 다른 스포츠별 검사에는 속도, 감속, 점프 및 도약의 점진적인 방향 변경이 포함될 수 있으며 개인과 재활 단계에 맞게 변경된다. 빅토리아 스포츠 평가 연구소-슬관절(Victorian Institute of Sport Assessment-Pattela, VISA-P) 설문지(Visentini 등, 1998)는 증상의 중증도를 평가하고 결과를 모니터링하는 데 사용할 수 있는 검증된 통증 및 기능 결과 측정이다(Korakakis 등, 2021).

표 2.4 슬개건병증의 임상소견

	주관적 임상소견
신체 차트	검사하는 동안 중간 부분의 슬개건병증은 나타나지 않으며, 통증 위치는 하극에 나타남.
통증 양상	통증은 국소적이며 부하를 가해도 움직이거나 퍼지지 않음. 특히 슬개건에 에너지를 저장하고 방출하는 활동에서 슬관절 신근에 요구되는 부하가 있는 활동으로 통증이 증가. "워밍업 현상"은 슬개건병증에서 특징적임.
악화 활동	슬관절 신전근이 동원되는 활동 및 슬개건 관련 에너지 저장 활동(예: 점프/착지 및 방향 전환)에서 통증이 보고. 오래 앉아 있거나, 쭈그리고 앉거나, 계단을 올라갈 때 통증. 신장되는 지속적인 끝범위와 슬관절 굴곡(앉아 있음)이 불편할 수 있음. 휴식 시 또는 건부하가 낮을 때(예: 자전거 타기, 걷기) 통증은 흔하지 않으며 다른 진단일 가능성이 있음.
병력	환자는 안정적인 기반에서 부하 증가(예: 대규모 대회, 경주 또는 공연 참여) 또는 상당한 기간의 휴식 또는 정지기간 후 정상적인 훈련/활동으로 복귀 (예: 부상 또는 오프 시즌 후 훈련).
	객관적 임상소견
관찰	동측의 대퇴사두근과 종아리 근육(특히 비복근)의 소모.
촉진	촉진 시 압통은 부족한 진단 기준이며 결과 측정으로 사용될 수 없음(Cook 등, 2001). 슬개건은 슬개대퇴 통증 및 골관절염을 포함한 기타 슬관절 질환에 민감한 것으로 알려져 있으며 압통이 오인될 수 있고 건병증의 양성으로 잘못 진단될 수 있음.
통증 유발	25°에서의 한 다리 디클라인 스쿼트(SLDS) 검사(그림 2.6 참조)는 진단과 중재에 대한 반응을 모니터링하는 데 사용. 다른 유형의 전방 슬관절 통증은 SLDS 검사로 유발될 수 있으므로 통증 위치와 통증 양상도 고려.
기능	슬관절이 뻣뻣하고 족관절과 고관절의 에너지 흡수가 좋지 않으면 다리의 충격흡수기능이 좋지 않음. 쭈그리고 앉기, 돌진하기, 커팅/방향 전환의 결함.
영상	슬개건의 변화는 특히 운동 선수의 사춘기 성장기에 점프 육상 스포츠의 부하에 대한 병력을 나타낼 수 있기 때문에 영상소견은 잘못 진단될 수 있음(Ducher 등, 2010; Rudavsky 등, 2018). 통증의 변화가 영상의 변화와 상관관계가 없기 때문에 반복 영상 진찰에서 건병증은 나타나지 않을 수 있음. (van Ark 등, 2018). 정상적인 건은 기본적으로 건병증에서 제외한다. 따라서 진단을 내리기 위해 영상 촬영이 필요하지 않으며 영상 소견의 잠재적이고 부정적인 영향을 신중히 고려.

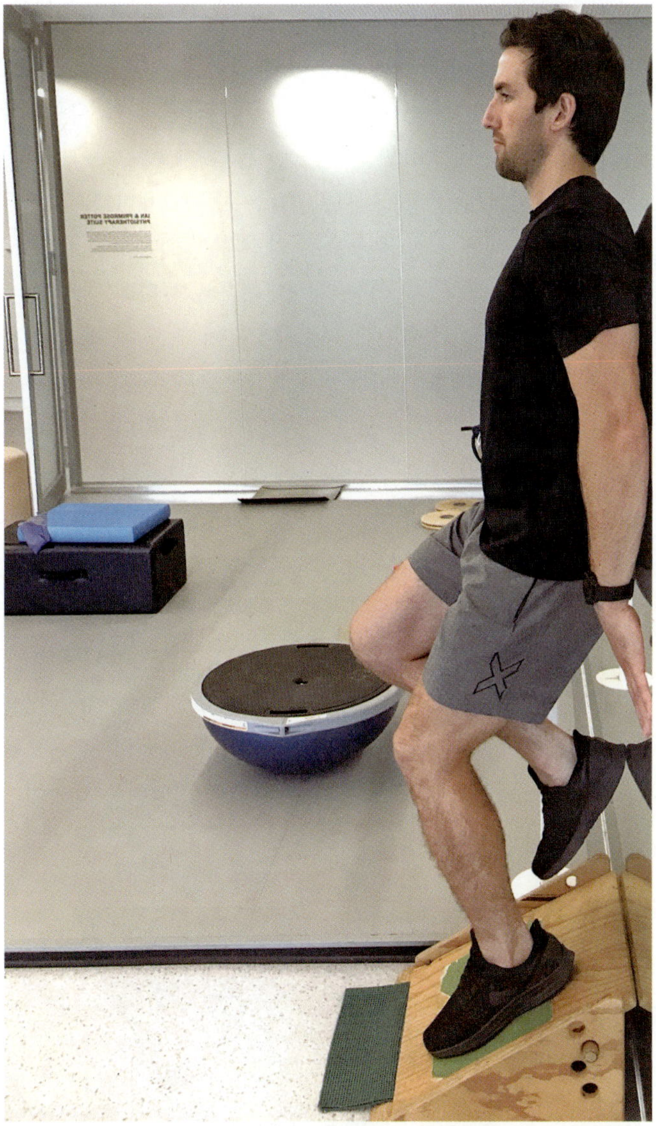

그림 2.6
한 다리 디클라인 스쿼트(SLDS).

감별 진단(Differential Diagnosis)

달리기, 나이 든 운동선수, 낮은 슬개건 부하 활동 및 여성의 경우 비외상성 전방 슬개골 통증이 있는 환자보다 슬개대퇴 통증이 훨씬 더 자주 발병한다는 근거가 있다(Zwerver 등, 2011). 어떠한 부하와 어떠한 활동이 통증을 유발하는지 확인하기 위한 구체적인 질문은 슬개대퇴 통증과 슬개건병증에 대한 유발 활동이 유사하기 때문에 확인해야 한다(예: 계단은 두 조건 모두에서 불편할 수 있음). 슬개건은 슬개대퇴 통증, 골관절염을 포함한 다른 슬관절 전방 상태에서 민감할 수 있고 실제로 증상이 없는 운동선수도 민감한 것으로 나타났기 때문에 촉진 통증만으로도 슬개 건병증에서 잘못된 정보를 제공할 수 있다(Cook 등, 2001).

25° 한 다리 디클라인 스쿼트(single-leg decline squat board at 25°)는 전방 슬관절에 대한 통증 유발 검사이며, 이 검사 중에 슬개대퇴부 통증과 같은 다른 슬관절 전방 통증을 유발할 수 있으므로 운동선수는 이 검사 중에 통증이 어디에 있는지 질문해야 한다(Purdam 등, 2003). 이 검사 동안 더 깊게 쭈그리고 앉는 능력은 또한 슬개대퇴 통증 진단을 나타낼 가능성이 있다. 감별진단을 돕기 위해, 대퇴사두근에 대해 등척성 또는 등장성 다리 신전과 같은 낮은 건 부하의 1회분을 시도하고, 무거운 중량이 슬개대퇴 관절을 자극할 수 있지만 슬개건을 과도하게 자극하지 않기 때문에 디클라인 보드에서 통증 반응을 재평가하는 것이 유용할 수 있다.

도약 동작 동안 슬관절 외반/고관절 내전 자세를 보이는 운동선수는 슬개대퇴골 통증을 경험할 가능성이 더욱 높게 나타난다(Herrington, 2014). 다른 객관적인 평가에는 슬개건이 관절밖에 있기 때문에 슬관절 관절 삼출 검사가 포함될 수 있다. 슬관절 부종은 내부 관절 또는 구조적 손상을 나타낸다. 외상 또는 특정 사고의 병력은 다른 진단을 고려해야 한다. 주름자극, 연골 표면 병리 및 Osgood-Schlatter 증후군(소아 및 청소년 환자)과 같은 기타 전방 슬관절 통증 유발 질환도 고려해야 한다.

재활(Rehabilitation)

운동선수(시즌 중이 아닌) 또는 기타 집단의 재활은 높은 슬개건 부하를 제거하는 것이 첫 번째 단계이다. 점프, 급격한 방향전환 및 플라이오메트릭과 같은 높은 건 부하 에너지저장 활동은 재활의 1, 2 단계(건 재활 단계)를 계속하는 동안 제거해야 한다.

1단계 운동에는 통증을 줄이기 위한 등척성 다리 신전 운동이 포함된다(Rio 등, 2015). 45초 동안 지속되는 유지, 4-5회 반복은 하루 동안 또는 일주일에 여러 번 반복할 수 있다. 저자의 경험에 의하면 다리신전운동기계(단독)를 사용하고 중간 범위의 슬관절 굴곡(사두근이 가장 큰 토크를 생성할 수 있는 곳)에서 작업하는 것이 이상적이었던 것 같다. 저항은 개인에 따라 상대적이며, 건에 대한 부하가 크지 않고 견딜 수 있는 70%의 최대 수의적 수축을 목표로 강도를 적용할 수 있다. 이 운동 중 통증은 이 위치에서 압박되는 슬개대퇴 관절과 중요한 관련성이 있다. Spanish 스쿼트(그림 2.7) 운동선수와 같이 체육관 장비를 사용할 수 없는 경우 대안 방법으로 적용할 수 있다. 슬개건의 경우 비대칭이 존재하므로 운동 프로그램은 한쪽 다리에 적용해야 한다(Gaida 등, 2004). 종아리(앉은 자세와 서 있는 자세 모두, 근력과 근력 지구력), 둔부/골반 안정기 및 객관적인 평가에서 확인된 기타 근육 그룹의 기능부전에 적용하는 것을 권장한다. 종아리, 특히 가자미근은 앞쪽 슬관절을 감속하고 내리는데 중요한 역할을 한다.

2단계에서는 등장성(구심/원심) 운동을 적용한다. 이것은 또한 무거운 저속 저항 훈련으로 알려져 있으며(Kongsgaard 등, 2009) 가능한 경우 기능부전을 해결하기 위해 한 다리에 단독으로 적용해야 한다(예: 대퇴사두근에 대한 한 다리 신전 운동이 포함되어야 함). 편측성 구심/원심성 운동은 Bulgarian 스쿼트, Hack 스쿼트 및 레그 프레스(leg press)와 같은 다른 운동을 추가할 수 있다. 각 운동에 대한 권장 처방은 2일에 6~8회씩 4세트이다. 종아리는 부하 분배 측면에서 중요하며 개인 요구사항에 따라 지구력 및 근력 적용량뿐만 아니라 앉은 자세와 선 자세에서 모두에 포함되어야 한다(그림 2.8).

대칭성이 아닌 단순히 컨디션이 저하될 수 있는 다리에 운동 또는 일상적인 요구에 적합한 근력을 향상하는 데 목적을 두고 적용해야 한다. 교차 교육(Cross-education)은 한쪽으로는 근력 운동을 하고 반대쪽으로는 근력을 전달하는 개념이며

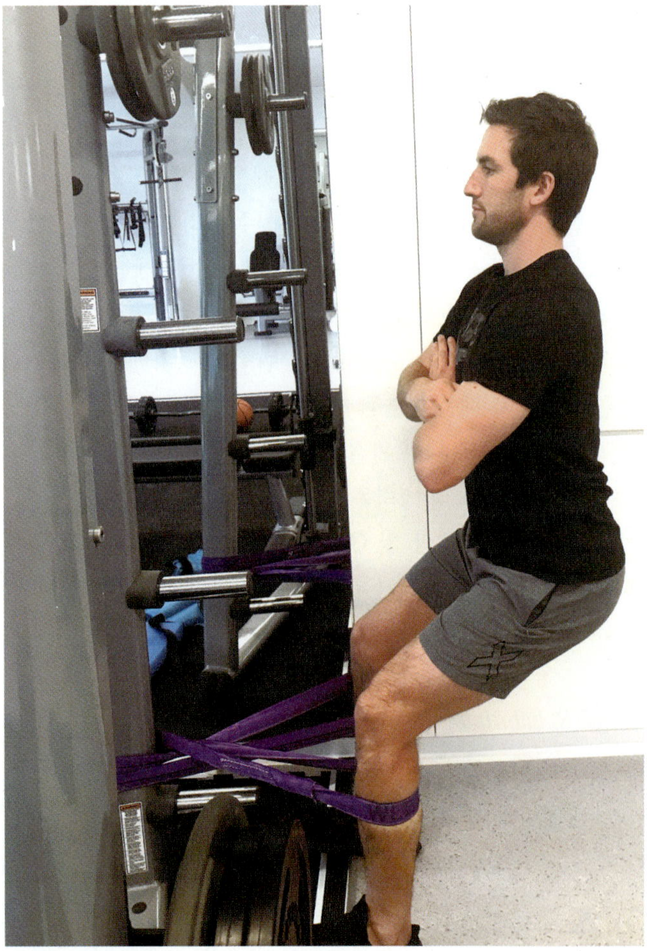

그림 2.7
Spanish 스쿼트.

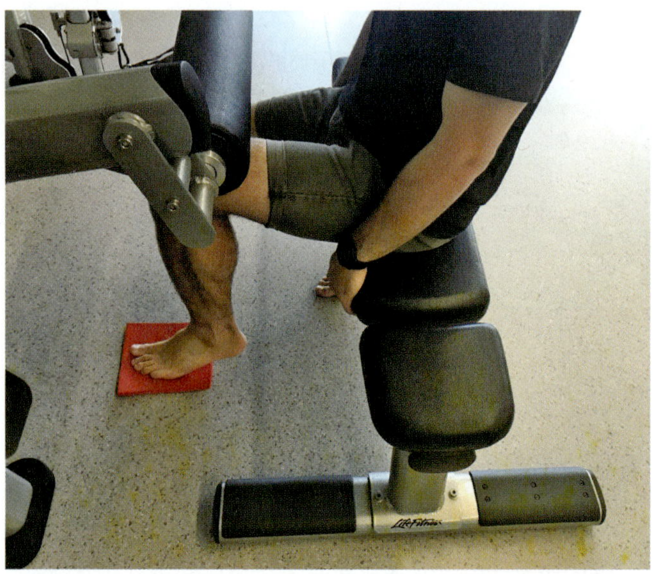

그림 2.8
앉은 자세에서 한 다리 종아리 들어올리기 강화 운동.

(Manca 등, 2017) 양측성 부하 적용에 대한 합리적인 설명이 될 수 있다. 초기단계에서 슬개건병증 환자들의 뇌와 척수가 다리 신근을 조절하는 방식을 회복하기 위해 외부 신호를 제공할 수 있는 메트로놈(metronome)을 사용하는 것은 좋은 방법이 될 수 있다(Rio 등, 2016) .

환자가 기능적 능력과 근력을 향상시키면 더 높은 슬개건 부하(에너지 저장, 3단계)로 전환해야 한다. 예를 들어, 감속 활동, 스플릿 스쿼트 비연속 점프(split squat non-continuous jumps)로 진행한 다음 연속 점프로 전환해야 한다. 이러한 과정에서 부하에 대한 내성이 확인되면 부하를 가한 다음날 통증의 증가가 나타나지 않아야 한다.

4단계 재활에서는 3단계 운동이 훈련에 사용된 부하로의 점진적 회복이 진행되고 결국 훈련 및 대회로 복귀하게 된다. 증상이 더 이상 유발되지 않고 완전한 훈련이 가능하게 되면(24시간 후 한 다리 디클라인 스쿼트) 기존의 근력, 지구력 및 근력 부족이 해결되면 스포츠로의 복귀가 가능할 수 있다. 저자는 개인적으로 거리(Hamilton 등, 2008) 또는 최대 수직 도약 높이(maximal vertical hop height)에 대해 트리플 도약검사(triple hop test)를 사용한다.

교육이 중요하며, 운동선수에게 어떠한 활동이 건 부하가 높은지, 어떠한 활동을 피해야 하는지를 교육하는 것은 증상을 감소시키는 데 도움이 된다. 우리는 일반적으로 운동선수가 불필요한(그리고 용량을 더욱 감소) 모든 하지 운동을 중단하는 것을 관찰해야 한다. 초기 단계에서 제거할 부하는 빠른 런지 또는 점프이지만 정적 및 느린 부하도 제거될 수 있도록 관찰해야 한다. 또한 교육은 언제 "건을 주의 깊게 관찰한다", 즉 부하에 대한 반응을 평가하고 어떠한 결과 측정이 가치가 있는지(단기적으로는 한쪽 다리 디클라인 스쿼트, 장기적으로는 VISA-P)를 포함해야 하지만 촉진 통증이나 반복 영상진단은 확인하지 않는다.

장요근 관련 서혜부 통증/장요근 건병증
(Iliopsoas-related Groin Pain/Iliopsoas Tendinopathy)

장요근 건병증은 흔하지 않은 손상이며 손상의 기전이나 재활 결과에 대한 보고는 거의 없다. 장요근 건병증은 일반적으로 발로 차기, 전력 질주, 방향 전환 또는 컷팅 동작과 같은 활동에서 강한 고관절 굴곡력을 생성하는 운동선수와 댄서뿐만 아니라 많은 범위의 고관절 굴곡 및 신전의 원심성 조절 활동 중에 나타난다. 또한 장요근 건 손상은 내부 발음성 고관절 증후군(snapping hip syndrome), 고관절 전치환술 후 충돌로 인해 발생할 수 있으며 고관절 관절경 검사의 합병증일 수 있다(Adib 등, 2018; Nazal 등, 2019). 장요근 건병증은 단독 소견이며 다른 고관절과 서혜부 병리와 동반되어 나타나기도 한다(Thorborg 등, 2018).

장요근 건의 심부표면은 전방 대퇴골두를 가로질러 압축력에 노출되어 작은범위의 굴곡 각도와 보행의 후기 유각단계에서 전방 고관절 안정성을 제공한다(Hirase 등, 2020). 건은 고관절이 고관절 굴곡, 외전 및 외회전이 결합된 상태에서 중립으로 이동할 때 대퇴골두를 가로질러 측면으로 이동하고 이 동작 중에 부딪히며 염발될 수 있고 통증을 유발할 수 있다(Audenaert 등, 2020). 장요근 활액낭(iliopsoas bursa)은 대퇴골두와 건 사이의 마찰로부터 장요근을 보호하며 활액낭염은 증상의 원인이 될 수 있다. 활액낭은 고관절과 연결되어 있으며 활액낭 비대는 고관절 활막염이나 삼출에 이차적일 수 있으므로 근본적인 고관절 병리를 고려해야 한다.

임상양상*(Clinical Presentation)*

건초에 영상 유도와 함께 국소마취 주사 후 1시간 이내에 통증을 현저하게 감소시키면 진단에 유용하다. 관절경 검사는 이전 고관절 수술의 잠재적인 결과인 건병증 및 전방 고관절낭 섬유증을 진단할 수 있다(Nazal 등, 2019). 표 2.5는 장요근 관련 서혜부 통증의 임상적 양상을 요약하여 정리하였다.

검진*(Examination)*

진단에 도움이 되는 주요 검사로는 Thomas 검사, 수동적 고관절 굴곡 및 FADIR 검사가 있다(본 교재의 12장 참조). Thomas 검사는 장요근을 늘리고 건을 대퇴골두에 압박하여 운동 범위의 손실을 보여주고 증상을 재현할 수 있다. 수동적 고관절 굴곡과 FADIR 검사는 장요근 건에 영향을 미치고 통증을 재현할 수 있다.

등척성 고관절 굴곡근 근력 및 지구력 검사는 바로 누운 자

표 2.5 장요근 관련 서혜부 통증/장요근 건병증의 임상양상

주관적 임상소견	
신체 차트	통증은 대퇴 삼각내에서 고관절 전방으로 느껴지지만 근위부는 하복부, 원위부는 대퇴부로 퍼질수 있음. 대퇴직근 건 통증이나 고관절의 기저부 및 윤활낭의 통증과 구별하기 어려울 수 있음.
통증 양상	통증과 뻣뻣함은 일반적으로 활동에 따라 개선될 수 있으며, 더 높은 부하, 더 빠른 속도, 훈련 세션 또는 경기가 진행됨에 따라 통증이 악화될 수 있으며 환자는 몸이 차가울 때와 아침에 전방 고관절 경직이 보고됨.
악화 활동	환자는 발차기, 전력 질주, 방향 전환 또는 커팅 동작, 고관절 굴곡의 지속적인 높은 범위 및 탄도적 고관절 신전에서 통증을 보고한다. 계단이나 언덕길 달리기, 오래 앉아 있다가 일어서기, 또한 다리를 차 안팎으로 흔드는 것도 문제가 될 수 있다. 전방 고관절 스트레칭과 장시간 고관절 굴곡은 자극적임.
병력	발병은 급성이거나 잠행적이며 일반적으로 고관절 굴곡근 부하의 갑작스러운 증가 후에 발생. 장요근 건병증은 대퇴직근 또는 장내전근과 같은 다른 약하거나 손상된 고관절 굴곡근에 대한 보상으로 인해 2차 과부하 손상이 발생. 비구 이형성증 또는 대퇴골 전방전위로 인한 고관절 불안정성은 장요근 건병증으로 악화.
객관적 임상소견	
관찰	환자는 대퇴골두에 대해 건을 만성적으로 압박하는 과도한 골반 후방경사로 서 있게 됨. 보행 중에는 보폭이 끝날 때 고관절 신전이 부족하고 자세 전체에서 골반의 전방 또는 후방이 과도하게 기울어짐. 발가락을 뗄 때 족관절의 족저굴곡이 줄어들어 유각기 동안 고관절 굴곡근 과부하가 발생하여 약한 종아리와 추진력 부족을 보상함. 걷거나 계단을 오를 때 고관절 굴곡의 약화. 동적 활동에서 요추골반 안정성이 저하.
촉진	요근복은 높은 긴장도가 있고 전방 고관절에서 건이 압통이 나타날 수 있지만 전방 고관절의 촉진은 다양한 구조의 관련성으로 인해 신뢰할 수 없음. 촉진 시 통증이 없으면 이 진단을 배제(Serner 등, 2016).
통증 유발	길이 또는 내측 범위에서 토마스 신장 또는 고관절 굴곡 등척성 수축으로 통증이 재현. 수동적 고관절 굴곡과 FADIR 검사로 통증이 재현. 장요근의 통증을 유발하는 건의 부딪힘(snap)은 다리가 서 있거나 누운 상태에서 구부러지고 외전되고 외회전된 위치에서 중립으로 돌아올 때 발생.
기능	특히 고관절 굴곡의 90° 이상 또는 똑바로 다리를 구부리는 것과 같은 긴 지레팔을 사용하여 서 있는 고관절 굴곡 시 통증 또는 약화. 다리가 외전되고 외회전된 위치에서 굴곡되면 증상이 더 악화. 높은 고관절 굴곡을 유지하는 지구력이 부족할 수 있음. 전력 질주 시 속도가 저하될 수 있으며 커팅 또는 방향 전환 활동에서 민첩성에 영향을 줌. 신전된 고관절에서 감속은 탄도성 운동을 어렵게 할 수 있음.
영상	장요근 이상 및 기타 고관절 소견은 무증상 개인에게 흔하고 영상으로 증상의 원인을 정확하게 결정할 수 없기 때문에 영상은 고관절 통증을 진단하기 위해 단독으로 사용해서는 안됨. 영상의학적 소견은 건주변 또는 건내 신호 변화 및 활액낭염을 나타낼 수 있음. 동적 초음파는 부딪히는 장요근 건을 확인할 수 있음. 비구 이형성증, 고관절 골관절염 및 고관절 전치환의 구성 요소에 의한 충돌을 배제하기 위해 X선 촬영을 해야 함.

세 또는 앉은 자세에서 90° 이상의 고관절 굴곡상태에서 반대쪽과 비교하며 수행한다. 통증과 약화는 일반적으로 더 긴 지레팔로 인해 능동적인 하지직거상 검사(SLR test)에 저항할 때 더 악화된다.

HAGOS(Thorborg 등, 2011)는 고관절 증상을 객관적으로 평가하고 모니터링하는 데 사용해야 한다.

감별 진단(*Differential Diagnosis*)

Doha 합의(Weir 등, 2011)는 3 가지 주요 소항목으로 분류되는 서혜부 통증을 감별 진단하는 데 적용한다.

1. 정의된 독립적 임상 특성(내전근 관련, 장요근 관련, 치골 관련 및 서혜부 관련 포함)
2. 고관절 관련
3. 기타 원인

고관절 관련 통증은 가장 흔한 질환이며 자주 장요근 질환과 동반된다. FADIR 검사가 음성이면 고관절을 증상의 원인을 배제할 수 있지만 검사는 장요근 건병증에서 양성으로 나타날 수 있다. 고관절에 영상 유도와 함께 국소 마취 주사 후 1시간 이내에 통증이 현저하게 감소시키면 고관절 관련 통증 진단에 유용하다.

장요근 활액낭염은 건병증과 동반되거나 단독으로 발생할 수 있다. 촉진 시 통증, 신장 시 통증, 장요근의 등척성 수축, 고관절 굴곡 및 FADIR 테스트와 유사하게 나타난다. 활액낭염은 소염제에 대한 건병증보다 더 잘 반응할 수 있다. 초음파 또는 MRI와 같은 영상의학적 소견은 일반적으로 이러한 질환을 구별하는 데 필수적이다. 영상 유도와 함께 활액낭에 국소 마취제를 주입한 후 1시간 이내에 통증을 현저하게 감소시키면 활액낭염 진단에 유용하다.

장요근 건의 부딪힘(Iliopsoas tendon snapping)은 증상이 나타나지 않을 수 있으며 저자의 경험에 의하면, 증상은 일반적으로 청소년에서 호발하는 것 같으며, 이보다 더 여성 및 젊은 댄서인 운동선수에서 자주 발생하는 것 같다. 염발음의 기전은 아직 명확하지 않지만 역동적 초음파는 대부분의 경우 다리가 굴곡, 외전 및 외회전에서 중립으로 이동할 때 건이 장골근복(iliacus belly)에서 치골로 갑자기 뒤집히는 것으로 나타났다(Deslandes 등, 2008). 장요근의 급성 파열은 임상적 검사가 신뢰할 수 없는 것으로 확인되었으므로 정확한 진단을 위해 MRI영상이 필요하다(Serner 등, 2016).

급성 서혜부 손상에 대한 연구에 의하면, 임상적 검사에서는 대퇴직근과 장요근 손상을 구별할 수 없다고 하였다(Serner 등, 2016). 저항된 하지직거상검사에서 통증과 약화가 확인되면 장요근과 대퇴직근 손상이 관련될 수 있다. 장요근은 고관절 굴곡의 더 많은 운동범위에서 관련된 고관절 굴곡근이며, 따라서 90°와 최대 고관절 굴곡 사이의 고관절 굴곡의 근력 검사는 일반적으로 근육의 다른 길이-장력 관계로 인해 대퇴직근에서는 증상이 나타나지 않고 장요근 건병증에서는 증상이 나타난다.

소전자의 급성 탈구는 드물지만 청소년기에 발생할 수 있다. 대상자가 능동적으로 고관절을 구부리거나 걷는 데 어려움이 있는 경우 이 손상을 배제하기 위해 X선 영상 또는 MRI 영상이 필요하다.

대퇴골 경부 또는 간부 스트레스 골절은 일반적으로 아침에는 증상이 없으나 밤에 통증이 있고 휴식을 취하면 통증이 완화되고 활동을 하면 통증이 증가한다. 도약 검사(hop test) 또는 역동작 점프(countermovement jump)는 일반적으로 뼈의 증상을 재현할 수 있는 반면, 장요근은 일반적으로 수직적 부하에서는 증상이 나타나지 않는다. 슬개골-치골 타진과 fulcrum 검사(fulcrum test)는 각각 대퇴골 경부 및 간부 스트레스 골절을 배제할 수 있다(Reiman 과 Thorborg, 2014). 대퇴부 스트레스 반응이나 골절은 MRI 영상으로 진단할 수 있다.

요추는 전방 고관절을 의미할 수 있으며 요근의 기능부전은 요추 통증의 결과일 수 있다. 치골 스트레스 골절, 강직성 척추염, 염증 상태 및 신경병증/신경 포착관련 양상은 자주 나타나지 않는다. 감염, 종양, 부인과 질환, 대퇴골 골단분리증, 페르테스병 및 대퇴골두 무혈성 괴사도 고려해야 한다.

재활(*Rehabilitation*)

현재 장요근 관련 고관절 통증의 비수술적 관리에 대한 높은 수준의 근거는 없다. 따라서 관리는 기능적 결함을 해결하는 것을 목표로 해야 하며 건병증 관리 원칙을 포함해야 한다

(Philippon 등, 2011).

초기에는 장요근은 고관절 신전, 고관절 최대 굴곡과 같이 건 압박을 피하는 위치에서 근력강화운동이 적용된다. 바로 누운 자세에서 능동적인 하지직거상 검사는 지레팔이 길기 때문에 상당히 높은 부하로 적용되므로 너무 일찍 판단해서는 안된다. 중간 범위의 고관절 굴곡근 강화는 바로 누운 자세에서 고관절이 90° 굴곡된 자세나 엎드린자세에서 슬관절을 구부린 자세에서 달성할 수 있으며, 더 큰 운동 범위를 달성하기 위해 서 있는 자세로 진행한다. 운동은 탄성밴드 또는 케이블과 같은 외부 부하에 대한 등척성 운동(1단계)으로 시작하여 점진적으

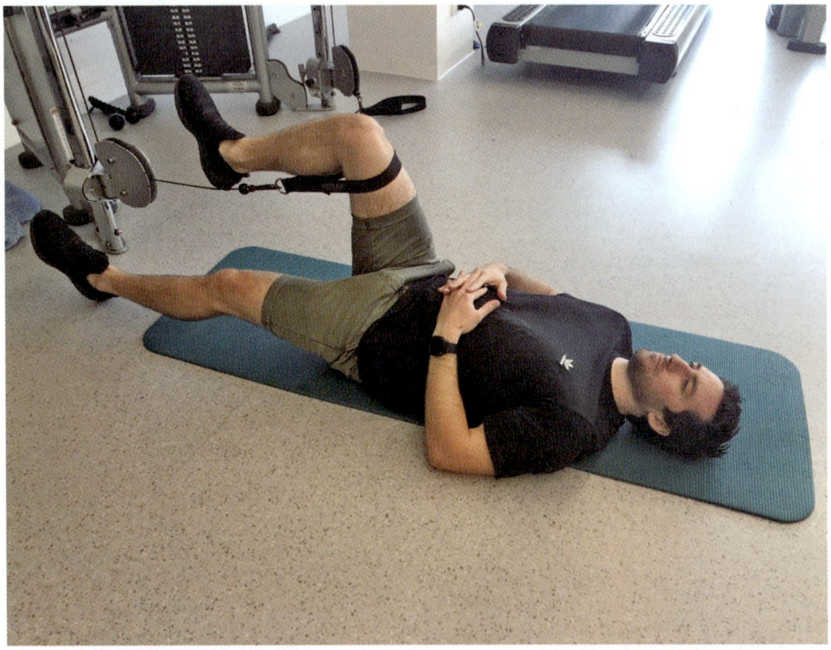

그림 2.9
풀리 저항이 동반된 고관절 굴곡 범위내에서 등장성 수축.

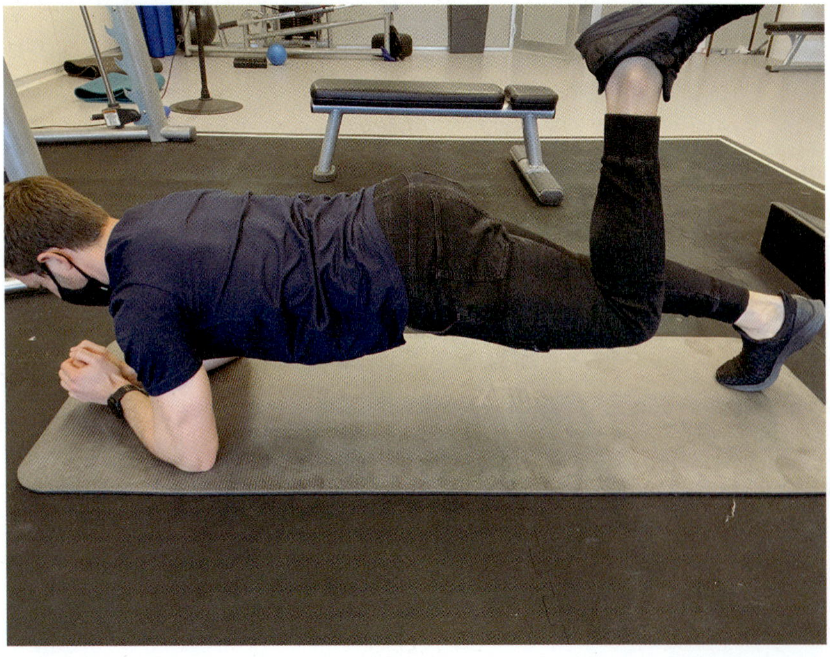

그림 2.10
플랭크운동이 동반된 한 다리 고관절 신전 운동.

로 운동범위를 증가시키면서 등장성 운동(2단계)으로 진행할 수 있다(그림 2.9). 가해지는 부하는 이러한 느린 수축 동안 증가할 수 있으며 마지막으로 속도가 적용되어 최종 범위의 신장에서 출력과 원심성 조절을 향상시킬 수 있다. 6주간의 RCT 연구(Thorborg 등, 2016)에서 탄성밴드를 사용한 외부 부하로 고관절 굴곡근 근력이 크게 향상되었음을 보고하였다. 3단계와 4단계 기능 훈련은 시상면에서 시작한 다음 진행 방향의 변화와 속도를 추가해야 한다. 3단계 재활에는 파워와 고관절 굴곡 촉진을 위한 박스 점프(box jumps)와 같은 플라이오메트릭 운동이 포함될 수 있다.

장요근은 체간과 고관절 굴곡근이므로 플랭크 자세를 취하면 근육을 효과적으로 강화할 수 있다. 4점 접촉에서 한 다리 고관절 신전(그림 2.10)을 추가하는 플랭크운동의 진행은 지지하고 있는 고관절의 장요근을 더 강화할 수 있다.

운동 사슬의 재활에는 요추-골반 안정성 운동, 모든 고관절 굴곡근, 특히 장내전근과 종아리 및 발 내재 근육의 강화가 포함되어야 한다. 중둔근과 소둔근 약화는 장요근에 과부하를 줄 수 있으며(Philippon 등, 2011) 운동 시 특별한 주의가 필요할 수 있다. 골반 전방경사 및 골반/고관절 안정성이 우려되는 경우 후방 사슬을 평가하고 해결해야 한다.

건에 가해지는 압박을 방지하기 위해, 특히 초기 단계에서는 고관절을 신전방향으로 신장시키는 것을 피해야 한다. 고관절 신전 시 고관절의 연장된 신장은 전방 고관절 접촉력을 증가시킬 수 있으며 관절낭 기능부전으로 이어져 관절이 불안정해지면서 손상이 가해질 수 있다. 약한 장요근은 고관절 신전의 상실과 긴장을 유발할 수 있지만 장요근을 강화하면 이러한 문제를 완화할 수 있다.

근위 슬괵근 건병증
(Proximal Hamstring Tendinopathy (PHT))

반막양근의 기시부 건 또는 대퇴이두근 장두 및 반건양근의 공통 건의 병리학은 일반적으로 좌골 부위에 국한된 통증을 나타낼 수 있다. 이러한 부착부위 변화는 다른 건병증의 조직학적 소견과 일치한다(Benazzo 등, 2013; Lempainen 등, 2009). 발병은 고부하 운동 활동에서 고관절 굴곡의 동적 위치에서 유발되는 해당 부위의 장력 및 압박력 부하의 증가에 따라 일반적으로 나타난다(Goom 등, 2016). 이러한 질환은 특히 앉아있는 인구에서도 많이 볼 수 있으며, 딱딱한 의자에 앉아있게 되면 압박력 과부하가 증상을 유발하는 것으로 추정된다.

임상양상(*Clinical Presentation*)

이러한 질환은 런지 또는 스쿼트 요구가 자주 있는 축구 및 하키 선수에게 가장 많이 나타나지만 슬괵근 그룹이 주요 원인이 될 수 있는 장거리 달리기 선수 및 경보선수에게서 자주 발생한다. 훈련 부하 패턴의 상당한 변화는 외적 요인으로 분류할 수 있다(Goom 등, 2016). 증상의 기간, 연령, 체중, 동반 질환 및 활동 수준에 따라 증상이 차이가 있다(표 2.6).

검진(*Examination*)

반바지를 입은 환자의 후방 관찰을 통해 슬괵근, 둔부, 대내전근 및 하퇴삼두근 근육 그룹의 근육 부피의 좌우 차이를 결정할 수 있다. 부하 검사 중에 환자가 통증 부위를 주의 깊게 구분해야 한다.

양쪽 다리 스쿼트, 한 다리 런지(느린 후 빠르게) 및 아라베스크(arabesque) 등의 기능 검사를 수행하여 통증 부위의 재현 및 일관성을 확인한다. 서있는 자세나 디딤판 위에서 한 발로 서고 심지어 도약하는 것도 골반의 측면 안정성을 결정하는 데 유용할 수 있다. 서 있는 자세에서 요추 움직임의 평가가 유용하다.

심부 둔부 공간에서 말초 좌골신경 민감성의 배제 또는 포함을 위해 Puranen-Orava 검사를 적용할 수 있다(Puranen 과 Orava, 1988). 앉은 자세에서 슬럼프 검사와 앉은 자세에서 이상근 검사(Martin 등, 2014)는 척추 또는 둔부 연결부에서 좌골신경 병변을 확인하는 데 유용하다.

고관절 병변이 원인이 될 수 있으므로 환자를 바로 누운 자세에서 고관절 굴곡 및 회전 범위를 평가한다(Gerhardt, 2019). 최대 고관절 굴곡과 능동적 슬관절 신전(Whiteley 등, 2018)을 수행하면 일반적인 슬괵근 유연성을 확인 할 수 있다. 이것은 PHT에 대해 중등도의 높은 타당도와 높은 민감도 및 특이성을 제공하는 Cacchio 검사 2 및 3(Cacchio 등, 2012)

표 2.6 근위 슬괵근 건병증의 임상양상

주관적 임상소견	
신체 차트	통증은 주로 측면 또는 중앙 하 좌골 부위에서 느껴지지만 원위부로 몇 Cm까지 퍼질 수 있음.
통증 양상	환자는 앉거나 일어설 때 국소적인 통증을 호소. 달리기를 하면 통증이 좋아질 수 있지만 오래 앉아 있으면 통증이 더 심함. 달리기 속도가 증가하면 통증이 더 심해지는 것이 일반적임.
악화 활동	런지, 딥 웨이트 스쿼트, 과도한 슬괵근 신장 및 오르막 달리기는 질환을 악화.
병력	부하 상태에서 고관절 굴곡(스쿼트, 런지 또는 방향 전환 활동)이 증가한 후 서서히 발생. 일부는 활동 감소 기간에도 발생. 또는 장거리 비행이나 자동차 여행과 같은 장시간 앉아 있거나 익숙하지 않은/장시간 슬괵근 신장상태에서 발생.
객관적 임상소견	
관찰	일부 둔부(대둔근 및 중둔근), 슬괵근 그룹의 근육 소모.
촉진	좌골과 근위 건의 측면(반막양근 기시) 또는 내측(대퇴이두근 장두)면의 국소 통증. 인접한 장골둔근활액낭(ischiogluteal bursa), 좌골 신경 또는 대내전근과 혼동되지 않도록 주의.
통증 유발	슬관절의 슬괵근 교각, 런지, 아라베스크 또는 딱딱한 의자에 앉는 것과 같은 긴장력 및 압박 부하로 국소적 통증을 재현. Cacchio 유발 검사 2와 3(Cacchio 등, 2012)은 일반적으로 양성이며 검사 3에서 더 큰 통증이 나타남.
기능	심하게 손상된 환자는 쭈그리고 앉거나 앉을 때 통증.
영상	좌골 부위의 영상은 건을 포함한 여러 구조의 병리를 확인할 수 있음. 건막 부착부 및 건내의 징후는 건병증 변화를 반영하며, 일반적으로 부착부 연골의 세부적인 손상으로 볼 수 있음. 좌골 골 부종이 다양하게 나타남(Zissen 등, 2010). 관상면상의 영상에서 기시부의 심부 측면에 있는 "sickle 징후" 신호는 부분적인 찢어짐 또는 박리를 확인할 수 있음(Degen, 2019). MRI 영상은 다양한 정밀 진단을 확인할 수 있기 때문에 검사. 그러나 영상소견으로 통증의 원인을 알 수는 없음. 236명의 절반(4–87세)에 대한 MRI 연구에서 근위 슬괵근 건 부위에서 신호 변화가 있는 환자들의 90%가 무증상이었음(De Smet 등, 2012). 따라서 신체 검사에서 결정된 징후에 대해 영상을 판독하는 것이 중요(영상 및 건병증 참조).

으로 확인할 수 있다.

악력계(hand–held dynamometer)(Thorborg 등, 2010), 교각자세(bridges)(Freckleton 등, 2014) 또는 슬괵근 컬(hamstring curls)(Goom 등, 2016)을 사용한 슬괵근 근력 측정은 슬괵근 기능을 정량화하고 질환을 관리하데 유용하다.

감별 진단(*Differential Diagnosis*)

좌골 영역은 감각피질에서 제대로 표현되지 않아 구조의 위치 파악이 쉽지 않다. 따라서 상당히 많은 질환이 PHT와 관련될 수 있다. 좌골 신경염 및 기타 신경염, 심부 외회전근 또는 대내전근 긴장, 좌골 활액낭염, 후방 고관절 통증, 뼈 및 음성 혈청반응 질환은 모두 대체 진단 또는 동반 질환일 수 있다. 좌골 신경염은 반막양건의 기시부에 매우 가깝기 때문에 가장 일반적이다. 드물지 않게 PHT와 좌골 신경염이 동반되어 검사를 혼동하고 2곳이상 구조에서 관리가 필요할 수 있다.

천골 및 요추 관련성도 고려해야 하지만 일반적으로 통증 분포가 국소화가 적으며 부하에 대한 특정 통증이 적게 나타난다. Laslett(2008)에 의해 보고 된 천장관절 특정 검사(Sacro-iliac joint-specific test)는 필요한 경우 유용하게 적용할 수 있다(이 책의 13장 참조). 고관절 기능부전은 자주 발생되며 해당 부위의 기능부전의 원인이 될 수 있지만, 좌골부위에 통증을 나타내는 것은 많지 않다(Gerhardt, 2019). 강직성 척추염은 주로 고관절과 요추의 강직 및 통증과 함께 PHT로 나타날 수 있다. 이러한 가능성을 인지하고 의료 상담을 받는 것이 중요하다.

재활(*Rehabilitation*)

관리는 부하 변경을 통한 급성 증상의 초기 안정으로 구성된다. 절제 또는 런지 감소, 방향 전환 및 체육관에서 스쿼트 운동을 통해 좌골에서 결합된 장력 및 압박성 부하를 감소시킨다. 그 다음에는 병변이 있는 슬괵근 근육-건 단위의 근력, 지구력 및 파워가 향상시킨다. 다른 시너지 효과, 특히 대둔근과 대둔근도 필요에 따라 적용한다.

모든 운동의 초기에 고관절 중립 위치에서 슬괵근과 대둔근을 사용하여 좌골에서의 압박성 부하를 방지하도록 수행된다. 슬괵근그룹의 경우 유용한 예는 이중 다리(double-leg), 긴 다리 교각자세(long leg bridge)(그림 2.11) 또는 고관절 중립 또는 약간의 굴곡상태에서 엎드린자세의 슬괵근 컬을 적용한다(그림 2.12)(1단계). 초기에는 슬괵근 근육 활성화를 돕고 통증을 완화하기 위해 등척성 운동(30~45초씩 5회, 매일 4회 반복)으로 수행된다(Rio 등, 2015). 노르딕 슬괵근 컬(Nordic

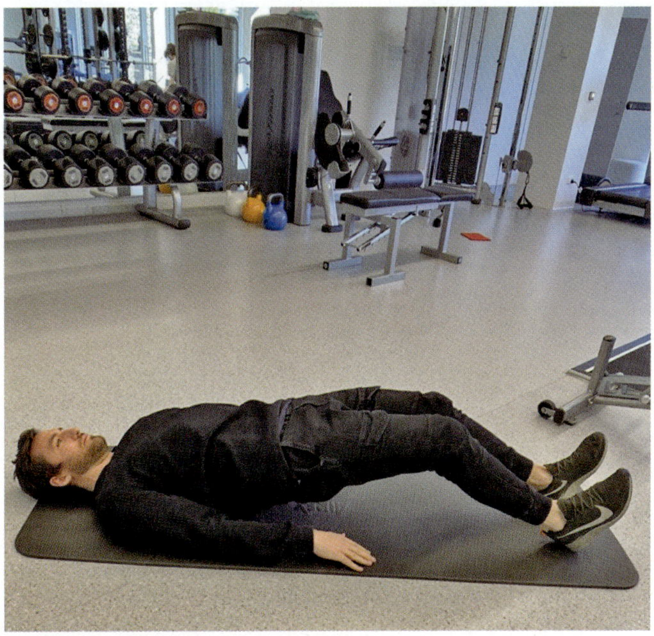

그림 2.11
이중 다리(double-leg), 긴 다리 교각자세(long leg bridge).

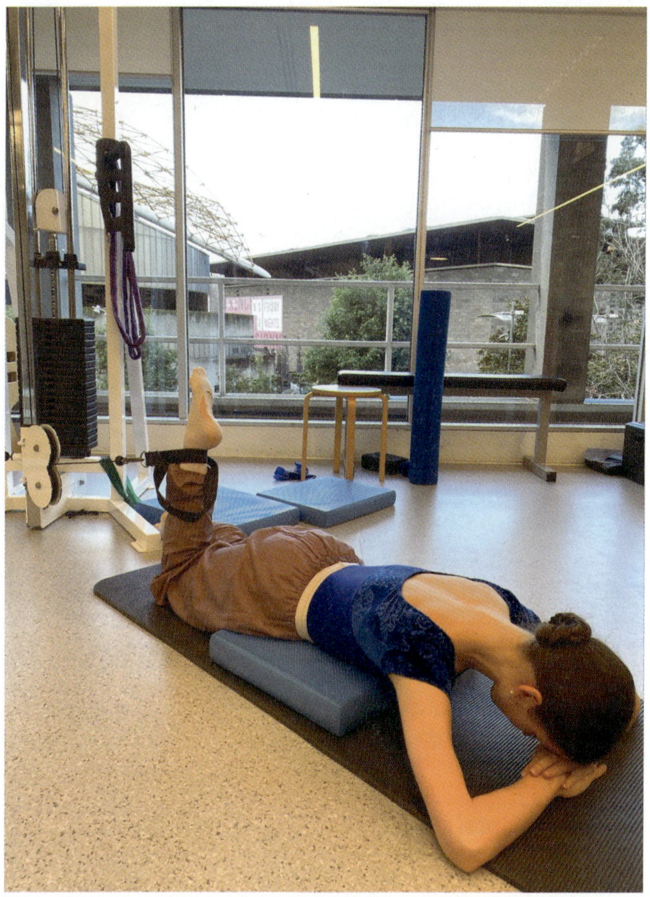

그림 2.12
고관절을 약간의 굴곡위치에서 엎드린자세의 슬괵근 컬.

hamstring curls)은 높은 수준 운동선수의 초기 단계에서 고관절 굴곡을 제한하여 수행될 수 있다(이 책의 6장 참조). 대둔근 강화는 이중 다리에서 한 다리 둔근 교각자세로 일찍 시작할 수 있다(이 책의 19장 참조). 또한 중둔근 운동은 지시된 대로 초기에 적용할 수 있다. 선수가 스포츠 내에서 정면에서 골반 조절이 잘 되지 않을 수 있는 경우(예: 경마장), 반막양근 기시부의 압박성 부하를 추가로 줄이기 위해 재교육이 필요할 수도 있다.

등척성 운동이 증상을 해결하면 둔근 부하가 천천히 증가하는 고관절 범위, 느린 저항 등장성 또는 원심(허용되는 경우)으로 진행한다(2단계). 썰매 밀기를 활용한 후방 사슬 작업은 부피, 무게 및 점진적인 고관절 굴곡 범위의 증가와 함께 진행된다(Goom 등, 2016). 검사에서 좌골 통증에 대한 24시간 통증 모니터링과 마찬가지로 필요한 강도 및 지구력 목표지점에 주의를 기울이는 것이 중요하다. 대둔근과 중둔근을 다루는 더 높은 수준의 운동 사슬 재활에 대한 지속적인 강화는 특히 주의하여 적용한다. 코어, 쿼드 및 종아리와 같은 다른 주요 그룹의 유지 관리는 대부분의 운동선수에게 필수적이다.

많은 스포츠의 후기 재활은 고관절-슬관절 굴곡의 더 큰 범위로 진행해야 하며, 이는 증상의 재발을 유발할 수 있으므로 이를 정량화하고 모니터링 해야 한다. 그렇다면 1~2주 동안 범위를 줄인 다음(강도 운동을 유지하면서) 더 낮은 양으로 다시 방문하는 것이 이러한 전환에 도움이 될 수 있다. 운동선수는 가속, 돌진 및 방향 변경을 통해 건에 더 높은 부하가 직면할 수 있다(3단계). 이 요소를 준비하기 위해 구조화된 접근 방식이 필요하며, 이를 2일로 구분하여 주당 2회 세션으로 권장한다. 바운딩(bounding), 계단 오르기, 위빙(weaving) 및 쉬운 방향 전환과 같은 활동을 정량화하고 궁극적으로 스포츠의 요구를 충족시키기 위해 돌진 및 방향 전환과 같은 더 높은 수준의 요구로 수주일 동안 진행한다(4단계 - 스포츠로 복귀). 중요한 것은 과부하를 줄이기 위해 더 높은 수준(4단계)의 적용을 점진적으로 도입되지만 근력 운동(2단계)은 항상 계속되기 때문에 3단계 운동은 중단된다.

교육은 필수적이며 임상적 개선을 위해 고려해야 한다. 딱딱한 의자에 앉기, 체육관에서 체간/고관절 굴곡 운동(데드리프트 및 스쿼트 등), 골반 전방 회전으로 달리기 또는 가속과 같은 압박성 부하를 피하면 증상이 현저하게 달라질 수 있다. 직접 관리에 대한 영상의 제한된 역할(심지어 병리와 통증 사이의 연결이 끊어져 진단 또는 재평가에서도)과 수동적 중재에 대한 제한된 필요성에 대한 추가적인 교육은 항상 유용할 수 있다.

참고문헌(References)

Adib F, Johnson AJ, Hennrikus WL, et al. Iliopsoas tendonitis after hip arthroscopy: Prevalence, risk factors and treatment algorithm. J Hip Preserv Surg. 2018;5:362–9.

Audenaert EA, Khanduja V, Claes P, et al. Mechanics of psoas tendon snapping. A virtual population study. Front Bioeng Biotechnol. 2020;8.

Benazzo F, Marullo M, Zanon G, et al. Surgical management of chronic proximal hamstring tendinopathy in athletes: A 2 to 11 years of follow-up. J Orthopaed Traumatol. 2013;14:83–9.

Benjamin M, Moriggl B, Brenner E, et al. The "enthesis organ" concept: Why enthesopathies may not present as focal insertional disorders. Arthritis Rheum. 2004;50:3306–13.

Bisseling RW, Hof AL, Bredeweg SW, et al. Are the take-off and landing phase dynamics of the volleyball spike jump related to patellar tendinopathy? Br J Sports Med. 2008;42:483–9.

Branci S, Thorborg K, Bech BH, et al. MRI findings in soccer players with long-standing adductor-related groin pain and asymptomatic controls. Br J Sports Med. 2015;49:681–91.

Breda SJ, Oei EH, Zwerver J, et al. Effectiveness of progressive tendon-loading exercise therapy in patients with patellar tendinopathy: A randomised clinical trial. Br J Sports Med. 2021;55:501–9.

Cacchio A, Borra F, Severini G, et al. Reliability and validity of three pain provocation tests used for the diagnosis of chronic proximal hamstring tendinopathy. Br J Sports Med. 2012;46:883–7.

Charnock BL, Lewis CL, Garrett Jr WE, Queen RM. Adductor longus mechanics during the maximal effort soccer kick. Sports Biomech. 2009;8:223–34.

Clifford C, Paul L, Syme G, Millar NL. Isometric versus isotonic exercise for greater trochanteric pain syndrome: A randomised controlled pilot study. BMJ Open Sport Exerc Med. 2019;5:e000558.

Cook J, Purdam CR. Is tendon pathology a continuum? A pathology model to explain the clinical presentation of load-induced tendinopathy. Br J Sports Med. 2009;43:409–16.

Cook J, Rio E, Purdam C, Docking S. Revisiting the continuum model of tendon pathology: What is its merit in clinical practice and research? Br J Sports Med. 2016;50:1187–91.

Cook JL, Khan K, Kiss ZS, et al. Reproducibility and clinical utility of tendon palpation to detect patellar tendinopathy in young basketball players. Br J Sports Med. 2001;35:65–9.

Cook JL, Purdam C. Is compressive load a factor in the development of tendinopathy? Br J Sports Med. 2012;46:163–8.

Coombes BK, Mendis MD, Hides JA. Evaluation of patellar tendinopathy using the single leg decline squat test: Is pain location important? Phys Ther Sport. 2020;46:254–9.

Crossley KM, Thancanamootoo K, Metcalf BR, et al. Clinical features of patellar tendinopathy and their implications for rehabilitation. J Orthop Res. 2007;25:1164–75.

De Smet AA, Blankenbaker DG, Alsheik NH, Lindstrom MJ. MRI appearance of the proximal hamstring tendons in patients with and without symptomatic proximal hamstring tendinopathy. AJR Am J Roentgenol. 2012;198:418–22.

Degen RM. Proximal hamstring injuries: Management of tendinopathy and avulsion injuries. Curr Rev Musculoskelet Med. 2019;12:138–46.

Deslandes M, Guillin R, Cardinal É, et al. The snapping iliopsoas tendon: New mechanisms using dynamic sonography. AJR Am J Roentgenol. 2008;190:576–81.

Docking S, Cook J. Pathological tendons maintain sufficient aligned fibrillar structure on ultrasound tissue characterization (UTC). Scand J Med Sci Sports. 2016;26:675–83.

Docking SI, Ooi CC, Connell D. Tendinopathy: Is imaging telling us the entire story? J Orthop Sports Phys Ther. 2015;45:842–52.

Drew BT, Smith TO, Littlewood C, Sturrock B. Do structural changes (e.g., collagen/matrix) explain the response to therapeutic exercises in tendinopathy: A systematic review. Br J Sports Med. 2014;48:966–72.

Ducher G, Cook J, Spurrier D, et al. Ultrasound imaging of the patellar tendon attachment to the tibia during puberty: A 12-month follow-up in tennis players. Scand J Med Sci Sports. 2010;20:e35–e40.

Fearon A, Stephens S, Cook JL, et al. The relationship of femoral neck shaft angle and adiposity to greater trochanteric pain syndrome in women. A case control morphology and anthropometric study. Br J Sports Med. 2012;46:888–92.

Fearon AM, Cook JL, Scarvell JM, et al. Greater trochanteric pain syndrome negatively affects work, physical activity and quality of life: A case control study. J Arthroplasty. 2014;29:383–6.

Fearon A, Ganderton C, Scarvell JM, et al. Development and validation of a visa tendinopathy questionnaire for greater trochanteric pain syndrome, the visa-G. Man Ther. 2015;20:805–13.

Freckleton G, Cook J, Pizzari T. The predictive validity of a single leg bridge test for hamstring injuries in Australian rules football players. Br J Sports Med. 2014;48:713–17.

Fredberg U, Bolvig L, Andersen NT. Prophylactic training in asymptomatic soccer players with ultrasonographic abnormalities in Achilles and patellar tendons: The Danish Super League Study. Am J Sports Med. 2008;36:451–60.

Gaida JE, Cook JL, Bass S, et al. Are unilateral and bilateral patellar tendinopathy distinguished by differences in anthropometry, body composition, or muscle strength in elite female basketball players? Br J Sports Med. 2004;38:581–5.

Ganderton C, Semciw A, Cook J, Pizzari T. Demystifying the clinical diagnosis of greater trochanteric pain syndrome in women. J Womens Health. 2017;26:633–43.

Ganderton C, Semciw A, Cook J, et al. Gluteal loading versus sham exercises to improve pain and dysfunction in postmenopausal women with greater trochanteric pain syndrome: A randomized controlled trial. J Womens Health. 2018;27:815–29.

Gerhardt M. Editorial Commentary: Proximal hamstring injuries – is the hip to blame? Arthroscopy. 2019;35:1403–5.

Goom TS, Malliaras P, Reiman MP, Purdam CR. Proximal hamstring tendinopathy: Clinical aspects of assessment and management. J Orthop Sports Phys Ther. 2016;46:483–93.

Hamilton RT, Shultz SJ, Schmitz RJ, Perrin DH. Triple-hop distance as a valid predictor of lower limb strength and power. J Athl Train. 2008;43:144–51.

Hannington M, Docking S, Cook J, et al. Self-reported jumpers' knee is common in elite basketball athletes–but is it all patellar tendinopathy? Phys Ther Sport. 2020;43:58–64.

Harøy J, Clarsen B, Wiger EG, et al. The adductor strengthening programme prevents groin problems among male football players: A cluster-randomised controlled trial. Br J Sports Med. 2019;53:150–7.

Herrington L. Knee valgus angle during single leg squat and landing in patellofemoral pain patients and controls. Knee. 2014;21:514–17.

Hirase T, Mallett J, Barter LE, et al. Is the iliopsoas a femoral head stabilizer? A systematic review. Arthrosc Sports Med Rehabil. 2020;2:e847–e853.

Hölmich P, Hölmich L, Bjerg A. Clinical examination of athletes with groin pain: An intraobserver and interobserver reliability study. Br J Sports Med. 2004;38:446–51.

Irby A, Gutierrez J, Chamberlin C, et al. Clinical management of tendinopathy: A systematic review of systematic reviews evaluating the effectiveness of tendinopathy treatments. Scand J Med Sci Sports. 2020;30:1810–26.

Kongsgaard M, Kovanen V, Aagaard P, et al. Corticosteroid injections, eccentric decline squat training and heavy slow resistance training in patellar tendinopathy. Scand J Med Sci Sports. 2009;19:790–802.

Korakakis V, Whiteley R, Kotsifaki A, et al. A systematic review evaluating the clinimetric properties of the Victorian Institute of Sport Assessment (VISA) questionnaires for lower limb tendinopathy shows moderate to high-quality evidence for sufficient reliability, validity and responsiveness: Part II. Knee Surg Sports Traumatol Arthrosc. 2021;1–24.

Laslett M. Evidence-based diagnosis and treatment of the painful sacroiliac joint. J Man Manip Ther. 2008;16:142–52.

Lempainen L, Sarimo J, Mattila K, et al. Proximal hamstring tendinopathy: Results of surgical management and histopathologic findings. Am J Sports Med. 2009;37:727–34.

Lequesne M, Mathieu P, Vuillemin-Bodaghi V, et al. Gluteal tendinopathy in refractory greater trochanter pain syndrome: Diagnostic value of two clinical tests. Arthritis Rheum. 2008;59:241-6.

Lian Ø, Refsnes P-E, Engebretsen L, Bahr R. Performance characteristics of volleyball players with patellar tendinopathy. Am J Sports Med. 2003;31:408–13.

Lian ØB, Engebretsen L, Bahr R. Prevalence of jumper's knee among elite athletes from different sports: A cross-sectional study. Am J Sports Med. 2005;33:561–7.

Lim HY, Wong SH. Effects of isometric, eccentric, or heavy slow resistance exercises on pain and function in individuals with patellar tendinopathy: A systematic review. Physiother Res Int. 2018;23:e1721.

Malliaras P, Cook JL, Kent P. Reduced ankle dorsiflexion range may increase the risk of patellar tendon injury among volleyball players. J Sci Med Sport. 2006;9:304–9.

Malliaras P, Cook J, Purdam C, Rio E. Patellar tendinopathy: Clinical diagnosis, load management, and advice for challenging case presentations. J Orthop Sports Phys Ther. 2015;45:887–98.

Malliaras P, O'Neill S. Potential risk factors leading to tendinopathy. Apunts. Medicina de l'Esport. 2017;52:71–7.

Manca A, Dragone D, Dvir Z, Deriu F. Cross-education of muscular strength following unilateral resistance training: A meta-analysis. Eur J Appl Physiol. 2017;117:2335–54.

Martin HD, Kivlan BR, Palmer IJ, Martin RL. Diagnostic accuracy of clinical tests for sciatic nerve entrapment in the gluteal region. Knee Surg Sports Traumatol Arthrosc. 2014;22:882–8.

Nazal MR, Parsa A, Martin SD. Arthroscopic diagnosis and treatment of chronic hip pain after total hip arthroplasty and the role of anterior capsule disruption in iliopsoas tendinopathy. Orthop J Sports Med. 2019;7:2325967119854362.

Pérez-Gómez J, Villafaina S, Adsuar JC, et al. Copenhagen adduction exercise to increase eccentric strength: A systematic review and meta-analysis. Appl Sci. 2020;10:2863.

Philippon MJ, Decker MJ, Giphart JE, et al. Rehabilitation exercise progression for the gluteus medius muscle with consideration for iliopsoas tendinitis: An in vivo electromyography study. Am J Sports Med. 2011;39:1777–86.

Puranen J, Orava S. The hamstring syndrome: A new diagnosis of gluteal sciatic pain. Am J Sports Med. 1988;16:517–21.

Purdam CR, Cook JL, Hopper DM, et al. Discriminative ability of functional loading tests for adolescent jumper's knee. Phys Ther Sport. 2003;4:3–9.

Reiman MP, Thorborg K. Clinical examination and physical assessment of hip joint-related pain in athletes. Int J Sports Phys Ther. 2014;9:737.

Rio E, Kidgell D, Purdam C, et al. Isometric exercise induces analgesia and reduces inhibition in patellar tendinopathy. Br J Sports Med. 2015;49:1277–83.

Rio E, Kidgell D, Moseley G, Cook J. Elevated corticospinal excitability in patellar tendinopathy compared with other anterior knee pain or no pain. Scand J Med Sci Sports. 2016;26:1072–9.

Rio E, Purdam C, Girdwood M, Cook J. Isometric exercise to reduce pain in patellar tendinopathy in-season: Is it effective "on the road"? Clin J Sport Med. 2019;29:188–92.

Rudavsky A, Cook J, Docking S. Proximal patellar tendon pathology can develop during adolescence in young ballet dancers: A 2-year longitudinal study. Scand J Med Sci Sports. 2018;28:2035–41.

Serner A, van Eijck CH, Beumer BR, et al. Study quality on groin injury management remains low: A systematic review on treatment of groin pain in athletes. Br J Sports Med. 2015;49:813.

Serner A, Weir A, Tol JL, et al. Can standardised clinical examination of athletes with acute groin injuries predict the presence and location of MRI findings? Br J Sports Med. 2016;50:1541–7.

Thorborg K, Petersen J, Magnusson SP, Hölmich P. Clinical assessment of hip strength using a hand-held dynamometer is reliable. Scand J Med Sci Sports. 2010;20:493–501.

Thorborg K, Hölmich P, Christensen R, et al. The Copenhagen Hip and Groin Outcome Score (HAGOS): Development and validation according to the COSMIN checklist. Br J Sports Med. 2011;45:478–91.

Thorborg K, Branci S, Nielsen MP, et al. Eccentric and isometric hip adduction strength in male soccer players with and without adductor-related groin pain: An assessor-blinded comparison. Orthop J Sports Med. 2014;2:2325967114521778.

Thorborg K, Tijssen M, Habets B, et al. Patient-reported outcome (PRO) questionnaires for young to middle-aged adults with hip and groin disability: A systematic review of the clinimetric evidence. Br J Sports Med. 2015;49:812.

Thorborg K, Bandholm T, Zebis M, et al. Large strengthening effect of a hip-flexor training programme: A randomized controlled trial. Knee Surg Sports Traumatol Arthrosc. 2016;24:2346–52.

Thorborg K, Reiman MP, Weir A, et al. Clinical examination, diagnostic imaging, and testing of athletes with groin pain: An evidence-based approach to effective management. J Orthop Sports Phys Ther. 2018;48:239–49.

van Ark M, Cook JL, Docking SI, et al. Do isometric and isotonic exercise programs reduce pain in athletes with patellar tendinopathy in-season? A randomised clinical trial. J Sci Med Sport. 2016;19:702–6.

van Ark M, Rio E, Cook J, et al. improvements are not explained by changes in tendon structure on UTC following an exercise program for patellar tendinopathy. Am J Phys Med Rehabil. 2018;97:708–14.

van der Worp H, van Ark M, Zwerver J, van den Akker-Scheek I. Risk factors for patellar tendinopathy in basketball and volleyball players: A cross-sectional study. Scand J Med Sci Sports. 2012;22:783–90.

van der Worp H, de Poel HJ, Diercks RL, et al. Jumper's knee or lander's knee? A systematic review of the relation between jump biomechanics and patellar tendinopathy. Int J Sports Med. 2014;35:714–22.

Visentini PJ, Khan KM, Cook JL, et al. The VISA score: An index of severity of symptoms in patients with jumper's knee (patellar tendinosis). J Sci Med Sport. 1998;1:22–8.

Visnes H, Hoksrud A, Cook J, Bahr R. No effect of eccentric training on jumper's knee in volleyball players during the competitive season: A randomized clinical trial. Scand J Med Sci Sports. 2006;16:215.

Weir A, Jansen J, Van de Port I, et al. Manual or exercise therapy for long-standing adductor-related groin pain: A randomised controlled clinical trial. Man Ther. 2011;16:148–54.

Weir A, Brukner P, Delahunt E, et al. Doha agreement meeting on terminology and definitions in groin pain in athletes. Br J Sports Med. 2015;49:768–74.

Whiteley R, van Dyk N, Wangensteen A, Hansen C. Clinical implications from daily physiotherapy examination of 131 acute hamstring injuries and their association with running speed and rehabilitation progression. Br J Sports Med. 2018;52:303–10.

Willy RW, Halsey L, Hayek A, et al. Patellofemoral joint and Achilles tendon loads during overground and treadmill running. J Orthop Sports Phys Ther. 2016;46:664–72.

Witvrouw E, Bellemans J, Lysens R, et al. Intrinsic risk factors for the development of patellar tendinitis in an athletic population: A two-year prospective study. Am J Sports Med. 2001;29:190–5.

Zissen MH, Wallace G, Stevens KJ, et al. High hamstring tendinopathy: MRI and ultrasound imaging and therapeutic efficacy of percutaneous corticosteroid injection. AJR Am J Roentgenol. 2010;195:993–8.

Zwerver J, Bredeweg SW, van den Akker-Scheek I. Prevalence of jumper's knee among nonelite athletes from different sports: A cross-sectional survey. Am J Sports Med. 2011;39:1984–8.

슬개대퇴부 통증

(Patellofemoral pain) 3

Dhinu J. Jayaseelan, Derek Griffin, Gregory J. Lehman

개요(Introduction)

슬개대퇴 통증(patellofemoral pain, PFP)은 정형외과 및 스포츠 환경에서 볼 수 있는 가장 흔한 건강 질환 중 하나이다. 연구에 의하면, 유병률은 최대 40%로 보고되었지만 체계적인 문헌 고찰에 의하면, 일반 인구의 연간 유병률은 청소년 22.7% 및 28.9%정도 된다(Smith 등, 2018b). 많은 수의 달리기 선수에서 높은 발병률을 보고하고 있으며, 군인 인구에 13.5%의 유병률이 보고되었다. 부하가 높으면 과사용 질환이 발생할 가능성이 높아지지만 PFP의 발달에는 다양한 요인이 작용한다. 예를 들어, 여성은 남성에 비해 이 질환에 걸릴 확률이 2배 더 높은 것으로 보고되었다(Boling 등, 2010).

PFP를 경험하는 환자의 비율이 높음에도 불구하고 상당한 수의 PFP가 치료에도 불구하고 지속적인 증상과 기능 저하를 나타낸다. 연구에 의하면 PFP에 응답한 참가자의 57%가 평가 후 5-8년에 좋지 않은 결과를 보고하였다(Lankhorst 등, 2016). 슬관절 전방 통증이 있는 소아를 추적한 또 다른 연구에서 4-18년 추적 조사에서 응답자의 91%가 지속적인 슬관절 통증을 보고하였다(Stathopulu와 Baildam, 2003). 이 청소년 모두가 PFP를 갖고 있는 것은 아니지만 이러한 통계는 여전히 놀라운 수준이다. PFP의 좋지 않은 결과는 PFP의 복잡성과 이 어려운 질환을 관리하기 위한 지속적인 연구가 필요할 것이다.

지금까지 PFP의 평가와 관리에 대한 광범위한 연구가 보고되었다. 의료 전자 데이터베이스에서 빠르게 검색하면 지난 10년 동안 증가 추세로 이 상태에 대한 수천 건의 연구를 검색할 수 있다. 사실, 이 어려운 질환의 관리를 안내하기 위해 임상 진료 지침과 전문가 합의 진술이 개발되었다(Barton 등, 2015; Collins 등, 2018; Willy 등, 2019). 현재 및 모범 사례 치료 지침에 대한 자세한 설명은 독자가 이 지침을 참조하는 것을 권장한다. 많은 임상가가 지침을 실행에 옮기고 있지만 지침은 어려운 사례의 관리를 안내하기에 아직 많이 부족하다. 또한 몇 가지 다른 요소가 존재하며 아직까지는 제대로 이해되지 않을 수 있다. 따라서 PFP가 있는 환자의 최적 관리를 계속 조사하는 것이 중요하다.

이를 위해 사용 가능한 근거를 엄격하게 검토하기 보다는 이 단원에서는 PFP의 평가 및 관리에 대해 일반적으로 받아들여지는 모델을 분석하려고 한다. 관련 연구, 강점 및 개발 영역을 강조하여 설명하였다. 또한 통증의학과 심리사회적 변수와 관련된 현대적 경향과 시사점을 제시하여 실험실과 임상가 차이점을 좁혀나갈 예정이다. 우리는 하나의 특정 모델이 옳거나 그르다고 제안하지 않고, 오히려 새로운 근거가 이전에 알려졌던 신뢰에 의문을 제기하고 현재의 근거가 임상적 적용에 포함되어야 함을 강조한다. 지속적인 조사가 제안되지만 논의된 아이디어를 통합하는 것이 개별 이론이나 원칙보다 PFP 관리에 더 효과적일 수 있다고 주장한다.

슬개대퇴골 통증의 운동병리학적 및 손상기반 모델(Kinesiopathological and Impairment-driven Model of Patellofemoral Pain)

PFP 및 대부분의 근골격계 손상 치료를 위한 물리치료의 현대적 모델은 가해진 부하의 관계와 이러한 부하를 견딜 수 있는 사람의 능력을 고려해야 한다. 부하가 사람의 능력을 초과할 때 손상이나 통증이 발생될 수 있다(Dye, 2005; McGill, 1997). 치료에는 신체적 스트레스 이론(Physical Stress Theory)에서 Meuller와 Maluf가 설명한 대로 적용된 스트레스 요인의 조정과 이러한 스트레스 요인에 대한 개인의 반응이 모두 포함된다(Mueller와 Maluf, 2002).

PFP의 치료를 위한 간략한 절차에는 손상 기반 및 운동병리학 모델(kinesiopathological model)이 포함되어 있다. PFP의 운동병리학적 및 손상 기반 모델의 기본적인 가정은 "정상" 또는 "비정상"의 편차가 현재 용량 또는 허용치를 초과하는 슬개골에 가해지는 부하를 증가시키고 통증/손상을 유발하거나 지속시킨다고 보고 있다(Sahrmann 등, 2017). PFP에서 추정되는 운동 또는 운동 조절 기능장애의 예는 다음과 같다.

(1) VMO 근육 타이밍의 변경; (2) 고관절 내전 또는 내회전 증가; 및 (3) 슬관절 및 고관절 근육 장애.

이 장에서는 가장 일반적인 이론에 대한 현재 지식의 차이점을 강조하면서 운동 병리학 모델의 특정 제안 예에 대한 연구에 대한 논의를 간략하게 요약하였다. 추가적으로 운동 장애 모델을 재구성하여 실용적인 비판적 분석을 정리하였다.

PFP의 발달과 지속에 대한 일반적인 이론을 검토함으로써 임상가는 다양한 치료 방식을 고려할 수 있게 된다. 치료 기전에 대한 추가적인 설명을 재구성하거나 고려하지 않으면 손상과 관련된 잠재적으로 유용한 다른 설명을 놓칠 수 있다. 다음 장에서는 임상가가 대체 치료 접근 방식을 고려할 수 있도록 PFP이외의 몇 가지 일반적인 이론을 재구성하는 것을 제시하여 정리하였다.

위험 요소: VMO와 관련된 슬개골 경로장애
(Proposed Risk Factor: Vastus Medialis Obliquus (VMO)-related Patellar Mal-tracking)

외측광근(Vastus lateralis, VL)에 대한 VMO 수축 시작 지연이 PFP의 기전으로 고려된다. 지연된 VMO 힘 발생은 대퇴사두근 힘 불균형으로 이어져 슬개골의 외측경로를 유발하고 결과적으로 PF 관절에 더 큰 스트레스가 가해지는 것으로 고려된다(Pal 등, 2019). 이러한 고려사항의 기본 전제는 관절 스트레스를 견딜 수 있는 대퇴골에 대한 슬개골의 최적 위치가 존재한다는 것을 의미한다. 이론적으로 이 최적의 위치 또는 범위에서 벗어나는 잘못된 경로는 VMO 기능 변화와 궁극적으로 통증, 손상 또는 향후 퇴행성 문제를 유발할 수 있는 슬개대퇴관절(PFJ) 영역별 스트레스의 증가로 연결된다(Pal 등, 2011).

Grant 등(2021)의 메타 분석에서 PFP가 있는 대상에서 통증이 없는 대조군과 비교하여 대퇴사두근 활성화 동안 측정했을 때 슬개대퇴 운동학(외측 이동 및 외측 경사)에 차이가 있음을 확인하였다. 이와 같은 분석은 통증이 있을 때 슬개골 운동학에 차이가 나타날 수 있음을 알 수 있다. 그러나 인과관계에 대한 주의를 고려해야 한다. 개별 연구는 운동학의 차이가 VMO 대 VL 근육 흥분의 변화에 의한 발병과 관련될 수 있음을 확인하였다(Pal 등, 2011). Pal 등(2011)은 PFP 환자의 하위 집단에서 VMO 활성화 지연과 슬개골 경로장애 사이의 관계를 보고하였다. VMO 활성화 지연은 통증이 있는 일부 환자에서 "비정상적" 슬개골 경사 및 편차에 상관관계가 있음을 보고하였다. 비정상 경로의 슬개골 경사 또는 편차는 가장 높은 25%에 있는 것으로 정의되었다. 그러나 통증이 없는 대조군과 PFP군에서는 전체적으로 VMO 발병 시기와 슬개골 운동학 사이에 관계가 없는것으로 확인되었다. 앞에서 본 저자는 VMO 타이밍이 슬개골 운동학과 관련된 참가자의 하위 집단(가장 극단적인 슬개대퇴 운동학을 가진 대상자)에서 나타날 수 있다고 제안했었다. 그러나, 다양한 연구들에서 슬개대퇴 운동학에 차이가 없고 통증이 없는 VMO 타이밍이 지연된 개인이 있음을 보고하고 있다. 따라서, VMO 타이밍 지연의 강도는 PFP의 위험요소로 확정하기에는 명확하지 않다.

PFP에 대한 VMO 관련 슬개골 경로장애/부정렬(mal-tracking/malalignment) 패러다임에 대한 두 가지 주요한 비판적 의견이 있다. 첫 번째 결함은 슬개골 부정렬이 임상 환경에서 적절하고 안정적으로 평가될 수 없다는 사실이다(Wilson, 2007). 정렬 및 슬개골 운동학의 잠재적으로 더 정확한 측정이 영상의학적 진단식의 사용과 함께 고려될 수 있지만, 그 임상적 유용성은 현재까지 보고되지 않았으며, 이는 VMO: VL 관련 슬개골 경로장애 이론에 대한 두 번째 비판적 의견과 관련된다. 두 번째 비판적 의견은 현재까지의 보고된 임상 연구를 보다 실용적으로 재구성한 것이다. 이러한 연구는 본질적으로 특정 VMO 타이밍 재훈련이 환자의 좋은 임상 결과와 관련되지 않을 수 있다는 근거를 기반하고 있다(Crossley와 Cowan, 2019). Crossley와 Cowan은 일반적인 대퇴사두근 저항 훈련이나 고관절 근육 운동이 VMO 재훈련 연구만큼 효과적이지만 슬개골 경로장애관련 임상 연구의 재구성할 것을 제안하였다(Crossley와 Cowan, 2019). 두 연구자들은 사체 및 실험적 연구에서 VMO 및 VL 근육 힘의 변화가 PFJ 스트레스에 영향에 대한 근거를 기반으로 생체역학적 타당성을 인정하였지만 근전도 연구에서는 명확하지 않았다. 또한 VMO 수축 지연이 모든 경우에 나타나는 것은 아니며, 변화된 근육 수축 타이밍이 근육의 힘과 PFJ 힘을 변화시킨다는 근거가 없다는 것을 강조하였다.

VMO 재훈련 패러다임의 재구성에 대한 가장 강력한 주장은 PFP에 대한 전체 운동병리학적 또는 손상 기반 절차의 비판적 의견 및 재구성을 위한 모델로도 사용될 수 있다. Crossley와 Cowan(2019)의 VMO 재훈련 패러다임에 대한 가장 강력한 비판적 의견은 PFP에 대한 VMO 재훈련 강조 없이 기본 운동을 적용하는 것이 강력한 증거라고 주장하였다. 두 연구자들은 계속해서 임상 VMO 수축 재훈련 프로그램이 점진적 로딩 렌즈(loading lens)를 통해 볼 수 있다고 제안하였다. 초기 운동이 현재 허용 범위에 따라 적용되고 약간의 통증이 허용되는 재활 프로그램을 통해 진행되는 경우 슬관절에 대한 부정적인 의미를 주고 있다고 고려될 수 있다(예: 통증은 운동과 스트레스의 적용 중지를 의미). 프로그램은 더 힘든 활동에 대한 허용 능력을 향상시키기 위해 진행되며 개인의 활동 목표(예: 특정 스포츠)에 따라 달라질 수 있다. 추가적인 강화 운동의 예와 진행에 대한 근거는 19장을 참조한다.

위험 요소: 운동 협응 장애

(Proposed Risk Factor: Movement Coordination Deficits)

운동 협응 장애(Willy 등, 2019)는 다른 말로 "잘못된 움직임 패턴"이라는 용어이며(Davis 등, 2020), 이상적인 움직임 패턴에서 벗어난 손상과 통증이 생기기 쉬운 운동병리학적 구조(Sahrmann 등, 2017) 또는 병리 해부학(Powers 등, 2017)이다. 즉, 특정 운동역학이 적응능력을 초과하여 PFJ 부하를 증가시키거나 비정상적으로 유도한다는 것이다. 따라서 운동 협응 장애는 부하 대 능력에 대한 손상 과정으로 나타날 수 있다. 이 개념은 특정 운동 패턴이 PFJ의 부하를 신체구조가 견딜 수 없거나(즉, 능력이 없음) 적용된 부하에 적응할 수 없을 정도로 증가하고 통증이나 손상이 나타날 수 있다고 가정한다.

Powers 등(2017)은 PFJ 스트레스 증가에 대한 잠재적인 역학적 요인에 대해 잘 정리하였으며, 이러한 잠재적 역학적 요인은 다음과 같다.

1. 대퇴사두근 기능장애
2. 과도한 대퇴골 회전
3. 손상된 연부조직 제한
4. 비정상적인 PFJ 해부학
5. 변경된 고관절 운동학
6. 변경된 발 운동학
7. 변경된 지상 반발력
8. 변경된 체간 운동학

운동병리학적 모델에 대한 역학적 및 병리해부학적 요인에 대한 상세한 연구는 다음 장에서 제시된다. 이 단원에서는 Academy of Orthopaedic Physical Therapy에서 개발한 PFP에 대한 임상 실무 지침서(Clinical Practice Guideline; CPG)에서 운동 협응 장애로 설명된 역학적 요인을 강조하여 설명한다(Willy 등, 2019). PFP CPG는 4개의 하위 범주로 구성된 PFP에 대한 분류 체계를 제안하였다.

1. 손상 없는 과부하
2. 근육 수행 장애
3. 운동 협응 장애
4. 가동성 손상

"운동 협응 장애"의 하위 분류는 고관절 내전, 고관절 내회전 및 슬관절 외전이 증가하면 PFJ 스트레스가 증가하므로 운동 협응 장애가 통증의 잠재적 원인이자 매개 변수라고 가정할 수 있다. 따라서 이러한 특정 움직임 패턴을 변경하면 재활에 도움이 될 수 있다. 운동 협응 장애가 PFP의 요인 또는 원인이 되는 사례는 다음과 같은 다양한 연구 경로를 통해 추가적인 연구가 필요할 것이다.

1. 관절 스트레스의 생체역학적 모델링
2. 생체역학적 단면 및 전향적 연구
3. 움직임 재훈련 중재 연구

슬관절 스트레스의 생체역학적 모델

(Biomechanical modeling of joint stress)

생역학적 모델링을 사용하여 다양한 결과와 함께 슬개 연골 스트레스에 대한 운동학의 영향에 대해 연구되었다. Liao 등은 양측 스쿼트를 45°까지 하는 동안 슬개골 관절 스트레스에 대한 대퇴 운동학 변화의 영향을 모델링하였다(Liao 등, 2018). 연구자들은 슬관절의 정형적 요소 모델(finite element model)을 통해 이 슬관절 굴곡 정도에 따른 관절 스트레스를 평가하였다. 이 모델을 통해 연구자들은 2°에서 10° 사이의 고관절 내전 또는 대퇴골 회전의 변화가 PFJ 스트레스 평가에 어떻게 영향을 미치는지 조사할 수 있었다. 연구자들은 대퇴골 내회전이 6~10° 증가하면(참가자의 자연 회전 이상으로) 관절 스트레스가 41%에서 77% 증가한다는 것을 확인하였다. 또한 고관절 내전이 10° 증가했을 때만 관절 스트레스가 통계적으로 유의하게 증가하였다. 추후 연구에서 연구자들은 PFP가 있거나 없는 달리기선수에서 내측 및 외측 슬개골 대퇴 관절 스트레스를 모델링하였다(Liao 와 Powers, 2019). 연구자들은 관절 스트레스에서 그룹 간 차이를 확인하지 못했지만, 경골 대퇴 회전이 관절 스트레스의 위치에 영향을 미치는 변수임을 확인하였다. 대퇴골 내회전(경골에 비해)의 증가는 더 큰 외측 관절 스트레스와 관련이 있었지만, 전두면 평면에서 경골 대퇴골 회전(예: 경골에 대한 대퇴골 내전/외전)은 외측 슬개골 관절 스트레스에서 유의한 변수로 확인되지 않았다. 경골에 대한 대퇴골의 외회전 증가(또는 대퇴골에 대한 경골의 내회전 증가) 및 대퇴골에 대한 경골의 내전 증가는 내측 슬개 관절 스트레스 증가와 관련이 있다. 생체역학적 모델링 연구의 관점에서 하지 운동학이 슬개골 대퇴관절 스트레스의 크기와 위치 모두에 영향을 미칠 수 있다는 여러가지 근거가 보고되었다. 이것이 PFP의 발생 또는 유지에 중요한 변수인지 여부는 현재까지는 명확하지 않다.

생체역학적 단면 및 전향적 연구 (Biomechanical cross-sectional and prospective studies)

고관절 운동학과 추후 PFP진행 사이의 연관성을 조사한 전향적 연구는 많지 않다. 두 가지 특정 연구(서로 다른 모집단을 조사하더라도 상충되는 결과를 확인함)는 3차원 하지 운동학이 추후 PFP와 관련이 있는지 여부를 전향적으로 평가하였다. Noehren 등(2013) PFP로 진행된 환자들은 달리는 보행 중 접촉 시 고관절 내전이 평균 12.1°인 반면 손상이 되지 않은 대조군은 8.1°임을 확인하였다. 연구자들은 고관절 내회전에서 두 그룹 사이에 차이가 없음을 확인하였다. Boling 등(2009)은 낙하산 점프 동안 확인된 하지 운동학과 군인의 추후 PFP 사이의 관계를 평가하였다. 단독 측정으로 손상된 그룹과 손상되지 않은 그룹 사이에 고관절 내전 또는 고관절 내회전에 차이가 없었다. 그러나 연구자들이 가장 큰 고관절 내회전과 최소 고관절 내회전(90번째 백분위수 대 10번째 백분위수)을 가진 손상을 비교했을 때, 그들은 통계 모델의 다른 변수와 결합했을 때 고관절 내회전이 PFP 진행과 관련이 있다고 보고하였다.

고관절 운동학이 추후 PFP의 위험 요소인지 여부를 조사하는 전향적 연구는 많지 않지만, 통증이 있는 사람과 손상되지 않은 대조군의 고관절 운동학에 차이가 있는지 여부를 평가하는 많은 후향적 단면 연구가 보고되었다. 일반적으로 고관절 내전과 고관절 내회전 각도가 PFP 환자들에서 입각기 동안 더 크다는 중간 정도의 근거가 보고되었다. 체계적 문헌고찰에 의하면, 이러한 변화는 달리기 및 쭈그리고 앉기/점프 작업 모두에서 확인 되었다(Neal 등, 2016).

움직임 재훈련(Movement Retraining)

PFP 환자의 보행 재훈련에 대한 연구 목적은 증가된 고관절 내전 및 내회전이다. 연구의 질적으로 잘 수행된 2개의 연구에서 특정 운동학이 PFP의 지속과 관련이 있다는 보고가 자주 인용된다. 2개의 Willy 등(2012)과 Noehren 등(2011)의 연구는 다른 유형의 피드백으로 달리기 중 고관절 역학을 변경(각각 측정된 관절 운동학을 표시하는 거울과 모니터를 이용하여)하려고 시도되었다. 2개의 연구 모두에서 PFP환자가 달리는 동안 20° 이상의 고관절 내전이 있어야 한다는 기준을 포함하고 있다. 이 수치는 "비정상"으로 고려될 수 있으며 연구 실험실 데이터베이스에서 확인된 평균 고관절 내전보다 1 표준편차 범위로 확인되었다.

2개의 연구 모두 고관절 내전과 통증을 변화시키는 데 성공하였다. Willy 등(2012)은 8주간의 보행 재훈련 후 고관절 내전이 20.7~14.8° 감소하였다고 보고하였다. 3개월 추적관찰에서 고관절 내전은 기준선에 비해 여전히 감소되어 있지만 16.4°까지 증가되었다고 보고하였다. 이러한 보행 재훈련 연구에서는 고관절 내회전의 유의한 감소는 나타나지 않았다(Willy 등, 2012). 또 다른 연구에서 Noehren 등(2011)은 8주간의 보행 재훈련 후 고관절 내전이 22.0°에서 16.5°로 감소한 것으로 나타났다. 2개의 연구 모두 달리기 중 고관절 내회전은 통계적으로 유의한 변화가 나타나지 않았지만 2개의 연구 모두 통증이 유의하게 감소한 것으로 보고하였다.

위험 요소: 고관절 운동학

(Proposed Risk Factors: Hip Kinematics)

단면 연구들에 의하면 PFP환자에서 고관절 내전과 고관절 내회전이 증가하는 것으로 보고되었다(Neal 등, 2016). 또한 소수의 전향적 연구가 수행되었으며 이와 유사한 연구결과가 확인되었다. 중재 연구(Noehren 등, 2011; Willy 등, 2012) 에 의하면 고관절 운동학의 변화는 고관절 내전의 감소와 관련될 수 있으며 중요하게는 통증도 감소되는 것을 확인하였다.

임상 현장에서 임상가는 변수가 PFP 발병 위험을 증가시키는지 또는 PFP를 유지하거나 매개하는 변수가 존재하는지에 대해 고려해야 한다. 변수는 PFP 전향적 데이터의 발병 위험을 증가시키는지 여부를 결정하기 위해 필요한 요소이다. 변수가 PFP의 발달과 관련이 있는지 여부를 평가하기 위해 van Mechelen(1992)은 "예방의 순서(sequence of prevention)" 모델에 대해 제안하였다(Neal 등, 2019; van Mechelen 등, 1992). 이 모델은 잠재적인 변수(예: 고관절 운동학)와 PFP 사이의 전향적 관련성이 있으며 해당 변수를 변경하도록 설계된 예방 전략이 PFP의 감소시킨다는 것을 강조하고 있다. 그러나 우리는 이러한 주장을 뒷받침 하기 위한 전향적 또는 예방적 중재 연구가 아직까지는 부족한 상황이다.

고관절 내전 또는 고관절 내회전에서 더 많은 운동범위가 PFP 발병 위험을 증가시킨다는 근거는 명확하지 않지만 이러한 역학 요인은 여전히 회복 매개체로 관련될 수 있다. 고관절 내전은 PFP를 유발하지 않을 수 있지만 PFP의 양이 증가하면 회복에 제한 요인이 될 수 있으며 이러한 운동학이 변경되지 않으면 증상 없이 달리거나 회복하는 것은 어려울 수 있다. 보행 재훈련 후 통증 감소 및 고관절 내전 감소를 보여주는 연구결과가 보고되고 있지만(Noehren 등, 2011; Willy 등, 2012), 임상가들은 현재 이러한 통증 감소의 기전이 고관절 내전을 통해 매개된다는 높은 수준의 근거는 부족한 상황이다. 이러한 연구는 소규모(n=10)로 수행되었으며 대조군이 없이 수행되었다(Noehren 등, 2011; Willy 등, 2012). 다른 변수가 통증 감소의 기전을 설명할 수 있으며 이 영역에 대해서는 추가적인 연구가 필요할 것이다.

제안된 운동 협응 장애가 통증의 중재자라는 것에 반대하는 역학적 주장은 보행 재훈련 연구에서도 만들어질 수 있다(Noehren 등, 2011; Willy 등, 2012). 고관절 내전 또는 고관절 내회전을 감소시키는 근거는 PFJ 스트레스를 감소시키는 것이다. 이러한 연구는 이 장에서 이미 설명한 이전 연구를 기반으로 수행되었다. 그러나 이러한 실험 모델에서 관절 스트레스를 통계적으로 증가시키기 위해서는 고관절 내전의 10° 증가(참가자의 정상적인 움직임 이상)가 필요하다는 것이 확인되었다. 그러나 Willy 연구에서는 피크 감소가 5°에 불과한 후 3개월 후 고관절 내전이 3° 감소하는 것으로 나타났지만 성공적인 회복(통증 측면에서)은 유지되었다(Willy 등, 2012). 다양한 방법과 측정으로 인해 연구 전반에 걸쳐 운동학적 측정을 비교하는 것은 어렵지만 회복을 매개하는 것은 PFJ 관절 스트레스의 감소로 인한 것일 수 있다.

이 개념은 보행 재훈련 연구에서 이러한 환자의 기능 회복을 관찰함으로써 보다 간단하게 설명될 수 있다(Noehren 등, 2011; Willy 등, 2012). 관절 스트레스는 사람이 견딜 수 있는 것 이상으로 증가하였다고 가정해 볼 수 있다. 따라서 관절 스트레스를 단계당 소량(예: 10%~20%)씩 감소시키는 것이 효과적이다고 볼 수 있다. 그러나 운동 선수가 회복할 때와 성공적인 보행 재훈련에 대한 연구와 같이 누적되는 부하는 상당한 증가 상태가 될 수 있다. 이러한 실험의 수행 시간은 2주 동안 15분에서 30분으로 증가하였다. 따라서 누적 부하가 상당히 증가했지만 환자는 회복할 수 있었다. 이러한 결과는 관절 스트레스나 부하의 작은 변화가 성공적인 달리기로의 복귀를 위한 진정한 매개 요인인지 확인이 필요할 수 있다. 그러므로 주의할 점은 누적 부하가 아니라 매개 요인이 될 수 있는 단계당 관절 스트레스일 수 있다는 것이다. 아마도 환자가 견딜 수 있는 단계당 일시적인 허용 역치값이 있을 수 있으며 특정 단계 횟수 후에 이를 초과하면 통증으로 인해 수행력은 억제될 수 있다.

또한 이러한 재구성의 확장은 통증이 있는 움직임의 수정도 포함할 수 있다. 이러한 움직임을 본질적으로 "잘못된" 것으로

표 3.1 슬개대퇴 통증의 운동 참여를 재구성하기 위한 강조 사항의 예

"이런 움직임이 불편하니 일시적으로 피하거나 증상에 따라 수정하도록 하세요."
"당신은 이러한 움직임 중 일부가 어렵고 고통스럽기 때문에 피했다. 이제 이러한 움직임을 다시 시도하여 견디는 능력을 향상시키려 한다."
"어떤 움직임에도 본질적으로 결함이 있는 것은 아니지만 종종 우리는 이것들에 민감해진다. 목표 활동에서 반드시 해야 하는 동작들이니 천천히 견디는 능력을 향상시켜 보자."
"이러한 움직임 변경은 운동의 스트레스나 강조사항을 변경하기 때문에 도움이 될 수 있다. 우리는 이것을 더 힘들거나 쉽게 만들 수 있지만 주요 목표는 당신을 계속 활동적으로 유지하는 것이다. 움직임과 활동은 대부분의 슬개대퇴부 관련 통증에 특히 유용하다."

보기보다는 일시적으로 이러한 어려운 움직임을 피하고(공포 회피) 재활이 진행됨에 따라 이러한 어려운 움직임을 다시 도입하는 것이 가치가 있을 수 있는 경우에만 민감한 것으로 간주된다. 표 3.1에서는 저자가 강조하는 생의학적 상호 작용의 예를 제시할 수 있다. 어떠한 움직임을 일시적으로 피하는 것이 통증 때문에 생체역학적 추론 프레임워크를 사용하는 것보다 임상 의사결정을 유도할 수 있는 증상 수정이 될 것이다(즉, 특정 움직임 전략에 더 많은 부하가 발생하므로 이러한 움직임을 피해야 함). 이 추론은 많은 움직임과 관련 동역학 및 운동학이 허용 가능하고 안전하다고 가정하기 때문에 일부 환자들에게는 적용하기 어려울 수 있다.

통증을 유발하지 않는 방법으로 운동할 수 있는 다양한 조건이 있다. 제시된 수치는 몇 가지 조건을 제공하지만 특정 처방은 환자 맞춤형, 증상 및 활동 맞춤형 요구에 따라 다르게 적용할 수 있다(19장 참조). 그림 3.1은 시상면에서 환자가 일반적인 스쿼트 운동 중에 (A) 환자가 증가된 체간 굴곡을 사용할

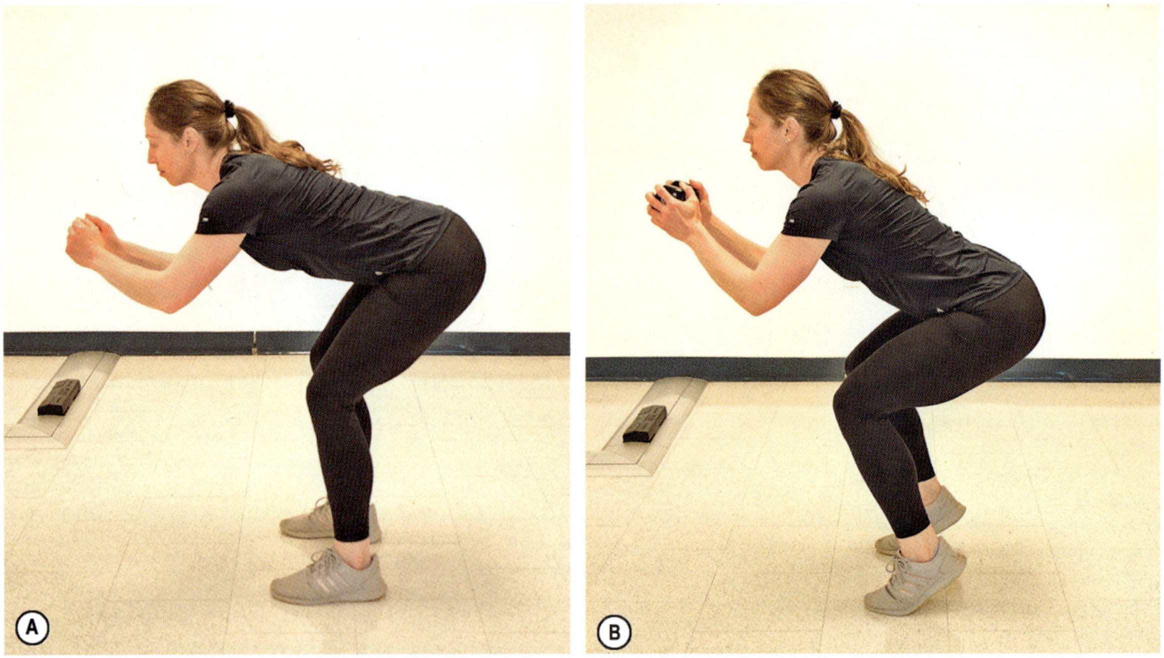

그림 3.1
일반적인 스쿼트 운동의 시상면에서 변경된 움직임. (A) 환자는 증가된 체간 굴곡을 사용할 수 있다. (B) 환자는 발뒤꿈치를 들어올리고 케틀벨로 저항을 추가할 수 있다.

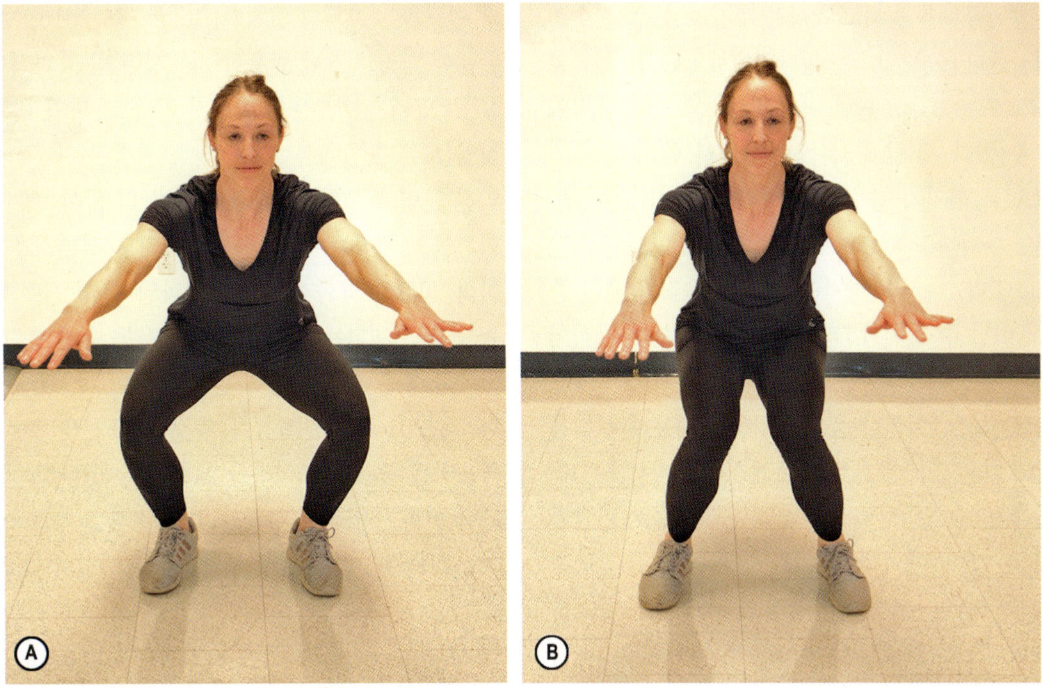

그림 3.2
일반적인 스쿼트 운동의 횡단면에서 움직임패턴의 변경.
(A) 고관절 외회전 증가 및 (B) 고관절 내회전 증가.

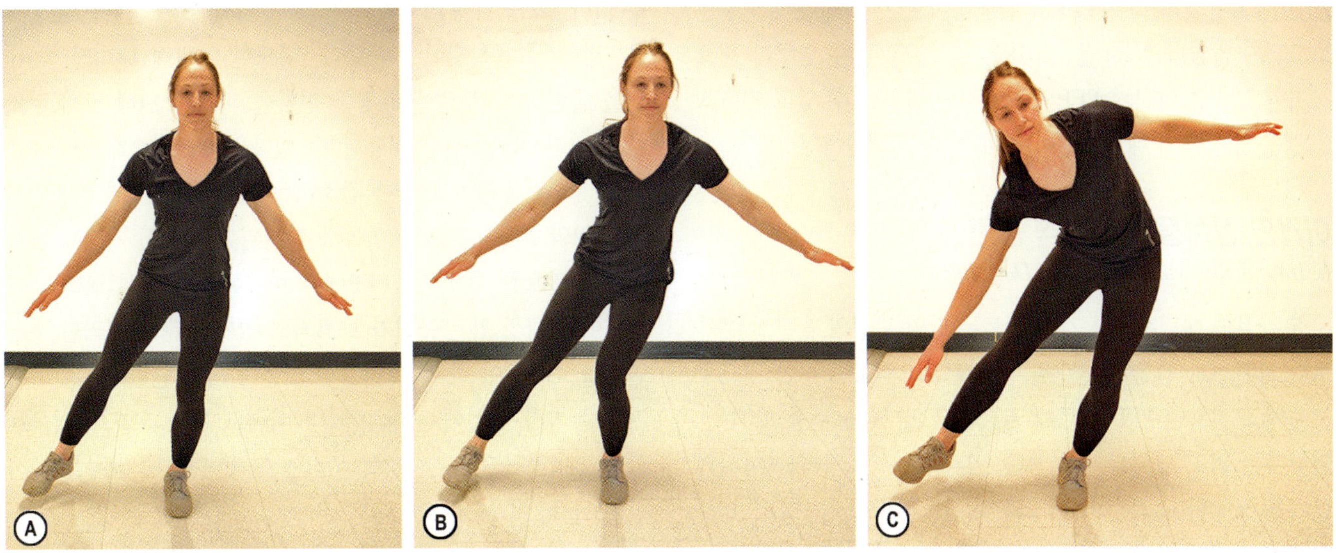

그림 3.3
전두면의 교정을 강조하기 위한 한 다리 스쿼트 : (A) 중립 자세; (B) 과도한 고관절 내전; (C) 보상적 반대측 체간 굴곡.

수 있거나 (B) 발뒤꿈치를 높이고 저항을 추가할 수 있는 수정된 움직임을 나타낸다. 그림 3.2는 횡단면에서 (A) 환자가 고관절 외회전 증가 또는 (B) 고관절 내회전 증가와 함께 움직임 패턴을 변경할 수 있다. 그림 3.3은 전두면에서 한 다리 스쿼트 운동 중에 (A)는 환자가 중립 서기 자세이며, (B)는 과도한 고관절 내전이 나타나고 있으며, (C)는 보상적 반대측 체간 굴곡이 나타나고 있다. 다시 말하지만, 이러한 움직임 패턴 중 일부는 "정상"이 아닐 수 있지만 "비정상적"일지라도 자극적이지 않은 자세에서 운동에 계속 참여하는 것이 어떤 경우에는 효과적일 수 있다. 사실, 이러한 움직임 적응을 사용하여 적응을 촉진하기 위해 다른 영역에 대한 스트레스를 증가시키는 것이 실제로 도움이 될 수 있다. 아마도 우리는 적응으로 민감한 움직임을 피하는 것이 아니라 실제로 다른 영역을 "구축(building up)"할 수 있다. 임상가는 특정 요구 사항에 따라 각 개인에 맞게 개별적으로 조정된 운동 프로토콜을 프로그래밍할 수 있어야 한다.

근육 수행 장애(예: 근력 약화)도 개인의 하위 범주에서 PFP의 관련 매개요인 및 원인으로 제안되었다(Willy 등, 2019). 군인들을 대상으로 한 연구에서 슬관절 신전 약화는 향후 슬관절 통증 발병의 관련성에 대해 보고하였다(Neal 등, 2019). 고관절 약화는 PFP와 관련성이 있지만 전향적 연구는 보고되지 않았다(Neal 등, 2019). 다양하고 많은 연구가 필요하지만 고관절 약화가 PFP의 잠재적인 결과일 수 있고 지속적인 통증의 잠재적 매개요인이 될 수 있다고 제안하였다.

이러한 장애들의 임상적 관련성
(Clinical Relevance of these Deficits)

고관절과 대퇴사두근 강화 치료는 단일 관절의 슬관절 운동보다 고관절과 결합된 슬관절 강화 프로그램이 우수한 것으로 고려되고 있으며 PFP 치료에 권장하고 있다(Lack 등, 2015). 임상가는 PFP 환자를 위한 운동 및 기타 치료의 최근까지의 근거를 요약한 교과서의 15장과 19장을 참조한다. 그러나 근력 장애가 슬관절 통증의 매개인자로 제안되었지만 이러한 운동 치료가 힘을 생산하는 능력의 증가를 통해 작동하는지 여부는 명확하지 않다. 근력 강화 치료에 효과적인 환자에 대한 일부 연구가 보고되고 있지만(Bolgla 등, 2016), 치료 전의 근력 수준에 따라 치료에 반응할 가능성이 더 효과적인 환자를 구분할 수 있는지 여부는 명확하지 않다. 응답자 범주에서 일부 움직임(모든 성별에서 고관절과 슬관절 신전 근력 포함, 고관절 외전 근력 불포함)에 대해 근력이 더 많이 증가했지만 이러한 회복을 매개하는 것이 근력 증가라고 결론지을 수는 없다. 오히려, 고관절 약화가 통증의 결과일 수 있는 것과 유사하게, 근육 근력의 변화는 다른 기전(예: 운동 유발 통각 저하)에 의해 시작된 통증 감소를 통해 발생할 수 있다. 예를 들어, Willy와 Meira(2016)는 근력강화 과정이 PFJ 및 관련 구조의 부하 허용치를 증가시켜 회복을 매개할 수 있다고 제안하였다. 즉, 근력 변화는 이러한 성공적 임상 결과를 가져오기보다는 치료 성공과 병행되는 부수적 현상으로 고려될 수 있다.

슬개대퇴 통증의 운동병리학적 모델 요약
(Summarizing the Kinesiopathological Model of Patellofemoral Pain)

대체로, 운동 병리학적 모델은 정상적인 움직임에서 벗어난 것이 조직 용량을 초과할 정도로 수행될 때 슬관절의 통증 및 기능적 제한을 발생할 수 있으며, 더욱 진행시킬 수 있음을 알 수 있다. 이를 위해 PFP의 평가 및 관리의 우선 순위는 운동학을 "정상화"하는 것이어야 한다. 과도한 고관절 내회전 및 내전을 줄이고, 전두면에서 경골 편향을 피하기 위해 발의 위치를 최적화하는 중재를 적용할 수 있다. 소규모 중재 연구에서 보행 재훈련을 통해 PFP를 감소하는 데 성공적인 결과가 있지만 PFP의 진행, 중재 및 회복과 관련된 추가적인 기전에 대한 이해가 필요할 수 있다. PFP에서 변경된 운동학의 영향과 관련하여 신뢰성 있는 근거가 보고되고 있기 때문에 이러한 추가 변수를 조사해야 한다. 그리고 이러한 원칙의 관련성을 확인하거나 논박하기 위해 군대 이외의 대규모 예비 코호트 연구는 확인되지 않았다. 다음으로, 우리는 그 변수들 중 일부를 제시할 것이다.

슬개대퇴 통증에 대한 최근의 통증 과학 및 고려사항
(Contemporary Pain Science and Considerations for Patellofemoral Pain)

PFP는 많이 발병되고 있지만 효과적으로 관리하기 어려운 질환 중의 하나이다. 실제로, 부족한 임상 결과는 생체역학 변수와 같은 다양한 요인과 관련될 수 있다. 따라서 이 질환의 관리에서 통증의 복잡성을 고려해야 한다. PFP환자는 슬관절 앞쪽에 국한된 만성 통증이 가장 흔하게 나타나며 특히 슬관절 굴곡 위치에서 관절 부하로 악화된다. PFP는 고전적으로 특정 영역에서 통증이 보고되지만 최근의 통증과학은 슬관절 이외의 요인이 PFP의 발병 및 악화에 중요한 역할을 할 수 있다고 제안한다. 이 장에서는 PFP와 관련된 통증 신경생리학 관련 연구를 제시하고 임상적 의미를 이해할 수 있다.

수년 동안 변형된 슬개골 및 일반적인 하지 운동학 및 동역학이 PFP 발병의 근간이 되는 매개 기전으로 제안되었다. 앞에서 설명된 것과 같은 전제는 이러한 변경된 운동학이 PFJ 구조에 대한 역학적 스트레스 증가와 말초 유해수용기의 후속 활성화 및/또는 민감화를 통해 슬관절 통증을 초래한다는 것이었다. 지속적인 통증 질환에서 복잡한 신경면역 기전에 대한 이해의 최근의 연구 발전은 비외상성 PFP가 운동병리학적 또는 생체역학적 관점을 통해 이해될 수 있다는 기전에 반박하고 있다. 통증은 일부 말초 유해수용기의 활성화와 관련이 있지만 통증은 통각 수용과 동일한 것은 아니다. 1965년 Melzack과 Wall은 말초 통각이 척수 신경 회로에 의해 조절될 수 있다는 가설에 대해 처음으로 획기적인 연구를 발표하였다(Melzack과 Wall, 1965). 말초 유해수용성 자극이 있는 상태에서 척수의 후각에 있는 뉴런이 민감해지고 말초 입력에 대한 반응성을 증가시킬 수 있다는 것은 지금까지도 잘 확립된 이론이다. 이러한 현상을 중추성 민감화라고 한다(Woolf, 2011). 또한, 후각에서의 처리는 촉진 및/또는 억제 하행성 조절 기전의 영향을 미친다(Bannister 와 Dickenson, 2017). 이러한 시나리오에서 유해수용성 통증 처리는 조직 관련/병리적 요인, 인지적 요인, 심리사회적 요인, 동반 질환, 일반적인 건강 및 생활 방식을 포함한 여러 요인의 영향을 미친다(Goffaux 등, 2007; Sawicki 등, 2021). 이러한 복잡성은 조직의 병리와 통증 사이의 불일치의 근원이 될 수 있다.

최근에는 통증 지각에 있어 이전의 경험과 기대의 중요한 역할도 조사되었다(Tracey 2010). 즉, 말초 감각 입력은 환자의 질환 및 회복에 대한 환자의 이전 경험과 예측의 관계에서 "가중치"가 될 수 있다(Lim 등, 2020; Tabor와 Burr, 2019; Wiech, 2016). 따라서 통증은 궁극적으로 말초 조직(및 관련 유해수용성 입력)의 병리와 관련이 있지만 경험 자체를 완전히 설명할 수 없는 고도의 상황별 경험이다. 유해수용성 회로는 손상이나 말초적인 사건에 따라 상당한 가소성 변화를 겪을 수 있으며 이러한 변화의 근간이 되는 신경면역 기전은 최근 연구의 중요성이 되고 있다(Grace 등, 2021; Jain 등, 2020; Price와 Gold, 2018; Price 와 Ray, 2019). 2020년에 국제 통증 연구 협회(International Association for the Study of Pain)는 6개의 특정 내용이 정리된 통증의 수정된 정의를 발표하였다(Raja 등, 2020). TF팀은 "통증과 통각은 다른 현상"이라고 명시하면서 "통증은 감각 뉴런의 활동만으로는 추론할 수 없다"고 보고하였다. 말초 조직 통각과 통증 사이의 중요한 구별은 통증에 대한 환자의 해석에 중요한 의미가 있다. 통증 강도는 (1) 다양한 비-조직성 요인에 의해 영향을 받고, (2) 조직의 건강에 대한 정확한 측정을 제공하지 않으므로 (3) 기본적으로 손상이나 추가적인 손상에 의해 지속적인 통증을 경험하는 환자를 위한 현대적인 재활 접근법의 기초가 될 수는 없다.

슬개대퇴부 통증과 관련된 통증 기전
(Pain Mechanisms Involved in Patellofemoral Pain)

PFP의 생체의학 또는 생체역학적 구성을 엄격하게 고려하면 일부 환자(예: 명확한 생체역학적 구성 요소를 가진 스포츠 선수)에서 PFP 관리에 대한 강한 기초를 제공할 수 있지만 통증에 기여하는 수많은 요인을 고려하는 것이 중요하다. 최근 몇 년 동안 다양한 신체 부위에서 검사된 많은 연구에서 무증상 개인의 영상의학적 소견을 통해 확인된 병리학의 높은 유병률이 보고되었다(Brinjikji 등, 2015; Girish 등, 2011; Horga 등, 2020). 슬관절에서도 마찬가지이며, 아마도 PFP의 임상

진단 문제 때문에 PFP를 유발하거나 기여하는 구조적 이상을 확인하려는 연구가 수행되었다. 변경된 PFJ 형태, 정렬 및 모양이 일부 PFP 환자와 관련이 있을 수 있지만 증상과 관련성은 많지 않다(Collins 등, 2021; Drew 등, 2017; Fick 등, 2020; Macri 등, 2020; van der Heijden 등, 2016; van Middelkoop 등, 2018). 구조적 이상과 증상 사이의 단절 때문에 임상가는 표적 조직과 무관한 통각 수용 입력 및 처리의 영향을 고려하는 것이 중요하다.

환자의 증상에 기여하는 요인을 구분하는 한 가지 방법은 결함이 있는 일차 통증 기전을 구분하는 것이다. 통증에 대한 다양한 기전이 있으며 일반적으로 유해수용성(nociceptive), 신경병증성(neuropathic) 및 중추성 유해가소성(nociplastic) 양상으로 구분된다(Raja 등, 2020). 환자의 통증 경험에는 증상에 기여하는 일차적 통증 기전(말초 매개 요인)이 있지만 여러가지 기전(중추 매개 요인)이 관련성이 일반적이다. 중재가 특정 기전을 단독으로 목표로 하지는 않지만 특정 기전의 존재는 임상가가 효과적인 치료 계획을 개발하는 데 지침이 될 수 있다.Chimenti 등, 2018).

PFP는 일반적으로 슬관절 앞쪽에 국한되어 슬관절과 관련된 활동으로 악화되고 일반적으로 휴식을 취하면 완화되기 때문에 일차적인 말초 유해수용 기전에 의해 유발되는 것으로 고려된다. 말초 유해수용성 통증 기전으로 중재는 일반적으로 점진적인 강화 및/또는 스트레칭 등과 같은 활동을 통해 부과된 부하를 수용하는 관련 근골격 구조의 능력을 구축하는 방향으로 진행된다. 또한 부하를 허용하기 위해 활동을 변경하는 전략 달리기 빈도, 강도, 지속 시간 등을 변경하는 것을 포함할 수 있는 점진적인 훈련 프로그램을 통해 능력이 완성된다.

중요한 것은 말초 증상 외에도 최근 연구에서 PFP가 중추 통증 민감성과 관련이 있다는 사실이 확인되었다. 메타 분석을 포함한 체계적 고찰 연구에서는 통증이 없는 대조군과 비교하여 PFP 환자에서 광범위한 통각과민, 조건부 통증 조절 장애 및 일시적인 가중을 포함하여 중추성 통증 처리 변화의 징후가 있다고 보고하였다(Bartholomew 등, 2019; De Oliveira Silva 등, 2019; Sigmund 등, 2021). 또한 연구결과에서 여성과 젊은 개인에서 변경된 통증 처리의 비율이 더 높음을 나타냈고, 이러한 집단에서 유해가소성 발현의 존재를 고려하기 위해 특별한 노력을 기울여야 함을 확인하였다(Bartholomew 등, 2019). 만성 근골격계 통증은 한 부위에 거의 나타나지 않는다(Carnes 등, 2007). PFP환자에게서 보고된 더 많은 통증 부위는 더 나쁜 결과를 예측할 수 있다(Hott 등, 2020). 추가적인 연구를 통해 PFP환자에 대한 변경된 중추 통증 처리의 영향을 완화하기 위한 다양한 중재의 유용성을 설명할 수 있지만 슬관절 및 주변의 국소적 요인과 추가적인 평가 및 치료가 요구된다.

표 3.2는 유해수용성 및 유해가소성 우세 기전의 임상적 특징을 제시하였다. 그러나 대부분의 환자들은 여러 기전이 어느 정도 관련되어 혼합된 양상이 나타나므로 PFP환자는 분류의 한쪽부분에만 위치하는 것이 아니거나 중앙에 위치할 수 있다. 혼합된 양상은 기전의 중첩 뿐만 아니라 상호관계, 사회적, 심리적 요인을 포함하는 통증의 복잡성과 관련이 있다.

심리사회적 변수와 슬개대퇴부 통증
(Psychosocial Variables and Patellofemoral Pain)

통증과 관련된 경험은 개별적이라는 것은 잘 알려져 있다. 동일한 조건을 가진 2명의 다른 사람이 동일한 통증 경험을 하지 않을 것이다. 다양한 요인들이 통증의 해석과 그것이 삶에 미치는 영향에 중요한 역할을 한다. 통증과 관련된 변수 중 일부는 실제로 특정 조직과 관련이 있을 수 있지만 통증의 인식, 지속성 및 효과에 기여하는 개인의 삶과 관련된 상황적 요인을 구분하는 것이 필수적이다(Courtney 등, 2017). PFP 환자의 통증을 중재할 수 있는 개별 심리적 변수는 초기 검사에서 중요하게 고려되지 않을 수 있다(Nicholas 등, 2011).

최근 몇 년 동안 PFP환자들의 심리사회적 요인의 역할을 조사한 많은 연구가 보고되었다. 특히, 광범위한 근골격계 통증에 대한 연구결과와 유사하지 않지만, 높은 수준의 공포 회피(fear avoidance), 불안(anxiety), 우울증(depression) 및 파국화(catastrophizing)는 PFP환자에서 더 높은 수준의 통증 강도 및 장애와 관련이 있다(Maclachlan 등, 2017). 예를 들어, 영국의 유병률 연구에서 우울증과 불안은 일반 인구에 비해 PFP 환자에서 더 자주 나타나는 것으로 확인되었다(Wride 와 Bannigan, 2019). PFP에 대한 심리적 변수의 부정적인 영향은 청소년 인구에서도 유사하게 확인되었다(Selhorst 등, 2020). 최

표 3.2 슬개대퇴골 통증의 유해수용성 및 중추성 민감화 우세 기전의 임상양상

임상적 특성	유해수용성 통증	중추 민감화 통증
	주관적 검사	
통증 위치	확산성, 슬관절 전면부	확산성, 슬관절 전면부;양측 통증, 다발성 통증부위
악화 활동	달리기, 점프, 계단, 무릎꿇기, 스쿼트	달리기, 점프, 계단, 무릎꿇기, 스쿼트; 무해해 보이는 활동
완화 통증	격렬한 활동을 하지 않고 휴식	안정을 제공하는 활동을 보고할 수 없음
손상 기전	잠행성, 과사용	잠행성, 과사용
증상 심각성	낮음에서 높음	높음
증상 과민성	낮음에서 높음	높음: 실질적인 증상을 만드는데 거의 활동이 필요하지 않으며 가라앉는데 오랜 시간이 걸린다.
심리적 관련성	최소	높은 수준의 스트레스 또는 불안, 우울증, 낮은 자기 효능감
	신체 검진	
촉진	국소 압통	국소부위 및 원위부위의 통각과민; 이질통
기능적 움직임	전형적인 증상 재현; 자주 감지되는 움직임 변수	전형적인 증상 재현; 공포 회피; 움직임 의지를 감소시킴
근력	슬관절 신전 저항운동은 강하지만 통증유발	슬관절 신전 저항운동은 통증으로 강도 제한
가동성	슬관절의 연부조직 또는 관절 제한	슬관절의 연부조직 또는 관절 제한

근 단면 연구에서 PFP가 주요 증상인 환자들은 대조군에 비해 운동 공포증을 가질 위험이 55% 증가하였다고 확인되었다(Maclachlan 등, 2020). 또한 최근 연구에 의하면 통증과 장애가 PFJ 부하 변수보다 운동 공포증에 대한 관련성이 많은 것으로 확인되었다(De Oliveira Silva 등, 2020). 또한 이러한 연구는 관절 또는 조직 특정 요인으로만 설명할 수 없는 PFP의 복잡한 병인을 강조한다. 급성 통증에서 지속성 통증으로의 전환과 환자 예후의 결정 요인으로서 심리사회적 요인의 중요한 역할에 대해 다른 근골격계 통증 문제, 특히 요통에서 광범위하게 조사되었다(Flink 등, 2020). 이러한 결과가 PFP 환자에게 적용되지 않는 이유는 없지만 슬관절의 특정 기능을 고려할 수 있다. 통증에 대한 심리사회적 요인의 영향은 직접적인 신경면역 기전을 통해 또는 대안적으로 통증에 대한 변화된 움직임 및 행동 반응을 통해 매개될 수 있다. 이와 관련된 근거는 de Oliveira Silva 등(2020)은 PFP환자에서 계단을 내려가는 동안 근력이 아닌 운동 공포증이 반복적 동작과 최대 슬관절

굴곡 각도와 관련이 있음을 확인하였다.

이러한 심리적 변수와 PFP 간에 상관 관계가 확인되었지만 심리적 변수를 처리한다고 해서 기능이 자동으로 감소하지는 않는다. 예를 들어, 운동공포증과 통증 파국화는 PFP가 있는 여성에서 증가했지만 이러한 변수는 객관적인 기능 작업 수행과 상관 관계가 없었다(Priore 등, 2019). 부정적인 심리적 요인이 PFP에서 기여 할 수 있지만 예후 효과에 대한 추가적인 연구가 필요할 것이다.

슬개대퇴 통증 과학의 임상적용
(Clinical Application of Patellofemoral Pain Science)

PFP는 적절한 운동으로 가장 일반적이고 효과적으로 관리할 수 있다(Willy 등, 2019). 그러나 이 질환의 환자의 상당한 비율(일부 경우 50% 이상)은 긍정적인 결과를 얻지 못하였다(Lankhorst 등, 2016). 대규모 개인 그룹의 좋지 않은 결과는 효과적인 평가 및 치료 프로세스를 안내하기 위해 지속적인 연구가 필요함을 나타낸다.

중추 통증 처리가 변경되면 PFP의 지속적인 특성을 설명하는 데 도움이 될 수 있다. PFP 및 신경계 과민증이 있는 환자가 주로 신체적 손상을 기반으로 치료되는 경우 유해수용 경로가 해결되지 않고 민감도가 높게 유지될 수 있다. 중요하게도, 통증 보고 또는 민감도가 증가하면 말초 통증 상태에 대한 중기 및 장기 추적 관찰에서 좋지 않은 예후를 예측할 수 있다(Collins 등, 2010; Mills 등, 2019; Roh 등, 2019). 양적 감각 검사 및 심리적 요인은 신체 활동에 대한 민감도를 예측할 수 있다(Wideman 등, 2014), PFP 환자의 임상 검사 및 운동처방에 도움이 될 수 있다. 양적 감각 검사는 또한 중추 과민성 목록의 점수를 구분할 수 있다(Zafereo 등, 2021), 중추 민감화와 관련된 심리적 관련 요인을 구분하는 데 수렴 타당도가 있는 자가 보고식 설문지가 보고되었다(van Wilgen 등, 2018). 신체적 검사 도구 및 유해가소성(nociplastic) 질환을 감지하는 결과 측정과 관련된 예비 근거가 되지만 이러한 도구의 일반화에는 한계가 있으며 철저한 주관적 기록이 평가 사용을 안내해야 한다.

앞에서 논의한 바와 같이, PFJ 형태, 정렬 및 구조적 변경은 통증과 직접적인 관련이 없다. 그러나 PFP환자들은 통증을 구조적 또는 해부학적 원인으로 보는 것이 일반적이다(Smith 등, 2018a). 어깨 통증 환자 중 해부학 및 구조에만 통증을 돌리는 것은 회복에 대한 환자의 기대와 재활 프로그램 참여 가능성에 부정적인 영향을 줄 수 있다(Cuff 와 Littlewood, 2018). 또한 지속적인 요통이 있고 통증의 특정 병리학적 원인이 고려되는 환자는 더 강한 통증 및 장애 수준을 보고한다(Briggs 등, 2010). 생체 역학 또는 운동 "결함"(예: 경로장애(mal-tracking), Q-각(Q-angle), 슬개골 위치 등)에 중점을 둔 PFP의 일반적인 운동 요법 모델은 잠재적으로 유사한 문제를 나타낼 수 있으며 임상가가 환자와의 상호 작용에서 고려해야 할 사항이다. 그러나 생체역학적 또는 해부학적 요인을 명시적으로 다루지 않는 다양한 중재가 PFP 환자에게 효과적인 것으로 나타났다(Esculier 등, 2018; Kooiker 등, 2014; Rathleff 등, 2019). 변화의 매개자는 크게 알려지지 않았지만, 생체역학적 또는 운동학적 변수의 변화는 PFP에서 통증을 줄이고 기능을 개선하기 위한 전제 조건으로 고려되지는 않는다.

PFP환자들 사이에서 심리사회적 요인의 역할에 대한 새로운 데이터는 개인의 통증 경험을 포착하기 위한 생체의학적/생역학적 모델의 부적절함을 강조한다. 근골격계 영역의 현대 치료 모델은 사람 중심의 생물심리사회적 프레임워크를 중심으로 한다. 그러나 통증의 생물심리사회적 모델은 통증 경험에서 생체역학적 요인, 해부학적 요인 또는 국소 조직 변화의 역할을 고려해야 한다. 추가적으로 개인의 증상, 그에 따른 행동 반응 및 장애 수준이 이전 경험, 기대치, 일반적인 건강 및 전반적인 웰빙 외에도 사회적, 심리적, 생활 방식 및 업무 관련 영역에 걸쳐 많은 요인에 의해 영향을 줄 수 있다는 것을 강조한다(Vicenzino 등, 2019). 이 연구의 저자(Crossley 등, 2019)는 대부분 생체역학적 패러다임에 기반을 두고 있기 때문에 재활에 전념하는 개인의 상당 부분에 대해 바람직하지 않은 결과를 초래한다고 강조하였다. 따라서 이 환자 집단에 대한 보다 효과적인 중재를 개발할 필요가 있으며 치료에 대한 생물심리사회적 접근은 추가적인 평가를 위한 연구가 필요할 것이다.

지식의 격차 해소-PFP 관리에 대한 시사점 (Bridging the Knowledge Gap - Implications for PFP Management)

우리는 임상 실무에서 광범위하게 사용되고 통합된 PFP에 대해 이해할 수 있는 생체 역학 기전을 제시하였다. 우리는 또한 최소한 독자들이 현재 환자 관리에 대한 이전 연구 노력의 관련성에 의문을 제기해야 하는 통증 과학의 최근 발전뿐만 아니라 PFP의 생체역학적 변수와 관련된 신뢰성 있는 근거를 제공하였다. 근거에 의문을 제기하는 이 과정은 근거를 무시하는 것이 아니라 근거가 우리의 관행을 어떻게 인도하는지에 대한 이해를 심화하는 것을 의미한다. 그러나 많은 연구에서 증상이 없는 환자에게 생체역학적 이상이 존재하거나 정상적인 움직임 이상이 있음을 시사하는 경우 임상가는 경우에 따라 이론적 모델의 중요성을 재평가해야 한다. 생체역학적 "비정상"은 PFP의 개발 및 지속에 중요한 역할을 할 수 있으며 이전에 생각했던 것만큼 관련성이 없을 수 있다. 철저한 주관적이고 객관적인 정보(이 교과서의 12장 참조)를 사람 중심의 방법으로 수집하고 관련 통증 기전과 상황적 요인을 평가하는 것은 환자의 가장 많은 부분에서 가장 긍정적인 결과를 이끌어낼 것이다.

생체역학이 PFP의 평가와 치료를 완전히 안내하지 않는다면 우리는 어떻게 해야 합니까? 이 답변에 대한 흥미로운 관점은 Rathleff 등(2019)이 생체 역학 "결함"이 존재하는지 여부에 관계없이 적절한 부하 관리 및 활동 수정은 자체 보고된 상당한 개선과 1년의 추가적인 중재로 적용 될 수 있다. 그들의 연구에서 연구원들은 견딜 수 있는 경우 활동 시 통증이 존재할 수 있으며 특정 "비정상적" 움직임이 증상 및 기능 보고서를 개선하기 위해 직접 해결되고 정상화될 필요가 없다는 것을 확인하였다. 일정 기간 동안 적게 민감하거나 과민한 활동에서 개인을 훈련시킨 다음 작업 필요성에 맞게 부하 용량을 점진적으로 개선하는 것이 특정 운동학 및 운동 원리에 기반한 처방보다 더 중요할 수 있다. 통증이 있더라도 이러한 점진적인 부하의 진행은 PFP의 다른 전문가들에 의해 중재될 수 있다(Crossley와 Cowan, 2019). 또 다른 말초 연부조직 과사용 질환인 아킬레스 건병증에 대한 효과가 확인되었다(Silbernagel 등, 2007). "아기를 목욕물과 함께 버리"는 것이 아니라 PFP를 관리방법은 "로마로 가는 길"이 많다는 것을 주의해야 한다.

통증은 복잡하고 인간은 훨씬 더 복잡하다. 임상가는 둘 중 하나의 관리를 지나치게 복잡하게 만들어서는 안 된다. 현재의 PFP 결과는 이상적이지 않으며 우리는 이러한 통증 환자의 최적 관리를 계속 연구해야 한다. 우리는 PFP와 관련된 생체역학적 변수를 이해하고, 결함이 있는 말초 및 가능한 중추 통증 과정을 이해하고, 회복을 제한하는 심리사회적 요인을 해결하고, 회복 경로를 따라 중재하며, 이상적인 운동 전략을 고려하여 부하를 점진적으로 개선할 것을 제안한다.

결론(Conclusion)

PFP는 근골격계 및 스포츠 환경에서 볼 수 있는 일반적이지만 어려운 질환이다. 가장 효과적인 평가 및 관리 전략을 증명하기 위한 상당한 연구 노력에도 불구하고 PFP의 결과는 많은 환자에서 여전히 좋지 않은 결과에 대한 근거가 보고되고 있어 추가적인 연구가 요구된다. 더 많은 연구 외에도 현재까지의 근거를 비판적으로 평가해야 한다. 생체역학적 변수는 PFP에서 중요한 역할을 한다. 그러나 연구에 의하면 생체 역학이 이전에 설명되었던 것처럼 통증이나 결과와 밀접한 관련성 여부는 명확하지 않다. 최근 보고서에 의하면 변경된 중추 통증 처리, 운동 공포증 및 심리적 변수가 PFP에서 중요한 역할을 할 수 있으며, 이는 슬관절 또는 관련 신체 부위를 치료하는 것이 충분하지 않을 수 있음을 의미한다.

참고문헌(References)

Bannister K, Dickenson AH. The plasticity of descending controls in pain: translational probing. J Physiol. 2017;595:4159–66.

Bartholomew C, Lack S, Neal B. Altered pain processing and sensitisation is evident in adults with patellofemoral pain: a systematic review including meta-analysis and meta-regression. Scand J Pain. 2019;20:11–27.

Barton CJ, Lack S, Hemmings S, et al. The 'Best Practice Guide to Conservative Management of Patellofemoral Pain': Incorporating level 1 evidence with expert clinical reasoning. Br J Sports Med. 2015;49:923–34.

Bolgla LA, Earl-Boehm J, Emery C, et al. Pain, function, and strength outcomes for males and females with patellofemoral pain who participate in either a hip/core- or knee-based rehabilitation program. Int J Sports Phys Ther. 2016;11:926–35.

Boling MC, Padua DA, Marshall SW, et al. A prospective investigation of biomechanical risk factors for patellofemoral pain syndrome: the Joint Undertaking to Monitor and Prevent ACL Injury (JUMP-ACL) cohort. Am J Sports Med. 2009;37:2108–16.

Boling M, Padua D, Marshall S, et al. Gender differences in the incidence and prevalence of patellofemoral pain syndrome. Scand J Med Sci Sports. 2010;20:725–30.

Briggs AM, Jordan JE, Buchbinder R, et al. Health literacy and beliefs among a community cohort with and without chronic low back pain. Pain. 2010;150:275–83.

Brinjikji W, Luetmer PH, Comstock B, et al. Systematic literature review of imaging features of spinal degeneration in asymptomatic populations. AJNR Am J Neuroradiol. 2015;36:811–16.

Carnes D, Parsons S, Ashby D, et al. Chronic musculoskeletal pain rarely presents in a single body site: Results from a UK population study. Rheumatology. 2007;46:1168–70.

Chimenti RL, Frey-Law LA, Sluka KA. A mechanism-based approach to physical therapist management of pain. Phys Ther. 2018;98:302–14.

Collins NJ, Crossley KM, Darnell R, Vicenzino B. Predictors of short and long term outcome in patellofemoral pain syndrome: a prospective longitudinal study. BMC Musculoskelet Disord. 2010;11:11.

Collins NJ, Barton CJ, van Middelkoop M, et al. Consensus statement on exercise therapy and physical interventions (orthoses, taping and manual therapy) to treat patellofemoral pain: recommendations from the 5th International Patellofemoral Pain Research Retreat, Gold Coast, Australia, 2017. Br J Sports Med. 2018;52:1170–8.

Collins NJ, van der Heijden, RA, Macri EM, et al. Patellofemoral alignment, morphology and structural features are not related to sitting pain in individuals with patellofemoral pain. Knee. 2021;28:104–9.

Courtney CA, Fernandez-de-las-Penas C, Bond S. Mechanisms of chronic pain: key considerations for appropriate physical therapy management. J Man Manip Ther. 2017;25:118–27.

Crossley KM, Cowan SM. Vastus medialis obliquus (VMO) retraining or graduated loading programme for patellofemoral pain: Different paradigm with similar results? Br J Sports Med. 2019;53:917-098736.

Crossley KM, van Middelkoop M, Barton CJ, Culvenor AG. Rethinking patellofemoral pain: Prevention, management and long-term consequences. Best Pract Res Clin Rheumatol. 2019;33:48–65.

Cuff A, Littlewood C. Subacromial impingement syndrome - What does this mean to and for the patient? A qualitative study. Musculoskelet Sci Pract. 2018;33:24–8.

Davis IS, Tenforde AS, Neal BS, et al. Gait retraining as an intervention for patellofemoral pain. Curr Rev Musculoskelet Med. 2020;13:103–14.

De Oliveira Silva D, Rathleff MS, Petersen K, et al. Manifestations of pain sensitization across different painful knee disorders: a systematic review including meta-analysis and metaregression. Pain Med. 2019;20:335–58.

De Oliveira Silva D, Willy RW, Barton CJ, et al. Pain and disability in women with patellofemoral pain relate to kinesiophobia, but not to patellofemoral joint loading variables. Scand J Med Sci Sports. 2020;30:2215–21.

Drew BT, Bowes MA, Redmond AC, et al. Patellofemoral morphology is not related to pain using three-dimensional quantitative analysis in an older population: data from the Osteoarthritis Initiative. Rheumatology (Oxford). 2017;56:2135–44.

Dye SF. The pathophysiology of patellofemoral pain: a tissue homeostasis perspective. Clin Orthop Relat Res. 2005;436:100–10.

Esculier JF, Bouyer LJ, Dubois B, et al. Is combining gait retraining or an exercise programme with education better than education alone in treating runners with patellofemoral pain? A randomised clinical trial. Br J Sports Med. 2018;52:659–66.

Fick CN, Grant C, Sheehan FT. Patellofemoral pain in adolescents: understanding patellofemoral morphology and its relationship to maltracking. Am J Sports Med. 2020;48:341–50.

Flink IK, Reme S, Jacobsen HB, et al. Pain psychology in the 21st century: lessons learned and moving forward. Scand J Pain. 2020;20:229–38.

Girish G, Lobo LG, Jacobson JA, et al. Ultrasound of the shoulder: Asymptomatic findings in men. Am J Roentgenol. 2011;197:W713–19.

Goffaux P, Redmond WJ, Rainville P, Marchand S. Descending analgesia – when the spine echoes what the brain expects. Pain. 2007;130:137–43.

Grace PM, Tawfik VL, Svensson CI, et al. The neuroimmunology of chronic pain: From rodents to humans. J Neurosci. 2021;41:855–65.

Grant C, Fick CN, Welsh J, et al. A word of caution for future studies in patellofemoral pain: a systematic review with meta-analysis. Am J Sports Med. 2021;49:538–51.

Horga LM, Hirschmann AC, Henckel J et al. Prevalence of abnormal findings in 230 knees of asymptomatic adults using 3.0 T MRI. Skeletal Radiol. 2020;49:1099–107.

Hott A, Brox JI, Pripp AH, et al. Predictors of pain, function, and change in patellofemoral pain. Am J Sports Med. 2020;48:351–8.

Jain A, Hakim S, Woolf CJ. Unraveling the plastic peripheral neuroimmune interactome. J Immunol. 2020;204:257–63.

Kooiker L, Van De Port IG, Weir A, Moen MH. Effects of physical therapist-guided quadriceps-strengthening exercises for the treatment of patellofemoral pain syndrome: a systematic review. J Orthop Sports Phys Ther. 2014;44:391–402, B1.

Lack S, Barton C, Sohan O, et al. Proximal muscle rehabilitation is effective for patellofemoral pain: a systematic review with meta-analysis. Br J Sports Med. 2015;49:1365–76.

Lankhorst NE, van Middelkoop M, Crossley KM, et al. Factors that predict a poor outcome 5-8 years after the diagnosis of patellofemoral pain: a multicentre observational analysis. Br J Sports Med. 2016;50:881–6.

Liao TC, Powers CM. Tibiofemoral kinematics in the transverse and frontal planes influence the location and magnitude of peak patella cartilage stress: An investigation of runners with and without patellofemoral pain. Clin Biomech. 2019;62:72–8.

Liao TC, Yin L, Powers CM. The influence of isolated femur and tibia rotations on patella cartilage stress: a sensitivity analysis. Clin Biomech. 2018;54:125–31.

Lim M, O'Grady C, Cane D, et al. Threat prediction from schemas as a source of bias in pain perception. J Neurosci. 2020;40:1538–48.

Maclachlan LR, Collins NJ, Matthews MLG, et al. The psychological features of patellofemoral pain: a systematic review. Br J Sports Med. 2017;51:732–42.

Maclachlan LR, Collins NJ, Hodges PW, Vicenzino B. Psychological and pain profiles in persons with patellofemoral pain as the primary symptom. Eur J Pain. 2020;24:1182–96.

Macri EM, Neogi T, Tolstykh I, et al. Relation of patellofemoral joint alignment, morphology, and radiographic osteoarthritis to frequent anterior knee pain: data from the Multicenter Osteoarthritis Study. Arthritis Care Res 2020;72:1066–73.

McGill SM. The biomechanics of low back injury: implications on current practice in industry and the clinic. J Biomech. 1997;30:465–75.

Melzack R, Wall PD. Pain mechanisms: a new theory. Science. 1965;150:971–9.

Mills K, Eyles JP, Martin MA, et al. Exploratory study of 6-month pain trajectories in individuals with predominant patellofemoral osteoarthritis: A cohort study. J Orthop Sports Phys Ther. 2019;49:5–16.

Mueller MJ, Maluf KS. Tissue adaptation to physical stress: a proposed "Physical Stress Theory" to guide physical therapist practice, education, and research. Phys Ther. 2002;82:383-403.

Neal BS, Barton CJ, Gallie R, O'Halloran P, Morrissey D. Runners with patellofemoral pain have altered biomechanics which targeted interventions can modify: A systematic review and meta-analysis. Gait Posture. 2016;45:69–82.

Neal BS, Lack SD, Lankhorst NE, et al. Risk factors for patellofemoral pain: a systematic review and meta-analysis. Br J Sports Med. 2019;53:270–81.

Nicholas MK, Linton SJ, Watson PJ, Main CJ, the "Decade of the Flags", Working Group. Early identification and management of psychological risk factors ("yellow flags") in patients with low back pain: A reappraisal. Phys Ther. 2011;91:737-53.

Noehren B, Scholz J, Davis I. The effect of real-time gait retraining on hip kinematics, pain and function in subjects with patellofemoral pain syndrome. Br J Sports Med. 2011;45:691–6.

Noehren B, Hamill J, Davis I. Prospective evidence for a hip etiology in patellofemoral pain. Med Sci Sports Exerc. 2013;45:1120–4.

Pal S, Draper CE, Fredericson M, et al. Patellar maltracking correlates with vastus medialis activation delay in patellofemoral pain patients. Am J Sports Med. 2011;39:590–8.

Pal S, Besier TF, Gold GE, et al. Patellofemoral cartilage stresses are most sensitive to variations in vastus medialis muscle forces. Comput Methods Biomech Biomed Engin. 2019;22:20616.

Powers CM, Witvrouw E, Davis IS, Crossley K. Evidence-based framework for a pathomechanical model of patellofemoral pain: 2017 patellofemoral pain consensus statement from the 4th International Patellofemoral Pain Research Retreat, Manchester, UK: part 3. Br J Sports Med. 2017;51:1713–23.

Price TJ, Gold MS. From mechanism to cure: Renewing the goal to eliminate the disease of pain. Pain Med. 2018;19:1525–49.

Price TJ, Ray PR. Recent advances toward understanding the mysteries of the acute to chronic pain transition. Curr Opin Physiol. 2019;11:42–50.

Priore LB, Azevedo FM, Pazzinatto MF, et al. Influence of kinesiophobia and pain catastrophism on objective function in women with patellofemoral pain. Phys Ther Sport. 2019;35:116–21.

Raja SN, Carr DB, Cohen M, et al. The revised International Association for the Study of Pain definition of pain: concepts, challenges, and compromises. Pain. 2020;161:1976–82.

Rathleff MS, Graven-Nielsen T, Hölmich P, et al. Activity modification and load management of adolescents with patellofemoral pain: A prospective intervention study including 151 adolescents. Am J Sports Med. 2019;47:1629–37.

Roh YH, Gong HS, Baek GH. The prognostic value of pain sensitization in patients with lateral epicondylitis. J Hand Surg Am. 2019;44:250.e1–e7.

Sahrmann S, Azevedo DC, Dillen LV. Diagnosis and treatment of movement system impairment syndromes. Braz J Phys Ther. 2017;21:391–9.

Sawicki CM, Humeidan ML, Sheridan JF. Neuroimmune interactions in pain and stress: An interdisciplinary approach. Neuroscientist. 2021;27:113–28.

Selhorst M, Fernandez-Fernandez A, Schmitt L, Hoehn J. Adolescent psychological beliefs, but not parent beliefs, associated with pain and function in adolescents with patellofemoral pain. Phys Ther Sport. 2020;45:155–60.

Sigmund KJ, Hoeger Bement MK, Earl-Boehm JE. Exploring the pain in patellofemoral pain: A systematic review and meta-analysis examining signs of central sensitization. J Athl Train. 2021;56:887–901.

Silbernagel KG, Thomee R, Eriksson BI, Karlsson J. Continued sports activity, using a pain-monitoring model, during rehabilitation in patients with Achilles tendinopathy: a randomized controlled study. Am J Sports Med. 2007;35:897–906.

Smith BE, Moffatt F, Hendrick P, et al. The experience of living with patellofemoral pain-loss, confusion and fear-avoidance: a UK qualitative study. BMJ Open. 2018a;8:e018624.

Smith BE, Selfe J, Thacker D, et al. Incidence and prevalence of patellofemoral pain: A systematic review and meta-analysis. PLoS One. 2018b;13:e0190892.

Stathopulu E, Baildam E. Anterior knee pain: a long-term follow-up. Rheumatology (Oxford). 2003;42:380–2.

Tabor A, Burr C. Bayesian learning models of pain: a call to action. Curr Opin Behav Sci. 2019;26:54–61.

Tracey I. Getting the pain you expect: mechanisms of placebo, nocebo and reappraisal effects in humans. Nat Med. 2010;16:1277–83.

van der Heijden RA., de Kanter JL, Bierma-Zeinstra S, et al. Structural abnormalities on magnetic resonance imaging in patients with patellofemoral pain: A cross-sectional case-control study. Am J Sports Med. 2016;44:2339–46.

van Mechelen W, Hlobil H, Kemper HC. Incidence, severity, aetiology and prevention of sports injuries. A review of concepts. Sports Med. 1992;14:82–99.

van Middelkoop M, Macri EM, Eijkenboom JF, et al. Are patellofemoral joint alignment and shape associated with structural magnetic resonance imaging abnormalities and symptoms among people with patellofemoral pain? Am J Sports Med. 2018;46:3217–226.

van Wilgen CP, Vuijk PJ, Kregel J, et al. Psychological distress and widespread pain contribute to the variance of the Central Sensitization Inventory: A cross-sectional study in patients with chronic pain. Pain Pract. 2018;18:239–46.

Vicenzino B, Maclachlan L, Rathleff MS. Taking the pain out of the patellofemoral joint: articulating a bone of contention. Br J Sports Med. 2019;53:268–9.

Wideman TH, Finan PH, Edwards RR, et al. Increased sensitivity to physical activity among individuals with knee osteoarthritis: relation to pain outcomes, psychological factors, and responses to quantitative sensory testing. Pain. 2014;155:703–11.

Wiech K. Deconstructing the sensation of pain: The influence of cognitive processes on pain perception. Science. 2016;354:584–7.

Willy RW, Meira EP. Current concepts in biomechanical interventions for patellofemoral pain. Int J Sports Phys Ther. 2016;11:877–90.

Willy RW, Scholz JP, Davis IS. Mirror gait retraining for the treatment of patellofemoral pain in female runners. Clin Biomech (Bristol, Avon). 2012;27:1045–51.

Willy RW, Hoglund LT, Barton CJ et al. Patellofemoral pain. J Orthop Sports Phys Ther. 2019;49:CPG1–95.

Wilson T. The measurement of patellar alignment in patellofemoral pain syndrome: are we confusing assumptions with evidence? J Orthop Sports Phys Ther. 2007;37:330–41.

Woolf CJ. Central sensitization: implications for the diagnosis and treatment of pain. Pain. 2011;152:2.

Wride J, Bannigan K. Investigating the prevalence of anxiety and depression in people living with patellofemoral pain in the UK: the Dep-Pf Study. Scand J Pain. 2019;19:375–82.

Zafereo J, Wang-Price S, Kandil E. Quantitative sensory testing discriminates Central Sensitization Inventory scores in participants with chronic musculoskeletal pain: An exploratory study. Pain Pract. 2021;21(5):547–56

고관절과 슬관절의 골관절염

(Hip and knee osteoarthritis)

4

Kristian Kjær Petersen, Henrik Bjarke Vægter, Lars Arendt-Nielsen

골관절염의 통증 개요

(Introduction to Pain in Osteoarthritis)

전 세계 질병 부담 연구에 따르면 골관절염(OA)의 가장 높은 유병률은 북미, 아프리카, 중동 및 호주에서 발견되며(Safiri 등, 2020), 100,000명 당 3,754명의 유병률로 추정된다. 골관절염의 유병률은 연령이 증가함에 따라 높아지며(Berenbaum 등, 2018), 인구 통계의 세계적인 변화는 미래에 골관절염의 유병률을 증가시킬 것이라는 것은 잘 알려져 있다.

생활 방식의 변화로 인한 비만은 임상적 문제가 증가하고 있으며(Stanaway 등, 2018) 선행 연구에 따르면 비만 대상자의 미래 비율은 계속 증가할 것이라고 한다(Jaacks 등, 2019). 비만의 증가된 유병률은 골관절염의 유병률을 증가시키고 체중 부하 및 비체중 부하 관절의 더 빠른 진행을 유발할 것이다(Reyes 등, 2016). Kurtz 등(2007)은 미국에서 2005년에서 2030년 사이에 전체 슬관절 전치환술(슬관절 골관절염의 마지막 단계 치료) 증가를 6배까지 추정하는 예측 모델을 개발했으며 호주에서도 유사한 예측이 발표되었다(Ackerman 등, 2019). 호주의 연구에서는 전치환술(TJA)의 부담이 건강 관리 예산에 큰 영향을 미치기 때문에 조치를 취해야 한다고 하였다(Ackerman 등, 2019). 이처럼 골관절염은 전 세계적으로 만연한 질병이며, 앞으로도 계속 증가할 것이다.

OA는 연골 퇴행, 관절 경직 및 통증이 특징이다. 관절 변성은 X선 영상을 사용하여 평가되며 퇴행의 정도는 예를 들어, Kellgren과 Lawrence(KL) 척도를 사용하여 분류할 수 있다(Kellgren과 Lawrence, 1957). 정상적인 조건에서 연골은 무신경성이며 통각수용기에 의해 신경지배를 받지 않는다(Felson, 2005). 따라서 연골의 변성 자체는 통증을 유발할 수 없지만 골관절염으로 인한 관절 환경의 변화는 신경 분포를 촉진하여 통각과 통증을 유발할 수 있다(Grässel, 2014). 슬관절이 심하게 퇴행된 사람은 경미한 통증을 호소(Finan 등, 2013; Arendt-Nielsen 등, 2015a)할 수 있고 경미한 연골 변성이 있는 사람은 심각한 통증을 경험할 수 있기 때문에 연골 변성의 정도가 환자(Hannan 등, 2000; Dieppe과 Lohmander, 2005; Felson, 2005)가 전하는 통증 강도 및 장애와 잘 일치하지 않음이 분명하다.

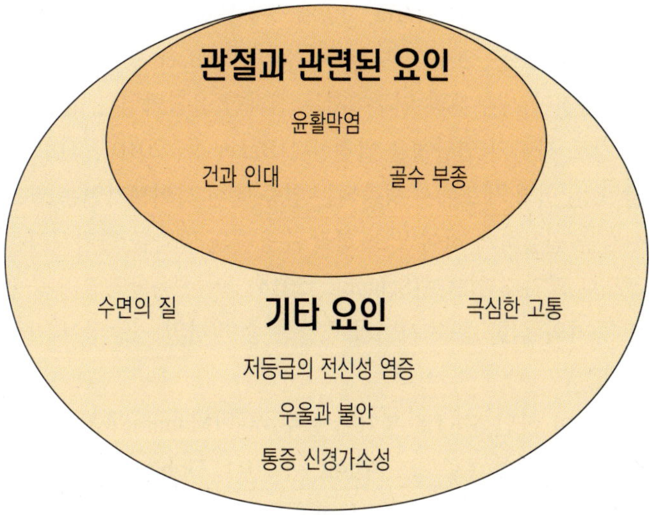
관절과 관련된 요인
윤활막염
건과 인대
골수 부종
수면의 질
기타 요인
극심한 고통
저등급의 전신성 염증
우울과 불안
통증 신경가소성

그림 4.1
골관절염의 통증에 영향을 미치는 요인은 여러 가지가 있으며 관절과 직접적으로 관련된 요인과 기타 요인으로 나눌 수 있다. 여기에 제시된 목록은 완전하지 않다.

골관절염의 통증 발현은 임상 통증 강도와 그 징후를 증가 또는 감소시킬 수 있는 여러 요인으로 복잡하다(Arendt-Nielsen 등, 2015b; Petersen과 Arendt-Nielsen, 2016a). 이러한 요인은 관절과 직접 관련이 없는 요인으로 크게 나눌 수 있다. 이에 대해서는 다음 장에서 설명한다. 개요는 그림 4.1을 참조한다.

관절에서 통증 기전

(Pain Mechanisms in the Joint)

통각 수용체는 예를 들어, 윤활막, Hoffa 지방 패드 및 연골하 뼈에서 발견된다(Felson, 2005; Grässel, 2014). 윤활막염은 골관절염 환자의 50% 이상에서 나타나며 조영제를 사용하거나(Riis 등, 2017) 사용하지 않는(Hunter 등, 2013) MRI 검사를 이용하여 평가할 수 있다.

윤활막염은 종종 Hoffa 지방패드에 위치하며(Petersen 등, 2016b; Riis 등, 2017), 모순되는 문헌(Petersen 등, 2016b)이 존재하지만 대부분의 연구에서는 심각한 윤활막염과 심한 통증 강도 사이의 연관성을 발견한다(Baker 등, 2010). 신경 종말 또는 면역 세포에서 방출되는 염증 촉진 사이토카인은 말초 신경을 민감하게 하여 말초 통각 수용체의 발화를 증가시키는 것으로 알려져 있으며(Schaible, 2014), 이는 윤활막염의 중증도 증가와 심한 통증 사이의 연관성 중 하나일 가능성이 가장 높다.

X선이 아닌 MRI로 평가한 골수 부종(Manara와 Varenna, 2014)은 OA의 통증 강도(Yusuf 등, 2011; Driban 등, 2013)와 상반되는 근거가 있지만(Felson 등, 2001) 골수 부종은 통증 강도의 감소로 이어질 수 있다(Driban 등, 2013).

관절과 직접 관련이 없는 통증 기전(Pain Mechanisms not Directly Associated with the Joint)

관절 자체에 직접적으로 연결되지 않은 요인은 골관절염 환자의 통증에 직간접적으로 영향을 미칠 수 있다(Arendt-Nielsen 등, 2015a; Petersen과 Arendt-Nielsen, 2016a). 다음 장에서는 이러한 요소 중 일부에 대해 설명한다.

전신성 저등급 염증(Systemic Low-Grade Inflammation)

염증 매개체(예: 사이토카인(cytokines) 및 케모카인(chemokines))는 신경 종말을 민감하게 만들어 통각 신호를 증폭시킬 수 있다(Schaible, 2004, 2014). 따라서 전신 염증은 광범위한 영향을 유발할 수 있다. 윤활막염은 국소 염증성 문제이지만, 골관절염 환자의 일부가 관절 관련 염증 과정과 직간접적으로 관련된 전신성 저등급 염증을 경험하는 것으로 보인다(Siebuhr 등, 2014). 전신 염증의 정도는 윤활막염의 정도와 관련이 있을 수 있지만(Petersen 등, 2016b), 여러 다른 요인도 OA의 전신 염증 과정에 영향을 미칠 수 있다. 비만은 건강한 대상자과 비교하여 골관절염 환자(Reyes 등, 2016)에서 더 만연하고 비만 자체는 낮은 통증 역치(McKendall과 Haier, 1983)를 초래하는 전신 저등급 염증과 관련이 있다(Saltiel과 Olefsky, 2017). 또한 비만은 당뇨병의 위험을 증가시키며, 골관절염 및 당뇨병 환자는 당뇨병이 없는 골관절염 환자보다 윤활막의 인터루킨(IL)-6 수치가 더 높고 임상 통증 강도가 더 높다(Eitner 등, 2017). 예를 들어, 덴마크, 호주, 캐나다에서는 슬관절과 고관절 골관절염을 대상으로 하는 12주간 지침 기반 환자 교육 및 운동 치료가 시행되었다. 이 치료법은 슬관절 및 고관절 골관절염이 있는 의뢰된 환자의 거의 50%에 대해 골관절염 관련 통증 완화를 제공한다(Roos 등, 2021). 슬관절 골관절염 환자의 통증과 기능에 대한 운동과 식이 요법의 효과는 최근 염증 인자의 변화에 의해 부분적으로 매개되는 것으로 나타났다(Runhaar 등, 2019).

보다 최근 연구에서는 골관절염의 통증과 관련될 수 있는 유전자 외적 요인을 평가했다. MicroRNA는 염증성 연쇄반응의 "마스터-쉬프트(master-shift)"로 작용하는 것으로 제안되었으며(Sommer 등, 2018), microRNA는 건강한 대상자와 비교할 때 다발성 만성 통증 상태에서 조절장애가 있다(Orlova 등, 2011; Andersen 등, 2016; Leinders 등, 2016). 다른 연구에서는 전신성 수술 전 microRNA-146a의(아마도 IL-1β 및 종양 괴사 인자 α(TNF α)의 발현과 관련이 있는 것으로 추정됨(Nakasa 등, 2008; Churov 등, 2015)의 수준 상승과 슬관절 전치환술(Giordano 등, 2018) 이후 만성의 수술 후 통증 사이의 연관성이 입증되었으며, 이는 OA 통증에서 microRNA의 역할을 이해하는 것의 중요성을 나타낼 수 있다.

중추성 통증 경로의 민감화 (Sensitization of Central Pain Pathways)

민감화는 말초 및 중추 신경계가 들어오는 통각 정보를 증폭시키는 현상이다. 중추성 민감화는 예를 들어, 후각 뉴런의 활동에 대한 평가가 필요하기 때문에 동물에 대해서만 정의되지만(Woolf과 Salter, 2000; Woolf, 2011), 이 용어는 다른 프록시(proxies)로 중추성 기전을 반영하는 것으로 가정되는 것을 조사하는 데 사용되었기 때문에 임상적 맥락으로 종종 사용되었다. 여러 연구에서 골관절염 환자를 대상으로 정량적 감각 검사(QST)를 사용했으며 이러한 연구는 종종 압통 역치

(PPT), 통증의 시간적 가중 및 조건화 통증 조절(CPM)에 신뢰한다. 통증의 시간적 가중 평가는 동물에서 평가되는 후각 신경 세포의 종결 과정에 대한 프록시(proxy)로 인정한다(Arendt-Nielsen과 Graven-Nielsen, 2011). CPM은 동물의 뇌에서 후각을 향한 하행성 통증 억제 및 촉진 기전의 활동 간의 균형을 평가하는 확산 유해 억제 조절의 프록시로 인정한다(Yarnitsky 2010; Cummins 등, 2020).

PPT는 휴대용 통각계를 사용하여 평가되는데, 예를 들어, 슬관절에서의 평가는 주로 국부적인 압통의 민감도를 반영하는 반면 슬관절의 분절 외 부위에서의 평가는 광범위한 압통의 민감도를 반영할 수 있다(그림 4.2A). 통증의 시간적 가중은 동일한 강도의 빠른 반복적 자극에 의해 평가되며, 피험자는 첫 번째 및 마지막 자극에 대한 통증 수준을 평가하거나(Petersen 등, 2015a) 개별 자극을 각각 평가하도록 지시한다(Petersen 등, 2019a)(그림 4.2B). CPM은 여러 다른 통증의 양식을 사용하여 평가할 수 있지만(Imai 등, 2016), 모든 패러다임에 공통적인 것은 평가에 검사 자극과 조건화 자극이 필요하고 CPM 효과가 조건화 자극이 있거나 없는 검사 자극의 차이로 계산된다는 것이다(그림 4.2C).

많은 골관절염 환자는 건강한 피험자에 비해 골관절염이 있는 관절과 분절 외 부위(예: 팔)에서 PPT가 낮아졌다(Arendt-Nielsen 등, 2015a). 이는 임상적 통증과 통증 지속 시간이 증

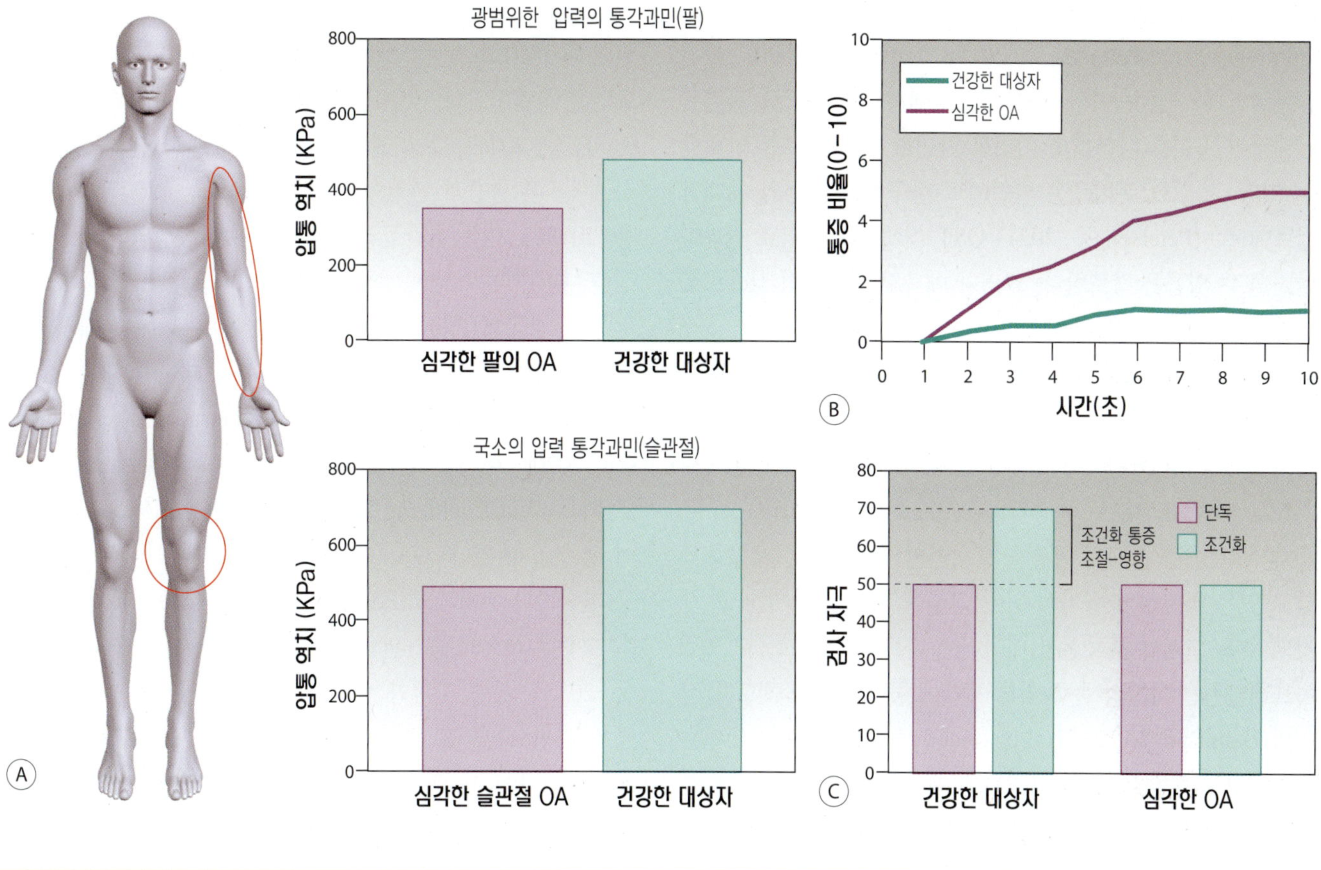

그림 4.2
(A) 압통 역치, (B) 통증의 시간적 가중, (C) 조건화 통증 조절(CPM) 및 건강한 대상자와 중증 골관절염(OA) 환자 간의 비교 평가.
(출처: Arendt-Nielsen 등, 2015a.)

가함에 따라 더 두드러지는 것으로 보인다(Arendt–Nielsen 등, 2010; Arendt–Nielsen 등, 2015a). 모든 슬관절 골관절염 환자에게 해당되는 것은 아니지만(Petersen 등, 2016b), 슬관절 골관절염이 있는 일부 환자는 다른 환자보다 고통스러운 자극에 더 민감한 것으로 보인다. 예를 들어, 높은 임상 통증 강도와 낮은 KL 분류를 가진 환자는 다른 슬관절 골관절염 환자와 비교하여 통증의 시간적 가중이 용이하고 CPM이 손상된 특정 하위 그룹인 것으로 보인다(Arendt–Nielsen 등, 2015b).

QST의 평가는 수술 전 QST와 만성 수술 후 통증, 치료 전 QST와 비스테로이드성 소염진통제(NSAIDs)와 파라세타몰의 진통 효과(Edwards 등, 2016; Petersen 등, 2019a, 2019b), 치료 전 QST와 운동치료에 대한 반응(O'Leary 등, 2018; Hansen 등, 2020) 사이의 연관성을 발견한 이후 흥미를 얻었다(Wylde 등, 2013, 2015; Petersen 등, 2015b, 2016a; Izumi 등, 2017; Petersen 등, 2018b; Larsen 등, 2020). 이는 골관절염 환자들 사이의 통증 민감성에서 임상적으로 관련된 잠재적인 차이를 나타내며 이러한 차이가 향후 치료를 안내할 수 있다. 이러한 흥미로운 발견에도 불구하고 최근의 체계적 검토에서는(Petersen 등, 2021) QST 매개변수가 치료 결과와 관련될 수 있음을 강조한다. 그러나 예측값은 여전히 낮으므로 이러한 결과는 주의해서 해석해야 한다.

두록세틴(Duloxetine)은 항우울제(세로토닌–노르아드레날린 재흡수 억제제)이며 최근 국제 골관절염 연구학회(OARSI)에서 슬관절 골관절염, 광범위한 통증 및/또는 우울증 환자의 치료를 위해 조건부로 권장되었다(Bannuru 등, 2019). 우울증 환자는 종종 동시적 통증을 보고하며 두록세틴은 우울증을 앓고 있는 골관절염 환자의 하위 그룹을 치료할 수 있다고 가정되었다. 그러나 동물실험 데이터에 따르면 세로토닌과 노르아드레날린은 하행성 통증 억제 체계에 중요한 신경 전달 물질이며(Bannister 등, 2017; Lockwood 등, 2019) 두록세틴은 당뇨병성 신경병증 환자의 CPM을 개선하는 것으로 보고되었다(Yarnitsky 등, 2012). 또한, 두록세틴은 손상된 CPM을 보고한 골관절염 환자의 하위 그룹에 유익할 것이라는 가설이 세워졌다. 최근 연구는 "중추성 민감화 목록"에 기초하여 "중추성 통증 민감성"으로 분류되고(검증되지는 않았지만 중추 신경 기전과 관련이 있음) 슬관절 전치환술이 예정된 슬관절 골관절염 환자를 모집하였다. 이 연구는 두록세틴의 수술 전 및 수술 후 6주 투여가 위약에 비해 수술 후 처음 12주 동안 더 낮은 통증 점수와 관련이 있음을 발견하였다(Koh 등, 2019). 이러한 발견은 일부 환자가 외과적 환경에서 두록세틴 투여로부터 혜택을 받을 수 있음을 시사할 수 있다. 그러나 이러한 데이터는 향후 시험에서 확인되어야 한다.

심리적 고통(*Psychological Distress*)

만성 통증은 우울증 환자에게 일반적이며, 만성 통증 환자는 종종 우울 증상으로 진단되며, 우울 증상과 만성 통증은 서로를 강화시키는 것으로 보인다(Bair 등, 2003). 진단으로서의 우울증은 정신과 의사의 평가가 필요하지만 우울증 증상을 선별하기 위해 여러 설문지를 사용할 수 있다. 기분 장애, 불안, 우울증 및 심리적 고통은 골관절염 환자의 하위 그룹에서 일반적이며(Lingard과 Riddle 2007; Marks, 2009), 이러한 요인은 골관절염의 임상적 통증 징후를 확대시킬 수 있다(Edwards 등, 2011). 수술 전 우울 증상은 슬관절 전치환술 후 만성 수술 후 통증과 관련이 있어(Brander 등, 2007; Petersen 등, 2018b), 이는 골관절염 통증에서 우울 증상의 임상적 중요성을 나타낸다.

통증 파국화(Pain catastrophizing)는 (1) 통증 대처, (2) 통증에 대한 반추(rumination), (3) 통증 대처에 대한 무력감에 대한 부적응적 접근으로 설명된다(Petrini과 Arendt–Nielsen, 2020). 이러한 3가지 측면은 예를 들어, 통증 파국화 척도(Pain Catastrophizing Scale)(Sullivan 등, 1995)를 사용하여 평가할 수 있다. OA 환자의 하위 그룹에서 높은 수준의 통증 파국화가 관찰되고(Edwards 등, 2011), 증가된 통증 파국화 수준은 OA의 증가된 임상 통증과 관련이 있다(Campbell 등, 2015). 통증 파국화는 TJA 후 만성 수술 후 통증에 대한 잘 알려진 수술 전 위험 요소이며(Riddle 등, 2010, 2011, 2019) 연구에 따르면 고위험 OA 통증 환자에 대한 이해에서 통증 파국화와 통증 민감성 사이의 연관성이 나타난다(Campbell 등, 2015). 최근 연구에 따르면 수술 전 손상된 CPM과 높은 수준의 통증 파국화 조합이 수술 전 요인 단독보다 만성 수술 후 통증 강도를 더 잘 예측하는 것으로 나타났다(Larsen 등, 2020).

인지 행동 치료는 통증 파국화를 줄일 수 있으며 연구에 따르면 인지 행동 치료는 OA 환자의 하위 그룹에 대한 통증 완화라고 제안한다(Foo 등, 2020). 최근의 무작위 대조 시험에서는 슬관절 전치환술 전에 인지 행동 요법을 사용하여 수술 전 통증 파국화를 감소시켰다. 그러나 이는 위약 효과(Riddle 등, 2019; Birch 등, 2020)와 비교할 때 만성 수술 후 통증 강도의 감소로 이어지지 않았으며, 이는 수술전 통증 파국화의 조절만으로는 만성 수술 후 통증의 위험을 감소시키기에 충분하지 않음을 나타낸다.

불량 수면의 질(*Poor Sleep Quality*)

높은 임상적 통증은 수면의 질을 낮추고 수면의 질이 낮으면 임상적 통증이 증가한다(Choy, 2015). 또한, 건강한 대상자에서 평가된 불량한 수면의 질은 노년기에 만성 광범위 통증의 발병과 관련이 있다(Youngstedt과 Kline, 2006; Mork과 Nilsen, 2012; McBeth 등, 2015). 수면의 질은 예를 들어, 피츠버그 수면 질 지수(Pittsburgh Sleep Quality Index)(Beaudreau 등, 2012), 수면다원검사(polysomnography)를 사용하는 수면 연구소를 이용하거나 동작 추적 시계와 같은 웨어러블을 사용하여 평가할 수 있다(de Zambotti 등, 2018).

최근 연구에서는 피츠버그 수면 질 지수를 기반으로 골관절염 환자를 좋은 수면자와 나쁜 수면자로 분류했다. 연구에 따르면 잠을 잘 못 자는 사람은 좋은 사람에 비해 임상적 통증 강도가 더 높고, 극심한 통증 수준이 더 높으며, 불안 수준이 더 높으며, 우울증 수준이 더 높다는 것을 발견했다(Larsen 등, 2021a). 높은 수준의 통증 파국화, 불안 및 우울증은 임상적 통증 강도를 높이는 것으로 알려져 있으며(Edwards 등, 2009) 낮은 수면의 질이 이러한 기전을 통해 임상적 통증을 촉진할 가능성이 높다. 그러나 다른 기전도 임상적 통증 발현에 영향을 미칠 수 있다.

Irwin 등(2016)은 수면 장애 및 염증에 대한 문헌을 검토했으며 메타 분석에서 수면 장애는 IL-6의 전신 상승을 향상시킨다고 결론지었다. 연구에 따르면 건강한 대상자(Staffe 등, 2019)와 OA 환자(Campbell 등, 2015) 모두에서 불량한 수면의 질 또는 수면 부족과 통증 역치 감소 및 CPM 손상 사이의 연관성이 입증되었다. 마지막으로, 수면의 질이 좋지 않으면 심혈관 문제(Kwok 등, 2018) 또는 당뇨병(Shan 등, 2015)과 같은 다양한 질병과 관련이 있으며, 이는 임상적 통증을 증가시키는 것으로 알려진 동반 질환이다.

제한된 근거에 따르면, 슬관절 골관절염 및 불면증 환자의 인지 행동 치료를 통해 수면의 질을 개선하면 무치료에 비해 운동 관련/활동 관련 슬관절 통증(예: 침대에서 일어날 때의 통증), 기능이 개선되고 IL-6가 감소할 수 있지만(Heffner 등, 2018), 이를 확인하기 위해서는 더 많은 연구가 필요하다.

만성 수술후 통증(*Chronic Postoperative Pain*)

인공관절 전치환술은 골관절염의 말기 치료로서 임플란트의 생존율은 높고 수술의 기술적 오류는 낮다. 그러나 대략 환자의 10-20%는 만성적인 수술 후 통증을 경험한다(Beswick 등, 2012). 만성의 수술 후 통증의 근본적인 이유는 크게 알려져 있지 않으며 OA 손상된 조직의 수술 제거 후 통증이 발생하는 이유는 아직 해결되지 않은 상태로 남아 있다. 근거에 따르면 슬관절 전치환술 후 만성적인 수술 후 통증이 있는 환자는 슬관절 전치환술이 예정된 슬관절 골관절염 환자에 비해 신체 기능이 더 나쁘다고 전한다(Larsen 등, 2021b). Kurien 등(2018)은 슬관절 전치환술 후 만성의 수술 후 통증이 없는 환자와 비교할 때 만성의 수술 후 통증이 있는 환자에서 윤활막염과 경골 골수 병변의 수준이 더 높다는 것을 발견하고 이러한 나머지 말초 기전이 수술 후 통증의 원인일 수 있다고 주장했다. Skou 등(2014)은 만성의 수술 후 통증이 있는 환자와 비교하여 만성의 수술 후 통증이 있는 슬관절 골관절염 환자에서 통증의 시간적 가중이 용이함을 발견했다. 최근에 Skrejborg 등(2021)은 슬관절 전치환술 후 5년 후 환자를 평가한 결과 만성의 수술 후 통증이 없는 환자에 비해 만성의 수술 후 통증이 있는 환자에서 전신 hsCRP 수치가 더 높다는 것을 발견했다.

80~90%의 환자에서 관절 재치환술(re-TJA) 수술은 감염, 무균성 이완, 관절의 불안정성 또는 경직 또는 통증의 징후를 기반으로 한다(Roberts 등, 2007; Lidgren 등, 2010 ; Robertsson 등, 2010). 연구에 따르면 관절의 인공관절 재치환술 후 만성의 수술 후 통증의 비율은 일차 슬관절 전치환술에 비해 높고 삶의 질은 낮으며 관절 기능이 저하된다(Petersen 등, 2015b). 관절 재치환술 후 만성의 수술 후 통증이 있는 환자는

관절 재치환술 후 통증이 없거나 제한적인 환자와 비교하여 광범위한 압력 통각과민, 통증의 시간적 가중의 촉진 및 CPM 손상을 나타낸다(Skou 등, 2013). 이것은 민감화가 만성의 수술 후 통증 상태를 유지하거나 만성 수술 후 통증이 계속해서 중추 통증 기전을 방해한다는 것을 나타낼 수 있다.

3주간의 집중적인 매일 복합 운동과 통증 신경과학 교육은 일차 슬관절 전치환술 및 재치환술 후 만성 수술 후 통증이 있는 환자의 통증 감소 및 기능 개선과 관련이 있었다(Larsen 등, 2020). 그러나 인공관절 전치환술의 증가와 이에 따른 만성의 수술 후 통증 환자의 증가로 인해 관절 치환술 이후의 만성 수술 후 통증에 대한 표준화된 근거 기반 치료가 많이 결여되어 있고 향후 초점이 맞춰져야 할 필요가 있다.

결론(Conclusion)

이 장에서는 OA의 통증과 관련된 요인을 검토했다. 윤활막염과 골수 부종은 관절로부터의 통각수용기의 입력과 관련된 국소적인 관절 요인이며, 낮은 등급의 전신 염증, 통증 과민증, 심리적 고통 및 수면의 질 저하가 관절과 직접적인 관련은 없지만 OA 관련 통증의 조절에 관여하는 중추적 및 피질적 요인이다. 인공관절 전치환술 후 만성 수술 후 통증에 대한 우리의 이해는 제한적이며 표준화된 근거 기반 치료가 거의 없다.

참고문헌(References)

Ackerman IN, Bohensky MA, Zomer E, et al. The projected burden of primary total knee and hip replacement for osteoarthritis in Australia to the year 2030. BMC Musculoskelet Disord. 2019;20:90–9.

Andersen HH, Duroux M, Gazerani P. Serum MicroRNA signatures in migraineurs during attacks and in pain-free periods. Mol Neurobiol. 2016;53:1494–500.

Arendt-Nielsen L, Graven-Nielsen T. Translational musculoskeletal pain research. Best Pract Res Rheumatol. 2011;25:209–26.

Arendt-Nielsen L, Nie H, Laursen MB, et al. Sensitization in patients with painful knee osteoarthritis. Pain. 2010;149:573–81.

Arendt-Nielsen L, Egsgaard LL, Petersen KK, et al. A mechanism-based pain sensitivity index to characterize knee osteoarthritis patients with different disease stages and pain levels. Eur J Pain. 2015a;19:1406–17.

Arendt-Nielsen L, Skou ST, Nielsen TA, et al. Altered central sensitization and pain modulation in the CNS in chronic joint pain. Curr Osteoporos Rep. 2015b;13:225–34.

Bair MJ, Robinson RL, Katon W, et al. Depression and pain comorbidity. Arch Intern Med. 2003;163:2433.

Baker K, Grainger A, Niu J, et al. Relation of synovitis to knee pain using contrast-enhanced MRIs. Ann Rheum Dis. 2010;69:1779–83.

Bannister K, Lockwood S, Goncalves L, et al. An investigation into the inhibitory function of serotonin in diffuse noxious inhibitory controls in the neuropathic rat. Eur J Pain. 2017;21:750–60.

Bannuru RR, Osani MC, Vaysbrot EE, et al. OARSI guidelines for the non-surgical management of knee, hip, and polyarticular osteoarthritis. Osteoarthr Cartil. 2019;27:1578–89.

Beaudreau SA, Spira AP, Stewart A, et al. Validation of the Pittsburgh Sleep Quality Index and the Epworth Sleepiness Scale in older black and white women. Sleep Med. 2012;13:36–42.

Berenbaum F, Wallace IJ, Lieberman DE, et al. Modern-day environmental factors in the pathogenesis of osteoarthritis. Nat Rev Rheumatol. 2018;14:674–81.

Beswick AD, Wylde V, Gooberman-Hill R, et al. What proportion of patients report long-term pain after total hip or knee replacement for osteoarthritis? A systematic review of prospective studies in unselected patients. BMJ Open. 2012;2:e000435.

Bie Larsen J, Arendt-Nielsen L, Simonsen O, et al. Pain, sensitization and physical performances in patients with chronic painful knee osteoarthritis or chronic pain following total knee arthroplasty: An explorative study. Eur J Pain. 2021;25:213–24.

Birch S, Stilling M, Mechlenburg I, et al. No effect of cognitive behavioral patient education for patients with pain catastrophizing before total knee arthroplasty: a randomized controlled trial. Acta Orthop. 2020;91:98–103.

Brander V, Gondek S, Martin E, et al. Pain and depression influence outcome 5 years after knee replacement surgery. Clin Orthop Relat Res. 2007;464:21–6.

Campbell CM, Buenaver LF, Finan P, et al. Sleep, pain catastrophizing, and central sensitization in knee osteoarthritis patients with and without insomnia. Arthritis Care Res. 2015;67:1387–96.

Choy EHS. The role of sleep in pain and fibromyalgia. Nat Rev Rheumatol. 2015;11:513–20.

Churov A V, Oleinik EK, Knip M. MicroRNAs in rheumatoid arthritis: Altered expression and diagnostic potential. Autoimmun Rev. 2015;14:1029–37.

Cummins TM, Kucharczyk M, Graven-Nielsen T, et al. Activation of the descending pain modulatory system using cuff pressure algometry: Back translation from man to rat. Eur J Pain. 2020;24:1330–8.

de Zambotti M, Goldstone A, Claudatos S, et al. A validation study of Fitbit Charge 2TM compared with polysomnography in adults. Chronobiol Int. 2018;35:465–76.

Dieppe P, Lohmander L. Pathogenesis and management of pain in osteoarthritis. Lancet. 2005;365:965–73.

Driban JB, Price L, Lo GH, et al. Evaluation of bone marrow lesion volume as a knee osteoarthritis biomarker - longitudinal relationships with pain and structural changes: data from the Osteoarthritis Initiative. Arthritis Res Ther. 2013;15:R112.

Edwards RR, Haythornthwaite JA, Smith MT, et al. Catastrophizing and depressive symptoms as prospective predictors of outcomes following total knee replacement. Pain Res Manag. 2009;14:307–11.

Edwards RR, Cahalan C, Mensing G, et al. Pain, catastrophizing, and depression in the rheumatic diseases. Nat Rev Rheumatol. 2011;7:216–24.

Edwards RR, Dolman AJ, Martel MO, et al. Variability in conditioned pain modulation predicts response to NSAID treatment in patients with knee osteoarthritis. BMC Musculoskelet Disord. 2016;17:284–92.

Eitner A, Pester J, Vogel F, et al. Pain sensation in human osteoarthritic knee joints is strongly enhanced by diabetes mellitus. Pain. 2017;158:1743–53.

Felson DT. The sources of pain in knee osteoarthritis. Curr Opin Rheumatol. 2005;17:624–8.

Felson DT, Chaisson CE, Hill CL, et al. The association of bone marrow lesions with pain in knee osteoarthritis. Ann Intern Med. 2001;134:541.

Finan PH, Buenaver LF, Bounds SC, et al. Discordance between pain and radiographic severity in knee osteoarthritis: Findings from quantitative sensory testing of central sensitization. Arthritis Rheum. 2013;65:363–72.

Foo CN, Arumugam M, Lekhraj R, et al. Effectiveness of health-led cognitive behavioral-based group therapy on pain, functional disability and psychological outcomes among knee osteoarthritis patients in malaysia. Int J Environ Res Public Health. 2020;17:6179.

Giordano R, Petersen KK, Andersen HH, et al. MicroRNAs expression as circulating genomic biomarkers in patients with chronic postoperative pain after total knee replacement. 17th World Congress on Pain, IASP 2018 - Boston, MA, USA, 2018.

Grässel S. The role of peripheral nerve fibers and their neurotransmitters in cartilage and bone physiology and pathophysiology. Arthritis Res Ther. 2014;16:485–97.

Hannan MT, Felson DT, Pincus T. Analysis of the discordance between radiographic changes and knee pain in osteoarthritis of the knee. J Rheumatol. 2000;27:1513–17.

Hansen S, Vaegter HB, Petersen KK. Pretreatment exercise-induced hypoalgesia is associated with change in pain and function after standardized exercise therapy in painful knee osteoarthritis. Clin J Pain. 2020;36:16–24.

Heffner KL, France CR, Ashrafioun L, et al. Clinical pain-related outcomes and inflammatory cytokine response to pain following insomnia improvement in adults with knee osteoarthritis. Clin J Pain. 2018;34:1133–40.

Hunter DJ, Lo GH, Gale D, et al. The reliability of a new scoring system for knee osteoarthritis MRI and the validity of bone marrow lesion assessment: BLOKS (Boston Leeds Osteoarthritis Knee Score). Ann Rheum Dis. 2008;67:206–11.

Hunter DJ, Guermazi A, Roemer F, et al. Structural correlates of pain in joints with osteoarthritis. Osteoarthr Cartil. 2013;21:1170–8.

Imai Y, Petersen KK, Mørch CD, et al. Comparing test–retest reliability and magnitude of conditioned pain modulation using different combinations of test and conditioning stimuli. Somatosens Mot Res. 2016;33:169–77.

Irwin MR, Olmstead R, Carroll JE. Sleep disturbance, sleep duration, and inflammation: A systematic review and meta-analysis of cohort studies and experimental sleep deprivation. Biol Psychiatry. 2016;80:40–52.

Izumi M, Petersen KK, Laursen MB, et al. Facilitated temporal summation of pain correlates with clinical pain intensity after hip arthroplasty. Pain. 2017;158:323–32.

Jaacks LM, Vandevijvere S, Pan A, et al. The obesity transition: stages of the global epidemic. Lancet Diabetes Endocrinol. 2019;7:231–40.

Kellgren JH, Lawrence JS. Radiological assessment of osteo-arthrosis. Ann Rheum Dis. 1957;16:494–502.

Koh IJ, Kim MS, Sohn S, et al. Duloxetine reduces pain and improves quality of recovery following total knee arthroplasty in centrally sensitized patients. J Bone Joint Surg. 2019;101:64–73.

Kurien T, Iwabuchi S, Petersen KK, et al. Chronic postoperative pain after total knee arthroplasty is associated with a functional MRI signature of facilitated temporal summation of pain. Boston: World Conference on Pain, 2018.

Kurtz S, Ong K, Lau E, et al. Projections of primary and revision hip and knee arthroplasty in the United States from 2005 to 2030. J Bone J Surg. 2007;89:780–5.

Kwok CS, Kontopantelis E, Kuligowski G, et al. Self-reported sleep duration and quality and cardiovascular disease and mortality: A dose-response meta-analysis. J Am Heart Assoc. 2018;7:e008552.

Larsen JB, Mogensen L, Arendt-Nielsen L, et al. Intensive, personalized multimodal rehabilitation in patients with primary or revision total knee arthroplasty: a retrospective cohort study. BMC Sport Sci Med Rehabil. 2020;12:5.

Larsen DB, Laursen MB, Simonsen OH, et al. The association between sleep quality, preoperative risk factors for chronic postoperative pain, and postoperative pain intensity 12 months after knee and hip arthroplasty. Br J Pain. 2021a. In press.

Larsen DB, Mogens L, Edwards RR, et al. The combination of preoperative pain, conditioned pain modulation, and pain catastrophizing predicts postoperative pain 12 months after total knee arthroplasty. Pain Med. 2021b;22(7):1583-90.

Leinders M, Doppler K, Klein T, et al. Increased cutaneous miR-let-7d expression correlates with small nerve fiber pathology in patients with fibromyalgia syndrome. Pain. 2016;157:2493–503.

Lidgren L, Sundberg M, Dahl AW, et al. Swedish Knee Arthroplasty Register, Annual report 2010.

Lingard EA, Riddle DL. Impact of psychological distress on pain and function following knee arthroplasty. J Bone Joint Surg Am. 2007;89:1161–9.

Lockwood SM, Bannister K, Dickenson AH. An investigation into the noradrenergic and serotonergic contributions of diffuse noxious inhibitory controls in a monoiodoacetate model of osteoarthritis. J Neurophysiol. 2019;121:96–104.

Manara M, Varenna M. A clinical overview of bone marrow edema. Reumatismo. 2014;66:184.

Marks R. Comorbid depression and anxiety impact hip osteoarthritis disability. Disabil Health J. 2009;2:27–35.

McBeth J, Wilkie R, Bedson J, et al. Sleep disturbance and chronic widespread pain. Curr Rheumatol Rep 2015;17:469.

McKendall MJ, Haier RJ. Pain sensitivity and obesity. Psychiatry Res. 1983;8:119–25.

Mork PJ, Nilsen TIL. Sleep problems and risk of fibromyalgia: Longitudinal data on an adult female population in Norway. Arthritis Rheum. 2012;64:281–4.

Nakasa T, Miyaki S, Okubo A, et al. Expression of microRNA-146 in rheumatoid arthritis synovial tissue. Arthritis Rheum. 2008;58:1284-92.

Orlova IA, Alexander GM, Qureshi RA, et al. MicroRNA modulation in complex regional pain syndrome. J Transl Med. 2011;9:195.

O'Leary H, Smart KM, Moloney NA, et al. Pain sensitization associated with nonresponse after physiotherapy in people with knee osteoarthritis. Pain. 2018;159:1877–86.

Petersen KK, Arendt-Nielsen L. Chapter 11: Chronic pain after joint surgery. In: Arendt-Nielsen L, Perrot S, editors. Pain in the Joints. IASP press, 2016a.

Petersen KK, Arendt-Nielsen L. Chronic postoperative pain after joint replacement. Pain Clin Updat. 2016b;24.

Petersen KK, Arendt-Nielsen L, Simonsen O, et al. Presurgical assessment of temporal summation of pain predicts the development of chronic postoperative pain 12 months after total knee replacement. Pain. 2015a;156:55–61.

Petersen KK, Simonsen O, Laursen MB, et al. Chronic postoperative pain after primary and revision total knee arthroplasty. Clin J Pain. 2015b;31:1–6.

Petersen KK, Graven-Nielsen T, Simonsen O, et al. Preoperative pain mechanisms assessed by cuff algometry are associated with chronic postoperative pain relief after total knee replacement. Pain. 2016a;157:1400–6.

Petersen KK, Siebuhr AS, Graven-Nielsen T, et al. Sensitization and serological biomarkers in knee osteoarthritis patients with different degrees of synovitis. Clin J Pain. 2016b;32:841–8.

Petersen KK, Lunn TH, Husted H, et al. The influence of pre- and perioperative administration of gabapentin on pain 3-4 years after total knee arthroplasty. Scand J Pain. 2018a;18:237–45.

Petersen KK, Simonsen O, Laursen MB, et al. The role of preoperative radiologic severity, sensory testing, and temporal summation on chronic postoperative pain following total knee arthroplasty. Clin J Pain. 2018b;34:193–7.

Petersen KK, Olesen AE, Simonsen O, et al. Mechanistic pain profiling as a tool to predict the efficacy of 3-week nonsteroidal anti-inflammatory drugs plus paracetamol in patients with painful knee osteoarthritis. Pain. 2019a;160:486–92.

Petersen KK, Simonsen O, Olesen AE, et al. Pain inhibitory mechanisms and response to weak analgesics in patients with knee osteoarthritis. Eur J Pain. 2019b;23:1904–12.

Petersen KK, Vaegter HB, Stubhaug A, et al. The predictive value of quantitative sensory testing. Pain. 2021;162:31–44.

Petrini L, Arendt-Nielsen L. Understanding pain catastrophizing: putting pieces together. Front Psychol. 2020;11:603420.

Reyes C, Leyland KM, Peat G, et al. Association between overweight and obesity and risk of clinically diagnosed knee, hip, and hand osteoarthritis: A population-based cohort study. Arthritis Rheumatol. 2016;68:1869–75.

Riddle D, Keefe F, Nay W, et al. Pain coping skills training for patients with elevated pain catastrophizing who are scheduled for knee arthroplasty: A quasi-experimental study. Natl Inst Heal. 2011;92:859–65.

Riddle DL, Keefe FJ, Ang DC, et al. Pain coping skills training for patients who catastrophize about pain prior to knee arthroplasty: A multisite randomized clinical trial. J Bone Joint Surg Am. 2019;101:218–27.

Riddle DL, Wade JB, Jiranek WA, et al. Preoperative pain catastrophizing predicts pain outcome after knee arthroplasty. Clin Orthop Relat Res. 2010;468:798–806.

Riis RGC, Gudbergsen H, Simonsen O, et al. The association between histological, macroscopic and magnetic resonance imaging assessed synovitis in end-stage knee osteoarthritis: a cross-sectional study. Osteoarthr Cartil. 2017;25:272–80.

Roberts VI, Esler CNA, Harper WM. A 15-year follow-up study of 4606 primary total knee replacements. J Bone Joint Surg Br. 2007;89:1452–6.

Robertsson O, Bizjajeva S, Fenstad AM, et al. Knee arthroplasty in Denmark, Norway and Sweden. Acta Orthop. 2010;81:82–9.

Roos EM, Grønne DT, Skou ST, et al. Immediate outcomes following the GLA:D® program in Denmark, Canada and Australia. A longitudinal analysis including 28,370 patients with symptomatic knee or hip osteoarthritis. Osteoarthr Cartil. 2021;29(4):502–6.

Runhaar J, Beavers DP, Miller GD, et al. Inflammatory cytokines mediate the effects of diet and exercise on pain and function in knee osteoarthritis independent of BMI. Osteoarthr Cartil. 2019;27:1118–23.

Safiri S, Kolahi A-A, Smith E, et al. Global, regional and national burden of osteoarthritis 1990-2017: a systematic analysis of the Global Burden of Disease Study 2017. Ann Rheum Dis. 2020;79:819–28.

Saltiel AR, Olefsky JM. Inflammatory mechanisms linking obesity and metabolic disease. J Clin Invest. 2017;127:1–4.

Schaible H-G. Spinal mechanisms contributing to joint pain. Novartis Found Symp. 2004;260:4–22.

Schaible H-G. Nociceptive neurons detect cytokines in arthritis. Arthritis Res Ther. 2014;16:470–8.

Shan Z, Ma H, Xie M, et al. Sleep duration and risk of type 2 diabetes: a meta-analysis of prospective studies. Diabetes Care. 2015;38:529–37.

Siebuhr AS, Petersen KK, Arendt-Nielsen L, et al. Identification and characterisation of osteoarthritis patients with inflammation derived tissue turnover. Osteoarthr Cartil. 2014;22:44–50.

Skou ST, Graven-Nielsen T, Rasmussen S, et al. Widespread sensitization in patients with chronic pain after revision total knee arthroplasty. Pain. 2013;154:1588–94.

Skou ST, Graven-Nielsen T, Rasmussen S, et al. Facilitation of pain sensitization in knee osteoarthritis and persistent post-operative pain: a cross-sectional study. Eur J Pain. 2014;18:1024–31.

Skrejborg P, Petersen KK, Kold S, et al. Patients with high chronic postoperative knee pain 5 years after total knee replacement demonstrate low-grad inflammation, impairment of function, and high levels of pain catastrophizing. Clin J Pain. 2021;37:161–7.

Sommer C, Leinders M, Üçeyler N. Inflammation in the pathophysiology of neuropathic pain. Pain. 2018;159:595–602.

Staffe AT, Bech MW, Clemmensen SLK, et al. Total sleep deprivation increases pain sensitivity, impairs conditioned pain modulation and facilitates temporal summation of pain in healthy participants. PLoS One. 2019;14:e0225849.

Stanaway JD, Afshin A, Gakidou E, et al. Global, regional, and national comparative risk assessment of 84 behavioural, environmental and occupational, and metabolic risks or clusters of risks for 195 countries and territories, 1990–2017: a systematic analysis for the Global Burden of Disease Study. Lancet. 2018;392:1923–94.

Sullivan MJL, Bishop SR, Pivik J. The pain catastrophizing scale: development and validation. Psychol Assess. 1995;7:524–32.

Woolf CJ. Central sensitization: Implications for the diagnosis and treatment of pain. Pain. 2011;152:S2–15.

Woolf CJ, Salter MW. Neuronal plasticity: increasing the gain in pain. Science. 2000;288:1765–9.

Wylde V, Palmer S, Learmonth ID, et al. The association between pre-operative pain sensitisation and chronic pain after knee replacement: An exploratory study. Osteoarthr Cartil. 2013;21:1253–6.

Wylde V, Sayers A, Lenguerrand E, et al. Preoperative widespread pain sensitization and chronic pain after hip and knee replacement. Pain. 2015;156:47–54.

Yarnitsky D. Conditioned pain modulation (the diffuse noxious inhibitory control-like effect): its relevance for acute and chronic pain states. Curr Opin Anaesthesiol. 2010;23:611–15.

Yarnitsky D, Granot M, Nahman-Averbuch H, et al. Conditioned pain modulation predicts duloxetine efficacy in painful diabetic neuropathy. Pain. 2012;153:1193–8.

Youngstedt SD, Kline CE. Epidemiology of exercise and sleep. Sleep Biol Rhythms. 2006;4:215–21.

Yusuf E, Kortekaas MC, Watt I, et al. Do knee abnormalities visualised on MRI explain knee pain in knee osteoarthritis? A systematic review. Ann Rheum Dis. 2011;70:60–7.

기타 고관절 장애: FAI 증후군, 고관절 이형성증, 고관절 불안정

5

(Other hip disorders: FAI syndrome, hip dysplasia, hip instability)

Benoy Mathew, Holly Soper-Doyle, Mike O'Brien

대퇴-비구 충돌 증후군

(Femoroacetabular Impingement Syndrome)

개요(Introduction)

만성 고관절 통증은 통증과 기능 장애의 잠재적인 다양한 원인으로 인해 진단 및 치료가 어려울 수 있다. 관절 내 고관절 병리를 가진 환자는 정확한 진단을 내리기 전에 평균적으로 4명의 임상가를 찾는다(Kahlenberg 등, 2014). 활동적인 개인의 고관절 통증의 잘 알려진 원인은 대퇴 비구 충돌(FAI)이다(Keogh와 Batt, 2008). 관절내 고관절 통증의 가장 흔한 원인이며 메타 분석에 따르면 골관절염이 없는 고관절 통증 환자에서 FAI의 유병률은 61.3%로 나타났다(Jauregui 등, 2020).

FAI는 대퇴골두 및/또는 비구의 형태적 기형으로 인해 고관절 동작 중 대퇴골과 비구 사이의 비정상적인 접촉이 발생하여 연골 및/또는 관절순 손상 및 고관절 통증을 유발하는 임상 증후군이다(Nakano와 Khanduja, 2018). FAI는 최근에 상당한 중요성을 갖게 되었으며 이러한 관심의 주요 이유는 고관절 골관절염의 전조로 간주되기 때문이다(Aliprandi 등, 2014).

FAI는 1936년 Smith-Petersen에 의해 비구 가장자리에 대한 대퇴경부의 충격 기전에 의한 고관절 통증 및 장애의 원인으로 처음으로 알려졌다(Hernigou, 2014). 자립적 병리학으로서, 이것은 해부학적 및 기능적 불일치에서 파생될 수 있는 비구 가장자리와 대퇴골 사이의 병리적 접촉으로 인해 고관절 골관절염의 위험 인자로 Ganz(2003)에 의해 설명되었다. FAI와 같은 관절 내 고관절 장애의 실제 유병률은 수년 동안 과소 평가되었을 수 있으며 FAI는 최근 고관절 병리학에서 가장 큰 발견으로 간주된다(Matsumoto 등, 2020).

이 단원의 목적은 임상가에게 FAI의 발병기전에 관한 정보를 제공하고, 임상 병력 및 신체 검사 요소를 설명하고, FAI 증후군 환자를 위한 재활 전략을 소개하는 것이다.

유병률(Prevalence)

FAI 유형과 일치하는 방사선 소견은 무증상 환자에서 일반적이다(Hack 등, 2010). Frank 등(2015)의 체계적 문헌 고찰에 따르면 캠(cam) 및 집게발(pincer) 변형의 유병률은 무증상 환자에서 각각 37% 및 67%이다. 고관절 통증을 호소하는 환자에서 FAI와 일치하는 방사선 소견의 유병률은 60.5%인 것으로 나타났다(Zhou 등, 2020). FAI 증후군 진단을 받은 716명의 환자를 대상으로 한 대규모 코호트 연구에서 여성 환자는 남성 환자보다 FAI 발병률이 더 높았고(67%) 평균 연령은 약 27.2 ± 8.4세였다(Hale 등, 2021).

병태생리학(Pathophysiology)

FAI는 캠, 집게발 및 혼합 유형의 세 가지 주요 형태로 나타낸다(그림 5.1). 캠 유형은 대퇴골두 경부 접합부의 골연골 융기로 정상적인 대퇴골두 경부 상쇄(offset)의 손실을 초래한다(Genovese 등, 2013). 캠 병변은 가장 일반적으로 전외측이며, 전상방 연골-관절와순 접합부에 영향을 미친다. 집게발 유형은 국소성 테두리 병변 또는 머리쪽에 후경으로 인해 비구에 의한 대퇴골두의 과도하게 덮이는 것을 포함한다(Hadeed 등, 2016).

표 5.1은 두 가지 유형의 FAI의 특성을 비교한다. 흥미롭게도 FAI의 가장 일반적인 유형은 캠과 집게발 유형의 특징이 모두 있는 혼합형 충돌이다(Beck 등, 2005). FAI의 단면 및 종단적 자연사 연구에서 캠 유형 FAI는 고관절 골관절염 발병과 지속적으로 연관성이 있는 것으로 나타났지만(Wylie와 Kim, 2019), 집게발 유형 FAI는 고관절 골관절염 발병과 관련이 없었다(Agricola 등, 2013). 952명의 환자를 대상으로 한 환자-대조군 연구에 따르면, BMI가 29이상, 남성, 고관절 통증이 있는 시점의 연령 증가가 고관절 골관절염의 위험 요소인 것으로 나타났다(Melugin 등, 2020).

FAI의 병인은 잘 알려져 있지 않지만 성장하는 고관절의 발달 변화와 관련이 있는 것으로 보인다. 청소년기에 고강도 스포츠 활동에 참여하면 캠 유형의 위험이 증가한다(Siebenrock 등, 2011). 캠 유형은 14세 이전에 축구와 같은 스포츠 활동에 참여하는 청소년 집단에서 더 흔하므로 대퇴골두 성장판이 닫

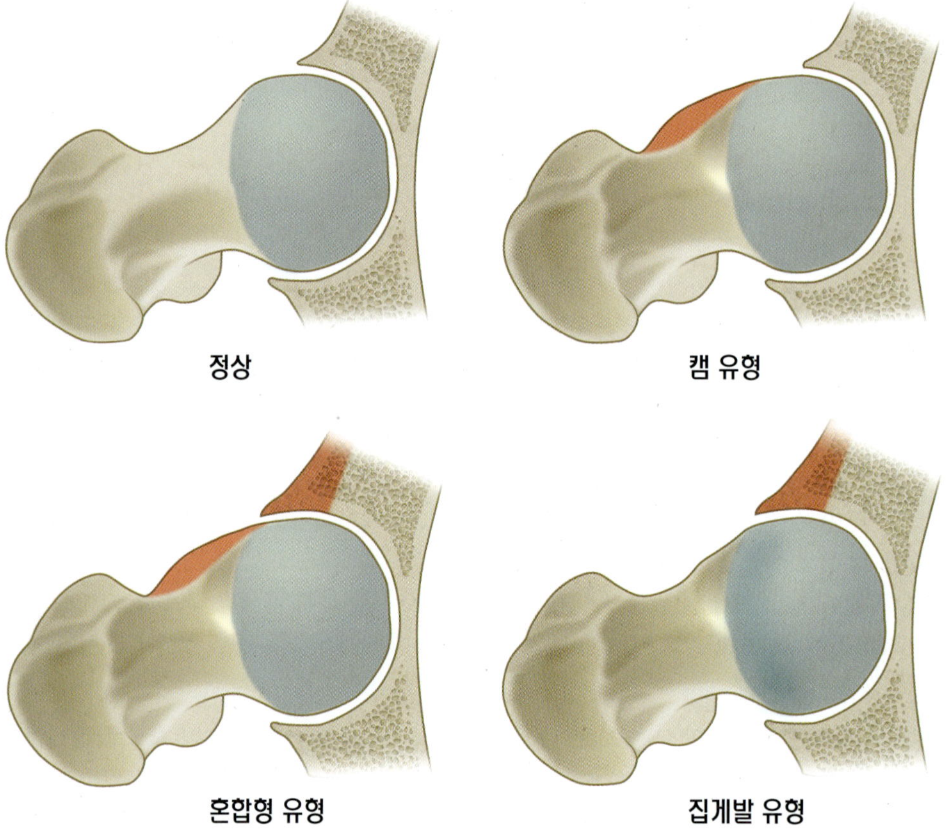

그림 5.1
FAI 유형 :

캠, 집게발,

혼합형 유형.

히는 동안 격렬한 스포츠 활동에 의해 촉발되는 발달 적응으로 간주될 수 있다(Agricola 등, 2012). 특정 면에서 상당한 ROM을 요구하는 활동에 참여하지 않거나 반복적이고 강렬한 활동에 참여하지 않는 FAI 유형을 가진 환자는 FAI 증후군이 발생할 가능성이 적다(Register 등, 2012).

임상적 표현(Clinical Presentation)

1,076명의 환자로 구성된 대규모 복합기관, 전향적, 종단 코호트에서 FAI는 주로 BMI가 정상인 젊은 백인 환자에서 발생했다(Clohisy 등, 2013). 운동 선수 모집단에서 FAI는 주로 절단 및 회전(pivot) 활동, 빠른 횡방향 동작, 가속 및 감속을 포함하는 스포츠에 관련된 개인에서 볼 수 있다(Knapik과 Salata, 2019). 축구, 농구, 럭비, 아이스하키 및 호주식 축구는 FAI의 발병률이 비례적으로 높다(Nawabi 등, 2014). 환자는 일반적으로 활동 관련 고관절 또는 서혜부 통증이 점차 증가하는 증상을 나타낸다(표 5.2). FAI의 임상적 표현은 일반적으로 전방 또는 전외측면 고관절/서혜부 통증이며, 이는 허벅지의 전방 또는 전외측면으로 방사될 수 있다. 그러나 FAI 환자의 통증 위치는 Clohisy 등(2009)에서 볼 수 있듯이 다양할 수 있다. 환자의 88%는 서혜부 통증, 67%는 외측 고관절 통증, 35%는 대퇴부 앞쪽 통증, 29%는 둔부 통증, 그리고 27%는 무릎 통증이 있다.

환자는 종종 손으로 영향을 받은 고관절을 잡고 고전적인 "C-sign"을 보여준다(Byrd, 2007). 환자는 경기 내에서 특정 자세를 취하거나 심지어 오래 앉아 있거나 계단을 올라가는 것과 같은 활동이 고관절 통증을 유발하고 악화시키는 것으로 보일 수 있다. FAI 환자의 거의 45%가 앉은 자세에서 서 있는 자세로 전환할 때 통증이 있다고 보고한다(Philippon 등, 2007).

대다수의 환자는 특정 손상이 발생한 시간을 기억할 수 없으며 대부분의 환자는 평가 시점까지 경쟁 수준의 활동을 수정했을 것이다(Philippon 등, 2007). FAI 증후군에서 증상은 일

표 5.1 두 가지 유형의 FAI 특성

기준	캠 충돌	집게발 충돌
평균 연령(범위) (y)	32 (21 – 51)	40 (40 – 57)
성별 분포(M:F)	14 : 1	1 : 3
골 유형	대퇴골두 경부 접합부의 비구면 융기, 대퇴골두 경부 상쇄 감소	국소 또는 전체 비구 덮음; 비구의 후경
방사선학적 예측인자	권총 손잡이 변형; 알파 각 〉 60°	LCEA 〉 40°, 후방 벽 징후
손상 기전	비구면의 머리를 비구에 밀어 넣음 반복적인 굴곡으로 주로 연골에 영향을 미침 관절순이 2차적으로 손상됨	덮여있는 가장자리와 머리–경부 접합부 사이의 선형의 접촉 주로 관절순에 영향을 미침; 말초 비구에 손상 패턴이 있음 반충(contrecoup) 병변과 관련됨
연골 손상의 전형적인 위치	11시 ~ 3시 위치	반충이 있는 원주
연골 손상의 평균 깊이(mm)	11	4

(출처: Tannast 등, 2007.)

반적으로 심부 고관절 굴곡, 쭈그려 앉기, 내회전, 고관절 비틀림과 관련된 활동으로 악화되며 휴식이나 활동 수정으로 완화된다. 또한 환자가 염발음(clicking), 탄발음(snapping), 관절음(popping) 및 고관절의 주관적인 경직과 같은 역학적 증상을 보고하는 것도 드문 일이 아니다(Egger 등, 2016). 환자는 경기 내에서 특정 위치를 주목하거나 장시간 앉아 있거나 계단을 오르거나 비스듬히 걷기와 같은 활동이 고관절 통증을 유발하고 악화시키는 것으로 보일 수 있다. 또한 환자는 증상으로 인해 기능이 저하되고 현재 수준의 스포츠 활동을 계속할 수 없다고 불평할 수 있다(Tranovich 등, 2014).

표 5.3에 요약된 바와 같이 FAI 환자의 성별에 따른 뚜렷한 질병 패턴이 있다. 여성은 더 심오한 증상과 경미한 형태학적 기형이 있는 반면 남성은 일반적으로 더 높은 활동 수준, 더 큰 형태학적 이상 및 더 광범위한 관절 내 질환을 가지고 있다(Halim 등, 2015).

FAI 및 코어 근육 손상/운동관련 치골통

(FAI and Core Muscle Injury/Athletic Pubalgia)

만성의 고관절과 서혜부 통증을 나타내는 환자의 관절 내 병리와 관절 외 병리 사이에는 자주 겹친다. 기능적 고관절 운동 범위의 상실로 인해 FAI는 보상적 관절외 부상에 기여할 수 있으며 요추, 천장관절, 치골 결합 및 코어 근육을 통해 증가된 동작 및 피로로 이어질 수 있다(Padaki 등, 2021).

FAI 환자의 유의한 하위 그룹은 또한 코어 근육 손상/운동관련 치골통의 증상을 가질 것이다(Ross 등, 2015). 운동과 관련된 치골과 FAI 사이의 직접적인 근거는 Larson 등(2011)

표 5.2 FAI 증후군 환자의 임상적 특징

프로필	연령: 18 - 40, F 〉 M, 정상 BMI 정기적인 스포츠 활동에 참여하는 활동적인 개인
임상 병력	활동과 관련된 고관절과 서혜부 통증과 경직의 잠행성 발병과 탄발음, 잡기, 관절음의 역학적 증상인 "C sign"을 나타냄 심부 고관절 굴곡, 앉기, 쭈그려 앉기, 비틀기, 회전 및 컷팅 활동에 의해 악화됨
고관절의 관절가동범위	고관절 굴곡과 내회전의 감소
고관절 근력	체간과 고관절 근육, 특히 고관절 외전근, 내전근 및 회전근, 덜 일관되게 고관절 신전근의 근력 감소
기능	양측 쭈그려 앉기 동작 제한, 고관절 굴곡, 내전 및 내회전을 유발하는 동작 제한 동적 한쪽 다리 균형 장애
특수 검사	양성 충돌 검사, 끝범위 굴곡 및 내회전 시 통증
진단 영상	방사선 사진: 캠 유형 FAI에는 알파 각이 60° 이상이고 머리-경부 상쇄에서 8mm 미만이다. 집게발 유형 FAI는 측면 중심 모서리 각 〉 40° 및 0° 미만의 비구 지수(Tonnis 각도)를 포함한다.

표 5.3 대퇴-비구 충돌과 관련된 남녀의 이형 (DIMORPHISMS)

남성
남성은 여성보다 방사선 캠 유형 FAI를 가질 가능성이 더 높다.
고관절 굴곡근 근력은 남성의 캠 유형의 심각성이 관련이 있는 것으로 보인다.
남성은 여성보다 양측 FAI가 나타날 가능성이 더 높다.
남성은 연골 병변이 진행되고 관절와순이 파열될 가능성이 훨씬 더 높다.
남성은 여성보다 고관절 골관절염으로 진행될 가능성이 더 높다.
여성
알파 각도는 남성보다 여성이 훨씬 작다.
여성 환자는 남성보다 고관절 움직임이 더 크다.
고관절 전경은 남성보다 여성에서 훨씬 더 많다.
고관절 외전근 근력은 여성의 고관절 증상의 정도와 관련이 있는 것으로 보인다.
여성 환자는 임상 표현에서 훨씬 더 큰 장애가 있으며 고관절 기능 점수는 남성보다 여성이 훨씬 낮다.

에 의해 처음 기술되었다. 대부분의 운동 선수는 스포츠 활동 중에 기능을 발휘하기 위해 30°의 고관절 내회전이 필요하다(Roach와 Miles, 1991). FAI와 관련된 운동 제한 범위는 보상 패턴, 체간 및 골반 근육의 과부하로 이어질 수 있으며 운동과 관련된 치골통으로 이어질 수 있다(Strosberg 등, 2016).

신체 검사(*Physical Examination*)

철저한 병력은 임상가에게 차후의 신체 검사와 진단 검사 및 영상을 안내할 집중된 감별 정보를 제공할 것이다. 고관절 통증이 있는 성인에 대한 종합적 평가 및 신체 검사는 이 교재의 12장에서 다룬다.

FAI 환자는 일반적으로 고관절 끝범위 굴곡 및 고관절 내회전과 함께 고관절과 서혜부 통증을 나타내며 검사 시 제한된 고관절 내회전 및 외전을 경험할 수도 있다(DiSilvestro 등, 2020). 고관절의 가동 범위는 항상 반대쪽 고관절과 비교하는 것이 좋다.

Kubiak-Langer 등(2007)의 진단 영상 연구에서 FAI가 있는 고관절은 굴곡, 내회전 및 외전이 감소하는 것으로 나타났다. 또한 FAI 환자는 무증상 개인에 비해 내회전에 상당한 제한이 있다(Audenaert 등, 2012). 또한 고관절 굴곡이 증가함에 따라 내회전이 감소하고 고관절이 90° 굴곡될 때 내회전 및 내회전 손실이 심해진다.

FAI를 평가하는 데 사용할 수 있는 다양한 유발 조작

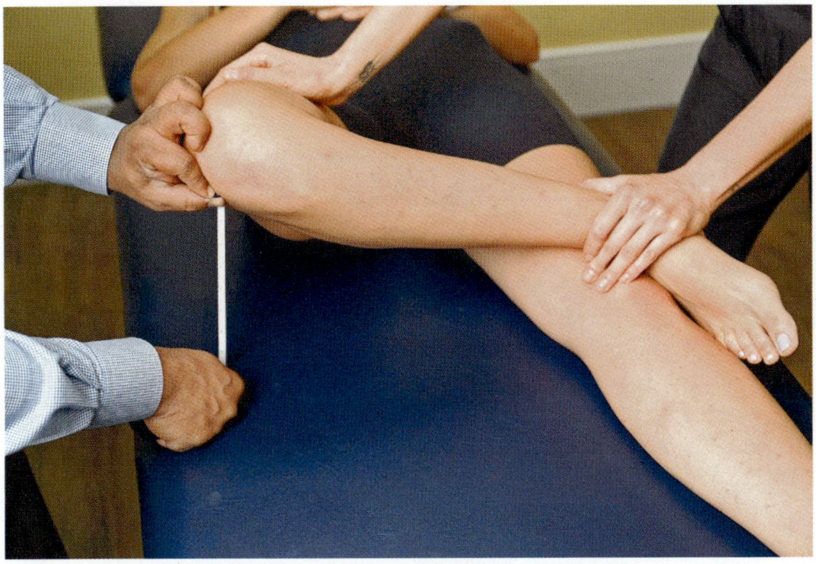

그림 5.2
FABER 거리 검사(FDT).
바로 누운 자세에서 오른쪽 고관절에 대한 FABER 거리 검사.
골반이 중립 회전 상태에서 고관절은 굴곡, 외전 및 외회전되며 발은 반대쪽 무릎 근위부에 놓인다.
무릎의 아래쪽에서 검사대까지 측정하여 반대쪽과 비교한다.

(provocative maneuvers)이 있지만, 두 가지 검사에서만 임상 효능이 입증되었다. 첫 번째 방법은 굴곡, 내전 및 내회전(FADIR)을 포함하며 전방 충돌 징후라고도 하며, 두 번째 방법은 굴곡, 외전 및 외회전(FABER)을 사용하여 그림 4와 같은 자세를 취한다. 이러한 검사는 대체로 비특이적이지만 FADIR과 FABER는 모두 우수한 민감성을 보여주었고(Tijssen 등, 2017) 음성 FADIR 검사는 관절 내 고관절 질환을 배제하는 데 도움이 된다(Reiman 등, 2020).

또 다른 유용한 검사는 FABER의 변형인 FABER 거리 검사(FDT)다. 이 검사에서는 영향을 받은 다리를 구부리고 뒤꿈치를 반대쪽 무릎에 위치시키고 슬개골 위의 외측 상과로부터의 거리를 골반이 안정되는 동안 측정한다(Bagwell, 2016; 그림 5.2). FDT 양성(고관절 간 차이가 4cm 이상으로 정의됨)은 캠 유형 FAI에 대한 신뢰할 수 있는 진단 검사이다(Trindade 등, 2019).

고관절 근육군의 신뢰할 수 있는 근력 평가는 휴대용 근력계(HHD, 그림 5.3)를 사용하여 수행할 수 있다. 임상가는 HHD를 사용한 고관절 근력 평가에서 상지 근력의 차이로 설명될 수 있는 다른 성별의 시험자 사이에 체계적인 편향이 존재한다는 점을 인식해야 한다(Thorborg 등, 2013). HHD를 사용하여 근력 검사를 수행하는 동안 외적 고정을 사용하여 시험자 간 신뢰성을 향상시킬 수 있다(Byrne 등, 2020).

진단 영상*(Imaging)*

만성의 고관절 통증이 있는 환자에서 기저 FAI가 의심되는 경우 병리 및 대퇴골두 경부 접합부 및 비구를 평가하기 위해 단순 방사선 사진을 수행해야 한다. 초기 방사선 사진 평가에는 잘 정렬된 전후방(AP) 골반과 측면 고관절 방사선 사진을 포함하여 캠 또는 집게발 병변을 식별하고 이형성 및 골관절염과 같은 고관절 통증의 다른 원인을 배제해야 한다(Mascarenhas 등, 2020).

알파 각 또는 대퇴골 경부 축과 대퇴골두 경부 접합부의 윤곽이 대퇴골두의 반경을 초과하는 점을 통과하는 선 사이의 각도는 60°보다 클 때 캠 유형의 진단으로 간주된다(van Klij 등, 2020). 측면 중심 모서리 각도((lateral center edge angle; LCEA)는 비구 범위의 양을 정의하기 위해 가장 일반적으로 사용되는 측정 중 하나이다. 정상 LCEA는 일반적으로 20°에서 39° 사이이며, 20° 미만은 비구 이형성증을 나타내고 40° 초과는 전체 범위를 초과하는 것으로 정의된다(Lim과 Park, 2015).

또한 자기공명영상촬영(MRI)을 통해 관절와순 병리, 연골 손상, 연부 조직 병변의 유무를 평가하고 단순 방사선 사진에서는 놓칠 수 있는 무혈성 괴사 또는 피로 골절과 같은 위험 신호를 배제할 수 있다(Riley 등, 2015).

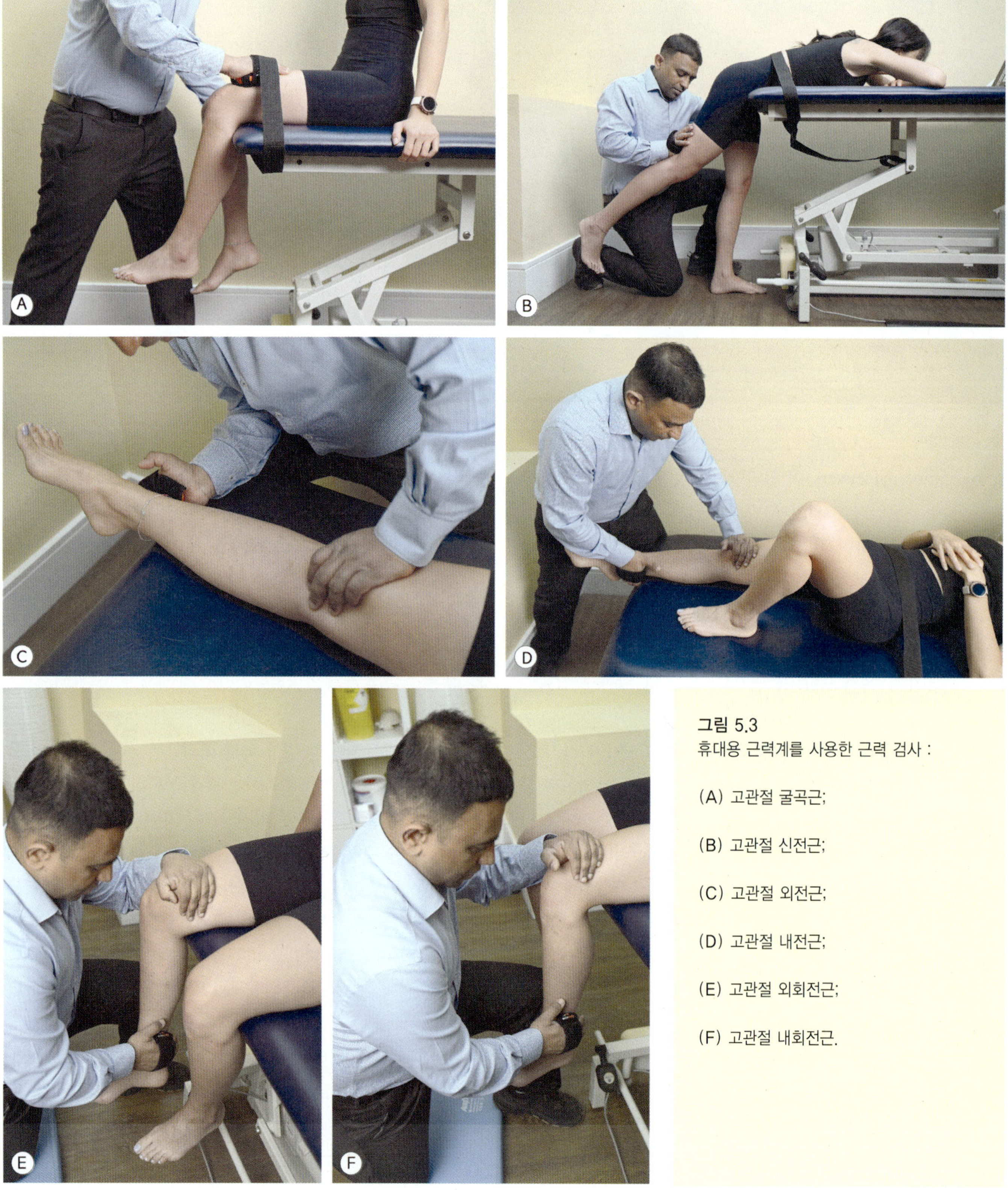

그림 5.3
휴대용 근력계를 사용한 근력 검사 :

(A) 고관절 굴곡근;

(B) 고관절 신전근;

(C) 고관절 외전근;

(D) 고관절 내전근;

(E) 고관절 외회전근;

(F) 고관절 내회전근.

진단상의 관절 내 고관절 주사
(Diagnostic Intra-articular Hip Injection)

고관절과 서혜부 통증의 오랜 병력이 있는 많은 환자는 관절 내 통증과 관절 외 통증 원인을 구별하기 위해 진단적 고관절 주사를 받을 수 있다. 글루코코르티코이드 관절 내 주사는 FAI 환자에서 장기간 지속되는 통증 완화 효과를 나타내지 않았지만 국소 마취제 관절 내 주사는 진단 과정에서 유용한 도구가 될 수 있다(Khan 등, 2015).

국소마취제나 스테로이드 주사 후 통증이 현저하게 호전되거나 사라지면 관절내 병리를 진단한 것이다. 또한 관절 내 주사로 인한 통증 완화는 내전근, 장요근 또는 둔부근 병리와 같은 공존하는 관절 내 병리에 의해 영향을 받지 않는 것으로 나타났다(Kivlan 등, 2011). 또한, 이 연구에서는 최종 FAI 진단을 받은 환자가 관절 내 스테로이드 주사로 85% 완화를 경험한 반면 최종 FAI 진단을 받지 않은 환자에서는 평균 64% 완화를 경험했음을 강조했다. 또한 음성 결과는 FAI 환자의 수술 후 결과가 좋지 않을 것이라는 강력한 예측인자로 입증되었다(Ayeni 등, 2014).

FAI 증후군의 임상적 진단
(Clinical Diagnosis of FAI Syndrome)

FAI 증후군의 진단은 잠행성 발병과 다양한 신체 검사 소견을 감안할 때 어려울 수 있다. 캠 또는 집게발 변형의 방사선학적 존재가 FAI의 임상 진단과 동일하지 않다는 점을 강조하는 것이 중요하다.

2016년 Warwick 협정에서는 FAI 증후군의 임상 진단에 관한 지침을 수립했다(표 5.4). FAI는 "비구 및/또는 대퇴골의 형태학적 기형과 활발한 고관절 움직임(특히 극심한)이 관절 자체 내의 연부조직 구조를 손상시키는 반복적 충돌로 이어질 때 병리학적인 역학적 과정이 고관절 통증을 유발하는 임상적 실체"로 정의하였다(Griffin 등, 2016). 합의에 따라 FAI 증후군은 증상, 임상 징후 및 방사선 소견을 포함하는 3가지 요소가 있는 경우에만 진단할 수 있다.

진단의 확인은 일반적으로 방사선 사진, 컴퓨터 단층 촬영(CT) 스캔 및 자기공명영상(MRI)과 같은 영상과 함께 이루어진다. Warwick 협정에 따라 FAI 증후군(FAIS)이라는 용어는 증상, 임상 징후 및 관련 영상 소견이 있는 환자에게 권장되는 용어이며 FAI 유형, 캠 또는 집게발 병변과 같은 용어는 피해야 한다.

FAI 증후군의 비수술적 관리
(Nonsurgical Management of FAI Syndrome)

FAIS의 치료는 진화하는 과학이다. Wall 등(2013)의 FAIS 비수술적 치료에 대한 체계적 문헌 고찰은 보존적 관리로 44%에서 72%의 개선을 보였고 이 개선은 장기적 연구에서 최대 2년 동안 유지되었다(Emara 등, 2011). 두 가지 획기적인 RCT에서 고관절 관절경 검사가 FAIS의 비수술적 치료보다 우수한 것으로 나타났다(Griffin 등, 2018; Palmer 등, 2019). 그러나 이러한 RCT의 비수술 부문 치료 프로그램은 근본적인 개별 손상을 다루지 않았고 기간이 너무 짧았다는 점에 유의해야 한다(Kemp 등, 2019).

최근 5건의 무작위 대조 시험에 대한 메타 분석에서 보존적 관리가 FAIS 환자 관리를 위한 효과적인 초기 옵션인 것으로 관찰되었다(Hoit 등, 2020). 또한, 고찰에 따르면 능동적 강화에 중점을 둔 감독하의 물리치료 프로그램이 감독되지 않은 수동적인 프로그램보다 더 효과적이라고 하였다. 비관절염 고관절 통증의 보존적 관리는 고관절과 요추-골반 부위의 재활을 통해 신경근 결손을 해결하는 데 중점을 두어야 하며 환자 교육, 활동 수정 및 도발적인 움직임의 중지 및 개별화된 손상 기반 재활의 실행을 포함해야 한다(McGovern 등, 2019).

환자 교육 *(Patient Education)*

활동 수준을 수정하고 유발적인 위치를 피하는 것은 FAIS 관리에서 가장 중요하다. 앉아 있는 동안의 통증은 FAIS 환자에게 흔하다. 무릎이 엉덩이보다 높은 낮은 의자에 앉는 것은 이러한 환자에게 매우 자극적일 수 있다. 장시간 앉아 있는 것(30분 이하)을 피하고, 자세를 자주 쉬고, 고관절을 무릎보다 높게 유지하는 것은 증상을 최소화하기 위해 FAIS 환자와 논의해야 한다. 또한 다리를 꼬고 자주 앉는 것은 고관절 굴곡과 내전을 결합하기 때문에 피해야 한다. 경구용 항염증제는 통증을 완화하고 환자가 물리치료에 더 잘 참여할 수 있도록 하는 데 사용할 수 있다.

표 5.4 2016 WARWICK 의견 일치 성명서 질문	
질문	의견 일치
FAI 증후군이란?	FAI 증후군은 3가지 증상, 임상 징후 및 영상 소견을 보이는 고관절의 동작 관련 임상 장애이다. 이것은 근위부 대퇴골과 비구 사이의 징후가 있는 정상보다 이른 접촉을 나타낸다.
FAI 증후군은 어떻게 진단해야 하나요?	FAI 증후군을 진단하려면 증상, 임상 징후 및 영상 소견이 있어야 한다.
증상	FAI 증후군은 일반적으로 고관절 또는 서혜부에 동작 관련 또는 자세 관련 통증이 있다. 환자는 또한 탄발음, 잡기, 잠김, 경직, 제한된 가동 범위 또는 무력감을 설명할 수 있다.
임상 징후	FAI 증후군의 진단은 단일 임상 징후에 의존하지 않는다. FADIR 검사는 민감하지만 FAI 증후군에 특이적이지 않는다. 고관절의 내회전은 일반적으로 제한된다.
진단 영상	골반의 AP 방사선 사진과 증상이 있는 고관절의 측면 대퇴골 경부의 촬영면을 얻는다. 고관절과 주변 연부조직의 형태학적 변화를 추가로 평가하기 위해 고급 영상을 고려할 수 있다.
FAI 증후군의 치료	FAI 증후군은 보존적 치료, 재활 또는 수술로 치료할 수 있다. 보존적 치료에는 교육, 주의 깊은 기다림, 생활 방식 및 활동 수정이 포함될 수 있다. 물리치료 주도 재활은 고관절 안정성, 신경근 조절, 근력, 운동 범위 및 운동 패턴을 개선하는 것을 목표로 한다. 개복 또는 관절경 수술은 고관절 형태를 개선하고 손상된 조직을 복구하는 것을 목표로 한다.
FAI 증후군의 예후	대부분의 환자는 치료를 받으면 스포츠를 포함한 완전한 활동으로 돌아갈 수 있다. OA는 캠 형태의 장기적인 결과로 보인다. 그러나 FAI 증후군의 치료가 고관절 골관절염을 예방하는지 여부는 현재 알려지지 않았다.

FAS 환자의 또 다른 주호소는 쪼그리고 앉는 동안, 특히 깊이가 증가하거나 좁은 자세에서 통증이 있다는 것이다. 힙 스러스터(hip thruster) 또는 스플릿 스쿼트(split-squat)와 같은 운동이 고객과 대안으로 논의될 수 있다. 스쿼트 깊이를 60° 미만으로 줄이고 외전 및 외회전 자세에서 스쿼트를 수행하면 충돌 증상을 줄이고 고관절 악화를 피할 수 있다. 이러한 권장 사항은 레그 프레스(leg press), 런지(lunge), 핵(hack) 또는 가블렛 스쿼트(goblet squat)와 같은 다른 운동에도 적용할 수 있다. 일반적으로 딥 스쿼트(deep squats), 인클라인 레그 프레스(incline leg press) 또는 하이 스텝업(high step-ups)과 같이 고관절에 영향을 주는 운동(예: 고관절 굴곡 〉90°)을 피하거나 제한하는 것이 좋다. 증상이 있는 쪽을 향한 극단적인 체간 회전은 제한되어야 한다. 이는 FAIS가 있는 개인에게 고관절이 과도한 내 회전을 일으키기 때문에 자극적일 수 있기 때문이다. 자전거 타기는 초기 단계에서 제한되어야 한다. 불가피한 경우 자전거 좌석을 올리고 다리를 약간 벌리는 것이 충돌 증상을 피하는 데 도움이 될 수 있다.

도수치료와 연부조직 기법
(Manual Therapy and Soft Tissue Techniques)

가동성 관점에서 FAIS 환자의 고관절 굴곡, 내전 및 내회전은 제한된다(Samora 등, 2011). 개선될 수 있는 가동범위 결손을 해결하는 것이 중요하다. 특히 환자가 재활 참여에 영향을 미치는 높은 통증 수준을 보이는 경우 전반적인 고관절 가동성을 개선하고 증상을 감소시키기 위한 수동적인 기법 중재가 도움이 될 수 있다(Lebeau 등, 2014). 고관절 도수치료기법에 대한 더 자세한 논의를 원하는 독자는 16장을 읽는 것이 좋다. 도수기법의 결과가 이어질 수 있도록 가정 기반 고관절 자가 가동성 프로그램은 가동성 결손 관리에서 환자의 독립성을 증진하는 데 도움이 될 수 있다(Reiman 등, 2013). 고관절 안정화 근육 조직의 통증과 과활동성을 줄이기 위해 연부조직과 건침(dry needling) 치료도 사용할 수 있다(교재 17장 참조).

개별화된 장애 기반 재활
(Individualized Impairment-based Rehabilitation)

FAI의 일반적인 신체 장애에는 체간 근력 및 골반 조절 감소, 고관절 근육, 특히 고관절 외전근 및 회전근의 근력 감소, 동적 한쪽 다리 균형 손상 및 기능장애 감소가 포함된다(Freke 등, 2016). 근거에 따르면 운동 치료는 대부분의 FAIS 환자, 특히 초기 단계에서 유용하다(Wall 등, 2013). 최적의 이점을 얻으려면 근력강화 프로그램을 최소 3개월 동안 시행해야 한다(Kemp 등, 2020).

운동 치료는 통증을 줄이고 고관절 기능을 개선하는 것을 목표로 한다. 이는 도발적인 활동을 감소/최소화하고 고관절과 몸통 근육을 점진적으로 강화하여 고관절 부하를 줄임으로써 달성할 수 있다. 또한 치료에는 제한된 고관절 움직임을 보완하기 위해 운동 사슬의 주변 관계의 가동성과 근력을 증가시키는 전략도 포함되어야 한다. 이 단계에서 FAIS 환자에게 이상적인 재활 전략으로 간주될 수 있는 것을 뒷받침하는 연구 시도가 부족하다. 포괄적인 객관적 평가에 이어 FAIS 환자의 개별 장애를 해결하기 위해 특정 재활 프로그램을 시행할 수 있다(그림 5.4).

운동 프로그램의 필수 요소
(Essential Elements of Exercise Program)

초기 운동 선택은 표 5.5에 설명된 대로 증상의 심각성과 제시 기간의 기능 수준에 따라 크게 달라진다.

자세 및 동작 패턴 훈련
(Postural and Movement-Pattern Training)

이러한 환자에서 자세 훈련은 종종 간과된다. 골반 경사는 대퇴 경부와 비구 사이의 충돌 지점을 증가 또는 감소시킬 수 있으므로 재활의 대상이 된다(Azevedo 등, 2016). 골반에서 증가된 전방 경사는 고관절 굴곡, 내전 및 내회전을 감소시켜 FAIS 환자의 고관절과 서혜부 증상을 증가시킬 수 있다(Ross 등, 2014). 또한 Reynolds 등(1999)은 골반이 앞쪽으로 회전함에 따라 비구의 기능적 후경이 증가하여 고관절 굴곡 활동과 함께 비구 가장자리에서 충돌이 발생할 가능성이 증가할 수 있음을 보여주었다. 고관절 충돌과 과도한 골반 전방 경사 사이의 관계를 고려할 때 이러한 환자에서 보다 자연스러운 자세를 조장하는 것이 합리적이다. 따라서 골반의 경사를 변경하는 것을 목표로 하는 운동은 충돌 빈도를 줄이고 추가 관절 손상을 제한할 수 있다(Patel 등, 2020).

기능적 과제 중에서 과도한 고관절 내전과 같은 변형된 움직임 패턴이 관절 내 고관절 병리를 가진 환자에서 관찰되었다(Austin 등, 2008). 이는 관절에 가해지는 역학적 힘을 변경하고 연골 및 비구 관절와순과 같은 관절 내 구조에 대한 변형을 증가시킬 수 있다. Harris-Hayes 등(2016)의 무작위 대조군실험에서는 운동 패턴 훈련을 사용한 재활이 만성 고관절 통증이 있는 젊은 성인 인구에서 긍정적인 결과를 얻을 수 있음을 보여주었다. 그러나 우리는 이러한 형태의 훈련이 FAIS 관리에서 다른 치료 전략보다 우수하다고 결론지을 수 없다. 이 접근법을 표준 재활 접근법과 비교하려면 더 많은 시도가 필요하다.

심부 고관절 회전근 근력강화
(Deep Hip Rotator Muscle Strengthening)

FAI에서 처방된 치료적 운동의 대부분은 주로 시상면과 관상면을 포함하는 단면이다(Wright 등, 2021). 운동 설계는 FAIS와 관련된 기여하는 병리적 역학을 반영하는 운동을 통합

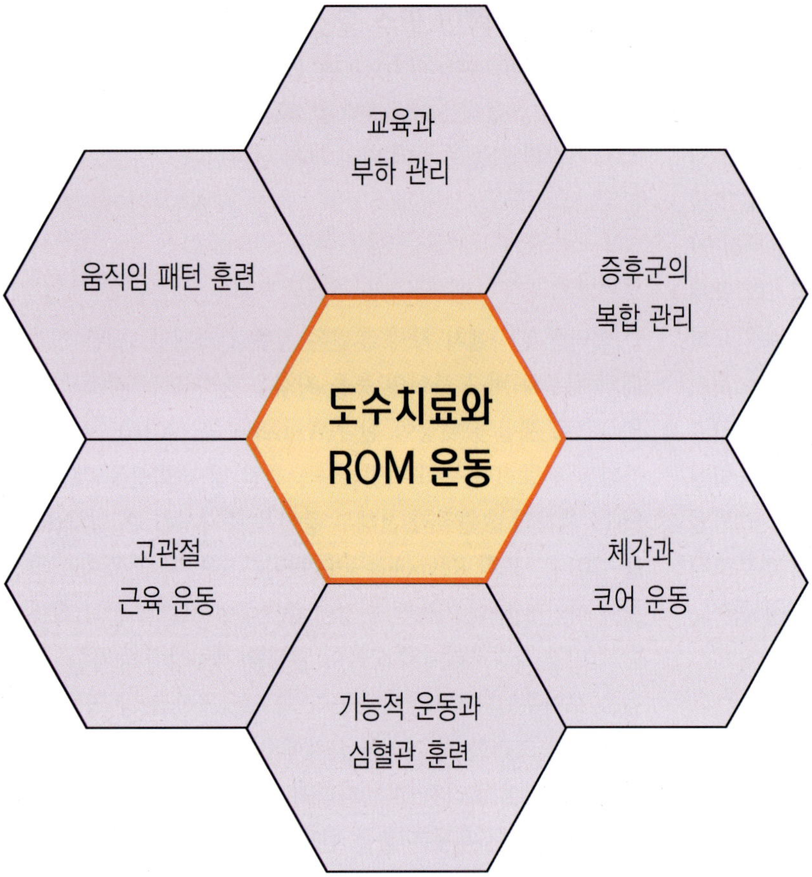

그림 5.4
FAI 증후군의 재활의 핵심 구성 요소.

(출처: Heerey 등, 2018; Short 등, 2021.)

해야 한다. 횡단면의 조절 부족은 FAIS의 통증 증가와 관련된 요인과 원인임을 보여준다(Austin 등, 2008). 심부 외회전근(대퇴사두근, 내폐쇄근, 외폐쇄근, 쌍자근)이 고관절의 주요 활성 안정자로 제안되었다(Ward 등, 2010). 이 근육은 지렛대가 짧기 때문에 대퇴골두를 비구에 고정시키는 심부 안정자로 작용할 가능성이 있다. 고관절 외전근과 함께 고관절의 안정성과 미세한 관절의 움직임을 조절하는 '고관절 회전 커버(Rotating Sleeves)'라고 한다(Hu 등, 2021). 심부 고관절 외회전근을 강화하면(그림 5.5) 횡단면에서 고관절의 동적 안정성을 향상시킬 수 있다(Retchford 등, 2013). 특히 고관절 굴곡과 함께 극단적인 고관절 회전은 증상 악화를 최소화하기 위해 피해야 한다.

고관절 근육 근력강화(Hip Muscle Strengthening)

FAIS가 있는 개인을 위한 점진적 저항 훈련은 고관절 외전근, 내전근, 외회전근 및 신전근을 강화하는 데 중점을 두어야 한다. 이 근육은 쭈그려 앉기, 달리기, 점프와 같은 활동 중에 동적 고관절 안정성을 제공하는 데 중요한 역할을 하며 또한 과도한 내전과 내회전을 줄이기 위해 좋은 정렬을 유지한다(Kolber 등, 2015). 특히 초기 단계에서 FAIS 증상의 재발을 방지하기 위해 고관절 굴곡근, 내전근 및 내회전근의 과도한 또는 최종 범위 강화를 피해야 한다. 점진적인 고관절 근력 프로그램의 예는 그림 5.6(초기 단계) 및 그림 5.7(중기에서 후기 단계)에 요약되어 있다. FAIS 환자에서 약한 것으로 나타난 일반적인 근육군은 고관절 외전근이다. 고관절 외전근 근력은 특히 여성에서 고관절 증상의 정도와 관련이 있는 것으로 보인다(Maffiuletti 등, 2020). 고관절 내전근 근력이 높을수록 고관절 관절경 검사 후 고관절 관련 삶의 질 향상과 연관되기 때문에 고관절 내전근 근력도 중요한 목표이다(Kemp 등, 2016a).

표 5.5 FAI 증상의 등급 척도

단계	일상생활 활동	스포츠 활동	야간 통증
1	일상 활동 시 통증이 없음	스포츠 활동 후에만 통증이나 경직. 증상은 일반적으로 24시간 이내에 해결됨 큰 변이 없이 스포츠를 계속할 수 있음	없음
2	특정 일상 활동 중에 느끼는 증상 일반적으로 심부 고관절 굴곡, 내회전 또는 비틀림 활동이 포함됨	조정이 필요한 스포츠 활동 중 통증 또는 경직 유발적인 활동을 중단한 후에도 증상이 24시간 이상 지속될 수 있음	없음
3	대부분의 일상 활동 중에 나타나는 통증 일상생활에 지장을 주는 증상	증상이 커져가서 원하는 수준의 스포츠 활동에 참여할 수 없음	규칙적으로 수면을 방해하지 않는 간헐적 휴식 통증
4	모든 활동 중에 존재하고 일상생활 활동에 악영향을 미치는 통증 오래 앉아있는 자세를 견딜 수 없음 갑작스런 재발 중 파행(limping) 사건을 전할 수 있음	스포츠 활동에 참여하지 않음	규칙적으로 수면을 방해하는 지속적인 휴식 통증

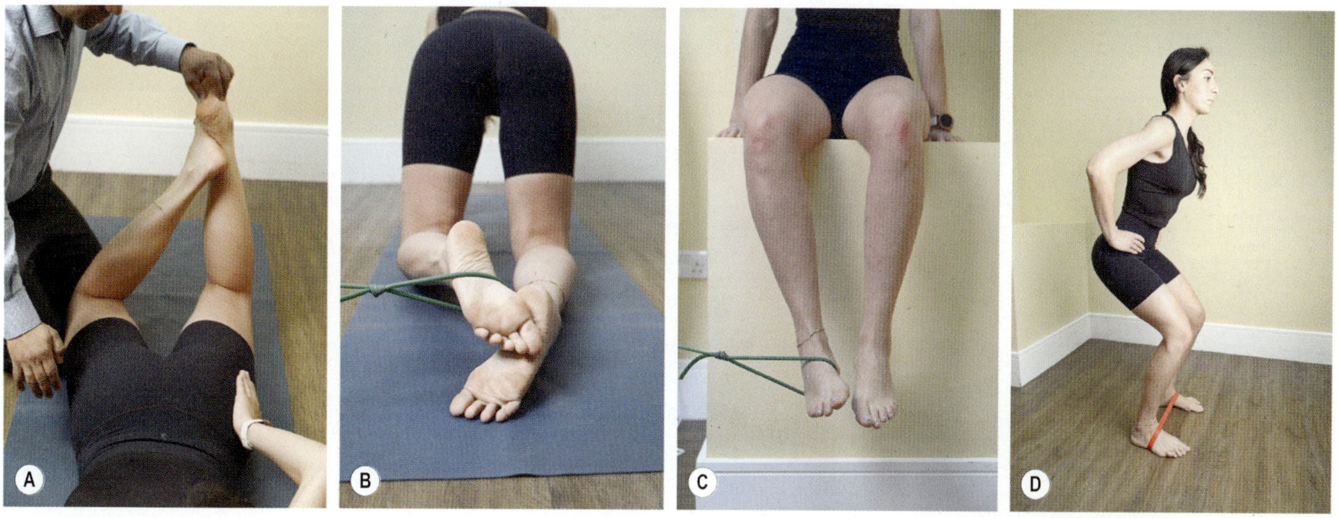

그림 5.5
점진적인 심부 고관절 회전근 강화의 예 :
(A) 엎드린 자세에서 등척성 발뒤꿈치 압착; (B) 4점 고관절 회전; (C) 앉은 상태에서 엉덩이 회전; (D) 중간발로 옆으로 걷기.

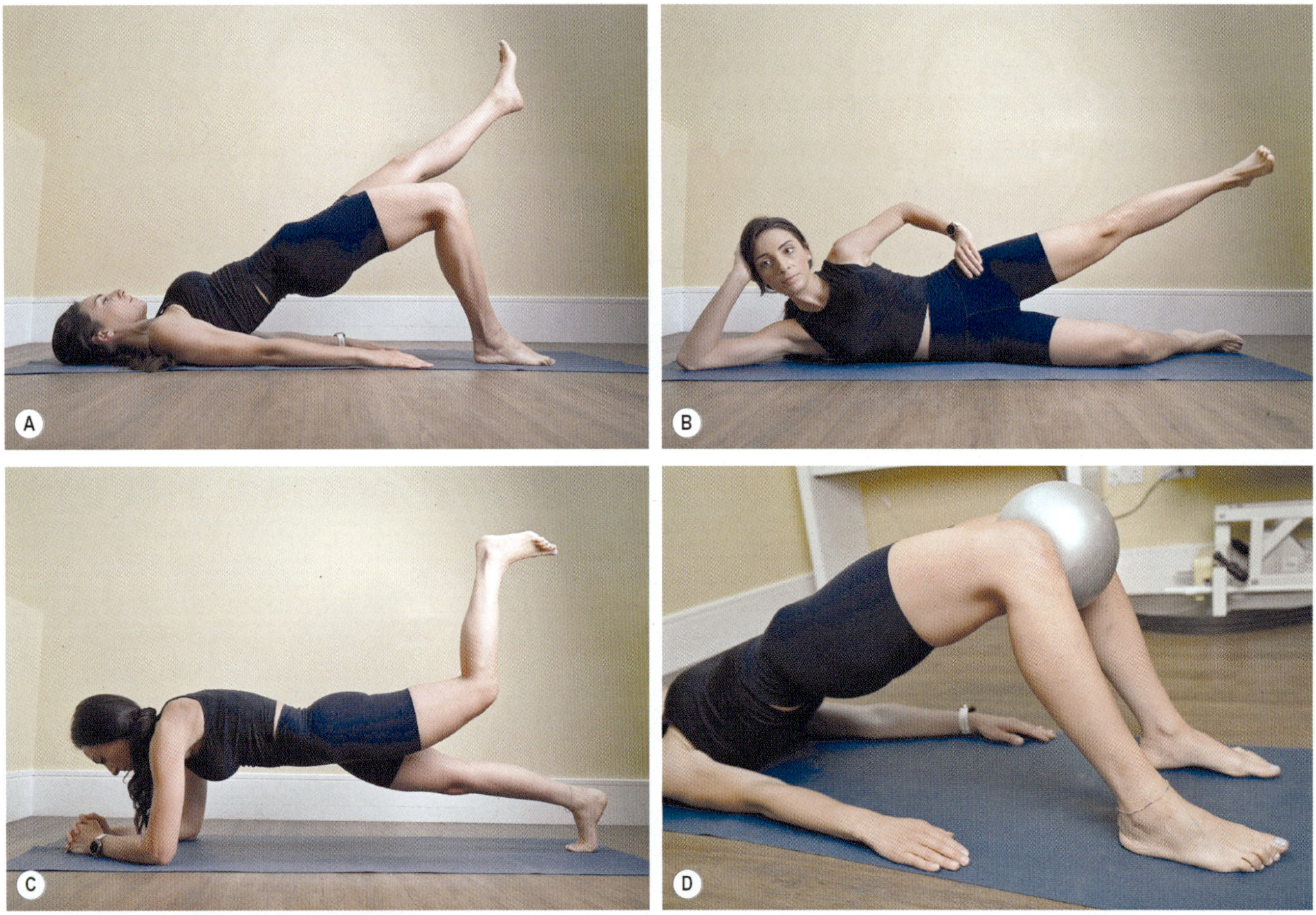

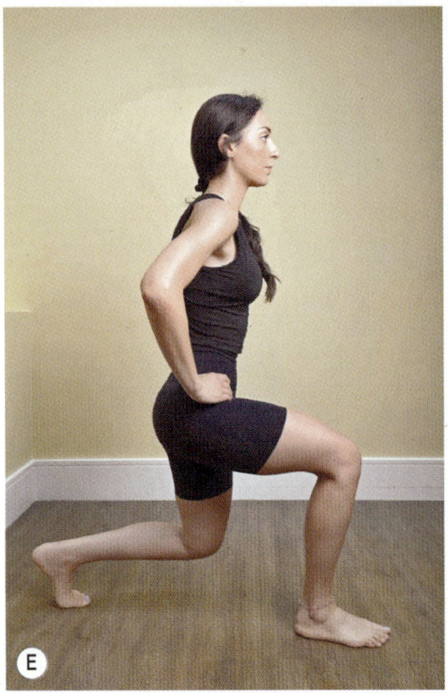

그림 5.6
점진적 고관절 근력 프로그램의 예(초기 단계) :

(A) 양쪽 다리에서 한쪽 다리 교각;

(B) 옆으로 누운 상태에서 고관절 외전;

(C) 네발기기 자세에서 고관절 신전(짧은 레버);

(D) 내전근 쪼이기;

(E) 스플릿 스쿼트(split squat).

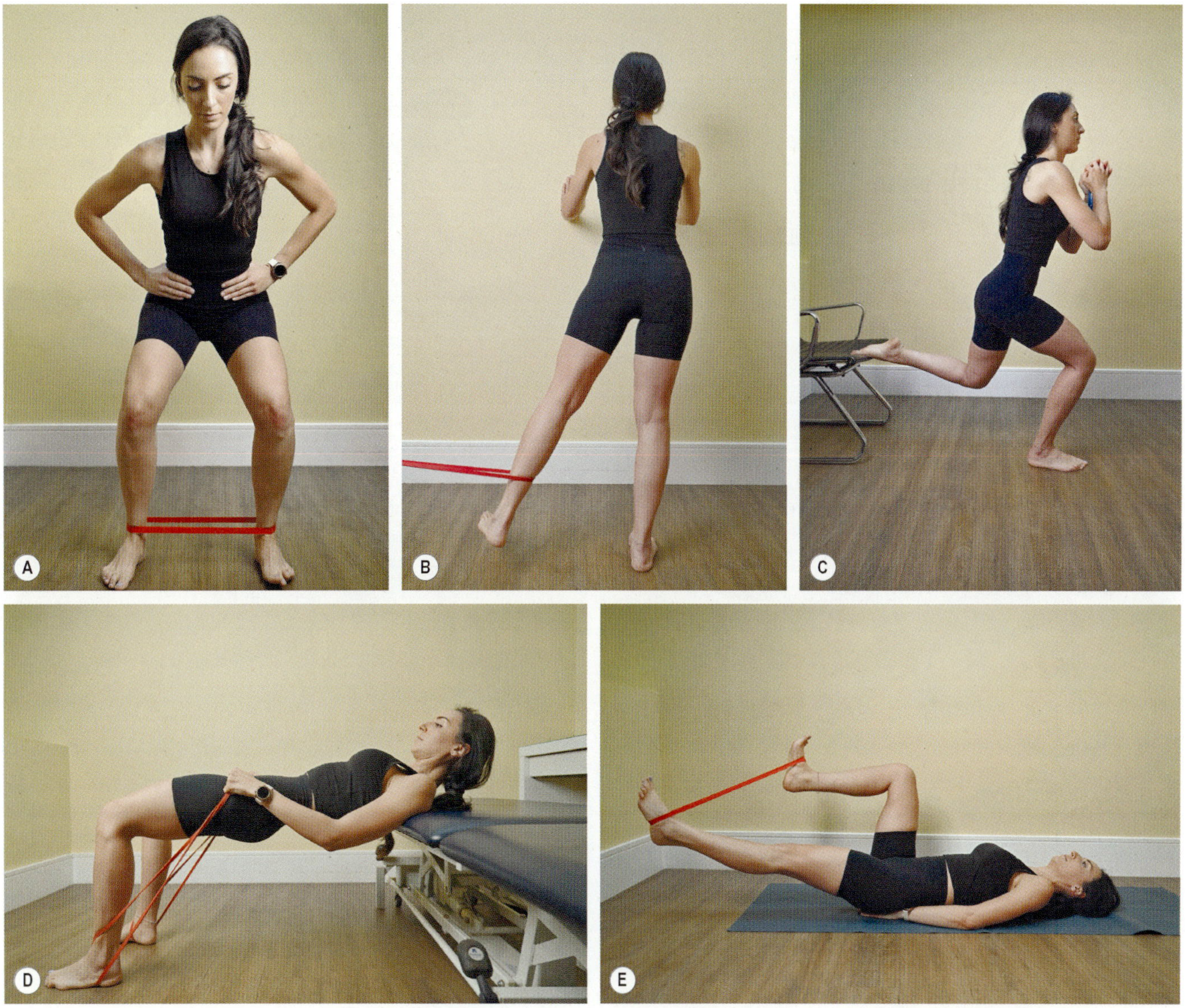

그림 5.7
점진적 고관절 근력 프로그램의 예(중기에서 후기) :

(A) 발목 측면 밴드 걷기;

(B) 고관절 내전 저항운동;

(C) 불가리아 스틀릿 스쿼트;

(D) 밴드 고관절 쓰러스터(thruster);

(E) 요근 행진(psoas march).

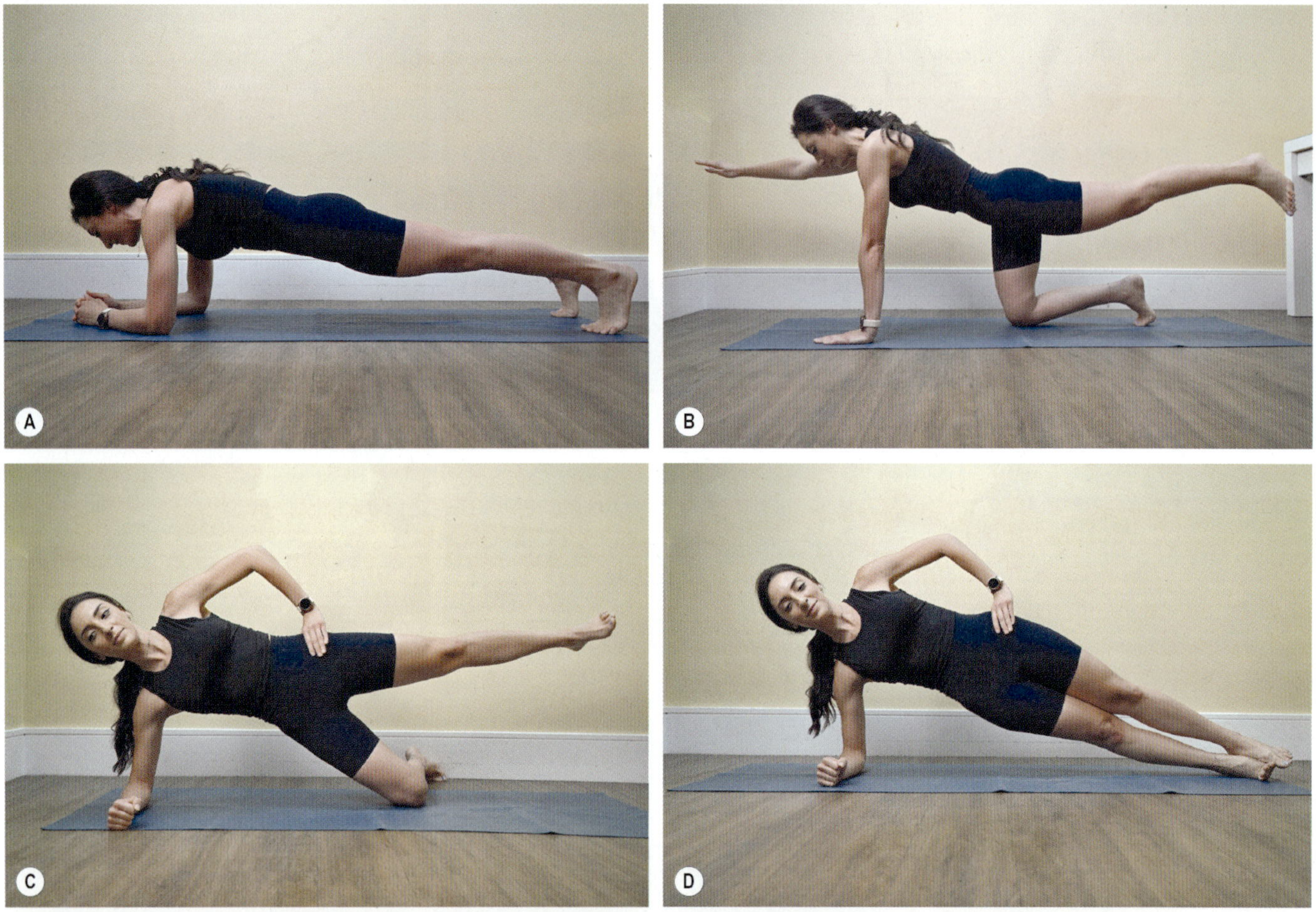

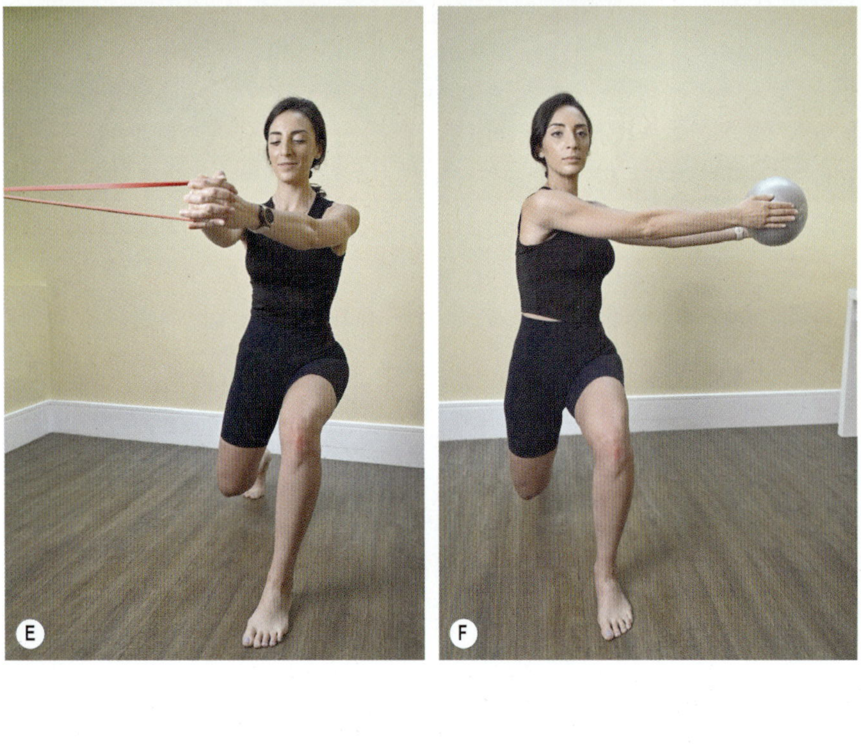

그림 5.8
점진적 체간 및 코어 근력 프로그램의 예:

(A) 플랭크;

(B) 버드 독;

(C) 사이드 스타 플랭크

(D) 사이드 플랭크

(E) 스플릿-스쿼트 팔로프 프레스 (split-squat Pallof press)

(F) 스플릿-스쿼트 체간 돌리기.

기능적 활동을 모델링하기 위해 닫힌 사슬 운동을 통합해야 한다. 점차적으로, 독립적 근력강화 운동에 대한 초점을 줄이고 더 많은 대운동을 도입해야 한다. 기능적 운동은 환자의 목표와 스포츠의 특정 요구에 맞게 시행되어야 한다(Enseki 등, 2010). 이러한 운동에는 런지(lunges), 힙 쓰러스터(hip thruster), 스텝업(step-ups), 좌우 측방 민첩성(lateral agilities), 코드로 앞뒤로 달리기와 같은 고급 근력 및 신경근 조절이 포함될 수 있다. 싱글 레그 스쿼트(single-leg squat) 및 데드리프트(dead-lift)와 같은 운동은 대둔근의 높은 활동을 생성하기 때문에 유용하다(Distefano 등, 2009). 또한 운동은 전체 운동 사슬을 대상으로 해야 하며 편심성 수축과 동심성 수축을 모두 사용해야 한다. 메디신 볼(medicine balls), 케틀벨(kettle-bells) 또는 덤벨(dumbbells)을 사용한 부가적인 훈련을 추가하여 고관절 근력을 강화할 수 있다(Terrell 등, 2021). 적절할 때 플라이오메트릭 운동을 도입하고 환자가 복귀하는 활동 수준으로 진행해야 한다(Stearns와 Powers, 2014).

표 5.6 고관절 관절경 수술 후 재활에 대한 지침

단계	예상 시간(주)	재활 목표	진행 기준
수술 직후	2-4	통증 조절 체중 부하 상태 내에서 적절한 보행(필요한 경우 보조 장치)	90° 무증상 굴곡 고관절 신전 10° 처방된 모든 운동을 견딤
초기 장애	2-4	대칭 보행 패턴 ADL에 충분한 ROM ADL에 대한 신경근 조절 재구축	점진적 운동 프로그램의 내성 완전한 체중 부하 상태 확립 대칭성 보행 패턴 모든 동작 면에서 반대 고관절의 ROM 〉 80%
지연 장애	2-6	수술측과 대칭되는 ROM 낮고 중간 수준의 ADL로 돌아가기 비 노동 직업 활동으로 돌아가기	반대쪽 고관절에 대칭 ROM 모든 동작 면에서 반대쪽 고관절의 근력 〉 75% 한쪽 다리 자세 유지 × 30초 연속 보행 〉 10분 또는 1마일
기능 회복	2-8	모든 ADL로 돌아가기 환자 목표에 맞춰 낮거나 중간 정도의 피트니스 활동	모든 동작 평에서 반대쪽 고관절의 근력 〉 75% ADL 하위 척도의 경우 HOS-S 〉 85%

노트: 시간의 프레임은 추정치이며 진행 기준을 대체하지 않는다.

(출처: Takla 등, 2021.)

체간과 코어근육의 근력강화
(Trunk and Core Muscles Strengthening)

고관절 관절경 검사(Kemp 등, 2016b) 이후 FAI 환자에서 감소된 것으로 나타났기 때문에 중요한 타겟으로 체간근의 근력을 개선한다. 고관절 충돌의 정도는 체간과 골반 사이의 병리역학적 관계에 의해 영향을 받을 수 있다(Pierannunzii, 2017). 골반 위치는 체간 역학의 영향을 받는다. 따라서 체간근의 근력과 안정성을 개선하면 골반 주변의 조절이 향상되어 충돌을 변경하고 FAI 환자의 통증을 줄일 수 있다(Kemp 등, 2020). 파일럿 무작위 대조군 실험에서는 전형적인 고관절 재활 프로토콜에 체간 안정화 운동을 추가하면 임상 결과가 개선되고 FAIS 환자의 비수술 재활이 증가할 수 있음을 보여주었다(Aoyama 등, 2018).

현재 FAIS의 비수술적 치료를 통한 게임 복귀율에 대한 동료 심사의 근거는 없다. 운동선수는 통증이나 압통이 없고 근력이 좋고 신경근 조절이 적절하고 고관절의 빠른 부하를 약화시키는 능력을 보일 때 스포츠로 복귀할 수 있다(Tranovich 등, 2014). 점진적 체간 및 코어 근력 프로그램의 예는 그림 5.8에 요약되어 있다.

수술 *(Surgery)*

장기간의 재활에도 불구하고 보존적 치료가 실패하면 뼈 형태를 해결하고 관절와순 병변 및 연골 병리를 회복/치료하기 위해 수술이 필요할 수 있다. 역사적으로 이것은 공개 절차를 통해 수행되었다. 오늘날 대부분의 외과의는 고관절 관절경을 통해 이러한 중재를 제공할 수 있다. FAIS의 수술적 관리는 기능적 운동 범위를 달성하고 대퇴골두 경부 연결의 상쇄를 보다 생리학적 상태로 복원하고 주변 근육군의 피로를 완화하는 것을 목표로 한다. 이는 캠 및 집게발 병변을 절제하고 퇴행성 관절와순 파열 변연절제술(debridement) 또는 앵커(anchors)를 사용하여 관절와순 손상을 회복함으로써 달성된다(Lynch 등, 2020).

수술후 재활 (Postoperative Rehabilitation)

고관절 수술 후의 재활은 고관절 수술의 성장과 기술 발전에 비해 아직 초기 단계에 머물러 있다. 고관절 관절경 검사 후 재활 프로토콜은 일반적으로 표 5.6(Takla 등, 2021)에 설명된 대로 설정된 목표 및 진행 기준과 함께 4단계(12주에서 28주 범위의 기간)로 구성된다.

환자별 특성과 수술 팀의 수술 후 권장 사항에 차이가 있기 때문에 어떤 프로토콜이 가장 효과적인지 결정할 수 없으며 추가의 고급의 비교 연구가 필요하다(Ankem 등, 2020). 고관절 관절경 수술 후 재활에 대한 보다 자세한 논의를 원하는 독자는 Domb 등(2016) 및 Wilson 등(2019)의 원고를 읽어보기 바란다.

고관절 이형성증/고관절 불안정성
(Hip Dysplasia/Hip Instability)

발달성 고관절 이형성증((Developmental dysplasia of the hip; DDH)은 비구 및 근위 대퇴골을 포함하는 구조적 병리의 영역을 포괄하는 용어이다(Gala 등, 2016; Wells 등, 2017). 비구 이형성은 형태 및/또는 방향이 결손되어 종종 전방의 기능부전으로 이어질 수 있지만 잠재적으로 측면, 후방 또는 전체 결손을 유발할 수 있다(Gala 등, 2016; Bali 등, 2020). 근위 대퇴골 기형은 종종 증가된 대퇴 경부 전경(anteversion) 및 경부-간 각도(예: 외반고)를 포함하여 이러한 비구 이상을 동반할 수 있다(Clohisy 등, 2009). 치료되지 않은 심각한 DDH가 조기 발병 골관절염의 위험 인자라는 것은 잘 확립되어 있지만(Murphy 등, 1995), 현재 연구에서는 경미한 이형성증이 관절염의 조기 발병과 관련이 있음을 시사하고 있다(Jacobsen과 Sonne-Holm, 2005). 그럼에도 불구하고 고관절 이형성증에 대한 의료 전문가들의 인식과 이해가 부족한 것으로 보인다. 이는 상태의 효과적인 진단 및 관리를 제공하려고 할 때 분명히 어려움을 야기할 수 있다. 이 단원은 고관절 이형성증에 대한 포괄적인 개요, 상태를 진단하는 방법 및 잠재적인 관리 전략을 제공하는 것을 목표로 한다.

고관절 불안정성/고관절 이형성증 개요
(Overview of Hip Instability/Hip Dysplasia)

고관절은 대퇴골두의 약 170°를 덮고 있는 비구와 45° 측면 경사로 15~20° 전방으로 기울어져 있는 본질적으로 안정적인 구조이다(Kalisvaart와 Safran, 2015). 비구순은 음의 흡인력을 제공하고 비구 부피와 표면적을 20-25% 증가시키는 데 도움이 된다(Safran, 2019). 고관절의 안정성은 여러 요인에 따라 달라진다; 정확한 생리학적 매개변수 내에서 골 해부학, 적절한 관절낭 장력, 적절한 인대 안정성, 관절와순 손상이 없고 교정된 근육 패턴화.

이러한 구조 중 하나라도 손상되면 비구 내에서 대퇴골두가 과도하게 이동하여 고관절이 불안정해질 수 있다. 이는 비구 테두리, 관절순 및 관절 연골을 파괴하는 비정상적인 관절 접촉 압력으로 이어져 잠재적으로 통증을 유발할 수 있다(Dangin 등, 2016). 고관절 불안정성은 외상성 또는 비외상성으로 정의될 수 있으며 미묘한 미세 불안정성에서 아탈구, 고관절의 완전한 탈구에 이르기까지 다양하다. 불안정성이 있는 환자는 DDH, 외상 후, 스포츠 관련 미세 외상, 결합 조직 장애, 의원성(iatrogenic) 문제 및 특발성 문제의 6가지 범주로 나눌 수 있다(Kalisvaart와 Safran, 2015).

외상성 불안정성은 자동차 사고나 스포츠 손상의 결과일 수 있으며, 부상의 기전은 일반적으로 고관절과 무릎이 구부러지는 동안 고관절의 후방 탈구이고 후방으로 향하는 힘이 무릎을 통해 전달되는 경우이다(Dumont, 2016). 불안정성은 관절낭-인대 구조 및 연골-관절와순 접합부의 손상으로 인해 재이동 후에도 남을 수 있다. 이 기전을 통해 후방 벽의 골절도 발생할 수 있다(Safran, 2019). 의원성 불안정성은 관절경 수술에 의해 유발될 수 있다. 과도한 비구 성형술, 관절와순의 과도한 절제, 관절낭-인대 구조의 분할, 광범위한 관절낭 절제술 또는 요근 건절개술은 모두 수술 후 불안정성에 기여할 수 있다. 관절낭절개술의 일상적인 봉합 요건에 대해 문헌에서 많은 논의가 있었으며 관절경 수술 후 더 일반적인 관행이 되었다. 결합 조직 장애가 있거나 최적의 기능으로 돌아가기 위해 극단적인 생리학적 고관절 운동 범위가 필요하거나 고관절 불안정 증상이 있는 환자는 관절경 수술이 필요한 경우 항상 수정체 절제술을 받아야 한다(Dumont, 2016). 엘러스-단로스 증후군(Ehlers-Danlos syndrome), 다운 증후군(Down syndrome), 마르판 증후군(Marfan syndrome) 또는 전신적 과가동성과 같은 결합 조직 장애에서 관찰되는 비정상적인 콜라겐 함량 및 형성은 환자가 고관절의 불안정성을 일으키기 쉽게 할 수 있다. 이러한 장애로 인해 관절낭-인대 지지가 감소되어 대퇴골두 변위가 증가할 수 있다.

체조, 댄스, 수영과 같은 운동은 축방향 부하와 반복적인 회전 운동으로 극단적인 범위의 움직임을 요구하는 스포츠로 인대, 관절낭 또는 연골-관절와순 접합부에 미세 외상을 유발할 수 있다. 이는 인대 느슨함의 배경과 결합되면 대퇴골두 변위가 증가하여 미세 불안정성과 통증이 발생할 위험이 더 높아진다(Kalisvaart와 Safran, 2015).

특발성 고관절 미세 불안정성(Idiopathic hip micro-instability)은 일반적으로 방사선학적 매개변수를 벗어난 경증 고관절 이형성증, 일반화된 경미한 인대의 느슨함, 관절낭 기능부전 또는 빈약한 근육 안정성과 같이 진단을 위한 임상적으로 유의한 매개변수를 충족하지 않는 몇 가지 매우 경미한 연관된 인자를 가질 수 있는 환자에서 볼 수 있다(Kalisvaart와 Safran, 2015).

1980년대 이전에 고관절 이형성증은 1832년 Dupuytren에 의해 처음 설명된 고관절의 선천성 이형성증으로 더 일반적으로 불렸다(Musielak 등, 2015). 발달성 고관절 이형성증은 아동이 성장함에 따라 악화되거나 개선될 수 있거나 젊은 성인기에 발달할 수 있는 동적 상태를 보다 적절하게 포함한다. 현재의 개념은 연골 퇴행과 이차성 골관절염으로 이어질 것으로 생각되는 고관절의 잠재적인 결과적 불안정성을 설명한다(Schmitz 등, 2020).

유병률 및 병인학 *(Prevalence and Aetiology)*

DDH의 진정한 유병률은 상태가 종종 무증상일 수 있고 문헌에서 진단 분류와 관련하여 불일치가 있기 때문에 확인하기 어렵다(Schmitz 등, 2020; Jacobsen과 Sonne-Holm, 2005). 유병률에 대한 보고 범위는 일반 인구의 1.5~20%이다(Jacobsen과 Sonne-Holm, 2005; Jacobsen 등, 2005; Ortiz-Neira 등, 2012; Tian 등, 2017).

DDH의 정확한 원인은 알려져 있지 않으며 아마도 다인성일 것이다. 이형성증의 병인에는 역학적 요인과 유전적 요인이 모두 있는 것으로 생각된다. 감소된 자궁 크기는 태아 다리의 움직임을 감소시키고 고관절 이형성증과 관련이 있다. 이는 첫 아이와 둔위에서 발생한다. 왼쪽 고관절이 더 일반적으로 영향을 받는데, 왼쪽 다리가 어머니의 천골에 대해 자궁에서 내전된 위치에 있기 때문일 수 있다. 늦게 나타나는 DDH 발달의 주요 외부 요인은 포대기(swaddling)의 영향이다(Ishida, 1977; Chaarani 등, 2002).

비율은 아프리카 인구의 비율이 낮고 아메리카 원주민과 노르웨이인의 비율이 높은 인종 간에 다르다(Lee 등, 2013). 여성은 남성보다 치료를 위해 내원할 가능성이 더 높다(Sankar 등, 2017). 고관절 질환의 가족력도 환자의 4분의 1 이상에서 보고되었다(Sankar 등, 2017).

고관절 이형성증의 심리적 영향은 상당하며 많은 환자가 정확한 진단이 내려지기까지 평균 5년에 직면하며 그 기간에 여러 의료 전문가를 만나는 경우가 많다(Nunley 등, 2011; Gambling과 Long, 2019). 이러한 진단의 지연은 환자가 지지를 받지 못하고 스트레스를 받고 불안을 느끼기 때문에 심리적 영향으로 이어질 수 있다. 고관절 이형성증의 조기 발견은 퇴행성 관절로의 진행을 지연시키는 고관절 보존 수술을 포함하여 치료 옵션의 증가된 목록을 허용한다(Gambling과 Long, 2019).

임상적 평가, 양상 및 진단

(Clinical Evaluation, Presentation, and Diagnosis)

고관절 이형성증 환자에 대한 진단 기준은 특히 덜 심각한

표 5.7 증상성 비구 이형성증에 대한 오타와 분류

등급	임상적 소견	방사선학적 소견
전방	전방의 고관절 통증 악화: • 고관절 신전 + 외회전 • 후기 입각기 • 양성의 엎드린 자세에서 불안정성 재이동 검사	정상 LCEA(〉25°) 퍼센트 전방 범위 〈 15% 전방 벽 지수 〈 0.30 과도한 후방 벽 범위
후방	전방 + 후방 고관절 통증 ± SI 관절 병리 또는 이상근 증후군의 사전 진단 ± 좌골 신경 분포의 신경학적 증상 악화: • 굴곡 + 내회전 ± 축방향 부하 • 올라가는 계단/비탈길	정상 LCEA(〉25°) 퍼센트 사후 범위 〈 36% 후벽 지수 〈 0.80 후방 벽 징후 좌골 척추 징후 비구 최고부에서 1cm 이상 떨어진 교차 표시
Lateral 측면 *전외측면* *후외측면* *전체면*	분산된 활동 관련 통증 외전근의 피로 정적 과부하의 증상	CEA(〈 20°), 또는 LCEA 20–25° 및 AI 〉10 ± 비구 형태에 따라 전방 또는 후방 아래 범위의 특징

(출처: Wilkin 등, 2017.)

경우의 성인에서 합의가 부족하다. 비구 이형성증과 구조적 불안정성을 정의하기 위한 세 가지 주요 분류가 있다(표 5.7): 전방, 후방 및 측면 또는 전체 불안정성(Wilkin 등, 2017).

DDH의 전통적인 측정은 체중 부하 AP의 골반 사진에서 방사선학적으로 평가된 Wiberg의 측면 중심 가장자리 각(LCEA)이다. 20° 미만은 이형성증, 20°에서 25° 사이는 경계성 이형성증, 25°에서 39°는 정상 범위 내에 있는 것으로 정의된다(Clohisy 등, 2008). "경계선" 이형성증이라는 용어의 사용은 최근 다양한 분류를 지원하는 문헌이 늘어남에 따라 의문을 제기했다. DDH의 복잡한 다방향 특성이 더 잘 이해됨에 따라 방사선 및 임상 소견의 조합을 활용하는 것의 중요성이 점점 더 인식되고 있다(Vaudreuil와 McClincy, 2020; Schmitz 등, 2020; Bali 등, 2020).

이형성증 환자를 진단하는 것은 징후와 증상의 변화로 인해 어려울 수 있다. 환자는 일반적으로 요골반 통증, 대전자 통증 증후군(GTPS) 및 요근 건병증과 같은 관련 상태를 나타낸다. 이는 종종 고관절 이형성증의 초기 징후일 수 있다. 이러한 상태가 단독으로만 진단되는 경우 의사는 근본적인 고관절 상태를 놓칠 수 있다. 고관절 충돌 징후는 임상적으로나 방사선학적으로 모두 공존할 수 있다.

FAIS와 달리 고관절 이형성증에 대한 공식적인 진단적 합의는 없다(Griffin 등, 2016). 관절 내 고관절 병리학에 대한 신체 검사 검사는 민감하지만 구체적이지 않다는 것을 기억하는 것이 중요하다. 따라서 검사(예: 굴곡-내전-내회전 검사)가 양성이면 FAIS를 확인하지 않으며 이형성 고관절에 대해 잠재적으로 양성일 수 있다.

고관절 통증이 있는 환자는 다음과 같은 DDH 위험 요인에 대해 선별해야 한다. 출생 이력 - 첫 아이, 둔위 및 아이에서 확인된 모든 문제, 이형성증 또는 고관절 문제의 가족력, EDS 가족력 또는 과운동성.

물리치료 중재의 조기 시작은 관련된 근육-힘줄 통증의 일부를 관리하고 관절 퇴행 및 통증 생성에 기여할 수 있는 전단력을 감소시키는 것을 목표로 하는 다른 요인(생체역학, 고유수용감각 등)을 다룰 수 있다. 젊은 성인 고관절 통증에 대한 자세한 평가는 이 교재의 12장에서 다루었다; 그러나 고관절 이형성증 검사에 대한 몇 가지 핵심 사항을 다룰 것이다.

고관절 이형성증 환자의 임상적 양상

(Clinical Presentation of the Hip dysplasia Patient)

전형적인 증상은 활동과 관련되고 휴식을 취하면 완화되는 고관절/서혜부 통증의 잠행성 발병이다(Nunley 등, 2011). 결국, 증상은 앉기/서기 및 일상 활동과 같은 장기간의 자세로 인해 과민해질 수 있다(Dick 등, 2018). 환자는 인대 안정성의 변화로 인해 활동이 비정상적으로 증가하거나 출산 후 증상을 전할 수도 있다(Schmitz 등, 2020). 환자의 77%에서 매일 중등도에서 중증의 통증을 전하였다(Nunley 등, 2011).

고관절 이형성증의 통증 위치는 성인에서 매우 다양하며 환자는 고관절 전방 또는 측면, 서혜부, 대퇴부 전방 측면 또는 고관절 부위의 통증을 호소한다(Nunley 등, 2011). FAI와 같은 다른 관절 내 원인과 마찬가지로 환자는 서혜부 주름 주변의 C자형 분포로 통증을 나타낼 수 있다(Schmitz 등, 2020; Dick 등, 2018). FAIS와 고관절 이형성증 임상 양상 사이의 몇 가지 주요 차이점은 표 5.8에 요약되어 있다.

이러한 통증 부위는 고관절 또는 주변 근건 구조의 직접적인 통증 때문일 수 있다. 두 개 이상의 부위에서 통증이 흔히 발생하며 한 연구에서는 두 개 이상의 부위에서 통증의 유병률이 63%으로 알려졌다(Nunley 등, 2011). 근건 통증의 일반적인 원인에는 장요근 건(DDH 환자의 약 절반)과 중둔근/소둔근(DDH 환자의 약 1/3)이 있다(Jacobsen 등, 2018; Jacobsen 등, 2019).

장요근 건병증은 일차적 원인이 되는 경우는 드물며, 이는 이형성증을 의심해야 한다(Jacobsen 등, 2018). 마찬가지로, 외측 고관절의 통증은 종종 대전자통 증후군(GTPS)으로 진단될 수 있지만, 특히 젊은 환자에서 기저 이형성의 가능성을 항상 고려해야 한다. 악화되는 활동에는 고관절 굴곡 및 체중 부하 시 외회전이나, 장시간 서 있거나 앉아 있는 경우가 많다(Schmitz 등, 2020).

중증 이형성증이 있는 젊고 활동적인 환자는 경도-중등도 이형성증 및 경도-중등도 활동성 환자(평균 연령 28세)보다 더 일찍(평균 연령 21세) 관절 부전 위험이 더 높다(Matheney 등, 2016).

염발음, 잡기(catching), 관절음, 잠김 또는 무력감(giving way)과 같은 역학적 증상은 DDH 환자에 의해 종종 알려지며

표 5.8 고관절 이형성증 대 FAI 증후군의 표현		
특징	**고관절 이형성증**	**FAI 증후군**
성별	여성(80 - 90%)	남성과 여성
사지 우세	왼쪽 고관절 가능성이 더 높음	없음
움직임의 범위 (ROM)	정상에서 증가된 ROM ↑ 고관절 회전, 관련 형태가 이상인 경우	↓ 굴곡과 내회전
일반화된 인대 느슨함	최대 50%의 pt에서 흔함	드뭄
통증 유발	걷기, 달리기와 같은 장시간 서 있는 체중 부하 활동 시 일반적으로 통증	앉기, 쭈그려 앉기, 굴곡 기반 활동 및 최종 범위 내회전 시 일반적으로 통증
불안	양성일 수 있음	드뭄
FADIR	↑ 굴곡 및 내회전(IR) ROM이 있는 +ve	↓ 굴곡 및 내회전(IR) ROM이 있는 +ve

노트: 이러한 질병 특성은 FAI와 이형성증 사이의 주요 중복과 함께 매우 가변적이다.

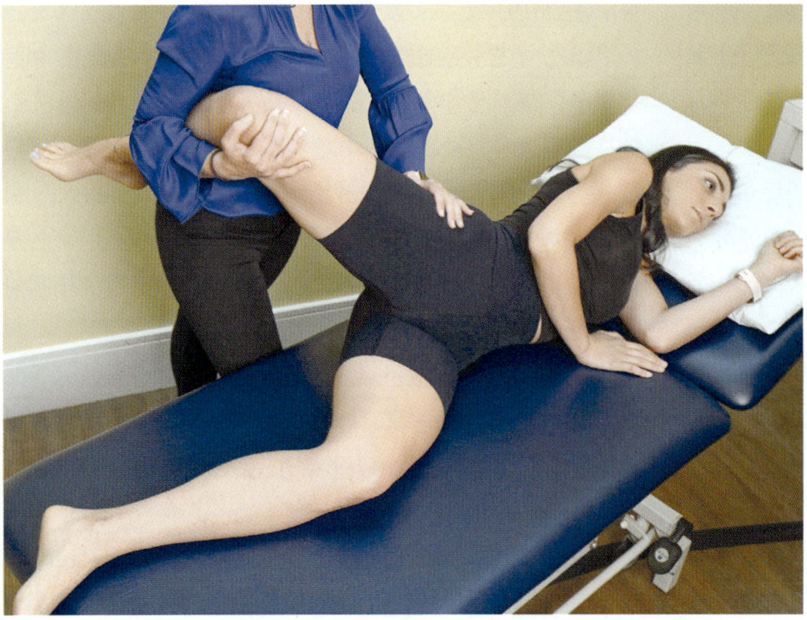

그림 5.9
외전-과신전-외회전(AB-HEER) 검사. 환자는 영향을 받는 쪽이 위로 향하게 하여 옆으로 누운 자세를 취한다. 그런 다음 임상가는 고관절을 30-45° 외전하고 과신전하고 고관절을 외회전시키면서 후방 대전자에 전방 방향의 힘을 제공한다. 양성 검사는 고관절 전방에 대한 환자의 통증 또는 불안정한 감각을 재현하는 것이다.

불안정한 느낌도 전할 수 있다(Nunley 등, 2011). 이는 관절와순 병리 또는 대퇴근막장근 단축, 둔부 건병증 또는 요근 건병증으로 인한 것일 수 있다. DDH와 관련된 관절 전단력은 관절와순 비대를 유발하고 잠재적으로 관절순 병리를 더 심화시킨다. 관절순 병리의 이 기전은 FAIS와 관련된 충돌 기전보다는 전단력으로 인한 것 같다. 관절 손상과 관절와순 파열로 인해 야간 통증이 나타날 수도 있으며, 보고된 유병률은 59%이다(Nunley 등, 2011). 보행 거리의 제한 및 관련 파행도 종종 환자에 의해 설명된다(Nunley 등, 2011). 이것은 비구 가장자리 손상, 증상이 있는 관절순 파열, 관절 및 연부조직 구조 모두에 부하가 걸리는 근육 패턴 및 통증을 유발하는 관련 통증 억제로 인한 것일 수 있다.

신체 검사에서 이형성증 환자는 변경된 골반 자세로 나타날 수 있다. 이는 전방 비구 결손(Fukushima 등, 2018)을 보상하기 위한 과도한 전방 골반 경사 또는 후방 골반 경사가 있는 굽은등 자세(Lewis 등, 2015)일 수 있다. 트렌델렌버그 및/또는 감소된 말단 고관절 신전의 근거와 함께 비정상적인 보행 패턴이 발생할 수 있다. 이는 역동적인 움직임 동안 전방 노출의 위험을 줄인다(Kraeutler 등, 2016). 환자의 과운동성도 평가해야 한다. Beighton 검사 및 기타 특정 고관절 불안정성 검사: 전방 인식 검사(AB-HEER 검사, 그림 5.9), 엎드린 자세에서 불안정성 검사(그림 5.10), 과신전-외회전(HEER 검사, 그림 5.11), 다이얼(dial) 검사, FABER 검사 및 FPAW 검사 (발진행 각도 보행 검사)를 수행해야 한다(Schmitz 등, 2020;

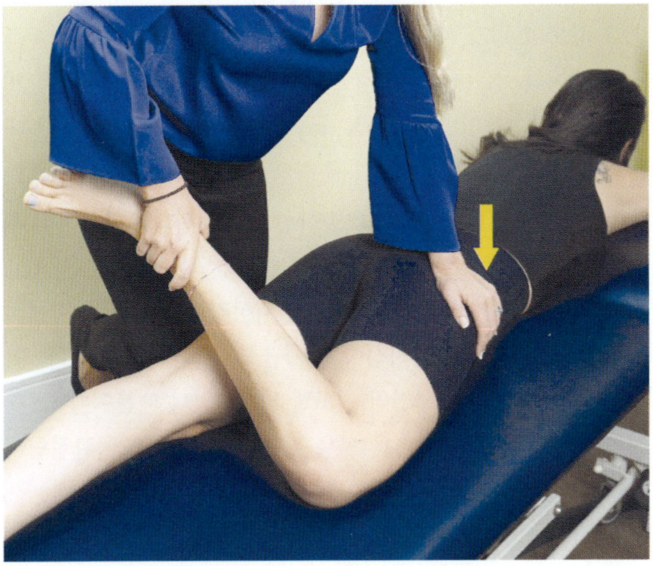

그림 5.10
엎드린 자세에서 불안정성 검사.
환자는 엎드린 자세이다. 고관절은 외회전되고 임상가는 후방 대전자에 하방의 힘을 가한다. 양성 검사는 고관절 전방에 대한 환자의 통증 또는 불안정한 감각을 재현하는 것이다.

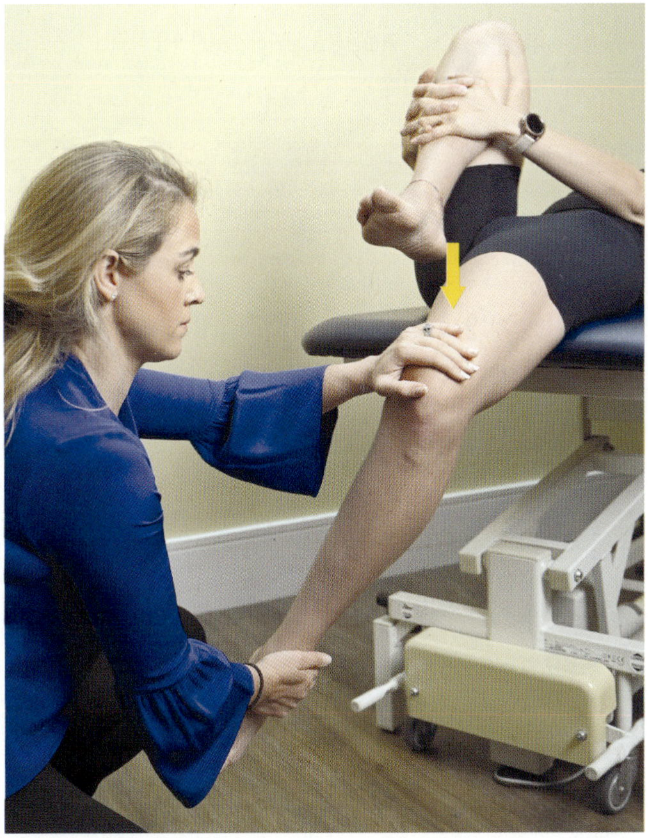

그림 5.11
과신전-외회전(HEER) 검사.
환자는 침대 끝에 누워 다리를 침대 발에 걸고 있는다(토마스 검사 위치). 영향을 받지 않은 고관절은 가슴까지 구부리고 제자리에 유지되며, 영향을 받은 고관절은 아래로 내려간다. 임상가는 영향을 받은 고관절의 과신전과 외회전을 수행하여 고관절에 전방으로 향하는 힘을 가한다. 양성 검사는 고관절 전방에 대한 환자의 통증 또는 불안정한 감각을 재현하는 것이다.

표 5.9 고관절 이형성증에 대한 주요 목표 평가		
관절가동범위	중립 상태에서 내외회전 고관절 90° 굴곡한 상태에서 내회전	관절가동범위의 모든 방향에서 전반적인 증가 한 방향의 회전 증가(예: 내회전)와 다른 방향의 회전 감소(예: 외회전)는 DDH(예: 비구 전경)를 나타낼 수 있다.
불안 검사	AB-HEER 외전-과신전-외회전 검사 불안정성 검사	양성일 때, 이 검사는 DDH의 가능성을 증가시킬 수 있다.
Beighton의 점수	과운동성을 평가하기 위한 9점 척도	과운동성의 존재는 DDH 관리에서 중요한 고려 사항이다.
Drehmann 징후	고관절 굴곡을 수행할 때 고관절의 양성 또는 불가피한 수동의 외회전이 발생한다.	이는 후경의 존재를 나타낼 수 있다. SCFE, FAI 또는 고관절 OA에도 나타날 수 있다.

Reiman 등, 2019). 고관절 이형성증에 대한 주요 객관적 검사는 표 5.9에 요약되어 있다. 표 5.10은 고관절 불안정성에 대한 일반적인 평가 검사의 민감도와 특이도를 보여준다.

표 5.10 고관절 불안정성 평가 검사

검사	민감도	특이도
전방 불안 검사 (HEER)	71%	85%
외전 - 과신전 - 외회전	81%	89%
엎드린 자세에서 외회전	33%	98%
언급된 3가지 검사가 모두 양성인 경우	수술 시 미세 불안정성 확인 가능성 95%	

(출처: Safran 등, 2019.)

방사선학적 매개변수(*Radiographic Parameters*)

단순 방사선 사진은 고관절 이형성증의 주요 영상 양식으로 남아 있으며 평가, 진단, 치료 계획 및 수술 후 검토에 필수적인 도구이다. X-ray는 전체 골반에 대한 명확한 형태학적 개요를 제공한다. 일반 AP의 X-ray는 모든 임상가가 뼈의 형태를 관찰하기 위한 기본적인 출발점이다(Tannast 등, 2015; Clohisy 등, 2008). 일반 AP 방사선 사진에서 찾아야 할 몇 가지 중요한 방사선학적 매개변수에는 LCEA, 비구 지수(AI), 후방 벽 징후 및 교차 징후가 있다. 임상가는 X-ray를 자체적으로 검토해야 하며 방사선 기록에만 의존해서는 안 된다. 이는 종종 고관절의 골관절염 정도만 알 수 있기 때문이다. 고관절 이형성증이 있는 젊은 성인은 X-ray 에서 아직 골관절염이 발병하지 않았을 수 있기에 이러한 이유로 놓칠 수 있다.

MRI와 CT는 수술 계획과 관절의 상태를 정의하는 데 유용하지만 1차 진단에는 필요하지 않는다. 3T MRI는 관절와순 열상, 관절와순 비대, 관절와순 낭종과 같은 고관절 불안정성의 징후를 평가하고 이형성증과 동시에 발생할 수 있는 캠 유형을 평가하기 위한 표준이다. MRI는 또한 관절 표면, 연골 퇴화, 골 부종 및 고관절 주위의 근육량을 평가할 수 있다. 이 모든 것이 최적의 결과로 교정 작업을 계획하는 데 도움이 된다(Hanke 등, 2020).

CT 스캔은 결함의 위치와 관절의 모양 및 방향을 정확하게 보여주는 뼈 해부학의 3차원 사진을 제공한다(Hanke 등, 2020). 보다 최근에는 연골 지도화(mapping)가 고관절 이형성증의 설정에 도입되었으며, dGEMRIC 기술은 이형성증에서 가장 널리 사용된다. 이 기술은 연골 건강을 정량화하고 퇴행의 정도와 영역을 정의하는 데 도움이 되며, 이형성증에서 수술 결과를 예측하는 데 도움이 될 수 있다(Beaulé 등, 2020). 예를 들어, 심각한 연골 변성이 있는 환자에게 PAO를 수행하면 나쁜 결과와 조기 고관절 전치환술로의 전환에 기여할 수 있다(Larsen 등, 2020). 영상으로 정의된 관절 내 고관절 병리는 항상 통증과 상관관계가 있는 것은 아니며(Heerey 등, 2018) 임상 평가의 한 구성 요소일 뿐이다.

대퇴골 회전 기형(Femoral Version Abnormalities)

고관절 이형성증은 다방향성이며 대퇴골과 비구 사이의 관계는 관절 안정성에 중요한 역할을 한다. 근위부 대퇴골 형태의 일반적인 변이에는 전방전위 증가, 외반고, 내반고 및 더 짧은 대퇴골 경부가 포함된다. 회전 변형이 있는 환자는 지렛대의 차이로 인해 고관절 회전이 달라지고 둔부 활성화가 변화될 수 있다.

증가된 대퇴골 전경은 전방 비구 가장자리에 증가된 전단력을 초래할 수 있으며, 이는 잠재적으로 전방 비구 관절와순 파열 및 대퇴골두의 전방 측면이 덜 덮일 수 있으므로 불안정성을 초래할 수 있다(Uding 등, 2019). 대퇴골 전경이 있는 사람들은 종종 내회전이 증가하고 외회전 가동 범위가 감소한다. 대퇴골 후경이 있는 사람들은 외회전이 증가하고 내회전이 감소할 수 있다(Chadayammuri 등, 2016). 임상적으로 현저한 전경이 있는 환자는 집게발로 걸을 수 있고 후경된 환자는 발을 바깥쪽으로 돌린 채로 걸을 수 있다.

고관절 이형성증의 비수술적 관리 (Non-surgical Management of Hip Dysplasia)

성인의 고관절 이형성증을 비수술적으로 관리하는 것에 대한 출간된 자료는 제한적이며 이러한 결과를 조사하는 장기적인 연구는 없다. 치료사들은 종종 이 분야에 대한 인식과 훈련 부족으로 인해 이러한 환자를 관리하는 데 자신감이 부족하다고 전한다. 비수술적 관리는 증상이나 기형이 경미하거나 수술적 중재가 적절하지 않은 경우 또는 수술적 중재 이전의 실험으로 고려되어야 한다. 포괄적인 재활 프로그램의 목표(표 5.11)는 수술적 중재를 고려하기 전에 최소 8–12주 동안 접근해야 한다(Hunt 등, 2012; Enseki 등, 2014).

통증의 원인을 살펴보고 보수적으로 무엇을 바꿀 수 있는지 고려하는 것이 중요하다. 관절 외 병리 대 관절 내 병리 및 정적 또는 동적 기능이 기여하는지 여부를 알아보려는 시도는 치

표 5.11 치료 목표

환자 교육	고관절 상태에 대한 이해 고관절 통증에 기여할 수 있는 요인의 인식 증상을 악화시킬 가능성이 적은 적절한 형태의 운동에 대한 지침 목표 설정: 공유된 의사 결정 방법을 통한 장 · 단기 목표
고관절의 건강 상태를 개선	고관절의 악화되는 위치 줄이기(생활방식 수정을 통해) (예: 장시간 앉아 있기, 지속적인 요가 스트레칭) 고관절을 지지하는 근육과 운동 강화 (예: 대둔근, 중둔근, 심부 고관절 외회전근) 통증과 증상을 유발할 수 있는 근건 구조의 부하를 감소 (예: 장요근 및 측면 둔부)
전반적인 신체건강 증진	심혈관 건강 개선 (예: 교차 훈련: 풀 부표로 수영, 줄넘기)
운동사슬 개선과 고관절 부하 감소	하지와 복부 강화 스쿼트, 데드리프트와 같은 대칭적인 양쪽 다리 운동, 깊이 감소 복부 운동 – 장요근 과부하 방지

료를 안내하는 데 도움이 될 것이다. 악화(및 완화) 요인과 형태학적 평가는 잠재적인 방향 불안정성에 대한 통찰력을 제공하는 데 도움이 되며, 이는 관리에서도 고려해야 한다. 물리 치료는 근육 패턴을 개선하고 보상 전략을 줄이는 데 도움이 되며 모든 수술적 중재 이전에 전체적인 강화를 제공한다. 임상적으로 저자는 증상을 경감시키고/감소하거나 움직임과 기능을 증가시키는 한개 이상의 방법을 알아보기 위해 증상의 수정된 검사를 사용한다. 몇 가지 예시는 다음과 같다.

- 통증 범위에서 관절의 신연(예: 90° 고관절 굴곡에서 대퇴골두의 AP). 증상의 변화는 관절의 관절 통증/관절와순 통증을 나타낼 수 있다(그림 5.12A).
- 통증 범위에서 관절 압박. 개선된 고유수용성 및 이에 따른 전방 테두리의 통증 및 자극 감소를 찾고 있다(그림 5.12B).
- 코어 활성화(예: 하지 직거상). 통증의 변화가 있나? 따라서 전방의 전단 과부하로 인한 것일 수 있다.
- 대퇴근막장근 또는 대퇴직근과 같은 다른 근육군의 부하를 없앤다(치료사가 움직임을 통해 근육량을 더하거나 내리는 동안 환자에게 움직임을 반복하도록 요청).

보존적 관리에는 물리 치료, 진통 및 비스테로이드항염증제(NSAIDS) 및 관절 내 코르티코스테로이드 주사가 포함될 수 있다. 물리 치료는 교육, 생활 습관 수정, 부하 관리 및 강화 운동으로 구성되어야 한다. 관절 내 주사는 통증과 염증을 줄일 수 있는 기회의 창구를 만들고 통증이 제한 요인이었던 물리 치료에 참여할 수 있다. 또한 통증이 관절 자체 내에서 발생하는지 확인하는 진단 도구로도 사용된다.

환자가 가지고 있는 이형성증의 유형은 종종 악화 요인과 완화 요인에 해당할 수 있다. 근본적인 구조적 기형을 이해하면 환자에게 관리에 대해 조언하는 데 매우 도움이 될 수 있다. 예를 들어, "전방 이형성증"이 있는 환자는 종종 고관절 신전 또는 외회전 운동(예: 보행 후기)의 증상을 보인다. 반대로, "후방 이형성증"이 있는 환자는 종종 고관절 굴곡 또는 고관절 내회전 위치를 과민하게 여긴다(예: 장시간 앉아 있음). 취약한 작업 중 안정성을 향상시키기 위해 유발적인 자세와 운동을 최소화하거나 수정하는 것에 대한 조언은 관리의 중요한 부분이어야 한다.

골의 해부학적 구조로 인해 이형성증 환자는 주로 불안정성, 관절의 전단력 증가 및 생리적 관절 운동 이외의 문제를 나타낸다. 그들은 또한 인대 느슨함, 잘못된 자세 및 근육 패턴에 이차적인 문제가 있을 수 있다. 따라서 이것들은 해결해야 할

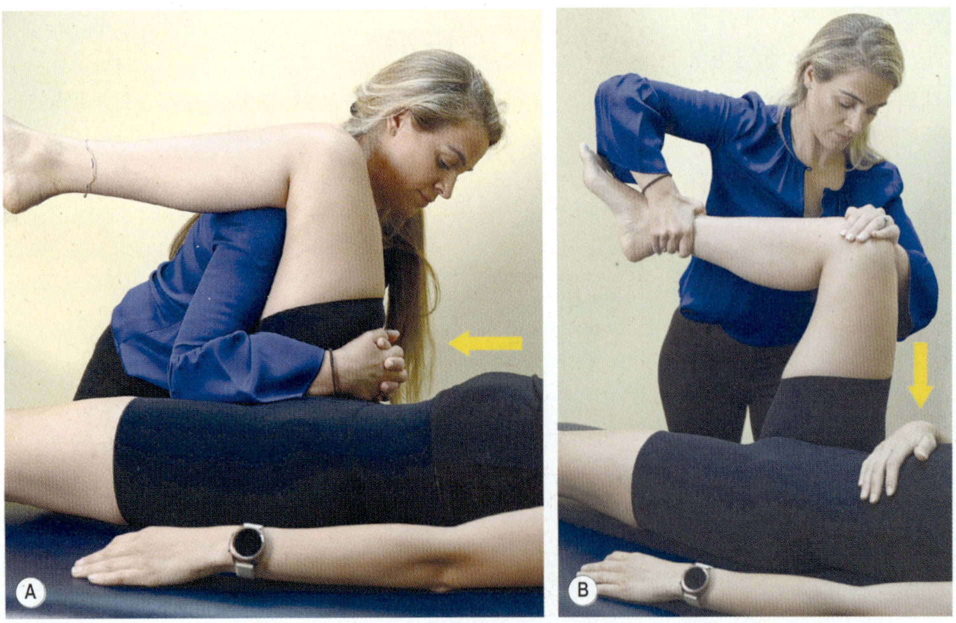

그림 5.12
증상 수정(modification) 검사 :

(A) 통증 범위에서 관절의 신연(90° 고관절 굴곡에서 대퇴골두의 AP);

(B) 통증 범위에서 관절의 압박.

요소이다.

일화적으로, 저자들은 고유수용성 재활이 유용하다는 것을 발견했다(그림 5.13). 자세와 골반 위치의 기본이 이해되면 불안정한 표면에서 재활을 시작하는 것은 관절 위치 감각을 개선하고 핵심 고유수용성 특성과 고관절낭에 부착되는 심부 안정화 근육을 활성화하는 데 중요하다. 고유수용성 감각 훈련은 전방 십자 인대 재활에 유용한 것으로 나타났다(Fitzgerald 등, 2000; Risberg 등, 2007). 관절순 파열이 있는 상태에서 고유수용성 재활을 다룬 연구는 없다. 관절와순에는 통증 조절과 고유수용성 모두에 기여하는 자유 신경 종말이 풍부하므로 관절와순 열상이 있거나 없는 환자는 고유수용성 훈련과 신경근 재교육을 통해 관절 위치 감각과 부하를 받는 관절의 동적 안정화를 개선하고 심부 근육 안정자를 더 많이 동원할 수 있다.

교육은 환자가 고관절과 무릎 골관절염 환자의 운동을 자가 관리하고 장려하도록 하는 핵심 요소인 것으로 나타났으며 이는 젊은 성인의 고관절 모집단에게도 적용된다(Gay 등, 2016). 통증에 기여하는 요인, 근력과 자세 위치의 중요성, 영양 조언, 체중 감량 또는 수술에 대한 잠재적인 추천을 설명하는 것은 종종 논의해야 하는 중요한 주제이다. 관절와순 파열에 대한 재확인이 제공되어야 한다. 특히 현재 통증이 있을 수 있지만 염증과 자극을 줄이고 전-상부 테두리의 전단력을 교정하면 통증을 줄일 수 있다는 점을 재확인해야 한다. 일반 인구의 69–85%가 무증상 관와절순 열상을 가지고 있다고 권고한다(Register 등, 2012). 저자의 임상 경험에서 임상가가 사용하는 언어는 환자의 경험을 정의하고 재활을 주도할 수 있다.

자세 평가 및 교정은 고관절 이형성증이 있는 성인의 고관절 통증을 개선하는 것으로 나타났다(Lewis 등, 2015). 많은 이형성증 환자는 골반의 후방 경사가 증가하고 고관절 앞쪽에 매달린 뒤 흔들리는 자세로 나타나며, 종종 골의 해부학이 가장 결손되어 있다. 이는 종종 관절와순 파열이 있는 전방 비구 가장자리에 역학적 스트레스를 증가시킬 수 있으며, 또한 주변 인대, 관절낭에 스트레스를 가하고 요근으로부터 근육 긴장을 증가시켜 고관절 신전 요소를 유발할 수 있다. 몸통을 골반과 일직선으로 하여 자세를 교정하고 무릎의 과신전을 교정하면 관절낭, 인대 및 근육의 과부하를 줄이고 비구에 대한 대퇴골의 부하를 보다 중립적인 범위로 개선할 수 있다(그림 5.14).

이는 전방 테두리에 가해지는 힘을 감소시켜 관절와순 통증과 염증을 감소시킬 수 있다. 이는 보행 중 동적 움직임으로 진행되어 보폭을 줄이고 고관절 신전 모멘트를 제한하여 잠재적으로 전방 테두리의 미세의 전단을 감소시킬 수 있다. 보상적 움직임 패턴과 잘못된 자세를 확인하면 수정 전략을 실행할 수 있다. 예를 들어, 낮은 의자에서 일어나는 환자가 앉은 자세에

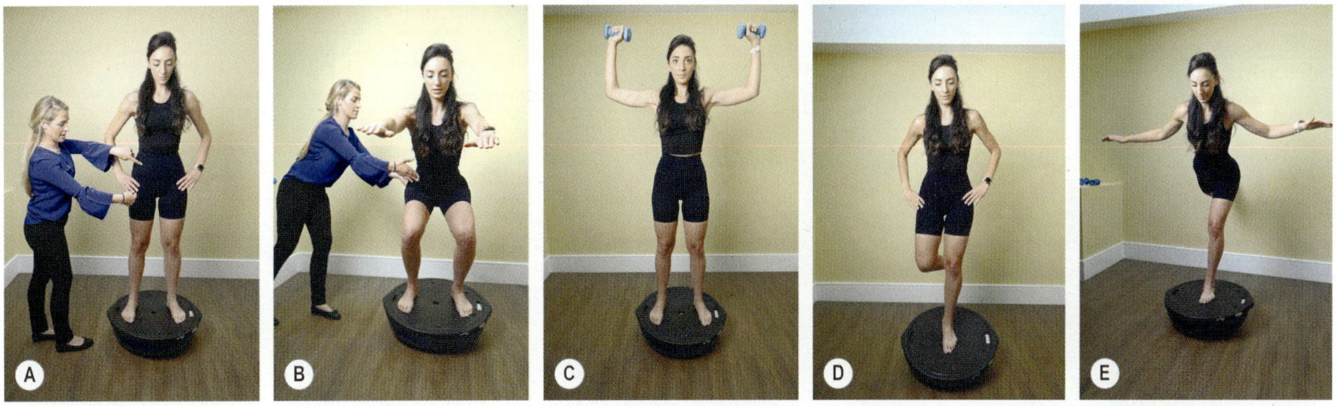

그림 5.13
고유수용성감각 운동(BOSU 볼 운동). 운동 프로그램은 개별적으로 진행되어야 한다.
(A) 더블 레그 스탠스. (B) 스쿼트. (C) 오버헤드 부하. (D) 한쪽 다리 자세. (E) 한쪽 다리 아라베스크.

서 서 있는 자세로 전환할 때 염발음과 잡기의 관절와순 증상이 있는 경우, 움직임 중 골반 경사와 둔부 활성화를 변경하고 올라갈 때처럼 동적 충돌을 유발하는 전방 골반 경사의 양을 감소시키는 실험을 시도한다. 때로는 역학적인 증상을 거의 즉시 변화할 수 있다.

종종 고관절 이형성증 환자는 특히 과가동성인 경우 모든 방향으로 가동 범위가 증가한다. 특정 근육 약화를 확인하고 고관절 강화 운동으로 이를 해결하는 것이 중요하다. 임상 경험에서 우리는 종종 중둔근의 위축과 함께 대퇴근막장근의 비대를 본다. 이는 대퇴근막장근과 장경인대(ITB)에 대한 의존

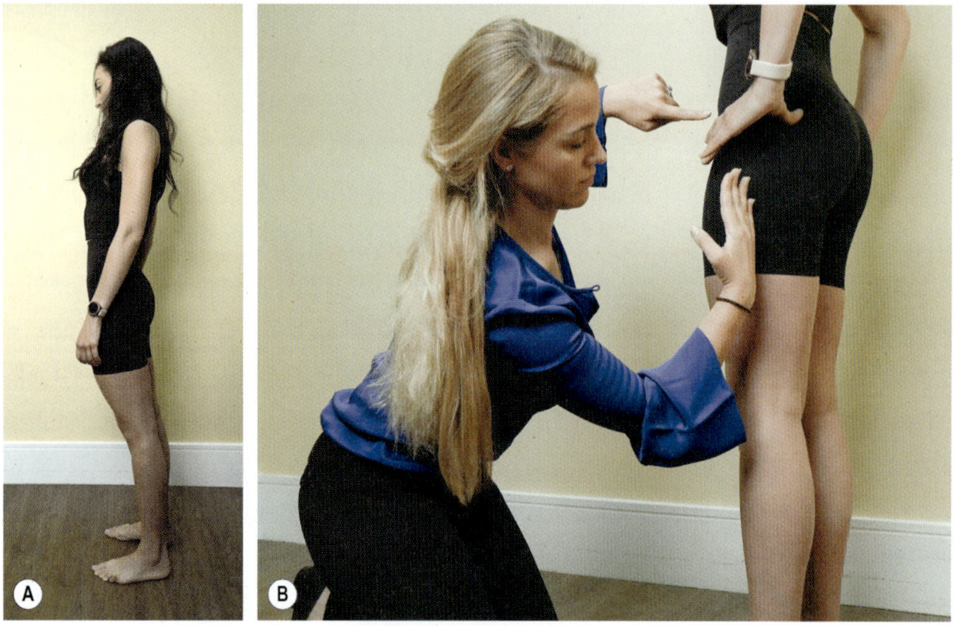

그림 5.14
자세 교정 :

(A) 굽은 등 자세;

(B) 외적 정보에 의한 교정.

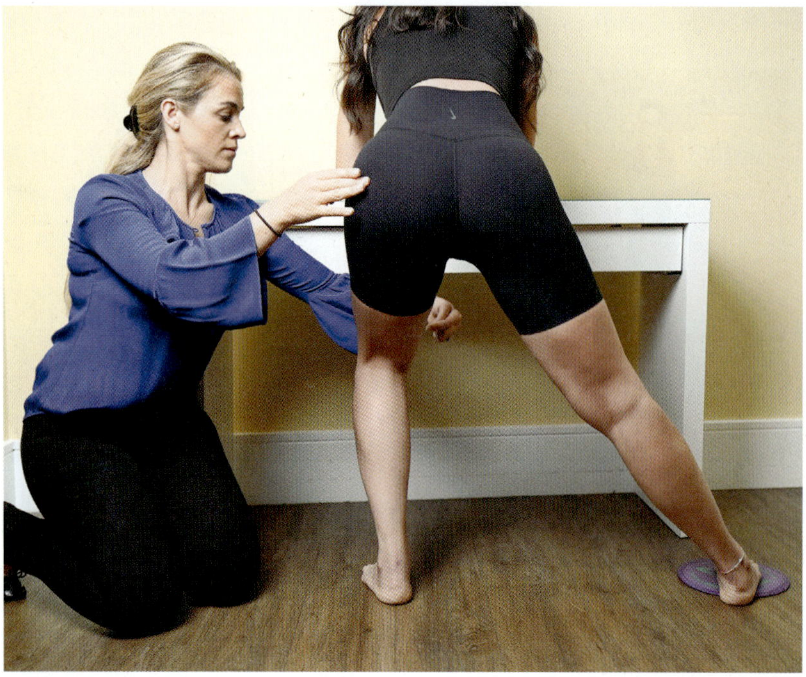

그림 5.15
지지되는 전방으로 기울인 위치에서 고관절 외전의 활주.

도를 증가시키고 걷기와 같은 한쪽 다리 자세 활동 중에 대퇴골의 전단을 증가시킨다는 것을 발견한다. 대퇴근막장근의 작용을 줄이면서 중둔근의 강도를 높이는 운동(예: 앞으로 기울인 자세의 슬라이더)은 이러한 보상 패턴을 줄이는 데 도움이 될 수 있다(그림 5.15).

환자를 8주 동안 침상 안정을 취하고 연속의 MRI를 전후에 수행한 베를린의 침상의 휴식 연구에서 상부 대둔근 및 대퇴근막장근과 같은 표면근은 부하를 가해도 변하지 않지만 둔부와 같은 더 심부근은 변하지 않음을 알고 있다. 중둔근과 소둔근 그리고 작은 외측 회전근은 부하와 위축에 의해 크게 영향을 받는다(Belavý 등, 2010). 이는 고유수용성 입력을 갖는 심부 안정화 근육(관절과 관절낭이 있는 분절)의 중요성과 요구 사항을 강조한다. 따라서 과활동성 표면근에 불리한 닫힌 사슬 기반 운동은 이러한 근육의 동원에 도움이 될 것이다(그림 5.16–5.17).

열린 사슬 고관절 외전 운동에서 환자는 심부 안정화 근육보다 대퇴근막장근을 우선적으로 동원할 가능성이 더 크다. 외반고가 있는 환자는 체중을 지탱하기 위해 더 큰 외전근 근력과 근육량이 필요한 경우가 많으므로 외전으로 일을 하고 광범위한 기저면을 촉진하면 관절의 힘을 중간으로 하는 데 도움이

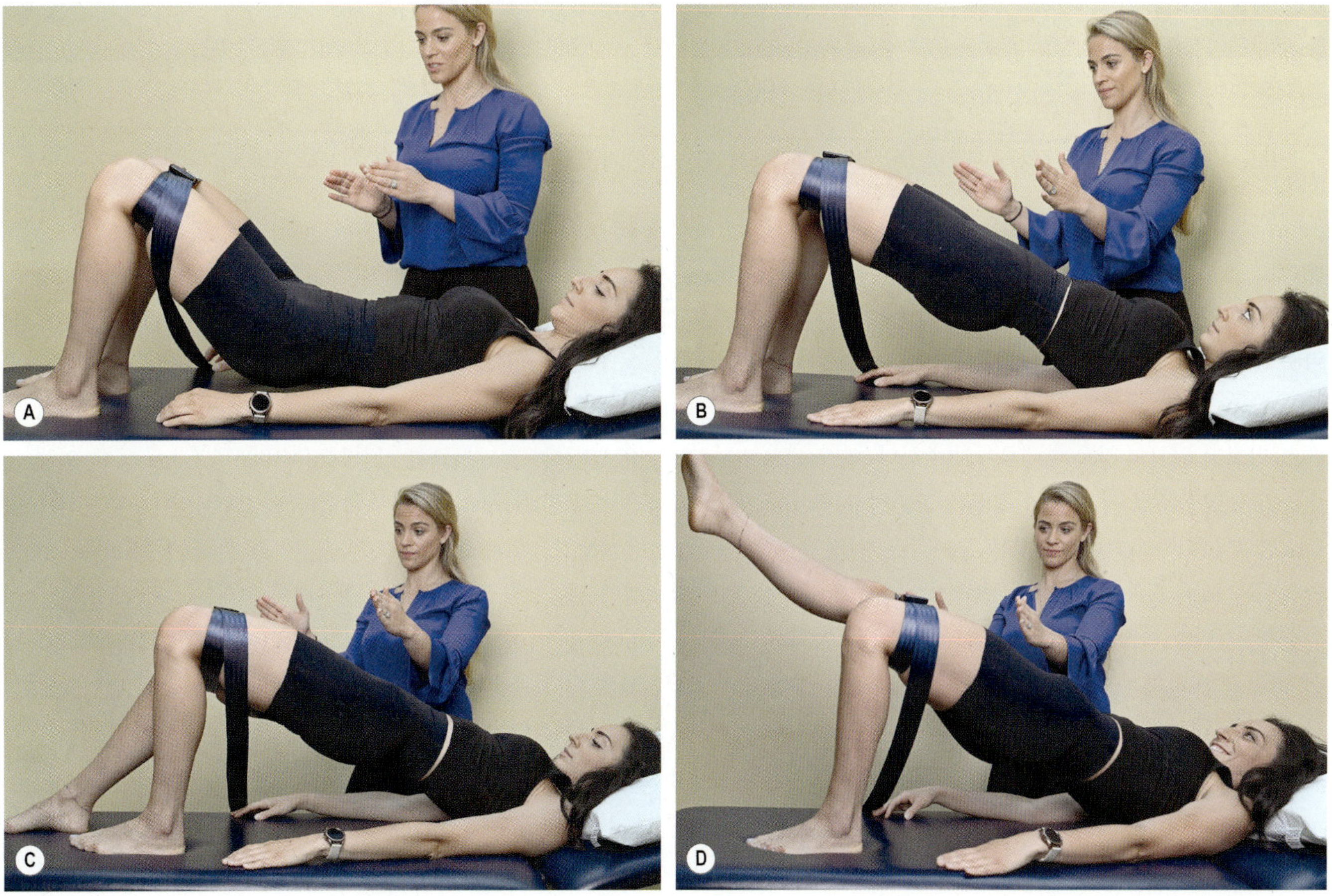

그림 5.16
벨트를 사용한 닫힌 사슬 운동(비체중 부하) :
(A) 양쪽 다리 교각(시작 자세); (B) 양쪽 다리 교각(끝 자세); (C) 오프셋(off-set) 교각; (D) 한쪽 다리 교각.

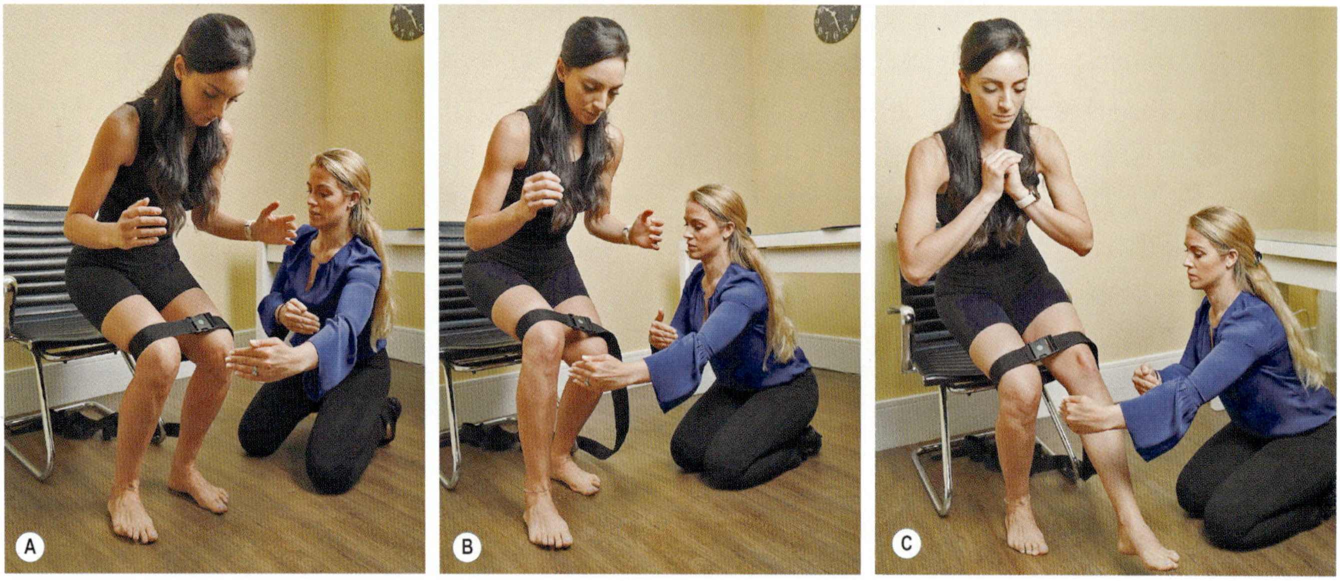

그림 5.17
벨트를 사용한 닫힌 사슬 운동(체중 부하) : (A) 앉아서 일어서기; (B) 엇갈리며 앉았다 일어서기; (C) 한쪽 다리로 서서 일어서기.

된다. 기능적 과제 도중 충격 부하와 과도한 내전을 제어하는 것이 중요하다. 내반고에서 내부 범위의 외전은 전자(trochanter) 충돌이 우월하게 더 커질 수 있으므로, 속폐쇄근을 중심으로 외회전 위치의 강화가 이루어져야 한다.

요추–골반 조절 및 코어 안정성은 고관절 이형성증 재활의 중요한 부분이다. 골반내 안정성, 골반주위 안정성 및 기능적 안정성은 모두 고관절과 골반을 교차하는 힘을 조절하는 데 기여한다. 정확한 관절 운동과 고관절의 정렬을 최적화하고 과도한 병진력을 피하는 것이 중요하다. 근육 패턴을 수정하고 고유 감각을 개선하여 보조 전방 전단을 줄일 수 있다(Lewis 와 Sahrmann, 2006).

수술 *(Surgery)*

이형성 환자의 수술적 치료는 관절 역학을 개선하고 일반적으로 체중 부하 관절 접촉 면적을 증가시키는 것을 목표로 한다. 이것은 비구 테두리와 관절와순의 정적 및 동적 과부하를 줄이고 근육 지렛대를 개선하고 생체 역학을 복원해야 한다. 수술의 주요 목표는 골관절염의 발병을 지연시키고 고관절 전치환술의 요구를 지연시키는 것이다(Salter와 Dubos, 1974). 고관절 이형성증이 있는 사람들을 위한 다양한 절골술 선택이 있다. 증상이 있는 고관절 이형성증이 있는 젊은 성인에게 가장 일반적으로 사용되는 절골술은 1986년 Ganz 등에 의해 처음 출판된 Bernese 비구주위 절골술(PAO)이다. 다른 절골술 옵션으로는 Salter 관골 절골술, 이중 관골(예: Sutherland), 삼중 관골(예: Sutherland) 절골술이 있다(예: Steel 또는 Tonnis), 구형(예: Wagner), 피막 주위(예: 펨버튼(Pemberton)) 및 회전 절골술(Gillingham 등, 1999). 대퇴골두 범위를 개선하기 위한 다른 구제 수술에는 선반 시술과 키아리 절골술이 있다.

PAO는 수술 후 더 이른 체중 부하를 허용하는 후방 기둥을 손상시키지 않기 때문에 인기 있는 선택이다. 절골술은 전경, 후경 및 측면 범위의 다방향 교정을 허용하는 3중 면이다. 이 방법은 기술적으로 더 어렵고 학습 곡선이 크고 주요 합병증의 위험이 있는 것으로 나타나므로 세심한 3차원 계획이 필요하다. 나쁜 결과와 관련된 위험 요소에는 높은 체질량 지수(BMI), Tonnis(퇴행성 관절염) 등급 OA〉1 및 40세 이상의

표 5.12 PAO 수술 후 재활	
1 단계	
기간	수술후 2-6주 정형 외과적 문헌고찰은 2주에서 6주까지 다양하며 상처의 문헌고찰은 일반적으로 11–14일이다.
금기 사항	SLR 금지, 20kg을 초과하는 체중부하 금지.
운동 방안	코어 활성화, 한쪽 다리 하부 닫힌 사슬과 같은 필라테스 기반 운동, 회전 조절을 회복하기 위한 힙 트위스트, 교정 패턴과 골반 제어를 바라보는 굴곡, 신전 및 외전으로의 고관절 슬라이더 - 슬라이딩 수술 다리, 골반 경사및 인식.
심혈관 및 코어	상체 무게
기타	외과 의사의 허락를 받아 수술 후 2주부터 고정식 자전거를 시작할 수 있다. 절개 부위가 잘 아물었을 때 가슴 높이 깊이의 수치료(발뒤꿈치 올리기, 미니 스쿼트, 걷기, 옆으로 걷기, 한쪽 다리 균형) 수치료 운동에 따른 Alter-G — 체중의 20%를 유지한다.
목표	부종 감소, 통증 관리의 최적화, 관절 운동 범위의 회복, 체중 부하 상태의 제한 내 근육 위축 방지, 체중 부하 상태의 제한 내 근육 단축 방지.
2 단계	
기간	6-12 주
	골 치유를 확인하기 위해 6–8주에 방사선 사진.
금기 사항	체중 부하가 너무 빨리 진행됨
운동 방안	체중의 50%까지 점진적으로 진행한 다음 허용되는 최대 체중 부하까지. 다리가 있는 벨트에 대한 둔근 활성화 및 앉았다 서기, 한쪽 다리 체중 이동, 드롭다운(dropdowns), 외회전 비틀림. 대칭성 하체 운동. 처음에는 체중으로 시작하고 깊이 제한: 스쿼트(45°), RDL(무릎까지만), 힙 트위스트 또는 브릿지, 카프 레이즈(calf raises). 코어 안정성, 둔근, 햄스트링, 대퇴사두근, 보행 재교육, BOSU 양쪽 다리에 대한 고유수용성 작업. 교정된 골반 조절이 포함된 4점 무릎 꿇는 고관절 신전과 같은 짧은 레버 골반 안정성, 대퇴근막장근의 과부하를 줄이기 위해 비수술 다리를 외전 또는 굴곡/신전으로 앞으로 기울인 위치로 미는 수술 다리를 안정화하는 긴 레버 슬라이더로 진행한다.
목표	골반 인식의 보강, 적절한 코어 안정성, 대퇴근막장근의 과활동 방지, 중둔근 및 소둔근의 모든 부위의 적절한 동원 및 적절한 고유 수용성 조절을 보강한다.

(계속)

표 5.12 *(계속)*	
	3 단계
기간	12 주 이상
금기 사항	골 경화(consolidation)가 있는 경우는 없음.
운동 방안	비대칭 및 한쪽 다리 운동: 런지, 한쪽 다리 스쿼트, 한쪽 다리 힙 트위스트, 한쪽 다리 고유 수용성 작업. 점차적으로 가중치를 추가한다. 체중을 실을 수 있는 양쪽 다리를 압박을 하고 한쪽 다리로 진행한다. 대칭을 먼저 시작하는 동적 부하(예: 줄넘기 및 바운딩(bounding)). 핵심 운동: 불안정한 표면에서 진행되는 플랭크(plank) 및 사이드 플랭크(side planks). 달리기 및 스포츠 별 재활로 되돌아간다.

환자 연령이 포함된다(Sharifi 등, 2008). 합병증에는 절골술의 의도하지 않은 확장, 대퇴 신경 마비, 과도한 출혈, 외측 피부 신경 마비, 불유합, 골괴사, 대퇴골두의 아탈구, 종속영양 골화 및 과도하거나 불충분한 과교정이 포함될 수 있다(Zaltz 등, 2014).

수술후 재활 (Postoperative Rehabilitation)

PAO 환자의 수술 후 재활에 대해 많은 논쟁이 있고 연구는 거의 없다. 재활은 외과의와 환자에 따라 다를 수 있는 수술 절차의 세부 사항을 고려해야 한다. 궁극적으로 치료사는 수술팀이 설정한 체중 부하 상태(보통 20% 평발 발가락 터치 보조기구로 체중 부하)를 엄격하게 준수해야 한다. PAO에 따른 일반적인 수술 후 프로토콜은 표 5.12에 요약되어 있다.

결론(Conclusion)

FAIS 및 고관절 이형성증은 활동적인 젊은 성인에서 고관절 관련 통증, 신체적 손상 및 삶의 질 손상의 주요 원인이다. 이러한 병리에 대한 인식과 이해는 지난 15년 동안 증가했다. 이러한 환자의 개선된 결과를 위해서는 조기에 정확한 진단이 필수적이다. 적절한 진단 영상과 결합된 철저한 병력 및 포괄적인 신체 검사는 FAIS 또는 고관절 이형성증과 일치하는 증상을 나타내는 환자의 진단 정확도를 향상시킬 수 있다. 대부분의 환자는 종종 보존적 방법으로 관리할 수 있다. 물리치료는 근육 약화, 운동 패턴, 자세 및 연부조직 충돌을 해결하도록 지도해야 한다. 현재 FAIS 또는 고관절 이형성증의 비수술적 치료의 비율의 행위에 대한 동료-심사 연구(peer-reviewed)의 근거는 없다. 비수술적 치료가 성공하지 못한 경우 고관절 형태와 연부조직 손상을 해결하는 다양한 외과적 접근이 설명되었다. FAIS 및 고관절 이형성증의 보존적 관리에 관한 연구는 아직 초기 단계에 있으며 치료 효과를 확립하기 위해서는 추가적인 높은 수준의 연구가 필요하다.

참고문헌(References)

Agricola R, Bessems JHJM, Ginai AZ, et al. The development of Cam-type deformity in adolescent and young male soccer players. Am J Sports Med. 2012;40:1099–106.

Agricola R, Heijboer MP, Roze RH, et al. Pincer deformity does not lead to osteoarthritis of the hip whereas acetabular dysplasia does: acetabular coverage and development of osteoarthritis in a nationwide prospective cohort study (CHECK). Osteoarthritis Cartilage. 2013;21:1514–21.

Aliprandi A, Di Pietto F, Minafra P, et al. Femoro-acetabular impingement: what the general radiologist should know. Radiol Med. 2014;119:103–12.

Ankem HK, Yelton MJ, Lall AC, et al. Structured physical therapy protocols following hip arthroscopy and their effect on patient-reported outcomes: A systematic review of the literature. J Hip Preservation Surg. 2020;7:357–77.

Aoyama M, Ohnishi Y, Utsunomiya H, et al. A prospective, randomized, controlled trial comparing conservative treatment with trunk stabilization exercise to standard hip muscle exercise for treating femoroacetabular impingement: A pilot study. Clin J Sport Med. 2019;29:267–75.

Audenaert EA, Peeters I, Vigneron L, et al. Hip morphological characteristics and range of internal rotation in femoroacetabular impingement. Am J Sports Med. 2012;40:1329-36.

Austin AB, Souza RB, Meyer JL, et al. Identification of abnormal hip motion associated with acetabular labral pathology. J Orthop Sports Phys Ther. 2008;38:558–65.

Ayeni OR, Farrokhyar F, Crouch S, et al. Pre-operative intra-articular hip injection as a predictor of short-term outcome following arthroscopic management of femoroacetabular impingement. Knee Surg Sports Traumatol Arthrosc. 2014;22:801–5.

Azevedo DC, Paiva EB, Lopes AMA, et al. Pelvic Rotation in femoroacetabular impingement is decreased compared to other symptomatic hip conditions. J Orthop Sports Phys Ther. 2016;46:957–64.

Bagwell JJ, Bauer L, Gradoz M, et al. The reliability of FABER test hip range of motion in measurements. Int J Sports Phys Ther. 2016;11:1101–5.

Bali K, Smit K, Ibrahim M, et al. Ottawa classification for symptomatic acetabular dysplasia assessment of interobserver & intraobserver reliability. Bone J Res. 2020;9:242–9.

Beaulé P, Melkus G, Rakhra K, et al. Quantitative hip cartilage MRI of patients with hip dysplasia. In: Orthopaedic Proceedings. 2020;102(Supp 7):25. The British Editorial Society of Bone & Joint Surgery.

Beck M, Kalhor M, Leunig M, et al. Hip morphology influences the pattern of damage to the acetabular cartilage: femoroacetabular impingement as a cause of early osteoarthritis of the hip. J Bone Joint Surg Br. 2005;87:1012–8.

Belavý DL, Bock O, Börst H, et al. The 2nd Berlin BedRest Study: protocol and implementation. J Musculoskelet Neuronal Interact. 2010;10:207–19.

Byrd JWT. Evaluation of the hip: history and physical examination. N Am J Sports Phys Ther. 2007;2:231–40.

Byrne A, Lodge C, Wallace J. Intrarater test-retest reliability of hip abduction, internal rotation, and external rotation strength measurements in a healthy cohort using a handheld dynamometer and a portable stabilization device: A Pilot Study. Arch Rehabil Res Clinical Translation. 2020;2:100050.

Chadayammuri V, Garabekyan T, Bedi A, et al. Passive hip range of motion predicts femoral torsion and acetabular version. J Bone Joint Surg Am. 2016;98:127–34.

Chaarani MW, Al Mahmeid MS, Salman AM. Developmental dysplasia of the hip before and after increasing community awareness of the harmful effects of swaddling. Qatar Med J. 2002;2002(1):17.

Clohisy JC, Carlisle JC, Beaulé PE, et al. A systematic approach to the plain radiographic evaluation of the young adult hip. J Bone Joint Surg Am. 2008;90(Suppl 4):47.

Clohisy JC, Knaus ER, Hunt DM, et al. Clinical Presentation of patients with symptomatic anterior hip impingement. Clin Orthop Rel Res. 2009;467:638–44.

Clohisy JC, Baca G, Beaulé PE, et al. Descriptive epidemiology of femoroacetabular impingement: a North American cohort of patients undergoing surgery. Am J Sports Med. 2013;41:1348–56.

Dangin A, Tardy N, Wettstein M, et al. Microinstability of the hip: A review. Orthop Traumatol Surg Res. 2016;102:S301–9.

Dick AG, Houghton JM, Bankes MJK. An approach to hip pain in a young adult. BMJ. 2018;361:k1086.

DiSilvestro K, Quinn M, Tabaddor RR. A clinician's guide to femoacetabular impingement in athletes. R I Med J (2013). 2020;103:41–8.

Distefano LJ, Blackburn JT, Marshall SW, et al. Gluteal muscle activation during common therapeutic exercises. J Orthop Sports Phys Ther. 2009;39:532–40.

Domb BG, Sgroi TA, VanDevender JC. Physical therapy protocol after hip arthroscopy: Clinical guidelines supported by 2-year outcomes. Sports Health. 2016;8:347–54.

Dumont GD. Hip instability: current concepts and treatment options. Clin Sports Med. 2016;35(3):435–47.

Egger AC, Frangiamore S, Rosneck J. Femoroacetabular impingement: a review. Sports Med Arthrosc Rev. 2016;24:e53–8.

Emara K, Samir W, Motasem EH, et al. Conservative treatment for mild femoroacetabular impingement. J Orthop Surg. 2011;19:41–5.

Enseki KR, Martin R, Kelly BT. Rehabilitation after arthroscopic decompression for femoroacetabular impingement. Clin Sports Med. 2010;29:247–55

Enseki K, Harris-Hayes M, White DM, et al. Nonarthritic hip joint pain. J Orthop Sports Phys Ther. 2014;44:A1–32.

Fitzgerald GK, Axe MJ, Snyder-Mackler L. The efficacy of perturbation training in nonoperative anterior cruciate ligament rehabilitation programs for physical active individuals. Phys Ther. 2000;80:128–40.

Frank JM, Harris JD, Erickson BJ, et al. Prevalence of femoroacetabular impingement imaging findings in asymptomatic volunteers: a systematic review. Arthroscopy. 2015;31:1199–204.

Freke M, Kemp JL, Svege I, et al. Physical impairments in symptomatic femoroacetabular impingement: a systematic review of the evidence. Br J Sports Med. 2016;50(19):1180.

Fukushima K, Miyagi M, Inoue G, et al. Relationship between spinal sagittal alignment and acetabular coverage: a patient-matched control study. Arch Orthop Trauma Surg. 2018;138:1495–9.

Gala L, Clohisy JC, Beaulé PE. Hip dysplasia in the young adult. J Bone Joint Surg Am. 2016;98(1):63–73.

Gambling TS, Long A. Psycho-social impact of developmental dysplasia of the hip and of differential access to early diagnosis and treatment: A narrative study of young adults. SAGE Open Med. 2019;7:2050312119836010.

Ganz R, Parvizi J, Beck M, et al. Femoroacetabular impingement: a cause for osteoarthritis of the hip. Clin Orthop Relat Res. 2003;41:112–20.

Gay C, Chabaud A, Guilley E, et al. Educating patients about the benefits of physical activity and exercise for their hip and knee osteoarthritis. Systematic literature review. Ann Phys Rehabil Med. 2016;59(3):174–83.

Genovese E, Spiga S, Vinci V, et al. Femoroacetabular impingement: role of imaging. Musculoskelet Surg. 2013;97:S117–126.

Gillingham BL, Sanchez AA, Wenger DR. Pelvic osteotomies for the treatment of hip dysplasia in children and young adults. J Am Acad Orthop Surg. 1999;7:325–37

Griffin DR, Dickenson EJ, O'Donnell J, et al. The Warwick Agreement on femoroacetabular impingement syndrome (FAI syndrome): an international consensus statement. Br J Sports Med. 2016;50:1169–76.

Griffin DR, Dickenson EJ, Wall PD, et al. Hip arthroscopy versus best conservative care for the treatment of femoroacetabular impingement syndrome (UK FASHIoN): a multicentre randomised controlled trial. Lancet. 2018;391(10136):2225–35.

Hack K, Di Primio G, Rakhra K et al. Prevalence of cam-type femoroacetabular impingement morphology in asymptomatic volunteers. J Bone Joint Surg Am. 2010;92:2436–44.

Hadeed MM, Cancienne JM, Gwathmey FW. Pincer impingement. Clin Sports Med. 2016;35:405–18.

Hale RF, Melugin HP, Zhou J, et al. Incidence of femoroacetabular impingement and surgical management trends over time. Am J Sports Med. 2021;49:35–41.

Halim A, Badrinath R, Carter CW. The importance of sex of patient in the management of femoroacetabular impingement. Am J Orthop. 2015;44:172–5.

Hanke MS, Schmaranzer F, Steppacher SD, et al. Hip preservation. EFORT Open Reviews. 2020;5:630–40.

Harris-Hayes M, Czuppon S, Van Dillen LR, et al. Movement-pattern training to improve function in people with chronic hip joint pain: A Feasibility Randomized Clinical Trial. J Orthop Sports Phys Ther. 2016;46:452–61.

Heerey J, Risberg MA, Magnus J, et al. Impairment-based rehabilitation following hip arthroscopy: postoperative protocol for the HIP arthroscopy international randomized controlled trial. J Orthop Sports Phys Ther. 2018;48:336–42.

Heerey JJ, Kemp JL, Mosler AB, et al. What is the prevalence of imaging-defined intra-articular hip pathologies in people with and without pain? A systematic review and meta-analysis. Br J Sports Med. 2018;52:581–93.

Hernigou P. Smith-Petersen and early development of hip arthroplasty. Int Orthop. 2014;38:193–8.

Hoit G, Whelan DB, Dwyer T, et al. Physiotherapy as an initial treatment option for femoroacetabular impingement: A systematic review of the literature and meta-analysis of 5 randomized controlled trials. Am J Sports Med. 2020;48:2042–50.

Hu H, Zhan S, Cai Z. Biomechanics of hip joints. In: Zhang C, editor. Hip Surgery: A Practical Guide [Internet]. Singapore: Springer; 2021:17–23.

Hunt D, Prather H, Harris Hayes M, et al. Clinical outcomes analysis of conservative and surgical treatment of patients with clinical indications of prearthritic, intra-articular hip disorders. PM R. 2012;4:479–87.

Ishida K. Prevention of the development of the typical dislocation of the hip. Clin Orthop Relat Res. 1977;126:167–9.

Jacobsen JS, Bolvig L, Hölmich P, et al. Muscle-tendon-related abnormalities detected by ultrasonography are common in symptomatic hip dysplasia. Arch Orthop Trauma Surg. 2018;138:1059–67.

Jacobsen JS, Søballe K, Thorborg K, et al. Patient-reported outcome and muscle-tendon pain after periacetabular osteotomy are related: 1-year follow-up in 82 patients with hip dysplasia. Acta Orthop. 2019;90:40–5.

Jacobsen S, Sonne-Holm S. Hip dysplasia: a significant risk factor for the development of hip osteoarthritis. A cross-sectional survey. Rheumatology. 2005;44:211–8.

Jacobsen S, Sonne-Holm S, Søballe K, et al. Hip dysplasia and osteoarthrosis: a survey of 4151 subjects from the Osteoarthrosis Substudy of the Copenhagen City Heart Study. Acta Orthop. 2005;76:149–58.

Jauregui JJ, Salmons HI, Meredith SJ, et al. Prevalence of femoro-acetabular impingement in non-arthritic patients with hip pain: a meta-analysis. Int Orthop. 2020;44:2559–66.

Kahlenberg CA, Han B, Patel RM, et al. Time and cost of diagnosis for symptomatic femoroacetabular impingement. Orthop J Sports Med. 2014;2:2325967114523916.

Kalisvaart MM, Safran MR. Microinstability of the hip: it does exist: etiology, diagnosis and treatment. J Hip Preserv Surg. 2015;2:123–35.

Kemp JL, Makdissi M, Schache AG, et al. Is quality of life following hip arthroscopy in patients with chondrolabral pathology associated with impairments in hip strength or range of motion? Knee Surg Sports Traumatol Arthrosc. 2016a;24:3955–61.

Kemp JL, Risberg MA, Schache AG, et al. Patients with chondrolabral pathology have bilateral functional impairments 12 to 24 months after unilateral hip arthroscopy: a cross-sectional study. J Orthop Sports Phys Ther. 2016b;46:947-56.

Kemp JL, King MG, Barton C, et al. Is exercise therapy for femoroacetabular impingement in or out of FASHIoN? We need to talk about current best practice for the non-surgical management of FAI syndrome. Br J Sports Med. 2019;53(19):1204–5.

Kemp JL, Mosler AB, Hart H, et al. Improving function in people with hip-related pain: a systematic review and meta-analysis of physiotherapist-led interventions for hip-related pain. Br J Sports Med. 2020;54:1382–94.

Keogh MJ, Batt ME. A review of femoroacetabular impingement in athletes. Sports Med. 2008;38:863–78.

Khan W, Khan M, Alradwan H, et al. Utility of intra-articular hip injections for femoroacetabular impingement: A Systematic Review. Orthop J Sports Med. 2015;3:2325967115601030.

Kivlan BR, Martin RL, Sekiya JK. Response to diagnostic injection in patients with femoroacetabular impingement, labral tears, chondral lesions, and extra-articular pathology. Arthroscopy. 2011;27:619–27.

Knapik DM, Salata MJ. Hip injuries in the contact athlete. Oper Tech Sports Med. 2019;27:145–51.

Kolber MJ, Cheatham SW, Hanney WJ, et al. Training considerations for individuals with femoral acetabular impingement. Strength Conditioning J. 2015;37:35–47.

Kraeutler MJ, Garabekyan T, Pascual-Garrido C, et al. Hip instability: a review of hip dysplasia and other contributing factors. Muscles Ligaments Tendons J. 2016;6:343–53.

Kubiak-Langer M, Tannast M, Murphy SB, et al. Range of motion in anterior femoroacetabular impingement. Clin Orthop Relat Res. 2007;458:117–24.

Larsen JB, Mechlenburg I, Jakobsen SS, et al. 14-year hip survivorship after periacetabular osteotomy: a follow-up study on 1,385 hips. Acta Orthop. 2020;91:299–305.

Larson CM, Pierce BR, Giveans MR. Treatment of athletes with symptomatic intra-articular hip pathology and athletic pubalgia/sports hernia: a case series. Arthroscopy. 2011;27:768–75.

LeBeau RT, Nho SJ. The use of manual therapy post-hip arthroscopy when an exercise-based therapy approach has failed: a case report. J Orthop Sports Phys Ther. 2014;44:712–21.

Lee CB, Mata-Fink A, Millis MB, Kim Y-J. Demographic differences in adolescent-diagnosed and adult-diagnosed acetabular dysplasia compared with infantile developmental dysplasia of the hip. J Pediatr Orthop. 2013;33:107–11.

Lewis CL, Sahrmann SA. Acetabular labral tears. Phys Ther. 2006;86:110–21.

Lewis CL, Khuu A, Marinko L. Postural correction reduces hip pain in adult with acetabular dysplasia: a case report. Man Ther. 2015;20:508–12.

Lim S-J, Park Y-S. Plain radiography of the hip: A review of radiographic techniques and image features. Hip Pelvis. 2015;27:125–34.

Lynch TS, Minkara A, Aoki SK, et al. Best practice guidelines for hip arthroscopy in femoroacetabular impingement: results of a Delphi Process. Orthop J Sports Med. 2020;28(2):81–9.

Maffiuletti NA, Bizzini M, Sutter R, et al. Hip muscle strength asymmetries and their associations with hip morphology and symptoms are sex-specific in patients with femoroacetabular impingement syndrome. Phys Ther Sport. 2020;42:131–8.

Mascarenhas VV, Castro MO, Rego PA, et al. The Lisbon agreement on femoroacetabular impingement imaging-part 1: overview. Eur Radiol. 2020;30:5281–97.

Matheney T, Zaltz I, Kim Y-J, et al. Activity level and severity of dysplasia predict age at Bernese periacetabular osteotomy for symptomatic hip dysplasia. J Bone Joint Surg Am. 2016;98:665–71.

Matsumoto K, Ganz R, Khanduja V. The history of femoroacetabular impingement. Bone Joint Res. 2020;9:572–7.

McGovern RP, Martin RL, Kivlan BR, et al. Non-operative management of individuals with non-arthritic hip pain: A literature review. Int J Sports Phys Ther. 2019;14:135–47.

Melugin HP, Hale RF, Zhou J, et al. Risk factors for long-term hip osteoarthritis in patients with femoroacetabular impingement without surgical intervention. Am J Sports Med. 2020;48:2881–6.

Murphy SB, Ganz R, Müller ME. The prognosis in untreated dysplasia of the hip. A study of radiographic factors that predict the outcome. J Bone Joint Surg Am. 1995;77:985–9.

Musielak B, Idzior M, Jóźwiak M. Evolution of the term and definition of dysplasia of the hip: A review of the literature. Arch Med Sci. 2015;11:1052–7.

Nakano N, Khanduja V. Femoroacetabular impingement: the past, current controversies and future perspectives. Phys Sportsmed. 2018;46:270–2.

Nawabi DH, Bedi A, Tibor LM, et al. The demographic characteristics of high-level and recreational athletes undergoing hip arthroscopy for femoroacetabular impingement: A sports-specific analysis. Arthroscopy 2014;30:398–405.

Nunley M, Prather H, Hunt D, et al. Clinical presentation of symptomatic acetabular dysplasia in skeletally mature patients. J Bone Joint Surg Am. 2011;93:17–21.

Ortiz-Neira CL, Paolucci EO, Donnon T. A meta-analysis of common risk factors associated with the diagnosis of developmental dysplasia of the hip in newborns. Eur J Radiol. 2012;81:e344-51.

Padaki AS, Lynch TS, Larson CM, et al. Femoroacetabular impingement and core muscle injury in athletes: Diagnosis and algorithms for success. Sports Med Arthrosc Rev. 2021;29:9–14.

Palmer AJ, Gupta VA, Fernquest S, et al. Arthroscopic hip surgery compared with physiotherapy and activity modification for the treatment of symptomatic femoroacetabular impingement: multicentre randomised controlled trial. BMJ. 2019;364:l185.

Patel RV, Han S, Lenherr C, et al. Pelvic tilt and range of motion in hips with femoroacetabular impingement syndrome. J Am Acad Orthop Surg. 2020;28:e427–32.

Philippon MJ, Maxwell R, Johnston TL, et al. Clinical presentation of femoroacetabular impingement. Knee Surg Sports Traumatol Arthrosc. 2007;15:1041–7.

Pierannunzii L. Pelvic posture and kinematics in femoroacetabular impingement: a systematic review. J Orthop Traumatol. 2017;18:187–96.

Register B, Pennock AT, Ho CP, et al. Prevalence of abnormal hip findings in asymptomatic participants: a prospective, blinded study. Am J Sports Med. 2012;40:2720–4.

Reiman MP, Matheson JW. Restricted hip mobility: clinical suggestions for self-mobilization and muscle re-education. Int J Sports Phys Ther. 2013;8:729–40.

Reiman MP, Décary S, Mathew B, et al. Accuracy of clinical and imaging tests for the diagnosis of hip dysplasia and instability: a systematic review. J Orthop Sports Phys Ther. 2019;49:87–97.

Reiman MP, Agricola R, Kemp JL, et al. Consensus recommendations on the classification, definition and diagnostic criteria of hip-related pain in young and middle-aged active adults from the International Hip-related Pain Research Network, Zurich 2018. Br J Sports Med. 2020;54:631–41.

Retchford TH, Crossley KM, Grimaldi A, et al. Can local muscles augment stability in the hip? A narrative literature review. J Musculoskelet Neuronal Interact. 2013;13:1–12.

Reynolds D, Lucas J, Klaue K. Retroversion of the acetabulum. A cause of hip pain. J Bone Joint Surg Br. 1999;81:281–8.

Riley GM, McWalter EJ, Stevens KJ, et al. Magnetic resonance imaging of the hip for the evaluation of femoroacetabular impingement; past, present, and future. J Magn Reson Imaging. 2015;41:558–72.

Risberg MA, Holm I, Myklebust G, Engebretsen L. Neuromuscular training versus strength training during first 6 months after anterior cruciate ligament reconstruction: a randomized clinical trial. Phys Ther. 2007;87:737–50.

Roach KE, Miles TP. Normal hip and knee active range of motion: the relationship to age. Phys Ther. 1991; 71:656–65.

Ross JR, Nepple JJ, Philippon MJ, et al. Effect of changes in pelvic tilt on range of motion to impingement and radiographic parameters of acetabular morphologic characteristics. Am J Sports Med. 2014;42:2402–9.

Ross JR, Stone RM, Larson CM. Core muscle injury/sports hernia/athletic pubalgia, and femoroacetabular impingement. Sports Med Arthrosc Rev. 2015;23:213–20.

Safran MR. Microinstability of the hip-gaining acceptance. J Am Acad Orthop Surg. 2019;27:12-22.

Salter RB, Dubos JP. The first fifteen year's personal experience with innominate osteotomy in the treatment of congenital dislocation and subluxation of the hip. Clin Orthop Relat Res. 1974;98:72103.

Samora JB, Ng VY, Ellis TJ. Femoroacetabular impingement: a common cause of hip pain in young adults. Clin J Sport Med. 2011;21:51–6.

Sankar WN, Duncan ST, Baca GR, et al. Descriptive epidemiology of acetabular dysplasia: The Academic Network of Conservational Hip Outcomes Research (ANCHOR) Periacetabular Osteotomy. J Am Acad Orthop Surg. 2017;25:150–9.

Satpathy J, Kannan A, Owen JR, et al. Hip contact stress and femoral neck retroversion: a biomechanical study to evaluate implication of femoroacetabular impingement. J Hip Preserv Surg. 2015;2:287–94.

Schmitz MR, Murtha AS, Clohisy JC, ANCHOR Study Group. Developmental dysplasia of the hip in adolescents and young adults. J Am Acad Orthop Surg. 2020;28:91–101.

Sharifi E, Sharifi H, Morshed S, et al. Cost-effectiveness analysis of periacetabular osteotomy. J Bone Joint Surg Am. 2008;90:1447–56.

Short SM, MacDonald CW, Strack D. Hip and groin injury prevention in elite athletes and team sport – current challenges and opportunities. Int J Sports Phys Ther. 2021;16(1):270.

Siebenrock KA, Ferner F, Noble PC, et al. The cam-type deformity of the proximal femur arises in childhood in response to vigorous sporting activity. Clin Orthop Relat Res. 2011;469:3229–40.

Stearns KM, Powers CM. Improvements in hip muscle performance result in increased use of the hip extensors and abductors during a landing task. Am J Sports Med. 2014;42:602–9.

Strosberg DS, Ellis TJ, Renton DB. The role of femoroacetabular impingement in core muscle injury/athletic pubalgia: diagnosis and management. Front Surg. 2016;3:6.

Takla A, O'Donnell J, Voight M, et al. The 2019 International Society of Hip Preservation (ISHA) physiotherapy agreement on assessment and treatment of femoroacetabular impingement syndrome (FAIS): an international consensus statement. J Hip Preserv Surg. 2021;7(4):631–42.

Tannast M, Siebenrock KA, Anderson SE. Femoroacetabular impingement: radiographic diagnosis – what the radiologist should know. Am J Roentgenol. 2007;188:1540–52.

Tannast M, Hanke MS, Zheng G, et al. What are the radiographic reference values for acetabular under- and overcoverage? Clin Orthop Relat Res. 2015;473:1234–46.

Terrell SL, Olson GE, Lynch J. Therapeutic exercise approaches to nonoperative and postoperative management of femoroacetabular impingement syndrome. J Athl Train. 2021;56(1):31–45.

Thorborg K, Bandholm T, Schick M, et al. Hip strength assessment using handheld dynamometry is subject to intertester bias when testers are of different sex and strength. Scand J Med Sci Sports. 2013;23:487–93.

Tian F-D, Zhao D-W, Wang W, et al. Prevalence of developmental dysplasia of the hip in Chinese adults: a cross-sectional survey. Chin Med J. 2017;130:1261–8.

Tijssen M, Cingel REH van, de Visser E, et al. Hip joint pathology: relationship between patient history, physical tests, and arthroscopy findings in clinical practice. Scand J Med Sci Sports. 2017;27:342–50.

Tranovich MJ, Salzler MJ, Enseki KR, et al. A review of femoroacetabular impingement and hip arthroscopy in the athlete. Phys Sportsmed. 2014;42:75–87.

Trindade CAC, Briggs KK, Fagotti L, et al. Positive FABER distance test is associated with higher alpha angle in symptomatic patients. Knee Surg Sports Traumatol Arthrosc. 2019;27:3158–61.

Uding A, Bloom NJ, Commean PK, et al. Clinical tests to determine femoral version category in people with chronic hip joint pain and asymptomatic controls. Musculoskelet Sci Pract. 2019;39:115–22.

van Klij P, Reiman MP, Waarsing JH, et al. Classifying cam morphology by the alpha angle: A systematic review on threshold values. Orthop J Sports Med. 2020;8:2325967120938312.

Vaudreuil NJ, McClincy MP. Evaluation and treatment of borderline dysplasia: moving beyond the lateral center edge angle. Curr Rev Musculoskelet Med. 2020;13:28–37.

Wall PDH, Fernandez M, Griffin DR, et al. Nonoperative treatment for femoroacetabular impingement: a systematic review of the literature. PM R. 2013;5:418–26.

Ward SR, Winters TM, Blemker SS. The architectural design of the gluteal muscle group: implications for movement and rehabilitation. J Orthop Sports Phys Ther. 2010;40:95–102.

Wells J, Nepple JJ, Crook K, et al. Femoral morphology in the dysplastic hip: three-dimensional characterizations with CT. Clin Orthop Relat Res. 2017;475:1045–54.

Wilson KW, Kannan AS, Kopacko M, et al. Rehabilitation and return to sport after hip arthroscopy. Operative Techn Orthopaedics. 2019;29:100739.

Wilkin GP, Ibrahim MM, Smit KM. A contemporary definition of hip dysplasia and structural instability: toward a comprehensive classification for acetabular dysplasia. The Journal of arthroplasty. 2017;32(9):S20–7.

Wright AA, Tarara DT, Gisselman AS, et al. Do currently prescribed exercises reflect contributing pathomechanics associated with femoroacetabular impingement syndrome? A scoping review. Phys Ther Sport. 2021;47:127-33.

Wylie JD, Kim Y-J. The natural history of femoroacetabular impingement. J Pediatr Orthop. 2019;39:S28–32.

Zaltz I, Baca G, Kim Y-J, et al. Complications associated with the periacetabular osteotomy: a prospective multicenter study. J Bone Joint Surg Am. 2014;96:1967–74.

Zhou J, Melugin HP, Hale RF, et al. The prevalence of radiographic findings of structural hip deformities for femoroacetabular impingement in patients with hip pain. Am J Sports Med. 2020;48:647–53.

고관절과 슬관절의 근육과 건 손상: 대퇴사두근, 슬괵근, 내전근, 둔근

6

(Muscle and tendon injuries of the hip and knee: quadriceps, hamstrings, adductors, gluteals)

John J. Mischke, Richard W. Willy, Craig Purdam

개요(Introduction)

근육 부상은 프로 축구 선수가 입는 모든 부상의 31%를 차지하며 전체 부상의 27%를 차지한다(Ekstrand 등, 2011). 또한 한 시즌 동안 호주 축구선수의 25.2%가 슬개건 부상을 경험한다 (Docking 등, 2018). 고관절과 슬관절의 근건 손상에 대한 적절한 진단과 관리는 기능손실과 스포츠에 참여하지 못하는 시간을 최소화하는 데 필수적이다.

점진적 부하(progressive loading)는 고관절과 슬관절 근육 및 건의 부상에 현대적 관리의 기초이다. 수동적 중재(예, 도수치료, 전기치료, 건침(dry needling) 또는 체외충격파)역시 다양한 치료프로그램의 일부여야 하지만 점진적 부하가 재활 프로그램의 핵심이라는 것이 중요하다. 이 장에서는 특정관리 프로그램을 제시하지만, 지속적인 경기 또는 활동 복귀를 목표로 각 환자에게 맞는 치료접근 방식을 시용하여 환자의 결과를 극대화할 것이다.

고관절과 슬관절의 근육 및 건(tendon)장애에 대한 임상가의 접근 방식을 간소화하기 위해 이 장에서는 병리학을 여러 신체 영역(대퇴 전방부 및 슬관절, 고관절과 대퇴 후방, 허벅지 내측 및 서혜부, 고관절 측면)으로 나뉜다. 이 장에서는 고관절과 슬관절 부위의 여러 근육 및 건부상의 관련 해부학, 역학, 위험요인, 설명(presentation), 감별진단 및 관리에 대해 설명한다.

허벅지 전방부와 슬관절 (Anterior Thigh and Knee)

대퇴사두근 좌상(Quadriceps Muscle Strain)

배경(Background)

대퇴사두근은 대퇴직근, 외측광근, 중간광근 그리고 내측광근으로 구성된다.

대퇴직근의 두 관절(two-joint) 근육 특성으로 인해 고관절 굴곡근과 슬관절 신전근의 역할을 하여 부상을 입을 수 있다; 대퇴직근은 대퇴사두근에서 가장 일반적으로 좌상되는 근육이다(Cross 등, 2004). 대퇴사두근의 부상비율은 대학운동선수의 1.07/10,000 운동 노출에서 발생하지만 스포츠마다 크게 다르다(Eckard 등, 2017a). 가장 높은 대퇴사두근의 좌상률(strain rates)은 남녀 축구, 여자 실내 트랙, 여자 소프트볼에서 발생한다(Eckard 등, 2017a). 대퇴사두근의 좌상은 평균 17일의 운동 결석을 초래하고 17%의 재부상률을 보인다(Ekstrand 등, 2011).

위험요인(Risk Factors)

대퇴사두근 좌상(strain)의 위험 증가에 대한 통계적으로 유의하지 않은 경향은 키가 작고 무거운 선수에게 존재한다(Fousekis 등, 2011). 대퇴사두근 좌상에 대한 수정 가능한 위험 요인에 대한 합의는 현재 부족한다. 그러나 한 연구에서 대퇴사두근 유연성(flexibility) 또는 원심성 대퇴사두근 근력 비대칭이 있는 축구선수에서 위험 증가에 대한 유의하지 않은 경향이 있음을 발견하였다(Fousekis 등, 2011).

예방(Prevention)

부상 예방을 위한 노력은 균형 운동, 플라이오메트릭, 강화 및 달리기로 구성된 표준화된 워밍업을 포함, 즉 FIFA 11+ 프로그램(RR: 0.73, 95%CI 0.48 to 1.12), 대퇴사두근 부상 위험감소(낮은 근거수준)를 포함한다(Ishoi 등, 2020).

감별 진단(Differential Diagnosis)

근위 대퇴부 증상에 대한 감별진단에는 다음이 포함되지만 이에 국한되지는 않는다: 대퇴직근 파열, 대퇴사두근 타박상, 장요근 관련 사타구니 통증, 고관절 서혜부 통증, 요추 관련통, 대퇴경부 스트레스 골절, 복부 장기 관련통, 비뇨생식기 병리. 원위 대퇴골 증상에 대한 감별진단에는 대퇴사두근 건염, 전방 슬관절 통증, 대퇴사두근 타박상, 전방 대퇴골 간부의 스트레스 골절, 요추 관련통 및 대퇴 신경자극이 포함되지만 이에 국

표 6.1 근육 좌상의 임상 등급 체계

등급	통증	강도	신체 검사
1	촉진 시 최소 및 극심한 국소통증. 움직임에 의해 통증 악화	없거나 최소한의 강도 손실	최소의 장애가 있으나 보행장애가 없고, 명백한 근육 결손이 없고, 반상 출혈의 최소 또는 없음
2	촉진 시 국소화 되지 않은 상당한 통증. 움직임에 의해 통증 악화	중증도 (moderate)의 강도 손실	중증도 장애 및 큰 보행장애; 12–24시간 이내에 중증도의 부기발생, 반상출혈, 국소 압통; 작은 결손을 포함한 완전한 파열없는 근섬유의 신장과 파열
3	촉진 및 근수축 시 심각하고 다루기 힘든 통증. 통증은 자연적으로 퍼진다.	심한/완전한 강도 손실	심각한 장애, 체중지지 불가, 1시간내에 급속히 발달하는 심한 부기, 반상출혈, 혈종, 촉지 가능한 근육결손 및 근육 기능 상실

(출처: Grassi 등, 2016.)

한되지는 않는다.

임상설명(Clinical Presentation)

급성 대퇴사두근 염좌가 있는 환자는 갑작스러운 전방부 통증을 유발한 기억에 남는 사건을 회상한다. 부상의 메커니즘은 전력질주의 감속, 방향전환, 점프 또는 발차기의 백스윙처럼 강한 원심성 수축으로 보고될 수 있다. 부종과 반상출혈의 존재는 일반적으로 등급 II 및 등급 III 손상에 존재하지만 등급 I 대퇴사두근의 염좌의 특징은 아니다(표 6.1)(Grassi 등, 2016).

촉진 시 통증, 고관절 굴곡의 저항, 슬관절 굴곡의 저항, 수동적 고관절 신전 또는 수동적 슬관절 굴곡은 대퇴사두근 염좌에 대한 가장 일반적 임상 검사이다. 대퇴직근 촉진 시 통증의 유무(LR+ 11.20, 95%CI 4.85 to 25.86), 또는 부재(LR− 0.0), 그리고 변형된 토마스 검사의 자세에서 슬관절 신전 저항 음성 검사(LR+ 4.17, 95%CI 2.54 to 6.82; LR− = 0.0)는 가장 효과적인 임상 진단 검사이다(Ishoi 등, 2020). 영상진단은 손상의 등급을 결정하고 관련된 조직(tissue)을 정확히 결정하는 데 도움이 될 수 있다.

관리(Management)

급성 대퇴사두근 좌상의 초기 치료는 부상 직후(처음 72시간)시작해야 하며 보호, 최적 부하, 냉동요법, 압박 및 거상을 조합해야 한다(Bleakley 등, 2012). 급성기의 최적부하는 부상 정도에 따라 달라지며 활동수정과 단축된 대퇴사두근 위치에서 최대하 등척성 운동 시작을 포함할 수 있다. 등급 II 및 등급 III 손상은 종종 손상당한 근육을 보호하기 위해 목발이 필요하다(Kary, 2010). 과도한 스트레칭은 급성기에 적절하지 않고 재활프로그램 전반에 걸쳐 거의 적절하지 않다.

급성기 이후 관리에는 점진적인 강화, 균형훈련, 전력달리기로의 등급화된 복귀(표 6.2는 예제 프로그램 제공), 마지막으로 스포츠별 특별한 활동이 포함된다. 점진적 근육 강화는 먼저 등척성 수축을 사용하여 더 짧은 길이로 안내 되어지고, 구심성 수축으로 진행한 다음, 마지막으로 다른 근육 좌상의 재손상 위험을 줄이는 데 중요한 것으로 보이는 원심성 수축으로 진행된다(Kary, 2010; Askling 등, 2013). 이 재활의 원심성 운동에는 리버스 런지(reverse lunges), 외부 저항에 대한 고관절 굴곡 및 리버스 노르딕 운동(Reverse Nordic exercise)이 포함될 수 있다(그림 6.1). 에너지 저장 및 방출 운동, 예, 플라이오메트릭, 감속, 그리고 발차기의 추가는 통제된 강화 운동과 스포츠 운동으로의 복귀 사이의 격차를 메우기 위해 필

표 6.2 점진적 전력달리기 프로토콜의 9단계

단계	가속기	유지기	감속기
1	걷기 20 미터	조깅 10 미터	걷기 20 미터
2	걷기 15 미터	조깅 20 미터	걷기 15 미터
3	걷기 10 미터	조깅 30 미터	걷기 10 미터
4	조깅 20 미터	달리기 10 미터	조깅 20 미터
5	조깅 15 미터	달리기 20 미터	조깅 15 미터
6	조깅 10 미터	달리기 30 미터	조깅 10 미터
7	달리기 20 미터	전력달리기 10 미터	달리기 20 미터
8	달리기 15 미터	전력달리기 20 미터	달리기 15 미터
9	달리기 10 미터	전력달리기 30 미터	달리기 10 미터

걷기는 규칙적인 보행으로 정의, 조깅은 인지된 최대달리기 속도의 50% 미만, 달리기는 인지된 최대달리기 속도의 70% 미만, 그리고 전력달리기는 인지된 최대 달리기 속도의 90% 이상.

(출처: Hickey 등, 2020.)

수적이다. 19장에서는 대퇴사두근을 위한 다른 운동을 보여 준다.

스포츠 복귀의 의사결정은 필드나 코트 검사의 기능을 포함하여 스포츠의 특별한 요구에 대한 환자의 준비 상태를 평가하는 동시에 공유된 의사결정 접근방식을 시행하여야 한다(Ardern 등, 2016). 대퇴사두근 좌상 후 스포츠 복귀에 대한 구체적인 기준은 확립되어 있지 않다. 근육좌상에 대한 일반화된 스포츠 복귀 기준의 적용은 임사의사결정을 가이드할 수 있다(표 6.3)(Hickey 등, 2020).

외과적 개입은 드물지만 심각한 등급 II 및 등급 III의 대퇴사두근 파열, 탈구된 박리손상 또는 이전에 보존적 관리에 실패한 내성 증상이 있는 환자에게서 고려할 수 있다.

슬개 건병증(*Patellar Tendinopathy*)

배경(Background)

슬개 건병증은 종종 "점퍼의 슬관절(jumper's knee)"이라 하며 슬관절 신전근에 부하를 가하는 스포츠에 참여하는 운동선수의 과사용 부상이다. 엘리트 운동선수 사이에서 슬개 건병증의 전반적인 유병률은 14%로 보고되었으며 배구 및 농구 선수에서 가장 많다(Lian 등, 2005).

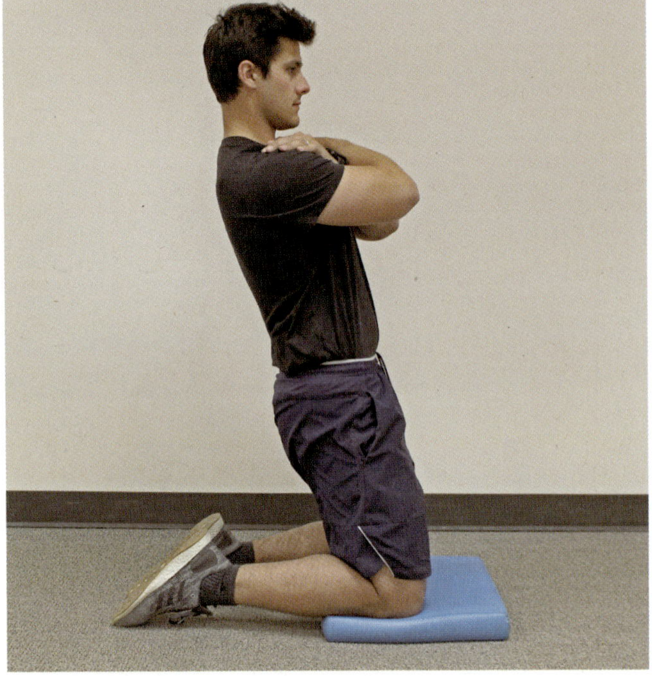

그림 6.1
리버스 노르딕 운동(Reverse Nordic exercise).
환자는 무릎을 꿇고 선 자세(tall kneeling position),
그런 다음 척추와 고관절 위치를 견고히 유지하고
상체를 땅을 향해 뒤쪽으로 천천히 내린다.

표 6.3 운동복귀 기준
• 손상된 근육 촉진 시 통증 없음
• 슬관절의 능동 신전 또는 수동 SLR검사 시 통증이 없거나, 관절가동범위가 손상되지 않은 다리의 90% 이상 일 때
• 고관절/슬관절이 0/0, 90/90°에서 슬관절 굴곡근의 최대 노력 등척성수축 시 통증이 없음
• 인지된 최대 달리기 강도의 100%로 전력질주하는 동안 통증이나 불안이 없음
(출처: Hickey 등, 2020.)

위험 요인(Risk Factors)

슬개 건병증은 20대와 30대 남성(OR 2.0, 95%CI 1.1 to 3.5)에서 더 흔한다(de Vries 등, 2015). 슬개 건병증의 요인인 더 큰 활동량, 더 큰 역운동 점프높이(counter-movement jump height), 감소된 발목 배측굴곡 범위, 감소된 후방 대퇴부 및 대퇴사두근 유연성, 더 많은 점프 훈련량은 잠재적으로 수정 가능한 위험인자이다(Sprague 등, 2018).

임상 설명(Clinical Presentation)

슬개 건병증은 일반적으로 슬개골 하극에 체중이 부하된 국소 통증으로 서서히 발생하며, 일반적으로 최근의 점프 착지 부하 또는 감속에 의해 급증한다. 초기증상 시작은 일반적으로 부하의 변화가 선행된다(예, 단기간 과도한 부하 증가).

점프 및 착지, 계단 내려가기, 한쪽다리 쭈그리고 앉기(single leg squatting), 슬관절 신전의 저항 및 수동적 슬관절 굴곡은 손상된 다리의 증상을 종종 재현한다. 증상의 심각성과 기능 제한은 빅토리아 스포츠 평가 연구소-슬개골 설문지(Victorian Institute of Sport Assessment - Patella(VISA-P) questionnaire)를 사용하여 평가할 수 있다. VISA-P의 심리측정 데이터에 대한 자세한 내용은 본 교재 9장에 설명되어 있다. 싱글 레그 디클라인 스쿼트(single-leg decline squat, +LR: 4.5; -LR: 0.4)도 슬개건 통증 유발에 타당한 검사인 것으로 나타났다(Purdam 등, 2003, Mendonca 등, 2016). 그러나 이 검사는 슬관절 전방의 여러 구조(예, 슬개대퇴관절, Hoffa 지방패드, 대퇴사두근건)에 부하를 줄 수 있으므로 결과를 주의해서 해석해야 한다. 슬개건 촉진은 일반적으로 물리치료사의 진단에 사용된다(+LR: 2.18; -LR: 0.76)(Cook 등, 2001). 그러나 압통이 있는 슬개건의 유무를 해석할 때는 주의가 필요하며 건은 다른 진단에서 촉진에 대한 증상일 수 있다. 전반적으로 경사 스쿼트 검사(decline squat test)에서 통증과 함께 환자의 병력이 결합된 접근 방식이 권장되는 것 같다.

무증상 농구 선수의 슬개건에서도 영상 이상이 관찰되지만(Cook 등, 2000), 영상진단의 병리학적 건 소견은 증상 발달의 위험인자로 간주될 수 있다. 이미지는 검사 소견과 함께 사용해야 하며 모순된 진단을 배제할 때 가장 도움이 될 수 있다.

표 6.4 슬관절전면부 통증의 감별진단

일반적 사항	덜 일반적 사항	놓치지 말아야 할 중요사항
• 슬개건병증	• 슬개골 탈구	• 슬개골 골절
• 슬개대퇴통증	• 내측주름(med. Plica) 자극	• 슬개골 급성탈구
• 요추연관통	• 대퇴사두근건병증	• 대퇴 스트레스골절
• 고관절 연관통	• 넙다리신경자극	• 대퇴골두골단분리(소아환자)
• Hoffa's 지방패드 자극	• 두렁신경(saphenous nerve)자극	• 오스굿씨 병(소아환자)
• 반월판손상	• 관절연골부위	• 신딩-라센-요한슨 병(소아환자)
• 관절내 인대손상(예: 전방십자인대)		

감별 진단(Differential Diagnosis)

슬관절 전방 통증의 감별진단에는 슬관절의 상태 슬관절을 참조할 수 있는 관련부위의 상태가 포함되어야 한다. 슬관절 전방 통증 감별진단 시 고려사항은 표 6.4에 나오고 있다.

관리(Management)

Malliaris 등(2015)은 슬개골 건병증 치료에 대한 4단계 접근법을 설명하였다: (1) 등척성 부하; (2) 무겁고, 느린 저항 운동; (3) 플라이오메트릭; 그리고 (4) 스포츠로의 복귀. 부하 운동을 하는 동안 최소 통증(숫자 통증등급척도 1-3/10) 은 허용된다; 그러나 부하 적용 후 24시간 동안 통증의 악화를 피하는 것이 재활 부하의 적절성을 모니터링 하기 위한 더 나은 지표이다. 이 책의 19장에서는 슬개건병증이 있는 개인의 운동진행에 대한 제안을 논의한다.

등척성 부하는 재활 초기 단계에서 민감성을 증가시키지 않고 건에 하중을 가하는 방법이다. Rio 등(2015)은 슬개건병증이 있는 개인의 등척성 운동이 중추신경 생리학적 기전(central neurophysiologic mechanisms)으로 인해 통증이 유발될 수 있다고 제안하였다. 중간 범위(Mid-range)의 등척성 저항은 슬관절 신전 장비를 이용하여 대퇴사두근을 분리하거나, 스페니쉬 스쿼트(Spanish squats)를 통해 시행할 수 있다(그림 6.2). 초기 권장량은 1-RM의 70%에서 45초씩 5세트를 포함할 수 있다(Malliaras 등, 2015). 무겁고 느린 저항훈련 단계

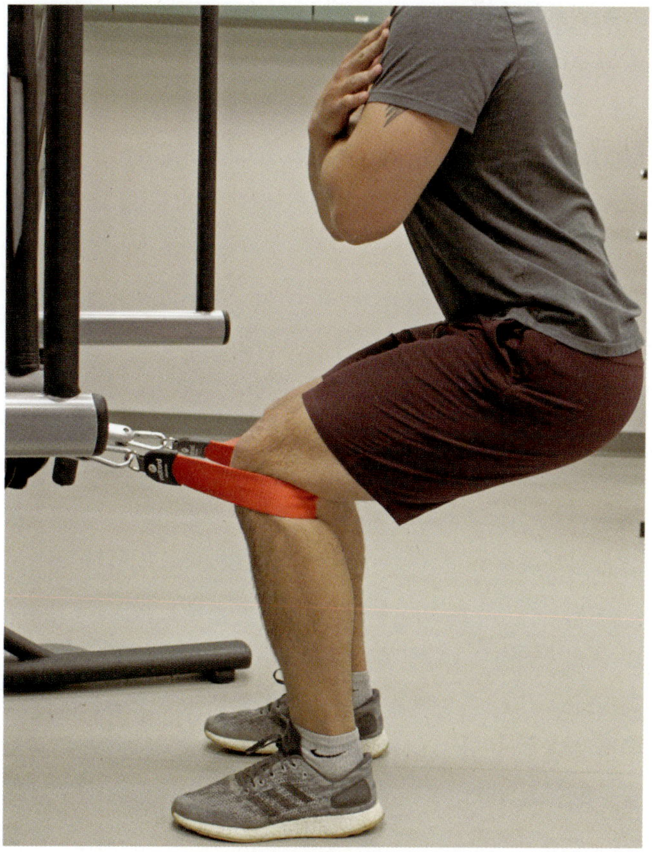

그림 6.2
스페니쉬 스쿼트(Spanish squat)는 70-90°의 슬관절 굴곡으로 수행되며 하퇴부는 바닥에 수직을 유지하고 슬관절 아래는 단단한 스트랩으로 고정.

에는 처음에는 슬개건과 대퇴사두근에 스트레스를 주는 단일 다리운동(슬관절 신전, 레그프레스, 스플릿 스쿼트)을 이틀에 한번 15RM에서 6RM으로 진행을 3–4세트 수행한다.

플라이오메트릭운동은 무겁고 느린 저항운동의 진행이 정체된 것처럼 보여질 때 시작한다. 플라이오메트릭운동은 두 다리로 시작하여 증상 반응을 모니터링하고 증상이 허용하는 대로 한쪽다리로 진행한다.

마지막 단계인 스포츠로의 복귀는 슬개건 및 기타 부위에 대한 환자의 스포츠 요구를 점진적으로 반영해야 한다. 이 진행 과정에는 환자가 스포츠로 완전히 복귀할 때 새로운 부하가 발생하지 않도록 하기 위해 스포츠 요구사항 전부가 아니더라도 대부분이 포함되어야 한다. 스포츠 기술과 운동사슬에너지 공유는 부상 위험을 줄이고 경기력을 향상시키기 위한 시도로 스포츠 단계로 돌아가는 과정에서 다루어진다.

대퇴사두근건 파열(*Quadriceps Tendon Rupture*)

배경(Background)

대퇴광근과 대퇴직근은 대퇴사두근 건의 접합부에서 원위쪽으로 수렴한다. 고립된 대퇴사두근 건 파열은 모든 건파열의 약 3%를 차지하며(Kannus 와 Józsa, 1991) 연간 2.82/100,000명의 환자가 발생한다(Reito 등, 2019).

위험 요인 (Risk Factors)

대퇴사두근 건파열은 여성보다 남성에서 훨씬 더 유병률이 높다(남:여 비율 4.2:1, 평균연령: 51.1세)(Clayton과 Court-Brown, 2008). 나이가 들수록 위험이 높아진다(Shah, 2002). 대퇴사두근 건 파열의 위험은 당뇨병, 부갑상선 기능저하증, 만성신부전, 비만, 전신성홍반성 루푸스와 통풍과 함께 증가한다(Shah, 2002).

임상 설명(Clinical Presentation)

운동인들에서, 부상의 기전은 일반적으로 슬관절을 구부리고 발을 고정한 상태에서 대퇴사두근의 강한 원심성수축을 수반한다. 운동을 하지 않는 개인의 부상 기전에는 여러 동반 질환이 있는 사람들의 낙상 또는 자연 파열이 포함될 수 있다. 환자는 종종 찢어지는 느낌을 동반하는 “팝(pop)” 소리를 느끼거나 들을 수 있다. 급성 대퇴사두근 건 파열은 보행장애, 슬관절 전방부 통증, 슬관절을 펴기 어렵거나 불가능, 부종의 확산 및 감지할 수 있는 결함이 나타난다.

감별진단(Differential Diagnosis)

대퇴사두근 파열은 임상적으로 쉽게 진단되는 반면 부분파열은 흔히 놓친다(Perfitt 등, 2014). 초음파 영상은 매우 민감하며(민감도:1.00), 양성 결과는 표준 기준(gold standard), 자기공명영상으로 확인해야 한다(Perfitt 등, 2014). 감별진단에는 대퇴사두근 타박상, 대퇴사두근 좌상, 슬개건 파열, 요추 연관통, 대퇴골절, 슬개골 골절, 대퇴신경 병리, 그리고 슬개대퇴 통증이 포함되어야 한다.

관리(Management)

다리를 신전할 수 있는 대퇴사두근 건 부분파열환자의 경우 보존적 관리가 선호된다. 보존적관리는 일반적으로 슬관절을 완전히 펴고 고정된 기간 동안 슬관절 굴곡 가동범위, 점진적인 대퇴사두근 강화 및 일상생활복귀를 점진적으로 적용하는 것을 포함한다.

건이 완전히 파열되었거나 부분적 파열된 건과 다리를 능동적으로 신전할 수 없는 환자는 대퇴사두근 건의 수술적 치료를 받는다. 일부 재활지침에는 조기 가동의 사용이 포함되어 있지만 평균 6주 동안 완전한 슬관절 신전에서 고정을 통해 치유를 보호한다. 조기 가동 재활프로그램은 지연된 가동 재활프로그램에 비해 부작용 발생 위험이 2배 증가한다(Serino 등, 2017). 종종 환자는 수술 후 2주 이내 고정된 보조기를 착용하고 체중부하를 수행할 수 있다.

수술 후 급성기 주의사항은 주 동안 닫힌운동사슬에서 슬관절 굴곡과 열린사슬운동에서 슬관절 신전을 피한다. 이후 환자들은 대퇴사두근 및 기타 하지 근육을 위한 단계별 강화 프로그램을 받는다. 수술 후 재활에는 고유감각훈련, 신경근전기자극치료, 그리고 기능 강화가 포함될 수 있다. 대퇴사두근 건 재건술의 재파열률은 낮으며(~2%), 결과는 일반적으로 양호하고 우수한다(Ciriello 등, 2012). 더 나쁜 결과는 파열 후 지연된 수술(>3주)와 연령 증가와 관련이 있다(Ciriello 등,

2012). 수술 후 일상생활 복귀는 평균적으로 18.1주로 보고되었다(O'Shea 등, 2002). 그러나 이는 환자의 이전 기능 수준을 포함한 많은 요인에 따라 다르다.

슬개건 파열*(Patellar Tendon Rupture)*

배경(Background)

슬개건은 표층과 심층으로 구성되어 있다; 표층은 대퇴직근건의 중심섬유의 연속으로 주행하며, 심층은 슬개골첨부에서 시작하여 경골 결절의 부착부까지 이동한다(Basso 등, 2001; Andrikoula 등, 2006). 발생률은 0.68/100,000로 비교적 드물지만(Clayton 과 Court-Brown, 2008), 슬개건의 외상성 손상은 슬관절 신전 메커니즘의 붕괴로 인해 즉각적인 장애를 유발한다. 손상은 30~40세(Ramseier 등, 2006) 남성에게서 흔하며(Clayton과 Court-Brown, 2008), 일반적으로 건의 근위부에 발생한다(Lobenhoffer과 Thermann, 2000).

위험요인(Risk Factors)

부상의 기전은 고속(예: 높은 낙상, 자동차사고, 농구) 또는 과굴곡 손상으로 인한 간접적, 저속(예: 낙상, 미끄러짐) 일 수 있다(Kasten 등, 2001). 대퇴사두근 건 파열의 위험요소와는 다르게 전신성 질환 및 합병증은 슬개건 파열의 위험요인으로 알려져 있지 않다.

임상 설명(Clinical Presentation)

슬개건 파열은 광범위한 부종, 반상출혈, 통증, 대퇴사두근의 약화 및 슬관절을 능동적으로 신전할 수 없는 잠재적 무능력과 함께 대퇴사두근 건 파열과 유사하게 나타날 수 있다. 완전파열에서 환자는 슬개골 상위증(patella alta)이 나타날 수 있다. 파열 정도에 따라 환자는 보행, 이동 및 기타 일상활동을 포함한 일상적 기능활동을 수행하지 못할 수도 있다.

감별진단(Differential Diagnosis)

대퇴사두근 건 파열과 마찬가지로 슬개건 파열도 적절한 치료를 위해서는 조기진단이 중요한다. 슬개건 파열의 감별진단은 대퇴사두근 건 파열과 일치한다(위).

관리(Management)

작은 부분 건 파열은 슬관절 신전근 기전이 손상되지 않은 경우 보존적으로 치료할 수 있다. 보존적 관리는 초기 고정(일반적으로 6주) 후 점진적 부하, 강화 및 기능 복귀를 수반한다.

슬개건 완전 파열과 슬관절 신전근 기전의 손실을 동반한 부분 건 파열은 수술적 고정이 필요한다. 슬개건 파열치료를 위한 여러 기술이 존재하며 기술 선택은 조직의 질, 환자 합병증, 부상 후 시간경과, 외과의사 선호도 등 여러 요인에 따라 다르다(Gilmore 등, 2015).

수술 후 가장 적절한 고정 기간(조기 가동 대 6주 고정)에 대해 상반되는 증거가 있다. 이 결정은 개별적이며, 임상가는 이 결정을 내릴 때 다양한 요인을 고려해야 한다. 환자는 수술 후 재활 지침의 파라메터 내에서 보행, 강화, 고유수용성활동 및 등급별 대퇴사두근 부하로 점진적으로 돌아갈 것이다.

손상 후 조기에 치료한 환자의 수술 후 기능적 결과는 낮은 실패율로 양호하거나 우수한 경향이 있다(Huleatt 등, 2019).

고관절과 대퇴후면(Buttock and Posterior Thigh)

슬괵근 좌상*(Hamstring Strain)*

배경(Background)

슬괵근 손상(HSI:hamstring injury)은 가장 흔한 하지 근육 손상이다. 프로축구 선수 중 모든 손상의 12%와 모든 근육 손상의 37%를 차지한다. 프로축구선수에서(Ekstrand 등, 2011) HIS의 유병률은 2001년과 2014년 사이에 매년 4%씩 증가했는데, 이는 상당한 부담(19.7일/1000시간 노출)으로 인해 우려되는 사항이다. 처음 HIS를 받은 사람들의 거의 12%~25%가 이 손상의 재발을 경험한다(Wing 와 Bishop, 2020).

위험 요인(Risk Factors)

반막양근, 반건근 및 대퇴이두근의 장두는 두 관절을 지나는 근육이고, 고관절을 신전시키고 슬관절을 굴곡시키는 기능을 하며, 2차적으로 요골반 부위를 안정화시키는 기능을 갖는다. 전력질주/고속달리기는 스포츠 전반에 걸쳐 HSI의 가장

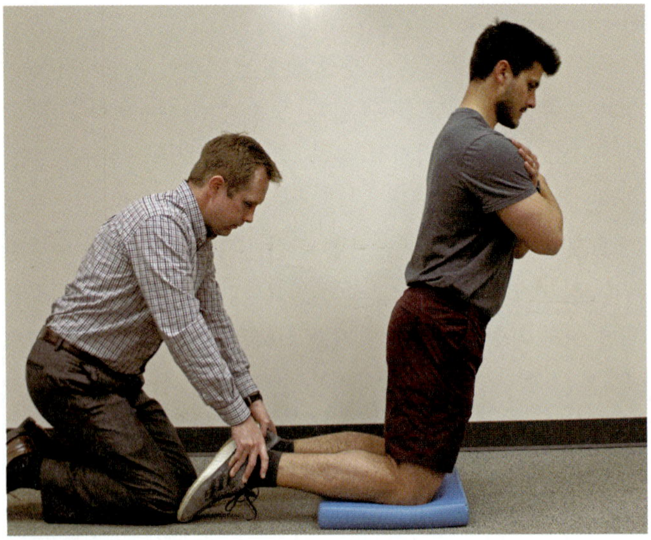

그림 6.3
노르딕 슬괵근 운동(Nordic hamstring exercise).
파트너는 환자의 발을 바닥에 닿게 잡고 있는 동안
환자는 무릎 꿇고 선자세(tall kneeling position)로 시작한다.
척추와 고관절의 자세를 유지하면서 상체를 천천히
지면을 향해 앞으로 내린다. 손과 팔은 하강을 멈추고
환자를 시작 자세로 다시 밀어 올리는데 사용된다.

많이 인용되는 기전인 반면, 발차기(kicking)와 관련된 HIS는 종종 가장 많은 시간 손실을 초래한다(Wing과 Bishop, 2020). 전력 질주를 하는 동안, 슬괵근은 마지막 스윙(terminal swing) 동안 고관절을 굴곡하고 슬관절을 펴는 동시에 감속하기 위해 원심성적으로 강하게 수축한다(Opar 등, 2012). 전력 질주의 이 단계에서, 대퇴이두근은 슬괵근의 가장 큰 스트레칭을 겪고 HSI에서 가장 관련이 있는 근육이다. 과신장 부상은 독특한 HSI 부분집합으로, 발차기의 후속 동작 또는 댄스에서 스트레칭 운동 중에 일반적으로 발생하며 다른 HIS는 다르게 관리된다(Askling 등, 2008).

HIS의 예방은 단거리선수와 필드 선수 사이에서 높은 발병률, 관련 부담, 높은 재발률로 인해 임상가와 코칭스태프 사이에서 관심이 높은 분야이다. HIS에 대한 수정 불가능한 위험요인에는 고령, 이전 발생했던 HIS 또는 장딴지 좌상(strain) 그리고 전방십자인대의 손상이 포함된다. 예방을 위한 노력으로는 불충분한 워밍업, 슬괵근의 원심성 스트레칭의 부족 (Wing와 Bishop, 2020), 대퇴이두근 장두의 근다발의 단축과 과도하게 진행된 높은 속도의 달리기 훈련 부하(Duhig 등, 2016)를 포함한 HSI 관련된 수정 가능한 위험요소를 목표로 한다. 노르딕 슬괵근 운동(그림 6.3)은 HIS의 위험을 줄이기 위한 가장 대중적인 중재일 것이며, 최근 메타분석은 이 운동을 정기적으로 수행하는 운동선수의 HIS 손상이 51% 감소를 시사하고 있다(van Dyk 등, 2019). 노르딕 슬괵근 운동이 포함된 FIFA 11+워밍업 프로그램은 대퇴이두근 손상의 경우 3.31을 HIS의 재발 방지를 위하여 10.7을 적용해야 한다 (Nouni–Garcia 등, 2018). 노르딕 슬괵근 운동을 선수의 컨디셔닝 프로그램에 추가하면 슬괵근 원심성운동의 강화, 슬괵근의 비대(hypertrophy) 및 대퇴이두근의 길이가 더 증가하는 결과를 보인다 (van Dyk 등, 2019); 이러한 훈련 효과는 HIS와 관련된 몇 가지 수정 가능한 위험요인을 함께 다룬다. HIS에 초점을 맞춘 다른 운동들은 19장에서 볼 수 있다.

임상 설명(Clinical Presentation)

예후는 HSI 등급과 손상 기전에 따라 결정되며 완전한 주관적 평가와 철저한 검사의 중요성을 강조한다. 축구선수의 경우, 경기로의 복귀는 I 등급 HSI 평균 17 ± 10 일, II 등급 HSI 평균 22 ± 11 일, 그리고 III 등급 HSI 평균 73 ± 60 일이었다(Ekstrand 등, 2012). 전력 달리기를 하는 동안 발생하는 HIS는 대퇴이두근의 건(I형 HSI)과 가장 흔히 관련되는 반면, 발차기나 춤(손상의 과도한 신장 기전) 동안 지속되는 HIS는 대부분의 경우 반막양근의 근위 자유 건(proximal free tendon)과 관련된다(II형 HSI)(Askling 등, 2007). I 형과 II 형 HIS는 평균 16주(범위 6 - 50주)와 50주(범위 30 - 76주)로 각각, 손상 전 수행 수준으로 돌아간다(Askling 등, 2006).

HIS가 있는 선수는 전력 달리기 또는 발차기 또는 춤과 같이 긴 근육에 높은 원심력을 수반하는 활동 중 허벅지 뒤쪽 통증이 갑자기 시작되는 것을 특징으로 하는 기억에 남는 사건을 설명한다. 부종, 반상 출혈, 슬괵근의 근력 상실과 보행 장애는 I 등급 및 II 등급 HSI에서 흔하지만, 이러한 임상 징후는 I 등급 HSI에서는 거의 나타나지 않다(Heiderscheit 등, 2010). 촉진은 슬괵근 통증의 보다 더 근위부의 중요한 평가도구이며(II 형 HIS를 나타낼 가능성이 있음), 손상 전 수행 수준으로 돌아

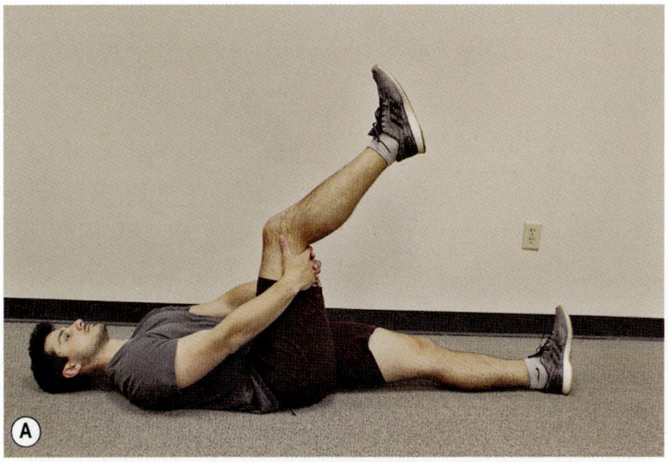
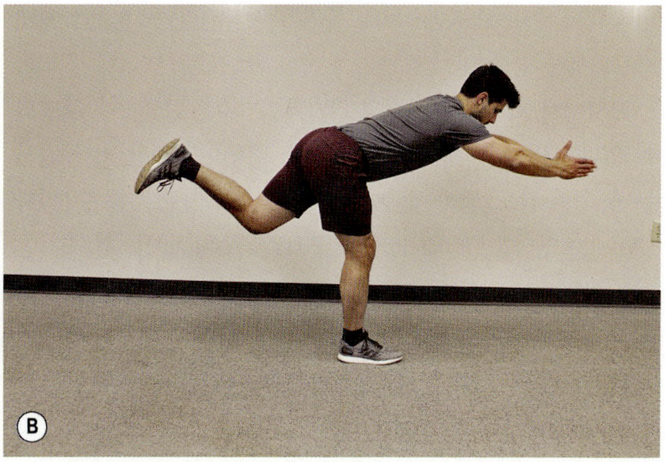
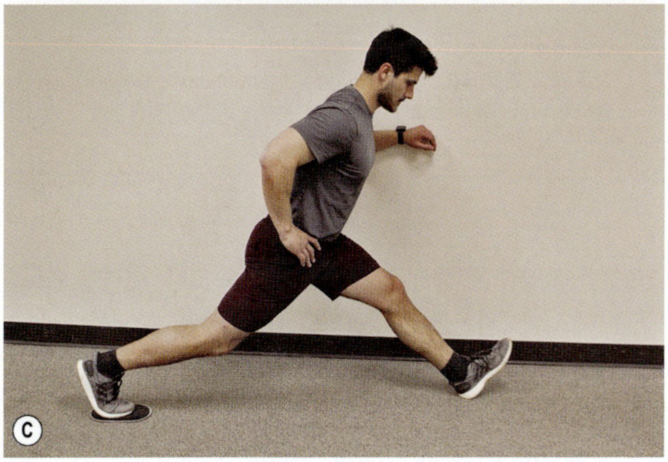

그림 6.4
(A) 증량제(The Extender). 허벅지는 90° 고관절 굴곡으로 안정화되고 슬관절은 통증 지점 바로 전까지 능동적으로 신전.
(B) 다이버 (The Diver). 몸통을 바로 세운 상태에서 고관절을 굽히면서 동시에 팔을 앞으로 뻗는다. 서 있는 슬관절의 자세는 운동과정 동안 10–20°를 유지한다.
(C) 글라이더(The Glider). 몸통을 똑바로 세운 시작 자세에서, 한쪽 다리를 뒤로 미는 동작으로 시작하여 통증이 시작되기 전에 멈춘다.

(출처: Askling 등, 2013.)

가려면 더 오랜 시간이 필요하다(Askling 등, 2007). 수동 다리거상과 능동 슬관절 신전(고관절이 90° 굴곡에 위치함)은 이 손상의 주요한 초기 관절가동범위 측정이다. 슬괵근의 고관절 신전 및 슬관절 굴곡 동작을 분리하기 위한 등척성 근력측정(isometric dynamometry)은 초기 평가에 포함되어야 하며, 뿐만 아니라 정기적으로 재활 전반에 걸친 경과를 추적한다. 고관절 내전근 좌상, 특히 대내전근과 관련된 좌상은 배재되어야 한다. 좌골신경긴장은 전방슬럼프검사를 통해 평가되며, 기억에 남을 만한 사건이 없는 허벅지 뒤쪽 통증이 있을 경우 의심해야 한다(Heiderscheit 등, 2010). 영상은 좌골결절의 견열골절과 같은 모순된 진단들을 배제하는 데 유용할 수 있다.

관리(Management)

손상 2일 후 슬괵근 가동술을 포함한 재활을 시작하는 운동선수는 손상 후 9일까지 기다린 후 재활을 시작하는 선수보다 25.3% 적은 손실을 예상할 수 있다(조기 가동: 62.5일(day), 사분위 범위 48.8~77.8 대 지연된 가동술: 83.0일, 사분위 범위 64.5에서 97.3)(Bayer 등, 2017).

중간 정도의 질적 실험에서 슬괵근의 점진적, 끝범위, 원심성 부하는 HIS후 28일(범위 5–58일)의 운동 복귀의 결과를 가져왔으며, 이에 비해 슬괵근 신장과 중간범위에서의 슬괵근 강화는 51일(범위 12–94)의 운동 복귀가 있었다(Askling 등, 2013) (그림 6.4는 이 연구에서 적용된 원심성 부하 운동을 보여주고 있다). 슬괵근의 원심성 강화운동은 통증이 없는 부하의 재활에 비해 슬괵근의 더 큰 강화와 근육다발의 더 큰 길이 회복을 달성할 수 있으므로 0–10 통증 수치 등급 척도에서 4/10의 통증을 유도하는 하중으로 운동범위를 수행하여야 한다(Hickey 등, 2020). 운동선수가 정상 보행이 되면, 점진적인 전력질주 프로그램으로의 복귀가 시작된다(표 6.2의 예제 프로그램을 참조).

HSI에서 회복하는 선수의 경기복귀기준은 표 6.3에 설명되어 있다. HSI이후 경기 복귀 준비를 결정하기 위한 기타 검사는 등속성 강도 검사 및 Askling H-검사가 포함될 수 있다(Askling 등, 2013; Hickey 등, 2017); Askling H-검사를 통과한 HSI에서 회복중인 운동선수의 1.3%-3.6%만이 재 손상을 경험하였다(Askling 등, 2013; Askling 등, 2014). 하지직거상 가동범위와 슬괵근의 등척성 근력 약화는 부상 후 40-50일 이내에 해결되는 경향이 있다; 그러나 구심성 및 원심성 강도의 약화는 경기에 복귀한 후에도 지속된다(Maniar 등, 2016). 장기간의 슬괵근 원심성 약화는 재 손상의 위험을 증가시킨다(Timmins 등, 2016), 과거 HIS가 있는 사람들의 원심성 슬괵근 강화 프로토콜을 강력하게 지지한다.

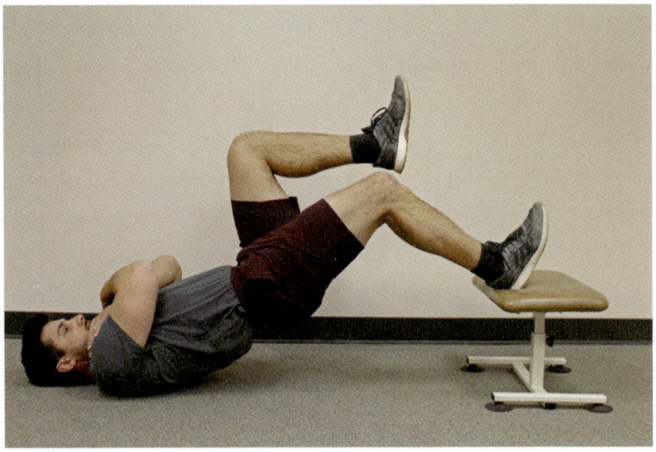

그림 6.5
싱글 레그 벤트-니이 브릿지(Single leg bent-knee bridge).
환자가 발꿈치를 누르고 고관절을 신전하는 저부하 임상검사.

근위부 슬괵근 건병증(Proximal Hamstring Tendinopathy)

배경(Background)

슬괵근 건병증은 운동선수와 비운동선수에 영향을 미치며, 이해하고 관리하기 어려운 상태이다. 근위부 슬괵근 건병증(PHT)이 설명의 대부분을 형성하며 다루어질 것이다. 통증은 일반적으로 좌골 부위에 국한되며, 몸통/고관절 굴곡의 부하 또는 앉은 자세에서의 압박에 의해 유발된다. 운동집단에서 많은 축구선수에게 존재하지만 훈련이나 경기에서 시간 손실의 큰 원인은 아니다. PHT는 높은 수준과 레크레이션 수준일 뿐 아니라 허들링이나 경보와 같은 장거리 달리기선수에게서 자주 발생한다. 진단은 종종 좌골 신경염에 의해 혼동된다; 고관절, 요추 또는 천장관절의 문제; 또는 인접한 근-건관련.

위험요인(Risk Factors)

슬괵근 기시부(origin)의 해부학은 잘 설명되어 있다. 반건양근의 장두는 좌골결절의 내측면에서 발생하는 반면, 반막근은 보다 더 측면과 전방부에서 발생한다(Sato 등, 2012; Feucht 등, 2015). 각 건은 증가된 압박 하중을 받을 수 있지만, 대퇴이두근/반건양근 공통건은 골반의 전방경사에 관여한다(Goom 등, 2016). 유사하게, 반막근의 건은 관상면상 골반 조절이 불량할 때 증가된 압박을 받을 수 있다. 이러한 요소를 인식하고 이해하는 것은 성공적인 관리에 매우 중요하다.

슬괵근 건병증의 병리는 Lempainen 등(2009)에 의해 잘 설명되고 주로 반막근의 관련을 제시했지만 Benazzo 등(2013)은 모든 건에 더 많이 분포되어 있음을 발견하였다. 조직학적 변화는 다른 장력의 건병증들, 특히 세포증식, 프로테오글리칸 및 콜라겐 기질의 변화 및 다양한 신경혈관내 성장과 유사한다. 또한, MRI 에서 골부종(bone edema)을 볼 수 있다(De Smet 등, 2012).

임상 양상(Clinical Presentation)

운동선수에서 발병은 일반적으로 고관절/몸통 굴곡에 부하가 증가된 기간 후에 발생하며, 종종 부하가 감소한 기간 후에 발생한다(Drew 등, 2016). 통증은 좌골결절의 내측 또는 전외측에 국한된다. 좌골신경은 좌골결절에 매우 가깝게 놓여져 있고, PHT와 연관될 수 있으며 진단 영상을 복잡하게 만들 수 있다. 앉아 있을 때의 통증은 좌골신경염과 공통되는 PHT의 일반적 증상이다. 건병증 통증은 구부린 슬관절과 고관절 슬괵근 교각자세(그림 6.5), 런지 또는 아라베스크(19장)와 같은 높은 건 신장력 및 압력부하의 조합으로 유발되어야 한다.

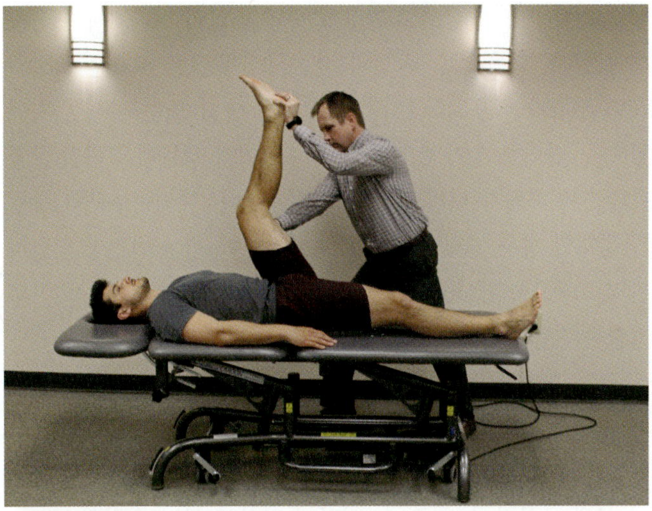

그림 6.6
수정된 벤트-니이 스트레칭 검사(Modified Bent-Knee Stretch Test; 끝범위). 환자는 슬관절을 펴고 반듯이 눕는다. 검사자는 슬관절을 최대한 굴곡한 다음 슬관절을 빠르게 신전한다.

Cacchio 등(2012)은 민감성과 특이성이 좋은 3가지 검사를 고안하였다. 수정된 굽힌 슬관절 스트레치 검사(The Modified Bent-Knee Stretch Test)는 그림 6.6에서 볼 수 있다.

통증은 일반적으로 달리기의 속도나 런지 또는 루마니안 데드리프트(RDLs)와 같은 활동에서 고관절 굴곡이 증가함에 따라 증가한다. 환자가 PHT발병에 기여할 수 있는 동측 고관절 또는 요추 관절장애를 보이는 것은 드문 일이 아니다.

슬괵근과 대둔근(de Jesus 등, 2015) 약화는 장기간 PHT와 함께 종종 나타난다. 비-운동선수들은, 딱딱한 의자에 오래 앉아 있거나 슬괵근의 스트레칭의 지나친 강조는 증상을 시작시킬 것이다.

감별 진단(Differential Diagnosis)

감별진단의 고려 원칙은 표 6.5에 나와 있다. 급성 손상에서, 과도한 스트레칭에 의해 2차적으로 반막근 건의 부분적 파열이 설명되었다(Askling 등, 2008). 청소년의 뼈 견열(avulsion) 또는 노인의 연부조직 견열도 고려되어야 한다(Lempainen 등, 2009; Lempainen 등, 2015). 세 가지 조건, 반막근 건 부분 파열, 뼈 견열, 그리고 연부조직 견열, 모두 매우 구체적으로 관리된다. 급성 치료와 기간은 다를 수 있지만, 재부하의 진행은 분리된 건병증에 대해 수행되는 것과 유사한다.

좌골통증의 잠행성 발생에서, 더 일반적인 감별에는 좌골신경염, 근위 내전근(Obey 등, 2016) 또는 심부 둔근 근건 좌상(myotendinous strains)이 포함된다. 덜 일반적인 증상은 좌골

표 6.5 근위 슬괵근 통증의 감별진단

일반적 사항	덜 일반적 사항	놓치지 말아야 할 중요사항
• PHT • 좌골신경자극/DGS • 요추 전이통 • 천장관절병리 • 고관절연관된 좌골 통증 • 좌둔(Ischiogluteal) 윤활낭염 • 대내전근 좌상	• 좌골대퇴의 충돌 • 후대퇴피부신경자극(Posterior femoral cutaneous nerve) • 회음/하둔피신경(inferior cluneal nerve) 자극 • 천골결절인대(Sacro-tuberous ligament) 자극 • 이상근을 포함한 심부둔근의 좌상	• 근위 슬괵근 찢김 • 피로골절(좌골 또는 치골가지) • 음성혈청반응성 장애 (예: 강직성척추염)

PHT: 근위슬괵근 건병증; DGS: 심부 둔근 증후군; SIJ: 천장관절

활액낭염, 좌골대퇴충돌(Gomez-Hoyos 등, 2016) 또는 피로골절(일반적으로 장거리 달리기 선수에서 볼 수 있음)이다. 덜 국소화되거나 연관되는 통증은 요추, 천장관절, 천골결절 인대 및/또는 후방 고관절에서 발생할 수 있다.

진단이 불분명 할 때 영상진단을 할 수 있다. 그러나 무증상의 건 신호 변화가 나타날 수 있으며(De Smet 등, 2012), 영상 소견은 임상 소견과 일치해야 한다.

좌골신경염을 찾아내기 위해 특수신체검사를 사용할 수 있다(Martin 등, 2014; Martin 등, 2015). 이러한 검사는 앉은 자세 이상근 검사(슬관절을 신전하고 내회전 상태에서 내전하고 이상근 부위를 촉진)와 옆으로 누운 상태에서 이상근 능동 검사가 포함된다. 이상근 포착(entrapment)은 좌골신경염의 유일한 기전이 아니며, 대둔근 심부 섬유띠 외부를 포함하여 많은 다른 포착 위치가 존재한다(Hernando 등, 2015; Carro 등, 2016). MRI 또는 US는 때때로 이러한 띠를 식별할 수 있지만 위음성(false negatives)은 드문 일이 아니다. 수술은 다루기 어려운 경우 필요할 수 있다.

좌골-대퇴골 충돌은 드물지만, 잘 설명되어 있다. 동측 고관절의 내전과 신전을 하고 과도하게 긴 보폭으로 걷는 특수검사는 증상을 재현할 수 있다(Gomez-Hoyos 등, 2016). MRI는 의심되는 진단을 확인하는 데 사용할 수 있다.

오랜 기간 설명에서, 사례들은 척추/고관절/천장관절, 말초신경과 근건 구성요소의 조합인 경우가 드물지 않은 여러 동반질환을 포함할 수 있으며, 단순한 슬괵근 건의 재활을 넘어 다른 중재의 통합이 필요한다.

관리(Management)

PHT의 주요 관리 원칙은 다음을 포함한다: (1) 유발하는 부하 감소; (2) 비-유발, 제어된 장력 부하; (3) 장력 재부하(tensile re-loading); (4) 비대-편향적 중재; (5) 이전에 증상이 있던 고관절 굴곡 가동범위의 재안내; 그리고 (6) 달리기와 스포츠-특별 활동으로의 복귀. 처음에는 증상을 유발하는 부하, 특히 장력과 결합된 압박을 포함하는 부하를 줄여야 한다. 예를 들어, 깊고 빠른 런지, 방향전환, 깊은 스쿼팅 또는 루마니안 데드리프트의 감소를 포함한다. 딱딱한 의자에 앉는 것은 좌골부위의 직접적 또는 장기간 압박을 줄이기 위해 수건이나 기타 패드를 함으로 환부에 부담을 덜어 피하거나 수정을 해야 한다. 다음으로, 환부의 직접적인 유발을 피하는 조절된 장력 부하가 적용된다. 이것은 고관절 중립 또는 신전 위치에 있으며, 반막근이 가장 영향을 받는 건이기 때문에 고관절 굴곡 상태에서 대퇴가 내전되는 것을 방지한다. 대퇴이두근의 장두가 문제인 경우, 슬괵근의 부하로 인해 과도한 골반전방 회전의 관리도 중요하다(Goom 등, 2016). 이것은 달리기 또는 런지의 기술적 결함의 결과일 수 있다.

장력 재부하 단계는 고관절 중립 및 약간의 외전된 위치에서 점진적 등척성 부하의 형태를 취할 수 있다(Rio 등, 2016). 이것은 또한 가동범위가 보호된 느린 등장성 또는 등척성 운동에 의해 보완될 수 있으며, 시간이 지남에 따라 점진적으로 가동범위가 증가한다.

건 장력 부하와 함께, 근비대-편향 프로그램은 관련된 슬괵근의 약화를 해결할 뿐 아니라 시너지 효과의 결손을 포착하기 위해 도입될 수 있다(예, 대둔근과 중/소둔근, 외회전근들, 그리고 다른 부위). 또한 요추, 천장관절 또는 고관절 기능장애(Gerhardt, 2019)와 같은 다른 문제도 이 시점에서 해결되어야 한다.

PHT통증이 유발검사에서 조절되고 근력이 정상에 가까워지면, 이전 증상이 있었던 고관절 굴곡 범위로의 점진적 재도입은 느린 속도로 다시 시작할 수 있다. 다음 날 반응의 모니터링은(Goom 등, 2016) 부하와 범위가 최적의 창(optimal window)내에 있는지 확인하는 핵심 요소이다. 완전한 기능으로 성공적으로 진행하려면 먼저 가동범위, 그 다음 무게, 그 다음 속도의 추가 진행을 완료해야 한다. 런지나 스피드-업과 같은 높은 유발적인 활동은 주의 깊게 관찰되고 매주 2회 진행된다.

PHT관리의 마지막 단계는 달리기 및 스포츠활동으로 복귀를 포함한다. 달리기의 복귀는, 일주일에 두 번 반복, 속도를 증가한 다음 방향 변경 훈련을 포함하여 확장하고, 슬괵근 건에 특별한 측정 기준의 작업 부하를 모니터링 하면서 정형화된 회기(sessions)에서 비정형화된 회기로 전환한다(예: 가속, 감속, 깊은 런지, 스쿼트, 발차기).

내측 대퇴와 서혜 통증
(Medial Thigh and Groin Pain)

내전근-연관된 서혜통증(Adductor-related Groin Pain)

배경(Background)

서혜부 손상은 일반적으로 발차기, 베기 그리고/또는 방향 전환과 관련된 팀 스포츠에서 볼 수 있다. 내전근은 프로 축구 선수에서 두 번째로 자주 손상 당하는 근육 군이며(Ekstrand 등, 2011) 급성 서혜부 손상이 있는 사람들에게서 가장 흔히 손상되는 근육군이다(Serner 등, 2015). 내전근 손상은 아이스하키 선수에게서 흔히 볼 수 있으며 모든 하키 부상의 약 10%를 차지한다(Lorentzon 등, 1988). 내전근 군 서혜부 손상은 수많은 요인으로 인해 평가, 진단 및 관리하기 어려울 수 있다. 서혜부 손상의 고유한 복잡성과 다양성으로 인해 "내전근-연관된 서혜부 통증"의 통일된 진단 용어에 대한 전문가의 권고가 이루어졌다(Weir 등, 2015). 내전근 연관된 서혜부 손상은 비교적 흔하지만, 적절한 관리가 어렵고 시간 손실이 크며 재발률이 높다(대학 아이스하키에서 16%-30%) (Eckard 등, 2017b).

위험 요인(Risk Factors)

연구에서 진단 용어의 불일치는 내전근 연관된 서혜부 통증의 위험 요소를 식별하는 데 주요 제한 사항이며, 일관된 용어를 사용하는 보다 높은 수준의 연구가 보장된다.

서혜부 손상의 위험요소에는 높은 수준의 경기, 운동-기술 훈련의 낮은 수준, 이전 서혜부 손상, 그리고 내전근의 약화를 포함한다(Whittaker 등, 2015). Harøy 등(2019)은 프리시즌과 경쟁시즌 동안 점진적인 내전근 강화 프로그램을 수행하는 운동선수의 축구관련 서혜부 손상의 유병률이 41%감소한 것을 발견하였다.

고관절 전체 가동범위는 서혜부 손상과 관련이 있을 수 있다; 그러나 이러한 범위 차이는 신체 검사에서 일관되게 감지하기에는 너무 작을 수 있다(Tak 등, 2017). 고관절 외전근 약화와 슬관절 굴곡근 약화는 스포츠 관련 서혜부 손상 이전의 사람들에게서도 나타날 수 있다(Kloskowska 등, 2016).

감별 진단(Differential Diagnosis)

내전근 연관된 서혜부통증의 정확한 진단을 위해서는 포괄적인 감별진단 목록과 철저한 임상적 추론이 무엇보다 중요한다. 서혜부 통증에 대한 감별진단 목록은 표 6.6에서 볼 수 있다.

양상(Presentation)

장내전근은 가장 흔히 손상되는 내전근이며, 다음으로, 단내전근, 두덩근, 외폐쇄근, 박근, 그리고 대내전근 순이다(Serner 등, 2018). 장내전근은 발차기 관련 손상 기전 동안 가장 흔히 손상되는 근육이다(Serner 등, 2015). 풋볼 선수(축구 선수)의 내전근 연관된 서혜부 통증에 대한 가장 일반적인 손상 기전은 방향을 바꾼 다음 발차기와 발뻗기이다(Serner 등, 2019).

표 6.6 서혜부 통증의 감별진단

일반적 사항	덜 일반적 사항	놓치지 말아야 할 중요사항
• 내전근 연관된 서혜부 통증	• 장요근 연관된 서혜부 통증	• 내장기 연관통(즉, 비뇨기, 생식기, 등.)
• 고관절 연관된 서혜부 통증	• 서혜부(inguinal)연관된 서혜부 통증	• 악성병리(암, 감염)
• 고관절충돌증후군	• 치골 관련된 서혜부 통증	• 골반 피로골절
• 요추 전이통	• 대퇴신경 자극	• 대퇴 피로골절
• 천장관절 병리	• 폐쇄신경 자극	• 대퇴골두골단분리증(소아환자)
		• 레그-칼베-페르테스 병(소아환자)

증상 위치는 임상가가 내전근 연관된 서혜부통증과 관련된 특정 근육을 적절하게 진단하는 데 도움이 될 수 있다; 그러나 방사(radiating) 및/ 또는 모호한 증상 위치로 인해 결정적이지 않을 수 있다.

신체 검사에는 요추, 천장관절 및 고관절을 잠재적 전이통의 원인으로 배제하기 위한 검사가 포함되어야 한다. 요추 검사에는 반복 동작 검사, 사분위 검사 및 수동 부가적 움직임 검사가 포함 될 수 있다. 천장관절을 배제하기 위해 공급자(검사자)는 13장에 설명된 유발 검사들의 종류(cluster)를 사용할 수 있다(Laslett 등, 2005). 고관절 검사는 FADDIR((Flexion Adduction Internal Rotation)검사와 굴곡-내회전 검사를 포함한 민감도가 높다고 보고된 검사를 사용하여 수행할 수 있다(Reiman 등, 2015).

내전근-연관된 서혜부 통증이 있는 환자는 내전근 촉진, 내전근을 신장하는 움직임(수동 외전, 수동 복합된 외전/외회전/신전)과 내전의 저항으로 증상 재현을 경험한다. 내전근 쥐어짜기 검사(Adductor Squeeze Test)는 또한 내전근 연관된 서혜부 통증을 진단하는 데 도움이 될 수 있으며, 고관절 굴곡의 0°와 45° 모두에서 설명되었다(19장). 포괄적인 검사에는 연관된 손상, 기능, 그리고 수행(performance) 검사도 포함되어야 한다.

US와 MRI를 포함한 의료 영상은, 다루기 어려운(recalcitrant) 내전근 연관된 통증이 있거나 내전근 견열, 뼈 스트레스 또는 비골격근 손상이 의심되는 경우 고려될 수 있다.

관리(Management)

내전근-연관된 서혜부 손상 관리는 특히 시즌 내 운동선수에게 어려울 수 있다. 반복적인 손상은 종종 초기 손상보다 더 심각하여 운동을 더 오래 못하게 되므로 적절한 관리가 중요하다(Ekstrand 등, 2020).

내전근-연관된 서혜부 통증의 관리와 관련하여 손상-기반(impairment-based), 준거-기반(criteria-based), 그리고 분절간조절을 목표로 하는 재활을 포함한 여러 모형이 존재한다. 내전근-연관된 서혜부 통증을 성공적으로 관리하려면 환자에 대한 개별화된 치료 계획을 사용하는 접근 방식의 결합이 필요할 수 있다.

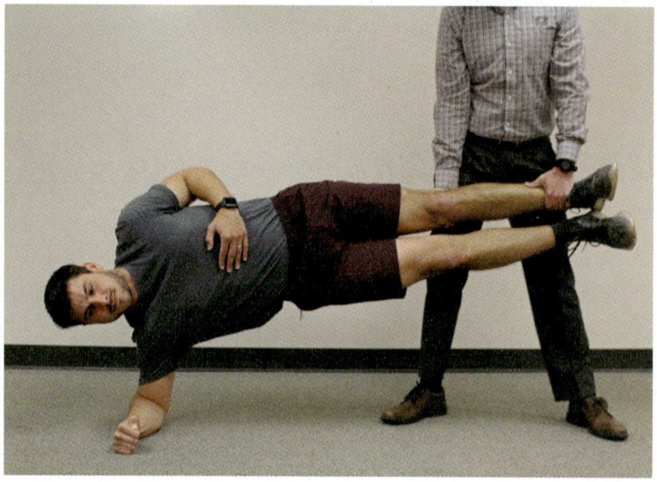

그림 6.7
코펜하겐 내전 운동(끝범위). 파트너는 환자의 위쪽 다리를 잡고 환자는 골반과 아래쪽 다리를 들어 플랭크 자세로 들어올린다. 환자는 천천히 골반과 다리를 바닥으로 내린다.

내전근에 중점을 둔 요골반 조절 및 근력운동은 유리한 결과를 제공하는 것으로 나타났다(Holmich 등, 1999; Weir 등, 2011; Yousefzadeh 등, 2018). 홀미치(Holmich)와 수정된 홀미치(Modified Holmich) 프로토콜은 점진적 내전근 강화 외에도 복부 운동동원 및 강화를 강조하는 두 가지 프로그램이다(Holmich 등, 1999; Yousefzadeh 등, 2018). 기술과 점진적 부하에 중점을 둔 부분간 조절을 목표로 하는 재활 역시 유망한 결과를 보여주었다(King 등, 2018). 이 연구의 진행은 분절간 제어 및 강화로 시작하여 선형역학(linear mechanics)과 런닝 부하로 진행한 다음 다방향 역학 및 전력 달리기로 진행하고 마지막으로 운동으로 복귀한다(King 등, 2018).

준거 기반 재활프로그램의 일부인 운동은 급성 내전근 손상 환자에서 설명되었으며 중간 정도의 스포츠 복귀율을 보여준다(등급 0-2: 중간값 = 18일(days), 등급 III: 중간값 = 78일) (Serner 등, 2020). 프로그램의 서혜부 운동 부분의 4단계는 다음과 같다: (1) 능동적 유연성; (2) 조기 저항; (3) 부하진행; 그리고 (4) 높은 부하, 빠른 속도. 그림 6.7은 프로그램의 높은 부하, 빠른 속도 단계에서의 코펜하겐(Copenhagen) 내전 운동을 보여준다. 내전근 운동에 대한 더 많은 데이터는 19장에서 제공된다.

내전근-관련 서혜부 통증의 스포츠 복귀는 학제간 의료팀 내에서 이루어져야 한다. 스포츠 복귀에 영향을 미치는 요인에는 부상정도, 손상-기반 측정(강도, 관절가동범위, 통증), 기능 및 수행 검사, 증상 없이 스포츠 관련 활동 수행능력, 기능적 결과 측정 점수가 포함된다.

수술적 중재는 내전근 견열 또는 내전근 연관된 서혜부 통증의 불응성 사례가 있는 경우 필요할 수 있다. 선택적 부분 내전근 박리는 만성 내전근 연관된 서혜부 통증에 유망한 결과를 나타내는 것으로 나타났다(Schilders 등, 2013); 그러나 이것은 합병증 위험과 뒤따르는 내전근 약화의 가능성으로 인해 최후의 수단으로 사용해야 한다.

외측 고관절 통증(Lateral Hip Pain)

대전자 통증 증후군 / 대둔근 건병증
(Greater Trochanteric Pain Syndrome/Gluteal Tendinopathy)

배경(Background)

대전자 통증(GTPS: Greater trochanteric pain syndrome)은 50~79세 지역사회기반 성인의 17.6%에 영향을 미치는 일반적인 상태이다(Segal 등, 2007). GTPS는 가장 흔한 둔부 건병증(Grimaldi & Fearon, 2015)을 포함하여 대전자 영역의 여러 병리를 포괄하는 우산형 진단이다. 네덜란드 기반 연구에서, GTPS는 모든 하지 건병증 중 가장 높은 발병률(3.29명 1,000명당-년)과 유병률(4.22명 1,000명당-년)을 갖는 것으로 나타났다(Albers 등, 2016). GTPS는 요추와의 관계, 고관절 병리의 관절내 전이통 양상, 그리고 모호한 증상 위치로 인해 진단하기 이전에는 대전자 활액낭염으로 생각되었다; 그러나 GTPS가 있는 환자에서 영상촬영 시 최소한의 활액낭 염증이 존재한다(Silva 등, 2008; Long 등, 2013).

위험 요인(Risk Factors)

둔부 건병증은 40세 이상의 사람에게서 가장 흔하며 남성보다 여성에게 2.4-4:1로 더 많이 영향을 미친다(Grimaldi와 Fearon, 2015). MRI는 중둔근과 소둔근 병리도 노화와 상관관계가 있음을 보여주었다(Chi 등, 2015).

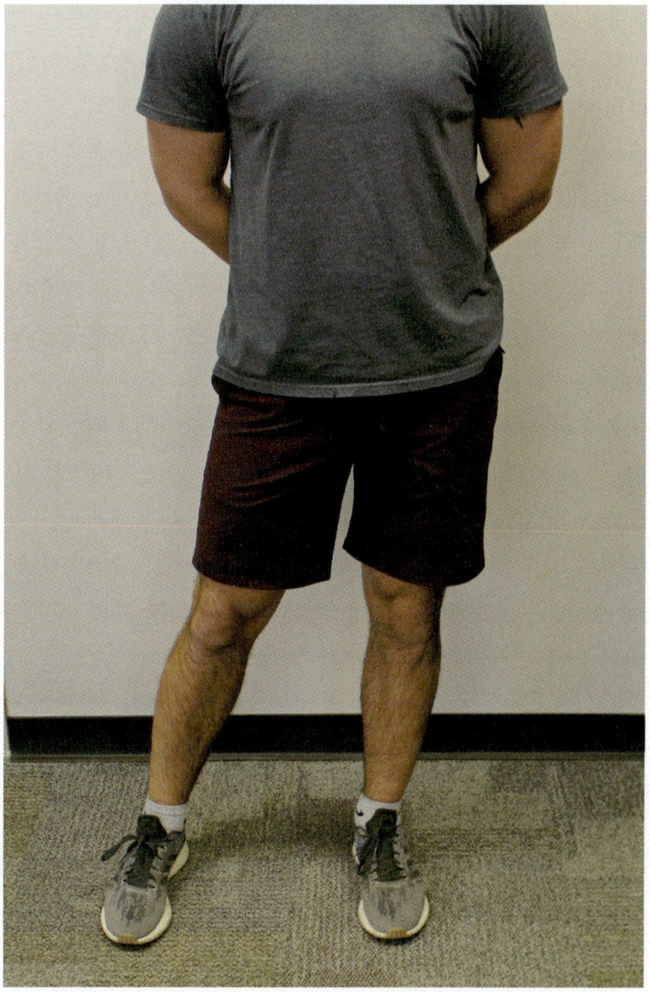

그림 6.8
"고관절 매달기(Hip hanging)"
— 체중이 주로 관련된(involved) 쪽으로 이동하여 서 있다.

높은 체질량 지수, 변화된 보행 조건, 그리고 낮은 고관절 외전 근력은 GTPS를 가진 사람에게서 흔히 발견되지만, 인과관계는 규명할 수 없다(Plinsinga 등, 2019). GTPS는 또한 장경인대증후군(Segal 등, 2007), 슬관절 골관절염(Segal 등, 2007) 그리고 요통과 관련이 있다(Tortolani 등, 2002; Segal 등, 2007; Tan 등, 2018).

임상 설명(Clinical Presentation)

GTPS는 대전자 근처의 고관절 측면 통증으로 나타난다.

통증은 대퇴 외측으로 방사되고 요추전이 또는 신경병증을 모방할 수 있다. 증상은 그림 6.8에서 볼 수 있는 옆으로 눕기, 다리꼬고 앉기 또는 "고관절 매달기"(침범된 다리로 체중을 이동하여 주로 서기)와 같이 고관절 외측/둔근 건을 압박하는 활동이나 자세에서 증상이 보고된다. 한쪽 다리에 부하를 가하는 기능적 활동(계단보행, 옷을 입는 동안 한쪽다리자세)을 수행하는 것도 문제가 될 수 있다. 특정한 손상 기전이 가능하지만, 대부분의 환자는 활동량이 증가하기 전에 점진적 잠행성 증상이 시작된다고 보고한다.

환자는 대전자 및/또는 주변 부위 촉진으로 증상 재현을 보일 수 있다. 촉진은 증상 반응에 영향을 미칠 수 있는 통각과민(hyperalgesia)과 이질통(allodynia)과 같은 중추 매개 인자의 존재로 인해 주의해서 사용해야 한다(French 등, 2019; Ferrer-Peña 등, 2019). 환자는 또한 고관절 외전 그리고/또는 회전에 저항하는 증상을 보인다.

GTPS진단을 돕기 위해 사용되는 특수 검사에는 내전상태의 다리에 등척성 외전 저항(+LR 5.7; −LR: 0.66), 저항 FADER(+LR 6.6; −LR: 0.60), 그리고 30초 한쪽다리서기 검사(+LR 12.2; −LR: 0.62)가 포함된다(Grimaldi 등, 2017). FABER 검사(+LR 2.1; −LR: 0.73)는 고관절관절염과 천장관절 기능장애 및 GTPS를 감별하는 데 도움이 될 수 있다. 앞서 언급한 검사의 중증도−LR 로 인해 임상가는 13장에 설명된 대로 모순된 진단을 배제하기 위해 철저한 검사를 수행해야 한다.

감별 진단(Differential Diagnosis)

골성 전이(밤에 더 악화될 수 있는 지속적인 통증이 있는 경우)및 류마티스 질환(열감 및 대칭적 증상 존재)과 같은 비골격계 진단은 배제되어야 한다. 대퇴 경부 골절(최근 낙상, 골다공증의 존재), 고관절 병리(서혜부 통증, 내측 슬관절, 심부 고관절) 및 요추 전이를 포함한 근골격계 진단도 고려해야 한다. GTPS와 고관절 골관절염은 일반적으로 고관절 외측통증

표 6.7 대전자통증 증후군, 고관절 골관절염, 그리고 요추전이통의 진단적 특징

	대전자통증 증후군(GTPS)	고관절 골관절염	요추 전이통
병력	• 둔부 건을 압박하는 활동으로 인한 통증 (즉, 고관절 매달기, 옆으로 눕기) • 야간 통증이 반응하는 경우 • 대전자 또는 근처에서의 증상	• 조조강직 ≤ 60 분 • 서혜/둔부 통증 • 신발/양말 신기 어려움 • 진행된 OA의 야간 통증	• 요통 • 하지 증상 위치에 대한 모호한 보고 • 이상감각(Paresthesia) • 허리 부하에 대한 통증 (즉, 요추 굴곡)
신체검사	• 한다리서기(SLS) 통증 ≤30 초 • 내전자세에서 고관절 외전 저항이 있는 통증 • 외전 저항검사에서의 통증 • 고관절 유발반응검사 음성	• 고관절 유발반응검사 양성 (즉, FADDIR, Scour) • 둔부근 건 압통없음 • 두 방향에서 고관절 가동범위 감소 (즉, 내회전, 굴곡) • 고관절 수동 내회전 시 통증	• 요추 부하의 통증(즉, 요추 굴곡, 반복된 움직임) • 고관절과 GTPS검사의 음성 • 요추 PAIVMs 양성 • 신경가동검사 양성(신경뿌리) • 심부 건반사 감소 또는 부재 (신경뿌리)

GTPS: 대전자통증; OA: 골관절염; SLS: 한다리 서기; FADDIR: 굴곡 내전 내회전; IR:내회전; PAIVMs: 수동생리학적 척추간 움직임

과 감별진단 해야 한다(Grimaldi 와 Fearon, 2015). 신발을 신거나 벗을 때 보고된 통증은 GTPS와 고관절 골관절염을 구별하는 데 도움이 될 수 있다 – GTPS와 관련하여 신발/양말을 조작 시 통증이 없음(Fearon 등, 2013). 추가적으로 GTPS, 고관절 골관절염 그리고 요추 전이통을 구별하는 기능은 표 6.7에서 볼 수 있다.

방사선촬영과 섬광조영술(scintigraphy)은 모순된 진단을 배제하는 것으로 여겨지며, MRI와 US는 진단에 더 도움이 된다. US는 더 높은 양의 예측값(PPV: .95 – 1.00)과 민감도(sens: .79 – 1.00)를 보여주었다(Westacott 등, 2011).

관리(Management)

GTPS의 적절한 관리에는 활동 수정, 부하 관리 및 부하운동의 조합이 포함된다. 조기 관리는 환자 교육과 고관절 내전 스트레칭을 피하는 것을 포함하여 건과 외측 고관절 압박 부하를 줄이기 위한 수정활동으로 구성된다.

부하 운동은 비압축 위치에서 등척성으로 시작될 수 있다, 즉, 고관절 중립 굴곡, 약간의 외전되어지고, 중립 회전에서 통증을 줄이고 건 부하를 시작한다. 등척성 매개변수와 운동 진행(강도, 유지 시간, 반복 횟수, 그리고 반복 중 허용 가능한 통증)은 점진적 건 부하를 최적화 하는 동시에 각 부하 적용 후 증상 악화를 방지해야 한다(Grimaldi와 Fearon, 2015).

다음 단계로, 등장성 체중 부하 및 비체중 부하 운동이 추가되어 건에 점진적 부하를 가한다. 처음에, 환자와 임상가는 재활 초기 단계에서 건 압박을 제한해야 하며, 환자가 회복됨에 따라 점진적으로 압박 부하를 재도입해야 한다. 마지막으로, 기능적 부하 및 스포츠 활동으로의 복귀는 스포츠/일상 활동의 요구를 재현하기 위해 사용되어야 한다.

적절한 관리는 또한 요추와 하지의 기여 요인을 다루어야 한다. 도수치료와 치료기기(modalities)도 사용할 수 있다; 하지만, GTPS에서 이들의 사용을 뒷받침하는 문헌은 부족하다.

역사적으로, 코르티코스테로이드 주사는 건 구조에 해로운 영향을 미치는 것으로 알려져 있음에도 불구하고 GTPS의 치료에 사용되었다. 높은 수준의 실험은 코르티코스테로이드에 비해 환자 교육과 운동을 받은 GTPS환자에서 더 큰 단기 및 장기결과를 발견하였다(Mellor 등, 2018).

운동 복귀를 위한 고려 사항 (Return to Play Considerations)

재활프로그램은 경기 복귀가 시작되면 새로운 부하가 경험되지 않도록 하는 부하에 선수를 점진적으로 노출시켜야 한다. 따라서, 달리기/전력 달리기, 플라이오메트릭으로 돌아가기 위해서는 체계적이고 단계별 부하 접근 방식과 선수가 완전한 참가를 하기 전의 스포츠 관련 활동을 수행하는 것이 필수적이다. 초기에 점진적인 저항 훈련을 강조하는 점진적인 체제를 활용(통제된 방식으로 적용되는 무거운 부하 강조), 플라이오메트릭으로 진행(에너지 저장 및 방출 용량 구축), 그리고 스포츠별 운동을 통해 스포츠별 부하에 대한 점진적 재도입 (누적 및 예측 불가능한 부하에 대한 내성 구축)은 선수가 스포츠로 복귀할 수 있게 신체적으로 준비되도록 한다(Breda 등, 2021).

객관적인 기준은 선수가 언제 스포츠에 복귀할 준비가 되어 있는지를 결정해야 한다. 경기 복귀에는 선수, 코칭스태프, 의료진이 참여하는 공유된 의사결정이 포함되어야 한다(Ardern 등, 2016). 복귀 결정은 특히 선수가 복귀해야 하는 외부압력이 존재할 때 어려울 수 있다. 재 손상에 대한 두려움은 종종 선수가 완전한 참여로 돌아갈 수 있는 능력에 영향을 미친다; 따라서, 심리적 준비를 고려하는 것이 스포츠 결정에 대한 열쇠이다. 스포츠 복귀를 위한 부상 심리적 준비 척도(The Injury Psychological Readiness to Return to Sport scale)(Glazer, 2009)는 선수와 임상 팀에 스포츠 복귀에 대한 선수의 자신감에 대한 중요한 통찰력을 제공할 수 있다.

결론(Conclusions)

고관절과 슬관절 근육 및 건 부상은 스포츠 인구에서 가장 흔하지만 관리하기 어려운 진단을 포함한다. 이러한 손상은 심각한 장애를 초래하고 스포츠/일상 활동을 중단할 수 있다. 장 전체에 걸쳐 논의된 바와 같이 적절한 진단과 관리는 스포츠 및 일상생활에서 멀어지는 시간을 줄이는 효과적인 부상 관리에 매우 중요한다. 모든 경우에, 다양한 접근이 보장될 수 있다; 그러나 고관절과 슬관절 근육 그리고 건 손상 관리의 초석에는 점진적 부하 요소가 포함되어야 한다. 운동 복귀 고려사항은 다요인적 이어야 하며 선수와 나머지 의료팀을 포함하는 공유된 의사결정을 포함해야 한다. 이 장은 몇 가지 주요 진단에 대한 간략한 개요 역할을 하며 우리는 통찰력 있는 임상가가 이러한 진단을 받은 환자를 평가 및 관리에 대한 업데이트에 관한 문헌을 참조할 것을 권장한다.

이해 상충(Conflict of Interest)

Mischke 박사는 평생교육과정을 제공한다. Willy 박사는 평생교육과정을 제공하고 프로 스포츠팀 및 운동선수에게 전문 컨설팅 서비스를 제공한다. 저자는 보고할 다른 이해상충이 없다.

참고문헌(References)

Albers IS, Zwerver J, Diercks RL, et al. Incidence and prevalence of lower extremity tendinopathy in a Dutch general practice population: a cross sectional study. BMC Musculoskelet Disord. 2016;17:16.

Andrikoula S, Tokis A, Vasiliadis HS, Georgoulis A. The extensor mechanism of the knee joint: an anatomical study. Knee Surg Sports Traumatol Arthrosc. 2006;14:214–20.

Ardern CL, Glasgow P, Schneiders A, et al. Consensus statement on return to sport from the First World Congress in Sports Physical Therapy, Bern. Br J Sports Med. 2016;50:853–64.

Askling C, Saartok T, Thorstensson A. Type of acute hamstring strain affects flexibility, strength, and time to return to pre-injury level. Br J Sports Med. 2006;40:40–4.

Askling CM, Tengvar M, Saartok T, Thorstensson A. Acute first-time hamstring strains during high-speed running: a longitudinal study including clinical and magnetic resonance imaging findings. Am J Sports Med. 2007;35:197-206.

Askling CM, Tengvar M, Saartok T, Thorstensson A. Proximal hamstring strains of stretching type in different sports: injury situations, clinical and magnetic resonance imaging characteristics, and return to sport. Am J Sports Med. 2008;36:1799-804.

Askling CM, Tengvar M, Thorstensson A. Acute hamstring injuries in Swedish elite football: a prospective randomised controlled clinical trial comparing two rehabilitation protocols. Br J Sports Med. 2013;47:953–9.

Askling CM, Tengvar M, Tarassova O, Thorstensson A. Acute hamstring injuries in Swedish elite sprinters and jumpers: a prospective randomised controlled clinical trial comparing two rehabilitation protocols. Br J Sports Med. 2014;48(7):532–9.

Basso O, Johnson DP, Amis AA. The anatomy of the patellar tendon. Knee Surg Sports Traumatol Arthrosc. 2001;9:2–5.

Bayer ML, Magnusson SP, Kjaer M, Tendon Research Group Bispebjerg. Early versus delayed rehabilitation after acute muscle injury. N Engl J Med. 2017;377:1300–1.

Benazzo F, Marullo M, Zanon G, et al. Surgical management of chronic proximal hamstring tendinopathy in athletes: a 2 to 11 years of follow-up. J Orthop Traumatol. 2013;14:83–9.

Bleakley CM, Glasgow P, MacAuley DC. PRICE needs updating, should we call the POLICE? Br J Sports Med. 2012;46:220–1.

Breda SJ, Oei EHG, Zwerver J, et al. Effectiveness of progressive tendon-loading exercise therapy in patients with patellar tendinopathy: a randomised clinical trial. Br J Sports Med. 2021;55:501–9.

Cacchio A, Borra F, Severini G et al. Reliability and validity of three pain provocation tests used for the diagnosis of chronic proximal hamstring tendinopathy. Br J Sports Med. 2012;46:883–7.

Carro LP, Hernando MF, Cerezal L, et al. Deep gluteal space problems: piriformis syndrome, ischiofemoral impingement and sciatic nerve release. Muscles Ligaments Tendons J. 2016;6:384–96.

Chi AS, Long SS, Zoga AC et al. Prevalence and pattern of gluteus medius and minimus tendon pathology and muscle atrophy in older individuals using MRI. Skeletal Radiol. 2015;44:1727–33.

Ciriello V, Gudipati S, Tosounidis T, et al. Clinical outcomes after repair of quadriceps tendon rupture: a systematic review. Injury. 2012;43:1931–8.

Clayton RA, Court-Brown CM. The epidemiology of musculoskeletal tendinous and ligamentous injuries. Injury. 2008;39:1338–44.

Comin J, Cook J, Malliaras P, et al. The prevalence and clinical significance of sonographic tendon abnormalities in asymptomatic ballet dancers: a 24-month longitudinal study. Br J Sports Med. 2013;47:89–92.

Cook JL, Khan KM, Kiss ZS, Griffiths L. Patellar tendinopathy in junior basketball players: a controlled clinical and ultrasonographic study of 268 patellar tendons in players aged 14–18 years. Scand J Med Sci Sports. 2000;10:216–20.

Cook JL, Khan KM, Kiss ZS, et al. Reproducibility and clinical utility of tendon palpation to detect patellar tendinopathy in young basketball players. Victorian Institute of Sport tendon study group. Br J Sports Med. 2001;35:65–9.

Cross TM, Gibbs N, Houang MT, Cameron M. Acute quadriceps muscle strains: magnetic resonance imaging features and prognosis. Am J Sports Med. 2004;32:710–9.

de Jesus J, Bryk F, Moreira V, et al. Gluteus maximus inhibition in proximal hamstring tendinopathy. Medical Express. 2015;2:1.

De Smet AA, Blankenbaker DG, Alsheik NH, Lindstrom MJ. MRI appearance of the proximal hamstring tendons in patients with and without symptomatic proximal hamstring tendinopathy. AJR Am J Roentgenol. 2012;198:418–22.

de Vries AJ, van der Worp H, Diercks RL, et al. Risk factors for patellar tendinopathy in volleyball and basketball players: A survey-based prospective cohort study. Scand J Med Sci Sports. 2015;25:678–84.

Docking SI, Rio E, Cook J, et al. The prevalence of Achilles and patellar tendon injuries in Australian football players beyond a time-loss definition. Scand J Med Sci Sports. 2018;28:2016-22.

Drew MK, Cook J, Finch CF. Sports-related workload and injury risk: simply knowing the risks will not prevent injuries: Narrative review. Br J Sports Med. 2016;50:1306–8.

Duhig S, Shield AJ, Opar D, et al. Effect of high-speed running on hamstring strain injury risk. Br J Sports Med. 2016;50:1536–40.

Eckard TG, Kerr ZY, Padua DA, et al. Epidemiology of quadriceps strains in National Collegiate Athletic Association Athletes, 2009-2010 Through 2014-2015. J Athl Train. 2017a;52:474–81.

Eckard TG, Padua DA, Dompier TP, et al. Epidemiology of hip flexor and hip adductor strains in National Collegiate Athletic Association Athletes, 2009/2010-2014/2015. Am J Sports Med. 2017b;45:2713–22.

Ekstrand J, Hägglund M, Waldén M. Epidemiology of muscle injuries in professional football (soccer). Am J Sports Med. 2011;39:1226-32.

Ekstrand J, Healy JC, Walden M, et al. Hamstring muscle injuries in professional football: the correlation of MRI findings with return to play. Br J Sports Med. 2012;46:112–7.

Ekstrand J, Krutsch W, Spreco A et al. Time before return to play for the most common injuries in professional football: a 16-year follow-up of the UEFA Elite Club Injury Study. Br J Sports Med. 2020;54:421–6.

Fearon AM, Scarvell JM, Neeman T, et al. Greater trochanteric pain syndrome: defining the clinical syndrome. Br J Sports Med. 2013;47:649-53.

Ferrer-Peña R, Muñoz-García D, Calvo-Lobo C, Fernández-Carnero J. Pain expansion and severity reflect central sensitization in primary care patients with greater trochanteric pain syndrome. Pain Med. 2019;20:961–70.

Feucht MJ, Plath JE, Seppel G, et al. Gross anatomical and dimensional characteristics of the proximal hamstring origin. Knee Surg Sports Traumatol Arthrosc. 2015;23:2576–82.

Fousekis K, Tsepis E, Poulmedis P, et al. Intrinsic risk factors of non-contact quadriceps and hamstring strains in soccer: a prospective study of 100 professional players. Br J Sports Med. 2011;45:709–14.

French HP, Jong CC, McCallan M. Do features of central sensitisation exist in Greater Trochanteric Pain Syndrome (GTPS)? A case control study. Musculoskelet Sci Pract. 2019;43:6–11.

Gerhardt M. Editorial Commentary: Proximal Hamstring Injuries-Is the Hip to Blame? Arthroscopy. 2019;35:1403–5.

Gilmore JH, Clayton-Smith ZJ, Aguilar M, et al. Reconstruction techniques and clinical results of patellar tendon ruptures: Evidence today. Knee. 2015;22:148–55.

Glazer DD. Development and preliminary validation of the Injury-Psychological Readiness to Return to Sport (I-PRRS) scale. J Athl Train. 2009;44:185–9.

Gomez-Hoyos J, Martin RL, Schroder R, et al. Accuracy of 2 clinical tests for ischiofemoral impingement in patients with posterior hip pain and endoscopically confirmed diagnosis. Arthroscopy. 2016;32:1279–84.

Goom TS, Malliaras P, Reiman MP, Purdam CR. Proximal hamstring tendinopathy: Clinical aspects of assessment and management. J Orthop Sports Phys Ther. 2016;46:483–93.

Grassi A, Quaglia A, Canata GL, Zaffagnini S. An update on the grading of muscle injuries: a narrative review from clinical to comprehensive systems. Joints. 2016;4:39–46.

Grimaldi A, Fearon A. Gluteal Tendinopathy: Integrating pathomechanics and clinical features in its management. J Orthop Sports Phys Ther. 2015;45:910–22.

Grimaldi A, Mellor R, Nicolson P, et al. Utility of clinical tests to diagnose MRI-confirmed gluteal tendinopathy in patients presenting with lateral hip pain. Br J Sports Med. 2017;51:519–24.

Harøy J, Clarsen B, Wiger EG, et al. The Adductor Strengthening Programme prevents groin problems among male football players: a cluster-randomised controlled trial. Br J Sports Med. 2019;53:150–7.

Heiderscheit BC, Sherry MA, Silder A, Chumanov ES, Thelen DG. Hamstring strain injuries: recommendations for diagnosis, rehabilitation, and injury prevention. J Orthop Sports Phys Ther. 2010;40: 67-81.

Hernando MF, Cerezal L, Perez-Carro L, et al. Deep gluteal syndrome: anatomy, imaging, and management of sciatic nerve entrapments in the subgluteal space. Skeletal Radiol. 2015;44:919–34.

Hickey JT, Timmins RG, Maniar N, et al. Criteria for progressing rehabilitation and determining return-to-play clearance following hamstring strain injury: a systematic review. Sports Med. 2017;47(7):1375–87.

Hickey JT, Timmins RG, Maniar N, et al. Pain-free versus pain-threshold rehabilitation following acute hamstring strain injury: A Randomized Controlled Trial. J Orthop Sports Phys Ther. 2020;50:91–103.

Holmich P, Uhrskou P, Ulnits L, et al. Effectiveness of active physical training as treatment for long-standing adductor-related groin pain in athletes: randomised trial. Lancet. 1999;353:439–43.

Huleatt JB, Gebrelul A, Premkumar A, Xerogeanes J. Suture anchor repair of quadriceps tendon and patellar tendon ruptures. Techniques in Orthopaedics. 2019;34:134–9.

Ishoi L, Krommes K, Husted RS, et al. Diagnosis, prevention and treatment of common lower extremity muscle injuries in sport - grading the evidence: a statement paper commissioned by the Danish Society of Sports Physical Therapy (DSSF). Br J Sports Med. 2020;54:528–37.

Kannus P, Józsa L. Histopathological changes preceding spontaneous rupture of a tendon. A controlled study of 891 patients. J Bone Joint Surg Am. 1991;73:1507–25.

Kary JM. Diagnosis and management of quadriceps strains and contusions. Curr Rev Musculoskelet Med. 2010;3:26–31.

Kasten P, Schewe B, Maurer F, et al. Rupture of the patellar tendon: a review of 68 cases and a retrospective study of 29 ruptures comparing two methods of augmentation. Arch Orthop Trauma Surg. 2001;121:578–82.

King E, Franklyn-Miller A, Richter C, et al. Clinical and biomechanical outcomes of rehabilitation targeting intersegmental control in athletic groin pain: prospective cohort of 205 patients. Br J Sports Med. 2018;52:1054–62.

Kloskowska P, Morrissey D, Small C, et al. Movement patterns and muscular function before and after onset of sports-related groin pain: A Systematic Review with Meta-analysis. Sports Med. 2016;46:1847–67.

Laslett M, Aprill CN, McDonald B, Young SB. Diagnosis of sacroiliac joint pain: validity of individual provocation tests and composites of tests. Man Ther. 2005;10:207–18.

Lempainen L, Johansson K, Banke IJ, et al. Expert opinion: diagnosis and treatment of proximal hamstring tendinopathy. Muscles Ligaments Tendons J. 2015;5:23–8.

Lempainen L, Sarimo J, Mattila K, et al. Proximal hamstring tendinopathy: results of surgical management and histopathologic findings. Am J Sports Med. 2009;37:727–34.

Lian OB, Engebretson L, Bahr R. Prevalence of jumper's knee among elite athletes from different sports: a cross-sectional study. Am J Sports Med. 2005;33:561–7.

Lobenhoffer P, Thermann H. [Quadriceps and patellar tendon ruptures]. Orthopade. 2000;29:228–34.

Long SS, Surrey DE, Nazarian LN. Sonography of greater trochanteric pain syndrome and the rarity of primary bursitis. AJR Am J Roentgenol. 2013;201:1083–6.

Lorentzon R, Wedrèn H, Pietilä T. Incidence, nature, and causes of ice hockey injuries. A three-year prospective study of a Swedish elite ice hockey team. Am J Sports Med. 1988;16:392–6.

Malliaras P, Cook J, Purdam C, Rio E. Patellar Tendinopathy: Clinical diagnosis, load management, and advice for challenging case presentations. J Orthop Sports Phys Ther. 2015;45:887–98.

Maniar N, Shield AJ, Williams MD, et al. Hamstring strength and flexibility after hamstring strain injury: a systematic review and meta-analysis. Br J Sports Med. 2016;50:909–20.

Martin HD, Kivlan BR, Palmer IJ, Martin RL. Diagnostic accuracy of clinical tests for sciatic nerve entrapment in the gluteal region. Knee Surg Sports Traumatol Arthrosc. 2014;22:882–8.

Martin HD, Reddy M, Gómez-Hoyos J. Deep gluteal syndrome. J Hip Preserv Surg. 2015;2:99-107.

Mellor R, Bennell K, Grimaldi A P, et al. Education plus exercise versus corticosteroid injection use versus a wait and see approach on global outcome and pain from gluteal tendinopathy: prospective, single blinded, randomised clinical trial. Br J Sports Med. 2018;52:1464–72.

Mendonca LdM, Ocarino JM, Bittencourt NF, et al. The accuracy of the VISA-P questionnaire, single-leg decline squat, and tendon pain history to identify patellar tendon abnormalities in adult athletes. J Orthop Sports Phys Ther. 2016;46:673-80.

Nouni-Garcia R, Carratala-Munuera C, Orozco-Beltran D, et al. Clinical benefit of the FIFA 11 programme for the prevention of hamstring and lateral ankle ligament injuries among amateur soccer players. Inj Prev. 2018;24:149–54.

Obey MR, Broski SM, Spinner RJ, et al. Anatomy of the adductor magnus origin: implications for proximal hamstring injuries. Orthop J Sports Med. 2016;4:2325967115625055.

Opar DA, Williams MD, Shield AJ. Hamstring strain injuries: factors that lead to injury and re-injury. Sports Med. 2012;42:209–26.

O'Shea K, Kenny P, Donovan J, et al. Outcomes following quadriceps tendon ruptures. Injury. 2002;33:257–60.

Perfitt JS, Petrie MJ, Blundell CM, Davies MB. Acute quadriceps tendon rupture: a pragmatic approach to diagnostic imaging. Eur J Orthop Surg Traumatol. 2014;24:1237–41.

Plinsinga ML, Ross MH, Coombes BK, Vicenzino B. Physical findings differ between individuals with greater trochanteric pain syndrome and healthy controls: A systematic review with meta-analysis. Musculoskelet Sci Pract. 2019;43:83–90.

Purdam CR, Cook JL, Hopper DM, et al. Discriminative ability of functional loading tests for adolescent jumper's knee. Phys Ther Sport. 2003;4:3–9.

Ramseier LE, Werner CM, Heinzelmann M. Quadriceps and patellar tendon rupture. Injury. 2006;37:516–9.

Reiman MP, Goode AP, Cook CE, et al. Diagnostic accuracy of clinical tests for the diagnosis of hip femoroacetabular impingement/labral tear: a systematic review with meta-analysis. Br J Sports Med. 2015;49:811.

Reito A, Paloneva J, Mattila VM, Launonen AP. The increasing incidence of surgically treated quadriceps tendon ruptures. Knee Surg Sports Traumatol Arthrosc. 2019;27:3644–9.

Rio E, Kidgell D, Purdam C, et al. Isometric exercise induces analgesia and reduces inhibition in patellar tendinopathy. Br J Sports Med. 2015;49:1277–83.

Rio E, Kidgell D, Moseley GL, et al. Tendon neuroplastic training: changing the way we think about tendon rehabilitation: a narrative review. Br J Sports Med. 2016;50:209–15.

Sato K, Nimura A, Yamaguchi K, Akita K. Anatomical study of the proximal origin of hamstring muscles. J Orthop Sci. 2012;17:614–8.

Schilders E, Dimitrakopoulou A, Cooke M, et al. Effectiveness of a selective partial adductor release for chronic adductor-related groin pain in professional athletes. Am J Sports Med. 2013;41:603–7.

Segal NA, Felson DT, Torner JC, et al. Greater trochanteric pain syndrome: epidemiology and associated factors. Arch Phys Med Rehabil. 2007;88:988–92.

Serino J, Mohamadi A, Orman S, et al. Comparison of adverse events and postoperative mobilization following knee extensor mechanism rupture repair: A systematic review and network meta-analysis. Injury. 2017;48:2793–9.

Serner A, Mosler AB, Tol JL, et al. Mechanisms of acute adductor longus injuries in male football players: a systematic visual video analysis. Br J Sports Med. 2019;53:158–64.

Serner A, Tol JL, Jomaah N K, et al. Diagnosis of acute groin injuries: A prospective study of 110 athletes. Am J Sports Med. 2015;43:1857–64.

Serner A, Weir A, Tol JL, et al. Return to sport after criteria-based rehabilitation of acute adductor injuries in male athletes: A prospective cohort study. Orthop J Sports Med. 2020;8:2325967119897247.

Serner A, Weir A, Tol JL, et al. Characteristics of acute groin injuries in the adductor muscles: A detailed MRI study in athletes. Scand J Med Sci Sports. 2018;2:667–76.

Shah MK. Simultaneous bilateral rupture of quadriceps tendons: analysis of risk factors and associations. South Med J. 2002;95:860–6.

Silva F, Adams T, Feinstein J, Arroyo RA. Trochanteric bursitis: refuting the myth of inflammation. J Clin Rheumatol. 2008;14:82–6.

Sprague AL, Smith AH, Knox P, et al. Modifiable risk factors for patellar tendinopathy in athletes: a systematic review and meta-analysis. Br J Sports Med. 2018;52:1575–85.

Tak I, Engelaar L, Gouttebarge V, et al. Is lower hip range of motion a risk factor for groin pain in athletes? A systematic review with clinical applications. Br J Sports Med. 2017;51:1611–21.

Tan LA, Benkli B, Tuchman A, et al. High prevalence of greater trochanteric pain syndrome among patients presenting to spine clinic for evaluation of degenerative lumbar pathologies. J Clin Neurosci. 2018;53:89–91.

Timmins RG, Bourne MN, Shield AJ, et al. Short biceps femoris fascicles and eccentric knee flexor weakness increase the risk of hamstring injury in elite football (soccer): a prospective cohort study. Br J Sports Med. 2016;50:1524–35.

Tortolani PJ, Carbone JJ, Quartararo LG. Greater trochanteric pain syndrome in patients referred to orthopedic spine specialists. Spine J. 2002;2:251–4.

van Dyk N, Behan FP, Whiteley R. Including the Nordic hamstring exercise in injury prevention programmes halves the rate of hamstring injuries: a systematic review and meta-analysis of 8459 athletes. Br J Sports Med. 2019;53:1362-70.

Weir A, Brukner P, Delahunt E et al. Doha agreement meeting on terminology and definitions in groin pain in athletes. Br J Sports Med. 2015;49:768–74.

Weir A, Jansen JA, van de Port IG, et al. Manual or exercise therapy for long-standing adductor-related groin pain: a randomised controlled clinical trial. Man Ther. 2011;16:148–54.

Westacott DJ, Minns JI, Foguet P. The diagnostic accuracy of magnetic resonance imaging and ultrasonography in gluteal tendon tears--a systematic review. Hip Int. 2011;21:637–45.

Whittaker JL, Small C, Maffey L, Emery CA. Risk factors for groin injury in sport: an updated systematic review. Br J Sports Med. 2015;49:803-9.

Wing C, Bishop C. Hamstring Strain Injuries: Incidence, mechanisms, risk factors, and training recommendations. Strength Conditioning J. 2020;42:40–57.

Yousefzadeh A, Shadmehr A, Olyaei GR, et al. The effect of therapeutic exercise on long-standing adductor-related groin pain in athletes: Modified Hölmich Protocol. Rehabil Res Pract. 2018;2018:8146819.

슬관절 장애: 인대와 반월판 수술 후 재활 7

(Knee disorders: ligament and meniscus postoperative rehabilitation)

Benjamin Geletka, Allison Toole, Carol A. Courtney

개요(Introduction)

슬관절 손상은 모든 연령의 사람들에서 흔히 발생하고 경험한다. 인대 및 반월판 손상은 일반적으로 운동 중 외상과 함께 발생한다. 이런 경우 일반적으로 외과적 관리가 필요하다. 물리치료사 관리는 통증과 염증을 조절하도록 돕고, 관절가동범위와 근력을 회복하고, 뿐만 아니라 더 높은 수준의 운동과 스포츠로 되돌아가는 적절한 조절과 역학을 확립하는데 이 과정에서 필수적인 역할을 한다. 이 장에서는, 일반적인 인대와 반월판 손상과 외과적 중재 뿐만 아니라, 수술 후 재활을 설명할 것이다. 독자는 슬관절의 정확한 해부학을 위해 해부학 교과서를 참조한다(그림 7.1).

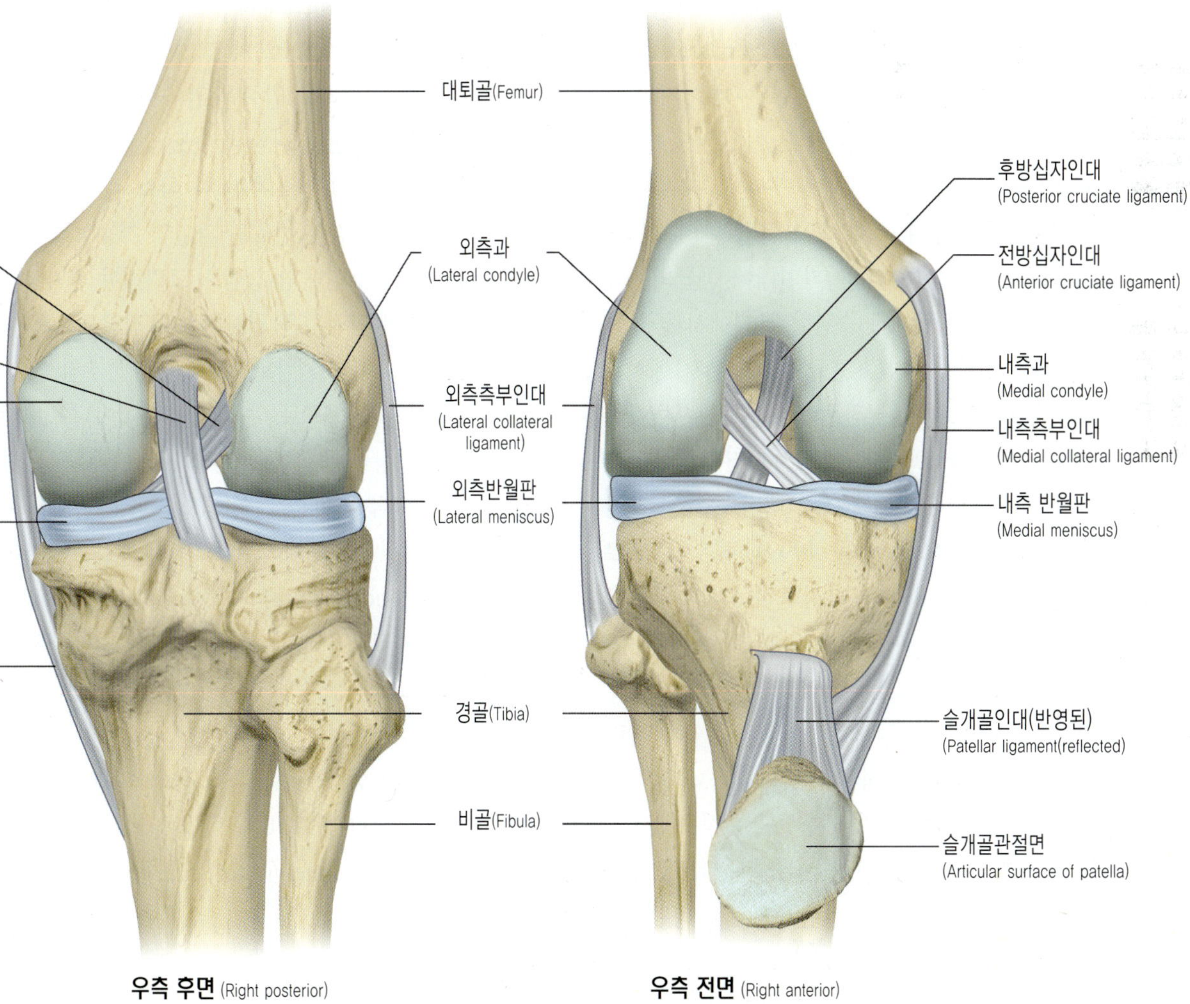

그림 7.1
슬관절의 뼈와 인대의 해부학.

전십자인대(Anterior Cruciate Ligament)

전십자인대(ACL)는 슬관절 안정성 유지를 위한 가장 중요한 인대 중 하나이다. 이것은 경골의 내회전 제한 뿐만 아니라 대퇴골에 대한 경골의 전방 병진운동을 일차적으로 제한하는 역할을 한다(Butler 등, 1980). 전십자인대의 극한의 장력은 600뉴턴(N)에서 2,300N 사이로 다양하고 파열되기 전에 약 20%의 변형이 발생한다. 오래된 전십자인대(older ACLs)는 젊은 전십자인대(younger ACLs)보다 낮은 부하에서 파손되고, 손상되지 않은 전십자인대에 가해지는 힘은 수동적 슬관절 신전 시 약 100N부터 보행 시 약 400N, 절단, 가속과 감속 활동 시 1700N까지의 범위이다(Marieswaran 등, 2018).

전십자인대는 많은 얇은 가닥으로 이루어져 있고 전내측 다발과 후외측 다발로 구성되어 있다. 이것은 융기사이 패임에 있는 대퇴 외측 관절융기의 안쪽에 기시하고 경골의 평면 융기사이 면 앞쪽에 정지한다. 이때 외측 반월판과 부분적으로 혼합된다(Domnick 등, 2016). 전십자인대에 공급되는 혈액은 주로 오금동맥의 중간 및 아래 슬관절 분지에서 공급되고, 반면에 신경 지배는 후관절신경(후경골신경의 분지)에서 제공된다.

슬관절 손상은 젊거나 전문적인 운동선수들에게는 특히 치명적이다. 매년 약 100,000~250,000건의 슬관절 부상이 발생하며 여성이 남성에 비해 2~8배 더 높은 전십자인대 부상 비율을 가지고 있다(Hewett 등, 1999). 해부학, 호르몬, 신경근 조절과 생체역학의 차이는 남성과 여성사이의 전십자인대 손상 비율 차이의 원인이 될 수 있다(Arendt과 Dick, 1995; Hewett 등, 1999). ACL손상의 대부분(약 70%)은 본질적으로 비접촉성이며, 일반적으로, 반쯤 펴진 슬관절과 안착된 발에서 경골의 전방병진, 경골의 내회전과 외전의 빠른 조합을 포함하는 방향의 빠른 변경, 절단, 또는 점프에서 착지할 때 발생한다. ACL 부상의 약 30%는 접촉손상으로 슬관절에 직접적인 타력의 결과로 발생하는 손상으로 설명된다(McNair 등, 1990; Myklebust 등, 2003). ACL 부상 시, 슬관절의 다른 구조도 손상될 수 있다. 부상의 크기에 따라, 이것은 종종 대퇴-경골 타박상, 내측측부인대(MCL) 손상의 형태로 연골손상이 종종 발생하고, 최대 70%까지는 반월연골이 찢어질 수 있다(Krüger-Franke 등, 1995; Marks 등, 1992).

검진(Examination)

ACL 손상 가능성을 가진 환자를 평가할 때, ACL 파열이 단독적인 것인지 또는 다른 구조 손상과 결합되어 있는 것인지를 결정하는 것은 중요하다. 환자 병력, 신체 검진, 영상 기술은 적절한 진단을 확립하는데 사용된다. 전형적으로 환자는 슬관절에서 'pop' 관절음 소리를 느끼거나 들린다고 얘기하고, 이 중 약 80%가 부상 후 빠르게 부종이 나타날 것이다. 부종은 ACL의 파열로 생긴 혈관절증(hemarthrosis)의 결과이고, ACL은 혈관이 풍부하고 파열되면 관절에 출혈이 발생한다. 또한 환자는 슬관절 불안정성을 호소하고 손상 직후 손상된 다리로 직접적으로 체중을 지지할 수 없다고 한다(Alford과 Fadale, 2003). 신체 검진에서, 검사자는 슬관절 주변 부종, 타박상, 그리고 압통을 알아차릴 수 있고 이는 다른 구조의 손상이나 침범을 나타낼 수도 있다(Alford과 Fadale, 2003). 예를 들어, 슬관절 촉진 시 국소 관절선 압통과 회전-압박술에 대한 불편감은 반월판 파열의 가능성을 나타낸다. 외상성 부상 이후 측부인대의 침범도 고려해야 한다. 신체 검진은 주로 슬관절의 안정성을 검사하는 움직임으로 구성되고, 이들 특수검사는 표 7.1을 참조할 수 있다. 특수검사를 평가할 때, 최종 진단에서 단독으로 사용되는 것이 아니고, 병력, 검사결과, 그리고 영상을 종합하여 진단과정을 제공하는데 도움이 되어야 한다는 점을 아는 것이 중요하다. 단순영상촬영은 ACL손상이 의심될 때 의뢰되는 초기 영상검사가 된다. 경골 견연골절(Segond fracture) 가능성 뿐만 아니라 과간융기 내 ACL기시점의 찢김이 보일 수 있다. 경골 견연골절은 거디 결절(Gerdy's tubercle) 뒤쪽과 비골두 상/전방부에 놓인 경골 외측 관절낭의 찢김에서 발생한다. 단순촬영 방사선 사진 외에도, 반월판, 뼈 타박상, 연골손상, 그리고 복합인대 손상을 포함하는 다른 구조와 함께 ACL 위험을 평가할 때 자기공명영상(magnetic resonance imaging; MRI)또한 권고된다.

치료(Treatment)

ACL 손상에 대한 치료 선택에는 수술과 비수술적 관리 모두를 포함한다. ACL이 약한 슬관절의 비수술적 치료는 나이가 많고, 앉아 있는 사람에게 적용될 것이다. 그러나, ACL 재재건술은 일반적으로 슬관절 안정성을 회복하고 높은 수준의

표 7.1 슬관절의 특수 검사

특수 검사 (구조 검사)	설명	정확도
Lachman Test (ACL)	환자의 관련된 사지는 슬관절을 20–30° 굴곡시키고 약간 외회전시킨다. 검사자의 뻗은 손으로 대퇴골을 단단히 고정; 앞쪽으로 향하는 힘이 근위 경골에 가해진다. 검사자는 반대쪽 다리와 비교하여 변위를 밀리미터 단위로 추정하고 끝지점(end point)의 존재 여부를 평가한다. 느슨함은(Laxity) 반대쪽과 비교하여 측정된다.	민감도: 0.86 특이도: 0.91 LR +: 9.56 LR −: 0.15
Anterior Drawer Test (ACL)	환자는 고관절을 45° 굽히고, 슬관절을 90° 굴곡 상태로 침대에 누운 자세로 발을 침대에 편평하게 놓는다. 검사자는 검사 평가될 다리의 발가락에 앉아 안정화를 돕는다. 검사자는 경골 고원 또는 경골 대퇴 관절선 바로 아래에 있는 근위 하지를 잡고 하지를 전방으로 이동시키려고 시도한다. 끝 느낌이 부족하거나 반대쪽에 비해 과도한 전방 이동이 있는 경우 검사는 양성으로 간주된다.	민감도: 0.62 특이도: 0.88 LR +: 5.17 LR −: 0.43
Pivot Shift Test (ACL)	환자는 다리가 이완된 상태로 바로 눕는다. 검사자는 검사자의 반대쪽 손을 슬관절 바로 원위의 근위 경골에 옆으로 대고 관련 다리의 발꿈치를 잡는다. 그런 다음 검사자는 슬관절이 완전히 신전된 위치에서 굴곡 상태로 이동할 때 경골을 내회전시키면서 외반 압박과 축방향 하중을 가한다. 양성 검사는 대퇴골이 바깥쪽으로 회전하는 동안 경골이 아탈구된 후 30~40° 굴곡에서 경골이 정복(reduction)되는 것으로 나타난다.	민감도: 0.32 특이도: 0.98 LR +: 16.5 LR −: 0.68
Posterior Sag Sign(PCL)	환자는 바로 누운 자세. 환자는 침범된 다리를 고관절 45° 굴곡과 슬관절 90° 굴곡 자세로 한다. 대퇴골의 위치와 비교하여 경골의 "처짐(sag)" 을 찾는다.	민감도: .79 특이도: 1.0 +LR: 79 −LR: .21
Quadriceps Active Test (PCL)	환자는 바로 누운 자세. 환자는 침범된 다리를 고관절 45° 굴곡과 슬관절 90° 굴곡 자세로 한다. 환자는 슬관절의 신전 없이 대퇴사두근을 부드럽게 수축한다. "처진(sagged)" 위치에서 근위 경골의 재배치/정복을 찾는다.	민감도: 0.54 특이도: 0.97 +LR: 18 −LR: 0.47
Posterior Drawer Test (PCL)	환자는 바로 누운 자세에서 수행된다. 환자의 관련 다리를 고관절 45° 굴곡, 슬관절 90° 굴곡, 발은 중립위에 놓는다. 검사자는 환자의 발 위에 앉고 손가락은 근위 경골 뒤에, 엄지는 경골 고원에 둔다. 후방으로의 힘이 근위 경골에 적용되어 증가된 후방 변위 및 "끝지점(end-point)"을 평가한다.	민감도: 0.90 특이도: 0.99 +LR: 90 −LR: 0.10

(계속)

표 7.1 슬관절의 특수 검사 *(계속)*

특수 검사 (구조 검사)	설명	정확도
McMurray's Maneuver (Meniscus)	슬관절을 최대한 굴곡한 상태에서 내회전과 외반력이 발과 발목에 가해진다. 그런 다음 슬관절을 완전 굴곡상태에서 약 90°로 가져온다. 이 기법은 회전과 내반력으로 반복된다.	민감도: 29 특이도: 96 LR+: 7.3 LR-: .74
Apley's Maneuver (Meniscus)	환자가 엎드린 상태에서 검사자는 슬관절을 환자의 슬괵근에 놓고 환자의 슬관절을 90°로 굽힘 한다. 검사자는 양손으로 환자의 발을 잡고 경골을 신연하고 경골을 회전시켜 통증을 평가한다. 양성 검사는 회전 시 더 심한 통증으로 표시되며 연부조직 염좌를 나타낸다. 그런 다음 검사자는 환자의 발에 기대어 경골에 압박력을 제공하고 다시 경골을 회전시킨다. 반월판 파열에 대한 양성 검사는 신연보다 압박 시 통증이 더 많다는 것을 나타낸다.	민감도: 13 특이도: 90 LR+: 1.3 LR-: 0.97
Thessaly's Maneuver (Meniscus)	환자는 슬관절을 20° 굽힌 상태로 영향 받은 다리로 발을 편평하게 선다. 검사자는 환자의 손을 잡고 환자의 슬관절 굴곡을 유지한 채로 슬관절과 몸을 각 방향으로 3회 회전시킨다. 검사는 비교를 위해 처음에는 영향을 받지 않은 다리에서 수행한다. 내측 또는 외측 관절 라인에 불편함이 있거나 잠기거나 걸리는 느낌이 있으면 양성 검사이다.	민감도: 75 특이도: 87 LR+: 5.6 LR-: 0.28
Valgus Stress Test(MCL/PCL)	환자는 대퇴부가 테이블 위에 놓이도록 고관절이 약간 외전되고 신전된 상태로 누운 자세를 취한다. 슬관절을 테이블 옆으로 30° 구부리고 검사자는 한 손으로 슬관절의 측면위를 잡고 다른 손으로 발목을 잡는다. 외측에서 내측으로 힘이 슬관절에 부드럽게 적용된다. 검사는 완전 신전으로 반복된다. 양성반응은 침범되지 않은 슬관절과 비교할 때 과도한 내측 벌어짐 및 통증이다. 검사가 30°에서 양성이면 MCL이 관련되어 있다. 검사가 0°에서 양성이면 MCL과 PCL이 관련되어 있다.	민감도: 56-100 특이도: 91 LR+: 6.4 LR-: 0.5
Varus Stress Test(LCL, PLC)	한 손으로 대퇴골을 검사대에 고정하고 외측 구획의 간격을 평가하는 데 사용하고 다른 한 손으로 환자의 발이나 발목을 잡고 내반력을 가한다. 슬관절이 30° 구부러진 상태에서 반대쪽과 비교하여 외측구획이 벌어지면 LCL과 잠재적으로 PCL의 이차 안정성에 손상이 있음을 나타낸다. 완전히 신전된 상태에서 검사 했을 때 안정성이 회복되면 LCL에 대한 단독 손상으로 추정된다. 그러나 내반 불안정성이 완전한 신전 상태로 지속되면, LCL, PLC 및 십자인대 손상이 결합된 것으로 가정한다.	민감도: 25 특이도: NT LR+: NA LR-: NA
Reverse Pivot Shift(PLC)	환자는 슬관절을 90° 가까이 굴곡하고 누운 자세를 취한다. 관절선을 촉지하고, 슬관절에 외반 하중을 가하고, 경골에 외회전력을 가하며 슬관절을 천천히 신전시킨다. 이전에 아탈구된 외측 경골고원이 약 35-40° 굴곡에서 감소하면 이것은 양성 검사이다.	민감도: 26 특이도: 95 LR+: 5.2 LR-: 0.78

표 7.1 슬관절의 특수 검사 *(계속)*		
특수 검사 (구조 검사)	**설명**	**정확도**
Dial Test (PLC/PCL)	환자를 엎드린 자세 또는 바로 누운 자세 자세에서 슬관절을 30° 굽힌 상태에서 한 손으로 대퇴골을 고정하고 발목과 발을 외회전 시킨다. 반대쪽에 비해 외회전이 10° 이상 증가하면 PLC손상을 시사한다. 그런 다음 슬관절을 90°로 굴곡시킨다. PCL이 온전한 슬관절은 중요한 2차 안정장치로의 역할 때문에 외회전이 감소한다. 30°에 비해 90°에서 외회전이 증가하면 PLC와 PCL이 결합된 손상으로 추정된다.	민감도: NT 특이도: NT LR+: NA LR−: NA
Posterolateral Drawer Test (PLC)	환자는 고관절을 45° 슬관절을 90° 굴곡한 상태로 누운자세를 취한다. 후방 끌림검사는 중립, 외회전, 그리고 15°의 경골 내회전에서 수행된다. 양성 검사는 내측 경골 상과와 비교할 때 끌림 검사의 미는 동작 동안 외측 경골 상과의 상대적인 후방 위치로 보여지게 된다.	민감도: NT 특이도: NT LR+: NA LR−: NA
External Rotation Recurvatum Test (PLC)	환자는 슬관절을 30°로 굽힌 상태에서 검사자가 다리의 발뒤꿈치를 잡고 바로 누운 자세를 한다. 검사자는 슬관절을 30° 굽힌 상태에서 서서히 펴고 반대쪽 손은 슬관절의 후외측면을 부드럽게 잡는다. 검사자는 반대쪽 슬관절과 비교하여 상대적으로 과신전과 외회전을 느끼는 것이 양성이다.	민감도: 3 특이도: 99 LR+: 3.0 LR−: 0.98
Patellar Apprehension Test (patellofemoral instability)	환자는 이완된 슬관절을 검사대 옆으로 수동적으로 30° 굽힌 상태에서 바로누운 자세를 취하고 발은 검사자 위에 놓는다. 검사자는 양쪽 엄지손가락으로 슬개골의 내측을 눌러 측면으로 힘을 가한다. 양성검사는 환자가 불안의 징후를 보이거나 통증이 재현된다.	민감도: 32 특이도: 86 LR+: 2.3 LR−: 0.79
Positive J Sign (patellofemoral instability)	환자가 검사대 가장자리에 앉아 무릎을 굴곡 위치에서 신전 위치로 움직일 때 나타난다; 타이트한 외측 지지띠를 가진 환자에서 슬개골은 슬관절이 펴질 때 외측으로 이동하는 것처럼 보일 수 있다.	민감도: NT 특이도: NT LR+: NT LR−: NT
(출처: Benjaminse 등, 2006; Buchanan 등, 2016; Chahla 등, 2016; Cook 와 Hegedus, 2008; Dean 과 LaPrade, 2020; Kastelein 등, 2008; Lowery 등, 2006; Prins, 2006; Rosinski 등, 2019; Rubinstein 등, 1994; Sheehan 등, 2010; Smith 등, 2015.)		

기능을 회복하는 목표를 가지고 수술적 중재를 경험하길 원하는 사람에 의해 선택된다. 이식편의 선택은 환자의 활동수준이나 운동 뿐만 아니라 주어진 절차에 대한 외과의사의 선호도에 따라 달라질 수 있다. 또한 이식의 유형을 결정할 때, 환자의 나이, 목표, 직업, 라이프스타일을 고려한다. 자연이식은 자가이식편이나 동종이식편으로 분류될 수 있다. 자가이식편은 환자자신의 건에서 채취한 것이고, 반면에 동종이식편은 사람의 사체에서 채취한 것이다. 이식편의 종류와 장단점은 표 7.2에 요약된 것과 같다.

수술 전 고려사항(Preoperative Considerations)

많은 연구들은, ACL 재건술을 받기 전에 수술 전 재활에 참여하는 것이 장단기적 이점이 있다고 하였다. 대퇴사두근 약화는 종종 ACL 부상과 재건술 이후 재활에 자주 관찰되는 장벽이다. 이것은 슬관절 신전 결함, 비정상 보행, 대퇴사두근 위축, 기능저하, 동적 불안정, 지속적 슬관절 통증과 초기 골관절

표 7.2 전방 십자 인대(ACL) 이식 유형

이식 유형	장점	단점	재활 고려사항
동종이식	• 수술 시간 감소 • 기증부위 이환율 감소 • 나이가 많고 기능이 낮은 개인에 적합	• 높은 감염률 • 이식 거부 위험 높음 • 높은 이식 실패율	• 혈관 재생이 느려 목발과 보조기를 더 오래 사용할 수 있다. • 실패율을 증가시키는 이차적 높은 수준의 활동으로 진행하는 것을 관리
뼈 슬개건 뼈 자가이식	• 골마개(bone plugs)로 인한 고정력 강화 • 낮은 재 파열률	• 슬관절 전방 통증 • 기증 부위 이환율 • 신근 기전 기능장애	• 슬개건 통증이 흔함 • 통증을 줄이기 위해 테이핑이나 스트랩을 고려 • 슬관절 앞쪽 통증을 자극할 수 있는 운동으로 점진적 진행
슬괵근 건 자가이식	• 슬개건 또는 대퇴사두근 건 이식과 관련된 전방 슬관절 통증 없음	• 기증 부위 이환율 • 슬괵근 근력 상실 • 재파열 발생률 높음	• 8주간 고립된 슬괵근 저항 강화 운동 없음
대퇴사두근 건 자가이식	• 슬관절을 꿇을 때 앞쪽 슬관절 통증이 적다. • 이식 부위의 통증이 적다. • 감각 손실이 적다. • 슬개건 자가이식과 유사한 전방 슬관절 안정성 • 골격 미성숙 환자에게 좋은 선택	• 기증 부위 이환율 • 신근 기전 기능장애	• 수술 후 조기 신전이 관절 섬유증을 예방하는 데 중요함

(출처: Gifstad 등, 2014; Kim 등, 2009; Lund 등, 2014; Marieswaran 등, 2018; Maletis 등, 2016; Papalia 등, 2015; Persson 등, 2014.)

염을 포함하는 더 많은 문제로 이어질 수 있다(Sonnery-Cottet 등, 2019). 수술에 대해 적절히 준비하고 근육량, 근력, 관절가동범위, 보행의 질, 그리고 부종 등의 결손을 해결하는 것은 수술 후 기능을 향상시킬 수 있다. 대부분 "재활 전" 프로그램은 부종이나 통증의 감소, 전체 ROM, 점진적인 강화, 정상보행 패턴 회복, 그리고 신경근 훈련과 같은 초기 손상 해결에 중점을 둔다. 이용 가능한 연구에 의하면 수술 전 재활 참여는 참여하지 않은 사람과 비교하여 수술 후 슬관절 기능 결과가 우수했다(Failla 등, 2016; Grindem 등, 2015; Shaarani 등, 2013). 사실, 수술 전 쿼드지수(QI)가 66% 미만이면 스포츠 복귀에 실패할 위험이 더 커졌다(Kitaguchi 등, 2020).

후십자인대(Posterior Cruciate Ligament)

후십자인대(PCL)는 슬관절에서 가장 크고 강한 인대이며, 커다란 전·외측 다발과 작은 후·내측 다발을 포함한 두 개의 독립적인 다발로 구성된다. PCL 주요기능은 대퇴골에 대한 경골의 후방병진운동을 제한하는 것이다. 그리고 생체역학 연구들은 이 병진운동 제한하는데 전·외측 다발과 후·내측 다발 사이 공동지배 관계를 보여준다(Ahmad 등, 2003). 슬관절이 굴곡과 신전을 거치면서, 경골의 후방병진운동의 제한에 어느 한쪽의 완전한 우세를 차지하지 못하게 하기 위해 각 다발 기시부의 방향에 변화가 생긴다. PCL은 또한 굴곡 90~120° 사이에서, 특히 회전을 2차적으로 제한하는 것으로 확인되었다(Kennedy 등, 2014).

PCL을 둘러싸고 있는 윤활막(synovium)은 ACL 보다 훨씬 강하고 약간의 찢어짐에 대해 강력한 내재적 회복 능력을 허용하는 증가된 혈액공급을 제공한다. PCL의 혈액공급은 중간슬관절 동맥에서 나오고 경골신경의 분지가 복합체를 지배한다(Lynch 등, 2021).

PCL 손상은 종종 다인대 슬관절 손상의 일부로서 나타나며, 단독적인 PCL 손상은 드물다. 단독 PCL 파열은 일반적으로 기존의 "계기판 손상(dashboard injury)" 과 같은 외상에 의해 일어난다. 이것은 슬관절 굴곡 상태에서 경골근위부의 앞면에 후방으로 직접적인 힘이 작용할 때 발생한다(Pache 등, 2018). 운동경기에서, 단독 PCL 파열에 대한 전형적인 부상의 기전은 경골 전방부에 직접적인 타격이나 발바닥쪽 굴곡 자세에서 발이 슬관절로 떨어지는 것이다(Fanelli 와 Edson, 1995). 풋볼, 럭비, 축구 그리고 스키는 PCL파열의 발생률이 가장 높은 스포츠 중의 하나이다(Pache 등, 2018). 과굴곡이나 과신전과 같은 비접촉 기전은 일반적이지 않다.

검진(Examination)

잠재적인 PCL 손상을 가진 환자를 평가할 때, 치료의 장기적인 결과를 결정하기 때문에, PCL 파열이 단독적인지 또는 다른 손상과 결합된 것인지 결정하는 것이 중요하다. 환자 병력, 환자 검사 그리고 정확한 영상 기법들은 올바른 진단을 확인하는데 이용된다. 단독 PCL 손상은 경직(stiffness), 부종(swelling), 그리고 슬관절 뒤쪽의 국소적 통증이나 깊은 슬관절 굴곡 시 통증을 포함하는 좀 더 미묘한 증상이 있을 수 있다(Bedi 등, 2016; Wind 등, 2004). 신체 검진의 대부분은 슬관절의 아탈구와 후방 불안정을 증명하기 위해 시도된다. 가장 자주 사용되는 특수 검사는 표 7.1에서 볼 수 있다. 슬관절 뒷면에 신경혈관 다발이 존재하기 때문에, 신경혈관 검사는 필수적이며 맥박(족배동맥, 후경골동맥)을 체크하고, 뿐만 아니라 운동/감각 검사 소견을 확인하는 것이다(Wind 등, 2004). 사지(limb)의 혈관상태에 관한 모든 우려는 동맥조영술(arteriogram)로 평가되어야 한다. 단순 촬영술, 스트레스 방사선 검사, 그리고 자기공명영상(MRI)과 같은 영상 기법들은 PCL 손상을 확실하게 확인하기 위해 권고되고, 선호되는 영상 기법은 MRI이다(Bedi 등, 2016; Wind 등, 2004).

치료(Treatment)

최근 몇 년 동안, PCL의 해부학과 생체역학에 대한 더 나은 이해가 등장했고, 따라서 치료와 재활의 이해가 향상되었다. 그러나 아직까지 비수술 대 수술 치료, 최적의 수술법, 그리고 재활에 대한 결정에 관해 논란이 존재한다. 역사적으로, 단독 PCL 손상은 중증도와 상관없이 초기에 보존적 치료의 시도로 관리되었다(Wind 등, 2004).

일반적으로, 비수술적 치료는 I 도 또는 II 도 파열(tears)이 단독으로 있는 환자 또는 III 도 손상을 가졌지만 증상이 경미하거나 단지 저수요(low-demand) 활동에만 참여하는 환자를 위해 지지되어 왔다(Bedi 등, 2016). 단독 PCL 손상의 비수술적 치료 후 임상적 결과는 장기적으로 좋은 주관적 결과, 높은 스포츠 복귀율, 그리고 MRI에서 성공적인 회복 증거를 보여주었다(Wang 등, 2018). 동적 PCL 보조기(brace)들은 경골 후방병진을 제한함으로 회복 동안 경골 움직임 감소를 유지하는데 도움을 줄 수 있고 처음 3개월 동안 비수술적 관리의 치료에서 제안되었다(Jacobi 등, 2010; LaPrade 등, 2015).

PCL 손상의 수술적 치료는 일반적으로 비수술적 치료에 대한 반응으로 부적절한 기능 개선을 보이는 완전한 파열을 가진 환자에게 권고된다(Winkler 등, 2021). 경골 후방병진의 좌우 차이가 8~10mm 이상이면 완전한 PCL 파열이고 증상 있는 환자의 수술적 치료를 위한 지표로 제시된다. PCL의 본질과 복잡한 해부학 때문에, PCL 재건술을 고려할 때 현재로서는 특정수술법에 대한 합의가 없었다. 무엇이 가장 좋은 수술법인지 일관된 합의는 없지만, 많은 생체역학 및 연구 활동으로 본질적인 슬관절 운동학의 해부학적 복원에 중점을 둔 수술법 개발이 가능해졌다(Devitt 등, 2018; Owesen 등, 2017; Spiridonov 등, 2011).

내측측부인대(Medial Collateral Ligament)

내측측부인대(MCL)은 가장 일반적으로 손상 받는 슬관절 인대 중 하나이며(Motamedi 등, 2017), 신체적으로 활동적인 개인에서 주로 발생하는 손상이다(Roach 등, 2014). 손상 발생률은 미국에서 매년 1000명 중 0.24명이며 남성(0.36)이 여성(0.18)에 비해 두 배 높은 것으로 보고되었다(Laprade 와 Wijdicks, 2012). MCL은 표층과 심층으로 구성된다. 표층은 대퇴 내측상과 후면에 기시하고 주로 연부조직 근위부에 정지하며, 내측 관절선에서 약 1cm 원위부, 관절선에서 약 6cm 원위 경골에 원위부 삽입된다(Andrews 등, 2017). 심층은 관절낭이 두껍고 내측 반월에 붙어 있는 두 개의 구성요소(반월대퇴인대와 반월경골 인대)를 가지고 있다(Laprade과 Wijdicks, 2012). 대부분의 MCL 손상은 특히 선 자세에서, 발을 고정한 상태로 슬관절에 직접적으로 제공된 외반력(valgus force) 때문에 발생한다(Laprade 와 Wijdicks, 2012). MCL의 주요 역할은 내측 슬관절 안정성을 제공하고 외반 스트레스를 방어한다; 그러나 MCL의 표층은 외반과 외회전 안정성을 모두 제공하여(Robinson 등, 2006), 이러한 움직임을 제한한다. 외회전 느슨함(laxity)은 흔히 후방외측 모서리 손상에서 기인하지만, 외상성 슬관절 손상 환자의 평가는 내측 구조적 손상에 대한 측정을 포함해야 한다. 내측 반월판과 함께 심층에 붙어있기 때문에, MCL에 대한 외상은 반월판 검사가 이루어져야 한다. 더 심각한 손상을 입으면, 전십자인대는 외반 스트레스를 제한하는 역할을 분담하기 때문에 관련될 수 있다. 관절음 감각이나 소리나는 관절음은 이 인대에 부상을 동반하여 즉각적인 통증을 일으킬 수 있다. 익숙한 통증은 MCL을 따라 촉진으로 재현된다(Reider, 1996).

MCL의 완전성은 슬관절 굴곡 30°에서 적용되는 외반 스트레스 검사로 결정된다(표 7.1). MCL 손상의 진단은 주관적 검사(예, 손상기전)의 정보를 외반스트레스 검사 동안 통증과 느슨함과 결합함으로 가장 잘 결정된다(Kastelein 등, 2008). MCL 파열 진단을 위한 표준 기준은 자기공명영상(MRI)이다(Kurzweil과 Kelley, 2006).

MCL은 좋은 혈액공급으로 손상 후 회복이 잘 된다. 적절한 재활을 통해, 단독 MCL 손상은 일반적으로 2~5주안에 비수술적으로 활동 복귀가 되게 관리할 수 있다(Motamedi 등, 2017; Roach 등, 2014). 수술적 중재는 환자가 초기 비수술적 조치에 반응하지 않거나 잔여 외반 불안정성을 나타낼 때 고려될 수 있다. 2017년 체계적 문헌고찰에서, Varelas 등(2017)은 지난 11년 동안 MCL 재건술을 경험한 275명의 환자만을 발견하였다, 이는 MCL 재건술은 아주 드물다는 사실을 보여준다. 등급 III MCL 손상 환자에서, 거의 78%의 환자가 다른 관련 구조에 손상을 받았고, 95%가 ACL과 관련 있었다. 이들은 종종 슬관절을 외과적으로 치료하길 선택한다. 일부는 MCL 치유를 위해 ACL재건술을 약 5~6주 지연시킬 것이다(Laprade 와 Wijdicks, 2012). MCL과 ACL의 동시 재건술은 수술 후 관절섬유증의 유병율 증가와 관련이 있다(Varelas 등, 2017).

외측측부인대(Lateral Collateral Ligament)

외측측부인대(LCL)는 대퇴 외측 상과융기의 후방 상측에서부터 비골두까지 뻗어 있는 외측 슬관절에 있는 관절낭바깥 인대이다(LaPrade 등, 2004). LCL은 장경인대의 표층으로 깊이 들어가고 MCL의 넓고 편평한 구조와 달리 줄 같다. LCL은 주로 슬관절의 내반 스트레스에 대한 제한 역할을 하지만, 이차적으로는 경골 외회전과 후방 이동를 억제하는 역할을 한다. LCL의 단독 손상은 약 7.9%의 유병율(Swenson 등, 2013)로 드물다(Bushnell 등, 2010). 장경인대(ITB), 대퇴이두근 건, 외측비복근 건, 후십자인대, 슬와비골인대, 궁상인대 복합체(arcuate ligament complex), 그리고 경골대퇴관절의 관절낭과 같은 후방외측모서리(PLC) 구조들은 LCL과 함께 손상될 것이다. 외상성 측면 슬관절 손상의 약 25~30%가 스포츠와 연관되고, 반면 52%는 자동차 충돌사고로 인한 것으로 보고되었다(Krukhaug 등, 1998).

급성 LCL 염좌는 일반적으로 슬관절 전내측 타격이나 완전 슬관절 신전 상태에서 슬관절에 약간의 내반력을 가했을 때 발생한다. 이것은 일반적으로 체조, 풋볼, 축구 또는 스키와 같은 스포츠에서 발생한다(Quarles 와 Hosey, 2004). 환자는 전형적으로 관절음과 관련된 외측 슬관절 통증, 부종 또는 불안정성을 호소할 것이다.

LCL 손상은 부상의 정도와 관련이 있는 외측 슬관절 주위의 부종과 반상출혈(ecchymosis)을 동반한다. 촉진 시 통증이 있고, 슬관절 굴곡의 약 30°에서 수행된 내반 스트레스 검사(표 7.1)는 느슨함과 단단한 끝느낌의 상실이 나타난다. LCL 손상이 의심될 때마다, 후방외측모서리 검사가 이루어져야 한다. 자기공명영상(MRI)는 LCL 손상 발견을 위해 선택되는 영상기술이다(Grawe 등, 2018).

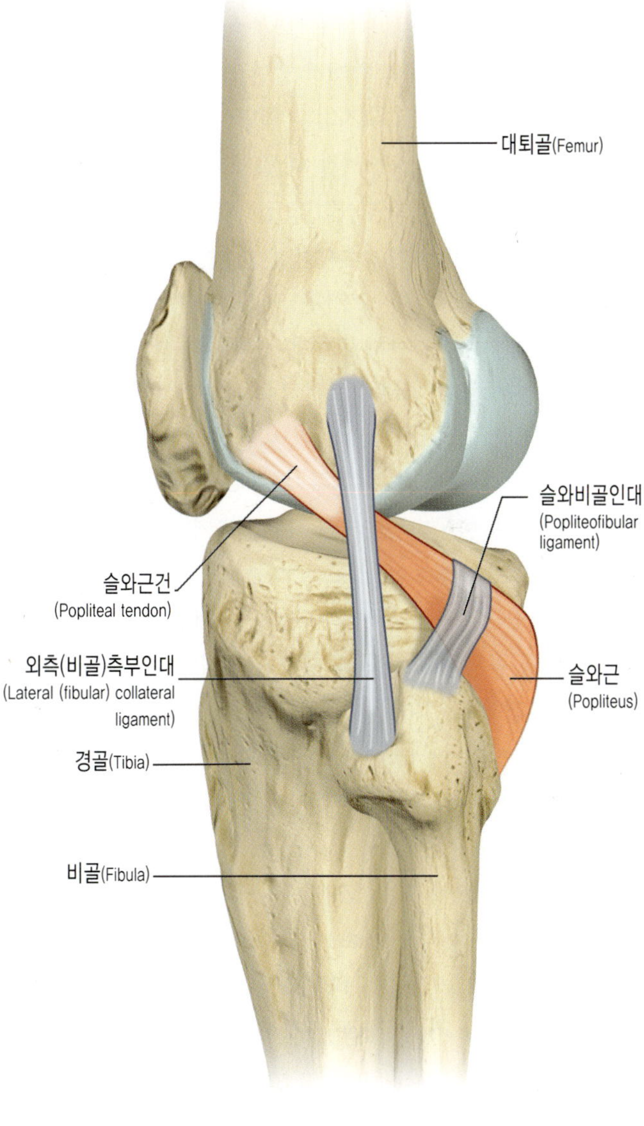

그림 7.2
슬관절의 후측방 모서리의 구조.

후방외측모서리 손상
(Posterior Lateral Corner Injury)

슬관절의 PCL은 경골에서 내반력과 외회전력에 저항하는 역할을 한다. 세 가지 주요 안정화 구조는 LCL, 슬와건(popliteus tendon), 그리고 슬와비골인대(popliteofibular ligament)이다(Kennedy 등, 2019). 그림 7.2는 슬관절 후방외측 모서리의 구조를 시각화한 것이다.

슬관절의 PCL 손상은 일반적으로 운동경기, 자동차 사고, 또는 낙상 같은 외상으로 발생한다(Lunden 등, 2010). 일반적으로 이것은 신전인 슬관절의 전내측면에 타격, 과신전 손상, 또는 굽혀진 슬관절에 외반 접촉력으로 일어난다. PLC 손상은 자주 ACL또는 PCL파열로 발생하며, 모든 PLC 손상 중 28%만이 단독적 손상이다(Chahla 등, 2016). 이것은 심각한 구조적 손상, 탈구 및 신경혈관 손상을 동반한 치명적인 손상이 될 수 있다(Chahla 등, 2019; The STaR Trial Investigators 등, 2017). 이러한 유형의 부상에서, 혈관손상을 인식하지 못하면 치명적인 사지기능장애와 잠재적 절단으로 이어질 수 있다. 의학적 평가는 일반적으로 촉진하는 맥박이 측부 혈류에 의해 2차적인 손상 원위부에서 느껴질 수 있기 때문에 슬와동맥 손상을 조사하기 위해 필요하다. 허혈 징후(손발 차가움, 무맥박, 피부색 변화)가 나타나면, 즉각적인 혈관 수술 상담이 필요하다(Fanelli 등, 2010). 손상 이후, 환자는 슬관절 후외측면 넘어 통증, 불안정성, 평탄하지 않은 면에서의 보행에 어려움을 호소한다. 반상출혈, 부종, 그리고 족하수가 나타날 수 있다(Dean 과 LaPrade, 2020). 관련 비골신경 손상이 발생했을 때, 발목관절 자체의 변형(첨족기형, equinus deformity)을 예방하기 위해 발목발 보조기(AFO) 조기 배치가 중요하다(Fanelli 등, 2010).

가능한 PLC 손상의 신체 검진은 함께 발생할 수 있는 다른 인대 손상의 발생을 고려할 때 상세하게 설명할 수 있다. 일반적인 특수 검사(표 7.1)는 30° 굴곡전방 전위검사(Lachman 검사), 회전 전위검사(pivot shift), 후외측 당김검사(posterolateral drawer test), 내반 스트레스 검사(varus stress test), 그리고 슬관절 전반 검사(external recurvatum test)가 있다(Dean과 LaPrade, 2020). MRI는 의심되는 급성 PLC 손상을 평가하기 위해 지지되고(Chahla 등, 2019), 뿐만 아니라, 측부 간극의 좌우 차이를 결정하는데 양측 내반 스트레스 영상 사진을 권장한다(Dean 과 LaPrade, 2020).

PLC 손상은 등급 I, II, III로 나뉜다. 등급 I과 II는 부분파열로 생각되고 PCL이 손상되지 않은 경증 또는 중등도 내반 불안정성으로 각각 정의된다. 일반적으로 이것은 만성 인대 기능부전이 없고, 활동수준으로 긍정적 복귀, 그리고 외상 후 골관절염의 방사선적 근거가 거의 또는 전혀 없기 때문에 비수술적 방법으로 치료된다. 반면, 등급 III 손상은 심한 내반 병진, PCL 파열을 나타내고, 비수술적으로 치료할 때 회복되지 않는 지속적인 불안정성을 나타내는 것으로 확인되었으며, 따라서 수술적 관리가 권고된다(Kennedy 등, 2019; Shon 등, 2017). 급성 등급 III 손상의 경우 일반적으로 부상 후 2~3주 안에 수술적인 방법으로 해결된다(Chahla 등, 2019).

외과적 관리는 복구(repair), 재건술(reconstruction), 또는 둘 다로 구성된다. 재건술은 일반적으로 낮은 실패율을 가지며 대부분의 경우 선호되는 절차로 보여진다(Kennedy 등, 2019). 사례의 약 20%에서 수술 후 합병증이 나타나고 관절섬유증(arthrofibrosis), 감염(infection), 또는 신경혈관(neurovascular) 손상이 해당된다. PLC 복구 또는 재건술은 10% 이하 실패하였다(Maheshwer 등, 2021).

반월판(Meniscus)

내측과 외측 반월판은 초승달 모양의 섬유연골쐐기(그림 7.3)로 대퇴과(femoral condyles)와 경골고원(tibial plateaus) 사이에 위치한다(Bronstein 과 Schaffer, 2017; Chirichella

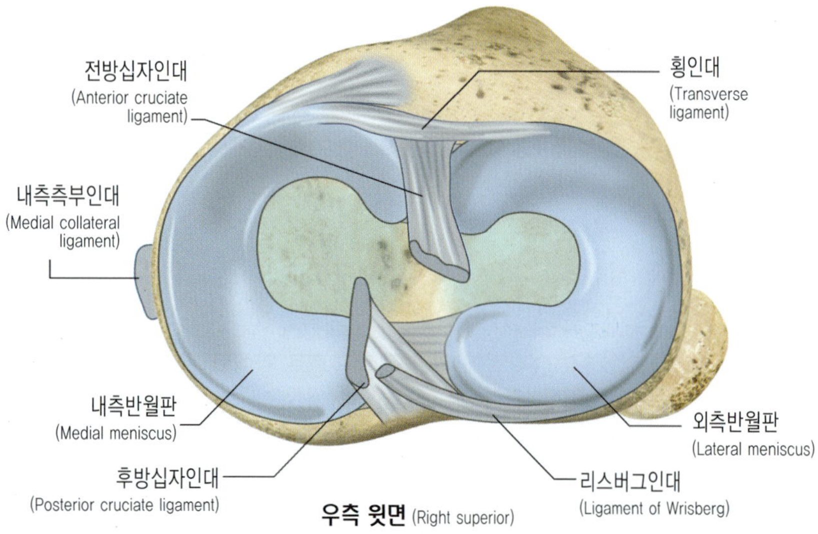

그림 7.3
반월상 연골의 해부학: 우측 슬관절의 위쪽에서의 시점.

등, 2019). 기능은 슬관절 관절 안정화, 체중부하 시 하중 분산, 그리고 관절연골의 건강 유지를 담당한다(Bronstein과 Schaffer, 2017; Markes 등, 2020; Wolf과 Gulbrandsen, 2020). 그들은 주로 I형 콜라겐으로 구성되고 이것은 깊은 및 주변 영역에 원주방향으로 내측과 표면영역에서 방사상으로 배열된다. 이 배열은 대퇴와 경골 사이 힘의 적절한 이동을 허용한다. 혈액 공급은 주로 슬관절동맥(genicular vessels)을 통하여 반월판의 주변을 공급하고(그림 7.4) 나머지는 윤활액으로부터 영양을 받고 있다(Chirichella 등, 2019).

반월판 손상은 슬관절에서 발생하는 두 번째로 흔한 부상으로, 약 12~14%의 유병률과 10만 명당 61명의 발생율을 가진다(Abram 등, 2020; Logerstedt 등, 2018; Twomey-Kozak과 Jayasuriya, 2020). 그들은 일반적으로 ACL 단열과 경골고원 골절과 관련이 있지만 단독으로 발생할 수 있다(Gee 등,

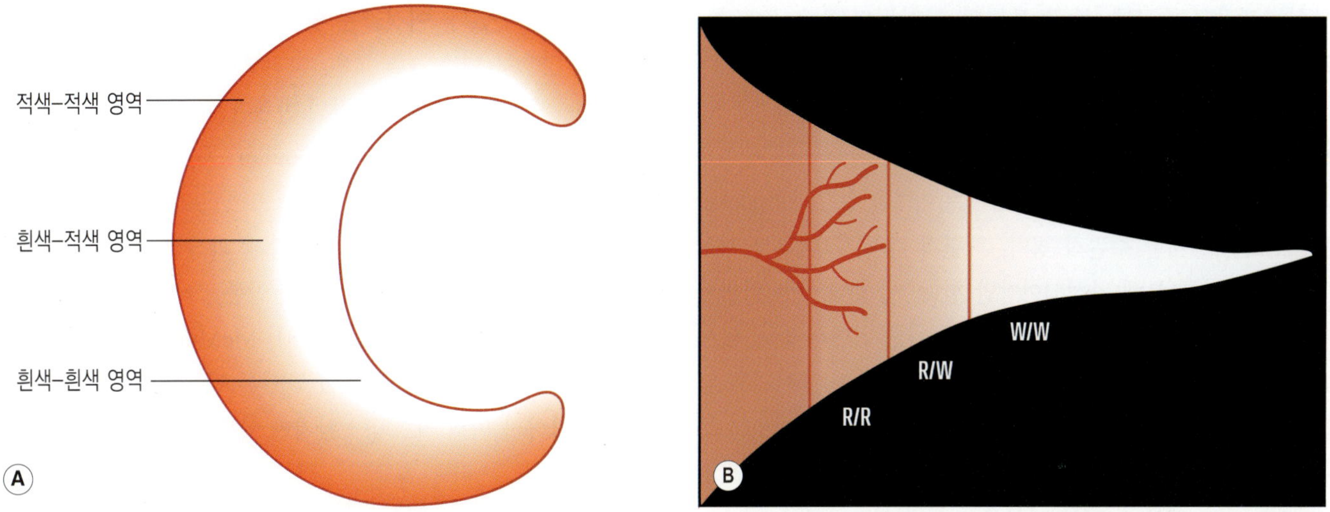

그림 7.4
반월상 연골의 혈관 영역.
(A) 적색-적색 영역, 적색-흰색 영역, 그리고 흰색-흰색 영역을 보여주고, (B) 횡단면에서 반월상 연골의 영역을 보여준다.

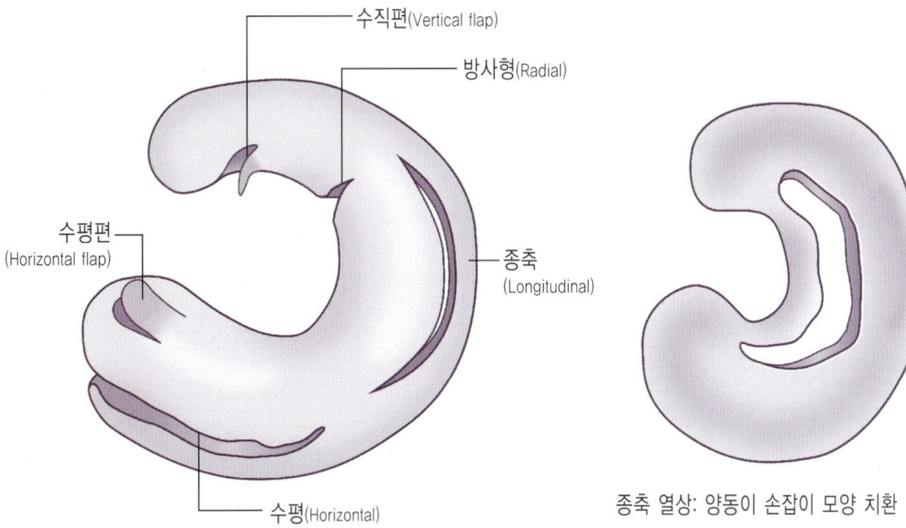

그림 7.5
반월상 연골 파열 유형의 그림.

2020). 전통적으로, 반월판 단열은 외상성(일반적으로 운동선수에게 발생) 또는 퇴행성(일반적으로 노인에게 발생, 그림 7.5)으로 분류된다(Chang 와 Brophy, 2020). 손상일 때, 내측 반월판이 연관될 가능성이 2~3배 더 높다. 이것에 대한 소아 예외는 원반모양 외측 반월판로, 이것은 외측 반월판의 비정상적인 형태와 잠재적인 불안정성을 포함하는 선천적 변이이다(Kocher 등, 2017).

손상 후 단기 관련문제는 일상생활 장애, 직장에서의 시간 상실, 그리고 스포츠 복귀 불능이 포함된다(Snoeker 등, 2015).

검진(*Examination*)

일차 치료에서 반월판 손상의 감지는 어려울 수 있다(Snoeker 등, 2015). 철저한 주관적 병력, 객관적 검사, 그리고 잠재적인 영상 연구를 통해 완성되어야만 한다. 급성/외상성 반월판 파열은 일반적으로 스포츠 중 슬관절이 뒤틀리면서 같이 일어난다. 이것은 보통 날까로운 소리 또는 관절음과 찢어지는 감각과 관련되고 내측 또는 외측 관절선에 국소적인 날카로운 통증이 뒤따른다(Chirichella 등, 2019; Logerstedt 등, 2018; Wolf과 Gulbrandsen, 2020). 부종 지연이 일반적이며, 기계적 징후(클릭음, 걸림, 잠김, "무너짐")가 보고될 수 있다(Bhan, 2020). 또한 손상 후 12개월 이상 ACL 재건술 지연은 내측 반월판에 대한 위험요소가 되는 강력한 근거가 된다(Snoeker 등, 2013).

퇴행성 열상(tears)의 경우, 환자는 기계적 징후와 함께 슬관절 통증과 간헐적 부종을 호소한다. 퇴행성 열상은 60세 이상, 그리고 일과 관련된 무릎꿇기(kneeling), 쭈그리고 앉기(squatting), 또는 등반하기를 하는 남성에서 더 자주 나타난다(Chirichella 등, 2019; Snoeker 등, 2015; Snoeker 등, 2013).

위험요소(*Risk Factors*)

반월판 손상에 대한 수정 가능한 위험요소는 높은 체질량지수(BMI)와 활동수준이다. 체질량과 관련하여, BMI 25 kg/m^2 이상인 사람은 반월판 수술을 받을 확률이 증가하고 BMI가 40 kg/m^{2}보다 클 때는 확률이 15배 더 높다(Laberge 등, 2012; Snoeker 등, 2013). 활동 증가는 반월판 열상에 대한 위험요소로 인식되며 운동선수(Ackerman 등, 2017; Mitchell 등, 2016; Snoeker 등, 2013)와 군대에서(Jones 등, 2012) 잘 연구되었다. 가장 반월판 손상에 대한 높은 위험으로 확인되는 가장 일반적인 스포츠는 풋볼, 럭비, 축구, 야구, 그리고 레슬링이다(Kilcoyne 등, 2012; Mitchell 등, 2016; Stanley 등, 2016).

그들에게 존재하는 다른 수정 불가능한 위험요소는 해부학적으로 관련이 있다. 이것들은 후방경골 경사각과 내측 반월판 경사각, 양오목 내측 경골 고원, 그리고 슬관절 부정렬을 포함한다(Gee 등, 2020). 원반모양의 반월판은 어린이의 위험요소이기도 하다(Gee 등, 2020; Kocher 등, 2017; Lee 등, 2019a).

신체검진 동안, 일반적 결과는 강제 과신전 시 통증, 최대 수동적 슬관절 굴곡 시 통증, 관절선 압통, 그리고 특수검사 시 양성소견이다(Logerstedt 등, 2018). McMurray 검사, Apley 검사, 그리고 Thessaly's 검사(표 7.3)는 전통적으로 반월판 열상을 진단하기 위해 권고되어 왔지만 이들 검사의 진단학적 정

표 7.3 반월판 병리의 종합 점수

1. 걸림 또는 잠김의 이력	〉5 긍정적 소견 Sn 11.2%, Sp 99%
2. 강한 과신전 시 통증	≥ 4 긍정적 소견 Sn 16.86%, SP 96.1%
3. 최대 수동 굴곡 시 통증	≥ 3 긍정적 소견 Sn 30.8%, Sp 90.2%
4. 관절선 압통	≥ 2 긍정적 소견 Sn 51.4%, Sp 71.6%
5. McMurray's 검사 시 딸깍 소리 또는 통증	≥ 1 긍정적 소견 Sn 76.6%, Sp 43.1%
	0 긍정적 소견 Sn 23.4%, Sp 56.9%

Sn = 민감도, Sp = 특이도.

(출처: Lowery 등, 2006.)

확성은 여전히 의문이다(Bhan, 2020; Smith 등, 2015; Snoeker 등, 2015). 반월판 병리 종합점수(표 7.3)(Lowery 등, 2006)는 양성 소견 증가와 민감도 증가를 가진 반월판 열상을 감지하는데 권장되었다.

특히 MRI와 같은 진단 영상은 반월판 열상을 진단하기 위한 민감도와 특이도를 각각 93%와 88%로 나타낸다(Bhan, 2020; Snoeker 등, 2015). 다른 연구에서는 반월판 열상을 진단하는데 잘 훈련된 임상가에 의해 수행된 임상 검진이 MRI만큼 아주 정확하다고 보고하였다. 비용 또한 만만치 않은 요소다. 따라서 MRI 는 좀 더 복잡하고 혼동스러운 사례를 위해 예약되어야 하고, 수술전 계획과 예후에서 좀 더 추천된다(Kocabey 등, 2004; Logerstedt 등, 2018; Madhusudhan 등, 2008).

절제, 반월판 절제술과 복구
(Abstinence, Meniscectomy and Repair)

역사적으로 반월판은 그 중요성이 과소평가되어 있었고 일상적인 개방 반월판 절제술의 희생자였다(Beaufils과 Pujol, 2017a; Bhan, 2020; Englund 등, 2008; Papalia 등, 2011; Smillie, 1967). 기법의 발전으로 덜 침습적인 관절경 부분 반월판 절제술(arthroscopic partial meniscectomy, APM)이 생겨났고 1962년에 처음 시행되었다(DeMaio, 2013). 연구와 시간이 지남에 따라, 반월판 절제술 이후 골관절염으로 진행되는 위험이 잘 알려졌으며 1948년 초기에 보고되었다(Fairbank, 1948). 골관절염은 일반적으로 반월상연골 절제술 이후에 발생하고 ACL 파열과 관련됐을 때 더 그렇다(Beaufils & Pujol, 2017b). 이러한 지식에도 불구하고, APM은 계속해서 수행되고 있는 가장 일상적인 수술절차 중 하나이다(Beaufils과 Pujol, 2017b; Chirichella 등, 2019). 반월판 열상 이후 물리치료사에 의한 APM과 비수술적 관리를 비교하는 무작위 통제 시험에서는 유의한 기능 향상과 통증 감소 결과를 보였지만 연구는 비수술적 치료보다 APM이 우수하다는 것을 입증할 수 없었다(Beaufils과 Pujol, 2017b; Chirichella 등, 2019; Katz 등, 2013; Kise 등, 2016; Noorduyn 등, 2020; Sharma, 2021; Thorlund 등, 2015). 이러한 점을 감안할 때, 반월판 병변이 반드시 교정이 필요한 것은 아니기 때문에 외과적 중재를 자제하거나 회복을 통해 반월판을 보존하기 위한 노력은 지지되어 왔다(Beaufils과 Pujol, 2017b). 모든 열상이 증상이 있지는 않다(Gee 등, 2020). 슬관절 MRI에서 우연한 반월판 소견은 일반적이고 나이가 들어가면서 증가한다. 한 MRI 연구에서 반월판 열상에 일반적 통증, 쑤심, 또는 경직이 없는 사람이 61%로 나타났다(Englund 등, 2008).

보존적 관리 권장사항은 위험요인 수정, 식이요법, 운동 그리고 자가관리 프로그램으로 구성된다. 부상 후 심한 관절가동범위 제한, 잠김, 또는 불안정성 없는 환자는 비수술적으로 관리해야 한다(Chirichella 등, 2019).

내측 슬개대퇴인대
(Medial Patellofemoral Ligament)

외측 슬개골 탈구는 모든 슬관절 손상의 약 3%를 차지하고 전형적으로 젊은 여성에서 발생한다(Koh과 Stewart, 2014). 이러한 손상은 일반적으로 슬관절이 비틀리는 부상이나 슬개골 내측면의 직접적인 타격에 의해 일어나는 외상성 사건과 관련이 있다. 내측슬개대퇴인대(MPFL)는 슬개골의 외측 탈구를 예방하는 주요 수동적 안정장치이고 완전한 탈구는 항상 MPFL 손상을 동반한다(Matuszewski 등, 2018). 슬개대퇴 불안정성의 경향을 가진 개인은 1차(관절구 이형성증, 과도한 경골결절-관절와 거리, 슬개골 상위)와 2차(과도한 대퇴 앞돌림이나 외측경골 비틀림, 전반슬, 외반슬, 과도한 대퇴 전경 또는 외측 경골 염전, 반장슬, 외반슬) 위험요소들 모두 나타낼 수 있다(Chouteau, 2016). MPFL 복구 또는 재건술은 보통 손상 후 외과적 관리법이다. MPFL 복구는 MPFL의 안정성을 재확립하기 위해 봉합과 고정장치를 이용하여 이루어진다. 재건술은 원조조직보다 더 강한 경직과 부전에 대한 부하를 갖는 이식편을 사용하여 외측 슬개골 병진에 대한 기본적 내측 제한을 재구축하는데 목적이 있다(Koh과 Stewart, 2014). 이식편은 자가이식편이나 동종이식편일 수 있으며 복수의 기증자 부위에서 획득될 수 있다. 다양한 수술방법이 설명되었지만, 원조인대의 해부학과 등척성을 재현하는 것이 중요하다(Matzkin, 2019).

올바른 터널위치 지정 및 이식장력조절은 정상적인 관절운동학과 관절연골접촉을 회복시킨다(Stephen 등, 2016). 재건술은 결과 개선 및 재발률 감소와 연관되어 있기 때문에 복구보다 좀 더 신뢰할 수 있는 것으로 보인다(Puzzitiello 등, 2019; Strickland, 2019). 또한 활차구 성형술(trochleoplasty) 또는 경골결절 골절단술(tibial tubercle osteotomy)과 같은 뼈 관련 방법은 탈구 재발 사례에서 이용될 수 있을 것이다 (Hodax 등, 2019).

탈구 후 내원 시, 환자는 슬관절 통증과 부종, 슬관절 관절가동범위의 어려움이 나타날 수 있고, 슬개골 불안 검사(patellar apprehension test) 양성, J 징후(표 7.1) 양성, 그리고 슬개골 외측 병진의 2사분면 이상을 보일 수 있다(Rosinski 등, 2019). 일상적인 첫 번째 탈구의 경우, 그리고 연골병변이나 증상성 유리체(loose bodies)가 없는 경우, 비수술적 관리가 권고된다(Askenberger 등, 2018). 두 번째 탈구 후에는, 탈구 재발 가능성이 좀 더 높아지고 수술이 종종 요구된다.

비수술적 재활은 흔히 통증과 부종 관리 뿐만 아니라, 단기간 고정(~1개월)을 포함한다. 그 후엔 점진적인 관절가동범위 회복과 강화이다. 평균적으로, 손상 후 6주에 슬관절 범위를 완전하게 얻을 수 있다. 그리고 6주에서 3달까지 스포츠로 복귀 시간이 다양하다(Vellios 등, 2020).

재활의 일반적 원리
(General Principles of Rehabilitation)

일반적 고려사항(*General Considerations*)

인대와 반월판 절차에 따른 외과적 중재, 주의사항, 그리고 프로토콜이 다양하지만 수술 후 관리, 특히 후반 단계 및 스포츠 복귀(RTS)에서 중복되는 부분이 있다. 대부분의 미묘한 차이는 관련구조물을 보호하기 위해 재활의 초기단계에서 주목된다.

관절 부상 이후 치료계획은 근골격계 조직의 생물학적 치유 특성과 회복 단계의 고려가 포함되어야 한다. 관리는 환자 교육, 손상 조직 제거, 이들 조직 복원, 그리고 재손상 예방을 의미하는 EdUReP 원리를 따라야 한다(Davenport 등, 2005). 고려해야 할 재활의 주요 요소는 염증 조절, 심부 근육과 고관절 대퇴사두근의 재활성(reactivation) 강화를 포함하는 근활성, 근조절과 지구력, 슬관절에 능동 및 수동 관절가동범위 회복, 통증조절, 정적 및 동적 균형 증진, 재손상 예방과 심혈관 상태를 포함하는 활동 참여와 기능 회복을 포함한다.

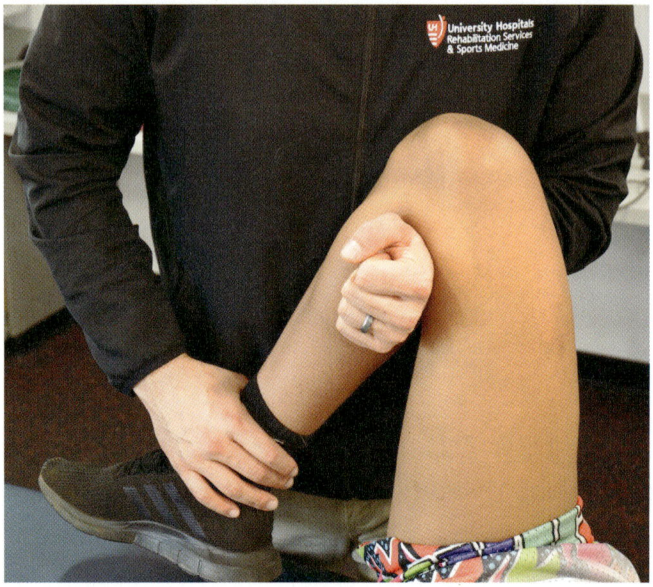

그림 7.6
웨지를 이용한 슬관절 굴곡 가동술.
환자가 슬관절을 더 많이 굴곡할 때 앞쪽 슬관절의 경직을 줄이고 굴곡을 제어하는데 사용된다.

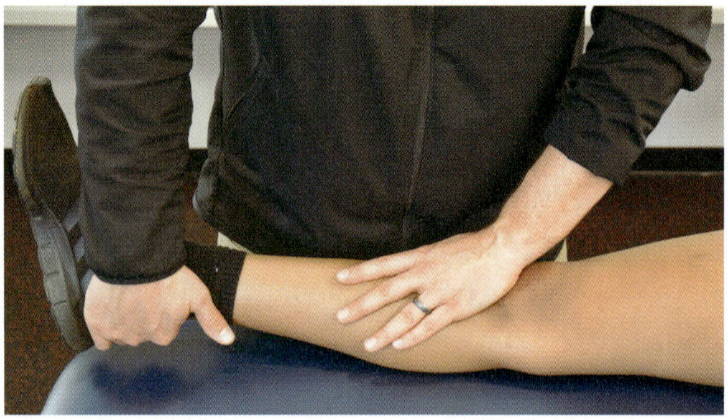

그림 7.7
슬관절 신전 관절가동술 기법.
슬관절 신전을 얻고 후방 슬관절의 경직을 감소시키는데 사용.

조기 재활은 염증 조절과 대퇴사두근 재활성에 중점을 두어야 한다. 조절되지 않은 관절염증은 통증 기전을 촉진하고(Rice과 McNair, 2010), 대퇴사두근의 관절성 근육 억제(arthrogenic muscle inhibition, AMI), 근육 약화, 그리고 골절과 움직임 기능장애에 대한 원인이 된다. 일부 임상가에 의한 슬관절 인대 손상 관리의 주요 오류는 염증 조절을 잘 하지 않은 것과 관절 삼출에 개의치 않고 너무 공격적인 재활을 하는 것이다.

도수치료 접근법은 경골대퇴관절과 슬개대퇴관절에서 뿐만 아니라 다른 하지 관절에서 관절가동범위 회복에 유용할 수 있다. 굴곡과 신전에 대한 조기 관절 운동의 시작(그림 7.6)(그림 7.7)은 치유되는 인대의 장력 강도(tensile strength)를 더 크게 할 수 있다. 또한, 만성 슬관절 통증 환자에 대한 역학연구들은 도수치료 적용 이후 유해자극 경로의 하향조정(down-modulation)을 입증하였다(Courtney 등, 2011, 2016).

체중지지(Weight-Bearing)

환자 손상이 외과적으로 관리되었다면, 외과의와 상담하고 수술 절차를 검토하는 것은 적절한 재활치료계획을 수립하는 데 도움이 된다. 수술 후 프로토콜은 수술 방법, 관련 구조, 뿐만 아니라 외과의사의 선호도에 따라 다양하다. 보조기와 목발은 일반적으로 슬관절수술 이후 행해지며 체중지지 예방 조치가 시행될 것이다. 적절한 경우, 일단 통증이나 비대칭 없이 걸을 수 있게 되면 환자는 완전 체중부하로 목발에서 탈피할 수 있을 것이다. 보조기는 일단 환자가 적당한 대퇴사두근 조절을 보여줄 수 있으면 제거된다. 이것은 수행 동안 지체 없이 그리고 수술 후 슬관절 보조기를 하고 이동 시 불안정이나 약화 증상 없이 하지직거상 운동(straight leg raise exercise)의 반복을 통하여 측정된다. 또한 보조기를 중단하기 전에 적절한 강도를 평가하기 위해 강화 검사(step-up test)가 권장되었다(The STaR Trial Investigators 등, 2017).

전방십자인대 재활
(Rehabilitation after Anterior Cruciate Ligament Reconstruction)

수술 직후 단계(Immediate Postoperative Phase)

대부분의 프로토콜들은 ACL 재건술 이후 시간 기반 지침과 기준 기반 지침을 결합한다. 시간 기반 요소에도 불구하고, 환자는 특정 기준 이정표에 도달하기 전에 다음단계로 진행되어지면 안된다. 수술 직후 고려사항과 중점사항은 통증과 부종 감소, 대퇴사두근억제 퇴치, 그리고 적절한 ROM 회복에 있다. 쓰다듬기 검사(stroke test, 표 7.4, 그림 7.8과 7.9) 는 외래환자 환경에서 슬관절 삼출액을 평가하는 신뢰할 수 있는 방법이다(Sturgill 등, 2009).

또한 수술부위의 조기 관찰이 감염이나 심부정맥색전(DVT)의 징후에 대한 모니터가 될 것이다. Well의 기준 체크목록은 DVT의 위험을 평가하기 위한 신뢰할 수 있는 임상도구이다(Modi 등, 2016). 이 단계를 위한 기록은 0°에서 90° 까지 능동적/수동적 ROM과 능동적 대퇴사두근 수축의 수행을 포함한다(Adams 등, 2012). 수술 후 제한은 초기에 반월판 복구와 같은 다른 연부조직 과정에 따라 ROM과 체중지지 상태를 제한할 것이다. 신전 ROM을 조기에 얻는 것은 슬관절 신전(3~5°)의 작은 상실이 ACL 재건 이후 주관적 및 객관적

표 7.4 수정된 스트로크 검사

등급	결과
Zero	쓸어내림 시 파동 없음
Trace	쓸어 내림 시 내측에 작은 파동
1+	쓸어 내림 시 내측에 큰 돌출
2+	쓸어 올림 후 삼출액은 자연적으로 내측으로 돌아옴 (쓸어내림 필요 없음)
3+	슬관절의 내측면에서 삼출액을 이동시키는 것이 불가한 너무 많은 액체

(출처: Sturgill 등, 2009.)

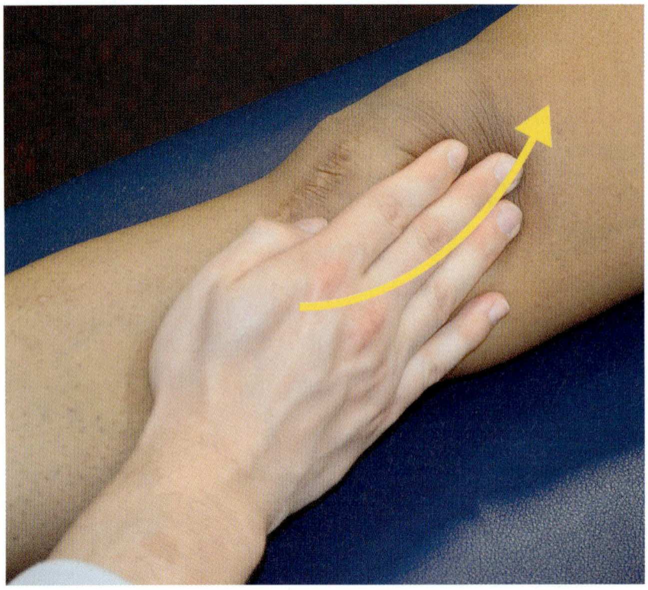

그림 7.8
삼출액 평가를 위한 스트로크 검사(Stroke test).
첫 번째 단계: 검사자는 내측 관절선에서 슬개상낭(suprapatellar pouch)을 향해 위쪽으로 스트로크한다.

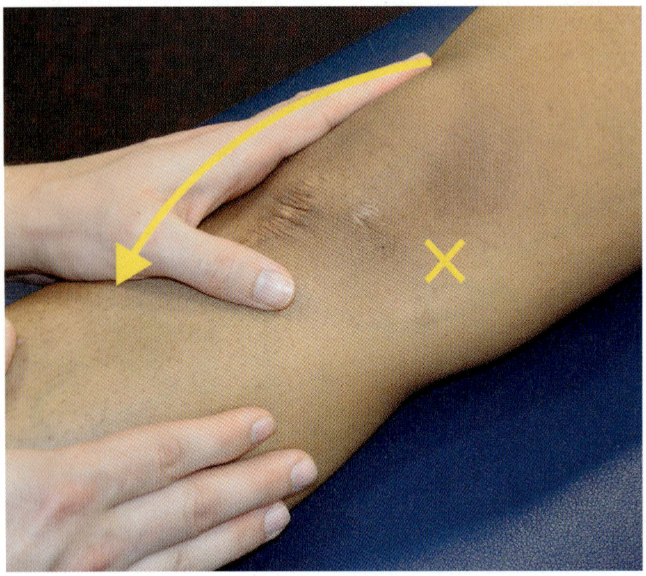

그림 7.9
삼출액 평가를 위한 스트로크 검사(Stroke test).
두 번째 단계: 외측 관절선을 향해 슬개 상낭에서 원위 대퇴부에서 아래쪽으로 스트로크한다; 슬관절 내측에서 유체의 파동이 관찰된다(X는 아래쪽 스트로크를 동반한 삼출액을 평가할 영역을 나타낸다).

결과에 영향을 미칠 수 있다는 점을 감안하면 중대하다(Shelbourne과 Gray, 2009). 또한 완전한 신전의 조기 달성은 관절섬유증과 같은 수술 후 합병증 위험을 감소한다(Graf 등, 1994). 슬관절 신전 ROM을 회복하는데 도움이 되는 방법은 저부하 장기간 신장법(low-load long-duration stretching)을 포함한다. 비록 ACL 재건술 후 대퇴사두근 근력에 결핍이 수개월 또는 수년 동안 지속될 수 있더라도, 신경근 전기자극(NMES, 그림 7.10)은 대퇴사두근 근력강화운동과 함께 이용되고 결과를 개선하는 것으로 나타났다. 수술 후 AMI는 대퇴사두근에 영향을 미치고 수의적 수축(volitional contraction)을 제한한다; 그러나, NMES는 수의적 운동만 하는 것보다 대퇴사두근 근력을 더 향상하기 위해 직접적으로 운동 뉴런을 동원한다. 대퇴사두근 근력을 증진하고 AMI의 부정적 영향을 방지하기 위해 수술 직후에 이용될 수 있는 또 다른 치료법은 혈류 제한(BFR: blood flow restriction)이며 이것은 그림 7.11에 보여지고 있다(Lu 등, 2020). 이것은 새로운 연구분야이다: 그러나, 현재 자료와 활용은 유망해 보인다.

수술 후 초기단계(*Early Postoperative Phase*)

환자가 첫 단계에서 기준을 충족하였다면, 그 다음으로 진행할 것이며 일반적으로 약 2주차에 시작한다. 이 단계에서 중요한 것은 110°까지 슬관절 굴곡 ROM, 목발 이용 없이 정상적인 걷기 패턴 회복, 상호 계단오르기, 그리고 지체없이 직거상(SLR) 하기가 포함된다(Adams 등, 2012). 이 단계의 치료는 벽 스쿼트와 통증없이 스텝업과 같은 체중부하 활동(닫힌사슬운동, 그림 7.12)과 체중부하가 없는 운동(열린사슬운동)으로 구성된다. 연구에 따르면, 제한된 ROM(90–45°)에서 열린사슬 슬관절 신전 운동의 조기 이용과 12주차까지 완전 슬관절 신전으로 진행하는 것은 ACL 이식편에 느슨함 증가 없이 더 높은 대퇴사두근 근력을 얻을 수 있다고 한다(Fukuda 등, 2013; Mikkelsen 등, 2000).

수술 후 중간단계(*Intermediate Postoperative Phase*)

이 단계의 중요점은 손상되지 않은 쪽의 슬관절 굴곡 ROM을 10° 이내로 성취하고 최소 60%까지 대퇴사두근 강도를 나타내는 것이 포함된다(Adams 등, 2012). 대칭적인 대퇴사두

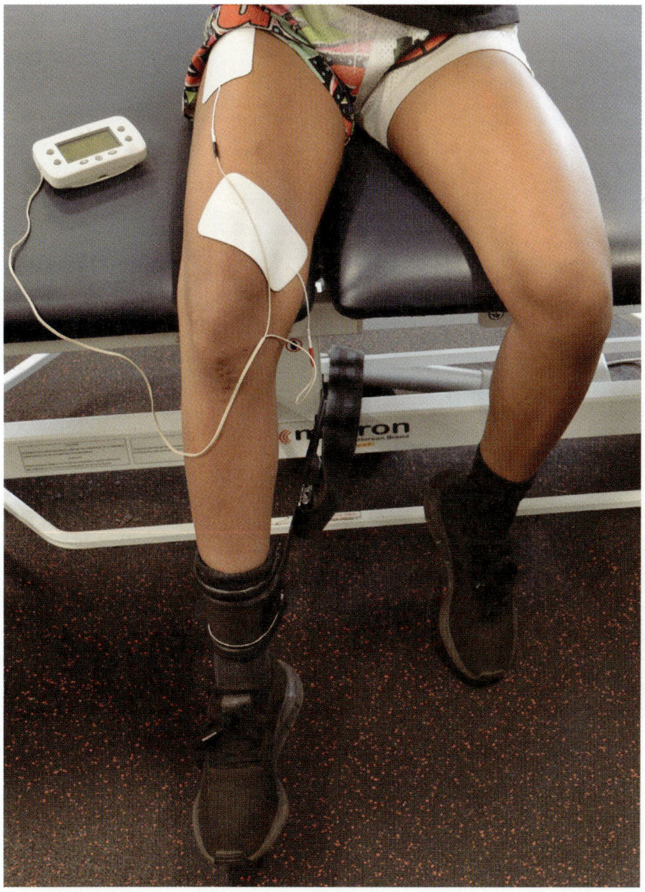

그림 7.10
대퇴사두근 강화를 위한 신경근전기자극치료.
등척성 롱 아크 쿼드(long arc quad)는 다음과 같은 매개변수로 수행된다: 3" × 5" 전극 위치 (1) AIIS로부터 근위부 2인치 지점에서 (2) 대각선으로 VMO위의 원위부로. 2500 Hz; 75 돌발파(bursts); 2초 램프; 12초 적용, 50초 휴식; 최대 허용 강도(적어도 50% 최대 수의적 등척성 수축); 관련된 다리의 60–70° 슬관절 굴곡상태에서 10 - 15 수축/회기(Adams 등, 2012). 권장 빈도 클리닉에서 3회/주, 또는 가능하다면 집에서 1–2회/일 수행.

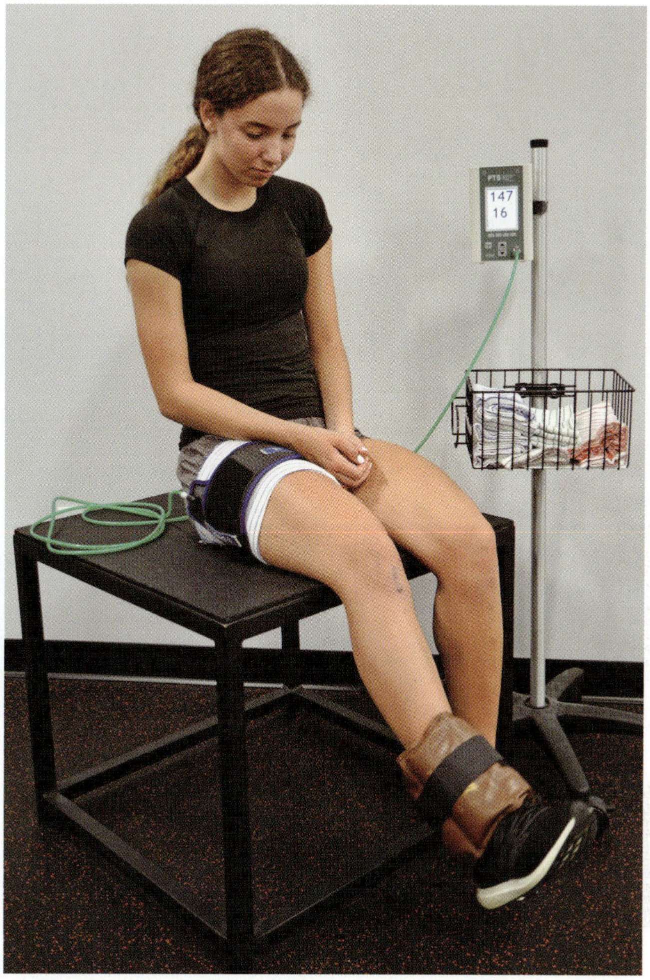

그림 7.11
롱 아크 쿼드 운동(long arc quad exercise)을 통한 혈류 제한 재활. 혈류 제한은 더 낮은 저항 부하와 결합될 때 근육의 힘과 비대를 개선하는 것으로 나타났다. 또한 골밀도를 보존하고 ACL재건 후 골 손실을 방지할 수 있다(Hughes 등, 2017; Lambert 등, 2019).

근 강도는 재활을 통해 적절하게 환자를 진행하는 것과 관련된 임상의사 결정을 제공하도록 돕는다. 대퇴사두근의 최대 수의적 등척성 수축을 측정하기 위한 표준은 등속성 동력계를 이용하여 수행될 수 있고 수술 후 12주에 시행할 수 있다. 그러나 슬관절 굴곡 85~90°에서 유지된 슬관절을 휴대용 등척성 근력계를 사용하거나 또는 슬관절 굴곡 90~45°에서 열린사슬 슬관절 신전계에서 1 RM은 대퇴사두근 근력을 평가하기 위한 대안으로 신뢰할 만하다(Sinacore 등, 2017). 그렇지만 이들 두 대안방법들은 등속성 근력측정기의 실제적인 결과와 비교했을 때 그들의 결과가 종종 슬관절 근력을 과대평가할 수 있기 때문에 주의해야 한다. 이 단계는 대퇴사두근 힘과 거의 완전히 슬관절 ROM을 회복하는데 지속적으로 집중하고 주의를 기울

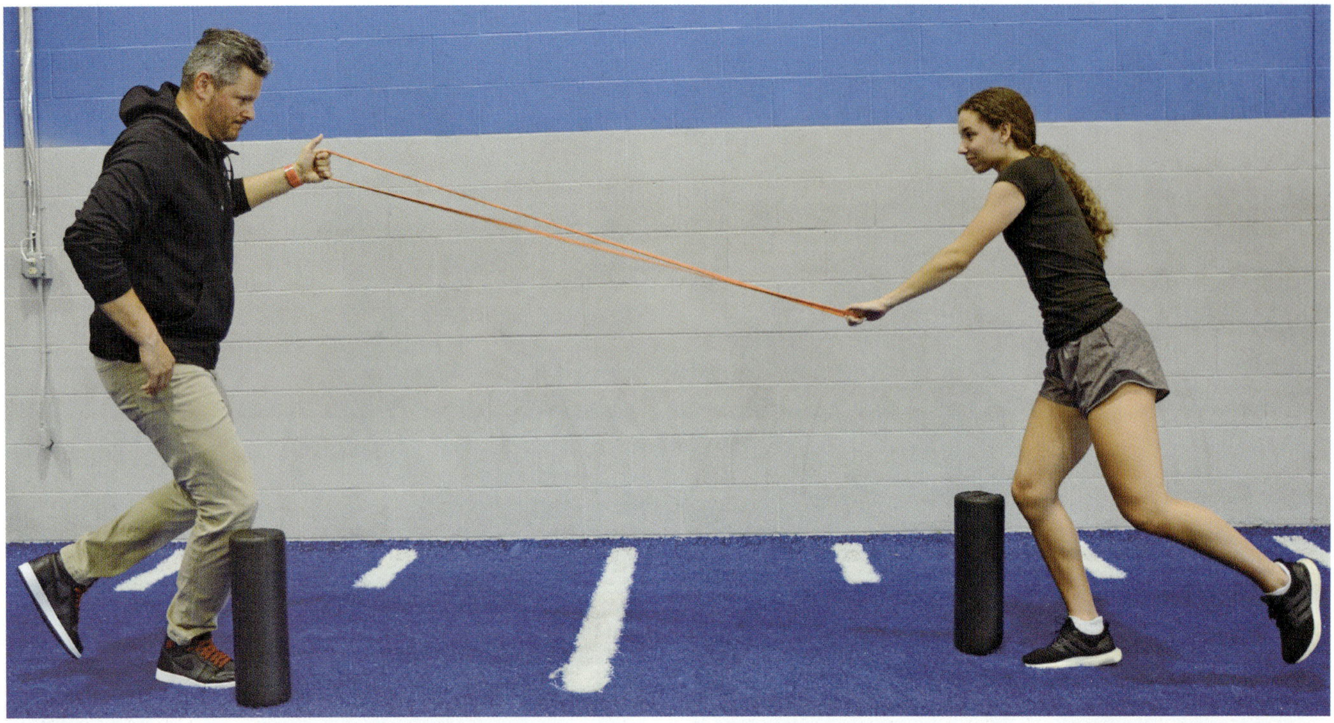

그림 7.12
발란스 배틀(Balance battles).
환자와 치료사는 동요(perturbation)를 제공하여 상대방이 외발자세를 취하지 못하도록 한다.
외적 자극은 적절한 운동조절과 자세유지를 위해 사용된다.

이는데 중요한 역할을 한다. 또한 이 단계에서 환자는 균형과 신경근 재교육 운동을 시작할 것이다. ACL을 재건한 슬관절 주위 신경근 변화(예, 근육억제나 손상된 감각운동기능)는 근력 소실, 위축, 그리고 기능 변화와 같은 임상 손상에 영향을 미칠 것이다(Ingersoll 등, 2008). 신경근 기능 최적화는 ACL 손상 이후 예방과 재활에서 핵심적인 측면으로 간주 된다. 몇몇 간행물들은 ACL 손상 이후 발생하는 신경가소성(Neuroplastic) 변화와 신경근 조절에 대한 보상을 조사하였다(Gokeler 등, 2019; Kapreli 등, 2009; Needle 등, 2017; Roy 등, 2017). Grooms 등(2017)은 ACL 재건술 이후 사람들이 슬관절 움직임에 참여하기 위해 감각-운동 전략과 정반대로 시각-운동 전략에 좀 더 의존할 수 있다고 보고하였다. 이들을 해결하기 위한 전략은 그림 7.13에서 볼 수 있는 것처럼 신경근 조절의 회복을 지원하기 위한 운동학습(motor learning)의 원리(Gokeler 등, 2019; Grooms 등, 2017)를 포함한다. 전통적으로, 새로운 운동 기법을 수행하는 방법을 환자에게 가르칠 때, 지시는 환자의 주의를 그들 자체 움직임으로 이끄는 방식(내적 주의집중)으로 전달되었다. 그러나, 환경에 대한 움직임의 효과(외적 주의집중)로 환자의 주의를 유도하면 좀더 효과적이고 효율적인 움직임이 발생한다(Gokeler 등, 2019; Wulf 등, 2010). 외적 주의집중의 이용은 내적 주의집중과 비교할 때 자세 안정성 뿐만 아니라 향상된 점프-착지 운동조절을 나타낼 것이다(Gokeler 등, 2015). 외적 집중과 관련된 다양한 운동의 몇까지 예들은 그림 7.14-7.16에 나와 있다. 내적 대 외적 집중의 예는 표 7.5에서 볼 수 있다. 재활에서 이 정보를 활용하는 것은 2차 손상의 감소를 위해 중요한 것으로 가정

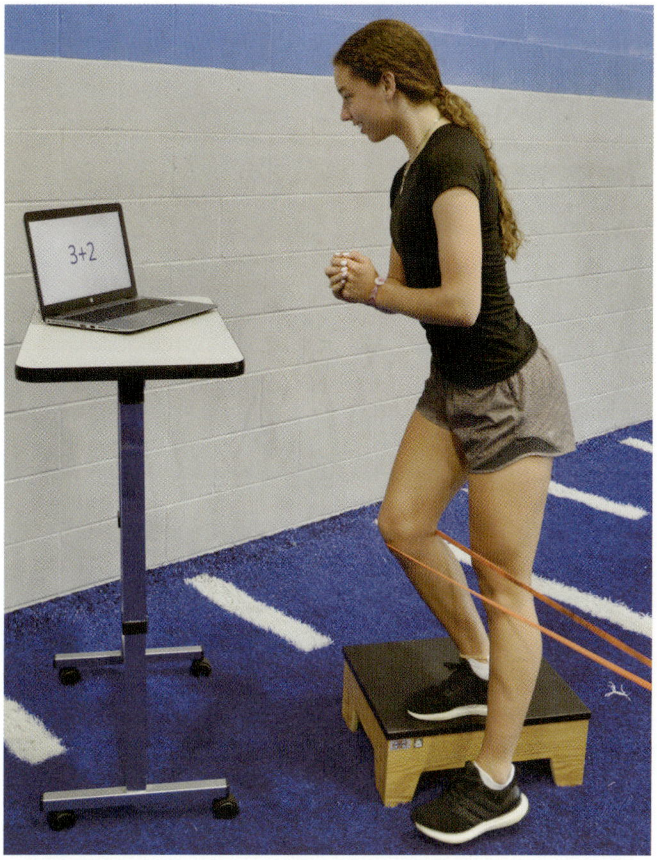

그림 7.13
인지적 2중과제와 슬관절 외반저항으로 측면내리기.
환자는 수학 문제가 있는 슬라이드를 보면서 홀수 또는 짝수 답변에 따라 위·아래로 움직이는 단계적 작업을 수행한다.

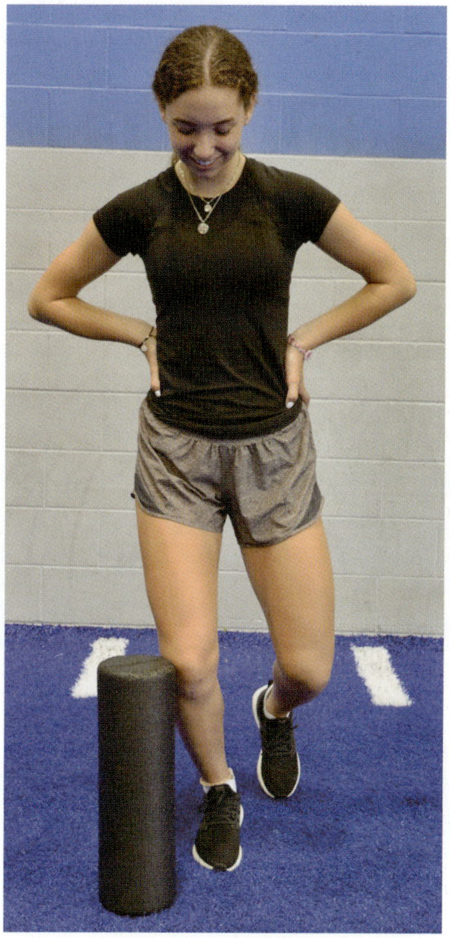

그림 7.14
외적 집중이 있는 싱글 레그 스쿼트(Single leg squat).

되었다.

수술 후 후기단계(Late Postoperative Phase)

수술 후 후기 단계의 중점은 손상되지 않은 쪽과 비교하여 대퇴사두근의 최소 80%까지의 근력, 정상보행패턴, 완전한 슬관절 ROM 그리고 흔적 또는 그 이하의 슬관절 삼출을 포함한다. 80%의 대퇴사두근 지수는 근력의 최소 결핍을 나타내고 이전에는 좋고 나쁜 대퇴근 근력을 구별하는데 이용되었다 (Adams 등, 2012; Lewek 등, 2002; Nyland 등, 2003). 대퇴사두근 근력을 향상하는데 지속적 중점을 가지면서, 운동은 양쪽 다리(그림 7.17)에서 한쪽 다리로 변화하기 시작하고, 그들 중점 사항을 향해 진행하고 있는지 확실하게 하기 위해 환자에게 난이도를 증가할 것이다(그림 7.18과 7.19).

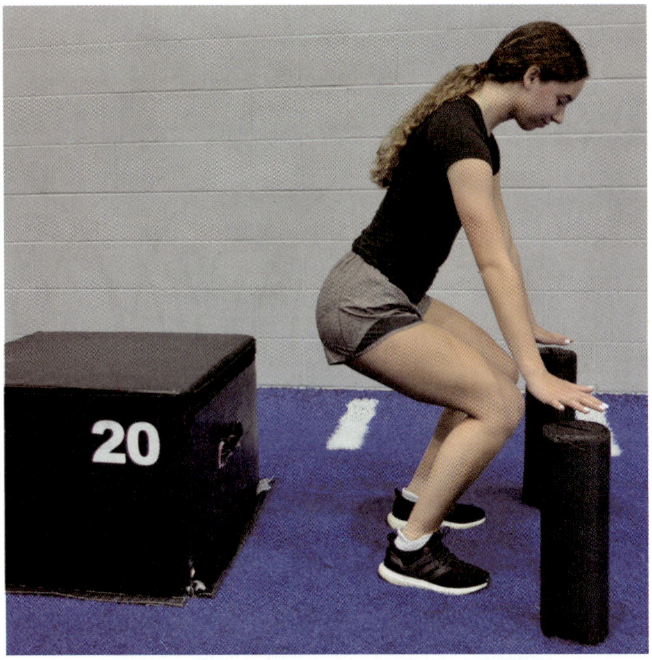

그림 7.15
외적 집중이 있는 드롭 버티컬 점프(Drop vertical jump).
환자는 상자에서 내리고 고관절과 슬관절 굴곡을 장려하기 위하여 "목표물을 향해 도달"하라는 신호를 받는다.

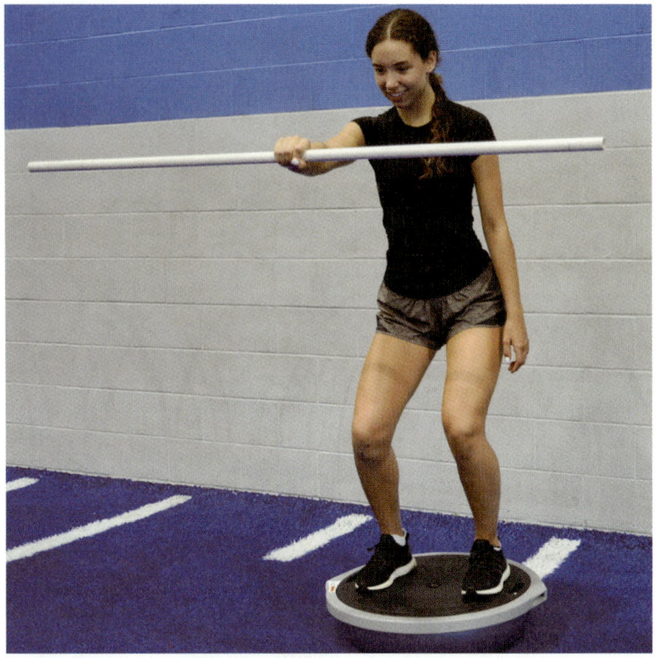

그림 7.16
외적 집중이 있는 안정화 운동.
환자는 바닥과 바를 수평으로 유지하면서 BOSU에서 균형을 유지한다.

표 7.5 내적 주안점 대 외적 주안점의 비교 지침

운동	관심의 내적 주안점	관심의 외적 주안점	기법 사용
Short Arc Quad	"대퇴사두근을 쥐어짜고 테이블에서 발꿈치를 들어올리십시오"	"허벅지를 테이블에 대고 템포를 따라가면서 발가락을 슬관절쪽으로 당기십시오"	메트로놈, 바이오피드백 장치
Supine Bridge	"둔근을 조이고 엉덩이를 테이블에서 들어올리십시오"	"발 뒤꿈치를 테이블에 댄 다음 엉덩이를 들어 올리십시오"	메트로놈
Single-leg Squat	"슬관절이 두 번째 발가락 위에 정렬되도록 하십시오"	"슬관절이 폼롤러를 향하도록 하세요"	폼롤러, 콘, 슬관절 위에 레이저 포인터
Postural Stability on BOSU ball	"발의 움직임을 최소화 하세요"	"바를 앞으로 내밀면서 수평을 유지하십시오"	맞춤봉(Dowel rod)

(출처: Faltus 등, 2020; Gokeler 등, 2019)

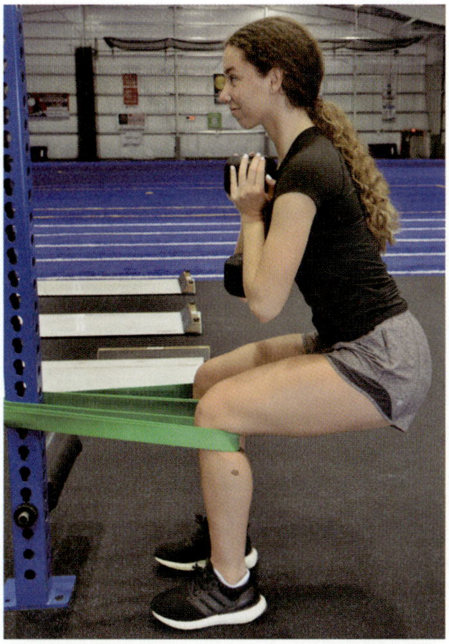

그림 7.17
스페인 스쿼트(Spanish squat).

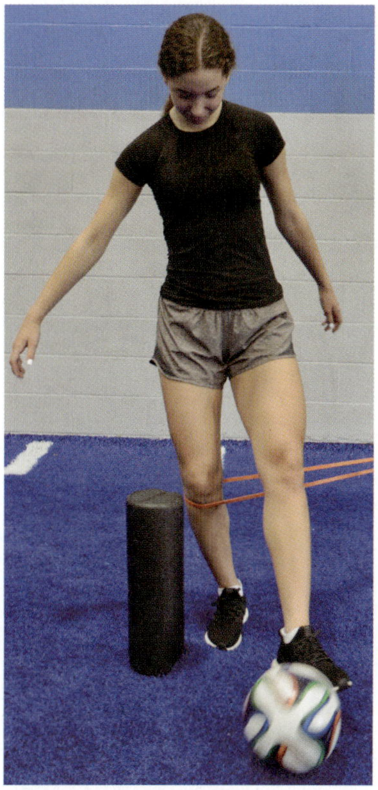

그림 7.18
외반저항 및 외부신호와 함께 패스 훈련. 환자는 한쪽 다리자세에서 슬관절에 가해지는 외반력에 저항하고 공을 패스하고 받는 동안 슬관절을 목표 쪽으로 유지한다.

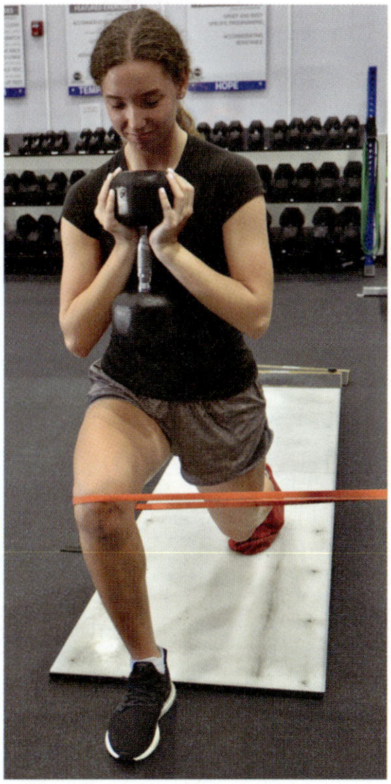

그림 7.19
외반 저항이 있는 리버스 슬라이드 보드 런지(Reverse slide board lunge).

과도기 단계(Transitional Phase)

일단 환자가 이전 단계의 중점사항들을 충족하였다면 의사로부터 승인을 받고 달리기 진행이 시작될 것이다(Rambaud 등, 2018). 달리기 진행의 이점은 일방적 강화와 달리기의 특성상 발생하는 힘 증가를 포함한다. 달리기 진행은 조깅과 걷기 사이 균형을 유지하는 두 부분 활동으로 시작한다. 걷기에 대한 조깅의 비율은 점진적으로 증가한다(Adams 등, 2012). 다음 단계로의 진행은 삼출 증가나 통증 없이 현재 단계의 완성이 기반이 된다. 또한 이 단계 동안 사지 대칭 개선을 위해 한쪽 하지 강화와 신경근 조절에 중점을 지속하는 것이 중요하다. 게다가 환자는 스포츠별 활동/움직임 패턴, 민첩성 운동과 기능적 검사를 진행한다.

스포츠로의 복귀(Return to Sport)

스포츠에 부상 전 수준으로 복귀는 ACL 재건술 이후 환자를 위한 주요 목표이다(Lynch 등, 2015). 현재 연구는 부상 전 스포츠로 복귀하고자 하는 환자의 기대는 수술 전(94%)과 수술 후(88%) 모두에서 높게 나타낸다(Feucht 등, 2016; Webster 와 Feller, 2019). 연구에 따르면, ACL 손상 이후 스포츠 복귀율(RTS)과 환자의 기대 사이 모순이 있다. 전문 운동선수는 ACL 재건술 이후 2년 후에 약 78%~98%까지 부상 전 수준으로 되돌아 가는 경향이 있다(Busfield 등, 2009; Erickson 등, 2014; Harris 등, 2013). 그러나 불행히도, 아마추어 일반 선수의 환자의 65%만이 ACL 재건술 이후 2년 후에 부상 전 수준으로 되돌아간다(Ardern 등, 2014). 운동선수의 경우 이차 ACL 손상을 입는데 위험은 높은 수준의 스포츠로 되돌아가는 것과 함께 25세 이하 또는 젊은 운동선수의 경우, 약 23%로 아주 높게 나타나는 것으로 보고되고 있다(Wiggins 등, 2016). ACL 재건술 후 스포츠 복귀(RTS) 이후 이차 손상의 높은 비율 때문에, 환자의 준비 상태와 궁극적으로 스포츠 복귀에 대한 가능성을 평가하는 것이 중요하다. ACL 재건술 이후 스포츠 복귀에 대한 가능성에 기여하는 몇 가지 요소는 수술 후 시간, 대근력(greater muscle strength), 기능 검사의 최고점, 움직임의 질 평가, 심리적 준비상태, 그리고 환자-보고 결과 측정이 포함된다.

일반적으로 RTS는 여섯 달 이후로 권고되었다; 하지만, 이 시간대는 ACL 2차 손상 발생위험이 스포츠 복귀 초기 기간(6~12개월)동안 가장 높기 때문에 문헌에서 의문시 된다(Ardern 등, 2014; Dingenen과 Gokeler 2017; Gokeler 등, 2017). 재손상의 위험을 감소하기 위해, ACL 재건술 이후 최소 9개월로 스포츠 복귀를 지연하는 것을 권고한다(Grindem 등, 2016; Kyritsis 등, 2016). 근력에 대한 현재 권고는 등속성 동력계를 통해 대퇴사두근과 슬괵근 검사에서 최소 90% 대칭성을 얻는 것이다. 그러나 대부분의 연구문헌 권고는 95~100% 사지 대칭에 더 가깝다. 문헌에서 거의 일반적으로 설명되고 이용되는 기능적 검사는 4가지 기능적 도약 검사(functional hop tests)를 포함한다: 한발 도약검사, 삼단 도약검사, 교차 도약검사, 6m 도약 시간 검사(single-leg hop for distance, triple hop, cross-over hop, and 6-meter timed hop). 이 검사의 목적은 다시 최소 90% 대칭으로 성취하는 것이고 이들 도약 검사들은 평가자 간 및 평가자 내에서 우수한 신뢰도를 나타내는 것으로 밝혀졌다(Ross 등, 2002). 그러나 이들 도약검사 동안 운동조절도 모니터링되고 평가되어야 한다. 왜냐하면 대칭적으로 도약 수행을 성취하면서도 여전히 운동조절이나 근력 결핍을 나타내는 것은 환자들에게 아주 일반적이다. 연구에 따르면, 더 높은 대퇴사두근과 슬괵근 근력을 달성하고 좀 더 대칭적 도약검사를 성취한 사람들은 스포츠 복귀(RTS)에 대한 더 높은 가능성과 더 높은 슬관절 관련 기능을 나타낸다(Grindem 등, 2016; Kyritsis 등, 2016; Welling 등, 2020). 자주 이용되고 움직임 질을 평가하는 추가적인 기타 기능검사는 Y균형검사(Y-balance test), 턱 점프 평가(tuck jump assessment), 그리고 착지오류점수검사(landing error scoring system; LESS)를 포함한다. 움직임 질을 평가하기 위한 표준은 3-D생체역학 기법의 이용을 포함하지만 태블릿이나 스마트폰에서 2-D 시스템을 사용하는 것이 이 단계 동안 임상적으로 적절한 움직임패턴을 결정하는데 이용될 수 있다.

또한 심리적 준비 상태는 환자의 회복에 영향을 미치는 것으로 나타났다. 재손상에 대한 두려움은 ACL 재건술 후 RTS 되지 않은 운동선수에 의해 언급되는 일반적 이유이다(Kvist

등, 2005). 운동 공포 탬파 척도(Tampa Scale of Kinesiophobia; TSK-11) 설문지는 움직임 또는 재손상의 통증 관련 두려움을 평가했고 ACL 재건술을 경험한 환자에서 움직임/재손상의 두려움을 평가하는데 이용되었다(Chmielewski 등, 2008; George 등, 2012). 연구에 의하면, 17 이상의 점수를 가지고 있는 TAK-11에 더 큰 두려움을 가진 환자가 활동의 낮은 수준을 보고할 가능성이 4배였고, 95%보다 낮은 도약 하지 대칭(hop limb symmetry)을 가질 가능성이 7배, 90%보다 낮은 대퇴사두근 근력 대칭성을 가질 가능성이 6배였다. 또한, RTS 의 시기에 19 이상의 TSK-11점수를 가진 환자는 스포츠 복귀 후 24개월 안에 2차 ACL 파열을 겪을 가능성이 13배 높았다(Paterno 등, 2018). 전십자인대-손상 후 스포츠 복귀(Anterior Cruciate Ligament-Return to Sport after Injury, ACL-RSI) 척도는 RTS와 관련된 심리적 준비상태를 평가하기 위해 개발되었다(Webster 등, 2008). 현재 권고된 ACL-RTI 준거 점수는 77 이상이다. 최근 연구에서 2차 ACL손상을 경험한 젊은 환자는 ACL 재건술 이후 12개월에 측정된 심리적 준비상태가 더 낮았다(McPherson 등, 2019). ACL-RSI 점수가 77이하인 환자는 2차 ACL 손상의 위험이 더 높았다.

또한 모든 슬관절 기능을 평가하는 다른 환자-보고 결과 측정은 ACL 재건술후 RTS 의사결정에서 권고된다. 국제 슬관절 문서 위원회(International Knee Documentation Committee; IKDC)의 주관적 평가 점수(subjective knee form)는 일반적으로 자가-보고 슬관절 기능의 측정 시 이용된다. 많은 연구에 따르면 ACL 재건술 이후 스포츠로 손상 전으로 되돌아간 선수는 그렇지 않은 선수보다 IKDC 점수가 더 높았고 현재 권장 점수는 90점 이상이다(Czuppon 등, 2014; Lentz 등, 2012). 또 다른 일반적으로 이용되는 자가-보고 슬관절 기능 결과 측정은 슬관절 손상과 골관절염 결과 점수(Knee Injury and Osteoarthritis Outcome Score: KOOS)로 이것은 통증, 다른 징후, 일상생활기능, 스포츠나 레크레이션에서 기능, 슬관절 관련 삶의 질을 포함하는 슬관절 관련 기능의 다른 영역을 평가하는 5개의 하위척도로 구성된다. IKDC와 비슷하게 KOOS권고 점수는 90점 이상이다(Grindem 등, 2016; Roos 등, 1998; Roos과 Lohmander 2003; Salavati 등, 2011).

스포츠 복귀에 대한 현재 권고에도 불구하고, ACL 재건술 후 스포츠 준비 상태로 복귀를 결정할 때 최상의 기준이 무엇인지에 대한 지속적인 연구가 필요하다. 현재 문헌은 스포츠 복귀가 되기 전에 모든 권고 기준을 충족하는 환자의 비율이 매우 낮다고 보고한다. 재활의 수명과 높은 2차손상률 때문에 스포츠 복귀 결정은 진화가 계속되고 이것은 환자, 임상가 그리고 환자를 관리하는 외과의에 의해 행해져야 한다.

후십자인대 재건술 이후 재활(Rehabilitation after Posterior Cruciate Ligament Reconstruction)

다른 재활프로그램이 존재하지만, 모든 프로토콜의 토대를 마련해야 하는 핵심요소가 있다. 이것은 점진적 체중부하, 후방경골 아탈구 예방, ROM의 안전한 회복, 그리고 조기 대퇴사두근 활성화가 포함된다(Senese 등, 2018). 불행하게도, PCL 재건술 이후 재활의 특정구성요소에 대한 권고 사항과 자료에 대한 문헌에 많은 변동이 있다. 현재 재활프로토콜의 다양한 측면의 결과를 직접적으로 비교한 연구가 없으며 현재 재활 권고사항은 낮은 수준의 증거를 기반으로 한다.

수술 후, 외과의는 종종 재발되는 느슨함에 대해 우려하고 따라서 슬개골 가동성과 대퇴사두근 근력을 넘어서 회복중인 PCL를 보호하지 않는 빠른 재활을 종종 권장하지 않는다. 조기 재활에서 중점은 ROM의 느린 진행에 있고 과신전을 피하고 굴곡을 주의하도록 강조한다. 일반적으로 이식편은 굴곡 70~90° 사이에서 긴장되고, 굴곡 각도가 클수록 이식편이 직접적으로 신장되기 때문에, 굴곡은 2~4주 동안 범위를 넘는 것을 제한한다. ROM 진행과 관련하여, 대부분의 연구들은 굴곡 90°는 수술 후 4~8주에 허용했고 120° 굴곡은 6~12주에 허용하였다(Senese 등, 2018). 관절가동범위는 일반적으로 중력이 경골에 후방 힘을 가하는 전형적 고관절 90°와 슬관절 굴곡 활동(supine wall slides)보다, 굴곡 활동 동안 중력이 경골 전방 힘을 전달하는 엎드린 자세에서 수행되었다. 체중부하를 할 때, 많은 연구에서 완전체중부하가 수술 후 6주 까지 지연되는 것으로 나타났다(Senese 등, 2018). 후방경골 아탈구를 예방하기 위한 보호 보조기 착용에 대한 권고사항은 다양하고, 대부분의 연구들은 신전을 잠긴 상태로 6~8주 동안 착용을 권고하였다; 그러나 일부에서는 수술 후 12주까지 이용하기를 권장하였다(Senese 등, 2018). 강화하는 것의 경우, 대부분의 연구에서 등척성 대퇴사두근 강화와 하지직거상 훈련은 초기에 시작되고 뒤에 열린사슬운동이 행해졌다. PCL에 가해지는 스트레스는 중간범위 슬관절 신전동안 발생할 수 있고, 연구에 의하면 60° 부터 0° 까지 낮은 부하력을 보였다. 닫힌 사슬운동의 시작 시점은 수술 직후부터 6주까지 다양했고, 한 연구는 12주까지 지연된다고 보고한다. 대부분의 연구들은 능동 슬괵근 운동이 최소 12주 이상 지연되었다(Senese 등, 2018).
슬관절 굴곡 운동의 초기 시행은 중력의 후방력을 최소화하기 위해 앉아서 보다 엎드리거나 서서 0°에서 90°까지 수행되었다. 저항 슬관절 굴곡 운동은 슬괵근 수축과 함께 PCL 부하가 높아지기 때문에 PCL의 적당한 회복이 일어날 때까지(PCL 재건술 후 최소 4개월) 주의하여 접근해야 한다. 스포츠 복귀에 관하여, 대부분의 연구들은 스포츠 복귀 시 재손상의 위험을 줄이기 위해 기간, 강도 그리고 기능 수행의 조화를 권고하였다(Senese 등, 2018).

일반적으로 초기단계의 경우, 통증 조절과 부종 관리는 우선시된다. 슬관절 고정장치를 사용하고 환자는 6주 동안 체중부하를 하지 않는다(Serra Cruz 등, 2016; Shon 등, 2017). 수동 ROM은 초기 2주 동안 0-90°까지 제한될 것이고 그 이후 허용되는 만큼 진행한다(Chahla 등, 2016). 조기 가동성은 관절섬유증을 피하기 위해 이행된다(Chahla 등, 2019) . 이것에 대한 예외는 다인대-손상 슬관절 재건술의 경우이고, 슬관절 ROM을 시작하기 전에 2-3주 동안 슬관절 신전이 유지될 수 있다(Alentorn-Geli 등, 2019; Levy 등, 2010). 다른 연구들은 특히, 급성으로 관리된 환자에서 조기 가동성이 관절불안정성 증가와 관계 없었고, 좀 더 심한 ROM 결핍을 나타낸 경우는 수술 후 초기단계에서 고정이 되었다고 언급하였다(Mook 등, 2009). 공격적인 신장과 가동성은 처음 4~6주에서, 특히 중립으로 제한하는(과신전을 피하는) 신전과 함께 지지되지 않는다. 6주 이후 환자는 체중부하를 진행하고 목발을 제거하기 시작할 것이다. 일단 완전 체중부하가 되면, 점진적으로 강화프로그램을 시작할 수 있다. 고립된 슬괵근 강화는 재건에 대한 스트레스를 피하기 위해 종종 4달 동안 제한한다. 일반적으로 달리기는 수술 후 6개월 후에 행한다. 스포츠 복귀는 9개월이후 권고되고 객관적 기능 검사에 기초하며, 종종 다른 연관된 동시 인대 시술에 의해 영향을 받는다(Chahla 등, 2016, 2019).

측부인대손상 재활 고려사항(Rehabilitation Considerations for Collateral Ligament Injuries)

MCL 손상은 일반적으로 반월판 손상과 관련 있고, 재활프로그램은 반월판 치유에 영향을 줄 수 있는 활동을 고려해야 한다. LCL 손상을 가지고 있는 경우, 임상가는 비골에 붙어 있어 발생하는 근위 경비관절 기능장애의 가능성을 고려해야 한다. 또한 보고서에 의하면 PCL 손상의 약 35%가 비골신경마비와 연관이 있다고 하였다. 이 동반 질환은 LCL에 비골신경이 근접해 있기 때문인 것 같다. MCL과 LCL 손상은 회전불안정성과 관련될 것이고, 그래서 횡단면 느슨함(laxity)을 일으킬 수 있는 재활 중재를 피하기 위해 주의를 기울여야 한다. 슬관절 굴곡과 신전 양 끝범위에서 발생하는 회전을 고려하면, ACL 손상 이후 때때로 발생하는 충동적 끝범위 슬관절 신전/내반 부하는 통증과 염증(Ismail 등, 2019)을 일으킬 수 있고 관절에 느슨함을 공교롭게도 촉진시킬 수 있을 것이다. 환자와 그들의 활동이나 스포츠에 따라, 경첩보조기(hinged brace)의 이용은 재활과정 조기에 되어야 하고, 때때로 복귀 시 반복해서 사용될 수 있다. 측부인대 손상 이후 보조기 사용에 대한 근거가 부족하지만, 어떤 경우에는 적용될 수 있다.

MCL 외과적 중재 이후 적절한 ROM에 대한 지침은 안전한 슬관절 ROM 회복을 위해 외과의가 물리치료사에게 전달해야 할 것이다. 슬관절 굴곡 0~90°까지 설정한 경첩 슬관절 보조기는 종종 치유인대에 대한 스트레스를 예방하기 위해 이용된다. 재건술의 위치에 따라, 권고 관절가동범위는 다양하다. 원위 재건술은 회복하고 장기 외반 느슨함을 예방하기 위해 슬관절 굴곡 ROM에 있어 주의가 필요하다. 따라서, 굴곡은 초기 4주 동안 90°로 제한하고 그 이후에 허용되는 만큼 진행한다. 근위 또는 중간 부위 재건술은 관절섬유화와 기능적 ROM 상실을 예방하기 위해 좀 더 가속적/공격적인 슬관절 굴곡 ROM이 뒤따른다(Laprade과 Wijdicks, 2012). 조기 체중부하는 장려되고 환자는 허용되는 만큼 체중부하를 늘려간다. 종종 초기 재활은 근육, 특히 대퇴사두근의 활성도를 촉진하기 위해 등속성 운동을 포함한다. 만성 슬관절 상태에 대한 최근 연구에 따르면 낮은 부하, 장기간 등속성 운동은 하향 조절 통증에 가치가 있을 것이다(Rio 등, 2015). 대퇴사두근, 슬괵근, 그리고 장딴지 근육의 점진적 강화가 필요하다; 하지만, 임상가는 전체 하지(lower quarter)에서 근육 수행력(muscle performance)을 고려해야 한다. 동적 활동 동안 고관절 외전 약화는 슬관절을 가로지르는 외반 스트레스를 가할 수 있고, 재건된 복합체를 과도하게 힘들게 한다. 또한 코어 안정성 훈련은 도약 검사(hop testing) 같은 기능적 평가 동안 유의하게 근력 비대칭을 감소하는 것으로 입증되었다(Logan 등, 2016).

LCL 재건술의 경우, 외측 복구(repair)의 보호는 재활 초기에 중요하다. 초기 2~6주에, 복구에 스트레스를 피하는 것은 중요하다, 그래서 버팀대 또는 고정은 측부인대가 느슨(slack)하게 놓이도록 슬관절 굴곡 30°에서 하는 것이 권고된다. 버팀대는 사용될 수 있고 대부분의 재활 프로토콜들은 원하지 않는 스트레스에서 복구를 보호하기 위해 고정 시간이 포함된다. LCL 과 MCL 복구 이후 재활은 생체역학적 치유 기간을 기반으로 하며, 초기 ROM은 대퇴사두근 근력 회복 외에도 회복 과정에서 중요하다(Wilk 등, 1996).

반월판: 보존적 관리, 반월판 절제술, 그리고 복구(Meniscus: Conservative Management, Meniscectomy, and Repair)

보존적 재활의 초점은 초기에 통증 관리, 슬관절 삼출물의 조절, ROM 및 관절 가동성을 수반해야 한다. 편안함을 위해 부하 제거가 권장되었지만, 견딜 수 있을 때 전체 체중 부하가 허용될 수 있다(Chirichella 등, 2019). 슬관절 골관절염 및 반월판 손상에 대한 도수치료중재가 문헌에서 주장되어 왔다(Deyle 등, 2016; Jansen 등, 2011; Safran-Norton 등, 2019; Sullivan 등, 2018). Jansen 등(2011)의 체계적 검토(systematic review)에서 도수치료와 결합된 운동은 단독적인 근력 운동 또는 운동치료의 통증에 작은 효과에 비교하여 중등도의 효과를 보였다는 점에 주목했다. 반월판에 대한 도수 중재의 예는 그림 7.20 – 7.24에서 볼 수 있다. 치료적 중재로는 둔근, 대퇴사두근, 그리고 슬괵근 강화, 고유수용성 훈련, 그리고 고정용 자전거와 수중 운동과 같은 컨디셔닝 운동으로 구성하여 활용할 수 있다(이 교재의 19장 참조). 스포츠 관련 활동은 통증, 부종, 관절가동범위, 그리고 근력이 충분하면 완료할 수 있다.

APM이후의 재활은 비슷하며 초기에는 통증조절, 삼출물 관리, 관절가동술, 그리고, 제한 없는 관절가동범위에 중점을 맞춘다(Koch 등, 2020). 관절경 검사 후 대퇴사두근 강도의 해결이 특히 중요하며, 이는 즉시 시작되고 운동, NMES 및 BFR을 포함한 여러 접근 방식을 통해 환자의 내성에 따라 진행한다. 부목과 목발을 떼는 것은 앞서 설명한 것과 같다. 일단 통증과 부종이 잘 조절되고 ROM이 정상화되면 점진적인 근력강화 및 운동조절 훈련을 실시할 수 있다. APM이후의 RTS는, 평균, 2개월 정도라고 보고되었다(Agarwalla 등, 2019; Lee 등, 2019b).

반월판 복구 후 재활 프로토콜은 문헌에서 매우 광범위하다. 반월판 파열 유형 및 복구가 수술 후 치료 계획에 영향을 미칠 수 있으므로 외과의사와 긴밀한 협력관계가 권장된다(Harput 등, 2020). 일반적인 권장사항은 환자가 체중지지를

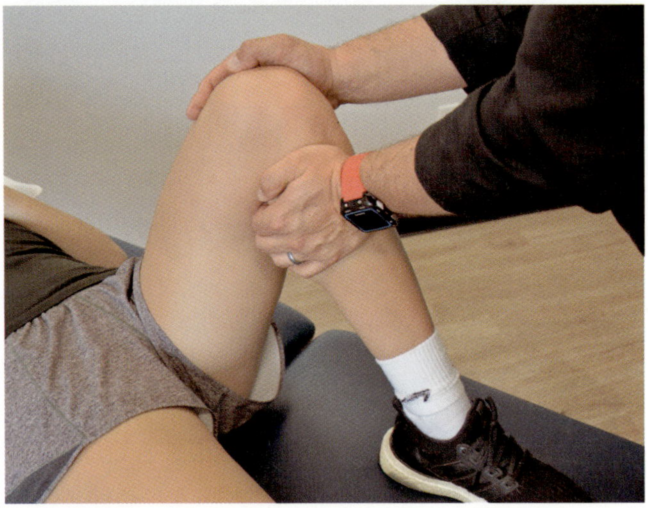

그림 7.20
끝범위 굴곡에서 경골 내회전.
슬관절 굴곡의 부수적 움직임을 개선하고 경직을 감소시키는 데 사용된다. 근위 손은 굴곡을 유지하고 안정화하는 반면 원위 손은 앞쪽 내측 경골에서 내회전력을 제공한다.

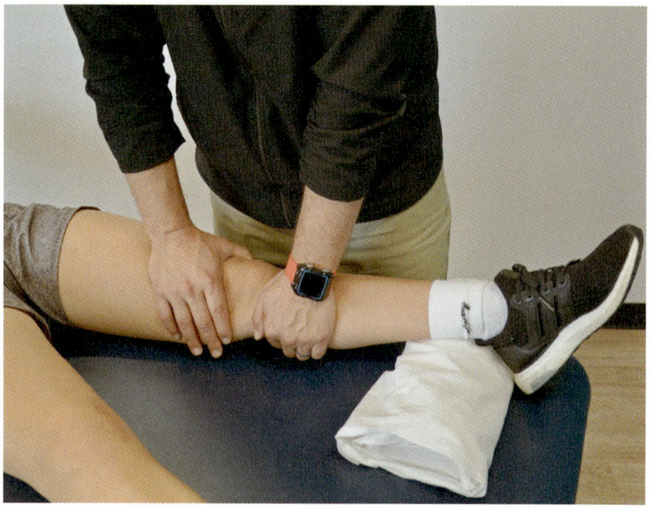

그림 7.21
끝범위 신전에서 경골 외회전.
슬관절 신전의 부수적 움직임을 개선하고 경직을 감소시키는 데 사용된다. 근위 손은 신전을 유지하는 반면 원위 손은 후방 내측 경골에서 외회전력을 제공한다.

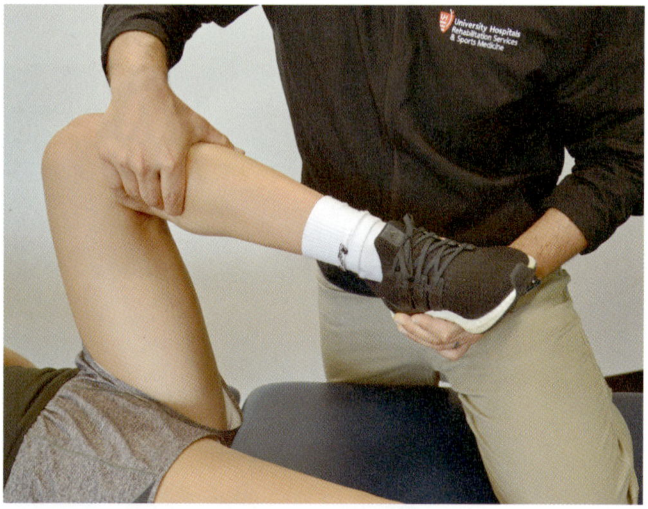

그림 7.22
슬관절의 내회전 가동술.
굴곡에서 부수적 가동성을 증가시키고 슬관절 굴곡이 더 이상 허용되지 않을 강직을 감소시키는 데 사용된다. 슬관절은 허용되는 정도의 굴곡으로 이동하고 두 손은 경골을 저항으로 내회전시키기 위해 조정된 노력으로 적용한다.

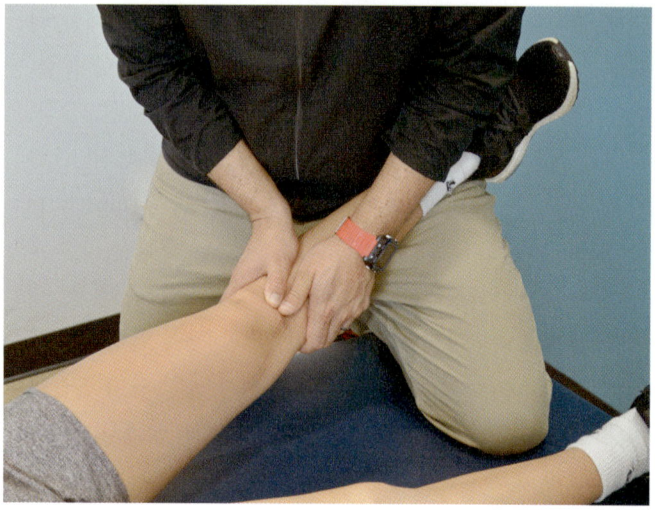

그림 7.23
슬관절의 신전과 외반 가동술.
신전을 증가시키고 후방 내측 슬관절의 강직을 감소시키는 데 사용된다. 고관절은 내회전되고 손은 슬관절에서 신전/외반 가동성을 부여하기 위해 조정된 노력으로 적용한다.

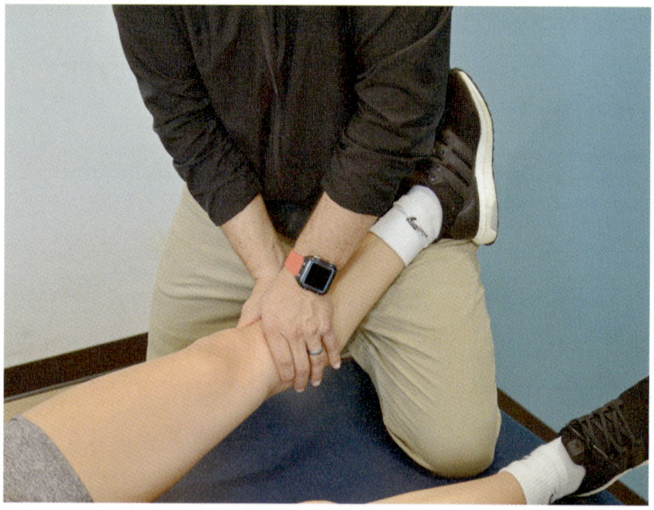

그림 7.24
슬관절의 신전과 내반 가동술.
슬관절의 신전을 증가시키고 후외측 슬관절의 강직을 감소시키는 데 사용된다. 고관절은 외회전 하고 손은 슬관절에 신전/내반 가동성을 부여하기 위해 조정된 노력으로 적용한다.

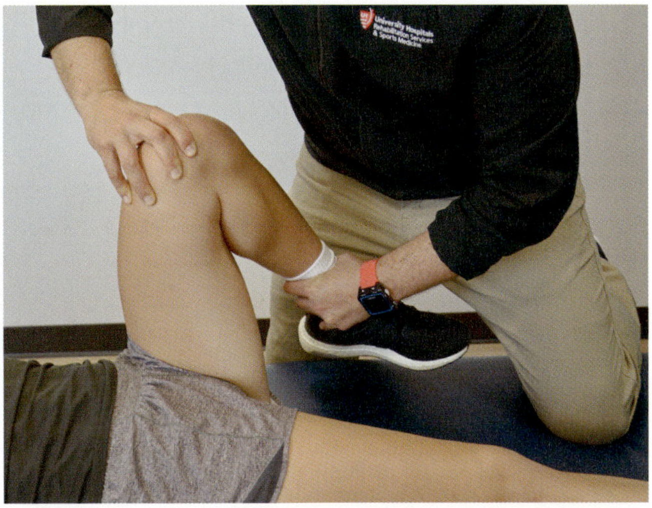

그림 7.25
외전과 내회전을 병합한 슬관절 굴곡.
굴곡으로의 부수적 움직임을 개선하고 강직을 줄이는데 사용된다.
한 손은 대퇴골을 안정화하고 다른 손은 경골을 내회전 및
외전하면서 슬관절 굴곡에 움직임을 제공한다.

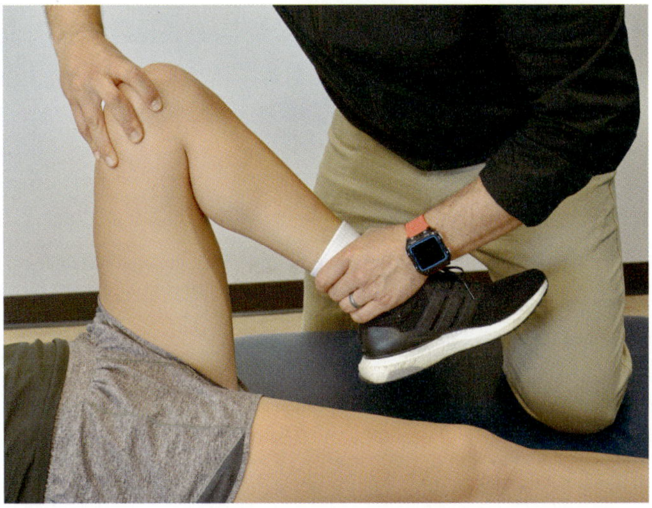

그림 7.26
내전과 외회전을 병합한 슬관절 굴곡.
굴곡으로의 부수적 움직임을 개선하고 강직을 줄이는데 사용된다.
한 손은 대퇴골을 안정화하고 다른 손은 경골을 외회전 및
내전하면서 슬관절 굴곡에 움직임을 제공한다.

하지 않고 복구 후 처음 4–6주 동안 제한된 관절가동범위를 갖는 것이다(Dean 등, 2020; Harput 등, 2020; Koch 등, 2020; Lin 등, 2013; Mueller 등, 2016), 초기 체중 부하와 슬관절의 높은 굴곡 각도는 복귀된 부위에 스트레스 증가로 실패의 우려가 있기 때문이다. 이러한 제한은 반월판 뿌리(meniscal root) 복구와 같은 특정절차에서 더 권장될 수 있다(Dean 등, 2020). 이러한 우려와는 달리, 연구는 제한된 수술 후 프로토콜에 따르는 임상성공률이 조기체중부하 및 제한 없는 관절가동범위가 구현되는 가속 프로그램과 유사하다는 것을 나타낸다(Harput 등, 2020; Koch 등, 2020; Lin 등, 2013; O'Donnell 등, 2017; VanderHave 등, 2015). 도수 중재는 복구 후 적용될 수 있지만, 복구된 조직을 통해 증가하는 스트레스를 피하기 위해서는 기법의 신중한 선택이 중요하다. 회전 기법(그림 7.25와 7.26)은 적절한 조직 치유가 발생한 후에 가장 잘 보존될 수 있고, ACL 재건술에는 후방에서 전방으로의 기법은 피한다. 반월판의 단독 복구 후 스포츠 복귀는 평균 ~6개월이며 ACL의 재건술을 동반한 경우에는 ~12개월이다(Lee 등, 2019b; Spang 등, 2018).

MPFL 치료와 재건술 후 재활 시 고려사항
(Rehabilitation Considerations Following MPFL Repair and Reconstruction)

프로토콜에 관하여, 재활 단계의 내용과 시기에 상당한 가변성이 있다(Lieber 등, 2019). 외과적 수술 후 흔한 합병증은 관절강직, 슬개골 골절, 대퇴사두근 위축, 대퇴골 및 이식편을 따른 통증, 탈구의 재발이다(Chouteau, 2016). 조기 조절된 가동술은 ROM을 증가시키고, 통증 감소, 연부조직 구조의 변화를 제한하기 위해 권장된다(McGee 등, 2017). 슬관절 굴곡은 점진적이고 조기에 시작되지만 외과의사의 선호에 따라 제한될 수 있다. 슬개골 가동술 역시 모든 면(plane)에 정상적인 움직임을 회복하기 위해 조기에 활용된다. 독자들은 슬개골의 도수 중재를 시각화 하기 위해 16장을 참조한다.

가동술은 이식편의 강도가 이전의 기본 조직의 강도를 넘어서고, 적절한 고정으로 재건된 조직에 스트레스에 대한 우려가 보증되지 않으므로, 재건 수술 직후 단계에서 제한 없이 모든

방향으로 적용되었다(Fithian 등, 2010; Manske 와 Prohas 017). 다른 이들은 슬개골 가동술이 수술 부위에 스트레스를 줄 수 있으므로 피하거나 매우 낮은 등급에서 수행해야 한다고 지적한다(Manske와 Prohaska 2017; McGee 등, 2017). 일반적으로 체중 지지는 목발을 짚고 즉시 시작할 수 있으며, 다리를 완전히 제어할 수 있을 때까지 부목을 사용할 수 있다(Fithian 등, 2010). 운동과 NMES를 통한 초기 근육 활동은 대퇴사두근의 촉진(facilitation)에 사용된다. 체중 부하와 ROM제한은 의사의 선호도에 따라 다를 수 있다(Zaman 등, 2018). 재활의 중간 단계는 완전한 ROM으로의 진행, 수술의 유지 및 보호, 그리고 점진적인 기능활동 시작에 중점을 둔다. 하지의 회전력을 제어하고 재 손상을 피하기 위해 중요한 중립 정렬에 중점을 둔다. 이것은 모든 운동과 함께 강화되어야 하며, 특히 고관절과 발에서 나타나는 결손에 주의를 기울여야 한다. 언급된 모든 손상은 슬관절의 동적 제어를 증가시키기 위해 해결되어야 한다.

RTS가이드 라인에 관하여, 대부분 연구에서는 스포츠 복귀를 위한 시간-기반 기준(time-based criteria)을 사용한다고 보고했으며, 대다수가 6개월을 이상적이라고 제안했다. 소수의 연구에서 객관적 또는 주관적-환자중심 근거를 사용하였다(Zaman 등, 2018). 근거-기반 시스템을 활용하는 것은 제대로 정의되지 않았고 권고 사항의 합의와 일치하지 않았다. MPFL 재건술 및 복구 후 RTS에 대한 안전하고 효과적인 지침을 결정하기 위한 추가 연구가 권장된다(Chatterji 등, 2020; Lieber 등, 2019; Zaman 등, 2018).

결론(Conclusion)

인대 및 반월판 손상의 일상적 빈도에도 불구하고, 연구자들은 재활의 단계 전반에 걸쳐 적절한 관리와 진행을 위한 최선의 방법을 찾는다. 손상 예방과 재부상 방지는 특히 스포츠 복귀와 관련하여 우리에게 계속 도전 과제이다. 그리고 환자는 일반적으로 재활의 마지막 단계에 집중하고 부상 전 기능 수준으로 되돌아가거나 경기 복귀에 집중하지만, 임상가는 목표달성을 돕기 위해 시간 및 근거-기반 전략을 활용하여 재활의 각 단계를 통한 적절한 진행의 중요성을 간과할 수 없다. 이 장에서 설명하는 지침은 현재의 근거-기반 관행과 치유의 촉진, 관절가동성 증가, 그리고 근력, 그리고 환자가 최종결과에 도달하도록 돕기 위해 지구력 및 운동 제어의 점진적 증가이다. 환자 중심의 접근 방식과 외과의사, 운동 트레이너, 코치 및 가족과의 강한 협력관계는 이러한 이상을 증진하고 환자의 행로를 최적화하는 데 도움이 될 것이다.

참고문헌(References)

Abram SGF, Hopewell S, Monk AP, et al. Arthroscopic partial meniscectomy for meniscal tears of the knee: a systematic review and meta-analysis. Br J Sports Med. 2020;54:652–63.

Ackerman IN, Kemp JL, Crossley KM, et al. Hip and knee osteoarthritis affects younger people, too. J Orthop Sports Phys Ther. 2017;47:67–79.

Adams D, Logerstedt D, Hunter-Giordano A, et al. Current concepts for anterior cruciate ligament reconstruction: A criterion-based rehabilitation progression. J Orthop Sports Phys Ther. 2012;42:601–14.

Agarwalla A, Gowd AK, Liu JN, et al. Predictive factors and duration to return to sport after isolated meniscectomy. Orthop J Sports Med. 2019;7:2325967119837940.

Ahmad CS, Cohen ZA, Levine WN, et al. Codominance of the individual posterior cruciate ligament bundles. An analysis of bundle lengths and orientation. Am J Sports Med. 2003;31:221–5.

Alentorn-Geli E, Lazarides AL, Utturkar GM, et al. Factors predictive of poorer outcomes in the surgical repair of multiligament knee injuries. Knee Surg Sports Traumatol Arthrosc. 2019;27:445–59.

Alford JW, Fadale PD. Evaluation of postoperative bupivacaine infusion for pain management after anterior cruciate ligament reconstruction. Arthroscopy. 2003;19:855–61.

Andrews K, Lu A, Mckean L, Ebraheim N. Review: Medial collateral ligament injuries. J Orthop. 2017;14:550–4.

Ardern CL, Taylor NF, Feller JA, Webster KE. Fifty-five per cent return to competitive sport following anterior cruciate ligament reconstruction surgery: an updated systematic review and meta-analysis including aspects of physical functioning and contextual factors. Br J Sports Med. 2014;48:1543–52.

Arendt E, Dick R. Knee injury patterns among men and women in collegiate basketball and soccer. NCAA data and review of literature. Am J Sports Med. 1995;23:694–701.

Askenberger M, Bengtsson Moström E, et al. Operative repair of medial patellofemoral ligament injury versus knee brace in children with an acute first-time traumatic patellar dislocation: a randomized controlled trial. Am J Sports Med. 2018;46:2328–40.

Beaufils P, Pujol N. Does anyone still need meniscectomy? Joint Bone Spine. 2017a;84:389-92.

Beaufils P, Pujol N. Management of traumatic meniscal tear and degenerative meniscal lesions.

Save the meniscus. Orthop Traumatol Surg Res. 2017b;103:S237–44.

Bedi A, Musahl V, Cowan JB. Management of posterior cruciate ligament injuries: An evidence-based review. J Am Acad Orthop Surg. 2016;24:277–89.

Benjaminse A, Gokeler A, van der Schans CP. Clinical diagnosis of an anterior cruciate ligament rupture: a meta-analysis. J Orthop Sports Phys Ther. 2006;36:267–88.

Bhan K. Meniscal Tears: Current Understanding, Diagnosis, and Management. Cureus [Internet]. 2020 Jun 13; Available from: https://www.cureus.com/articles/34300-meniscal-tears-current-understanding-diagnosis-and-management

Bronstein RD, Schaffer JC. Physical examination of the knee: meniscus, cartilage, and patellofemoral conditions. J Am Acad Orthop Surg. 2017;25:365–74.

Buchanan G, Torres L, Czarkowski B, Giangarra CE. Current concepts in the treatment of gross patellofemoral instability. Int J Sports Phys Ther. 2016;11:867–76.

Busfield BT, Kharrazi FD, Starkey C, et al. Performance outcomes of anterior cruciate ligament reconstruction in the National Basketball Association. Knee Surg Sports Traumatol Arthrosc. 2009;25:825–30.

Bushnell BD, Bitting SS, Crain JM, et al. Treatment of Magnetic Resonance Imaging-documented isolated grade iii lateral collateral ligament injuries in National Football League Athletes. Am J Sports Med. 2010;38:86–91.

Butler DL, Noyes FR, Grood ES. Ligamentous restraints to anterior drawer in the human knee: a biomechanical study. J Bone Joint Surg Am. 1980;62:259–70.

Chahla J, Moatshe G, Dean CS, LaPrade RF. Posterolateral corner of the knee: Current concepts. Arch Bone Jt Surg. 2016;4:97–103.

Chahla J, Murray IR, Robinson J, et al. Posterolateral corner of the knee: an expert consensus statement on diagnosis, classification, treatment, and rehabilitation. Knee Surg Sports Traumatol Arthros. 2019;27:2520–9.

Chang PS, Brophy RH. As goes the meniscus goes the knee. Clin Sports Med. 2020;39:29–36.

Chatterji R, White AE, Hadley CJ, et al. Return-to-play guidelines after patellar instability surgery requiring bony realignment: A systematic review. Orthop J Sports Med. 2020;8:232596712096613.

Chirichella PS, Jow S, Iacono S, et al. Treatment of knee meniscus pathology: rehabilitation, surgery, and orthobiologics. PM&R. 2019;11:292-308.

Chmielewski TL, Jones D, Day T, et al. The association of pain and fear of movement/reinjury with function during anterior cruciate ligament reconstruction rehabilitation. J Orthop Sports Phys Ther. 2008;38:746–53.

Chouteau J. Surgical reconstruction of the medial patellofemoral ligament. Orthop Traumatol Surg Res. 2016;102:S189–94.

Cook C, Hegedus EJ. Orthopedic physical examination tests: an evidence-based approach. Upper Saddle River, NJ: Pearson Prentice Hall; 2008.

Courtney CA, Durr RK, Emerson-Kavchak AJ, et al. Heightened flexor withdrawal responses following ACL rupture are enhanced by passive tibial translation. Clin Neurophysiol. 2011;122:1005–10.

Courtney CA, Steffen AD, Fernández-de-las-Peñas C, et al. Joint mobilization enhances mechanisms of conditioned pain modulation in individuals with osteoarthritis of the knee. J Orthop Sports Phys Ther. 2016;46:168–76.

Czuppon S, Racette BA, Klein SE, Harris-Hayes M. Variables associated with return to sport following anterior cruciate ligament reconstruction: a systematic review. Br J Sports Med. 2014;48:356–64.

Davenport TE, Kulig K, Matharu Y, Blanco CE. The EdUReP model for nonsurgical management of tendinopathy. Phys Ther. 2005;85:1093–103.

Dean RS, LaPrade RF. ACL and posterolateral corner injuries. Curr Rev Musculoskelet Med. 2020;13:123–32.

Dean RS, DePhillipo NN, Monson JK, LaPrade RF. Peripheral stabilization suture to address meniscal extrusion in a revision meniscal root repair: surgical technique and rehabilitation protocol. Arthrosc. Tech 2020;9:e1211–8.

DeMaio M. Giants of Orthopaedic Surgery: Masaki Watanabe MD. Clin Orthop. 2013;471:2443–8.

Devitt BM, Dissanayake R, Clair J, et al. Isolated posterior cruciate reconstruction results in improved functional outcome but low rates of return to preinjury level of sport: A systematic review and meta-analysis. Orthop J Sports Med. 2018;6:2325967118804478.

Deyle GD, Gill NW, Rhon DI, et al. A multicentre randomised, 1-year comparative effectiveness, parallel-group trial protocol of a physical therapy approach compared to corticosteroid injections. BMJ Open. 2016;6:e010528.

Dingenen B, Gokeler A. Optimization of the return-to-sport paradigm after anterior cruciate ligament reconstruction: A critical step back to move forward. Sports Med Auckl NZ. 2017;47:1487–500.

Domnick C, Raschke M, Herbort M. Biomechanics of the anterior cruciate ligament: Physiology, rupture and reconstruction techniques. World J Orthop. 2016;7:82–93.

Englund M, Guermazi A, Gale D, et al. Incidental meniscal findings on knee MRI in middle-aged and elderly persons. N Engl J Med. 2008;359:1108–15.

Erickson BJ, Harris JD, Cole BJ, et al. Performance and return to sport after anterior cruciate ligament reconstruction in National Hockey League Players. Orthop J Sports Med. 2014;2:2325967114548831.

Failla MJ, Logerstedt DS, Grindem H, et al. Does extended preoperative rehabilitation influence outcomes 2 years after ACL reconstruction? A comparative effectiveness study between the MOON and Delaware-Oslo ACL Cohorts. Am J Sports Med. 2016;44:2608–14.

Fairbank TJ. Knee joint changes after meniscectomy. J Bone Joint Surg Br. 1948;30B:664–70.

Faltus J, Criss CR, Grooms DR. Shifting focus: A clinician's guide to understanding neuroplasticity for anterior cruciate ligament rehabilitation. Curr Sports Med Rep. 2020;19:76-83.

Fanelli GC, Edson CJ. Posterior cruciate ligament injuries in trauma patients: Part II. Arthroscopy. 1995;11:526–9.

Fanelli GC, Stannard JP, Stuart MJ, et al. Management of complex knee ligament injuries. J Bone Joint Surg Am. 2010;92:2235–46.

Feucht MJ, Cotic M, Saier T, et al. Patient expectations of primary and revision anterior cruciate ligament reconstruction. Knee Surg Sports Traumatol Arthrosc. 2016;24:201–7.

Fithian DC, Powers CM, Khan N. Rehabilitation of the knee after medial patellofemoral ligament reconstruction. Clin Sports Med. 2010;29:283-90.

Fukuda TY, Fingerhut D, Moreira VC, et al. Open kinetic chain exercises in a restricted range of motion after anterior cruciate ligament reconstruction: a randomized controlled clinical trial. Am J Sports Med. 2013;41:788–94.

Gee SM, Tennent DJ, Cameron KL, Posner MA. The burden of meniscus injury in young and physically active populations. Clin Sports Med. 2020;39:13–27.

George SZ, Lentz TA, Zeppieri G, et al. Analysis of shortened versions of the tampa scale for kinesiophobia and pain catastrophizing scale for patients after anterior cruciate ligament reconstruction. Clin J Pain. 2012;28:73–80.

Gifstad T, Foss OA, Engebretsen L, et al. Lower risk of revision with patellar tendon autografts compared with hamstring autografts: a registry study based on 45,998 primary ACL reconstructions in Scandinavia. Am J Sports Med. 2014;42:2319–28.

Gokeler A, Benjaminse A, Welling W, et al. The effects of attentional focus on jump performance and knee joint kinematics in patients after ACL reconstruction. Phys Ther Sport. 2015;16:114–20.

Gokeler A, Welling W, Zaffagnini S, et al. Development of a test battery to enhance safe return to sports after anterior cruciate ligament reconstruction. Knee Surg Sports Traumatol Arthrosc. 2017;25:192–9.

Gokeler A, Neuhaus D, Benjaminse A, et al. Principles of motor learning to support neuroplasticity after ACL Injury: Implications for optimizing performance and reducing risk of second ACL Injury. Sports Med Auckl NZ. 2019;49:853–65.

Graf BK, Ott JW, Lange RH, Keene JS. Risk factors for restricted motion after anterior cruciate reconstruction. Orthopedics 1994; 17: 909–12.

Grant JA, Tannenbaum E, Miller BS, Bedi A. Treatment of combined complete tears of the anterior cruciate and medial collateral ligaments. Arthrosc J Arthrosc Relat Surg. 2012;28:110–22.

Grawe B, Schroeder AJ, Kakazu R, Messer MS. Lateral collateral ligament injury about the knee: Anatomy, evaluation, and management. J Am Acad Orthop Surg. 2018;26:e120–7.

Grindem H, Granan LP, Risberg MA, et al. How does a combined preoperative and postoperative rehabilitation programme influence the outcome of ACL reconstruction 2 years after surgery? A comparison between patients in the Delaware-Oslo ACL Cohort and the Norwegian National Knee Ligament Registry. Br J Sports Med. 2015;49:385–9.

Grindem H, Snyder-Mackler L, Moksnes H, et al. Simple decision rules can reduce reinjury risk by 84% after ACL reconstruction: the Delaware-Oslo ACL cohort study. Br J Sports Med. 2016;50:804–8.

Grooms DR, Page SJ, Nichols-Larsen DS, et al. Neuroplasticity associated with anterior cruciate ligament reconstruction. J Orthop Sports Phys Ther. 2017;47:180–9.

Harput G, Guney-Deniz H, Nyland J, Kocabey Y. Postoperative rehabilitation and outcomes following arthroscopic isolated meniscus repairs: A systematic review. Phys Ther Sport. 2020;45:76–85.

Harris JD, Erickson BJ, Bach BR, et al. Return-to-sport and performance after anterior cruciate ligament reconstruction in National Basketball Association Players. Sports Health. 2013;5:62–8.

Hewett T, Lindenfeld T, Riccobene J, Noyes F. The effect of neuromuscular training on the incidence of knee injury in female athletes: A prospective study. Am J Sports Med. 1999;27:699–706.

Hodax JD, Leathers MP, Ding D, et al. Tibial tubercle osteotomy and medial patellofemoral ligament imbrication for patellar instability due to trochlear dysplasia. Orthop J Sports Med. 2019;7:232596711986517.

Hughes L, Paton B, Rosenblatt B, et al. Blood flow restriction training in clinical musculoskeletal rehabilitation: a systematic review and meta-analysis. Br J Sports Med. 2017;51:1003–11.

Ingersoll CD, Grindstaff TL, Pietrosimone BG, Hart JM. Neuromuscular consequences of anterior cruciate ligament injury. Clin Sports Med. 2008;27:383–404.

Ismail SA, Simic M, Salmon LJ, et al. Side-to-side differences in varus thrust and knee abduction moment in high-functioning individuals with chronic anterior cruciate ligament deficiency. Am J Sports Med. 2019;47:590–7.

Jacobi M, Reischl N, Wahl P, et al. Acute isolated injury of the posterior cruciate ligament treated by a dynamic anterior drawer brace: a preliminary report. J Bone Joint Surg Br. 2010;92:1381–4.

Jansen MJ, Viechtbauer W, Lenssen AF, et al. Strength training alone, exercise therapy alone, and exercise therapy with passive manual mobilisation each reduce pain and disability in people with knee osteoarthritis: a systematic review. J Physiother. 2011;57:11–20.

Jones JC, Burks R, Owens BD, Sturdivant RX. Incidence and risk factors associated with meniscal injuries among active-duty US Military Service Members. J Athl Train. 2012;47:7.

Kapreli E, Athanasopoulos S, Gliatis J, et al. Anterior cruciate ligament deficiency causes brain plasticity: a functional MRI study. Am J Sports Med. 2009;37:2419–26.

Kastelein M, Wagemakers HPA, Luijsterburg PAJ, et al. Assessing medial collateral ligament knee lesions in general practice. Am J Med. 2008;121:982–8.

Katz JN, Brophy RH, Chaisson CE, et al. Surgery versus physical therapy for a meniscal tear and osteoarthritis. N Engl J Med. 2013;368:1675–84.

Kennedy MI, Bernhardson A, Moatshe G, et al. Fibular collateral ligament/ posterolateral corner injury. Clin Sports Med. 2019;38:261–74.

Kennedy NI, LaPrade RF, Goldsmith MT, et al. Posterior cruciate ligament graft fixation angles, part 1: biomechanical evaluation for anatomic single-bundle reconstruction. Am J Sports Med. 2014;42:2338–45.

Kilcoyne KG, Dickens JF, Haniuk E, et al. Epidemiology of meniscal injury associated with ACL Tears in young athletes. Orthopedics. 2012;35:208–12.

Kim SJ, Kumar P, Oh KS. Anterior cruciate ligament reconstruction: autogenous quadriceps tendon-bone compared with bone-patellar tendon-bone grafts at 2-year follow-up. Arthrosc J Arthrosc Relat Surg. 2009;25:137–44.

Kise NJ, Risberg MA, Stensrud S, et al. Exercise therapy versus arthroscopic partial meniscectomy for degenerative meniscal tear in middle aged patients: randomised controlled trial with two year follow-up. BMJ. 2016;50:1473-80.

Kitaguchi T, Tanaka Y, Takeshita S. Preoperative quadriceps strength as a predictor of return to sports after anterior cruciate ligament reconstruction in competitive athletes. Phys Ther Sport. 2020;45:7–13.

Kocabey Y, Tetik O, Isbell W, et al. The value of clinical examination versus magnetic resonance imaging in the diagnosis of meniscal tears and anterior cruciate ligament rupture. Arthrosc J Arthrosc Relat Surg. 2004;20:696–700.

Koch M, Memmel C, Zeman F, et al. Early functional rehabilitation after meniscus surgery: Are currently used orthopedic rehabilitation standards up to date? Rehabil Res Pract. 2020;2020:1–8.

Kocher MS, Logan CA, Kramer DE. Discoid lateral meniscus in children: Diagnosis, management, and outcomes. J Am Acad Orthop Surg. 2017;25:736–43.

Koh JL, Stewart C. Patellar instability. Clin Sports Med. 2014;33:461–76.

Krüger-Franke M, Reinmuth S, Kugler A, Rosemeyer B. [Concomitant injuries with anterior cruciate ligament rupture. A retrospective study]. Unfallchirurg. 1995;98:328-32.

Krukhaug Y, Mølster A, Rodt A, Strand T. Lateral ligament injuries of the knee. Knee Surg Sports Traumatol Arthrosc. 1998;6:21–5.

Kurzweil PR, Kelley ST. Physical examination and imaging of the medial collateral ligament and posteromedial corner of the knee. Sports Med Arthrosc Rev. 2006;14:67–73.

Kvist J, Ek A, Sporrstedt K, Good L. Fear of re-injury: a hindrance for returning to sports after anterior cruciate ligament reconstruction. Knee Surg Sports Traumatol Arthrosc. 2005;13:393–7.

Kyritsis P, Bahr R, Landreau P, et al. Likelihood of ACL graft rupture: not meeting six clinical discharge criteria before return to sport is associated with a four times greater risk of rupture. Br J Sports Med. 2016;50:946–51.

Laberge MA, Baum T, Virayavanich W, et al. Obesity increases the prevalence and severity of focal knee abnormalities diagnosed using 3T MRI in middle-aged subjects—data from the Osteoarthritis Initiative. Skeletal Radiol. 2012;41:633–41.

Lambert B, Hedt CA, Jack RA, et al. Blood flow restriction therapy preserves whole limb bone and muscle following ACL reconstruction. Orthop J Sports Med. 2019;7:2325967119S0019.

LaPrade CM, Civitarese DM, Rasmussen MT, LaPrade RF. Emerging updates on the Posterior Cruciate Ligament: A review of the current literature. Am J Sports Med. 2015;43:3077–92.

LaPrade RF, Tso A, Wentorf FA. Force measurements on the fibular collateral ligament, popliteofibular ligament, and popliteus tendon to applied loads. Am J Sports Med. 2004;32:1695-701.

Laprade RF, Wijdicks CA. The management of injuries to the medial side of the knee. J Orthop Sports Phys Ther. 2012;42:221–33.

Lee DH, D'Lima DD, Lee SH. Clinical and radiographic results of partial versus total meniscectomy in patients with symptomatic discoid lateral meniscus: A systematic review and meta-analysis. Orthop Traumatol Surg Res. 2019a;105:669–75.

Lee YS, Lee O-S, Lee SH. Return to sports after athletes undergo meniscal surgery: A systematic review. Clin J Sport Med. 2019b;29:29–36.

Lentz TA, Zeppieri G, Tillman SM, et al. Return to preinjury sports participation following anterior cruciate ligament reconstruction: contributions of demographic, knee impairment, and self-report measures. J Orthop Sports Phys Ther. 2012;42:893–901.

Levy BA, Dajani KA, Morgan JA, Shah JP, Dahm DL, Stuart MJ. Repair versus reconstruction of the fibular collateral ligament and posterolateral corner in the multiligament-injured knee. Am J Sports Med 2010; 38: 804–9.

Lewek M, Rudolph K, Axe M, Snyder-Mackler L. The effect of insufficient quadriceps strength on gait after anterior cruciate ligament reconstruction. Clin Biomech. 2002;17:56–63.

Lieber AC, Steinhaus ME, Liu JN, et al. Quality and variability of online available physical therapy protocols from academic orthopaedic surgery programs for medial patellofemoral ligament reconstruction. Orthop J Sports Med. 2019;7:2325967711985599.

Lin DL, Ruh SS, Jones HL, et al. Does high knee flexion cause separation of meniscal repairs? Am J Sports Med. 2013;41:2143–50.

Logan CA, O'Brien LT, LaPrade RF. Post-operative rehabilitation of grade iii medial collateral ligament injuries: evidence-based rehabilitation and return to play. Int J Sports Phys Ther. 2016;11:1177–90.

Logerstedt DS, Scalzitti DA, Bennell KL, et al. Knee Pain and Mobility Impairments: Meniscal and Articular Cartilage Lesions Revision 2018: Clinical Practice Guidelines Linked to the International Classification of Functioning, Disability and Health From the Orthopaedic Section of the American Physical Therapy Association. J Orthop Sports Phys Ther. 2018;48:A1–50.

Lowery DJ, Farley TD, Wing DW, et al. A clinical composite score accurately detects meniscal pathology. Arthroscopy. 2006;22:1174–9.

Lu Y, Patel BH, Kym C, et al. Perioperative blood flow restriction rehabilitation in patients undergoing ACL reconstruction: a systematic review. Orthop J Sports Med. 2020;8:2325967120906822.

Lund B, Nielsen T, Faunø P, et al. Is quadriceps tendon a better graft choice than patellar tendon? a prospective randomized study. Arthroscopy. 2014;30:593–8.

Lunden JB, Bzdusek PJ, Monson JK, et al. Current concepts in the recognition and treatment of posterolateral corner injuries of the knee. J Orthop Sports Phys Ther. 2010;40:502–16.

Lynch AD, Logerstedt DS, Grindem H, et al. Consensus criteria for defining "successful outcome" after ACL injury and reconstruction: a Delaware-Oslo ACL cohort investigation. Br J Sports Med. 2015;49:335–42.

Lynch TB, Chahla J, Nuelle CW. Anatomy and biomechanics of the posterior cruciate ligament. J Knee Surg. 2021;34:499–508.

Madhusudhan T, Kumar T, Bastawrous S, Sinha A. Clinical examination, MRI and arthroscopy in meniscal and ligamentous knee Injuries: a prospective study. J Orthop Surg. 2008;3:19.

Maheshwer B, Drager J, John NS, et al. Incidence of intraoperative and postoperative complications after posterolateral corner reconstruction or repair: A systematic review of the current literature. Am J Sports Med. 2021;036354652098169.

Maletis GB, Chen J, Inacio MCS, Funahashi TT. Age-related risk factors for revision anterior cruciate ligament reconstruction: A cohort study of 21,304 patients from the kaiser permanent anterior cruciate ligament registry. Am J Sports Med. 2016;44:331–6.

Manske RC, Prohaska D. Rehabilitation following medial patellofemoral ligament reconstruction for patellar instability. Int J Sports Phys Ther. 2017;12:494–511.

Marieswaran M, Jain I, Garg B, Sharma V, Kalyanasundaram D. A review on biomechanics of anterior cruciate ligament and materials for reconstruction. Appl Bionics Biomech. 2018;2018:4657824.

Markes AR, Hodax JD, Ma CB. Meniscus form and function. Clin Sports Med. 2020;39:1–12.

Marks PH, Goldenberg JA, Vezina WC, et al. Subchondral bone infractions in acute ligamentous knee injuries demonstrated on bone scintigraphy and magnetic resonance imaging. J Nucl Med. 1992;33:516–20.

Matuszewski Ł, Tramś M, Ciszewski A, et al. Medial patellofemoral ligament reconstruction in children: A comparative randomized short-term study of fascia lata allograft and gracilis tendon autograft reconstruction. Medicine. 2018;97:e13605.

Matzkin E. Medial patellofemoral ligament reconstruction: indications, technique, and outcomes. Arthroscopy. 2019;35:2970–2.

McGee TG, Cosgarea AJ, McLaughlin K, et al. Rehabilitation after medial patellofemoral ligament reconstruction. Sports Med Arthrosc Rev. 2017;25:105–13.

McNair PJ, Marshall RN, Matheson JA. Important features associated with acute anterior cruciate ligament injury. N Z Med J. 1990;103:537–9.

McPherson AL, Feller JA, Hewett TE, Webster KE. Psychological readiness to return to sport is associated with second anterior cruciate ligament injuries. Am J Sports Med. 2019;47:857–62.

Mikkelsen C, Werner S, Eriksson E. Closed kinetic chain alone compared to combined open and closed kinetic chain exercises for quadriceps strengthening after anterior cruciate ligament reconstruction with respect to return to sports: a prospective matched follow-up study. Knee Surg Sports Traumatol Arthrosc. 2000;8:337–42.

Mitchell J, Graham W, Best TM, et al. Epidemiology of meniscal injuries in US high school athletes between 2007 and 2013. Knee Surg Sports Traumatol Arthrosc. 2016;24:715–22

Modi S, Deisler R, Gozel K, et al.Wells criteria for DVT is a reliable clinical tool to assess the risk of deep venous thrombosis in trauma patients. World J Emerg Surg. 2016;11:24.

Mook WR, Miller MD, Diduch DR, et al. Multiple-ligament knee injuries: A systematic review of the timing of operative intervention and postoperative rehabilitation: J Bone Joint Surg Am. 2009;91:2946–57.

Motamedi AR, Gowd AK, Nazemi AK, et al. Incidence, positional distribution, severity, and time missed in medial collateral ligament injuries of the knee in NCAA Division I Football Athletes. JAAOS Glob Res Rev. 2017;1:e019.

Mueller BT, Moulton SG, O'Brien L, LaPrade RF. Rehabilitation following meniscal root repair: a clinical commentary. J Orthop Sports Phys Ther. 2016;46:104–13.

Myklebust G, Engebretsen L, Braekken IH, et al. Prevention of anterior cruciate ligament injuries in female team handball players: a prospective intervention study over three seasons. Clin J Sport Med. 2003;13:71–8.

Needle AR, Lepley AS, Grooms DR. Central nervous system adaptation after ligamentous injury: A summary of theories, evidence, and clinical interpretation. Sports Med Auckl NZ. 2017;47:1271–88.

Noorduyn JCA, Glastra van Loon T, van de Graaf VA, et al. Functional outcomes of arthroscopic partial meniscectomy versus physical therapy for degenerative meniscal tears using a patient-specific score: A Randomized Controlled Trial. Orthop J Sports Med. 2020;8:232596712095439.

Nyland J, Cook C, Keen J, Caborn DNM. Lower extremity neuromuscular recovery following anterior cruciate ligament reconstruction; a 2-week case study. Electromyogr Clin Neurophysiol. 2003;43:41–9.

O'Donnell K, Freedman KB, Tjoumakaris FP. Rehabilitation protocols after isolated meniscal repair: a systematic review. Am J Sports Med. 2017;45:1687–97.

Owesen C, Sandven-Thrane S, Lind M, et al. Epidemiology of surgically treated posterior cruciate ligament injuries in Scandinavia. Knee Surg Sports Traumatol Arthrosc. 2017;25:2384-91.

Pache S, Aman ZS, Kennedy M, et al. Posterior cruciate ligament: Current concepts review. Arch Bone Jt Surg. 2018;6:8–18.

Papalia R, Del Buono A, Osti L, et al. Meniscectomy as a risk factor for knee osteoarthritis: a systematic review. Br Med Bull. 2011;99:89–106.

Papalia R, Franceschi F, D'Adamio S, et al. Hamstring tendon regeneration after harvest for anterior cruciate ligament reconstruction: A systematic review. Arthrosc J Arthrosc Relat Surg. 2015;31:1169–83.

Paterno MV, Flynn K, Thomas S, Schmitt LC. Self-reported fear predicts functional performance and second ACL injury after ACL reconstruction and return to sport: a pilot study. Sports Health. 2018;103:228–33.

Persson A, Fjeldsgaard K, Gjertsen JE, et al. Increased risk of revision with hamstring tendon grafts compared with patellar tendon grafts after anterior cruciate ligament reconstruction: a study of 12,643 patients from the Norwegian Cruciate Ligament Registry, 2004-2012. Am J Sports Med. 2014;42:285–91.

Prins M. The Lachman test is the most sensitive and the pivot shift the most specific test for the diagnosis of ACL rupture. Aust J Physiother. 2006;52:66.

Puzzitiello RN, Waterman B, Agarwalla A, et al. Primary medial patellofemoral ligament repair versus reconstruction: rates and risk factors for instability recurrence in a young, active patient population. Arthrosc J Arthrosc Relat Surg. 2019;35:2909–15.

Quarles JD, Hosey RG. Medial and lateral collateral injuries: prognosis and treatment. Prim Care. 2004;31:957–75.

Rambaud AJM, Ardern CL, Thoreux P, et al. Criteria for return to running after anterior cruciate ligament reconstruction: a scoping review. Br J Sports Med. 2018;52:1437–44.

Reider B. Medial collateral ligament injuries in athletes. Sports Med. 1996;21:147–56.

Rice DA, McNair PJ. Quadriceps arthrogenic muscle inhibition: Neural Mechanisms and Treatment Perspectives. Semin Arthritis Rheum. 2010;40:250–66.

Rio E, Kidgell D, Purdam C, et al. Isometric exercise induces analgesia and reduces inhibition in patellar tendinopathy. Br J Sports Med. 2015;49:1277–83.

Roach CJ, Haley CA, Cameron KL, et al. The epidemiology of medial collateral ligament sprains in young athletes. Am J Sports Med. 2014;42:1103–9.

Robinson JR, Bull AMJ, Dew Thomas RR, Amis AA. The role of the medial collateral ligament and posteromedial capsule in controlling knee laxity. Am J Sports Med. 2006;34:1815–23.

Roos EM, Lohmander LS. The Knee injury and Osteoarthritis Outcome Score (KOOS): from joint injury to osteoarthritis. Health Qual Life Outcomes. 2003;1:64.

Roos EM, Roos HP, Lohmander LS, et al. Knee Injury and Osteoarthritis Outcome Score (KOOS): Development of a self-administered outcome measure. J Orthop Sports Phys Ther. 1998;28:88–96.

Rosinski A, Chakrabarti M, Gwosdz J, et al. Double-bundle medial patellofemoral ligament reconstruction with allograft. Arthrosc Tech. 2019;8:e513–20.

Ross MD, Langford B, Whelan PJ. Test-retest reliability of 4 single-leg horizontal hop tests. J Strength Cond Res. 2002;16:617–22.

Roy JS, Bouyer LJ, Langevin P, Mercier C. Beyond the joint: The role of central nervous system reorganizations in chronic musculoskeletal disorders. J Orthop Sports Phys Ther. 2017;47:817–21.

Rubinstein RA, Shelbourne KD, McCarroll JR, et al. The accuracy of the clinical examination in the setting of posterior cruciate ligament injuries. Am J Sports Med. 1994;22:550–7.

Safran-Norton CE, Sullivan JK, Irrgang JJ, et al. A consensus-based process identifying physical therapy and exercise treatments for patients with degenerative meniscal tears and knee OA: The TeMPO physical therapy interventions and home exercise program. BMC Musculoskelet Disord. 2019;20:514.

Salavati M, Akhbari B, Mohammadi F, et al. Knee injury and Osteoarthritis Outcome Score (KOOS); reliability and validity in competitive athletes after anterior cruciate ligament reconstruction. Osteoarthritis Cartilage. 2011;19:406–10.

Senese M, Greenberg E, Todd Lawrence J, Ganley T. Rehabilitation following isolated posterior cruciate ligament reconstruction: a literature review of published protocols. Int J Sports Phys Ther. 2018;13:737–51.

Serra Cruz R, Mitchell JJ, Dean CS, et al. Anatomic posterolateral corner reconstruction. Arthrosc Tech. 2016;5:e563–72.

Shaarani SR, O'Hare C, Quinn A, et al. Effect of prehabilitation on the outcome of anterior cruciate ligament reconstruction. Am J Sports Med. 2013;41:2117–27.

Sharma L. Osteoarthritis of the knee. Engl J Med. 2021;384:51–9.

Sheehan FT, Derasari A, Fine KM, et al. Q-angle and J-sign: Indicative of maltracking subgroups in patellofemoral pain. Clin Orthop. 2010;468:266–75.

Shelbourne KD, Gray T. Minimum 10-year results after anterior cruciate ligament reconstruction: how the loss of normal knee motion compounds other factors related to the development of osteoarthritis after surgery. Am J Sports Med. 2009;37:471–80.

Shon OJ, Park JW, Kim BJ. Current concepts of posterolateral corner injuries of the knee. Knee Surg Relat Res. 2017;29:256–68.

Sinacore JA, Evans AM, Lynch BN, et al. Diagnostic accuracy of handheld dynamometry and 1-repetition-maximum tests for identifying meaningful quadriceps strength asymmetries. J Orthop Sports Phys Ther. 2017;47:97–107.

Smillie IS. The current pattern of internal derangements of the knee joint relative to the menisci. Clin Orthop. 1967;51:117–22.

Smith BE, Thacker D, Crewesmith A, Hall M. Special tests for assessing meniscal tears within the knee: a systematic review and meta-analysis. Evid Based Med. 2015;20:88–97.

Snoeker BAM, Bakker EWP, Kegel CAT, Lucas C. Risk factors for meniscal tears: a systematic review including meta-analysis. J Orthop Sports Phys Ther. 2013;43:352–67.

Snoeker BAM, Lindeboom R, Zwinderman AH, et al. Detecting meniscal tears in primary care: Reproducibility and accuracy of 2 weight-bearing tests and 1 non–weight-bearing test. J Orthop Sports Phys Ther. 2015;45:693–702.

Sonnery-Cottet B, Saithna A, Quelard B, et al. Arthrogenic muscle inhibition after ACL reconstruction: a scoping review of the efficacy of interventions. Br J Sports Med. 2019;53:289–98.

Spang III RC, Nasr MC, Mohamadi A, et al. Rehabilitation following meniscal repair: a systematic review. BMJ Open Sport Exerc Med. 2018;4:e000212.

Spiridonov SI, Slinkard NJ, LaPrade RF. Isolated and combined grade-III posterior cruciate ligament tears treated with double-bundle reconstruction with use of endoscopically placed femoral tunnels and grafts: operative technique and clinical outcomes. J Bone Joint Surg Am. 2011;93:1773–80.

Stanley LE, Kerr ZY, Dompier TP, Padua DA. Sex differences in the incidence of anterior cruciate ligament, medial collateral ligament, and meniscal injuries in collegiate and high school sports: 2009-2010 through 2013-2014. Am J Sports Med. 2016;44:1565–72.

Stephen JM, Kittl C, Williams A, et al. Effect of medial patellofemoral ligament reconstruction method on patellofemoral contact pressures and kinematics. Am J Sports Med. 2016;44:1186–94.

Strickland SM. Medial patellofemoral ligament repair versus reconstruction: still a question or a clear winner? Arthrosc J Arthrosc Relat Surg. 2019;35:2916–7.

Sturgill LP, Snyder-Mackler L, Manal TJ, Axe MJ. Interrater reliability of a clinical scale to assess knee joint effusion. J Orthop Sports Phys Ther. 2009;39:845–9.

Sullivan JK, Irrgang JJ, Losina E, et al. The TeMPO trial (treatment of meniscal tears in osteoarthritis): rationale and design features for a four arm randomized controlled clinical trial. BMC Musculoskelet Disord. 2018;19:429.

Swenson DM, Collins CL, Best TM, et al. Epidemiology of Knee Injuries among U.S. High School Athletes, 2005/2006–2010/2011. Med Sci Sports Exerc. 2013;45:462–9.

The STaR Trial Investigators, Lynch AD, Chmielewski T, Bailey L, et al. Current concepts and controversies in rehabilitation after surgery for multiple ligament knee injury. Curr Rev Musculoskelet Med. 2017;10:328–45.

Thorlund JB, Juhl CB, Roos EM, Lohmander L. Arthroscopic surgery for degenerative knee: systematic review and meta-analysis of benefits and harms. Br J Sports Med. 2015;49:1229–35.

Twomey-Kozak J, Jayasuriya CT. Meniscus repair and regeneration. Clin Sports Med. 2020;39:125-63.

VanderHave KL, Perkins C, Le M. Weightbearing versus non-weight bearing after meniscus repair. Sports Health Multidiscip Approach. 2015;7:399-402.

Varelas AN, Erickson BJ, Cvetanovich GL, Bach BR. Medial collateral ligament reconstruction in patients with medial knee instability: a systematic review. Orthop J Sports Med. 2017;5:232596711770392.

Vellios EE, Trivellas M, Arshi A, Beck JJ. Recurrent patellofemoral instability in the pediatric patient: management and pitfalls. Curr Rev Musculoskelet Med. 2020;13:58–68.

Wang D, Graziano J, Williams RJ, Jones KJ. Nonoperative treatment of pcl injuries: goals of rehabilitation and the natural history of conservative care. Curr Rev Musculoskelet Med. 2018;11:290–7.

Webster KE, Feller JA. Expectations for return to preinjury sport before and after anterior cruciate ligament reconstruction. Am J Sports Med. 2019;47:578–83.

Webster KE, Feller JA, Lambros C. Development and preliminary validation of a scale to measure the psychological impact of returning to sport following anterior cruciate ligament reconstruction surgery. Phys Ther Sport. 2008;9:9–15.

Welling W, Benjaminse A, Lemmink K, Gokeler A. Passing return to sports tests after ACL reconstruction is associated with greater likelihood for return to sport but fail to identify second injury risk. Knee. 2020;27:949–57.

Wiggins AJ, Grandhi RK, Schneider DK, et al. Risk of secondary injury in younger athletes after anterior cruciate ligament reconstruction. Am J Sports Med. 2016;44:1861–76.

Wilk KE, Andrews JR, Clancy WG. Nonoperative and postoperative rehabilitation of the collateral ligaments of the knee. Oper Tech Sports Med. 1996;4:192–201.

Wind WM, Bergfeld JA, Parker RD. Evaluation and treatment of posterior cruciate ligament injuries: revisited. Am J Sports Med. 2004;321:765–75.

Winkler PW, Zsidai B, Wagala NN, et al. Evolving evidence in the treatment of primary and recurrent posterior cruciate ligament injuries, Part 2: surgical techniques, outcomes and rehabilitation. Knee Surg Sports Traumatol Arthrosc. 2021;29:682–93.

Wolf BR, Gulbrandsen TR. Degenerative meniscus tear in older athletes. Clin Sports Med. 2020;39:197–209.

Wulf G, Shea C, Lewthwaite R. Motor skill learning and performance: a review of influential factors. Med Educ. 2010;44:75–84.

Zaman S, White A, Shi WJ, et al. Return-to-play guidelines after medial patellofemoral ligament surgery for recurrent patellar instability: a systematic review. Am J Sports Med. 2018;46:2530–9.

2

고관절과 슬관절 통증 장애의 임상적 검사

(Clinical examination of hip and knee pain disorders)

하지 사분위 통증이 있는 환자의 임상적 병력

(Clinical history in patients with lower quadrant pain)

8

Megan Burrowbridge Donaldson, Alicia Emerson

인터뷰의 목적(Purpose of the Interview)

개요(Introduction)

임상 인터뷰(The clinical interview)는 의료직 종사자에게 가장 유용한 진단 및 치료 도구 중 하나이지만, 숙달해야 하는 가장 어려운 기술 중 하나이기도 하다. 이는 좋은 의사소통의 스타일과 실무자의 결정을 이끄는 증거에 기초한 질문들을 혼합해야 한다. 환자와의 이런 유형의 의사소통은 의도적인 것이다. 그것은 환자와 관계를 형성하고 대화를 용이하게 하기 위해 진단적 추론을 위한 목적이 있는 질문과 대인관계 기술을 혼합해야 한다. 인터뷰는 진단/예후 평가의 정확성, 관리 결정(management decisions) 및 실무자-환자 관계의 질을 결정하며, 따라서 전체 진단-치료 과정에 영향을 미친다. 본질적으로, 훌륭한 의사소통은 환자들을 위한 더 나은 진단과 치료를 낳는다.

이 장에서는 인터뷰 시 고려해야 할 요소, 의사소통 스타일 및 접근법, 특정 기초 지식 및 인터뷰 기술, 임상 인터뷰 중 효과적인 의사소통과 관련된 언어/비언어적 행동을 간략히 설명한다. 이 장에서는 의료 분야의 의사소통 방법과 인터뷰 전략에 대한 문헌을 비판적으로 검토하는 것을 의도하지 않으며, 학습해야 할 기초 지식과 기술에 대한 심층적인 논의도 의도하지 않는다. 대신, 실무자에게 환자에게 적용할 수 있는 기초 의사소통 및 의료 인터뷰 전략을 안내한다.

왜 임상가나 교육자가 하지 증후군 환자에 대한 의사소통, 인터뷰 및 효과적인 병력 청취에 관심을 가져야 하는가? 임상 환경에서 효과적인 의사소통은 다음과 같은 가능성을 증가시킨다. (1) 환자로부터 수집된 정보는 정확하고 추가 검사 또는 진단 평가를 위한 가설 개선을 위해 신뢰할 수 있다. (2) 환자는 실무자가 자신, 자신의 건강 및 관리에 진정으로 관심이 있다는 것을 인식한다. (3) 공통점은 다음과 같다. 환자와 실무자의 치료적 관계를 형성하기 위해 개발되었으며, (4) 환자는 자신의 결정과 결과에 대해 적극적인 역할을 발전시킨다. 또한 참여형 의사소통 전략은 자기도 모르게 편향된 관리에 대한 위험을 최소화하고, 환자의 결과를 개선하며, 환자와 실무자의 전반적인 만족도를 높일 수 있다.

환자-중심 관리(Patient-Centered Care)

생체심리사회적 모델(The biopsychosocial model)은 임상 치료의 철학이자 환자-중심 치료를 위한 실질적인 임상 지침이다. 실질적인 차원에서 정확한 진단과 건강 결과, 인정 있는 관리에 필수적인 기여요인으로서 환자의 주관적 경험을 이해하는 방법이다. 비판적으로, 질병과 건강은 생물학적, 심리적, 사회적 요인들 사이의 상호작용에서 비롯된다는 것이 현재 일반적으로 받아들여지고 있다. Wade와 Halligan(2017)은 만성 질환 의료 자원의 비율을 증가시킬 필요성을 확인했으며, 이에 환자 결과 개선을 위해 수반되는 필요성은 조치가 요구된다. 의료자금으로 청구된 의료자원에 의한 생체심리사회 모델을 더 잘 이해하고 채택하는 것은 의료 결과를 개선하는 데 도움이 될 뿐만 아니라 비용도 관리할 수 있다. 임상가는 손상 및/또는 질병과 이것이 생물학적 또는 생리학적 요인을 넘어 환자에게 미치는 영향의 상호 작용에 대한 통찰력을 얻기 위한 도구, 척도 또는 결과 측정을 사용하는 것을 고려해야 한다(9장 참조). 환자의 전체 시스템 치료와 관련된 비신체적 요인을 수용하면 환자와 임상가 간의 신뢰 향상, 환자의 의료적 관리 준수 및 궁극적으로 더 나은 결과를 얻을 수 있는 기회를 제공한다. 사회적 및 상황적 요인은 Ware(1993)이 만든 SF-36(건강수준측정도구, 36-Item Short Form Survey) 또는 Zimet 등(1988)이 만든 MSPSS(사회지지 지각 척도, Multidimensional Scale of Perceived Social Support)와 같은 도구로 수집될 수 있다. 9장은 고관절과 슬관절에 문제가 있는 환자들의 결과를 논한다.

Lakke와 Meerman(2016)은 환자와 치료적 관계 또는 연합을 발전시킬 수 있는 임상가가 환자 결과, 환자 만족도 및 의사소통 장벽 감소에 긍정적인 영향을 미치는 것을 발견하였다. Pinto 등(2012)은 상호 작용 스타일과 언어적 또는 비언어적 행동을 포함한 의사소통 요소가 치료적 연합과 관련이 있는 것을 확인하였다. 이 연합은 의료직 종사자와 환자 간의 발전된 협력, 합의 또는 신뢰 관계이다. Babatunde 등(2017)은 정서적 지지를 제공하고 상담 과정에 환자가 참여할 수 있도록 하는 것과 관련된 환자-중심의 상호작용 스타일이 치료적 연합을 강화한다고 제안한다.

환자-중심 인터뷰(*Patient-Centered Interviewing*)

문헌에는 다양한 병력청취 또는 인터뷰 접근법이 기술되어 있다. Dwamena 등(2012)은 환자-중심 또는 협력적인 인터뷰가 더 나은 중재와 환자 결과 개선을 이끈 인터뷰 스타일임을 발견하였다. 환자를 중심으로 한 관리는 다음을 조장한다. (a) 환자의 건강 문제에 대한 중재 또는 관리에 대한 상담, 의사 결정의 공유된 조절 및/또는 (b) 상담 시 사회적 상황에 따른 개인 선호도를 가진 환자에게 맞추는 초점. Beck 등(2002)은 환자-중심 인터뷰가 모든 임상가에게 어려울 수 있다는 것을 확인하였다. 환자-중심 인터뷰는 입문교육 과정에서 학습하지만, 많은 연습 없이 이러한 기술을 배우는 것은 충분하지 않다. 임상가는 전략과 질문을 개인에 맞게 반영하고 조정해야 한다는 점을 상기해야 한다. 일부 환자는 운동선수일 수 있으며 환자의 삶의 질에 건강 상태가 미치는 영향을 명확하게 이해하기 위해 노인 환자의 질문과는 다른 질문이 필요하다. Walter 등(2005) 및 Asnani(2009)는 효과적인 의사소통과 업무적 관계의 질, 환자 안전의 정도 및 환자와 임상가 모두의 만족도 사이의 핵심적인 관계를 명확하게 보여주는 증거를 제공하였다.

의사소통의 촉진제 및 장애물
(Facilitators and Barriers to Communication)

참여형 의사소통 전략을 사용하는 임상가는 적절한 인터뷰를 달성할 수 있는 기회를 향상시킬 수 있다. Babatunde 등(2017)은 목적이 있는 의사소통 기술이 향상된 치료 연합이 수집된 정보의 정확도를 세우고 향상시킬 수 있다는 것을 발견하였다. 또한 환자와 연합을 맺을 수 있는 인터뷰는 만성 근골격계 통증 발생 위험을 낮출 수 있다. 통증의 사회적 의사소통 모델(the social communication model)에서 의료직 종사자의 언어적 및 비언어적 의사소통 스타일은 환자의 통증 경험에 영향을 미칠 수 있다. 이와 같이, 환자를 이해하고 그들의 우려를 인정하는 임상가는 인터뷰 중에 들리지 않는 스트레스를 완화함으로써 부분적으로 환자 결과를 최적화할 수 있는 기회를 제공하는 것으로 보인다.

의사소통에 관여하는 촉진제는 다양한 언어적 및 비언어적 행동을 포함한다. 몸짓언어(body language)와 같은 비언어적 의사소통 행동은 의료직 종사자가 관심을 가지고, 관심을 기울이고, 관리한다는 것을 보여주기 위해 사용될 수 있다. 참여적이고 지지적인 비언어적 행동의 예로는 눈을 마주치는 것을 유지하고, 적절하게 고개를 끄덕이며, 걱정이나 공감을 전달하기 위해 얼굴 표정을 사용하는 것을 포함한다. Lee 등(2016)은 환자 결과가 공감과 주의력을 보여준 의료직 종사자와 긍정적으로 연관되었음을 확인하였다. 환자는 성별, 신체적 모습 및/또는 실무자의 복장에 대한 선호도가 있을 수 있으며, 이는 환자의 편안함과 역량 평가에 영향을 미칠 수 있다. 대화를 장려하는 요인을 확인하는 것은 환자의 신뢰와 의사소통을 최적화하기 위해 실무자가 임상적 만남에서의 어려움을 예측할 수 있게 하는 의사소통을 촉진한다. 또한, Douglas 등(2017)은 의료직 종사자들에게 환자가 면담에서 참여 부족을 나타내는 비언어적 의사소통 행동을 보일 때 이를 인지하고 환자를 점검하거나 의사소통 방식을 조정하는 방법을 신중하게 고려할 것을 권장한다. 이 기술은 전문 임상가가 인터뷰를 관리할 때 사용하는 메타인지 전략과 유사하다고 볼 수 있다.

언어적 의사소통 행동은 메시지를 전달하기 위해 구어를 사용한다. 인터뷰 스타일은 이 장의 뒷부분에서 더 자세히 다룰 것이다. 구두 의사소통의 촉진제에는 복잡하지 않은 개방식 질문을 하고, 환자를 방해하지 않으며, 의사소통을 따라가는 동안 능동적인 경청 전략을 전개하는 것이 포함된다. 능동적 경청 전략에는 환자가 말한 것을 다시 말하고, 명확한 폐쇄식 질문을 하는 것이 포함된다. 면담 중에 임상가가 사용할 수 있는 또 다른 좋은 전략은 환자가 진술한 내용을 요약하는 것이다. 요약은 의료직 종사자가 완전한 그림을 수집할 수 있도록 환자가 확인하거나 더 분명하게 말하는 기회를 제공한다.

FitzGerald와 Hurst(2017)는 내재적 편견, 불일치 통증 판단 또는 충족되지 않은 환자 기대치와 같은 실무자-환자 관계와 영향의 결과(impact outcomes)의 어려움 인식에 대한 체계적 문헌 고찰을 수행하였다. 실무자가 이러한 어려운 일을 직접 해결할 때 긍정적인 치료 연합과 향상된 환자 결과가 발생할 수 있다. 그러나 어려움에 대한 조치가 취해지지 않을 경우 장벽이 될 수도 있다. 따라서 인터뷰 시 세심한 배려가 필요하다. 세심한 병력 청취를 위해서 실무자들은 인종, 민족, 성별, 환자의 교육 수준, 그리고 종교적 정체성과 관련된 그들의 내재적 편견을 인식하고 극복해야 한다. 진단 또는 치료와 관련하여 환자가 인지한 오명과 잘못된 정보는 인터뷰 중 환자의 임상적 병력 공개를 제한할 수 있다. 물리치료와 관련하여, Jones와 Forhan(2019)은 비만과 그들의 만성 통증과 관련된 인지된 오명(Patient-perceived stigma)을 보고하였다. Ross와 Setchelle(2019)은 레즈비언, 게이, 양성애자, 트랜스젠더, 중성, 퀴어 또는 관련 정체성(LGBTIQA+) 커뮤니티 내에서 임상적 대화 시 무심코 오명을 씌우는 행동을 피하기 위한 시간을 갖는 것이 치료에 부정적인 영향을 미칠 수 있는 내재적 의료 편견을 최소화하는 데 도움이 될 수 있다고 확인하였다.

의사소통의 기술: 방식 및 접근방법
(The Art of Communication: Style and Approach)

좋은 병력을 청취를 위한 목적이 많지만, Henry 등(2012)의 체계적 문헌 고찰과 메타 분석에 따르면 임상적 인터뷰 또는 병력 청취가 수행되는 방식과 접근 방식은 환자의 임상 결과에 영향을 미치는 것으로 보인다. 인터뷰는 의사가 정보를 찾고, 반영적으로 경청하며, 환자의 임상적 표현/증상에 기초하여 다양한 관련 의학적 상태를 탐구하는 과정이다. Calgary-Cambridge guides는 Silverman 등(2011)이 만든 교육 및 평가를 위한 유럽과 북미 전역에서 널리 사용되는 인터뷰 제안적 모델을 제공한다. 이러한 지침은 문헌 내에서 제시되고 입증되었으며 임상가의 교육 훈련 및 임상 실무에서의 사용을 위해 고려되어야 한다. Kurtz과 Silverman(1996)의 인터뷰 지침은 구조를 제공하고 동시에 환자와의 관계 구축을 강조한다. 기본 과정은 (1) 세션 시작, (2) 정보 수집, (3) 신체적 평가 수행, (4) 설명 및 계획, (5) 세션 종료를 포함한다. 인터뷰에 구조를 제공하고 관계를 구축하기 위한 지속적인 인식이 이 프레임워크를 통해 유지되어야 한다.

이 의사소통 지침은 환자의 의학적 상태에 대한 인식이 가질 수 있는 역할을 식별한다. 환자의 두려움과 동기, 진료 참여에 대한 전념 수준에 관한 열린 대화를 통해 임상가는 진료 장벽을 탐색할 수 있다. Rollnick 등(2008)은 동기를 주는 인터뷰와 같은 협력적인 대화를 위한 호기심 많은 스타일에 적응시키는 것이 환자 자신의 문제에 대한 환자의 전문성을 인정하고 환자에게 자율권을 주는 환자-중심 접근법을 제공한다는 것을 발견하였다. 환자에게 임상가와 지지하는 관계 내에서 문제 해결, 의사 결정, 장벽 및 좌절 극복을 장려하는 것은 필수적이다. 이것은 반복적인 문제를 가지고 있거나 치료 계획을 이행하는 데 어려움을 겪는 환자들에게 필수적인 것으로 보인다. Van Buskirk와 Wetherell(2013)은 동기를 주는 인터뷰에 대한 체계적인 문헌 고찰과 메타 분석을 수행했으며, 동기를 주는 인터뷰는 단 한 번의 세션에서 건강 행동 변화 목표에 도달하기 위한 변화와 행동을 향상시킬 수 있다는 것을 확인하였다.

또한 많은 문헌이 인터뷰에 환자를 참여시키면 처방과 치료의 준수를 향상시킬 수 있다고 제안하는 Van Buskirk와 Wetherell(2013)의 체계적인 문헌 고찰을 지지한다. Nijs 등(2020)은 최근 통증 교육과 동기를 주는 면접의 개념을 통합하기 위한 실질적인 지침을 개발하였다. 동기를 주는 면접을 통해 임상가는 통증에 대한 지식/신념, 인식, 통증과 잠재적으로 관련이 있는 심리적 요인 탐색 의지와 같은 개념을 탐구할 수 있다.

동기를 주는 인터뷰의 마음은 임상적 만남에서 환자-중심의 접근을 용이하게 하기 위해 질문과 의사소통 기술을 사용한다. 이러한 의사소통 전략이나 기술에는 개방형 질문, 의도적인 침묵 또는 비언어적 격려 같은 비언어적 의사소통 기술, 주의 깊은 경청, 요약 또는 다른 말로 바꾸어 표현하는 것이 포함된다. 효과적인 환자-실무자 의사소통과 공유된 의사 결정을 위해서는 이러한 기법을 일상적 실무에 통합해야 한다. 표 8.1은 환자-중심의 상호작용을 용이하게 하기 위해 이 모델과 방식의 혼합을 구현한 5 단계 인터뷰를 제공한다.

표 8.1 5 단계 인터뷰

단계	기술	환자-중심 상호작용을 촉진하기 위한 조치
1	**준비:** 환자-중심 의료 인터뷰를 위한 단계 준비	• 생체심리사회모델 구조를 탐색하기 위한 선별 검사 도구, 조사, 결과 측정 방법 제공 • 환자를 환영하고 환자가 선호하는 이름, 임상가 소개, 필요한 경우 환자를 도울 수 있는 허가 요청 • 환자 준비 및 개인 정보 보호 • 의사 소통, 언어 또는 언어 사용 능력 장벽 줄이기 위한 SDoH 선별 확인 • 환자에게 편안함을 제공하고, 인터뷰를 위해 환자가 통증이 있다면 편안한 자세를 취할 수 있게 함
2	**탐색:** 주요 문제와 환자가 치료를 받아야 하는 이유 확인	• 환자의 목표와 원하는 결과 탐색 • 환자가 논의하고자 하는 문제 목록 및 진료 선호 파악 • 안건을 요약/최종화하고, 현재 만남과 미래의 만남을 위한 항목의 우선순위를 정함
3	**수집:** 현재 질병에 대한 이해를 위한 개방형 질문 (비초점)	• 개방형 질문과 경청 • 언어적 및 비언어적 격려를 포함하는 능동적 경청 • 주관적 발견이나 관심사를 요약하거나 다른 말로 표현 • 감별진단을 위해 보다 구체적인 예/아니오 질문 작성을 위해 깔때기 전략을 사용하는 것으로 이제 질문 방식이 변경된다는 것을 알림. ("이제 증상에 대해 몇가지 구체적인 의학적 질문을 드리겠습니다")
4	**수행:** 환자-중심의 의료적 인터뷰 및 현재 질병 병력(초점)	• 초점이 맞추어져 있지만 개방적인 질문을 사용하여 신체검사 중 신체 증상에 대한 설명 얻기(증상 유발, 완화, 익숙한 증상 등) • 신체 움직임 또는 신체검사 방법과 관련된 증상의 정서적 또는 사회적 맥락, 증상에 대한 환자 서술에 대한 탐구
5	**설명 및 계획:** 지속적인 환자-임상가 치료적 관계를 위한 전략 보장	• 대화, 발견 사항을 요약하고 정보의 정확성을 확인한 후 주관적인 것과 객관적인 것을 혼합 • 계획에 대해 논의(치료, 치료 및 참고, 또는 참고) • ICF 모델과 관련된 영역 내에서 맞춤형 환자-중심 목표 개발 • 다음 세션에 대한 계획 전달

인터뷰 내용(Interview Content)

미국 내에서는 모든 주, 콜롬비아 특별구, 미국령 버진아일랜드에서 물리치료사가 다른 의료 전문가로부터의 의뢰 없이 환자를 평가할 수 있다. 대부분의 주에서는 물리치료사가 특정 조건에서 의뢰 없이 환자를 평가하고 치료할 수 있도록 하여 접근성을 더욱 향상시킨다. 하지 증후군을 가진 환자들은 물리치료에서 구별하기 위한 무수히 많은 임상적 발표를 할 수 있다; 누군가는 정의를 잘 내릴 수 있고, 누군가는 매우 복잡하다. 많은 경우에 물리치료사는 이 모집단을 적절하게 치료하기 위해 선별, 감별 진단(differential diagnosis) 및 임상의사 결정의 숙련된 기술을 필요로 하는 1차 치료 환경에 관여한다. Jarvik과 Deyo(2002)가 제안한 인터뷰는 (1) 선별 검사/환자 병력, (2) 시스템 문헌 고찰/감별 진단 질문, (3) 평가 및 측정의 세 가지 상호 관련 구성요소로 구성된 평가 과정의 일부이다. 종종, 인터뷰에서 평가와 측정으로 안내하는 임상적 패턴이 나타난다.

이 인터뷰의 가치는 1차 진료에서 상당히 높았으며, 의사들은 이 병력만으로도 환자의 약 75%를 진단 내리기에 충분하며, 신체 검사로 약 10%, 그리고 추가로 10%는 검사실 검사 또는 영상 연구를 통해 할 수 있다고 보고하였다(Goodman과 Snyder, 2009). 주관적 임상 보고서의 진단 가치는 진단 정확도 연구를 위한 연구 설계 유형 내에서 문헌 전반에 걸쳐 광범위하게 대체되고 있다. 그러나 지금까지 존재하는 최고의 증거에 기초하여, 임상가가 하지 통증 증후군을 다른 조건과 구별하는 데 도움이 되는 몇 가지 질문이나 내용이 그 인터뷰에 포함되어 있다.

많은 하지통증 증후군에 대한 다양한 임상적 발표가 있으므로 인터뷰에서 그러한 내용 내에서 체계 접근 방식을 취하는 것이 좋다. 체계 접근방식은 감별진단을 돕고 잠재적 통증 발생 원인으로 다른 시스템을 배제하기 위한 초기 과정으로 선별되어야 한다. Woolf(2003)는 인터뷰 끝에서 (1) 환자의 문제 및 잠재적 원인 이해, (2) 환자의 생활 방식 문제의 영향 파악, (3) 객관적인 검사 계획 이 세 가지 목표를 제안한다.

환자 병력을 통한 선별
(Screening from Patient History)

인터뷰는 의사 결정, 선별, 감별 진단을 위한 검사의 중요한 요소이다. Edwards 등(2004)은 철저한 검사는 임상가와 환자 모두에게 진단적 가치를 제공하는 신체검사를 위한 계획을 발전시키는 기초로서 잘짜여진 인터뷰를 이용한다는 것을 제안하였다. 인구 통계 및 임상적 병력에 관한 정보를 얻기 위해 등록 정보(intake form)를 사용하면 인터뷰 밖에서 완료했을 때 상당한 시간을 절약할 수 있다(Goodman과 Snyder, 2009). 환자 등록서, 자가보고 결과 형식(self-reported outcome forms), 초기 참조(존재하는 경우)를 통합하고, 대기실에 있는 환자를 관찰하면 광범위한 임상 가설을 숙고할 수 있다. 이러한 양식은 대화를 시작하고 치료사가 의사 결정 과정에 도움이 되는 확신 및/또는 추가 질문을 생성할 수 있도록 도와야 한다. Higgs(1992)는 초기 가설은 임상가의 지식 기반과 임상 경험에서 도출되며 초보 임상가와 전문 임상가 사이에 차이가 존재한다고 제안하였다.

허리 통증과 고관절, 슬관절, 발목의 골관절염(OA) 등 상당한 건강 관리 부담을 포함한 많은 하지 증후군과 상태는 반복되고 진행되며 큰 삶의 질 저하로 이어진다. Harris-Hayes 등(2013)은 하지 증후군의 복잡한 특징에 필수적인 통증, 기능장애, 기능, 삶의 질, 직업 만족도, 두려움 및/또는 심리사회적 우려를 포함하는 정보를 얻기 위한 자가 보고 결과 측정을 사용하는 생물심리사회 모델 체계의 정렬을 제안하였다. 실무자는 문제에 기여하는 물리적 진단 가능성을 고려하고 환자의 건강에 기여할 수 있는 모든 범위의 요인을 탐구해야 한다. 여기에는 환자 삶에 대한 상태의 영향을 이해하는 것이 포함된다; 하나 이상의 영역에서 정보를 얻는 것이 하지통 증후군을 가진 환자를 이해하고 관리하는 데 도움이 될 수 있다. 표 8.2는 환자의 하지 상태에 대한 이해를 제공할 수 있는 질문지나 도구 목록을 제공한다. 고관절과 슬관절 질환 환자의 특정 결과에 대한 자세한 내용은 9장을 참조한다.

표 8.2 하지 통증 증후군 환자의 자가보고 결과 측정	
이름	설명
공포-회피 반응 설문지	공포-회피 반응 설문지는 신체활동의 영향에 대한 환자의 믿음을 평가하고 특히 요통에 대해 평가한다. 16개 항목으로 구성되며 환자는 7점 리커트 척도로 각 진술에 대한 동의를 평가한다. 점수가 높으면 공포-회피 믿음이 더 강하다는 것을 의미한다. 보조척도로는 7-item work subscale과 4-item physical activity scale이 있다. 이전 연구에서 FABQ가 만성 및 급성 요통 환자의 현재 및 미래의 장애 및 작업 손실과 관련된 보조 척도의 역할을 한다는 것을 발견하였다(Waddell 등, 1993; Williamson, 2006).
기능 평가 지표(FRI)	이 FRI 측정은 임상 환경에서 척추 근골격계 시스템의 기능과 통증에 대한 주관적인 인식을 정량적으로 측정하기 위해 특별히 고안되었다. 이 측정은 신뢰도와 타당도가 양호한 것으로 보인다(Feise와 Menke, 2001).
슬관절 결과 조사	비특이적 슬관절 부상이 있는 환자에게 이 슬관절 결과 조사 도구를 사용해야 한다는 암시가 있다. 이 도구는 신뢰도와 타당도를 가지고 있다. 이 도구는 다양한 손상에 대한 기능적 한계에 반응한다(Irrgang 등, 1998).
하지 기능 척도 (LEFS)	LEFS 사용에 대한 지표는 모든 하지 조건을 포함한다; 신뢰성과 유효성: 고관절과 슬관절 전체 관절성형술에 강하고 관절성형술 후 환자에게 유용하다. 1999년 연구에서 이 척도는 급성을 위한 SF-36과 함께 수행되었다. 연구의 결론에서, 그들은 LEFS 점수의 재검사 신뢰도가 우수하다는 것을 발견하였다. 그들은 점수 내에서 감지 가능한 최소 임상적 변화가 최소 9점 척도라는 것을 발견했고 SF-36보다 이 평가도구를 권장하였다(Binkley 등, 1999; Stratford 등, 1999).
사회적 지지 지각 평가도구	MSPSS는 가족, 친구, 그리고 중요한 다른 사람 세 가지 출처에서 지지의 인식을 측정하기 위해 고안된 간단한 설문지이다. 이 평가도구는 각각 보조 척도로 4개 항목과 함께 총 12개 항목으로 구성된다. 언어적, 문화적 차이 때문에, 각색된 버전의 심리측정을 검사할 필요가 있다. MSPSS는 높은 내부 일관성(α = 0.88), 안정성(α = 0.85, 처음 검사로부터 3개월 후) 및 중간구성 유효성 이 세 가지 요소 구조를 나타내며, SS 점수는 불안(r = − 0.18; p 〈 0.01) 및 우울증 점수(r = − 24; p 〈 0.01)와 음의 상관 관계가 있다(Dambi 등, 2018).
오스웨스터리 요통 장애 지수(OLBDQ)	이 도구는 환자의 기능 상태를 정량화하고 허리 통증 환자의 통증 관련 장애를 평가한다. 이 평가 도구는 연구되었으며 신뢰할 수 있고 유효한 도구이다(Fairbank 등, 1980).
통증 자기 효능감 질문지	PSEQ(Pain Self-Efficiency Questionnaire)는 10개 항목으로 구성된 설문지로, 지속적인 고통을 겪고 있는 사람들이 통증 중에 활동을 수행함에 있어 갖는 자신감을 평가하기 위해 개발되었다. PSEQ는 모든 지속성 통증 표현을 적용할 수 있다. 이것은 집안일, 사교 모임, 일 뿐만 아니라 약물치료 없이 고통에 대처하는 것을 포함한 다양한 기능을 포함한다. 내부 일관성이 높고(0.92 크론바흐 알파), 검사-재검사 신뢰도는 3개월 동안 높다(Nicholas, 2007).

(계속)

표 8.2 *(계속)*

이름	설명
환자 기능 평가 척도(PSFS)	이 유용한 설문지는 활동 제한을 정량화하고 정형외과적 문제를 가진 환자에 대한 기능적 결과를 측정하는데 사용될 수 있다(Stratford 등, 1995). 이것은 다양한 독립성 수준을 가진 환자에게 사용될 수 있는 기능의 자가보고 측정 결과이다. 환자에게 자신의 상태에 따라 수행이 어려운 활동을 지정하고 각 활동에 대한 제한 수준을 평가하도록 하여 기능 상태를 조사한다. 이는 다수의 하지 증후군 및 임상적 표현에 적용할 수 있는 유효하고, 신뢰할 수 있으며, 응답성이 높고 효율적인 결과 측정이다.
롤랜드 모리스 장애 질문지	이것은 요통으로 인한 신체적 장애를 평가하기 위해 Roland와 Morris(1986)가 고안한 건강 상태 측정 도구이다.
약식-36	SF-36은 의료정책 평가와 일반 인구조사 및 임상과 연구에서 개인 수준에서 건강을 측정할 수 있는 유효하고 신뢰할 수 있는 도구이다(Ware 등, 2000). 낮은 삶의 질에서 높은 삶의 질 범위를 나타내는 총 점수를 위해 여러 영역에 대한 점수는 변환되고 주요 점수를 모은다. 두 가지 구성요소 점수를 계산할 수도 있다; 예를 들어, 신체적 구성요소와 정신적 구성요소 마찬가지로, 연구는 SF-36이 두가지 방면(신체적, 정신적)을 측정하기 때문에 전반적인 건강 관련 QOL의 단일 지수로 사용될 수 없다는 것을 제안하였다.
WOMAC (Western Ontario and McMaster University Osteoarthritis Index)	Bellamy 등(1998)에 의해 만들어진 이 도구는 원래 고관절과 슬관절의 골관절염을 가진 사람들을 위해 개발되었으며, 증상 및 신체적 장애를 측정한다. 이 평가 도구는 골관절염에 대한 신뢰도와 타당도에 대하여 연구되었다.

계통 검토와 감별진단 질문
(Systems Review Differential Diagnosis Inquiry)

위험 신호(Red Flags)

Boissonnault(2011)는 선별 과정의 목표가 의사 제안의 필요성을 인식하여 전신 및 다른 병리학적 과정의 진단을 가속화하는 것이라고 제안하였다. 그것의 목적은 선별의 첫 번째 목적인 환자의 가장 불편한 문제를 조사하는 동안 간과할 수 있는 신경–근골격계(neuro–musculoskeletal) 문제에서 흔하지 않은 증상을 확인하는 것이다. Koes 등(2006)은 질병과 신경–근골격계 문제 사이의 상당한 공통점을 발견하였다. 병력 청취는 잠재적인 원인을 명시하는 것을 목표로 해야 한다. 표 8.3은 초기 물리치료 방문 시 사용할 일반적인 건강상태 지표 명단을 제공하며, 이는 병력 청취 또는 신체 검사보다 심층적인 계통 검토를 나타낼 수 있다.

초기평가 시 "위험 신호(red flags)"의 존재에 주목해야 한다. 이 단계는 물리치료 대상자인지 아닌지를 결정하는 데 매우 중요하다. 이 단계는 위험 신호의 존재를 인지하고 배제하는 것을 요구한다. Sizer 등(2007)은 위험 신호를 심각한 병리학 장애와 연관될 수 있지만 근골격계 문제를 모방할 수 있는 징후와 증상으로 정의하였다. Boissonnault(2011)는 임상가가 환자의 임상적 병력과 신체 검사에서 위험 신호를 인식할 것을 권고한다. Fritz와 Flynn(2005)은 물리치료사가 흔히 접하는 근골격계 질환 감별 진단에 도움이 되고 인터뷰 중에 질문이 필요한 잠재적 중증 질환(빨간색 또는 노란색 깃발)을 인식하는 데 도움이 되는 여러 부분의 선별 도구를 추천하였다.

Cook 등(2011)은 허리통증, 엉덩이 통증 및/또는 하지의 통증이 척추 악성 종양과 관련이 있을 수 있음을 확인한다. 척추 암 발생률은 낮지만 암 유무에 따라 낮은 허리 움직임이 기계적 통증을 다시 만들 수 있으므로 임상가는 철저한 위험 신호 선별

표 8.3 일반적인 계통 검토 질문

호흡기계를 포함한 혈관기원 선별 질문	내장기계 질문
호흡 곤란	삼킴 장애
기침	소화불량, 속쓰림
두근거림	음식 불내증
실신	장 기능 장애
땀	변 색상
찬 손, 발끝	변 모양, 직경
피부 변색	변비
벌어진 상처/궤양	설사
곤봉 손가락	시작 어려움
쌕쌕거림, 천명	실금
비뇨생식계 질문	**생식계 관련 질문**
소변 변화	남자 성별
색	요도 배출
흐름	성기능 장애
소변 흐름의 직경 또는 힘 감소	성교 중 통증
실금	여성 성별
	분비물
	성관계로 인한 통증
	월경 변화
	갱년기

(출처: Boissonnault, 2011.)

검사를 실시할 필요가 있다. Henschke 등(2013)의 체계적 문헌 고찰 결과, 이전의 암 병력은 높은 양성 우도비로 암의 가능성을 유의미하게 증가시킨다는 사실이 밝혀졌다. 게다가, 다른 위험 신호들은 높은 거짓 양성률을 가지고 있어서 방사능과 같은 불필요하고 잠재적으로 해로운 검사로 이어지는 것으로 확인되었다. 현재 "위험 신호"의 민감도와 특이도에 대한 정확한 추정치를 도출할 수 있는 충분한 통계적 힘을 가진 증거와 연구가 부족하다. 그러나, 지침의 포함에도 불구하고, 허리 통증 환자의 악성 종양에 대한 "위험 신호" 선별의 유용성은 계속 논의되고 있으며, 진단 정확도와 임상 실무에서 이들을 가장 잘 사용하는 방법에 대한 정보는 거의 남아 있지 않다. 또한 Henschke 등(2013)은 임상가가 표 8.4에 제시된 위험 신호 질문을 하나 이상 할 것을 권고하였다.

표 8.4 요통 환자의 악성 종양을 선별하는 위험 신호

임상적 병력 질문	검사 후 확률
당신은 이전에 암에 걸린 적이 있습니까?	4.6%
당신은 설명할 수 없는 체중 감소를 경험한 적이 있습니까?	1.2%
한달 후에 증상이 나아졌습니까?	0.9%
50세 이상입니까?	0.8%
증상이 1개월 이상 지속되었습니까?	0.8%
심각한 통증이 있습니까?	0.5%
증상 완화 없이 침상안정을 시도한 적이 있습니까?	0.6%

(출처: Henschke 등, 2013.)

골절 역시 대표적인 위험 신호이며 허리통증과 척추 관련 다리 통증이나 증상을 유발할 수 있다. 척추압박골절은 허리 통증, 자세변화, 신장 감소, 기능적 손상, 기능장애, 삶의 질 저하 등의 임상적 징후와 증상을 보이는 흔한 골다공증 관련 척추 골절이다. 체계적 문헌 고찰은 큰 외상, 노령 및 코르티코스테로이드 사용을 포함하여 1차 관리 환경에서 골절을 감지하는 데 유용한 세 가지 위험 신호를 확인하였다(Downie 등, 2013). 저자들은 현재 지침의 많은 위험 신호는 사실상 골절 확률의 변화를 제공하지 않거나 진단 정확성을 검사하지 않았다고 보고하였다.

혈관성 선별(Vasculogenic Screen)

심혈관계는 하지의 통증 및/또는 증상(부종 포함)을 나타낼 수 있으며 감별 진단이 필요하다. Boissonnault(2011)는 임상가가 편측 부종과 관련 있는 정맥 부전, 울혈성 심부전, 폐고혈압, 심부정맥 혈전증을 포함하는 말초 부종과 관련된 원인을 배제하기 위한 몇 가지 고려사항을 제공하였다. Siracuse 등(2012)은 폐색성 동맥 질환이 노인과 흡연자에게 일반적인 문제이며 파행과 유사한 방식으로 드러날 수 있음을 인지하였다. 다른 하지 증후군과 마찬가지로 폐색성 동맥 질환은 엉덩이, 허벅지, 종아리에 통증, 부종, 경련이 나타날 수 있다. de Virgilio와 Chan (2010)은 대동맥류는 잠재적으로 위험한 상태이며 중간 등, 가슴, 왼쪽 어깨 또는 복부의 깊고 분산된 욱신거리거나 쑤시는 통증에 의해 나타나는 증상적 행동을 보여준다는 것을 확인하였다. 증상 시작이 최근의 수술이나 낮은 활동 수준과 관련이 있는 경우 심부정맥 혈전증 검사가 필요할 수 있다. 웰스 임상 예측 규칙(Wells Clinical Prediction Rule)은 하지의 심부 정맥 혈전증의 위험을 예측하기 위한 임상적 평가로 신뢰할 수 있고 유효한 도구이다(Wells 등, 1997).

내장기성 선별(Viscerogenic Screen)

소화기계에서 장기는 하지에 통증 및/또는 증상을 나타낼 수 있으며 하지 통증 증후군이 있는 환자의 경우 통증 원인으로서 제외되어야 한다. 배변 습관의 변화에 관한 질문은 초기 선별의 한 부분이어야 한다. Goodman과 Snyder(2009)는 혈변 또는 흑변에 관한 추가 질문을 대장암에 대한 선별을 위해 해야 한다고 권고한다. 또한, 장기의 증상은 장기의 기능에 따라 달라진다. 증상의 변동은 식습관이나 장 또는 방광 기능과 관련이 있을 수 있다. 어떤 음식들은 증상의 시작을 촉진하거나 증상의 강도에 영향을 줄 수 있다. 다른 기능장애는 방광의 충만, 변비, 배뇨 또는 배변과 관련이 있을 수 있다. 이 기관 내의 변화가 보고되는 경우 궁극적으로 모든 원인이 되는 통증을 판단하기 위해서는 모든 통증 부위 또는 관련 증상에 대해 환자에게 질문하는 것이 필수적이다.

신경성 선별(Neurogenic Screen)

진행되는 신경성 증상으로 다리 감각이상, 저림, 약화와 연관된 신경성 증상은 말초신경포착(peripheral nerve entrapment) 또는 척추신경근 병변을 수반할 수 있으므로 추가 질문이 필요하다. 또한, 감각의 변화, 양 상하지의 결함, 배뇨의 어려움 또는 빈도의 변화에 대한 비정상적인 표현은 이 기관에 대한 추가 조사를 필요로 한다. 양측 증상과 배뇨에 대한 우려는 말총(cauda equina)의 의학적 진단에서 비롯된다. Deyo 등(1992)은 소변 잔류 증상과 관련된 의학적 질문이 말총에 대해 90%의 민감도와 95%의 특이도를 갖는 것을 확인하였다. 또한, 말총은 한쪽 또는 양쪽 다리의 통증, 저림, 약화를 나타내는데, 이는 의료적 사례의 80% 이상에서 흔히 볼 수 있다.

척추성 또는 비기계적 병리: 감별 진단(Spondylogenic or Non-mechanical Pathologies: Differential Diagnosis)

Koes 등(2006)은 비기계적 병리가 하지 증후군 감별 진단 및 선별에서 고려되어야 한다고 제안하였다. 이러한 상태들 중 대부분은 밤에 악화될 수 있는데, 이는 일반적인 하지 통증 증후군과 비슷하고 기계적 통증에서 나타나는 행동과 비슷하다. 진행성 허리 통증을 앓고 있는 젊은 환자가 아침 경직(morning stiffness), 운동 후 호전 등을 포함하는 염증 증상 행동을 보일 때 혈청 음성 척추관절증(Seronegative spondyloarthropathies)을 고려할 필요가 있다. Atlas와 Deyo(2001)는 진단을 위해 추가적인 의료 검사가 필요한 강직성 척추염, 라이터 증후군(Reiter's syndrome), 건선성 관절염, 염증성 장질환으로 인한 관절염 등을 선별을 위한 다양한 조건을 제시한다. 강직성 척추염(AS, ankylosing spondylitis)은 느린 발병, 연령대 40세 이하, 장기적인 불편함(〉3개월), 아침 경직의 염증성 증상과 운동 시 불편함의 개선과 같은 질문으로 확인할 수 있다. 이러한 질문과 관련된 진단 정확도는 23%의 민감도와 82%의 특이도를 가지고 있으며 강직성 척추염을 결정하는 데 도움이 된다.

심인성 선별과 생체심리사회적 요인 (Psychogenic Screen and Biopsychosocial Factors)

심리사회적 요인은 근골격계 통증으로 나타날 수 있으며,

표현에서 부분적 또는 광범위한 통증과 관련이 있을 수 있다. 체계적 문헌 고찰은 부적응 통증 대응 행동, 기능적 손상, 낮은 일반 건강 상태, 불안과 우울 합병증을 포함한 지속적인 장애를 만드는 허리 통증의 기준 예측 변수를 확인하였다(Chou와 Shekelle, 2010). 우산 리뷰(umbrella review)는 또한 허리 통증과 좌골신경통을 가질 확률을 증가시키는 심리적 스트레스를 발견하였다(Parreira 등, 2018). 다양한 심리적 요인이 예후에 영향을 미친다는 일관된 증거가 발견되었다(Nicholas 등, 2011; Grovle 등, 2013). 그러나 어떤 요인이 가장 예후에 영향을 미치는 변수인지에 대해서는 문헌의 일관성이 떨어진다. 최근 체계적 문헌고찰에 따르면 우울증이나 움직임에 대한 두려움이 낮은 환자는 업무에 복귀할 가능성이 더 높다(Osterhuis 등, 2019). 이 모든 결과를 고려할 때, 인터뷰 동안 생체심리사회적 요소를 선별하는 것은 여전히 중요하다.

지속성 통증 선별*(Persistent Pain Screening)*

Courtney 등(2011)은 지속적인 허리통증이 다리로 나타날 수 있고 척추 관련 다리 통증으로 간주될 수 있으므로 임상가는 하지 문제 상황에서 전체 하지 사분위를 고려해야 한다고 제안하였다. Lesnak과 Sluka(2019)는 해로운 병리가 없는 경우 전형적으로 기대되는 치료 시간을 지나 지속되는 통증은 말초 및 중추성 민감화(peripheral and central sensitization)를 포함하는 가능한 기여 요인들에 대한 추가 조사가 필요하다고 제안한다. 중추성 민감화이란 통증 민감성을 유도하는 중추신경계 내의 신경 신호 증폭으로 정의된다. Woolf(2011)는 증가된 반응성과 수용용역(receptive field) 자극에 대한 통각 수용기의 감소된 역치로 정의했으며, 이는 말초 통증 신경섬유의 활성에 의해 지배적으로 이끌어지는 통증 문제를 나타내는 유해수용성 통증(nociceptive pain)을 포함한다. 말초 및/또는 중추의 지배적인 민감화 메커니즘에 대한 임상적 검사는 치료를 위한 임상 가설을 이끌어낼 수 있다.

건강의 사회적 결정 요인
(SDoH, Social Determinants of Health)

Healthy People(2020)의 새로운 증거는 SDoH, 건강 행동 및 기타 생체심리사회적 요인의 선별에 대한 중요성을 확인하였다. 이러한 요인에 대한 선별은 특히 사회경제적으로 취약한 인구에 대해 진단, 예후 및 건강 결과를 더 잘 알려준다. 따라서 환자의 일반적인 건강 상태, 생활 방식 및 웰빙에 대한 중요한 정보를 선별하거나 질문하는 것을 포함하는 잘 짜여진 인터뷰가 필요하다. 이는 SDoH가 만성 근골격계 통증 발병 위험 증가와 관련이 있을 수 있기 때문에 특히 두드러진다.

Health People(2020)은 5가지 핵심 영역을 중심으로 SDoH를 구성한다: (1) 경제(예: 재정적 안정), (2) 교육(예: 접근성 및 양질), (3) 의료 시스템과 의료 서비스에 대한 접근성, (4) 이웃 및 건설 환경, (5) 사회 및 지역사회 상황 따라서 위험인자 선별검사는 하지 증후군이 있고 증가된 위험인자를 가지고 있을 때 의료 서비스 실무자가 다학제적 관리(interdisciplinary care)를 발전시키는 데 도움이 될 수 있다. 그러나 미국 내에서는 의료 서비스 실무자들이 SDoH를 다루는 데 있어 적절한 역할이 제대로 정의되지 않은 상태로 남아 있다. 또한 Gottliebet 등(2017)은 SDoH를 평가하기 위해 정보를 효과적으로 수집하는 도구를 사용할 것을 제안한다. 그러나 임상 환경에서 이러한 충족되지 않은 요구의 영향은 현재 잘 이해되지 않는다. 물리치료사는 외래 또는 일차 의료서비스 환경에서 SDoH 선별을 해야하는 역할이 있다. 지식과 기술의 향상은 환자의 건강에 영향을 미치는 요소를 이해하는 의료 팀의 능력과 의료 서비스 전략 또는 권장 사항에 따라 행동하는 능력을 향상시킬 수 있다.

또한 SDoH의 감별과 이해는 임상 관리 결정(Clinical care decisions)에 대한 더 나은 정보를 제공하고 환자의 필요를 다루는 지역사회 자원을 소개를 필요로 하는지 확인할 수 있는 치료 동맹(Therapeutic alliance)을 이끌 수 있다. Manchanda와 Gottlieb(2015)은 인터뷰 전에 선별검사도구로 사용되며 검증된 SDoH 항목을 제공하는 PDF(Portable Document Format)과 같은 온라인에서 쉽게 사용할 수 있는 도구가 있다고 제안한다. 이러한 도구를 통해 임상가는 SDoH에 대한 지식이 향상되고 의료 서비스를 찾는 환자에게 미칠 수 있는 영향을 파악할 수 있다.

건강 행동*(Health Behaviors)*

Healthy People(2020)의 제안은 크게 12가지 이상의 건강

행동 유형으로 분류된다. 이 책의 장과 관련된 것들은 건강 소통, 수면, 영양, 그리고 건강한 식습관, 그리고 신체 활동들을 포함한다. 건강정보 이해능력(health literacy), 수면의 질, 식량 불안정(food insecurity) 및 신체 활동과 관련된 검증된 평가를 포함할 수 있는 환자 등록서는 인터뷰 질문을 만드는 것에 도움이 된다. 의료직 종사자가 낮은 건강정보 이해능력을 선별/확인하면 환자의 상태 및 관리에 대한 이해를 향상시키는 방법을 모색할 수 있다. 다른 건강 행동은 더 정확한 진단/예후를 알려줄 수 있다. 예를 들어, Nijs 등(2018)은 낮은 수면의 질은 지속적인 근골격계 통증의 결과일 뿐만 아니라 지속적인 근골격계 통증을 예측할 수 있다는 것을 발견하였다.

증상 조사 및 의뢰 패턴
(Symptom Investigation and Referral Pattern)

내용별 질문에 상관없이 인터뷰는 신중하게 계획되어야 하며 환자의 상태에 대해 많은 중요한 질문을 포함하는 훌륭한 환자 등록서를 활용해야 한다. 표 8.5는 환자 등록서 양식 개발에 대한 지침을 제시한다. 전문가가 되고자 하는 임상가는 임상 의사 결정을 발전시키기 위해 신체도해(body diagram)를 사용하는 것을 고려해야 한다. 신체도는 환자가 경험할 수 있는 모든 증상을 시각적으로 나타낸 것이다. 패턴 인식은 정보를 제공하고 인터뷰를 이끄는 데 도움이 될 수 있다. 인터뷰 초기에 환자가 치료를 받아야 하는 주요 이유를 파악할 수 있도록 돕는 것이 중요하다. 초기 증상 조사 중 일부는 인터뷰를 간소화하기 위한 임상 병력 등록서로 완료될 수 있다.

환자 등록서 및/또는 인터뷰 중 환자의 증상을 더 낫게 또는 더 나쁘게 변화시키는 특정 움직임 패턴을 확인하는 것은 필수적이다. 무엇이 증상을 악화시키거나 개선하는지 이해하면 임상의가 가설을 만들고 신체 검사를 알아내는 것에 도움이 된다. 일부 저자들은 이것을 일치 징후(concordant sign)라고 부르며 신체 평가 중에 발생하는 다른 증상들과 구별한다. Maitland(2001)는 일치 징후를 환자와 임상가가 인터뷰 중 주요 증상을 식별하기 위해 필요한 것이라고 설명하였다. Laslett 등(2003)은 하지 증후군이 하나 또는 하나 이상의 불일치 징후를 보일 수 있으며 통증이 있거나 비정상적이지만 일치 징후와는 관련이 없는 것으로 설명될 수 있다고 제안하였다.

증상의 심각성, 특징 및 행동
(Severity, Nature, and Behavior of the Symptoms)

증상의 심각성, 특징, 행동은 증상의 심각성, 특징, 민감성, 병리학적 단계, 안정성에 관한 질문을 구성하는데 도움이 된다. 다시 말하지만, 병력 청취 구성요소와 마찬가지로, 이러한 개념들 중 많은 것들이 문헌 내에서 잘 설명되거나 연구되지 않는다. 증상의 심각성은 기능적 활동이나 하루 중 시간과 관련된 증상의 강도와 연관된다. Farrar 등(2001)은 통증 점수 평가 척도(Numeric Pain Rating Scale)를 비교를 위한 기준선을 제공하기 위해 사용하고 임상 의사 결정을 촉진하기 위해 신체 검사 동안 다양한 움직임을 수집해야 한다고 제안하였다. 증상의 특징은 행동 시 지속적인, 간헐적인 또는 일시적인 통증과 같은 통증 표현을 말한다. 증상의 특성은 묘사되거나(예: 날카로운, 둔한) 증상 위치(예: 깊은 또는 표면의) 또는 추가 조사가 필요할 수 있는 통증의 질(예: 뻣뻣함, 작열감, 따끔거림)로 확인할 수 있다. Chimenti 등(2018)은 증상의 특성이 통증성 과정에 관한 임상가의 결정을 이끌고 환자의 통증 경험에 더 효과적인 영향을 보여줄 수 있다고 제안한다.

증상의 행동에는 환자의 악화 요인 또는 완화 요인에 대한 질문이 포함되어야 한다. 낮 동안의 증상 행동에 대한 질문은 신경-근골격계(neuro-musculoskeletal) 손상 또는 움직임 장애와 관련이 있다. 이러한 조건은 일반적으로 낮 시간동안 신체에 가해지는 기계적 하중의 증가 또는 감소, 특정 활동의 시작 또는 중지, 특정 자세 선택 또는 회피에 따라 변동한다. 민감성은 독특한 것으로 보이는 또 다른 통증 행동 개념으로, 통증을 유발하는 입력이 있을 때 상태가 얼마나 빨리 폭발할 수 있는 지와 관련이 있다. 민감성의 개념을 조사하는 연구에 따르면, 세 가지 질문이 도움이 된다는 것이 증명되었다:

1. 이 상태를 유발하기 위해 환자가 무엇을 해야 하는가?
2. 증상이 얼마나 지속되고 얼마나 심각한가?
3. 환자는 증상을 진정시키기 위해 얼마나 오래 걸리며 무엇을 해야 하는가?

표 8.5 하지 통증 증후군 환자에게 권장되는 환자 등록 정보

등록 정보와 관련된 :	내용의 목적
환자 프로필 및 기록정보	• 연령, 성별 및 민족성에 기초한 관련된 문제의 유병률 및 발생률에 관한 역학 • 관리를 위한 생체심리사회적 측면을 평가하기 위한 결과 측정 • 건강의 사회적 결정요인
문제에 대한 설명	• 문제의 특성 및 원인 파악(있는 경우), 주요한 문제 및 기타 관련 불만 사항 파악 • 일치하는/친숙한/비교 가능한 – 환자가 치료를 받으려는 통증과 관련된 움직임 • 환자의 문제에 대한 관점(관심, 기대, 감정, 믿음)
문제의 본질과 양상	• *심각성(Severity):* 기능적 활동이나 하루 중 시간과 관련된 환자 증상의 강도 • *민감성(Irritability):* 통증을 유발하는 입력이 있을 때 안정적인 상태가 얼마나 빨리 악화되는가 • *본질(Nature):* 결함이 있거나 증후군에 관련된 구조를 나타냄. 또한 악화요인이나 완화요인에 대해서도 물을 수 있으며 표현에 대해서도 물을 수 있음: 일정, 간헐적 및/또는 일시적 • *병리학적 단계(Stage of Pathology):* 문제가 나타나는 치유 단계의 평가 • *안정성(Stability):* 시간이 지남에 따라 증상의 진행(더 좋거나, 더 나쁘거나, 그대로 유지)
관련된 의료 병력	• 선별을 위한 질문을 최소화하기 위해 등록서 양식 사용 • 내장기성, 혈관기원성, 척추기원성, 신경기원성 및/또는 심인성 통증 발생 원인의 감별 진단을 위한 계통 검토 • 잠재적인 관련 의료 구성요소가 임상적 표현과 관련있는지 확인 • 현재 의약품 사용, 일반적인 건강, 활동 수준, 현재 의료적 문제 및/또는 현재 상태에 대한 의료 검사에 대한 기준
환자 목표 및 관리 장벽	• 현재 건강 상태를 개선하기 위한 동기를 확인하는 데 일반적으로 사용 • 성공적인 결과에 대한 예후 변수인 관리계획 준수 및 자기 효능감 • 환자–중심의 관리에 따른 치료 대안

Chimenti 등(2018)의 서술은 통증 과학에 대한 우리의 이해가 환자의 상태의 민감성을 개념화하는 데 어떻게 도움이 되는지를 더욱 발전시킨다. 특정한 움직임으로만 통증이 있고 중단 즉시 통증이 해소되는 환자는 더 기계적이거나 통증성 상태를 나타낸다. 이 표현은 낮은 민감성으로 간주된다. 활동을 중단한 후에도 통증이 지속되는 높은 통증 심각성을 가진 환자는 더 높은 수준의 민감성을 나타낸다. 높은 민감성은 일반적으로 중추 유해가소성(nocioplasticity)과 관련이 있으며 신경병증 또는 비신경병증으로 분류될 수 있다. Zusman(1998)은 증상이나 통증의 민감성이 높은 환자의 경우 임상가는 선택된 활동에 의해 악화되기 때문에 공격적인 치료를 주의해야 한다고 제안하였다.

현재 질환의 병력(*History of Current Condition*)

환자는 자신의 하지 문제가 있는 경우 원인을 이해할 필요가 있다. 병력에 대한 질문은 검사와 추적 검사의 우선순위를 정할 때 외상과 급성-만성 폭발(acute-on-chronic flares)과 관련된 시작을 구별할 수 있다. 병리학적 또는 상태의 단계는 특히 손상 또는 증상 표현에 대한 치료 단계와 관련이 있다. 이와는 대조적으로, 증상 표현의 안정성은 개선되거나 악화되거나 또는 동일하게 유지되는 것과 같이 시간에 따라 증상이 진행되는 것을 말한다. 또한 환자 인구통계 및 손상 메커니즘과 같은 기여 요인을 이해하면 패턴 인식에 도움이 될 수 있다. 완료된 인터뷰와 다음 검사 및 측정에서 환자는 근골격계 상태에 대해 일관된 증상 패턴을 제시해야 한다. 검사 중에 증상이 없거나 환자가 어떤 활동도 표현할 수 없다고 가정하자. 이 경우 추가적인 의료적 정밀검사가 보장될 수 있으며, 치료사는 적절한 제공기관에게 의뢰해야 한다.

하지 통증 증후군의 병력 청취 질문(*History-Taking Questions Specific to Lower Extremity Pain Syndromes*)

병력청취에 관한 다음 부분에서는 진단적 가치를 위해 연구된 주관적 병력 질문을 제시하며, 임상가가 가설을 생성하고 의사 결정을 내리는 데 도움을 줄 수 있다. Cook 등(2007)은 임상가가 진단승산비(DOR, diagnostic odds ratios), 민감도(기준 검사에 따라 문제를 가진 사람을 양성으로 식별하는 검사의 능력), 특이도(기준 검사에 따라 문제를 가지지 않은 사람을 양성으로 배제하는 검사의 능력), 우도비((+LR 또는 -LR, likelihood ratios)를 염두에 두어야 한다고 제안했으며, 이는 상태 묘사, 주관적 병력 질문 및/또는 특정 상태를 포함한 자가 문답 질문 항목으로 보고된다.

근골격계 통증 증후군과 관련된 특정 허리 통증(*Specific Low Back Associated Musculoskeletal Pain Syndromes*)

하지 통증 증후군을 가진 환자를 다룰 때 고려해야 할 다양한 허리 또는 척추 상태가 있다. 많은 연구에서 하지 사분위 상태를 식별하는 데 사용할 수 있는 다양한 질문을 제시하고 있다. 특히 요추와 관련하여, 지속적인 통증(척추 관련 다리 통증), 요추 협착증, 요추 천골 신경근 압박/신경근병증, 요추 디스크 탈출증, 임상적 요추 불안정성 등에 대한 병력 청취 항목의 진단 정확도를 검토하는 여러 연구가 있다.

지속적인 통증(척추 관련 다리 통증) [*Persistent Pain (Spinal-Related Leg Pain)*]

다리 통증은 요통과 자주 동반되지만 요통 없이도 종종 나타날 수 있다. Schafer 등(2009)은 이 장에서 종종 다리 통증과 관련된 구조(요통이 있거나 없는 경우)가 제시되고 (1) 중추성 민감화, (2) 말초 신경 민감화(탈신경 유무), (3) 비신경 구조로부터의 근골격계 통증으로 분류된다. 관련된 다양한 구조물은 환자가 인터뷰나 등록서 작성 동안 설명할 수 있는 뚜렷한 징후와 증상 패턴을 나타낼 수 있다. 그러나 통증 과학에 대한 더 많은 연구는 중요한 교차점을 찾아냈다. Smart 등(2012a, 2012b)은 부상과 비례하지 않는 통증, 불규칙한 악화/완화 요인 및 기타 심리사회적 증상을 경험하는 환자가 중추성 민감화로 진단될 가능성이 매우 높았으며, 이를 현재 유해가소성(DOR: 각각 15.19, 30.69, 7.65)이라 한다. 국소적 또는 간헐적 통증을 호소하는 사람은 통증성 요통으로 진단될 가능성이 더 높다((DOR: 각각 69.79 및 4.25).

요추 협착증 [*Lumbar Spinal Stenosis (LSS)*]

요추 협착증 진단을 위해 연구된 다양한 개인 병력 질문/자가 보고 항목이 있다. 제시된 다음의 자가 보고 항목은 모두 최소의 요추 협착증 진단 확률 증가 기준을 충족하였다. 가장 높은 진단적 조합(diagnostic combination)은 (1) 양측(bilateral) 증상, (2) 요통보다 더 큰 다리 통증, (3) 걷거나 서 있을 때의 통증, (4) 앉았을 때의 통증 완화, (5) 나이 〉 48세 이상이었다. 5개의 양성 검사 결과 중 하나의 조건을 충족하지 못한 경우 높은 민감도(SN: 0.96)와 낮은 음성 우도비(0.19)가 나타났다. Cook 등(2011)은 5개의 검사 결과 중 4개의 조건을 만족하면 4.6의 양성 우도비가 산출되고 사후 검사 확률이 76%라는 것을 발견하였다. 다른 연구에서는 환자의 나이를 48세 이상으로 늘리면 해당 질환의 양성 우도비가 증가한다는 것을 발견하였다(Konno 등, 2007; Katz 등, 1995; Sugioka

등, 2008). 다음 질문은 도움이 된다: 환자가 심각한 다리 통증(양성 우도비 2.00), 앉았을 때 통증(양성 우도비 6.60), 앉았을 때 증상 개선(양성 우도비 3.10); 다리 저림(LR+ 2.62)이 있는지? 추가 질문에는 걸을 때 통증이 악화되지만 휴식 시 완화(진단승산비: 70.77), 서 있을 때 악화(진단승산비: 11.38), 엉덩이 주변 저림(진단승산비: 77.0)이 포함된다. 요추 협착증 환자의 경우, 환자의 통증이 6개월 이상 보고되었는지(진단승산비: 2.17) 또는 평소보다 느려진 보행 속도(진단승산비: 2.28), 하지통으로 인한 파행(진단승산비: 2.01) 및 환자가 밤에 소변을 보기 위해 깨어날 필요가 있는지(진단승산비: 2.34)가 낮은 정도에서 중간정도로 요추 협착증 확률에 영향을 준다.

신경근 압박/신경근병증
(Nerve Root Compression/Radiculopathy)

신경근 압박에 대한 가장 중요한 병력 요소는 통증 위치 및/또는 증상이 피부 분절에 있는지, 방사통이 가장 큰 문제인지(진단승산비: 24.29)이다(Smart 등, 2012a; 2012b). 통증과 함께 기침, 재채기 또는 긴장(진단승산비: 3.20), 스스로 알아차릴 정도의 근육 약화(진단승산비: 2.20), 스스로 알아차릴 정도의 감각 상실(진단승산비: 2.10), 그리고 배뇨 문제의 자가 보고(진단승산비: 2.3)를 경험하는 환자는 허리엉치신경근 압박/신경근병증의 진단과 관련이 있다. 추가로, 51–81세의 나이는 환자가 이 질환을 가질 확률에 영향을 주므로 Vroomen 등(2002)은 나이 관계를 확인한다(진단승산비: 2.2).

요추 디스크 탈출증*(Lumbar Disc Herniation)*

요추 디스크 탈출증 진단을 위한 최적의 기준과 연구결과를 비교한 연구는 몇 가지에 불과하며, 일부는 편견의 위험이 높다. Vucetic 등(1997)은 인터뷰로부터 도출된 주요 병력 목록 확인하였다. 이전의 비척추 수술(진단승산비: 3.52)과 낮은 교육 수준(진단승산비: 3.22) 및 진행성 좌골 통증(진단승산비: 2.77)은 요추 디스크 탈출증에 대한 선별에서 일부 이점이 있었다.

하지 관련 근골격계 통증 증후군
(Lower Extremity Associated Musculoskeletal Pain Syndromes)

고관절염*(Hip Osteoarthritis)*

Wright 등(2021)에 의해 최근 수행된 체계적 문헌 검토는 고관절 관련 통증 진단에서 환자 병력의 진단 정확도를 탐구하였다. 고관절성 골관절염의 진단을 위한 선별 진단을 위해 제안된 주요 병력 항목에는 다음과 같은 것들이 있다: 고관절성 골관절염의 경우, 골관절염 가족력(양성 우도비 2.13), 슬관절 골관절염 병력(양성 우도비 2.06), 사타구니 또는 앞 허벅지 통증 보고(양성 우도비 2.51–3.86) 한쪽 또는 양쪽 고관절의 움직임 범위의 자가 보고 감소(양성 우도비 2.87) 일정한 허리 통증/엉덩이 통증(양성 우도비 6.50), 같은 쪽의 사타구니 통증(양성 우도비 3.63) 및 선별 질문지(양성 우도비 3.87–13.29). Metcalfe 등(2019)의 문헌 검토 결과 고관절 OA 환자를 확인하는 데 가장 유용한 발견은 뒤에 통증을 유발하는 스쿼트(양성 우도비 6.1), 수동적 외전/내전 시 사타구니 통증(양성 우도비 5.7), 외전근 약화(양성 우도비 4.5), 수동적 고관절 내전(양성 우도비 4.2) 또는 내회전(양성 우도비 3.2) 감소를 포함한다.

다른 고관절 병리학*(Other Hip Pathologies)*

그럼에도 불구하고, 환자의 주관적 또는 자가 보고 병력과 객관적인 임상 검사 관점 모두에서 관절내 고관절 병리의 진단 정확도 영역에서 훨씬 더 많은 연구가 필요하다. Burgess 등(2011)은 오목테두리 병리와 관련된 주관적 진술의 진단 정확도를 조사하였다. 연구에 따르면 오목테두리 병리 환자는 전방 사타구니 통증 민감도가 100%, 특이도가 40%로 나타났으며, 딸깍거리는 소리의 민감도는 57% – 100%로 나타났다. Tijssen 등(2012)은 저자들이 포함된 세 가지 연구에서 딸깍하는 소리, 잠김, 펑 소리(popping) 또는 무너지는 느낌의 기계적 증상을 분류한 체계적 고찰 연구를 실시하였고, 기계적 증상의 보고서는 53%에서 100%까지의 민감도를 산출한다는 것을 발견하였다. 고관절 충돌 증후군(FAI, femoroacetabular impingement)에 대한 임상적 병력 청취의 진단 가치에 대해서는 거의 알려져 있지 않다. 관절 내 고관절 병리학에 대한 Wright 등(2021)의 체계적 문헌 검토에서 마찰음(crepitus)이 가장 중요한 발견이었다(양성 우도비 3.56). 이 질환은 관절내 고관절 병변과 오목테두리 병변의 원인인자로 점점 더 인식되고 있다. 일부 연구는 임상적 특징과 증상을 묘사하기도 하였다. 그러나 FAI에 대한 이러한 병력 질문의 진단 정확도를 조사한 연구는 없다.

슬관절 골관절염(*Knee Osteoarthritis*)

슬관절은 이 퇴행성 질환의 중요한 표적이다. Morvan 등(2009)은 인터뷰 중 슬관절 골관절염을 가질 확률에 작은 변화가 있음을 확인할 수 있는 세 가지 질문을 발견하였다. 최소 4주 동안의 통증은 민감도 0.95, 특이도는 0.46, 양성 우도비는 1.77, 음성 우도비는 0.10을 가지고, 계단을 오르거나 비탈길을 내려오는 동안 있는 통증은 민감도 0.81, 특이도는 0.63, 양성 우도비는 2.19를 가지며 한쪽 또는 양쪽 슬관절이 붓는 것은 민감도 0.47, 양성 우도비는 3.10, 음성 우도비는 0.62를 가진다.

슬개대퇴 통증(*PFP, Patellofemoral Pain*)

Willy 등(2019)은 최근 검사 방법을 포함하여 슬개대퇴 통증에 대한 임상 실무지침을 발표하였다. Cook 등(2012)은 PFP 환자를 식별하는 데 도움이 될 수 있는 몇 가지 질문, 특히 자가 보고 증상의 진단적 가치를 확인하는 체계적인 고찰연구를 수행하였다. 포함된 연구들은 체계적 고찰연구에서 보고된 세 가지 연구에서 스쿼트 중 자가 보고된 통증이 낮은 범위의 양성 우도비 1.3–1.8, 음성 우도비 0.9–0.1를 나타낸다는 것을 확인하였다. 또한 슬관절 꿇는 동안 자가 보고된 통증은 낮은 양성 우도비 1.7, 음성 우도비 0.3를 나타낸다. 장시간 앉아 있거나 슬관절을 구부리는 동안, 자가 보고된 통증은 3개의 연구에서 포착되었고, 양성 우도비 1.7–7.4, 음성 우도비 0.3–0.5로 낮은 확률에서 중간 정도까지 다양하였다. 계단 오를 때 통증은 넓은 범위의 양성 우도비 1.3–11.6, 음성 우도비 0.6 – 0.1을 나타냈으며, 이 항목을 포착한 세 가지 연구에서 발견되었다. 체계적 고찰연구 저자가 확인한 광범위한 감별진단은 진단에 대한 참고 기준 때문일 것이다. PFP의 정의는 이 주제에 대한 연구들 사이에서 매우 다양하다.

슬관절 반월판 손상(*Knee Meniscal Injury*)

슬관절 반월판 손상을 식별하기 위한 두 가지 병력 청취 항목이 보고되었다. 한 연구는 스스로 보고하는 무너지거나 잠기는 감각은 MRI와 비교하여 49.2%와 60.9%의 정확도를 가졌으며 각각 0.84와 0.96의 특이도를 가진다고 보고하였다(Yan 등, 2011). Wagemakers 등(2008)은 많은 나이(40세 이상), 활동 지속의 불가능, 체중 지지 외상 보고로 질문 무리를 식별했으며, 이는 반월판 손상 가능성의 작은 변화를 나타내며 양성 우도비 2.0을 가진다. Thorlund 등(2019)은 또한 자가 보고하는 슬관절의 포착(catching) 또는 잠김, 슬관절을 바로 펴지 못하는 것과 같은 기계적 증상은 반월판 찢김이 있는 환자나 없는 환자나 동일하게 일반적이라고 보고한다.

슬관절 인대 손상(*Knee Ligamentous Injury*)

더 많은 진단 정확도 연구는 다른 유형의 인대 손상보다 전방 십자인대(ACL) 손상을 조사하였다. 이 연구는 부분적 및 완전한 ACL 병변 모두에 대한 병력 청취 질문 무리를 더 조사하였다. 보고된 병력 청취 항목: 부기(swelling)/삼출(effusion) 양성 우도비 1.6, 부분 찢김의 경우 음성 우도비 0.8, 완전한 찢김의 경우 양성 우도비 2.0 및 음성 우도비 0.6. 터지는 느낌에 대한 보고는 양성 우도비 2.3, 부분 찢김의 경우 음성 우도비 0.5, 완전한 찢김의 경우 양성 우도비 2.1, 음성 우도비 0.5를 나타냈다. 자가 보고된 무너지는 느낌은 부분 찢김의 경우 양성 우도비 1.6, 음성 우도비 0.6를 가지고, 완전한 찢김의 경우 양성 우도비 1.7, 음성 우도비 0.6으로 작은 변화를 보였다. 한 무리 내에서 결합했을 때, 병력 결과는 MRI와 비교하여 부분 찢김에 대해 0.99의 특이도, 0.18의 민감도, 17.7의 양성 우도비를 나타냈다. Wagemakers 등(2012)은 완전한 ACL 찢김은 부분 찢김에 비해 약간 작더라도 큰 변화를 보였으며, 양성 우도비는 9.8, 음성 우도비는 0.8, 비슷한 특이도(0.98)와 민감도(0.18)를 보였다.

결론(Conclusions)

증거 기반 임상가로서 물리치료사는 생체심리사회적 모델을 기반으로 환자-중심의 인터뷰를 발전시키기 위한 최고의 증거를 활용해야 한다. 병력 청취 접근 방식, 인터뷰 방식 및 질문 내용은 물리치료의 현재 문헌으로 대체되고 있다. 그러나 의사 결정에 도움이 될 수 있는 몇 가지 도구, 결과 측정 및 선별 질문이 종종 하지 증후군과 관련된 구조에 기초하여 제시되었다. 임상에서는 병력과 임상적 검사가 구분되어 있지 않다. 병력 질문은 인터뷰에서 형성되며, 의사 결정에 기여하는 가치는 신체 검사 연구에 비해 문헌에서 연구되지 않고 있다. 특정 조건에 대한 진단 정확도에 대한 실제 병력 청취의 가치를 모를 수 있다. 그러나 환자의 묘사를 사용하는 것과 환자의 상태 및 삶의 질에 미치는 영향에 대한 이해는 많은 근골격계 문제에서 치료에 대한 환자 만족도와 결과를 향상시킨다.

참고문헌(References)

Alqarni AM, Schneiders AG, Hendrick PA. Clinical tests to diagnose lumbar segmental instability: A systematic review. J Orthop Sports Phys Ther. 2011;41:130–140.

Anstiss T. Motivational interviewing in primary care. J Clin Psychol Med Settings. 2009;16:87–93.

Asnani MR. Patient-physician communication. West Indian Med. 2009;58:357–61.

Atlas SJ, Deyo RA. Evaluating and managing acute low back pain in the primary care setting. J General Int Med. 2001;16:120–131.

Babatunde F, MacDermid J, MacIntyre N. Characteristics of therapeutic alliance in musculoskeletal physiotherapy and occupational therapy practice: a scoping review of the literature. BMC Health Services Research. 2017;17:375.

Beck RS, Daughtridge R. Sloane PD. Physician-patient communication in the primary care office: a systematic review. J Am Board Fam Pract. 2002;15:25–38.

Bellamy N, Buchanan WW, Goldsmith CH, et al. Validation study of WOMAC: a health status instrument for measuring clinically important patient-relevant outcomes following total hip or knee arthroplasty in osteoarthritis. J Orthop Rheumatol. 1998;1:95–108

Benjaminse A, Gokeler A, van der Schans CP. Clinical diagnosis of an anterior cruciate ligament rupture: a meta-analysis. J Orthop Sports Phys Ther. 2006;36:267–88.

Binkley JM, Stratford PW, Lott SA, et al. The Lower Extremity Functional Scale (LEFS): scale development, measurement properties, and clinical application: North American Orthopaedic Rehabilitation Research Network. Phys Ther. 1999;79:371–383.

Boissonnault WG. Primary care for the physical therapist: Examination and triage. St Louis, MO: Elsevier Saunders; 2011.

Burgess RM, Rushton A, Wright C, et al. The validity and accuracy of clinical diagnostic tests used to detect labral pathology of the hip: A systematic review. Man Ther. 2011;16:318–26.

Chimenti RL, Frey-Law LA, Sluka KA. A mechanism-based approach to physical therapist management of pain. Phys Ther. 2018;98(5):302–14.

Chou R, Shekelle P. Will this patient develop persistent disabling low back pain? J Am Med Assoc. 2010;303:1295–302.

Cole C, Seto C, Gazewood J. Plantar fasciitis: evidence-based review of diagnosis and therapy. Am Fam Physician. 2005;72:2237–42.

Cook CE, Brismee JM, Sizer PS. Subjective and objective descriptors of clinical lumbar spine instability: A Delphi Study. Man Ther. 2006;11:11–21.

Cook C, Cleland J, Huijbregts P. Creation and critique of studies of diagnostic accuracy: Use of the STARD and QUADAS Methodological Quality Assessment Tools. J Man Manip Ther. 2007;14:93–100.

Cook C, Ross MD, Isaacs R, et al. Investigation of non-mechanical findings during spinal movement screening for identifying and/or ruling out metastatic cancer. Pain Practice. 2011;12:426–33.

Cook C, Mabry L, Reiman MP, et al. Best test/clinical findings for screening and diagnosis of patellofemoral pain syndrome: a systematic review. Physiother. 2012;98:93–100.

Courtney CA, Clark JD, Duncombe AM, et al. Clinical presentation and manual therapy for lower quadrant musculoskeletal conditions. J Man Manip Ther. 2011;19:212–22.

de Virgilio C, Chan T. Assessment of vascular patients and indications for therapy. Periph Endovascular Interv. 2010;6:37–44.

Dambi JM, Corten L, Chiwaridzo M. A systematic review of the psychometric properties of the cross-cultural translations and adaptations of the Multidimensional Perceived Social Support Scale (MSPSS). Health Qual Life Outcomes. 2018;16:80.

Deyo RA. Nonsurgical care of low back pain. Neurosurg Clin N Am. 1991;2:851–62.

Deyo RA, Rainville J, Kent DL. What can the history and physical examination tell us about low back pain? J Am Med Assoc. 1992;268:760–5.

Douglas SL, De Souza LR, Yudin MH. Identification of patient-perceived barriers to communication between patients and physicians. Fam Med Med Sci Res. 2017;6:214.

Downie A, Williams CM, Henschke N, et al. Red flags to screen for malignancy and fracture in patients with low back pain: systematic review. BMJ. 2013;347:f7095.

Dwamena F, Holmes-Rovner M, Gaulden CM, et al. Interventions for providers to promote a patient-centered approach in clinical consultations. Cochrane Database Syst Rev. 2012;12:CD003267.

Edwards I, Jones M, Carr J, et al. Clinical reasoning strategies in physical therapy. Phys Ther. 2004;84:312–30.

Fairbank J, Couper J, Davies J, et al. The Oswestry Low Back Pain Questionnaire. Physiother. 1980;66:271–3.

Farrar JT, Young JP, LaMoreaux L, et al. Clinical importance of changes in chronic pain intensity measured on an 11-point numerical pain rating scale. Pain. 2001;94:149–58.

Feise RJ, Menke J. Functional Rating Index: A new valid and reliable instrument to measure the magnitude of clinical change in spinal conditions. Spine. 2001;26:78–86.

FitzGerald C, Hurst S. Implicit bias in healthcare professionals: a systematic review. BMC Med Ethics. 2017;18:19.

Fritz J, Flynn TW. Autonomy in physical therapy: less is more. J Orthop Sports Phys Ther. 2005;35:696–8.

Goodman CC, Snyder TE. Differential diagnosis in physical therapy, 3rd edn. Philadelphia: WB Saunders; 2009.

Gottlieb LM, Wing H, Adler NE. A systematic review of interventions on patients' social and economic needs. Am J Prev Med. 2017;53:719–29.

Grovle L, Haugen AJ, Keller A, et al. Prognostic factors for return to with in patients with sciatica. Spine. 2013;13:1849–57.

Harris-Hayes M, McDonough CM, Leunig M. Clinical outcomes assessment in clinical trials to assess treatment of femoroacetabular impingement: use of patient-reported outcome measures. J Am Acad Orthop Surg. 2013;21:S39–46.

Healthy People. Social Determinants of Health. Office of Disease Prevention and Health Promotion. 2020. Available at: https://www.healthypeople.gov/2020/topics-objectives/topic/social-determinants-of-health.

Henschke N, Maher CG, Ostelo RW et al. Red flags to screen for malignancy in patients with low-back pain. Cochrane Database Syst Rev.2013;2:CD008686.

Henry SG, Fuhrel-Forbis A, Rogers M, et al. Association between nonverbal communication during clinical interactions and outcomes: a systematic review and meta-analysis. Patient Educ Couns. 2012;86:297–315.

Higgs J. Developing knowledge: A process of construction, mapping and review. New Zealand J Physiother. 1992;20:23–30.

Irrgang JJ, Snyder-Mackler L, Wainner RS, et al. Development of a patient-reported measure of function of the knee. J Bone Joint Surg. 1998;80:1132–45.

Jarvik JG, Deyo RA. Diagnostic evaluation of low back pain with emphasis on imaging. Ann Intern Med. 2002;137:586–97.

Jones AC, Forhan M. Addressing weight bias and stigma of obesity amongst physiotherapists. Physiother Theor Pract. 2019;1–9.

Katz JN, Dalgas M, Stucki G et al. Degenerative lumbar spinal stenosis: Diagnostic value of the history and physical examination. Arthritis Rheum. 1995;38:1236–41.

Koes BW, van Tulder MW, Thomas S. Diagnosis and treatment of low back pain. Br Med J. 2006;332:1430–4.

Konno SI, Kikuchi SI, Tanaka Y, et al. A diagnostic support tool for lumbar spinal stenosis: a self-administered, self-reported history questionnaire. BMC Musculoskeletal Dis. 2007;8:102.

Kurtz SM, Silverman JD. The Calgary-Cambridge observation guides: an aid to defining the curriculum and organizing the teaching in communication training programmes. Med Educ. 1996;30:83–9.

Lakke SE, Meerman S. Does working alliance have an influence on pain and physical functioning in patients with chronic musculoskeletal pain; a systematic review. J Compassionate Health Care. 2016;3:1.

Laslett M, Young S, April C, et al. Diagnosing painful sacroiliac joints: A validity study of a McKenzie evaluation and sacroiliac provocation tests. Aust J Physiother. 2003;49:89–97.

Lee H, Mansell G, McAuley JH, et al. Causal mechanisms in the clinical course and treatment of back pain. Best Pract Res Clin Rheumatol. 2016;30:1074–83.

Lesnak J, Sluka KA. Chronic non-inflammatory muscle pain: central and peripheral mediators. Curr Opin Physiol. 2019;11:67–74.

Maitland GD. Maitland's vertebral manipulation. 6th ed. London: Butterworth-Heinemann; 2001.

Manchanda R., Gottlieb L. Upstream risks screening tool & guide V2.6. 2015. Available at: https://www.aamc.org/download/442878/data/chahandout1.pdf.

McPoil TG, Martin RL, Cornwall MW, et al. Heel Pain-Plantar Fasciitis: Clinical Practice Guidelines Linked to the International Classification of Function, Disability, and Health from the Orthopaedic Section of the American Physical Therapy Association. J Orthop Sports Phys Ther. 2008;38:A1–18.

Metcalfe D, Perry DC, Claireaux HA, et al. Does this patient have hip osteoarthritis? The rational clinical examination systematic review. JAMA. 2019;322:2323–33.

Morvan J, Roux CH, Fautrel B, et al. A case-control study to assess sensitivity and specificity of a questionnaire for the detection of hip and knee osteoarthritis. Arthritis Rheum. 2009;61(1):92–9.

Nicholas MK. The pain self-efficacy questionnaire: Taking pain into account. Eur J Pain. 2007;11:153–63.

Nicholas MK, Linton SJ, Watson PJ, et al. Early identification and management of psychological risk factors ("Yellow Flag") in patients with low back pain: a reappraisal. Phys Ther. 2011;91:737-53.

Nijs J, Mairesse O, Neu D, et al. Sleep disturbances in chronic pain: neurobiology, assessment, and treatment in physical therapist practice. Phys Ther. 2018;98:325–35.

Nijs J, Wijma AJ, Willaert W, et al. Integrating motivational interviewing in pain neuroscience education for people with chronic pain: a practical guide for clinicians. Phys Ther. 2020;100:846–59.

Oosterhuis T, Smaardijk VR, Kuijer PPF, et al. Systematic review of prognostic factors for work participation in patients with sciatica. Occup Environ Med. 2019;76:772–9.

Parreira P, Maher CG, Steffens D, et al. Risk factors for low back pain and sciatica: an umbrella review. Spine. 2018;18:1715–21.

Pinto RZ, Ferreira ML, Oliveira VC, et al. Patient-centered communication is associated with positive therapeutic alliance: a systematic review. J Physiother. 2012;58:77–87.

Roland M, Morris R. A Study of the natural history of back pain, part I: The development of a reliable and sensitive measure of disability of low back pain. Spine. 1986;8:141–4.

Roland M, Fairbank J. The Roland-Morris Disability Questionnaire and the Oswestry Disability Questionnaire. Spine. 2000;25:3115-22.

Rollnick S, Miller WR, Butler CC. Motivational interviewing in health care. New York: Guilford Press; 2008.

Ross MH, Setchell J. People who identify as LGBTIQ+ can experience assumptions, discomfort, some discrimination, and a lack of knowledge while attending physiotherapy: a survey. J Physiother. 2019;65:99–105.

Schafer A, Hall T, Briffa K. Classification of low back-related leg pain: A proposed patho-mechanism-based approach. Man Ther. 2009;14:222–30.

Silverman J, Archer J, Gillard S. Initial evaluation of epscale, a rating scale that assesses the process of explanation and planning in the medical interview. Patient Educ Couns. 2011;82:89–93.

Siracuse JJ, Giles KA, Pomposelli FB. Results for primary bypass versus primary angioplasty/stent for intermittent claudication due to superficial femoral artery occlusive disease. J Vascular Surg. 2012;55:1001–7.

Sizer P, Brismee JM, Cook C. Medical screening for red flags in the diagnosis and management of musculoskeletal spine pain. Pain Pract. 2007;7:53–71.

Smart KM, Blake C, Staines A, et al. Mechanisms-based classifications of musculoskeletal pain: Part 1 of 3: Symptoms and signs of central sensitization in patients with low back (±leg) pain. Man Ther. 2012a;17:336–44.

Smart KM, Blake C, Staines A, et al. Mechanisms-based classifications of musculoskeletal pain: Part 3 of 3: Symptoms and signs of nociceptive pain in patients with low back (±leg) pain. Man Ther. 2012b;17:352–7.

Stratford P, Gill C, Westway M, et al. Assessing disability and change on individual patients: A report of a patient specific measure. Physiother Can. 1995;47:258–63.

Stratford P, Binkley J, Lott S, et al. The Lower Extremity Functional Scale (LEFS): Scale Development, Measurement Properties, and Clinical Application. J Am Phys Ther Assoc. 1999;79:371–83.

Sugioka T, Hayashino Y, Konno S, et al. Predictive value of self-reported patient information for the identification of lumbar spinal stenosis. Family Practice. 2008;25:237–44.

Thorlund JB, Pihl K, Nissen N, et al. Conundrum of mechanical knee symptoms: signifying feature of a meniscal tear? Br J Sports Med. 2019;53(5):299–303.

Tijssen M, van Cingel R, Willemsen L, de Vissre Enrico. Diagnostics of femoroacetabular impingement and labral pathology of the hip: A systematic review of the accuracy and validity of physical tests. J Arthroscopic Rela Surg. 2012;28:860–71.

VanBuskirk KA, Wetherell JL. Motivational interviewing with primary care populations: a systematic review and meta-analysis. J Behav Med. 2013;2:11.

Vucetic N, Bri ED, Svensson O. Clinical history in lumbar disc herniation: a prospective study in 160 patients. Acta Orthopaedica. 1997;68:116–20.

Vroómen PC, de Krom MC, Wilmink JT, et al. Diagnostic value of history and physical examination in patients suspected of lumbosacral nerve root compression. J Neurol Neurosurg Psych. 2002;72:630–4.

Waddell G, Newton M, Henderson I. A Fear Avoidance Beliefs Questionnaire (FABQ) and the role of fear-avoidance beliefs in chronic low back pain and disability. Pain. 1993;52:157–68.

Wade DT, Halligan PW. The biopsychosocial model of illness: a model whose time has come. Clin Rehabil. 2017;31:995–1004.

Wagemakers HP, Heintjes EM, Boks SS, et al. Diagnostic value of history-taking and physical examination for assessing meniscal tears of the knee in general practice. Clin J Sport Med. 2008;18:24–30.

Wagemakers HP, Luijsterburg PA, Boks SS, et al. Diagnostic accuracy of history taking and physical examination for assessing anterior cruciate ligament lesions of the knee in primary care. Arch Phys Med Rehabil. 2012;91:1452–9.

Walter A, Bundy C, Dornan T. How should trainees be taught to open a clinical interview? Med Educ. 2005;39:492–6.

Ware JE, Snow KK, Kolinsky M, et al. SF-36 Health Survey: Manual and Interpretation Guide. Boston: The Health Institute; 1993.

Ware J. SF-36 Health Survey Update. Spine. 2000;24:3130–9.

Wells PS, Anderson DR, Bormanis J, et al. Value of assessment of pretest probability of deep-vein thrombosis in clinical management. Lancet. 1997;350:1795–8.

Williamson E. Fear Avoidance Beliefs Questionnaire (FABQ). Austr J Physiother. 2006;52:149.

Willy RW, Hoglund LT, Barton CJ, et al. Patellofemoral Pain. Clinical Practice Guidelines Linked to the International Classification of Functioning, Disability, and Health from the Academy of Orthopaedic Physical Therapy of the American Physical Therapy Association. J Orthop Sports Phys Ther. 2019;49(9):CPG1–CPG95.

Woolf AD. How to assess musculoskeletal conditions: History and physical examination. Best Practice Res Clin Rheumatol. 2003;17:381-402.

Woolf CJ. Central sensitization: implications for the diagnosis and treatment of pain. Pain. 2011;152:S2–15.

Wright AA, Ness BM, Donaldson M. Diagnostic accuracy of patient history in the diagnosis of hip-related pain: a systematic review. Arch Phys Med Rehabil. 2021. Online ahead of print.

Yan R, Wang H, Yang Z, et al. Predicted probability of meniscus tears: comparing history and physical examination with MRI. Swiss Med Wkly. 2011;141:13314.

Zimet GD, Dahlem NW, Zimet SG, Farley GK. The Multidimensional Scale of Perceived Social Support. J Personality Assessment. 1998;52:30-41.

Zusman M. Irritability. Man Ther. 1998;3(4):195-202.

고관절과 슬관절 평가 결과: 임상 환경에 적합한가?

9

(Hip and knee outcome measures: are they valid for clinical settings?)

Alessandra N. Garcia, Chad Cook, Bradley J. Myers, Joshua Cleland

개요(Introduction)

임상 측정은 모든 실무 환경에서 환자 검사 과정의 필수 구성 요소이다(Jewell, 2014). 임상 측정은 신체 기능과 구조에서 환자의 장애를 정량화 및/또는 설명하는 데 더 일반적으로 사용된다(Jewell, 2014). 또한 이러한 측정은 의료 제공자가 문제의 심각도 수준을 구분하고 환자의 장애가 환자의 활동 제한과 참여 제한에 어떻게 영향을 미치는지 더 잘 이해하는 데 도움이 될 수 있다(Jewell, 2014). 임상적 측정에서 얻은 결과는 치료계획 발전 및 치료 중 환자의 진행 지표의 기초가 된다. 환자 보고 결과 측정(PROM, Patient-reported outcome measures)은 임상에서 널리 사용되는 많은 다른 임상 측정 중 하나이다.

지난 수십 년 동안, 의료 시스템에서 PROMs을 사용하는 것의 중요성에 점점 더 초점을 맞추고 있다(Sorensen 등, 2019). PROMs은 환자의 장애를 설명하고, 공유된 의사 결정과 환자-중심 치료를 지원하며, 의료 시스템의 품질과 안전을 개선하기 위한 노력을 알리기 위해 임상 실무에 점점 더 통합되고 있다(Williams 등, 2016). 이 장은 고관절과 슬관절 장애를 가진 사람들을 위한 PROMs의 사용에 초점을 맞춘다. 우리는 PROMs의 개념, 임상 실무에서 PROMs을 선택하는 방법, 그리고 PROMs이 임상 환경에서 유효한지 결정하는 방법에 대해 논의한다. 또한, 우리는 고관절과 슬관절 장애를 가진 개인에게 권장되는 가장 일반적인 PROMs의 몇 가지 예를 제공하고, PROMs의 사용에 대한 임상적 적용을 보여줌으로써 결론을 내린다.

환자 보고 결과 측정(*PROMs, Patient-Reported Outcome Measures*)

환자 보고 결과(PROs, Patient-reported outcomes)는 의료 전문가가 환자의 반응을 간섭하거나 해석하지 않고 환자의 증상, 건강 관련 삶의 질 또는 환자가 보고하는 기능적 상태와 관련이 있다(Weldring 등, 2013). 환자 보고 결과 측정(PROMs)은 자가 보고 도구로, 대부분 PROs를 포착하기 위해 설문 방식으로 사용된다(Marshall 등, 2006; Williams 등, 2016). PROMs의 분석은 일반적으로 초기 검사와 중재 후 검사 사이의 점수 변화에 초점을 맞춘다(Williams 등, 2016). PROMs은 초기 연구에 사용하기 위해 개발되었으며 개별 환자의 임상 관리를 강화하기 위해 임상가와 병원에 의해 점진적으로 채택되었다(Black, 2013).

현재 PROMs은 환자의 결과를 평가하고, 임상 의사 결정, 보건 정책 및 배상 과정을 도와주는 데 사용된다. 이러한 도구는 의료 품질 및 안전성 향상을 위한 노력을 알리기 위해 다양한 수준의 의료 효율성을 평가하는 데도 사용된다(Black, 2013; Impelizzeri 등, 2020; Williams 등, 2016). 영국, 미국, 네덜란드 및 스웨덴은 국가 차원에서 PROM을 시행하는 데 있어 가장 선진적인 국가로 인정받고 있다(Williams 등, 2016). 그림 9.1은 환자, 의료 제공자, 의료 기관 및 의료 시스템 정책 입안자의 관점에서 PROMs의 유용성에 대한 몇 가지 예를 보여준다(Wilson 등, 2019).

PROMs은 본질상 일반적일 수도 있고(포괄적) 질병 특이적(disease-specific)일 수도 있다(Black, 2013; Weldring과 Smith, 2013). 포괄적인 PROMs은 건강의 단일 또는 다중 측면(예: 통증, 자기 관리, 이동성, 삶의 질)을 측정한다(Black, 2013; Williams 등, 2016). 또한 이러한 측정을 통해 여러 조건에 걸쳐 결과를 비교할 수 있다. 포괄적인 PROMs의 예로는 SF-36(Short-form-36), SF-12, 노팅검 건강 지수(Nottingham Health Profile), 질병 영향 지수(Sickness Impact Profile) 및 세계보건기구 삶의 질 간편형 척도(WHOQOL-Brief)가 있다(Williams 등, 2016). 질병 특이적 PROMs에는 특정 집단을 평가하기 위한 임상 및 생리학적 측정 및 결과 관련 지표가 포함된다. 이러한 측정은 장애에 대한 치료 및 회복 궤적에 걸친 증상에 대한 환자의 인식에 대한 보다 자세한 정보를 제공한다(Williams 등, 2016). 질병 특이적 PROM의 예로는 Oxford Hip Score와 self-reported Kessler-10 Psycho-

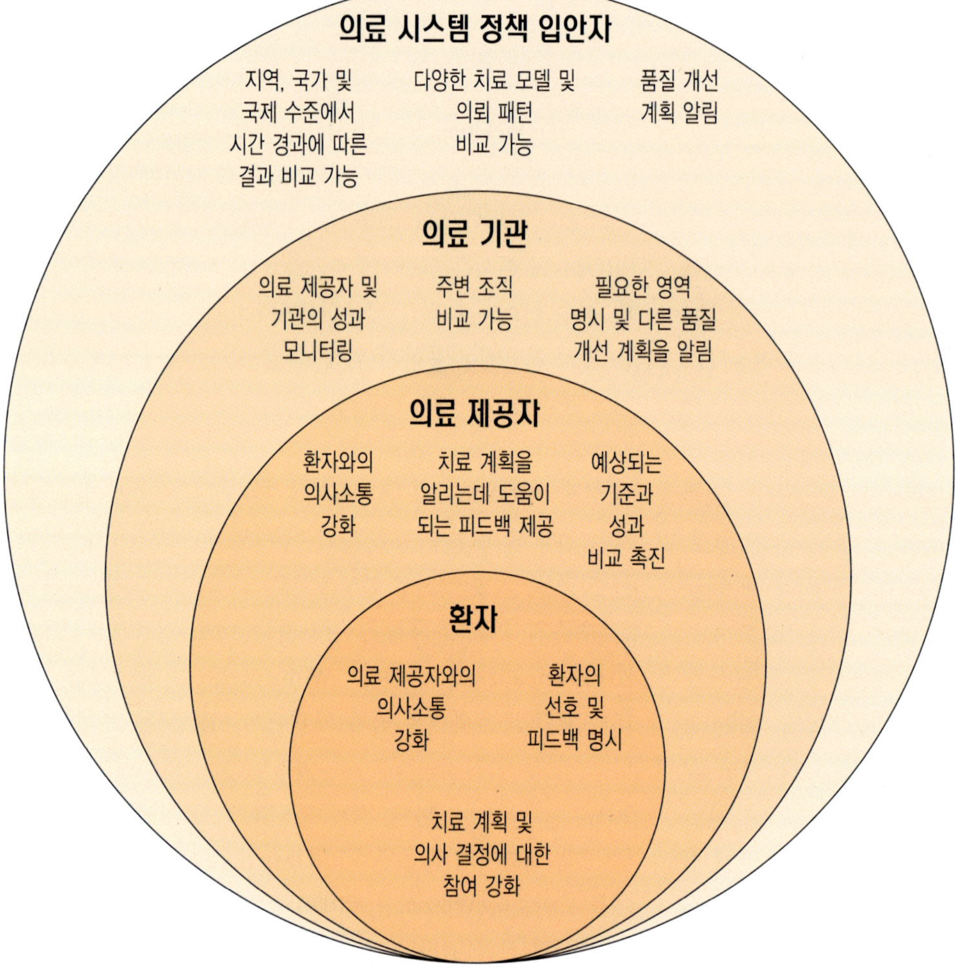

그림 9.1
다른 관점에서 본 PROMs의 유용성.

logical Distress Scale이 있다(Black, 2013; Williams 등, 2016). 두 가지 유형의 PROMs을 함께 사용하면 보완적인 정보를 제공하고 공유된 임상 의사 결정에 기여할 수 있다(Williams 등, 2016).

임상 실무에서 PROMs 선택 *(Selection of PROMs in Clinical Practice)*

PROMs은 다양한 의료 서비스에 걸쳐 임상 실무에 점점 더 많이 도입되고 있다. PROMs을 선택하기 전에 의료서비스 제공자는 관심 결과(예: 기능, 이동성), 관심 모집단(예: 나이, 성별, 진단, 증상 지속 시간) 및 초점이 포괄적 또는 질병 특이적 측정에 맞춰져 있는지 여부를 결정해야 한다(Chiaroto, 2019; Prinsen 등, 2018). 생체의학 데이터베이스와 PROM 특정 데이터베이스(예: Renovation Measures Database - www.sralab.org/rehabilitation-measures)는 잠재적인 PROM을 확인하기 위해 체계적으로 검색될 수 있다. PROMs이 임상적 의사결정과 건강 정책을 지지하기 위해 자주 사용된다는 점을 고려하여, PROMs을 사용하여 얻은 데이터의 유효한 해석은 가장 중요한 것을 나타낸다(Hawkins 등, 2018; Impelizzeri 등, 2020). 따라서, 다음 단계, 관심 결과와 모집단을 결정하고 사용할 잠재적 PROM의 식별한 후에는 이러한 PROMs의 품질을 평가하는 것으로 구성된다.

PROM의 이용가능성과 품질(즉, 충분한 측정 특성)은

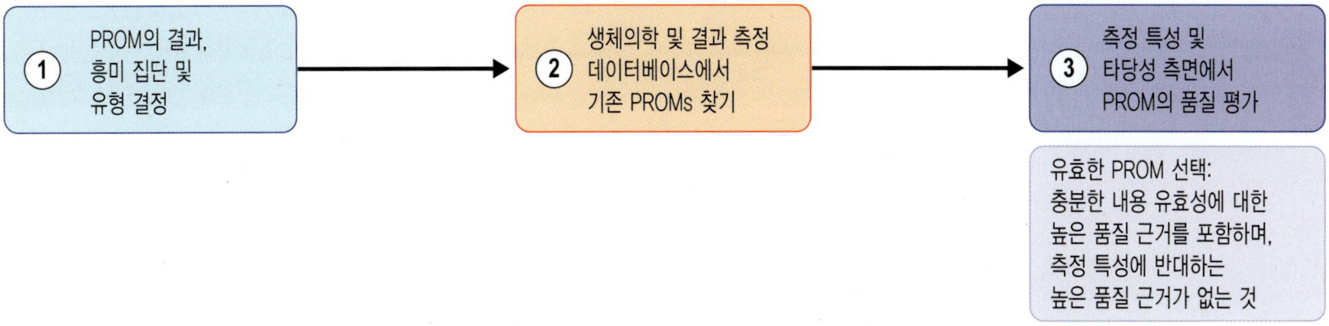

그림 9.2
임상 실무에 사용될 유효한 PROMs 선택.

PROM의 사용에 대한 전제 조건이며 개발 맥락에서 데이터에서 도출된 추론 유효성의 중요한 구성요소이다(Hawkins 등, 2018; Jewell, 2014; Prinsen 등, 2018). COSMIN(The COnsensus–based Standards for the selection of health Measurement INstruments)은 PROMs 평가와 관련된 측정 특성 분류뿐만 아니라 측정 특성 및 실현가능성 측면에서 PROMs의 질을 평가하기 위한 몇 가지 방법론과 실용적인 도구를 개발했다(Chiaroto, 2019; Impellizzerizi, 2020; Mokink 등, 2018; Prinsen 등, 2018; Terwee 등, 2018). COSMIN 지침은 연구자와 임상가가 가장 적절한 PROM을 선택하는 데 사용될 수 있다(Impelizzeri 등, 2020). PROM의 품질을 평가할 때 COSMIN은 신뢰성, 유효성, 응답성의 세 가지 영역으로 구분한다. 신뢰성 영역은 "측정 오차가 없는 측정"을 의미한다(Jewell, 2014). 이 영역은 내부 일관성, 신뢰도 및 측정 오류이 세 가지 측정 속성을 포함한다. 충분한 신뢰성을 입증한 PROM은 시간이 지나도 안정적인 결과를 생성한다(Jewell, 2014). 유효성 영역은 "PROM이 측정하고자 하는 구성을 측정하는 정도"를 나타낸다. 이 영역은 내용 유효성(표면적 유효성 포함), 구조적 유효성, 문화 유효성 및 기준 유효성과 혼합된 구성 유효성에 대한 가설 검정 이 세 가지 측정 속성이 포함한다. 응답성(responsiveness) 영역은 측정되는 구성에서 시간에 따른 변화를 감지하는 PROM의 기능을 말하며, 응답성이라는 하나의 측정 특성만 포함한다. 충분한 유효성을 입증한 PROM은 측정되어야 할 것을 정확하게 포착한다고 하는 반면, 응답성이 좋은 PROM은 관심 현상의 변화를 탐지하는 능력을 보여준다(Jewell, 2014).

이러한 측정 특성 중 내용 유효성(즉, 환자와의 질적인 접근법)과 구조적 유효성(즉, 양적인 심리측정학적 접근법)은 PROM 평가에서 우선 순위를 필요로 하는 측정 특성이다. 충분한 내용 유효성은 PROM이 목표 결과와 모집단에 관련되고 포괄적이며 이해할 수 있는 측면을 포함한다는 것을 나타낸다(Chiaroto, 2019; Terwee 등, 2018). 충분한 구조적 타당성을 갖는 PROM은 PROM의 규모가 그 영역의 규모와 일치하는지 여부를 결정할 것으로 예상된다(Chiaroto, 2019). 다른 측정 특성은 PROM이 먼저 이 두 기준을 충족할 때 평가해야 한다(Chiaroto, 2019). PROM의 실현 가능성 또한 고려해야 할 중요한 측면이다. 이는 해석 가능성, 실행 용이성, 길이, 완료 시간, 표준화 용이성, 비용, 저작권 및 점수 계산 용이성을 포함한다(Chiaroto, 2019). 임상 실무에서 적절한 PROM을 선택하는 것은 (적어도) 충분한 내용 유효성과 다른 특징에 대한 높은 수준의 근거가 없는 도구를 찾는 것을 포함한다(Chiaroto, 2019). 측정 특징의 결과와 실현가능성 특징을 기초로, 주어진 결과와 모집단에 대해 가장 적합한 PROM을 선택할 수 있다(Chiaroto, 2019)(그림 9.2).

표 9.1 고관절 장애에 대한 PROMS 요약				
PROM	고관절 장애	영역	점수/해석	조사된 측정 특성의 예시*
Hip Outcome Score (HOS)	비관절염성 고관절 통증	일상생활동작과 스포츠	26개 항목(0-100) 두개의 척도 모두 높은 점수가 높은 기능	충분한 신뢰도와 구조적 유효성
The Copenhagen Hip and Groin Outcome Score (HAGOS)	비관절염성 고관절 통증(어린 나이부터 중간 정도 나이까지, 고관절과 사타구니 통증을 가진 신체적으로 활동적인 환자)	증상, 통증, 일상생활 기능, 스포츠와 레크리에이션에서 기능, 신체 활동 참여, 고관절, 사타구니 관련 삶의 질	6점(0-100), 높은 점수가 증상 없음	충분한 신뢰도
International Hip Outcome Tool (iHOT-33)	비관절염성 고관절 통증(고관절 질병을 가진 어리고 활동적인 환자의 건강 관련 삶의 질)	증상, 기능 제한; 스포츠와 레크리에이션 활동; 일 관련 문제; 사회, 감정, 삶 방식 문제	33개 항목(0-100), 높은 점수가 높은 삶의 질	충분한 신뢰도와 구조적 유효성
Lower Extremity Functional Scale (LEFS)	고관절 골관절염	서기, 쭈그려 앉기, 걷기, 들기, 승하차, 일상 활동 수행	20개 항목(0-80), 높은 점수가 높은 기능 수준	충분한 신뢰도

(계속)

고관절과 슬관절 통증 문제에 대한 PROMs
(PROMs for Hip and Knee Pain Conditions)

고관절과 슬관절 통증이 있는 개인에게 자가 보고된 건강 상태를 수집하기 위해 일반적으로 사용되는 PROMs이 많이 존재하며, 이 모든 것에 대한 해설을 제공하는 것은 이 장의 범위를 벗어난다. 이번 부분에서는 관련 측정 특성 외에도 비관절염 슬관절 및 고관절 관절통 및 관절염 슬관절 및 고관절 통증을 가진 개인에 대해 권장되고 일반적으로 사용되는 많은 결과 측정 방법을 선택적으로 설명할 것이다. 그러나 임상가는 이를 시행할 가능성이 높은 모집단과 의도된 용도에 대한 측정 특성에 기초하여 가장 적절한 PROM을 선택해야 할 책임이 있다.

고관절 장애를 위한 PROMs
(PROMs for Hip Disorders) *(표 9.1)*

Hip Outcome Score, Copenhagen Hip and Groin Outcome Scale및 International Hip Outcome Tool(iHOT-33)를 포함한 많은 PROMs가 임상 실무 지침에서 비관절염성 고관절 통증이 있는 개인에게 추천되었다(Enseki 등, 2014). The Hip Outcome Score (HOS)는 일상 생활 활동과 스포츠 보조 척도를 모두 포함하는 자가 보고 측정 도구이다. 이 평가도구

표 9.1 *(계속)*

PROM	고관절 질병	영역	점수/해석	조사된 측정 특성의 예시*
Hip disability and Osteoarthritis Outcome Score (HOOS)	고관절 골관절염	통증, 다른 증상, 일상생활 기능, 스포츠/레크리에이션 기능, 고관절 관련 삶의 질	45개 항목(0-100) 높은 점수가 극한의 문제	충분한 신뢰도
Western Ontario and McMaster Universities Osteoarthritis Index (WOMAC)	고관절 골관절염	통증, 경직, 신체 기능	24개 항목(각 보조 척도의 점수를 더하고, 가능한 점수는 통증은 0-20점, 경직은 0-8점, 신체 기능은 0-68점) 높은 점수가 나쁜 결과	충분한 신뢰도와 구조적 유효성

*최초 보고서에 따른 해석

는 승하차, 계단 오르내리기, 걷기, 쭈그려 앉기, 업무, 레크리에이션 활동 등을 포함하여 17개의 ADL 보조 척도와 총 26개의 항목이 있다. 스포츠 보조 척도는 빠른 걸음걸이, 점프, 착지, 달리기, 커팅(Cutting), 스포츠 참여 능력 등 9개 항목을 포함한다. 각 항목은 4점부터 0점까지 점수가 매겨지며, 4점은 "문제 없음"이고 0은 "할 수 없음"이다. 채점에 포함되지 않는 "해당되지 않는" 선택지가 있다. 가장 가능성은 점수를 얻기 위해 대답한 항목의 총 점수에 4를 곱한다(Enseki 등, 2014; Martin 등, 2006; Martin 등, 2007). 한 사람의 점수는 가능한 가장 높은 점수로 나눈 다음, 백분율을 얻기 위해 100을 곱한다. 더 높은 점수는 ADL과 스포츠 보조척도에서 모두 더 높은 기능을 나타낸다.

Martin과 Philippon(2008)은 관절순 치료, 연골 결손, 뼈형성술 또는 관절 주머니 뻣뻣함(Capsular tightening)으로 고관절 관절경 검사를 받은 126명의 피험자를 대상으로 HOS의 신뢰도와 반응성을 조사하였다. ADL 보조 척도 및 스포츠 보조 척도 모두에 대한 검사-재검사 신뢰도는 우수한 것으로 조사되었다(ICC 0.98, 0.92). 추적 연구 당시 저자들은 환자가 "많이 호전"되거나 "약간 호전"된 상태라면 "변화했다"라고 분류하였고 환자의 상태가 변하지 않은 경우 "정상" 또는 "거의 정상" 수준의 기능을 가지거나 "안정적"이었다고 보고하였다. 마찬가지로, Kemp 등(2013)은 ADL 보조 척도의 경우 ICC 0.95(0.92-0.97), 스포츠 보조 척도의 경우 0.96(0.92-0.98)의 검사-재검사 신뢰도를 발견하였다. 계산된 최소 감지 변화값(MDC, Minimal detectable change)은 ADL 보조 척도의 경우 13개, 스포츠 보조 척도의 경우 16개로 밝혀졌다(Kemp 등, 2013). ADL 보조 척도에서 임상적으로 중요한 최소한의 차이(MCID, Minimal clinically important difference)는 9점인 반면 스포츠 보조 척도에서는 6점이었다(Martin와 Philipon, 2008). 또한, ADL과 스포츠 보조 척도는 the Medical Outcomes Study 36-Item Short-Form Health Survey physical function및 physical component scores와 비교했을 때 구조적 타당성을 보였다. ADL 보조 척도는 0.74와 0.76의 상관관계를 보였고, 스포츠 보조 척도와의 상관관계는 각각 0.72와 0.68이었다(Martin와 Philipon, 2008).

The Copenhagen Hip and Groin Outcome Score (HA-

GOS)는 고관절과/또는 사타구니 통증이 있는 신체적으로 활동적인 젊은 나이부터 중간 정도의 나이인 환자의 장애를 평가하기 위한 PROM으로 추천되었다(Enseki 등, 2014). HAGOS는 6가지 방면의 자가 보고 설문지이다: 증상, 통증, 일상생활에서의 기능(ADL), 스포츠 및 레크리에이션에서의 기능, 신체 활동 참여 및 고관절과/또는 사타구니 관련 삶의 질(QOL). 각 항목은 0점부터 4점까지의 리커트 척도(Likert scale)로 점수를 매긴다. 여기서 0은 어려움이 없음을 나타낸다(Thorborg 등, 2011). 보조 척도는 각각 점수가 매겨지며, 100점은 증상이 없음을 나타낸다.

신체적으로 활동적인 환자 표본에서 Thorborg 등(2011)은 시험-재시험 신뢰도가 ICC 0.82 - 0.9로 우수한 것을 발견하였다. 신뢰도 값 중 모든 척도의 하한 신뢰 구간은 0.68로 확인되었다. Kemp 등(2013)은 ICC 0.92 - 0.97로 신뢰도가 우수하다는 것을 발견하였다. 비슷하게, 그리고 더 최근에, 네덜란드에서, Giezen 등(2017)은 HAGOS 보조 척도가 0.80 - 0.95 사이의 검사-신뢰도(test-reliability) 값을 나타냈다는 것을 발견하였다. Kemp 연구(Kemp 등, 2013)에서 6개의 HAGOS 개별 보조 척도에 대한 MDC는 8-19, Giezen 연구에서는 18.3 - 34.1였으며, 이는 HAGOS가 시간에 따른 신체 기능을 추적 관찰하는 최고의 도구 인지에 대한 의문을 제기한다(Giezen 등, 2017).

The International Hip Outcome Tool (iHOT-33)는 고관절 장애를 가진 젊고 활동적인 환자의 건강 관련 삶의 질을 측정하기 위한 자가 수행 평가 도구로 개발되었다(Mohtadi 등, 2012). iHOT-33은 4개의 영역과 관련된 질문을 포함하는 질병 특이적 자가 보고 설문지이다. 증상 및 기능적 제한(16문항), 스포츠 및 레크리에이션 활동(6문항), 직업 관련 고민(4문항), 사회 · 정서 · 생활습관 고민(7문항) 등 4개 영역 내에 33개 질문이 분산되어 있다. 각 질문은 100mm의 시각 상사 척도(Visual analogue scale)로 채점된다. 검사-재검사 신뢰도는 기존 검증 연구에서 0.78의 ICC로 확인되었다. 또한 Mohtadi 등(2012)은 비관절염성 고관절과의 상관관계가 0.81로 좋은 구조적 타당성을 보고하였다. iHOT-33의 측정 특성은 고관절 관절경 검사를 받는 성인 집단에서도 평가되었다(Kemp 등, 2013). 검사-재검사 신뢰도는 ICC 0.93(0.87 - 0.96)과 MDC 16으로 우수했다. Griffin 등(2012)은 원래의 iHOT33을 12개의 질문으로 줄여 iHOT-12라고 지칭하였다. 개별 항목에 대한 검사-재검사 신뢰도의 범위는 0.59-0.93이었다. MDC는 17.1-44.9 사이의 범위였다.

임상 실무 지침은 골관절염 환자를 위한 PROM으로 LEFS(Lower Extremity Functional Scale), HOOS(Hip disability and Osteoarthritis Outcome Score), WOMAC(Western Ontario and McMaster Universities Osteoarthritis Index)를 포함한 다양한 PROMs의 사용을 권장하고 있다. LEFS는 원래 Binkley등(1999)에 의해 개발되었으며, 서기, 쭈그려 앉기, 걷기, 들어올리기, 승하차 및 일상적인 활동 수행 등 수많은 기능 활동을 다루는 20개 항목으로 구성된 척도이다. 각 항목은 0점에서 4점까지의 5점 리커트 척도로 채점되며, 여기서 "0"은 극한의 어려움이고 "4"는 어려움 없음이다. 각 항목의 점수는 합산되며, 가능한 최고 점수는 80점이다(Binkley 등, 1999). 점수가 높을수록 기능 수준이 높다는 것을 나타낸다.

체계적 문헌 검토는 LEFS가 신뢰할 수 있고 유효하며 반응성이 있다고 보고하였다(Mehta 등, 2016). 그러나 문헌 검토는 하지의 병리(고관절, 슬관절, 발/발목)를 결합했다. Pua 등(2009)은 고관절 골관절염을 가진 환자 모집단에서 LEFS가 0.92(95%CI 0.85-0.96)의 ICC로 우수한 검사 신뢰도를 보인다는 것을 발견하였다. 고관절 골관절염을 가진 네덜란드 환자의 표본에서 ICC는 0.78로 밝혀졌다. 또한 저자들은 측정의 표준 오차 3.6점(CI의 상한 추정치는 4.6점), MDC 9.9점(CI의 상한 추정치는 12.5점)을 확인했으나 Hoogeboom 등(2012)은 ICC가 12점이라고 밝혔다. 따라서, LEFS가 고관절 골관절염 환자의 신체 기능에 대한 적절하고 합리적인 결과 측정이라고 제안할 수 있다.

임상과 연구 모두에서 가장 흔하게 사용되는 결과 측정은 WOMAC로, 이것은 고관절 골관절염을 가진 사람들에게 권장되어왔다. WOMAC은 3가지의 보조 척도로 구성된다: 통증(5개), 경직(2개), 신체 기능(17개). 사용자는 0(증상 없음)에서 10(극한의 증상)까지의 숫자 평가 척도(numeric rating scale) 또는 0점에서 4점까지의 리커트 유형 척도로 24개의 상황별(condition-specific) 질문에 답한다. 각 보조 척도의 점수는 합산되며, 더 높은 점수는 고관절 또는 슬관절 골관절염이 있는 사람의 더 큰 통증, 경직 및 장애를 나타낸다. 이는 문헌에서 널리 연구되어 왔다. Pua 등(2009)은 WOMAC가 고관절 골관절염 환자에서 ICC 0.90(95% CI 0.81 - 0.94)의 검사-재검사 신뢰도와 9.1(11.6)의 MDC를 보였다고 밝혔다. WOMAC의 측정 특성에 대한 체계적 문헌 검토 보고서(Gandek, 2015)는 검사-재검사 신뢰도가 통증(0.86, 95% CI 0.77 - 0.91)과 경직(0.82, 95% CI 0.77, 0.86) 및 기능(0.92, 95% CI 0.90 - 0.94)에 대해 우수하다는 것을 발견하였다. 저자들은 또한 WOMAC 통증과 기능 보조 척도 사이의 상관관계를 조사한 15개의 연구를 확인했으며, r = 0.76 (범위 0.64 - 0.86)의 중간 정도의 상관관계를 보고했으며, 이는 통증과 기능 척도가 상당히 겹칠 수 있음을 시사한다(Ryser 등, 1999). 따라서, 두 보조 척도 모두 환자 상태에 관한 유사한 정보를 제공하거나 통증 척도가 분리된 통증 구성이 아닌 기능 활동 중 통증을 측정하는 것일 수 있다는 것은 그럴 듯 하다(Gandek, 2015).

HOOS(Hip Disability and Osteoarthritis Outcome Score)는 관절염성 고관절 통증이 있는 성인에게 권장되는 추가적인 PROM이며 WOMAC의 확장으로 만들어졌다. HOOS는 5가지의 보조 척도로 구성된다: 통증(10항목), 기타 증상(5항목; 증상 3항목, 경직 2항목), 일상생활에서의 기능(17항목), 스포츠/레크리에이션에서의 기능(4항목), 고관절 관련 삶의 질(4항목). 각 항목은 0점에서 4점까지의 5점 리커트 척도(없음, 약한 정도, 중간 정도, 심각한 정도, 극한 정도)로 점수를 매긴다. 점수는 각 보조 척도 별로 요약되며, 0-100점 척도로 변환된다(0은 극심한 문제를, 100은 문제가 없음을 나타낸다).

Ornetti 등(2010)은 고관절 골관절염 환자 88명의 표본에서 HOOS의 신뢰도가 통증, 증상, 일상생활에서의 기능, 스포츠/레크리에이션에서의 기능, 삶의 질 영역에서 각각 ICC 0.83(0.70 - 0.90), 0.84(0.72 - 0.91), 0.86(0.76 - 0.92), 0.89(0.80 - 0.94), 0.86(0.76 - 0.92)임을 발견했다. Kemp 등(2013)은 5개의 보조 척도에서 0.92 - 0.96 범위의 약간 높은 ICC값을 발견했지만, 이는 차이를 초래할 수 있는 다양한 질병을 위한 관절경 검사를 받은 모집단에서였다. 또한 Ornetti 등(2010)은 MDC를 통증에서 15.1, 증상에서 10.5, ADL에서 9.6, 스포츠/레크리에이션에서 15.5, 삶의 질에서 16.2로 확인했으며, 이는 9-17 범위에 있었던 Kemp 등(2013)의 결과와 거의 동일하다.

이 장의 이번 부분은 고관절 장애를 가진 개인에게 일반적으로 사용되는 PROM 중 일부에 대한 간단한 이해를 제공하고자 하였다. 목록이 완전하지는 않지만 임상 및 연구 환경에서 일반적으로 사용되는 몇 가지 PROMs을 제공한다. 또한 여기서 초점은 비관절염성 및 관절염성 고관절 통증을 가진 개인에 맞춰져 있었지만, 앞서 언급한 많은 PROMs은 고관절 전치환술 후 상태의 모집단에서의 사용 또한 권장된다(Nilsdotter과 Bremander, 2011). 예를 들어, Stratford 등(2009, 2010)은 고관절, 슬관절 전치환술을 한 사람의 LEFS의 측정 특성을 조사했다. 이러한 결과는 LEFS가 우수한 검사-재검사 신뢰도(r = 0.85 - 0.90)을 보인다는 것을 제안하며, 이는 관절염성 고관절 통증을 가진 모집단에서도 같다.

슬관절 장애를 위한 PROMs
(PROMs for Knee Disorders) (표 9.2)

많은 슬관절 PROM은 임상 및 연구 용도로 사용할 수 있다. LEFS와 WOMAC는 고관절 장애 외에 슬관절 평가에도 자주 사용된다. 슬관절 결과의 다른 일반적인 평가에는 KOOS(Knee Injury and Osteoarthritis Outcome Score), IKDC(International Knee Documentation Committee Subjective Knee Form), OKS(Oxford Knee Score), VISA-P(Victorian Institute of Sport Assessment Patella Tendinopathy)가 포함된다.

위에서 설명한 바와 같이 LEFS는 많은 하지 질환에 사용되며 슬관절 질환에 자주 사용된다. 체계적 문헌 검토는 전방 슬관절 통증, 슬관절 골관절염, 슬관절 전치환술 및 다양한 하지 질환에 대한 강력한 검사-재검사 신뢰도(ICC 0.81 - 0.99)를 보고하였다(Methta 등, 2016). 슬관절 질병에서 LEFS의 구조적 유효성은 WOMAC 및 KOOS와 높은 상관관계를 통해 지지된다(Mehta 등, 2016). Hoogeboom 등(2012)은 슬관절 골관절염을 가진 네덜란드인 284명의 표본에서 LEFS와 모든 KOOS 보조 척도 사이의 중간정도에서 강한 정도의 상관관계(r = 0.60 - 0.78)를 보고했다. 슬관절 골관절염 환자에서 14.1 - 18.1의 MDC 변동성이 보고되었으며(Williams 등, 2012) 슬관절 전방 통증 환자에서는 8.0이 보고되었다(Wat-

표 9.2 슬관절 질병을 위한 PROMS 요약				
PROM	슬관절 질병	영역	점수/해석	조사된 측정 특성의 예시*
Lower Extremity Functional Scale (LEFS)	슬관절 통증 및 슬관절 골관절염	서기, 쭈그려 앉기, 걷기, 들기, 승하차, 일상 활동 수행	20개 항목(0-80). 높은 점수가 높은 기능 수준	충분한 신뢰도
Western Ontario and McMaster Universities Osteoarthritis Index (WOMAC)	슬관절 골관절염	통증, 경직, 신체 기능	24개 항목(각 보조 척도의 점수를 더하고, 가능한 점수는 통증은 0-20점, 경직은 0-8점, 신체 기능은 0-68점) 높은 점수가 나쁜 결과	충분한 신뢰도와 구조적 유효성
Knee Injury and Osteoarthritis Outcome Score (KOOS)	슬관절 부상 또는 골관절염 (어린 나이부터 노인까지)	통증, 증상, 일상 생활 활동, 스포츠와 레크리에이션, 슬관절 관련 삶의 질	42개 항목(0-100). 높은 점수가 슬관절 문제 없음	충분한 신뢰도, 구조적 유효성, 반응성
International Knee Documentation Committee Subjective Knee Form (IKDC)	다양한 슬관절 문제	증상, 스포츠 활동, 기능 영역	18개 항목(0-100). 높은 점수가 제한이나 증상 없음	충분한 신뢰도
Oxford Knee Score (OKS)	슬관절 전치환술	개인의 일상생활 활동과 지난 4주간 통증에 의해 어떻게 영향을 받았는지	12개 항목(12-60). 높은 점수가 더 어려움 또는 심각성	충분한 신뢰도, 구조적 유효성, 반응성
Victorian Institute of Sport Assessment Patella Tendinopathy (VISA-P)	슬개골 건병증	증상, 기능, 스포츠 능력	8개 항목(0-100). 높은 점수는 높은 수준의 수행	충분한 신뢰도, 구조적 유효성

*최초 보고서에 따른 해석

son 등, 2005).

LEFS와 유사하게, WOMAC는 고관절과 슬관절 문제 모두에서 사용되었다. Gandek(2015)의 체계적 문헌 검토에서 슬관절 골관절염 환자의 기능(0.92, 95% CI 0.84-0.96)과 통증(0.85, 95% CI 0.74-0.98) 및 경직(0.80, 95% CI 0.52-0.90)에 대한 강력한 검사-재검사 신뢰도를 보고하였다. Williams 등(2012)은 슬관절 골관절염 환자 168명의 표본에서 WOMAC와 LEFS 사이에 유사한 신뢰도와 반응성을 보고하였다. LEFS와 WOMAC의 2개월 추적 신뢰도는 ICC 0.81(95% CI 0.63-0.91)과 0.90(95% CI 0.76-0.95)이었고 MDC 값은 각각 15.4와 13.4였다. Escobar 등(2007)은 기능의 보조 척도에서 슬관절 전치환술 환자에 대해 유사한

MDC를 보고했으며(13.1), 통증(22.4)과 경직(29.1)에 대해서는 더 큰 값을 보고하였다.

자주 사용되는 또 다른 PROM은 KOOS(the Knee Injury and Osteoarthritis Outcome Score)이며, 이는 슬관절 부상 또는 골관절염이 있는 청소년부터 노인을 위한 자가 관리 PROM이다(Roos 등, 1998). WOMAC의 확장으로 만들어진 KOOS는 5개의 영역, 42개의 항목을 포함한다: 통증(9개 항목), 증상(7개 항목), 일상 생활 활동(17개 항목), 스포츠 및 레크리에이션(5개 항목), 슬관절 관련 삶의 질(4개 항목). 각 항목은 0점에서 4점까지 점수가 매겨지며, 값이 클수록 더 심각한 제한을 나타낸다. 각 영역의 점수는 응답한 각 항목의 총 응답 수를 가능한 총 점수로 나눈 다음 100에서 해당 값을 빼서 결정된다. 각 영역의 최종 점수는 극심한 슬관절 문제를 나타내는 0점에서 슬관절 문제가 없음을 나타내는 100점까지 있다. 체계적인 문헌 검토와 메타 분석에 따르면 KOOS는 슬관절 장애 전반에 걸쳐 신뢰도, 구조적 유효성 및 응답성이 우수하다(Collins 등, 2016). 저자들은 통증(ICC 0.89, 95% CI 0.87–0.91)과 증상(ICC 0.87, 95% CI 0.84–0.89), ADL(ICC 0.90, 95% CI 0.87–0.92)과 스포츠 및 레크리에이션(ICC 0.85, 95% CI 0.80–0.89) 및 슬관절 관련 삶의 질(ICC 0.83, 0.83–0.89%)에 대한 우수한 검사–재검사 신뢰도를 발견하였다. 최소 감지 변화값(SDC, The smallest detectable change)은 일상 생활의 활동 15.7에서 스포츠와 레크리에이션에서 25.1까지 다양했다. SDC는 나이와 진단에 따라 다르며, 노인과 슬관절염이 있는 사람들은 젊은 사람이나 전방십자인대 부상을 입은 사람들에 비해 SDC가 더 높은 것으로 알려졌다. 내용 유효성은 젊은 사람의 스포츠 및 레크리에이션 보조 척도에 비해 노인의 ADL 보조 척도가 더 큰 것으로 보고되었다. 이러한 연구 결과는 각각의 영역이 슬관절 통증이 있는 일부 환자에게 더 유용할 수 있음을 시사한다. 예를 들어, 스포츠 및 레크리에이션 보조 척도는 젊은 환자에게 적합할 수 있지만 노인에게는 적합하지 않으며, 노인에게는 ADL 보조 척도가 더 적합할 것이다.

IKDC(The International Knee Documentation Committee) Subjective Knee Form은 다양한 슬관절 문제를 위해 고안되었으며 증상, 스포츠 활동 및 기능 영역을 다루는 18개 항목을 포함한다(Grevnerts 등, 2015; Irgang 등, 2001). 항목 채점에는 낮은 값은 낮은 기능 또는 높은 증상을 나타내는 다른 순서 척도가 포함된다. 각각의 항목 점수는 합산되고, 심각한 제한을 나타내는 최종 점수 0과 제한이나 증상이 없는 100으로 변환된다. 최초 검증 연구에서는 검사–재검사 신뢰도 ICC 0.94(95%CI 0.88–0.97)와 SEM 4.6(Irrgang 등, 2001)을 확인했다.

IKDC의 측정 특성은 다양한 슬관절 문제를 가진 환자에게서 조사되었다(Kanakamedala 등, 2016). 우수한 검사–재검사 신뢰도 ICC 0.85–0.99와 MDC 8.8–16.4 그리고 강력한 구조적 타당성을 다른 결과와 비교하였다(Kanakamedala 등, 2016). 슬개대퇴 통증(patellofemoral pain)을 가진 사람에 대한 PROM의 체계적 문헌 검토는 IKDC에 대한 적절한 측정 특성을 ICC 0.92–0.99 및 MDC 6.7–13.0로 확인했다(Esculier 등, 2013). Greco 등(2010)은 관절 연골 손상 환자에서 유사한 신뢰도(ICC 0.91–0.93)와 약간 높은 MDC(13.7–15.6)를 보고하였다. 전방 십자인대 파열 환자에서 IKDC는 우수한 검사–재검사 신뢰도 ICC 0.93(95%CI 0.89–0.96)을 보여주었으며, SDC는 12.2였다(van Meer 등, 2013). 이러한 발견을 고려할 때 IKDC는 슬관절 통증 환자의 증상, 활동 제한 및 참여 제한을 평가하는 데 합리적인 도구로 간주될 수 있다.

LEFS, WOMAC, KOOS 및 IKDC는 다양한 문제를 가진 환자를 평가하기 위해 사용될 수 있지만, 다른 PROMs은 특정 환자 집단을 위해 만들어졌다. OKS(Oksford Knee Score)는 슬관절 전치환술을 받는 환자들의 PRO를 평가하기 위해 만들어졌다. 이 PROM은 개인의 일상 생활 활동과 지난 4주 동안 통증에 어떻게 영향을 받았는지를 평가한다(Dawson 등, 1998). 12개의 항목을 포함하고 있으며 1점에서 5점까지의 점수를 매기고 점수를 합산하며 총점은 12점에서 60점까지이다. 점수가 높을수록 불편함이나 심각도가 높아진다. Dawson 등(1998)은 최초 보고서에서 양호한 신뢰도(r = 0.92)와 구조적 유효성 및 응답성을 보고하였다. Impelliizzeri 등(2020)은 슬관절 전치환술 후 유사한 신뢰도(ICC 0.91)와 6.1의 MDC, WOMAC 보조 척도와 중간 정도의 상관관계(r = 0.45–0.67)가 있다고 보고했다. 슬관절 전치환술을 한 후의 환자

94,015명을 대상으로 한 연구에서 MDC가 4.15로 약간 더 낮았다(Beard 등, 2015). OKS는 슬관절 전치환술 후의 환자에게 유용성을 입증했지만, 다른 슬관절 문제에서는 유효하게 입증되지 않았다.

VISA-P(Victorian Institute of Sport Assessment Patellar Tendinopathy) 설문지는 슬개골 건병증(patellar tendinopathy)을 가진 환자의 증상, 기능 및 운동 수행 능력을 평가하기 위해 개발되었다(Visentini 등, 1998). VISA-P는 8개의 항목을 포함하고 있으며, 6개의 항목은 0부터 10까지의 시각적 아날로그 척도(Visual analog scale)를 사용하고 2개의 서수 척도를 사용한다. 총 점수는 0에서 100까지이며, 점수가 높을수록 높은 수행 수준을 나타낸다. 체계적 문헌 검토는 슬개골 건병증 환자의 VISA-P에 대한 강력한 구조적 유효성, 알려진 집단 유효성(group validity), 강력한 신뢰도(r = 0.96, 95% CI 0.95-0.98) 및 반응성을 보고하였다(Korakakis 등, 2021). 슬관절 전치환술에 대한 OKS와 마찬가지로 VISA-P는 슬개골 건병증에서 PROM의 평가를 위한 충분한 측정 특성을 보여준다.

이 장의 이번 부분은 슬관절 질병이 있는 사람에게 사용되는 대표적인 PROMs 중 일부를 제시하였다. 제시된 평가 도구는 임상 및 연구에서 사용된 도구들의 표본으로 생각된다. 일부 슬관절 PROMs(LEFS 및 WOMAC)은 고관절과 하지의 다른 부위에서 유용성을 보여준다. 이에 비해 다른 PROMs(KOOS 및 IKDC)은 다양한 슬관절 질환이나 특정 슬관절 관련 질환(OKS 및 VISA-P)에 유용하다.

성공적이고 의미 있는 임상 적용의 핵심 (Keys to Successful and Meaningful Clinical Application)

PROMs은 임상에서 어느 정도 보편화되었지만, 고관절과 슬관절 통증 질병이 있는 환자의 관리에 PROMs 사용을 최대한 적합하게 활용하는 임상가는 거의 없다. 다음의 8가지 제안은 임상 실무와 결과 측정의 통합을 향상시키고, 측정의 이해도를 높이며, 결과를 환자와의 만남에 그 결과를 고정시킴으로써 환자의 참여를 촉진하기 위해 고안되었다.

첫 번째 팁: 환자와 마주하기 전에 결과를 포착하고 결과를 읽어라. *(Tip One: Capture the Outcomes Before the Patient Encounters and Reads Them)*

대부분의 연구자와 임상가가 결과 측정을 수집하기 위해 표준화된 접근 방식을 채택했지만, 우리의 경험 상 실제로 치료 중 환자를 참여시키기 전에 결과를 읽는 임상가는 거의 없다. 결과를 읽는 것은 몇 가지 일을 한다. 첫째, 환자가 문서를 빠짐없이 작성하는 "이유"를 입증한다. 환자가 많은 양의 문서 작업을 완료해야 하는 경우가 많으며, 임상가가 중요성을 강조하지 않을 경우 결과 측정을 현실적으로 빠짐없이 작성할 만한 가치로 보지 않을 것이다. 둘째, 환자를 만날 때 이를 "일상"으로 포함시킨다(Wu 등, 2014). 환자들은 기회가 주어진다면 쉽게 치료 기준 양식을 추정할 것이다. 마지막으로, 진료소 방문 시 측정을 완료하는 데 너무 많은 시간이 걸리는 경우 다음 방문을 위해 환자를 더 빠르게 예약하라.

두 번째 팁: 시간을 들여 결과를 채점하라 *(Tip Two: Take the Time and Score the Findings)*

대부분의 고관절과 슬관절 결과 측정은 의미 있고 환자의 문제 심각성에 대한 관점을 제공하도록 만들어진 측정 값이 있다. 대다수의 사람들은 예후를 위해 의미있는 방문에서 방문으로 환자의 변화에 대한 관점을 제공할 것이다. SF-12(Short Form-12) 또는 PROMIS(the Patient-Reported Outcomes Measurement Information System)와 같은 측정은 t-점수에 기반하므로 원점수는 매우 작은 의미를 갖는다(Nwachuku 등, 2020). 편리한 변환 도표를 사용하면 임상가가 값이 모집단과 전체적으로 어떻게 관련되어 있는지 보다 확실하게 이해할 수 있다.

세 번째 팁: 데이터 포착을 위한 일상적인 시간을 개발하라 *(Tip Three: Develop a Routine Timing for Data Capture)*

결과 측정을 얼마나 자주 포착해야 하는지에 대한 강력하고 빠른 규칙은 없다. 확실히, 환자 치료 과정의 초기에, 우리는 환자의 상태에 더 큰 변화를 보게 될 것이다. 환자 치료 순서의 일부가 되는 데이터 수집을 매주 하는 것을 제안한다.

네 번째 팁: 환자와 결과를 공유하고 관심 분야를 추적 관찰하라(*Tip Four: Share the Results with the Patient and Follow Up in Areas of Concern*)

우리의 경험상(다른 사람과 공유된 경험) 환자와 점수를 논의하는 임상가는 거의 없다(Wu 등, 2014). 대부분의 결과 측정은 환자에게 문제가 될 수도 있고 그렇지 않을 수도 있는 여러 기능적 활동을 포함한다. 결과 측정은 의사 소통을 향상시키며, 내용 타당성이 결과 측정의 가장 약한 요소인 경우가 많으므로 도구에 "왜" 환자가 한 방식으로 점수를 매겼는지에 대한 자세한 대화를 나누면 의미 있는 중재 선택으로 이어질 수 있다.

다섯 번째 팁: 결과 측정이 실제로 무엇을 측정하는지 이해하라(*Tip Five: Understand What an Outcome Measure Actually Measures*)

대부분의 결과 측정은 건강 상태를 측정한다. 즉, 고관절과 슬관절 문제 외에도 도구의 점수에 영향을 미칠 수 있는 여러 가지가 있다. 동반 질환이나 장기적 만성 질환이 있는 환자들은 전반적으로 부위별-특정(region-specific) 측정이 낮아질 것이다. 만성 질환의 대부분은 변화를 주기 어렵고 현재 치료의 초점이 아니기 때문에 이러한 사람은 종종 점수의 변화가 낮을 수 있다.

여섯 번째 팁: 최소 임상적으로 중요한 최소한의 차이(MCID)의 장단점을 인식하라(*Tip Six: Recognize the Strengths and Weaknesses of Minimally Clinically Important Difference Scores*)

다양한 한계에도 불구하고 MCID 점수는 임상에서 필요한 악이다(Cook, 2008). 환자와의 대화 수단으로 사용하는 것이 가장 좋다. MCID는 환자 인구, 중증도 및 성별에 따라 다르기 때문에 의미 있는 변화의 "약한" 척도로 간주하는 것이 최선이다(Young 등, 2009). 환자는 어떤 변화된 점수를 계산하든 간에 자신의 경험이 임상적으로 의미 있는지 여부를 판단하는 것이 가장 적합한 사람일 것이다(Fernandez 등, 2017).

일곱 번째 팁: 시간이 지남에 따라 확인된 차이를 강조하고 이를 환자와 함께 다뤄라(*Tip Seven: Emphasize Identified Differences Over Time and Address This with the Patient*)

근골격계 문제를 경험할 때, 시간이 지남에 따라 느린 변화를 인지하기 어려운 경우가 많다. 결과 측정은 시간 경과에 따른 변화를 보여주는 능력을 제공하며, 치료하는 임상가로서 보이는 변화에 대한 맥락을 제공할 수 있다. 반면 이 도구는 환자의 진행이 정체기에 있을 때도 환자에게 보여줄 수 있고 언제 다른 시도를 해야 하는지를 결정하는 데 도움을 줄 수 있다(Wu 등, 2014).

여덟 번째 팁: 문서화하고 문서화하고, 또 문서화하라(*Tip Eight: Document, Document and Document*)

근골격계 질환 환자의 결과 측정에서 나타나는 변화의 대부분은 자연사(또는 시간)와 관련이 있다. 따라서 제3자 지급 원천 또는 일상적인 데이터 포착을 필요로 하는 기타 규제 기관에게 꾸준한 진행 상황을 보여주기 위해 시간에 따른 변화를 문서화하라. 그것은 또한 환자 상태에 대한 전형적인 예후를 추정할 수 있게 하는데, 이 요소는 복잡하고 종종 이해하기 위해 수년이 걸린다.

결론(Conclusion)

임상 측정은 신체 기능과 구조에서 환자의 장애를 정량화 및/또는 설명하는 데 더 일반적으로 사용된다. 환자가 보고한 결과 측정은 임상에서 널리 사용되는 많은 임상 측정 중 하나이다. 슬관절 및/또는 통증 질병을 가진 환자를 위해 PROM을 선택할 때 병리학, 현재 설명(급성, 아급성 또는 만성), 관심 결과, 현재 기능 수준, 기준 사회인구학적 기초 및 동반질병을 포함하는 몇 가지 고려 사항이 있다. 환자 관련 요인 외에도 임상가는 일반적 또는 질병 특이적 측정, 결과의 점수 기록 및 해석 방법, 응답자 부담, 관리 부담, 시행의 용이성, 비용 및 측정 특성에 초점을 맞추고 있는지도 고려해야 한다. 충분한 신뢰도를 입증한 PROM은 시간이 지남에 따라 안정적인 결과를 생성한다. 충분한 유효성을 입증한 PROM은 측정하려 하는 것을 정확하게 포착하고, 반응성이 좋은 PROM은 관심 현상의 변화를 탐지하는 능력을 보여준다. 마지막으로, 결과 측정은 의미 있고 일상적인 방식으로 사용될 때만 의미가 있다. 제안된 8가지 팁을 사용하면 임상에서 시행이 향상되고 양질의 진료를 제공할 수 있는 임상가의 능력이 향상될 것이다.

참고문헌(References)

Beard DJ, Harris K, Dawson J, et al. Meaningful changes for the Oxford hip and knee scores after joint replacement surgery. J Clin Epidemiol. 2015;68:73–9.

Binkley JM, Stratford PW, Lott SA, Riddle DL. The Lower Extremity Functional Scale (LEFS): scale development, measurement properties, and clinical application. North American Orthopaedic Rehabilitation Research Network. PhysTher. 1999;79:371–83.

Black N. Patient reported outcome measures could help transform healthcare. BMJ. 2013;346:f167.

Chiarotto A. Patient-Reported Outcome Measures: Best is the enemy of good (but what if good is not good enough?). J Orthop Sports Phys Ther. 2019;49:39–42.

Collins NJ, Prinsen CA, Christensen R, et al. Knee Injury and Osteoarthritis Outcome Score (KOOS): systematic review and meta-analysis of measurement properties. Osteoarthritis Cartilage. 2016;24:1317–29.

Cook CE. Clinimetrics Corner: The Minimal Clinically Important Change Score (MCID): A Necessary Pretense. J Man Manip Ther. 2008;16:E82–3.

Dawson J, Fitzpatrick R, Murray D, Carr A. Questionnaire on the perceptions of patients about total knee replacement. J Bone Joint Surg Br. 1998;80:63–9.

Enseki K, Harris-Hayes M, White DM, et al. Nonarthritic hip joint pain. J Orthop Sports Phys Ther. 2014;44:A1–32.

Escobar A, Quintana JM, Bilbao A, et al. Responsiveness and clinically important differences for the WOMAC and SF-36 after total knee replacement. Osteoarthritis Cartilage. 2007;15:273–80.

Esculier JF, Roy JS, Bouyer LJ. Psychometric evidence of self-reported questionnaires for patellofemoral pain syndrome: a systematic review. Disabil Rehabil. 2013;35:2181–90.

Fernandez B, Dore L, Velanovich V. Patient-centered outcomes in surgical research and practice. J Gastrointest Surg. 2017;21:892–5.

Gandek B. Measurement properties of the Western Ontario and McMaster Universities Osteoarthritis Index: a systematic review. Arthritis Care Res. 2015;67:216–29.

Giezen H, Stevens M, van den Akker-Scheek I, Reininga IHF. Validity and reliability of the Dutch version of the Copenhagen Hip And Groin Outcome Score (HAGOS-NL) in patients with hip pathology. PLoS One. 2017;12:e0186064.

Greco NJ, Anderson AF, Mann BJ, et al. Responsiveness of the International Knee Documentation Committee Subjective Knee Form in comparison to the Western Ontario and McMaster Universities Osteoarthritis Index, modified Cincinnati Knee Rating System, and Short Form 36 in patients with focal articular cartilage defects. Am J Sports Med. 2010;38:891–902.

Grevnerts HT, Terwee CB, Kvist J. The measurement properties of the IKDC-subjective knee form. Knee Surg Sports Traumatol Arthrosc. 2015;23:3698–706.

Griffin DR, Parsons N, Mohtadi NG, Safran MR. A short version of the International Hip Outcome Tool (iHOT-12) for use in routine clinical practice. Arthroscopy. 2012;28:611–16

Hawkins M, Elsworth, GR, Osborne RH. Application of validity theory and methodology to patient-reported outcome measures (PROMs): building an argument for validity. Qual Life Res. 2018;27:1695–710

Hoogeboom TJ, de Bie RA, den Broeder AA, van den Ende CH. The Dutch Lower Extremity Functional Scale was highly reliable, valid and responsive in individuals with hip/knee osteoarthritis: a validation study. BMC Musculoskelet Disord. 2012;13:117.

Impellizzeri FM, Jones DM, Griffin D, et al. Patient-reported outcome measures for hip-related pain: a review of the available evidence and a consensus statement from the International Hip-related Pain Research Network, Zurich 2018. Br J Sports Med. 2020;54:848–57.

Irrgang JJ, Anderson AF, Boland AL, et al. Development and validation of the international knee documentation committee subjective knee form. Am J Sports Med. 2001;29:600–13.

Jewell DV. Guide to evidence-based physical therapist practice. Burlington, MA: Jones & Bartlett Publishers, 2014.

Kanakamedala AC, Anderson AF, Irrgang JJ. IKDC Subjective Knee Form and Marx Activity Rating Scale are suitable to evaluate all orthopaedic sports medicine knee conditions: a systematic review. Journal of ISAKOS: Joint Disorders & Orthopaedic Sports Medicine. 2016;1:25–31.

Kemp JL, Collins NJ, Roos EM, Crossley KM. Psychometric properties of patient-reported outcome measures for hip arthroscopic surgery. Am J Sports Med. 2013;41:2065–73.

Korakakis V, Whiteley R, Kotsifaki A, et al. Systematic review evaluating the clinimetric properties of the Victorian Institute of Sport Assessment (VISA) questionnaires for lower limb tendinopathy shows moderate to high-quality evidence for sufficient reliability, validity and responsiveness-part II. Knee Surg Sports Traumatol Arthrosc. 2021;29(9):2765–88.

Marshall S, Haywood K, Fitzpatrick R. Impact of patient-reported outcome measures on routine practice: a structured review. J Eval Clin Pract. 2006;12:559–68.

Martin RL, Kelly BT, Philippon MJ. Evidence of validity for the hip outcome score. Arthroscopy. 2006;22:1304–11.

Martin RL, Philippon MJ. Evidence of validity for the hip outcome score in hip arthroscopy. Arthroscopy. 2007;23:822–6.

Martin RL, Philippon MJ. Evidence of reliability and responsiveness for the hip outcome score. Arthroscopy. 2008;24:676–82.

Mehta SP, Fulton A, Quach C, et al. Measurement properties of the Lower Extremity Functional Scale: A systematic review. J Orthop Sports Phys Ther. 2016;46:200–16.

Mohtadi NG, Griffin DR, Pedersen ME, et al. The development and validation of a self-administered quality-of-life outcome measure for young, active patients with symptomatic hip disease: the International Hip Outcome Tool (iHOT-33). Arthroscopy. 2012;28:595–605

Mokkink LB, de Vet HCW, Prinsen CAC, et al. COSMIN Risk of Bias checklist for systematic reviews of Patient-Reported Outcome Measures. Qual Life Res. 2018;27:1171–9.

Nilsdotter A, Bremander A. Measures of hip function and symptoms: Harris Hip Score (HHS), Hip Disability and Osteoarthritis Outcome Score (HOOS), Oxford Hip Score (OHS), Lequesne Index of Severity for Osteoarthritis of the Hip (LISOH), and American Academy of Orthopedic Surgeons (AAOS) Hip and Knee Questionnaire. Arthritis Care Res. 2011;63:S200–7.

Nwachukwu BU, Beletsky A, Naveen N, et al. Patient-Reported Outcomes Measurement Information System (PROMIS) Instruments correlate better with legacy measures in knee cartilage patients at postoperative than at preoperative assessment. Arthroscopy. 2020;36:1419–28.

Ornetti P, Parratte S, Gossec L, et al. Cross-cultural adaptation and validation of the French version of the Hip disability and Osteoarthritis Outcome Score (HOOS) in hip osteoarthritis patients. Osteoarthritis Cartilage. 2010;18:522–9.

Prinsen CAC, Mokkink LB, Bouter LM, et al. COSMIN guideline for systematic reviews of patient-reported outcome measures. Qual Life Res. 2018;27:1147–57.

Pua YH, Cowan SM, Wrigley TV, Bennell KL. The Lower Extremity Functional Scale could be an alternative to the Western Ontario and McMaster Universities Osteoarthritis Index physical function scale. J Clin Epidemiol. 2009;62:1103–1111.

Roos EM, Roos HP, Lohmander LS, et al. Knee Injury and Osteoarthritis Outcome Score (KOOS)-development of a self-administered outcome measure. J Orthop Sports Phys Ther. 1998;28:88–96.

Ryser L, Wright BD, Aeschlimann A, et al. New look at the Western Ontario and McMaster Universities Osteoarthritis Index using Rasch analysis. Arthritis Care Res. 1999;12:331–5.

Sorensen NL, Hammeken LH, Thomsen JL, Ehlers LH. Implementing patient-reported outcomes in clinical decision-making within knee and hip osteoarthritis: an explorative review. BMC Musculoskelet Disord. 2019;20:230.

Stratford PW, Kennedy DM, Riddle DL. New study design evaluated the validity of measures to assess change after hip or knee arthroplasty. J Clin Epidemiol. 2009;62:347–52.

Stratford PW, Kennedy DM, Maly MR, Macintyre NJ. Quantifying self-report measures' overestimation of mobility scores postarthroplasty. Phys Ther. 2010;90:1288–96.

Terwee CB, Prinsen CAC, Chiarotto A, et al. COSMIN methodology for evaluating the content validity of patient-reported outcome measures: a Delphi study. Qual Life Res. 2018;27:1159–70.

Thorborg K, Holmich P, Christensen R, et al. The Copenhagen Hip and Groin Outcome Score (HAGOS): development and validation according to the COSMIN checklist. Br J Sports Med. 2011;45:478–91.

van Meer BL, Meuffels DE, Vissers MM, et al. Knee injury and Osteoarthritis Outcome Score or International Knee Documentation Committee Subjective Knee Form: which questionnaire is most useful to monitor patients with an anterior cruciate ligament rupture in the short term? Arthroscopy. 2013;29:701–15.

Visentini PJ, Khan KM, Cook JL, et al. The VISA score: an index of severity of symptoms in patients with jumper's knee (patellar tendinosis). J Sci Med Sport. 1998;1:22–8.

Watson CJ, Propps M, Ratner J, et al. Reliability and responsiveness of the lower extremity functional scale and the anterior knee pain scale in patients with anterior knee pain. J Orthop Sports Phys Ther. 2005;35:136–46.

Weldring T, Smith SM. Patient-Reported Outcomes (PROs) and Patient-Reported Outcome Measures (PROMs). Health Serv Insights. 2013;6:61–8.

Williams K, Sansoni J, Darcy M, et al. Patient-reported outcome measures. Literature review. Sydney: Australian Commission on Safety and Quality in Health Care, 2016.

Williams VJ, Piva SR, Irrgang JJ, et al. Comparison of reliability and responsiveness of patient-reported clinical outcome measures in knee osteoarthritis rehabilitation. J Orthop Sports Phys Ther. 2012;42:716–23.

Wilson I, Bohm E, Lubbeke A, et al. Orthopaedic registries with patient-reported outcome measures. EFORT Open Rev. 2019;4:357–67.

Wu AW, Bradford AN, Velanovich V, et al. Clinician's checklist for reading and using an article about patient-reported outcomes. Mayo Clin Proc. 2014;89:653–61.

Young BA, Walker MJ, Strunce JB, et al. Responsiveness of the Neck Disability Index in patients with mechanical neck disorders. Spine J. 2009;9:802–8.

고관절과 슬관절의 초음파-해부학 및 스캐닝 기법

(Sono-anatomy and scanning technique of hip and knee)

10

Suresh Sudula, Benoy Mathew, Alfred Markovits

개요(Introduction)

초음파 진단(Diagnostic ultrasonography)은 근골격계(MSK, Musculoskeletal) 의학에서 지난 10년간 인기를 얻고 있는 비침습적 이미지화 과정이다. MSK 의학에서 초음파(US, Ultrasonography) 적용의 초기 사용은 1972년으로 거슬러 올라가며, 그때는 베이커의 낭종(Baker's cyst)을 혈전정맥염(thrombophlebitis)과 구별하기 위해 사용되었다. 초음파 이미지화는 관심 영역에 걸쳐 수행될 수 있으며 변환기 바로 아래에 있는 구조물의 동적 순간 이미지를 제공한다. 또한 관심 있는 사지 또는 관절은 객관적 평가의 일부로 실시간 이미지 분석을 통해 증상을 모방하고 재현하기 위해 다양한 평면에서 이동된다. X-ray나 컴퓨터 단층 촬영(CT) 스캔과 같은 다른 영상 촬영 방식과 달리 초음파는 금지 사항이 없으며 환자를 전리방사선에 노출시키지 않는다. 또한 경제적으로 저렴하고 쉽게 접근할 수 있으며 근육, 건, 인대 및 관절의 실시간 동적 시각화를 제공한다.

신체 검사에 US를 추가하면 병리 확인을 위한 신체 검사의 민감도가 높아지고 근골격계 및 류마티스학 환경에서 임상 진단 정확도가 향상된다(Ciurtin 등, 2019). 숙련된 사용자의 손에 있는 초음파는 연부조직의 우수한 이미지 품질을 제공한다. 기술, 교육 접근성, 비용 절감 및 이용가능성의 발전으로 인해 더 많은 임상가들이 MSK 장애의 진단과 관리에 그들의 진료소에서 초음파를 이용할 것으로 기대된다. 이 장의 목적은 MSK 임상 평가의 일부로서 고관절과 슬관절 부위의 관련 해부학과 스캐닝 기술을 간략하게 검토하는 것이다. 주로 고관절과 슬관절 장애 환자를 관리하는 MSK 임상가의 필요에 초점을 맞추고 있다.

초음파 기초(Ultrasound Basics)

초음파는 결정체를 통과하는 전기 에너지가 진동하여 음파를 생성하기 위해 진동하는 역압전 효과의 원리를 이용하여 가능한다(Smith과 Finnoff, 2009). 이 파동들은 에너지 손실로 인해 인간 조직을 통과할 때 약해진다. 어떤 파동은 흡수되고, 다른 파동은 발산되거나 편향된다. 구조의 유형과 조직의 깊이에 따라 MSK 평가를 위해 적절한 변환기가 선택된다. 고주파 선형 변환기(일반적으로 12MHz 이상)는 더 높은 해상도를 가지며 MSK 검사에서 대부분의 스캐닝을 위해 선택된다. 저주파 변환기(5-8 MHz 범위)는 고관절과 같은 더 깊은 구조를 이미지화하는 데 유용하지만 낮은 해상도로 화질이 떨어진다. 영상 화질은 변환기의 주파수와 직접적인 상관 관계가 있다. 따라서 고주파 파동은 뛰어난 표면 조직 해상도를 제공하는 반면 저주파 파동은 더 깊은 구조를 위한 더 나은 시각화를 제공한다. 손이나 발의 관절과 같은 작은 부위의 경우, 공간이 작고 접근하기 쉽기 때문에 "하키용 스틱(hockey-stick)" 탐색침이 유용하다.

대부분의 현대 기계에는 도플러 기술이 내장되어 있어 조직의 혈류를 확인하고 탐침 쪽 및 반대 방향으로 이동하는 물체를 구별하는 데 유용하다. 컬러 도플러는 동맥과 정맥에서 방향 흐름을 보여주는 반면 파워 도플러는 속도와 방향 정보가 아닌 색깔로 도플러 신호의 강도를 보여준다. 이는 기존 컬러 도플러보다 흐름 감지를 위한 3배 높은 민감도를 가지고 있다(Babcock 등, 1996). 이 특징은 특히 병적인 건같은 낮은 속도의 조직이나 염증 부위의 충혈을 확인하기에 유용하다.

핵심 용어(Key Terminology)

조직의 특징과 이미지화 결과물을 설명하기 위해 사용되는 근골격계 초음파 진단의 일반적인 용어.

변환기(Transducer): 전기 에너지를 소리 에너지로 변환하고 초음파 에코(echoes)를 다시 수신하는 초음파 탐색침이다.

에코발생도(Echogenicity): 이 용어는 초음파를 다시 변환기로 반사하여 에코를 생성하는 조직의 능력을 말한다. 초음파 영상에서 에코발생이 높을수록 구조가 더 밝게 나타난다(그림

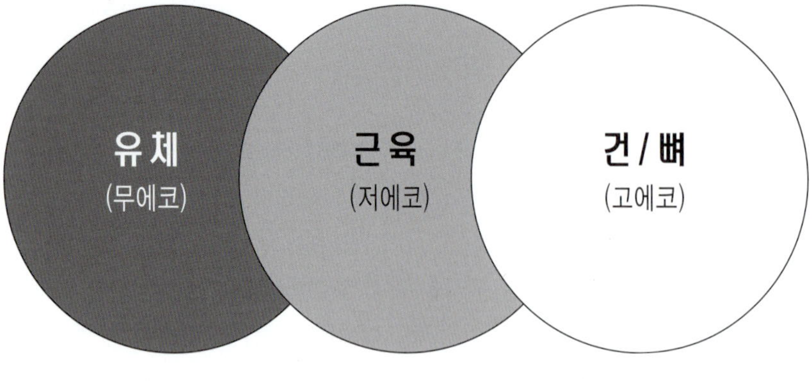

그림 10.1
에코 발생도.
에코 발생도는 구조물의 밝기를 의미한다.
유체는 무에코,
근육과 같은 조직은 저에코,
초음파에서 건/뼈는 고에코로 생각된다.

10.1). 고, 저 또는 동일-에코(Hyper-, Hypo or Iso-echoic): 이러한 용어는 조사된 구조물에 의해 생성된 에코의 강도와 기준 구조물을 비교할 때 사용된다. 에코발생도(echogenicity)에 기초하여 구조는 고에코(hyperechoic, 화면의 흰 부분, 그림 10.2B) 또는 저에코(hypoechoic, 화면의 회색 부분, 그림 10.2B)라고 불릴 수 있다. 소리 기둥이 변환기에 강하게 반사되기 때문에 고 에코 영상은 밝고 뼈와 연부조직 사이의 접점(interface)에서 시각화될 수 있다. 소리 반사가 약하면 화면에 저에코 또는 어두운 영상이 나타난다. 동일에코(Isoechoic)는 인접한 조직과 유사한 에코발생을 갖는 구조를 설명하는 용어이다.

무에코(Anechoic): 에코가 없는 구조를 말하며, 반사 없이 초음파 기둥에 의해 완전히 교차되어 화면에 칠흑같이 어두운 이미지로 보여지는 모든 구조에 사용된다. 전형적인 예는 단순한 낭종과 혈관일 것이다. 초음파가 뼈를 관통할 수 없기 때문에 뼈는 밝은 고에코 테두리와 함께 에코가 없는 것으로 보인다. 소리 기둥이 뼈에 수직일 때, 피질은 고에코 윤곽을 분명히 나타낼 것이다(그림 10.2C). 음향 음영(Acoustic Shadowing): 감소된 초음파. 깊은 구조물에 도달하는 초음파의 감쇠로 인해 영상이 어두워지고 에코를 발생하는 구조가 깊다.

음향 향상(Acoustic Enhancement): 후방 향상(posterior enhancement)이라고도 불리며, 증가된 에코를 말하고 소리를 유난히 잘 전달하는 구조가 깊다. 이것은 낭포와 같은 액체로 채워진 구조의 특징이다.

이방성(Anisotropy): 이것은 MSK 초음파, 특히 건에서 마주치는 인공물을 설명하는 용어이다. 구조물에 대한 변환기의 각도에 따라 구조가 에코발생(echogenicity)을 변화시키는 현상이다. 관심 구조에서 반사되는 기둥의 각도에 따라 변환기에 반사되는 소리 기둥의 양에 의해 2차적으로 발생한다.

초음파 기둥이 건과 같은 섬유 구조에 입사하는 경우, 조직화된 섬유는 소리 기둥의 대부분을 변환기로부터 멀어지는 방향으로 반사시킬 것이다. 이 경우 변환기는 돌아오는 에코를 수신하지 않으며 해당 영역이 저에코라고 가정한다. 이는 건병증 또는 건 파열의 진단으로 잘못 이어질 수 있다(Ihnatsenka 등, 2010). 수직에 비해 각도를 3~5° 정도 적게 바꾸면 더 적은 음파가 변환기에 반사되어 고에코 구조(건강한 건으로 예상되는)가 저에코(병리학적)로 보일 수 있다. 이방성의 인공물을 최소화하기위해 탐색침을 관심 구조에 수직으로 정렬하는 것이 이상적이다.

탐색침 위치(짧은 축 및 긴 축): 초음파 탐색침의 위치는 일반적으로 관심 구조의 방향과 관련하여 설명된다.
예를 들어, 아킬레스건의 긴 축은 시상면일 것이다
(그림 10.3A).
반면 아킬레스건의 짧은 축은 건의 단면적일 것이다
(그림 10.3B).
초음파 스캐닝은 적용할 때 장축 및 단축에서 대상을
시각화하는 작업이 포함해야 한다.

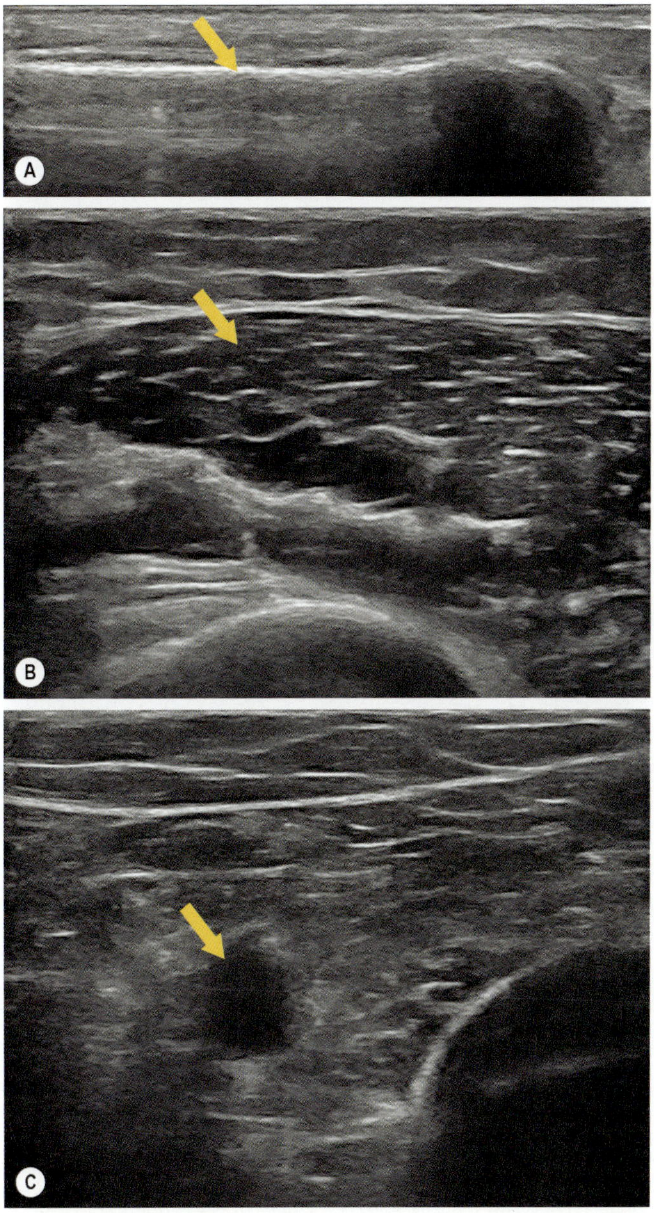

그림 10.2
고에코, 저에코, 무에코.

(A) 중족골의 고에코 골피질.

(B) 내측광근의 저에코 모양.

(C) 슬와에서 슬와 혈관의 무에코 모양.

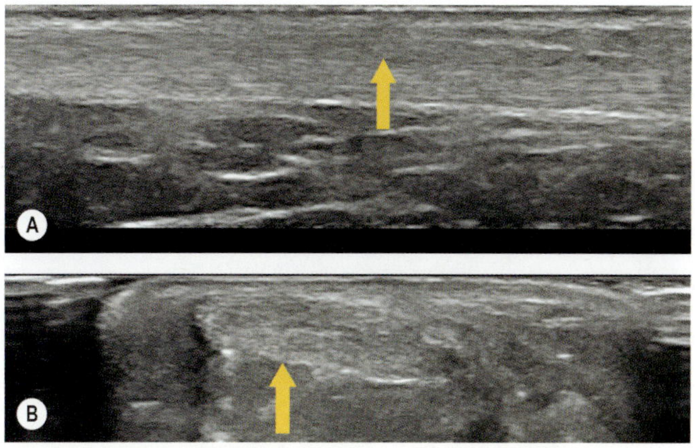

그림 10.3
장축과 단축면.
(A) 평행한 고에코 선과 함께 건(화살표)의 섬유질 패턴을 보여주는 장축.
(B) 밝은 무리의 점이 포함된 타원형의 건(화살표)를 보여주는 단축.

고관절 부위 적용되는 해부학
(Applied Anatomy of the Hip Region)

고관절은 하지와 중축 골격(axial skeleton)을 연결하는 구상관절(ball and socket joint)로 안정성과 가동성을 동시에 보여준다. 다축 구상 윤활 관절로서, 고관절은 세 평면 모두에서 움직일 수 있다. 운동 중 고관절의 조절은 신경계, 근육계 및 골격계 사이의 복잡한 상호작용을 수반한다(Ward 등, 2010). 고관절의 최대 접촉력은 평지를 걸을 때 체중의 2~3배이며, 계단을 오를 때 체중의 7배 이상이다(Bergmann 등, 2001). 고관절에는 여러 해부학적 구조가 있으며, 이 부분에서는 이 장에 설명된 스캐닝 프로토콜에 따라 고관절의 전외측면에 있는 구조를 중점적으로 설명한다.

고관절 전회측면은 별개의 해부학적 수준에 따라 세 개의 층으로 나눌 수 있다:

1. 관절 수준(파란색, 그림 10.4)
2. 장골 수준(초록색, 그림 10.4)
3. 능선 수준(노란색, 그림 10.4)

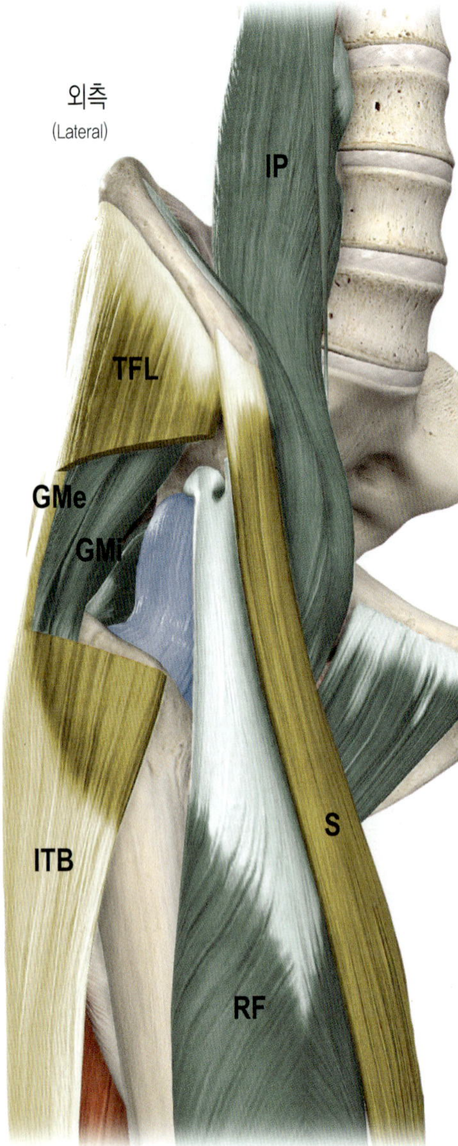

그림 10.4
고관절 해부학 적용.
심부 관절낭 수준을 나타내는 파란색 음영이 있는 오른쪽 엉덩관절의 앞쪽면. 초록색으로 표시된 구조는 장골 수준에서 기시하는 근육을 나타냄. 능 수준의 구조는 노란색이다.

IP : 장요근; TFL : 대퇴근막장근;
C : 관절낭; GMe : 중둔근;
GMi : 소둔근; P : 치골근;
S : 봉공근; RF : 대퇴직근;
ITB : 장경인대.

관절 수준은 관절 연골, 관절낭(관절낭 인대 포함), 관절순으로 구성된다. 이 구조들은 하전장골극(AIIS, anterior inferior iliac spine)의 바로 아래쪽에 있으며, 대퇴골의 목과 절구 영역 내에서 발견된다. 고관절 관절낭은 고관절 구조물을 감싸는 소매와 같은 구조로, 고관절과 관절순에서 기시한다. 관절낭의 앞면은 강하고 두꺼운 장골대퇴인대(iliofemoral ligament)로 구성된다(Walters 등, 2014). 팽팽한 전방 관절낭과 대퇴골의 목 사이의 공간을 전방 관절 오목부(anterior joint recess)라고 한다(Nestorova 등, 2012). 안쪽에서는 대퇴 머리의 앞부분이 절구와 접촉하지 않으며, 관절낭과 장요근에 의해 덮어진다. 위의 구조는 모두 대퇴 목의 각도로 위치되어 있다.

다음 단계인 장골 수준은 절구와 장골릉 사이의 장골과 서혜인대 아래에서 기시하는 구조로 이루어져 있다. 이것은 두 개의 근육 그룹으로 구성되어 있다: 긴 근육과 짧은 근육. 긴 근육은 고관절과 슬관절을 가로지르는 대퇴직근과 슬괵근으로 구성된다. 짧은 근육은 중둔근, 소둔근, 장요근, 그리고 고관절의 6개의 작은 회전근으로 구성되어 있다.

이 근육들은 모두 대퇴골 근위부 목 주변에 일반적인 정지를 공유한다(Philiphon 등, 2014). 측면으로 시작하여, 중둔근은 장골릉 아래의 장골에 붙어있고, 소둔근을 덮고 있으며, 건으로 수렴하여 대전자(greater trochanter)의 외측면에 정지한다. 더 깊고 앞에 위치한 소둔근은 절구보다 위에 있는 장골에서 기시하여 대전자의 앞쪽면에 정지한다. 약간 안쪽, 절구의 약간 위쪽으로 이동하면 AIIS가 발견되고, 이곳은 대퇴직근의 기시가 된다.

장요근은 대요근과 장골근 이 두 가지의 근육으로 이루어져 있다. 이들은 요추와 하부 흉추에서 기시하고 장골근은 장골에서 기시한다. 이들은 서혜인대 아래를 지나 대퇴골의 머리 위를 지나 소결절에 정지한다. 표면적 수준에서 능선수준은 장골릉에서 기시하는 구조와 다양한 골성 지표(bony landmarks)로 구성되어 있다. 이 수준에서 기시하는 구조는 비교적 따라하기 쉽고 표면적으로 유지되는 경향이 있다. 능선 수준에서 기시한 근육 조직과 연부 조직은 고관절과 슬관절 모두를 가로지르며 두 관절 모두에 작용하는 경향이 있다. 수준에 따른 길을 찾는 것은 골성지표를 촉진하고 정지하는 구조를 따르면 꽤 간단하다.

이 수준은 상전장골극(ASIS, anterior superior iliac spine)에서 기시하는 봉공근과 대퇴근막장근으로 구성된다. 봉공근은 내측으로 벗어나 경골의 안쪽면에서 거위다리건과 결합하게 되며, 대퇴근막장근은 측면으로 유지되며 장경인대로 계속된다. 이것은 우리를 뒤의 장경인대와 후장골릉, 천골과 미골의 뒤-외측이면, 천결절인대, 흉요근막 및 둔근근막에 기시하는 대둔근으로 이끄는 능선에 연속선으로 기시하는 둔근근막으로 이끈다.

봉공근을 제외한 위의 모든 구조물은 대퇴근막장근과 혼합되어 부착되고, 경골의 몸쪽에 있는 거디결절(Gerdy tubercle)의 앞으로 대전자를 지난다는 것을 유의하라.

고관절 부위의 초음파 평가
(Ultrasound Evaluation of the Hip Region)

고관절 병리는 전통적으로 일반 방사선 사진 및 MRI로 촬영되었다. 그러나 최근에는 고관절 부위를 포함한 다양한 연부조직 상태에 대한 더 나은 이해를 얻기 위해 초음파와 같은 혁신적인 영상 기술이 널리 적용되고 있다. 이는 지난 10년간 발생한 초음파 장비의 기술 발달이 주된 원인이다. 고관절 병리를 평가하는 임상가의 능력은 스캔 기술, 검사할 다양한 해부학적 영역에 대한 전문 지식 및 초음파 스캐너 장비 요구에 달려 있다. 고관절은 일반적으로 중간 주파수 선형 변환기(5-8 MHz)를 사용하여 촬영된다. 그러나 깊은 침투와 넓은 시야 깊이를 위해 곡선 탐색침이 선호될 수 있다. 구조물의 깊이에 대해 가능한 가장 높은 주파수를 사용해야 한다. 초음파 검사를 위한 일상적인 스캐닝 기법은 고관절의 앞쪽, 안쪽, 바깥쪽 및 뒤쪽면을 별도의 사분면으로 고려해야 한다(Pinchcofsky 등, 2012).

초보자의 경우, 각 사분면에 대한 체계적인 접근은 초음파 해부학과 스캐닝 기술에 대한 이해를 돕는다. 고관절을 가장 잘 검사하기 위해 환자는 적절하게 평가될 고관절의 측면을 노출시킨 채로 검사 테이블 위에 눕는다. 초음파 검사를 시작하기 전에 두 가지 중요한 단계를 고려해야 한다. 첫째, 임상가는 임상 병력의 필수 요소를 알고 있어야 하며 또한 초음파 검사를 고관절의 적절한 구조에 가장 잘 집중할 수 있도록 신체 검사를 완료해야 한다. 임상 병력은 증상 지속 시간, 통증의 특성(즉, 염증성 또는 기계적) 및 관련 문제에 초점이 맞춰져야 한다. 신체검사는 관절내 질병과 관절외 질병의 구분에 초점이 맞춰져야 한다. 고관절 평가에서 초음파의 주요 한계는 내부 관절 구조에 대한 부분적인 접근성이다. 이는 초음파 기둥이 뼈 피질을 관통하지 못해 초자 연골을 완전히 시각화하는 데 어려움이 잦기 때문이다.

적응증(*Indications*)

전외측 고관절 부위의 근골격 초음파에 대한 일반적인 진단 적응증은 다음과 같다(표 10.1):

- 고관절 삼출/활액막염
- 장요근 건병증, 점액낭염(bursitis), 발음성 장요근건(snapping iliopsoas tendon, 발음성 고관절증후군)
- 대퇴직근과 건 병리
- 중둔근과 소둔근 건병증과 관련 점액낭염

표 10.1 전외측 고관절 스캐닝 검사를 위한 구조물 점검표

앞쪽 고관절
1. 고관절(관절낭, 앞 윤활 오목부)
2. 대퇴 머리, 목, 절구, 앞쪽 관절순
3. 장요근, 건, 활액낭
4. AIIS와 대퇴직근의 건과 근육
5. ASIS와 봉공근과 대퇴근막장근의 건과 근육
외측 고관절
1. 대전자와 활액낭(병리적인 경우)
2. 대둔근, 대퇴근막장근과 넙다리근막(fascia latae)
3. 중둔근과 건
4. 소둔근과 건
5. 장경인대

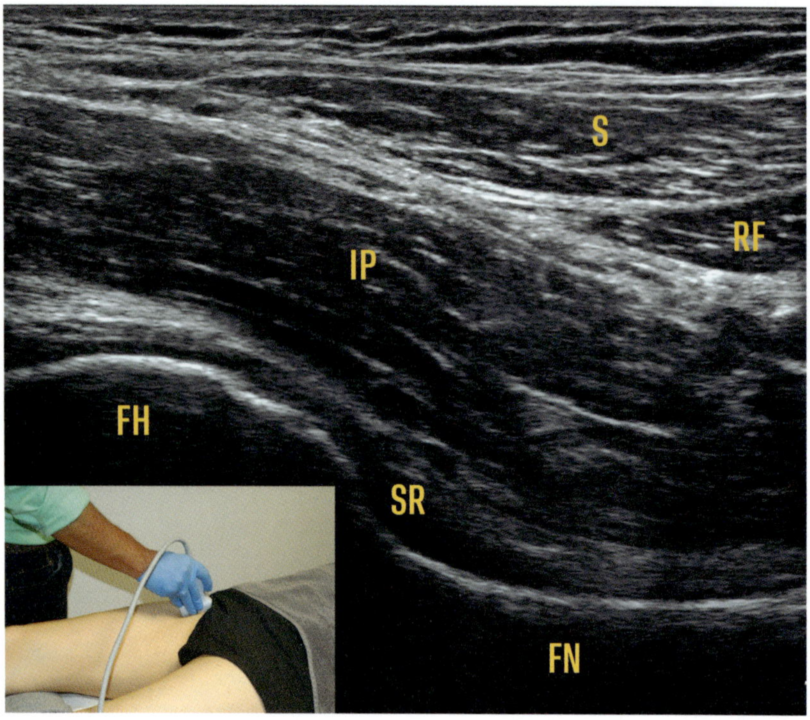

그림 10.5
고관절 앞쪽 오목부 종방향 스캔.

FH : 대퇴골두;

FN : 대퇴골 경부;

SR : 윤활 오목부;

IP : 장요근;

S : 봉공근;

RF : 대퇴직근.

앞쪽 고관절 스캐닝 기술
(Scanning Technique of Anterior Hip)

앞쪽 고관절에서 다음 구조를 평가해야 한다:

- 앞쪽 관절 및 장요근 건/윤활낭
- 대퇴 신경혈관 다발
- 대퇴직근
- 대퇴근막장근과 봉공근

고관절은 대퇴골 목에서 얻은 세로 및 가로 경사면 모두에서 가장 잘 평가된다.

1. 앞쪽 관절 오목부 및 장요근 건/윤활낭
(Anterior joint recess and iliopsoas tendon/bursa)

환자 위치: 환자는 바로 누워 있고, 고관절은 중립 위치에 있으며, 슬관절 아래에 베개를 위치시켜 앞쪽 허벅지 근육을 이완시켜준다.

변환기: 대퇴골 목 위의 비스듬한 세로면에 변환기를 배치하여 대퇴골 머리를 랜드마크로 사용하여 앞쪽 윤활 오목부를 검사한다(그림 10.5).

스캐닝 팁: 이 오목한 부분을 검사할 때, 초음파 기둥이 수직이 아닐 때 관절낭이 인공적으로 저에코로 보일 수 있으므로 관절낭의 앞/뒤 층을 삼출로 혼동하지 않도록 주의해야 한다. 관절 삼출과 같은 염증의 징후는 고관절의 깊이로 인해 신체 검사로 드러나지 않는다. 그러나 초음파에서는 대퇴골의 목과 관절낭 사이의 거리를 측정하여 고관절 내 작은 삼출액도 감지할 수 있다. 고관절 삼출은 대퇴골 목과 앞쪽 관절낭 사이의 거리가 7mm이거나 그 이상으로 정의된다(Koski 등, 1989).

비만 또는 근육질 환자의 경우 저주파 탐색침이 검사에 도움이 될 수 있다. 전방 오목부까지 머리의 절구의 섬유연골성 전방 관절순은 동일 조직으로 고에코 삼각형 구조로 감지될 수 있다(그림 10.6). 장골대퇴 인대는 또한 관절순의 표면으로도 인식될 수 있다.

관절 공간과 대퇴골 머리를 지나는 장요근은 대퇴 신경혈관 다발의 측면으로 확인된다. 장요근 건은 근육의 배뒤쪽과 안쪽 부분 내의 깊은 편심 위치에서 발견되며 장골치골 융기 위에 놓여 있다(Martinoli 등, 2012).

횡평면에서 변환기 탐색침을 몸쪽으로 대퇴골 머리를 넘어

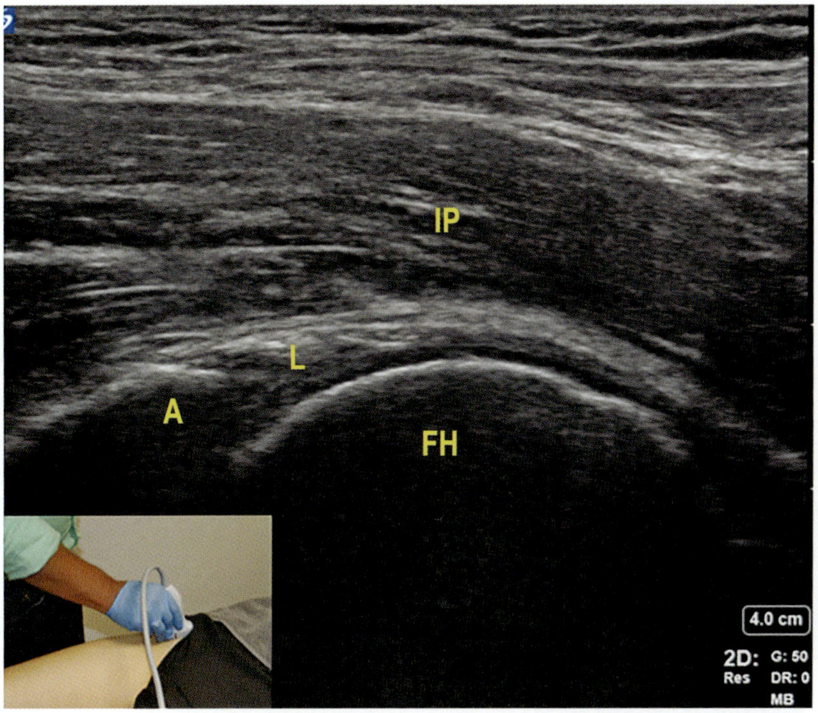

그림 10.6
앞쪽 고관절 종방향 스캔.

FH : 대퇴골두;

A : 관골구;

L : 관절순;

IP : 장요근.

장골쪽으로 이동시키면 장골에 대해 장요근에 둘러싸인 밝은 고에코 점으로 장요건 건의 근건 이음부(myotendinous junction)를 볼 수 있다. 장요근 점액낭은 건과 고관절의 앞쪽 관절낭 사이에 있다. 정상인 대상자는 무너져 있어 초음파로는 검출이 안 된다.

2. 대퇴골신경혈관다발(Femoral neurovascular bundle)

환자 위치: 허벅지 앞쪽 근육을 이완시키기 위해 슬관절 아래에 베개를 위치시키고 고관절을 중립 위치에 두고 바로 눕는다.

변환기: 장요근 근육과 건 안쪽 가장자리 위 횡평면에 변환기를 놓는다. 장요근 근육과 건 안쪽, 대퇴신경(femoral nerve)(외측 구조), 총대퇴동맥(common femoral artery), 총대퇴정맥(common femoral vein)(안쪽 구조)이 시각화 될 수 있다(그림 10.7). 정맥은 동맥보다 크고 변환기로 압박될 수 있다. 더 안쪽으로는 치골근(pectineus muscle)을 치골을 지나 볼 수 있다.

3. 대퇴직근(Rectus Femoris)

환자 위치: 허벅지 앞쪽 근육을 이완시키기 위해 슬관절 아래에 베개를 위치시키고 고관절을 중립 위치에 두고 바로 눕는다.

변환기: 대퇴직근의 건을 직접적으로 검사하기 위해 변환기를 AIIS 위 세로면에 놓는다. 이 융기는 직장 대퇴직근의 간접적인 건과 관련된 후방 음향음영(posterior acoustic shadowing)이 있는 선형의 밝은 구조로 쉽게 확인될 수 있다(그림 10.8). 변환기를 횡평면에서 아래로 이동시키면 근건 이음부를 볼 수 있는데, 이는 건의 외측면의 근섬유이다. 더 먼 곳에서는 근복(muscle belly)이 대퇴근막장근과 봉공근 사이에서 점차적으로 확대되는 것이 관찰된다.

4. 대퇴근막장근과 봉공근 (Tensor Fasciae Latae and Sartorius)

환자 위치: 허벅지 앞쪽 근육을 이완시키기 위해 슬관절 아래에 베개를 위치시키고 고관절을 중립 위치에 두고 바로 눕는다.

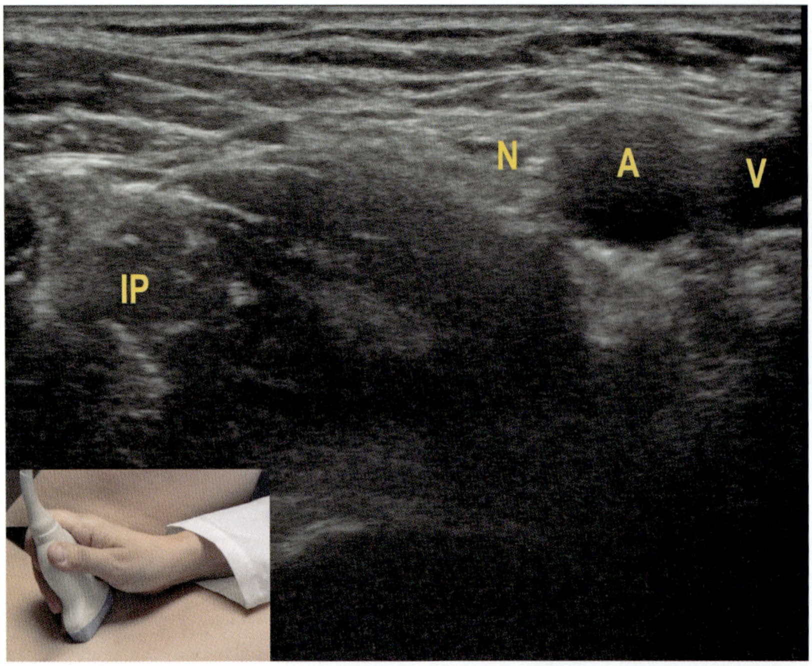

그림 10.7
신경혈관 다발의 횡방향 스캔.

N : 대퇴 신경;

A : 대퇴 동맥;

V : 대퇴 정맥;

IP : 장요근.

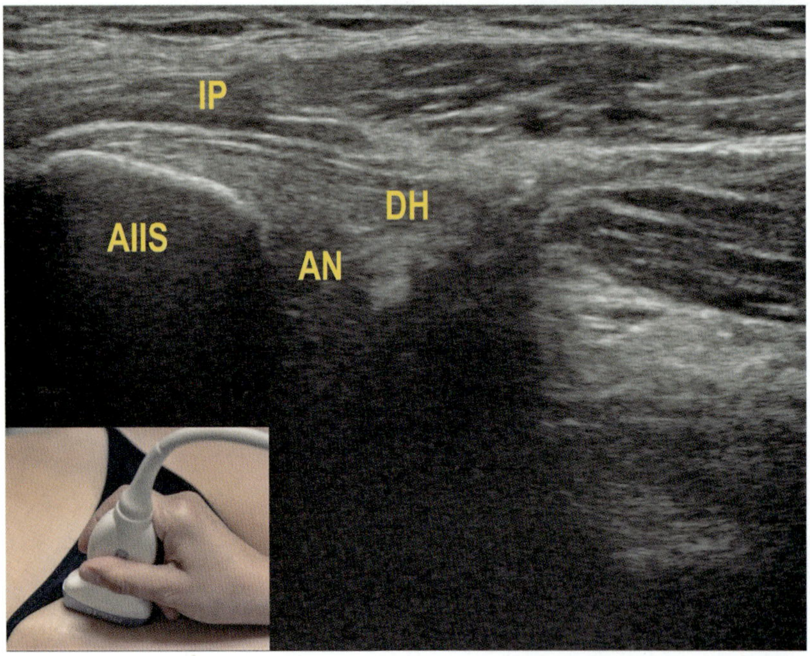

그림 10.8
대퇴직근 직접적인 힘줄의 종방향 스캔.

AIIS : 하전장골극;

DH : 대퇴직근의 직두;

IP : 장요근;

AN : 간접적인 머리에 의해 만들어진 이방성.

변환기: 변환기를 ASIS의 횡평면에 놓는다. 대퇴외측피신경(lateral femoral cutaneous nerve)은 때때로 서혜인대의 바깥쪽에 있는 갈라진 틈으로 형성된 터널을 통과하는 작은 관 형태 구조로 보일 수 있다. 봉공근(안쪽)과 TFL(바깥쪽)의 짧은 건은 시상면에서 시각화된다(그림 10.9). 탐색침을 근복부 위를 넘어 아래로 이동시키면 봉공근을 대퇴직근을 넘어 안쪽 허벅지에 도달하여 안쪽 방향에서 볼 수 있고, 반면 TFL은 외측광근의 표면에 있는 대퇴근막(fascia latae)의 전면에서 정지하며 바깥쪽과 꼬리쪽으로 진행된다.

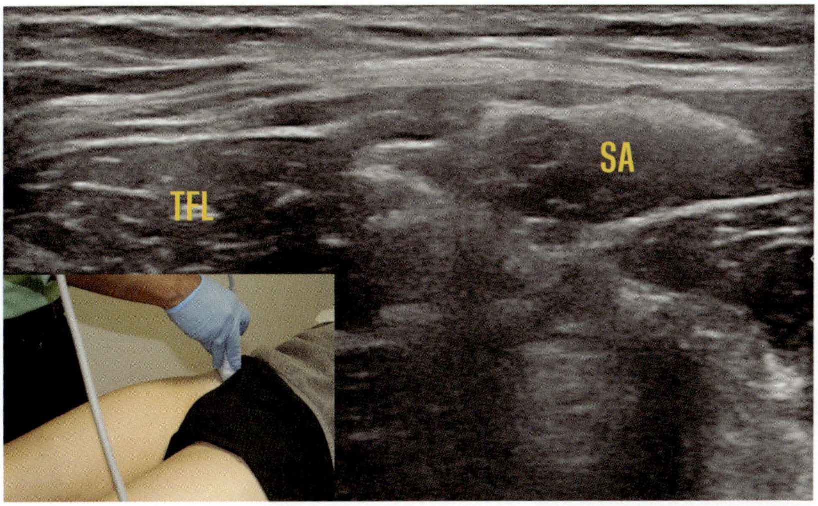

그림 10.9
대퇴근막장근과 봉공근을 보여주는 횡단면 스캔.

외측 고관절 스캐닝 기술
(Scanning Technique of Lateral Hip)

외측 고관절에서 다음 구조를 평가해야 한다:

- 둔근과 건(The gluteal muscle and tendons)
- 대전자(Greater trochanter)
- 대전자 점액낭(Trochanteric bursa)
- 장경인대(Iliotibial band)

환자 위치: 외측 욕창, 손상을 받은 쪽이 위로 향하게 한다.

스캔 1(Scan 1)

변환기를 ASIS를 향하여 대전자에 대해 머리쪽으로 세로면에 놓는다(그림 10.10). 이를 통해 가장 표면층인 TFL 또는 대둔근을 시각화할 수 있으며, 중둔근이 약간 그 후방에서 스캔되고 그 뒤에 소둔근이 있으며 소둔근이 가장 깊은 근육이다.

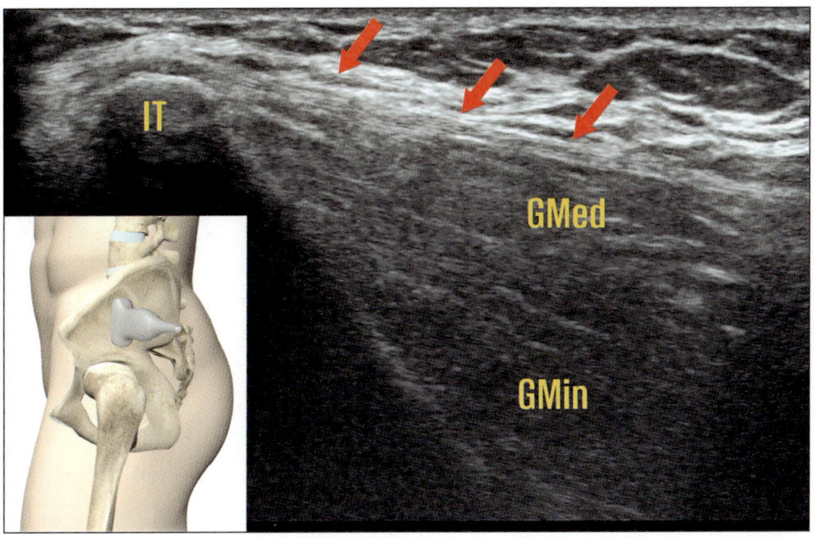

그림 10.10
장경인대(ITB) 근위부 세로면.
탐색침은 장골 결절(IT)에서 장경인대(화살표)의 정상적인 모습을 보여주기 위해 장골 결절 위에 새로면에 배치된다.

Gmed : 중둔근;

Gmin : 소둔근.

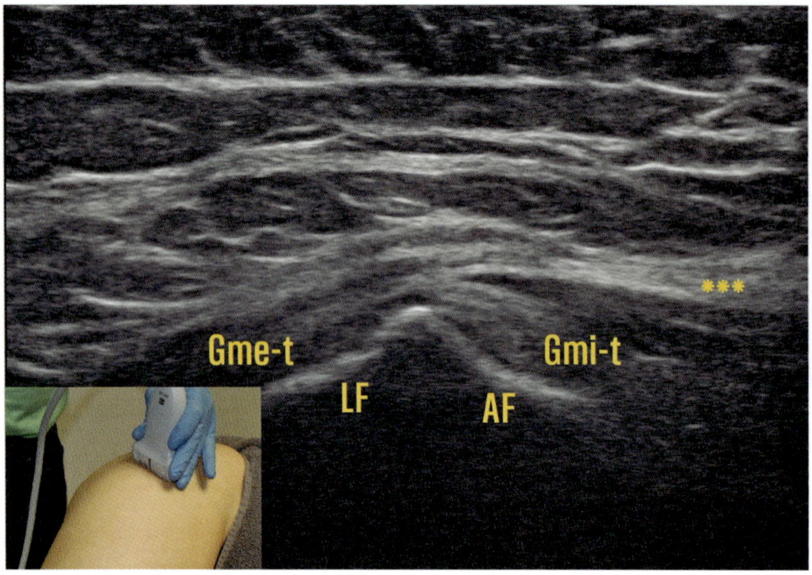

그림 10.11
횡방향 스캔.

AF : 앞관절면;

LF : 외측 관절면;

Gme-t : 중둔근 건;

Gmi-t : 소둔근 건;

*** : 장경인대.

스캔 2(Scan 2)

변환기를 대전자 위 외측면에 평행하게 횡평면(Transverse plane)에 놓는다. 변환기를 전방으로 밀어 앞쪽과 외측면의 "지붕" 모양(그림 10.11)과 소둔근 건의 둥근 윤곽을 시각화한다. 앞면에서는 소둔근 건을, 옆면에서는 중둔근 건 부착을 볼 수 있다. 건 비후(tendon thickening), 저에코 발생, 섬유질 패턴의 소실, 피질 불규칙성 또는 석회화를 포함한 중둔근과 소둔근 건병증 징후는 이 면에서 평가될 수 있다(Klauser 등, 2013). 대둔근과 중둔근 건 사이의 활액낭의 부종(Fluid accumulation)이나 비후(thickening)는 활액낭염을 시사한다(Chang 등, 2018).

스캔 3(Scan 3)

외측 고관절 건은 이방성 영향(anisotropic effects)를 피하기 위해 탐색침을 장축과 평행하게 배치함으로써 가장 잘 평가된다. 변환기를 대전자의 전방 측면 위 세로면에 놓는다. 소둔근 건은 대전자 앞면에 정지하는 근육의 깊은 면에 있는 고에코 구조로서 앞쪽에서 인식된다. 변환기를 세로면에서 후방으로 이동시키면, 중둔근의 뒷부분을 덮고 있는 대둔근의 앞부분을 볼 수 있다.

스캐닝 팁(Scanning Tips):

1. 둔근 건은 표면에 위치하기 때문에 어렵지 않게 평가할 수 있다. 그러나 둔근의 평가는 피하 지방의 두께에 따라 달라진다. 따라서, 근육 건을 최적화하기 위해서 초점 영역의 적절한 조정은 필수적이다.

2. 스캐닝 중 부드러운 고관절 회전은 대둔근과 대퇴근막장근 아래에 있는 중둔근과 소둔근 건 회전을 시각화 하는데 용이하다.

3. BMI가 높거나 근육질 환자의 경우, 곡선 탐색침(2–6MHz)이 최적의 영상에 유용할 것이다.

슬관절 부위 적용되는 해부학 (Applied Anatomy of the Knee Area)

슬관절은 접번 관절로 기능하도록 변형된 윤활 과상 관절(synovial bicondylar joint)이다. 슬개골(몸에서 가장 큰 종자뼈)의 도움을 받아 관절 축을 가로지르는 힘 전달을 향상시킨다. 이 관절은 관절낭, 내측 및 외측 측부 인대, 전방 및 후방 십자인대에 의해 안정된다. 무릎은 굴곡과 신전으로의 넓은 운동 범위를 가지고, 작지만 중요한 축 회전을 가진다. 슬관절은 기능적인 과제 중 경골과 대퇴골의 긴 모멘트 팔을 통해 큰 힘을 전달한다(Hartmann 등, 2013).

이러한 큰 힘과 넓은 운동 범위는 무릎을 가로지르는 양방향 동적 및 정적 안정성 체계로 인해 유지된다. 슬관절을 둘러싼 구조물을 검사할 때, 눈에 띄는 구조의 미러링 패턴을 볼 수 있다. 이는 신전근 메커니즘을 제외하고 슬관절을 가로지르는 대부분의 구조물에 적용된다.

이 장은 초음파 스캐닝을 위한 무릎의 해부학적 구조와 기능을 소개하는 것을 목적으로 하기 때문에 반월판, 전방 십자인대(ACL), 후방 십자 인대(PCL)에 대해서는 논의하지 않는다.

슬관절 수동적 안정성*(Passive Knee Stability)* *(그림 10.12-10.13)*

내측 측부 인대(MCL)와 외측 측부인대(LCL)는 각각 내측 및 외측 대퇴골 돌기를 안정화시킨다. 이 두 인대는 일반적으로 무릎 운동 범위 전체에서 경골 고원(tibial plateau)에 대한 상대적인 수직 위치를 유지하며, 슬관절에 수동 안정성을 제공한다. 이것은 근육 구조와 무릎의 내측 및 외측면에 대해 각각 스캔하려고 할 때 알 수 있도록 도움이 될 수 있다. MCL은 관절낭과 혼합되는 넓은 편평한 판이므로 두 구조를 구별하기가 약간 어렵다. 주요 부피는 대퇴골 내측상관절융기에서 기시하며 평평한 집(sheath)에 경골 내측관절융기의 약간 아래쪽에 정지한다(LaPrade 등, 2015). LCL은 약간 더 구별하기 쉬우며, 대퇴골 외측상관절융기에서 기시하여 비골의 머리에 정지한다. 초음파 평가에서 예상했던 것보다 훨씬 뒤에 위치한다.

경골조면 측면 시스템*(Tibial Tuberosity Collateral System)* *(그림 10.12)*

ITB는 장골에서 경골까지 외측 허벅지에 위치한 밀집된 결합 조직의 딱딱한 띠이다. TFL과 대둔근의 건에서 근위 말단에서 기시하며, 대퇴부의 측면을 따라 비골과 경골결절 사이의 뼈의 돌출부인 게르디결절(Gerdy tubercle)에 정지한다(Landreau 등, 2019).

거위발(Pes anserinus)은 근위 경골의 앞안쪽면에 정지하여 결합된 건에 주어진 해부학적 이름이다. 이름은 봉공근, 박근(gracilis), 반막양근(semitendinosus) 경골 기시부 건의 물갈퀴-발 모양에서 유래했으며 슬관절의 안쪽면을 안정화시키는 중요한 역할을 한다(Mochizuki 등, 2004). 이 두 개의 납작하고 판 모양의 구조물은 경골 조면의 양쪽에 정지하며, 본질적으로 양쪽에서 그것을 안고 있다. ITB는 게르디 결절에 측면으로 정지하고 거위발은 경골 결절의 안쪽과 경골의 안쪽 콘돌보다 아래쪽에 삽입된다. 이 미러링 효과는 경골 조면의 안쪽과 경골 안쪽관절융기에 정지한다. 두 구조 모두 고관절 앞뒤에 위치한 근육으로부터 수축력을 전도받는다. 내측 거위발은 고관절 내전근으로 구성되며, 반면에 ITB는 고관절 외전근에 부착된다.

고관절과 관련된 방향에 의한 ITB와 거위발 근육 기여도의 간단한 실패가 존재한다. 고관절 축 앞쪽에서, ITB는 ASIS에서 기시하는 TFL로부터 힘을 전달하고, 반면에 거위발은 유사한 기시를 가진 봉공근을 포함한다. 고관절 축의 뒤쪽에서, 대둔근은 ITB를 통해 힘을 전달하는 반면, 반막양근은 좌골결절에서 기시하여 거위발과 결합한다. ITB는 ITB와 둔근 건막의 부착을 통해 외전근으로서 중둔근으로부터 힘을 전달하지만, 거위발은 내전근으로서 박근으로 구성된다.

신전 메커니즘*(Extensor Mechanism)* *(그림 10.12)*

신전 메커니즘은 무릎 앞쪽을 가로지르며 사두근 건에 의해 신전되고, 외측광근, 중간광근, 대퇴직근에 의해 만들어진 세 개의 겹으로 구성된다. 내측광근은 이러한 건층에 정지하여 슬개골의 밑부분(base)에 힘을 공동으로 전달한다. 일부 섬유는 슬개골 밑부분의 정지부로 끝이 나고, 일부 섬유는 슬개골을 지나 편평한 연속 판을 형성하고, 경골 조면에 부착하는 넓고 편평한 슬개건으로 병합된다. 그리고 경골 결절에 붙어 있는 넓고 평평한 슬개건으로 합쳐진다(Pasta 등, 2010). 신전 메커니즘의 근위부에 있는 슬개골상 주머니(suprapatellar pouch)는 내측광근의 측면에 위치한다. 슬개골 위에서, 슬개전낭(prepatellar bursa)은 슬개골과 피하 조직 사이를 분리한다. 슬개골 아래, 슬개골의 꼭대기(apex)와 슬개골 건 깊숙한 경골 조면 사이에서 슬개골 아래 지방체(infrapatellar fat pad)가 발견된다. 작은 슬개하낭(infrapatellar bursa)은 때때로 경골 조면의 슬개골 건의 절개 지점에 도달하기 전에 발견될 수 있다.

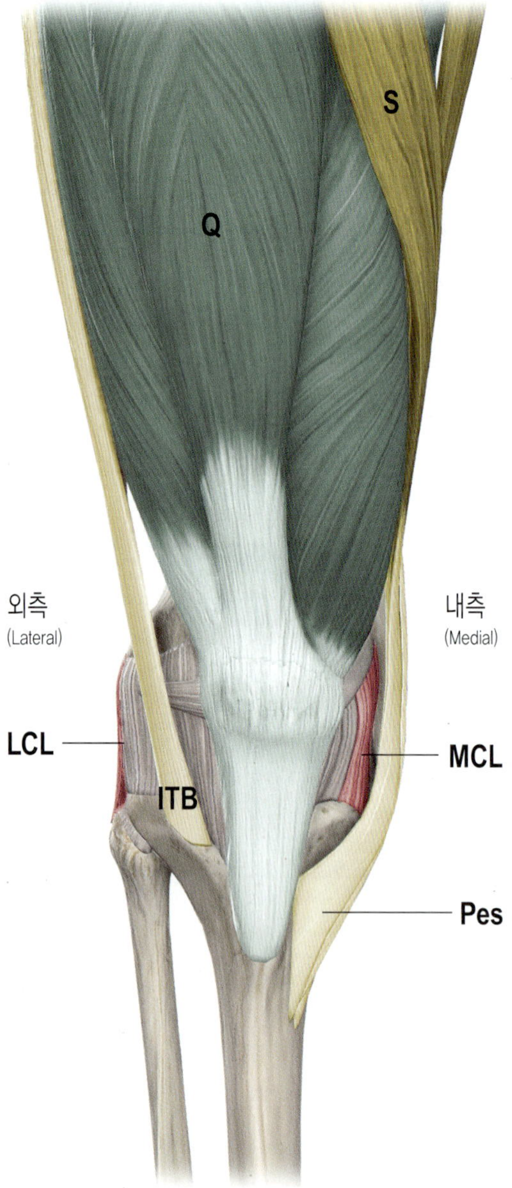

그림 10.12
무릎 앞쪽면 해부학 적용. 무릎의 수동적 안정자들이 빨간색으로 음영처리된 오른쪽 무릎 앞쪽면. 경골조면 측부시스템은 노란색이고, 폄 메커니즘은 녹색이다. 사진 끝에 다음을 추가한다:

S : 봉공근;
Q : 대퇴사두근;
MCL : 내측측부인대;
LCL : 외측측부인대;
ITB : 장경인대;
Pes : 거위발.

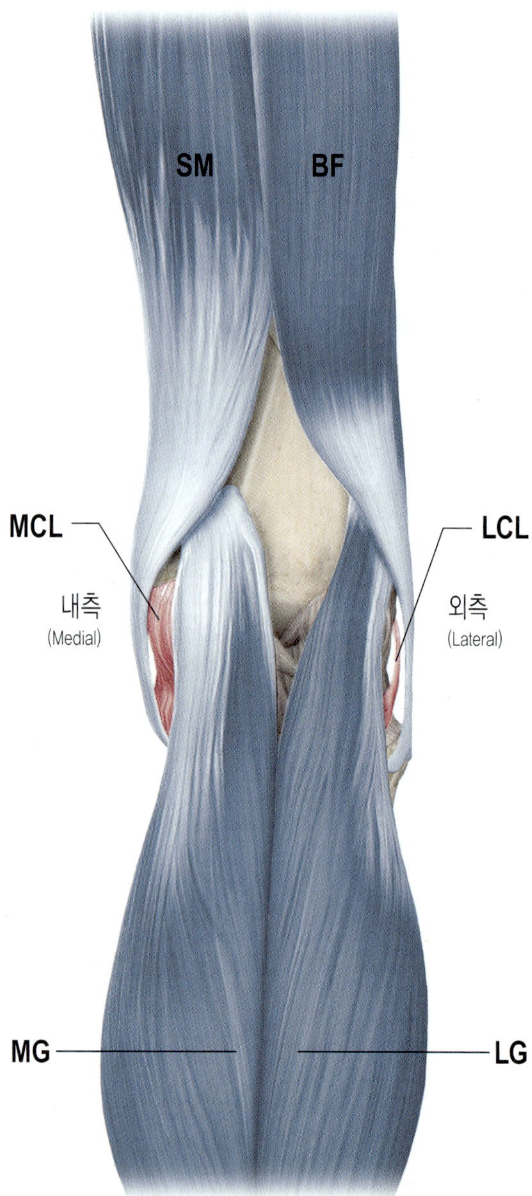

그림 10.13
슬관절 뒤쪽면 해부학 적용. 내측 및 외측 비복근을 지나는 슬괵근과 함께 동적 교차 시스템이 파란색으로 음영 처리된 슬관절 뒤쪽 모습. 무릎 수동적 안정자는 빨간색으로 음영 처리된다.

SM : 슬괵근; BF : 반건양근;
MCL : 내측측부인대;
LCL : 외측측부인대;
MG : 내측비복근;
LG : 외측비복근.

동적 교차 시스템(Dynamic Cross System) *(그림 10.13)*

두 개의 X와 같은 구조는 각각 안쪽과 바깥쪽 대퇴골 관절 융기 뒤, 앞면에 붙어 있는 비복근의 두 개의 깊은 건과 그것들을 가로지르는 두개의 표면 슬괵근 건으로 이루어져 있다. 내측십자는 내측비복근의 건과 반막양근의 표면 건에 의해 형성된다. 이 두 건 사이에서 베이커의 낭종을 확인할 수 있다. 외측십자는 외측비복근 건을 지나는 대퇴이두근으로 이루어져 있다. 무릎은 관절에서 그리고 관절을 통해 작용하는 힘과 하중에 최적으로 적응되었다. 일반적으로 무릎의 각 기능은 여러 해부학적 구조의 복잡한 상호작용의 결과이다(Hirschmann 등, 2015).

슬관절 부위의 초음파 평가 (Ultrasound Evaluation of the Knee Area)

교훈적인 이유로, 슬관절은 해부학적으로 전방, 내측, 측면, 후방의 4개의 구획으로 나눌 수 있다. 무릎에 대한 철저한 초음파 검사를 위해서는 체계적으로 전방에서 시작하여 내측과 외측으로, 그리고 마지막으로 후방 구획으로 가는 순서를 따르는 것이 필수적이다. 다중 주파수(5 – 12 MHz) 선형 탐색침은 낮은 주파수(5 – 8 MHz)가 최적인 후방 구획을 제외하고 무릎의 모든 구획을 평가하는 데 사용되는 높은 주파수(5 – 12 MHz)가 추천된다. 슬관절 평가에서 초음파의 한계를 인지하는 것이 중요하다. 관절 내 및 더 깊은 구조(반월판, ACL 및 PCL)는 초음파 영상으로 완전히 시각화하기 어려울 수 있으며 자기 공명 영상(MRI)과 같은 대체 영상을 고려해야 한다.

관심 있는 구조는 포괄적인 평가를 위해 가로(짧은 축) 및 세로(긴 축)면에서 모두 스캔해야 한다. 무증상적 면은 해부학적 상관관계와 측면 대 측면 비교에 사용될 수 있다. 대부분의 경우 무릎 검사는 임상 결과에 따라 한 구획에만 집중된다.

적응증(Indications)

슬관절 근골격계 초음파의 일반적인 진단 징후는 다음과 같다(표 10.2):

표 10.2 슬관절 스캐닝 검사를 위한 구조물 점검표

앞쪽 무릎
1. 골성 지표(슬개골과 경골 결절)
2. 건 - 대퇴사두근과 슬개골 건
3. Hoffa 지방체
4. 슬개상 오목부
5. 대퇴 활차(관절 연골)
안쪽 무릎
1. 내측측부인대(나타나면 외반 스트레스도 포함)
2. 안쪽 구역 관절 공간
3. 안쪽 반월판(몸통, 전각)
4. 거위발 건과 활액낭
외측 무릎
1. 외측측부인대(나타나면 내반 스트레스도 포함)
2. 장경인대
3. 외측 구획 관절 공간
4. 외측 반월판(몸통, 전각)
5. 건 - 대퇴사두근, 오금
뒤쪽 무릎
1. 반막양근과 반건형근과 건
2. 대퇴이두근과 건
3. 안쪽과 외측 비복근과 건
4. 슬와와 신경혈관 구조물
5. 반막양근 - 비복근 활액낭(있는 경우)
(노트: 무릎은 무릎의 원위부 5cm, 근위부 5cm를 보아야 한다.)

- 관절 삼출/활액막염
- 대퇴사두근과 슬개골 건 병리
- MCL과 LCL 병리
- ITB 증후군
- 점액낭 병변 (예를 들어, 거위발, 슬개골 아래)
- 베이커 낭종(Baker's cyst)

슬관절 전방 구획(Anterior Compartment of the Knee)

무릎 전방에서 다음 구조를 평가해야 한다:

- 대퇴사두근과 슬개골 건
- 슬개하 지방체(Hoffa's fat pad)
- 슬개상 오목부(Suprapatellar recess)
- 대퇴 활차(Femoral trochlea)(관절 연골)

환자 위치: 환자는 무릎을 20°–30°로 구부린 상태에서 바로 눕는다. 환자의 편안함을 위해 베개를 무릎 아래에 놓아야 한다.

변환기: 먼저 변환기(큰 면적을 가진 고주파 선형 배열이 바람직하다.)를 슬관절의 중앙선 위에 세로 방향으로 놓는다. 이렇게 하면 대퇴사두근 건, 슬개골의 위쪽면 및 슬개골위 공간(suprapatellar space)을 명확하게 볼 수 있다. 변환기는 이방성(anisotropy)이라는 인공물을 피하기 위해 대퇴사두근 건과 평행해야 한다. 대퇴사두근과 슬개골 건 모두 윤활집(synovial sheath)이 없다. 대퇴사두근 건은 고에코이며 건의 특징인 전형적인 섬유 패턴으로 나타난다(그림 10.14와 10.15). 초음파는 대퇴사두근과 슬개골 건의 부분적 및 완전한 파열을 구별할 수 있다. 전체 두께 파열은 끝이 분리된 건의 완전한 붕괴로 시각화된다(LaRocco 등, 2008).

슬개상 오목부(SPR, suprapatellar recess)은 슬관절과 연결되는 오목부(recess)이며, 슬개위 및 대퇴전 지방체에 의해 구분된다. 변환기는 대퇴골의 장축에 위치하여 슬개골의 위쪽 가장자리 바로 위에 위치한다. 이것은 SPR을 드러낼 것이다(그림 10.15 참조). 오목부를 시각화하는 데 어려움이 있을 때, 슬개골 주변 공간에 압력을 가하여 윤활액을 SPR로 압착하는 것이 큰 삼출이 없을 때 도움이 될 수 있다. 초음파는 슬관절 삼출물을 진단할 때 높은 특이도와 민감도를 보이며 MRI를 받을 수 없는 환자에게 사용될 수 있다(Draghi 등, 2015). 그리고 슬관절 삼출물 평가를 위한 임상 검사보다 우수한 것으로 나타났다(Hauzeur 등, 1999).

소량의 생리적 유체는 일반적으로 슬개상 오목부에서 볼 수 있다. 사체 표본에서 초음파에 의한 슬관절 삼출 검출 임계값은 윤활액에서 7ml, 혈액에서 10ml였다(Delaunoy 등, 2003). 슬개상 공간에 삼출을 확인하고 싶은 경우 탐색침을 90° 회전하고 컬러 도플러 유무에 관계없이 횡평면에서 일부 영상을 촬영하라.

충혈 및 활액막 비후가 있는 경우 류마티스 관절염, 건선성 관절염, 통풍 또는 가성 통풍(pseudo-gout)과 같은 염증성 병리에 대한 우려를 제기해야 한다(Vlad과 Iagnoco 등, 2012). 과도한 무릎 굴곡은 관절액이 SPR에서 멀어지게 하고 도플러의 평가에도 영향을 미칠 수 있으므로 피해야 한다. 시상면에서 탐색침을 슬개골 아래쪽으로 이동시키면 슬개골 건은 줄무늬가 있는 고에코 건으로 쉽게 확인된다(그림 10.16). 전체 슬개골 건은 근위 슬개골 부착지점에서 경골 조면의 원위부 부착지점까지 관찰되어야 한다. 또한 변환기를 90° 회전시켜 짧은 축에서 건을 검사해야 한다. 슬개골 건 깊은 곳은 저에코 지방과 결합 조직 섬유의 고에코 가닥이 혼합된 호파의 큰 슬개골하 지방체이다. 슬개골 건은 경골 조면의 부착지점까지 도달한다. 심부 슬개골하 활액낭은 슬개골 건의 뒷면과 경골 사이에 위치하며, 조면의 근위부에 가깝다. 대부분의 경우 활액낭은 염증이 있거나 병리적이지 않으면 확인하기 어렵다.

무릎이 완전히 굽혀진 경우 대퇴골 활차(trochlea)를 장축면에서 시각화할 수 있다. 이를 통해 특히 대퇴골의 과간절흔(intercondylar notch)에서 활차 관절 연골을 시각화할 수 있다. 정상적인 초자 연골은 활차 뼈 피질에 있는 동질성, 에코가 없는 층으로 나타난다. 정상적인 관절융기 연골(condylar cartilage)의 두께는 2.7mm에서 3.5mm이다(Schmidt 등, 2004).

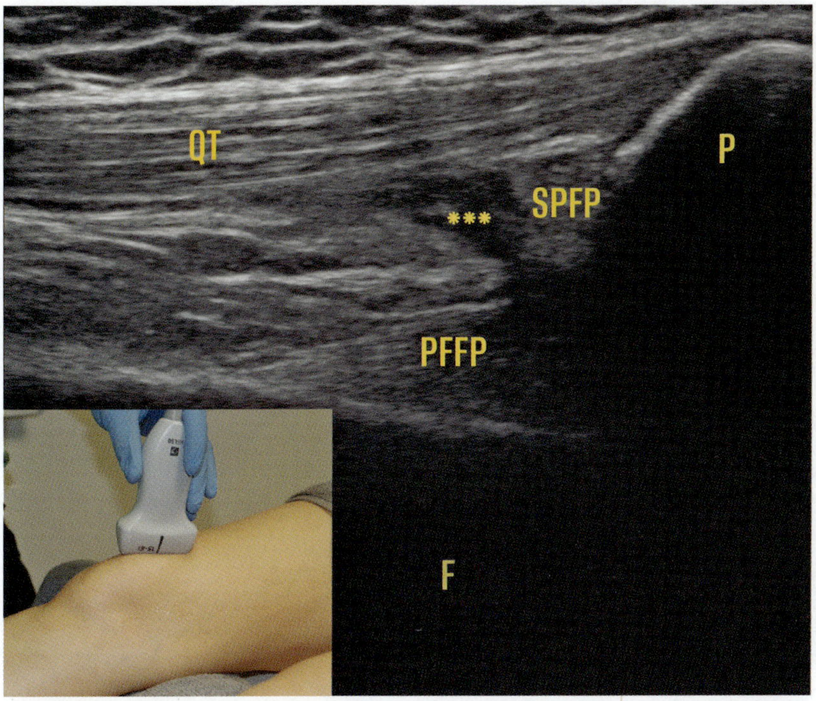

그림 10.14
대퇴사두근 건의 세로축.

PFFP : 대퇴골 전 지방패드;

SPFP : 슬개골 상부 지방 패드;

QT 대퇴사두근 건;

F : 대퇴골;

P : 슬개골;

**** : 슬개골 상부 오목부.

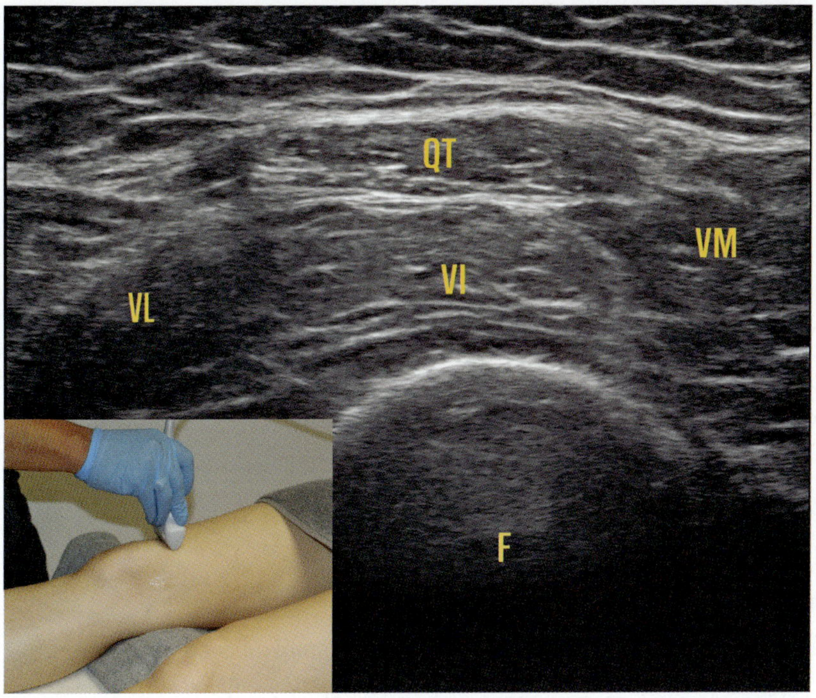

그림 10.15
대퇴사두근 근위부 횡단면.

QT : 대퇴사두근 건;

VL : 외측광근;

VM : 내측광근;

VI : 중간광근;

F : 대퇴골.

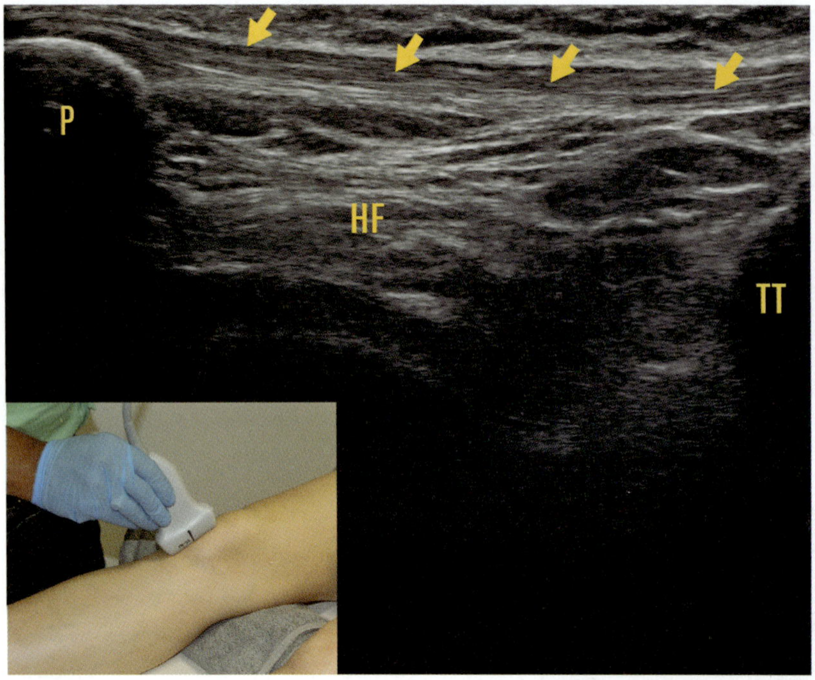

그림 10.16
슬개건 세로축 단면.

P : 슬개골;

TT : 경골 결절;

HF : 슬개하 지방패드;

화살표 : 슬개건.

슬관절 내측 구획(*Medial Compartment of the Knee*)

무릎 안쪽에서 다음 구조물을 평가해야 한다:

- 내측측부인대(Medial collateral ligament)
- 안쪽구획 관절 공간
- 안쪽 반월판(몸통[body], 전각[anterior horn])
- 거위발 건과 활액(Pes anserinus tendons and bursa)

환자 위치: 환자는 환부를 향해 약간 기울인 상태로 바로 눕는다. 스캔할 다리는 발의 측면이 검사 테이블에 닿을 때까지 바깥 돌림 상태로 유지한다.

변환기: MCL의 장축 위에 변환기를 놓으면 인대의 표면적인 구성요소와 깊은 구성 요소를 볼 수 있다. MCL은 대퇴골 내측 관절융기로부터 신전되고 경골 내측 골간단(metaphysis)에 부착되는 평평한 사각 인대이다(그림 10.17). 이것은 표면적이고 깊은 구성요소로 구성된 얇은 고에코 띠로 나타나는데, 그것들은 저에코 섬유 지방 조직에 의해 분리된다. 내측 대퇴골 관절오목의 오목한 수준에서 정상 MCL의 폭은 3~6mm이다(Craig와 Fesell, 2012). MCL은 전체 길이를 검사해야 하며 동적 스캐닝은 또한 관절 공간 확장과 인대의 온전성을 검사하기 위해 외반 스트레스로 수행될 수 있다. 내측 반월판의 바깥쪽 부분은 대퇴골과 경골 사이의 고에코의 삼각형 구조로 시각화될 수 있다. 슬관절 골관절염에서 초음파는 내측 구획 관절 공간 협착, 피질 불규칙성 및 골극 형성(osteophyte formation)을 감지할 수 있다. 변환기를 원위부로 이동하고 비스듬한 위치에서 안쪽으로 회전시키면 봉공근, 박근, 반건양근의 건이 함께 혼합되어 오리발 복합체를 형성한다(그림 10.18). 그러나 초음파는 각각의 건을 쉽게 구별할 수 없다. 무릎의 굴곡과 신전 시 건이 자유롭게 미끄러질 수 있게 하는 점액낭(bursa)이 있다. 이것은 MCL과 거위발 건 사이의 면에서 얇은 저에코 선으로 시각화될 수 있다. 이 점액낭은 무릎 골관절염을 앓고 있는 일부 환자들에게 관절 외 통증의 원인이 될 수 있다.

슬관절 외측 구획(*Lateral Compartment of the Knee*)

무릎 외측에서 다음 구조물을 평가해야 한다:

- 외측 측부인대(Lateral collateral ligament)
- 장경인대(IT band)

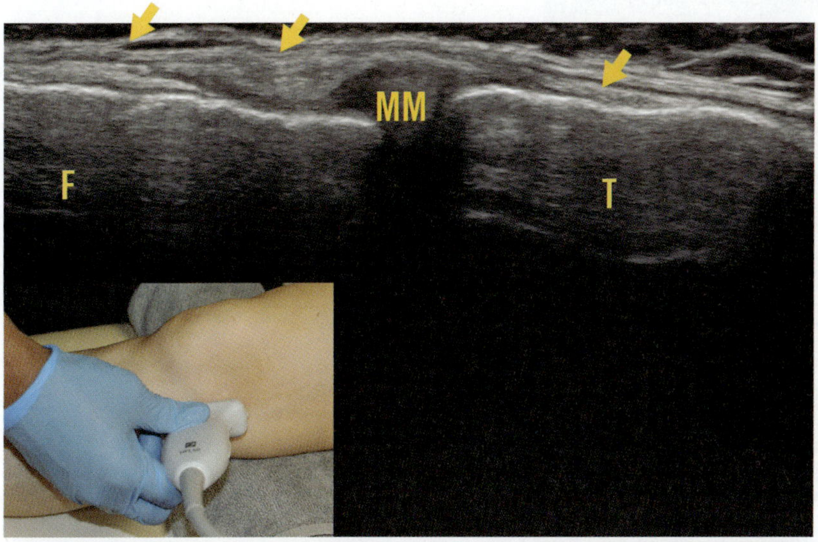

그림 10.17
내측측부인대 세로축.

F : 대퇴골;

T : 경골;

MM : 내측 반월판;

화살표 : 내측측부인대.

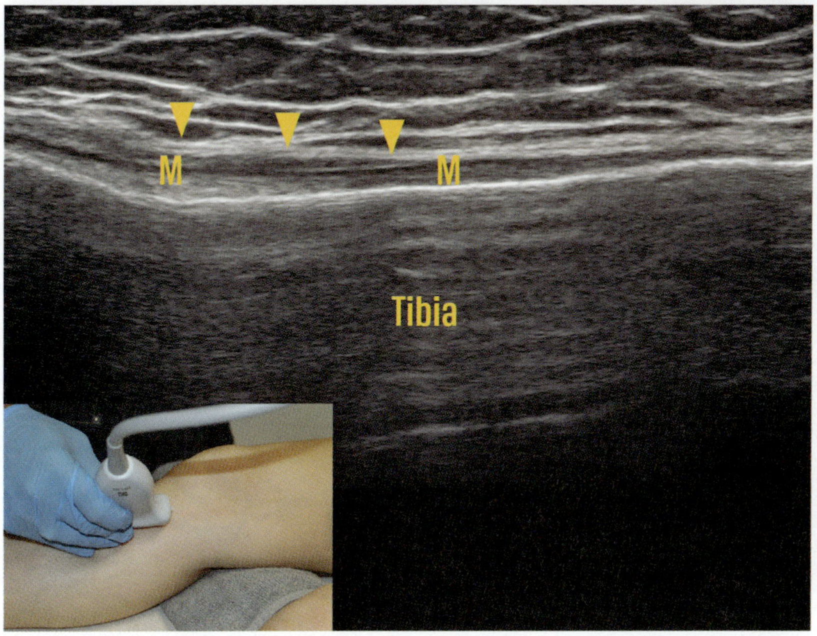

그림 10.18
거위발 건 표면부터 내측측부인대 근위부까지 세로면. 거위발 건은 종종 이 수준에서 하나의 독립체로 종종 나타난다.

M : 내측측부인대;

화살표 : 거위발 건.

- 외측 구획 관절 공간
- 외측 반월판(몸통[body], 전각[anterior horn])
- 건 - 대퇴사두근, 오금근

환자 위치: 환자는 스캔이 필요한 무릎 반대로 옆으로 눕는다. 환자의 편안함을 위해 무릎 사이에 베개를 놓아야 한다. 대체 자세의 경우, 환자의 무릎 자세는 유지한 채로 다리를 안쪽 회전하여 바로 눕는다.

변환기: 슬개골 건 수준에서 무릎 앞쪽 긴 축에서 외측으로 변환기를 이동시키면 ITB가 외측 경골 조면 또는 거디 결절(Gerdy tubercle)까지 원위 방향으로 확장되는 것이 확장될 수 있다(그림 10.19). 이 구조는 TFL과 대둔근의 원위부 건막이다. 증상이 없는 경우, ITB두께는 대퇴골 관절 융기 수준에서 약 2mm, 경골 관절 융기 수준에서 약 3~4mm로 측정된다(Goh 등, 2003). ITB 증후군은 육상 선수들과 같은 활동적인 운동 집단에서 주로 관찰되는 과사용 부상이지만, 내반 변형이

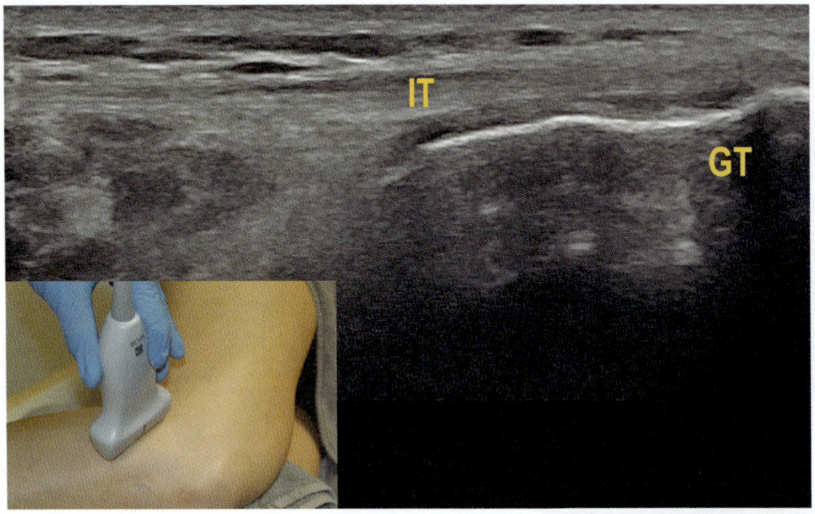

그림 10.19
장경인대 세로면.

IT : 장경인대;

GT : 거디결절.

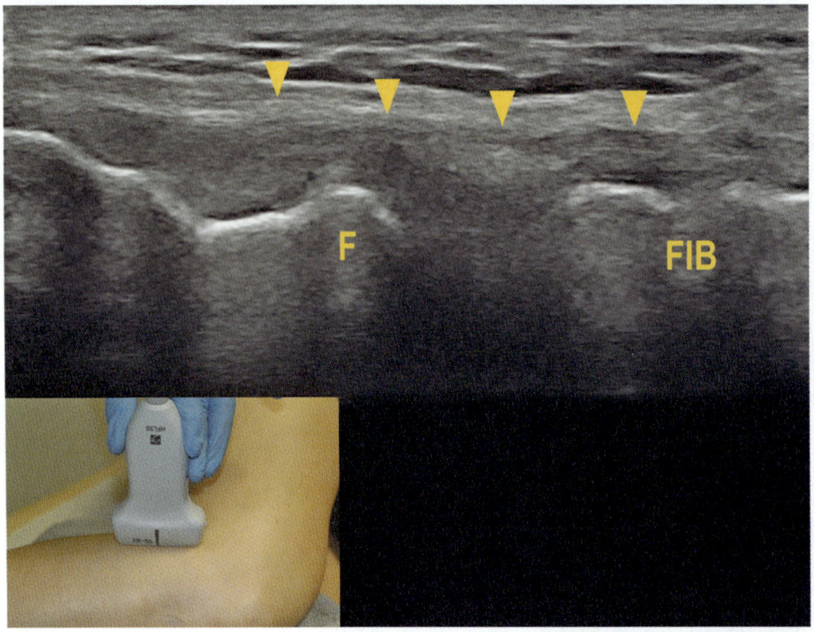

그림 10.20
외측측부인대의 세로면.

FIB : 비골두;

F : 대퇴골;

화살표 : 외측측부인대.

나 측면 구획 골관절염 환자에서도 발생할 수 있다.

다음 단계는 LCL을 식별하는 것으로, LCL은 대퇴골 관절융기의 측면과 비골의 머리 사이를 연결하는 사선 및 후방으로 이어지는 얇은 띠다(그림 10.20). 긴 축에서 더 두껍지만 MCL과 비슷한 초음파영상적(sonographic) 외관을 가지고 있다. 탐색침의 원위부를 비골에 유지하고 변환기의 근위부 끝을 후방으로 회전시키면 비골의 머리에서 대퇴이두근 건의 원위 정지부를 확인할 수 있고 그 옆에 LCL이 있다. 오금근 건을 보기 위해서는 탐색침을 해부학적 관상면에 배치하여 외측 대퇴골 관절융기와 외측 슬관절에 걸쳐 대퇴골의 긴 축을 따라 놓는다.

슬관절 후방 구획(*Posterior Compartment of the Knee*)

무릎 뒤쪽에서 다음 구조물을 평가해야 한다:

- 반막양근과 반건형근과 건(Semimembranosus and semitendinosus muscle and tendon)
- 대퇴이두근과 건(Biceps femoris muscle and tendon)

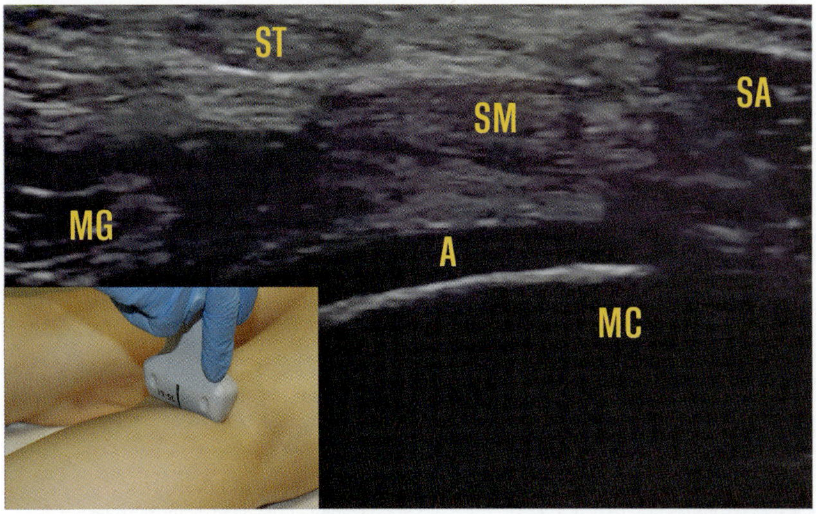

그림 10.21
반막양근 건의 횡단면.

MC : 대퇴골 내측과;

A : 관절연골;

SM : 반막양근 건;

ST : 반건양근 건;

MG : 비복근 내측두;

SA : 봉공근.

- 안쪽과 외측 비복근과 건(Medial and lateral gastrocnemius muscles and tendons)
- 오금근과 신경혈관구조(Popliteal fossa and neurovascular structures)
- 반막양근-비복근 활액낭(Semimembranosus-gastrocnemius bursa)

환자 위치: 환자는 무릎을 펴고 양발을 검사대 위에 늘어뜨린 채로 엎드린 자세로 눕는다.

변환기: 슬와(popliteal fossa)의 위-안쪽면에 세로 방향으로 변환기를 배치함으로써 비복근의 내측 머리를 시각화할 수 있다. 무릎을 약간 구부려 반건형근(ST) 건을 촉진한다. 초음파 탐색침을 ST 건 위에 놓고 "케익 위의 체리" 모양으로 ST 건을 체리(Cherry)로, 반막양근(semiembranosus)을 케이크(cake)로 볼 수 있다(그림 10.21). 반막양근-비복근 활액낭은 비복근과 반막양근의 건 사이에서 볼 수 있다. 정상 상태에서는 유체가 부족하기 때문에 초음파 탐색침에 매우 가벼운 압력을 가하여 존재를 밝혀야 한다. 슬와 낭종(Popliteal cyst) 또는 베이커 낭종은 일반적으로 슬와의 뒤-안쪽에 위치한다. 기술적으로, 이것은 반막양근-비복근 활액낭의 팽창에 의해 형성된 비악성의 액체로 가득 찬 부종이다. 초음파는 베이커 낭종을 감지하는데 매우 민감하며, 일반적으로 얇은 벽의 유체 집합체로 시각화 되며, 때로는 파편으로도 시각화된다. 유체는 무에코, 저에코 또는 혼합된 에코 생성일 수 있다(Liao 등, 2010).

베이커 낭종은 흔한 발견으로 무릎의 퇴행성 또는 염증성 관절염과 관련이 있다. Power Doppler의 활용은 작은 베이커 낭종을 슬와 동맥류와 구별하는 데 유용할 수 있다(Park 등, 2020). 베이커 낭종의 대부분은 2차 낭종이며 퇴행성 슬관절 질환 및 반월판 병리와 관련이 있다. 반면, 1차 낭종은 일반적이지 않으며 주로 어린이에게 발생한다(Alessi 등, 2012). 변환기를 외측으로 움직이면 슬와부의 짧은 축 스캔을 통해 신경혈관 다발이 드러난다. 대퇴이두근과 건은 탐색침을 더 외측으로 움직여 검사한다.

결론(Conclusions)

초음파는 MSK 임상가 사이에서 인기를 얻은 가치 있는 진단 도구로 환자의 증상과 즉각적인 상관관계를 허락하며 임상가에게 유용한 정보를 제공한다. 고관절 부위의 일반적인 임상적 적응증은 고관절 또는 그 인접한 활액낭 내 삼출의 식별을 포함하는 반면, 무릎의 임상적 적응증은 대퇴사두근과 슬개골 건, 근육, 관절 삼출 및 슬관절 측부인대의 평가를 포함한다. 실시간 영상화의 이점은 스트레스와 역동적인 움직임을 가능하게 한다. 고관절과 슬관절 부위를 최적으로 촬영하려면 올바른 환자의 자세와 탐색침 위치가 필수적이다. 초음파 검사는 반월판 및 십자인대의 파열을 보여줄 수 있지만, MRI는 슬관절의 내부 이상을 평가하는 데 선호되는 형태이다. 초음파가 MSK 임상능력을 보완하고 이를 대체하지 않는다는 점을 강조하는 것이 중요하다.

참고문헌(References)

Alessi S, Depaoli R, Canepari M, et al. Baker's cyst in pediatric patients: ultrasonographic characteristics. J Ultrasound. 2012;15:76–81.

Babcock DS, Patriquin H, LaFortune M, et al. Power Doppler sonography: basic principles and clinical applications in children. Ped Radiol. 1996;26:109–15.

Bergmann G, Deuretzbacher G, Heller M, et al. Hip contact forces and gait patterns from routine activities. J Biomech. 2001;34:859–71.

Chang KV, Wu WT, Lew HL, et al. Ultrasound imaging and guided injection for the lateral and posterior hip. Am J Phys Med Rehab. 2018;97:285–91.

Ciurtin C, Jones A, Brown G, et al. Real benefits of ultrasound evaluation of hand and foot synovitis for better characterisation of the disease activity in rheumatoid arthritis. Eur Radiol. 2019;29:6345–54.

Craig JG, Fessell D. Ultrasound of the knee. Ultrasound Clinics. 2012;7:475.

Delaunoy I, Feipel V, Appelboom T, et al. Sonography detection threshold for knee effusion. Clin Rheumatol. 2003;22:391–2.

Draghi F, Urciuoli L, Alessandrino F, et al. Joint effusion of the knee: potentialities and limitations of US. J Ultrasound. 2015;18:361–71.

Goh LA, Chhem RK, Wang SC, et al. Iliotibial band thickness: sonographic measurements in asymptomatic volunteers. J Clin Ultrasound. 2003;31:239–44.

Hartmann H, Wirth K, Klusemann M. Analysis of the load on the knee joint and vertebral column with changes in squatting depth and weight load. Sports Med. 2013;43:993–1008.

Hauzeur JP, Mathy L, De Maertelaer V. Comparison between clinical evaluation and ultrasonography in detecting hydrarthrosis of the knee. J Rheumatol. 1999;26:2681–3.

Hirschmann MT, Müller W. Complex function of the knee joint: the current understanding of the knee. Knee Surg Sports Trauma Arthroscopy. 2015;23:2780–8.

Ihnatsenka B, Boezaart AP. Ultrasound: Basic understanding and learning the language. Int J Should Surg. 2010;4:55.

Klauser AS, Martinoli C, Tagliafico A, et al. Greater trochanteric pain syndrome. Semin MSK Radiol. 2013;17:43–8.

Koski JM, Anttila PJ, Isomäki HA. Ultrasonography of the adult hip joint. Scand J Rheum. 1989;18:113–7.

Landreau P, Catteeuw A, Hamie F at al. Anatomic study and reanalysis of the nomenclature of the anterolateral complex of the knee focusing on the distal iliotibial band: identification and description of the condylar strap. Orthop J Sports Med. 2019;7:2325967118818064.

LaPrade MD, Kennedy MI, Wijdicks CA, et al. Anatomy and biomechanics of the medial side of the knee and their surgical implications. Sports Med Arthroscopy Rev. 2015;23:63–70.

LaRocco BG, Zlupko G, Sierzenski P. Ultrasound diagnosis of quadriceps tendon rupture. J Emergency Med. 2008;35:293–5.

Liao ST, Chiou CS, Chang CC. Pathology associated to the Baker's cysts: a musculoskeletal ultrasound study. Clin Rheum. 2010;29:1043–7.

Martinoli C, Garello I, Marchetti A, et al. Hip ultrasound. Eur J Radiol. 2012;81:3824–31.

McDonald DG, Leopold GR. Ultrasound B-scanning in the differentiation of Baker's cyst and thrombophlebitis. Br J Radiol. 1972;45:729-32.

Mochizuki T, Akita K, Muneta T, Sato T. Pes anserinus: layered supportive structure on the medial side of the knee. Clin Anat. 2004;17:50-4.

Nestorova R, Vlad V, Petranova T, et al. US of the hip. Med Ultrasound. 2012;14:217–24.

Park GY, Kwon DR, Kwon DG. Clinical, radiographic, and ultrasound findings between simple and complicated baker's cysts. Am J Phys Med Rehabil. 2020;99:7–12.

Pasta G, Nanni G, Molini L, Bianchi S. Sonography of the quadriceps muscle: examination technique, normal anatomy, and traumatic lesions. J Ultrasound. 2010;13:76–84.

Pinchcofsky H, Wansaicheong GK. Ultrasonography of the hip and groin: Sports injuries and hernias. Ultrasound Clin. 2012;7:457–73.

Philippon MJ, Michalski MP, Campbell KJ, et al. Surgically relevant bony and soft tissue anatomy of the proximal femur. Ortho J Sports Med. 2014;2:2325967114535188.

Schmidt WA, Schmidt H, Schicke B, et al. Standard reference values for MSK US. Ann Rheum Dis. 2004;6:988–94.

Smith J, Finnoff JT. Diagnostic and interventional MSK US: Part 1. Fundamentals. PM&R. 2009;1:64–75.

Vlad V, Iagnocco A. US of the knee in rheumatology. Med Ultrasound. 2012;14:318–25.

Walters BL, Cooper JH, Rodriguez JA. New findings in hip capsular anatomy: dimensions of capsular thickness and pericapsular contributions. Arthroscopy. 2014;30:1235–45.

Ward SR, Winters TM, Blemker SS. The architectural design of the gluteal muscle group: implications for movement and rehabilitation. J Orthop Sports Phys Ther. 2010;40:95–102.

고관절과 슬관절 통증 환자의 요추 임상 검사 11

(Clinical examination of the lumbar spine in patients with hip and knee pain)

Kyle Adams, Shane Koppenhaver, Timothy Flynn

개요(Introduction)

환자가 고관절이나 슬관절 통증이 있는 경우, 증상을 일으킬 수 있는 1차적, 2차적 요인 및 메커니즘을 결정하는 것이 중요하다. 증상은 국소적인 고관절 또는 슬관절 조직 손상, 척추에서 오는 방사통 이나 연관통 또는 비근골격 구조에서 오는 연관통의 결과일 수 있다. 제8장에서 논의한 바와 같이, 환자 병력을 철저히 하고, 상세한 인터뷰를 수행하면, 임상가는 증상의 잠재적 메커니즘 또는 유발시점 유형, 지속 시간, 병력, 중증도 및 과민성에 대해 배울 수 있다. 관련 환자와 가족의 과거 병력 및 환자의 상태에 영향을 미칠 수 있는 가능한 환경적 또는 생물심리사회적 요인에 대한 인식을 확인 또한 파악해야 하는 핵심 정보이다. 이 과정의 정점은 모두 새로운 데이터를 기반으로 하여 초기 가설, 다수의 경쟁 가설, 일반적인 예후, 잠재적 병리 또는 치료 분류의 결정을 점점 발전시키는 것이다.

환자 병력 및 인터뷰가 완료되면 환자의 중증도와 과민성을 반영하면서 철저한 신체적 검사를 수행하여 초기 및 경쟁 가설을 추가로 포함하거나 배제해야 한다(Barakatt 등, 2009; Rothstein 등, 2003). 초기 가설이 결정되면, 검사 결과에 기초한 치료 계획과 함께 보다 확실한 예후를 개발할 수 있다(Rothstein 등, 2003). 신체적 검사는 진단 및 예후 정보를 제공하는 것과 함께 환자와 임상가 사이의 신뢰관계를 발전시킬수 있고, 치료의 질을 높일 수 있는 관계를 위한 토대로 발전시킬 수 있는 추가적인 이점을 가지고 있다(Phoon, 2000). 철저한 신체적 검사는 적절한 검사와 측정을 통해 신경운동 시스템과 혈관 시스템을 선별하는 것으로 구성되고, 환자의 증상을 유발하거나 기여할 수 있는 국소 신체 부위에 대한 보다 집중적인 평가를 수행한다(Rothstein 등, 2003). 고관절이나 슬관절 통증이 있는 개인의 경우 하지 증상을 유발할 수 있는 요추 및 신경학적 구조를 평가하는 것이 환자 증상의 잠재적 원인을 정확하게 식별하는 데 중요하다. 오직 환자 증상의 적색 깃발(red flag) 조건의 유무 또는 근골격계의 근본적 원인의 존재 여부를 평가한 후에 보다 집중적인 검사를 수행해야 한다(Ross과 Boissonault, 2010). 면접 및 검사 결과에서 수집된 정보가 일반적인 신경근골격계 병리와 일치하지 않을 경우 위험 신호가 고조된다. 다양한 신체적 검사와 측정을 검토하기 전에, 임상가는 어떤 평가를 선택할지 그리고 결과를 해석하는 방법에 대해서 정보에 입각한 결정을 내릴 수 있도록 심리학적 특성과 관련된 주요 구성 요소를 검토하는 것이 중요하다.

진단 검사와 측정을 적절하게 사용하기 위해서는 몇 가지 중요한 특성에 대한 인식이 필요하며, 그 중 가장 중요한 두 가지는 진단 정확도와 신뢰도이다. 진단 정확도는 어떠한 조건이 있을 때 탐지할 뿐만 아니라, 없을 때 알려주는 검사의 능력을 측정한다. 시험의 진단 정확도는 종종 검사 또는 검사의 조합으로 정의되는 표준 기준(reference standard)과 비교함으로써 결정된다(Bossuyt 등, 2003; Fritz과 Wainner, 2001; Jaeschke 등, 1994). 표준 기준의 진단 정확도는 연구 중인 임상 검사의 정확도와 비교하여 검사 중 적절한 진단을 받은 사람의 비율로 결정된다. 임상 검사를 정확하게 사용하려면 평가 중인 상태에 대한 표준 기준을 인식하고, 표준 기준과 현재 임상검사를 비교하는 데 사용된 환자 모집단을 인식하는 것이 중요하다. 민감도(sensitivity), 특이도(specificity) 및 양 및 음의 우도비(likelihood ratio)는 진단 정확도를 설명하는 데 사용되는 용어이다. 민감도(진성 양성률, true positive rate)는 특정 장애를 가진 환자를 정확하게 식별하는 검사의 능력으로 정의된다(Straus 등, 2019; Portney, 2020). 민감도가 높은 검사는 음성일 때 특정 진단을 배제하는 데 도움이 되기 때문에 가장 좋다. 그러나, 매우 민감한 검사들은 종종 거짓 양성(false positive)이 많이 나타나는데, 이것은 그 검사 결과가 실제로 그렇지 않은 경우에 우리가 평가하고 있는 상태를 환자가 가지고 있다는 것을 의미한다. 민감도가 높은 검사에서 양성 결과가 음성 결과보다 가치가 떨어지는 이유다. 반면에 특이도(진성 음성율)는 특정 조건이 없는 개인을 예측하는 검정의 능력이다(Straus 등, 2019; Portney, 2020). 특이도가 높은 검사는 조건을 결정하는 데 가장 좋다. 이상적인 검사는 100% 민감도(조건이 있는 모든 사람을 정확하게 예측한다는 의미)와 100%

특이도(조건이 없는 사람은 예측하지 않는다는 의미)를 가질 것이다.

민감도와 특이도를 우도비와 비교할 때, 우도비는 특정 질환을 가진 환자의 확률을 예측하는 능력으로 인해 임상적으로 더 유용한 경향이 있다(Hayden과 Brown, 1999). 우도비는 민감도와 특이도를 모두 사용하여 질환이 존재할 가능성을 추정하여 계산한다. 평가 중인 검사가 양성이면 양성 우도비(+LR)를 사용하여 환자가 해당 질환을 가질 가능성을 결정한다. 검사가 음성이면 음의 우도비(−LR)를 사용하여 환자가 해당 질환을 가지고 있지 않다는 확신을 가질 수 있는지 확인한다. 그 다음 척도는 +LR의 중요도를 결정하는 데 사용된다. 10 또는 그 이상은 환자가 우리가 평가하는 질환을 가질 확률이 높고 종종 결정적인 이동(shift)을 일으키고, 5−10은 확률에서 중간 정도의 이동을 발생시키며, 2−5는 작지만 때때로 중요한 이동을 나타내며, 2미만은 환자가 해당 조건을 가질 확률이 거의 이동하지 않음을 나타낸다(Portney, 2020). −LRs의 경우 0.1 미만은 환자가 이 증상을 갖지 않을 확률이 큰 이동을 나타내고, 0.1−0.2는 중간 이동을 나타내며, 0.2−0.5는 작은 이동을 나타내며, 0.5−1은 거의 이동하지 않음을 나타낸다(Portney, 2020).

검사의 신뢰도는 동일한 표본을 사용하여 동일한 검사를 반복 수행할 때 결과의 일치도에 대한 정보를 제공한다. 평가자 내 신뢰도는 동일한 개인에 의해 취해진 여러 측정의 일치도인 반면 평가자 내 신뢰도는 둘 이상의 개인에 의해 취해진 측정의 일치도이다. 신뢰도는 대부분 0(무일치)에서 1(완전일치) 사이의 신뢰도 계수로 측정된다. 급간 내 상관 계수(ICC)는 연속형 척도(예: 수동 근육 검사 점수)에서 측정된 정보의 신뢰도를 설명하는 데 사용되는 가장 일반적인 계수 중 하나이다. 반면 카파(Kappa) 계수(ϰ)는 범주형 자료(예: 양 또는 음검정)에 사용되며 우연 연관성을 자동으로 설명한다. 신뢰도 계수를 해석하기 위한 몇 가지 일반적인 지침은 다음과 같다. 우수한(excellent) 신뢰도는 0.90 이상이고, 좋은(good) 신뢰도는 0.75 이상 0.90 이하이며, 중간(moderate) 신뢰도는 0.50 이상 0.75 이하이며, 낮은(poor) 신뢰도는 0.50 이하이다(Portney, 2020).

임상가는 가능한 한 신뢰할 수 있으면서도 강력한 진단적 효용성이 있는 검사와 측정을 활용해야 한다. 예를 들어, 선별검사는 특정 질환이 존재할 가능성(우도)을 배제할 수 있어야 한다. 즉, 매우 민감하고 −LR이 작아야 한다. 작은 −LR을 가진 매우 민감한 검사를 사용하여 환자를 평가할 때 음성 결과가 있으면 환자가 해당 질환을 가질 확률을 크게 낮출 수 있으므로 제외시킬 수 있다. 반면에 선별검사의 경우 거짓 양성(false positive)의 수가 증가하는 경향이 있다. 따라서 이러한 선별검사가 양성이면 임상가는 다른 검사와 평가를 활용하여 질환의 유무에 대한 신뢰도를 높여야 한다. 특정 조건을 포함시킬 확률을 향상시키려 할 때, 우리는 +LR이 매우 큰 구체적인 검사를 활용하기를 원한다. 이는 질환을 포함시키는 것이 더 적합하도록 설계되었기 때문이다. 이러한 진단 특성을 확실하게 이해하는 것은 적절한 사용 및 해석에 매우 중요한다. 환자에게 높은 특이도와 큰 +LR을 가진 특수 검사를 수행하여 심각한 질환의 존재를 배제하려고 시도하는 임상가를 고려해 보자. 검사 결과가 음성이면 임상가는 질환이 존재하지 않는다고 결론지을 수 있으며, 이는 환자에게 매우 위험할 수 있다. 이는 높은 특이도를 가진 검사와 큰 +LR로 인해 거짓 음성(false negative) 수가 증가했기 때문이다. 환자에게 불길한 상태를 적절히 선별하기 위해 높은 민감도와 작은 −LR를 가진 다른 검사를 선택해야 한다. 이러한 용어들이 무엇에 가장 잘 사용되는지를 추적하는 좋은 방법은 SCONT(SeNsitive 검사는 배제하는 데 도움이 됨)와 SPIN(SPecific 검사는 포함시키는 데 도움이 됨)이다(Sackett 등, 1985).

고관절이나 슬관절 통증이 있는 사람을 위한 신체적 검사의 선별 부분은 부위별 신체적 검사에 앞서 다른 질환들을 배제할 수 있는 기회이다. 앞에서 언급한 바와 같이, 이러한 다른 질환들은 물리치료 이외의 치료가 필요할 수 있는 적색 깃발, 척추 및 신경병리 일 수 있다. 그러나, 보다 일반적으로 관련 부위의 선별은 최적의 결과를 얻기 위해 고관절 또는 슬관절 부위 외의 물리 치료 중재가 필요할 수 있는 주요 기여 요인을 식별한다. 이 선별 과정은 환자 병력 및 면접 중에 수집된 데이터를 기반으로 일부 검사와 측정이 추가되거나 제외되는 비교적 표준적이고 체계적인 과정이어야 한다. 선별검사를 위해 고려해야 할 모든 구성 요소는 다음과 같다.

- 관찰
- 알려져 있거나 알려지지 않은 의학적 질병 또는 상태에 대한 선별검사
- 척추의 심각한 손상을 위한 선별검사
- 신경병증 선별검사
- 척추 "클리어닝(clearing)" (환자의 현재 증상에 1차적 또는 2차적 기여자로 간주되지 않는 요추 클리어닝)

선별검사가 완료되면 부위별 검사에 대해 실시한다. 이는 환자 면담 중에 수집된 정보에 의해 지시되고 지금까지 수행된 신체적 검사에서 얻은 결과를 바탕으로 추가로 수정되는 체계적인 평가이여야 한다. 일반적으로 부위별 신체적 검사는 다음과 같은 활동으로 구성되어야 한다.

- 능동 움직임
- 수동 움직임(과도한 압력 유무 포함)
- 촉진
- 임상 특수검사

본 장의 촛점은 고관절 또는 슬관절 통증을 유발할 수 있는 요추와 관련된 질환을 식별하기 위한 신체적 검사의 선별 부분에 있다. 물리치료 범위를 넘어 의학적 평가와 중재가 필요한 척추질환을 파악하는 것이 중요하다. 또한 고관절과 슬관절 질환이 있는 환자에게 척추에 도수 치료와 운동/중재의 이점을 알려주는 증거가 있으며, 따라서 이러한 부위를 적절히 선별하는 것이 중요하다(Iverson 등, 2008; Sueki 등, 2013; Hoglund 등, 2018). 이 선별 과정은 환자마다 상당히 표준화된 반면, 부위별 검사는 일차 증상의 위치와 관련될 수 있는 의심되는 관절과 조직에 따라 더 많은 변동성을 갖는다. 이러한 구체적인 검사 절차는 이 책의 향후 장에서 중점적으로 다루게 될 것이다.

의학적 상태에 대한 관찰 및 선별검사
(Observation and Screening for Medical Conditions)

신체적 검사 중에 대답해야 할 주요 질문 중 하나는 환자의 증상이 임상가에 의해 효과적으로 치료될 수 있는 상태와 관련이 있는지, 아니면 아마도 의사나 외과 전문의에게 의뢰할 필요가 있는 것과 관련이 있는지 여부이다. 고관절과 슬관절 부위에 통증을 유발할 수 있는 내장 질환들이 많다. 이러한 내장 질환의 선별검사는 특히 감염과 척추 종양의 경우 철저한 환자 기록과 인터뷰를 통해 달성될 수 있다. 신체적 검사 중에 수집된 추가 정보와 적절한 질문을 결합하면, 병이 존재하는 경우 질환을 확인할 수 있는 가능성을 높이는 데 도움이 된다 (Henschke 등, 2007, 2009; Finucane 등, 2020).

적절하게 수행되는 신체적 검사는 환자의 친숙한 신경근골격계 증상을 재현 및/또는 악화시켜야 한다. 따라서 증상 강도가 중등도(moderate)에서 중증(severe) 정도일 때 신체적 검사 중에 환자의 친숙한 증상을 재현하거나 악화시킬 수 없다면 임상가는 근본적인 의학적 병리를 매우 높이 의심해야 한다.

초기 검사 중에 환자를 관찰하는 것은 많은 비-신경근골격 병리를 식별하는 데 매우 유용한다. 따라서 환자는 척추, 복부 및 증상 부위에 필요한 모든 조직을 노출하여 주의 깊게 검사해야 한다. 황반(macules), 구진(papules], 반(paches), 두드러기(wheals) 및 낭종(cysts)은 신체적 검사의 관찰 부분에서 쉽게 식별할 수 있는 일차 피부 병변의 일부 예이다(Fernandes-de-las-Pennas 등, 2016). 다행히도, 대부분의 피부 병변은 생명을 위협하는 상태의 징후는 아니지만, 이러한 확인을 통해서 환자와 의사의 주의를 끌어서 적절하게 다룰 수 있도록 하는 것이 중요하다. 이러한 병변이 새롭고, 변화하고, 불규칙한 가장자리와 다른 색조로 나타나는 경우, 즉각적인 병원의뢰가 필요한 생명을 위협하는 질환을 가질 수도 있다 (Luttrell 등, 2012).

대상포진은 수두-대상포진 바이러스에 의한 바이러스 감염이다. 이것은 수두를 일으키는 바이러스와 같은 것으로, 수두에 걸린 후 체내에 잠복해 있다. 간혹 대상포진으로 재활성화되기도 하며, 몇 년 후에 다시 활성화되기도 한다. 대상포진의 초기 증상은 통증과 화끈거림이며, 몸의 한쪽에 나타나는 것이

가장 일반적이다. 이러한 증상에는 종종 수액으로 가득 찬 물집, 가려움, 발열, 두통, 피로 및 근육통을 동반할 수 있는 고통스러운 발진(rash)이 뒤따른다(Saguil 등, 2017; CDC, 2020). 따라서 이 상태가 있을 경우 척추 또는 하지의 관절에 연부조직 질병으로 잘못 해석될 수 있으므로, 이 상태를 식별하기 위해 세심한 관찰이 중요하다. 임상가가 이 상태를 의심하는 경우라면 환자를 담당 의사에게 의뢰해야 한다.

검사의 관찰 부분에서 다른 가능한 소견으로는 복부 종창(mass) 또는 비외상성 종창(swelling)이 있다. 비외상성 종창은 특히 열이 동반될 때 감염이나 악성 상태를 나타내는 지표일 수 있다. 또한, 눈에 띄고 자주 약하지만 강한 복부 맥박이 촉진되는 것은 복부 대동맥류(aortic aneurysm)의 징후일 수 있다(Dargin과 Lowenstein, 2011; Mechelli 등, 2008). 그러나 촉진으로 동맥류를 정확하게 식별하는 능력은 환자의 둘레뿐만 아니라 동맥류의 크기에 따라 달라진다. 이 두 질환 모두 생명을 위협하는 질환이기 때문에 즉시 의사의 진찰을 받아야 한다.

척추의 심각한 손상을 위한 선별검사
(Screening for Severe Injuries to the Spine)

진단되지 않은 척추 골절은 임상가가 특히 외상 후 환자의 허리와 하지 증상의 근본적인 원인을 결정할 때 알아야 할 많은 조건 중 하나이다. 실제로 척추 골절은 척추에서 가장 흔한 심각한 병리이다(Finucane 등, 2020). 이 연구에서 척추 골절의 가능성을 증가시키는 데 가장 큰 역할을 하는 몇 가지 지표에 대해 논의하였다. 이 지표들은 골다공증, 코르티코스테로이드 사용, 심각한 외상, 여성, 노년기(50세 이상), 이전 척추 골절의 병력이다(Finucane 등, 2020). 또 다른 연구(Downie 등, 2013)는 골절 확률을 10%~33%로 높이는 인자로 노령(>64세), 스테로이드 장기 사용, 심한 외상, 타박상 또는 찰과상 등을 확인했으며, 이들 중 하나 이상이 존재할 경우 골절 확률은 42%~90%로 증가하였다. 따라서 임상가는 고관절이나 슬관절 통증을 보이는 환자도 요추에 급성 통증과 압통이 있다고 보고할 때마다 위와 같은 요인을 염두에 두어야 한다.

신경병증에 대한 선별검사(Screening for Neuropathy)

심각한 신경근골격계 질환에 대한 선별검사와 함께 임상가는 요추 신경근병증(radiculopathy)이 있는지 고관절 또는 슬관절 통증이 있는 환자를 대상으로 선별검사를 해야 한다. 이것은 요추의 신경근이 압박되거나 자극을 수반하는 질환으로, 종종 추간판 탈출이나 요추 신경근이 척추관을 빠져나가는 척추구멍이 좁아진다(Alexander과 Varacallo, 2020). 증상은 종종 허리와 엉덩이 그리고 한쪽 또는 양쪽 하지에 자주 나타나는 "날카롭고", "쑤시고", "화끈거림"으로 표현된다(Tomić 등, 2009). 또한, 신경근병증은 일반적으로 신경근과 관련된 근력, 감각 및/또는 근육 신장 반사의 변화를 초래하지만, 이러한 증상이 없다고 해서 신경근병증의 존재를 배제하지는 않는다(Hoy 등, 2010). S1(Murphy 등, 2009)을 제외하고 증상이 경추에서처럼 특정 피부색 패턴에 가깝게 따르지 않는다는 점에 유의해야 한다.

마미 증후군(cauda equina syndrome)은 드물지만, 척수 말단 아래의 마미가 압박되어 하지, 방광, 항문 및 회음부에 운동 및 감각 신경과 관련된 신경의 기능에 장애를 초래하는 심각한 신경학적 질환이다(Browers 등, 2017; Quaile, 2019). 이는 응급 상황이기 때문에, 환자 병력 및 신체적 검사 중에 마미 증후군이 의심된다면 즉각적으로 확인하는 것이 중요하다. 주요 지표는 심한 요통, 양측 하지의 하부 운동 신경원 이상(종종 여러 부위에서), 장 및/또는 방광 기능의 변화, 안장 부위 감각 변화 및 성적 기능 장애이다(Shi 등, 2010; Gardner 등, 2011). 병력, 면접, 검사 등으로 인해 마미 증후군의 의심이 높아지면 즉시 수술 의뢰가 필요하다.

요추 신경근병증 선별검사(Screening for Lumbar Radiculopathy Screening for Lumbar Radiculopathy)

방사통을 동반하는 요통과 관련해서 국제 기능 장애 건강 분류(ICF) 범주에 맞게 환자를 진단하는 최선의 방법에 대한 합의가 부족하다. ICD-10 분류를 사용할 때, 요추 신경병증이라고도 알려진 좌골신경통(sciatica)을 동반하는 요통은 위에서 언급한 ICF 범주와 가장 가깝다(Delitto 등, 2012). 이러한 합의의 부족은 부분적으로 신경근병증에 대한 여러 정의가 있기 때문이다. 일부 출처는 신체적 검사를 통해서만 신경근병증 진단에 대해 논의하는 반면, 다른 출처는 영상 및/또는 전기 생리학적 소견의 활용을 권고한다(Rubinstein 등, 2007; Van der Windt 등, 2010). 요추 신경근병증 환자는 다양한 증상을 보이며, 이를 진단하려고 할 때 또 다른 수준의 복잡성이 추가된다(Murphy 등, 2009; Tomić 등, 2009; Van der Windt 등, 2010; Tawa 등, 2017). L1 신경근에서 L3 신경근까지의 신경근병증은 고관절 통증 환자에서 정확한 감별 진단을 위해 인지해야 할 관련성이 가장 높으며, L5 신경근의 신경근병증은 고관절과 옆 고관절 부위로의 통증을 나타낼 수 있다. 반면에 L3 신경근의 신경근병증은 슬관절 통증 환자와 가장 가깝게 유사할 수 있다(Hirabayashi 등, 2009; Buckland 등, 2017). 코트란연구(Cochrane reviwe)에 따르면, 고관절 또는 슬관절 통증을 호소하는 사람에 대한 요추 신경근병증을 진단하는 임상가의 최선의 접근법은 여러가지 선별검사를 사용하고, 단독적으로 사용할 때는 각 검사의 한계로 인해 소견들을 결합하는 것이다(van der Windt 등, 2010).

신경근 검사(*Nerve Root Examination*)

근골격계 환경에서 일반적인 신경학적 선별검사는 감각, 근육 신장 반사 및 도수근력(근육분절) 검사로 구성된다. 신경학적 검사의 임상적 효용에 관한 근거는 제한적이며, 이용 가능한 근거는 혼합되어 있다(Tawa 등, 2017). 따라서 세 가지 평가 모두 모든 근골격계 검사 중에 정기적으로 수행하는 것이 좋다. 이것은 특히 환자 정보인터뷰가 본질적으로 신경학적일 수 있는 증상을 드러낼 때 또는 증상이 둔부 주름의 원위부에 있을 때 적용한다. 감각, 근육 신장 반사 및 도수근력검사는 제한적임에도 불구하고 신경계의 신체적 검사를 위한 표준으로 간주되며 환자와 임상가에게 법적/윤리적 가치를 제공한다. 또한 선별검사에서 얻은 데이터를 객관적인 결과 척도로 사용하여 치료 중 환자의 상태 변화를 모니터링 할 수 있다. 마지막으로, 능력있고 이해심이 있는 임상가에 의해 철저하게 평가되는 상세한 신경학적 검사는 환자의 신뢰를 증가시키는 또 다른 방법이며, 이것은 치료에 긍정적인 이점을 가질 수 있다.

1. 감각(Sensation)

가벼운 촉지(light touch)와 바늘찌르기(pinprick)가 가장 일반적인 검사 절차이지만, 감각은 2점 식별력, 국소인지력, 서화인지력, 진동 및 온도 검사와 같은 다른 기술을 사용하여 평가할 수 있다. 그림 11.1은 주요 감각 지점이 있는 피부분절 지도를 보여준다. 단, 이러한 이미지에 표시된 것과 다를 수 있는 개인적인 차이가 있다는 것을 유의해야 한다(미국척수손상협회, 2008; Lundy-Ekman, 2018). 가벼운 촉지와 바늘찌르기 절차는 원하는 피부분절에 적합한 위치에 있는 조직의 국소적인 부분을 부드럽게 촉지하고, 오른쪽과 왼쪽을 비교하여 감각이 존재하는지, 존재하지 않는지 또는 비정상인지를 확인하는 것이 가장 좋다. 피부문지르기(brushing)는 정교하지 않고, 소견의 정확도를 바꿀 수 있는 다른 신경 경로를 잠재적으로 활성화하기 때문에 피부문지르기는 피하는 것이 중요한다. L1부터 L3까지,그리고 L5와 관련된 감각은 그들의 증상이 일차적인 척추 질환에 의한 것인지 결정하기 위해 선별검사하는 고관절 또는 슬관절 통증을 가진 환자와 가장 관련이 있다. Cochrane 연구에서는 감각 검사에 대해 0.39–0.68의 민감도와 0.62–0.89의 특이도를 보고하였다(van der Windt 등, 2010). 이 장의 앞부분에서 언급한 바와 같이, 선별평가는 검사 결과가 부정적일 때 임상가가 자신 있게 질환을 배제할 수 있도록 특이도보다 더 높은 민감도를 갖는 것이 중요하다. 감각검사의 경우는 그렇지 않기 때문에 가성 음성일 가능성이 있어 신중하게 결과를 해석하는 것이 중요하다. 그러나 감각 상실은 추가 검사와 가설 개발을 안내하는 데 사용되어야 하며, 환자와 함께 하는 동안 모니터링할 수 있는 기초선 평가의 역할을 할 수 있다. 이는 감각 상실이 있는 잠재적 피부분절을 확인하는 것뿐만 아니라 신경 해부학적으로 적절한 분포를 나타내는지를 결정하기 위해 감각 장애가 있는 부위에 보다 심층적인 매핑을 통해 달성될 수 있다(Finnerup 등, 2016).

2. 근육분절(Myotomes)

도수근력검사기법은 다양한 절차를 사용하여 설명되지만, 공통적으로 근력 결손이 존재하는지 여부를 확인하는 것이 목표이다. 일반적으로 근력은 근육 길이-긴장 관계 및 관절 역학과 관련된 다양한 요인에 따라 관절의 중간 또는 끝 범위 위치에서 평가한다(Magee, 2014). 이러한 자세의 대부분은 도수근육검사에 사용되는 자세를 모방한다(Avers과 Brown,

T12
서혜인대의 중간점을 지나 쇄골중심선

L1
T12 와 L2의 핵심 감각점 사이의 중간

L2
전방-내측 허벅지, 서혜인대와 내측 대퇴 와의 중심점을 연결하는 가상의 선에 그려진 중간점

L3
슬관절 위 대퇴골 와 안쪽

L4
내측 과(malleolus) 위

L5
제3중족골지관절의 발등

S1
종골의 측면

S2
슬와의 중간지점

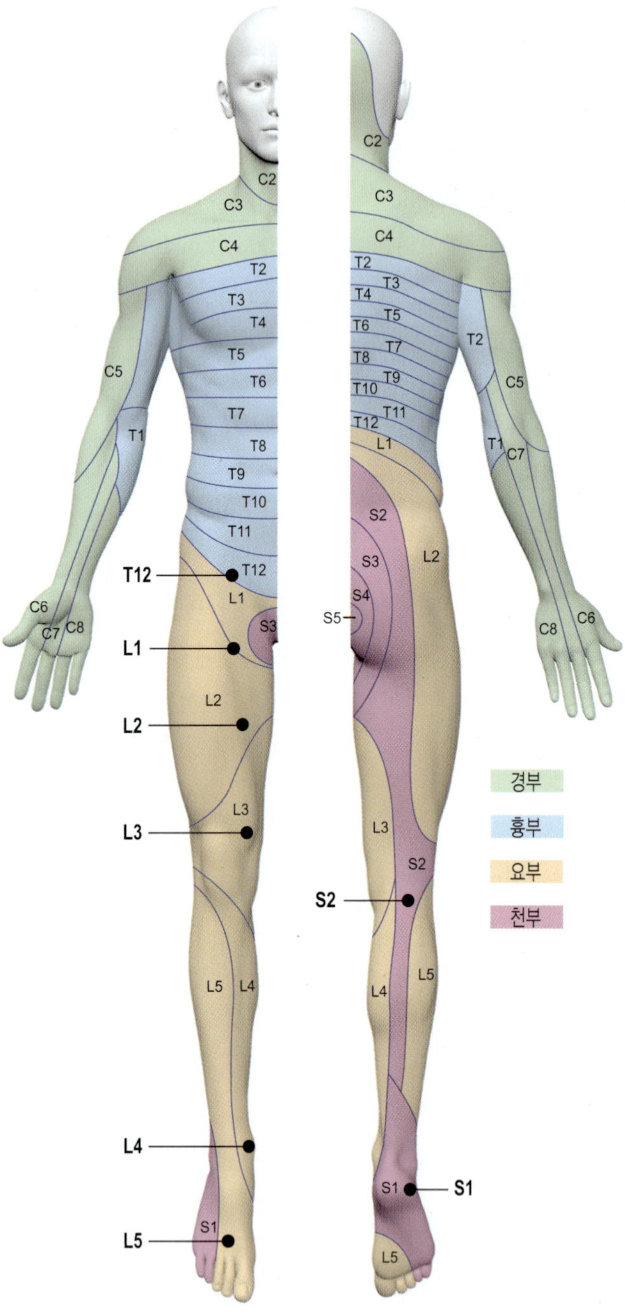

그림 11.1
하지 피부분절을 위한 핵심 감각 지점.

2018). 이 절차 동안에, 임상가는 원하는 위치를 유지하기 위해 최대 등척성 저항을 제공하는 환자의 능력을 이겨낼(파괴) 수 있도록 충분한 힘을 반대로 주기 때문에 "움직이지 않게 해 주세요"라고 지침을 준다(Avers과 Brown, 2018). 진정한 도수근육검사의 경우, 근력은 종종 0에서 5까지의 척도로 등급이 매겨지며(아래 참조), 일부 임상가는 강도의 작은 차이를 더욱 강조하기 위해 + 또는 -를 제공한다(Avers과 Brown, 2018). 그러나 신경학적 온전함을 검사하기 위한 도수근력검사는 일반적으로 개인의 근력을 정상 또는 비정상적으로 평가하는 것을 포함하며, 이 경우 L1에서 L3까지, 그리고 L5는 고관절 또는 슬관절 통증이 있는 환자를 검사하는 데 가장 중요하다. 추간판탈출증을 예측하기 위한 근절검사의 진단 효용 분

표 11.1 요천추신경근의 근력 검사

신경근	주된 지배 근육	검사 자세
L2	고관절 굴곡근	환자는 허벅지가 테이블 위에 있지 않도록 고관절을 구부린 채 앉는다. 검사자는 고관절의 추가 굴곡에 저항하기 위해 허벅지 원위부에 힘을 가한다.
L3	슬관절 신전근	환자는 테이블 위에 허벅지를 놓고 슬관절을 약간 더 길게 뻗은 상태로 앉는다. 검사자는 한 손으로 환자의 원위 허벅지 앞쪽을 고정시키고 슬관절 신전에 저항하기 위해 경골 앞쪽을 압박한다.
L4	족관절 배측굴곡근	환자는 발목이 배측굴곡되고 약간 내반된 상태로 앉는다. 검사자는 한 손으로 경골 말단을 고정시키고, 다른 한 손은 발등에 압력을 가하여 배측굴곡과 내반에 저항한다.
L5	엄지발가락 신전근	엄지발가락이 신전된 자세로 둔다. 검사자는 한 손으로 발을 고정시키고 엄지발가락 원위지골의 등뼈에 압력을 가해 제1중족골관절 신전에 저항한다.
S1	족관절 저측굴곡근	환자는 선 다음에, 발가락으로 지탱하여 뒤꿈치를 들고 내리고를 반복한다. 그렇게 할 수 없거나 한쪽이 다른 쪽과 비교하여 더 어려운 것은 S1 신경근의 손상을 나타낼 수 있다. 저측굴곡 근력을 정확하게 평가하는 능력을 손상시키지 않는 한, 환자는 필요에 따라서 균형을 잡기 위한 도움을 받을 수 있다.
S2	슬관절 굴곡근	환자는 슬관절을 구부린 자세로 앉는다. 검사자는 한 손으로 원위 허벅지를 고정시키고 다른 한 손은 슬관절 굴곡에 저항하기 위해 원위 경골의 후면에 압력을 가한다.

석에는 0.29–0.62 범위의 민감도와 0.50–0.89 범위의 특이도가 포함된다(van der Windt 등, 2010). 이는 요추 신경근병증에 대한 개별 선별검사로서 근력검사의 한계를 다시 한번 부각시킨다. 표 11.1에는 다양한 요추 신경근을 선별하기 위해 교체한 다양한 근육이 나열되어 있으며, 그림 11.2부터 그림 11.7까지는 각 근육에 대한 검사 그림을 제시한다(Dutton, 2016).

- 5(Normal): 중력에 대한 전체 AROM은 최대 저항에도 견딜 수 있다.
- 4(Good): 중력에 대한 전체 AROM은 중등도 저항에만 견딜 수 있다.
- 3(Fair): 중력에 대한 전체 AROM은 가벼운 저항 이상에는 견딜 수 없다.
- 2(Poor): 중력이 최소화된 상태에서 전체 AROM
- 1(Trace): 가벼운 근육 수축이 감지됨(시각적 또는 촉진에 의해)
- 0(Zero): 근육 수축의 증거가 없다(시각적 또는 촉진에 의한).

3. 반사(Reflexes)

감소된 근육 신장 반사(muscle stretch reflexes; MSR)는 가장 일반적으로 척수신경 근(즉, 신경근병증) 내에서 하부 운동신경원 장애를 나타내는 지표이다. 반면에, 단일 과활성 근육 신장 반사 및 다중 증가 반응(경축, clonus)은 상부 운동 신경원 병변의 징후이다. 슬개골과 아킬레스 MSR은 요추 신경근을 평가하는 가장 일반적인 수단이며, 슬개골 MSR은 요추 신경근병증에 의해 야기될 수 있는 고관절 또는 슬관절 통증을 가진 환자의 초점이 될 수 있다. 이것들은 그림 11.8과 11.9에 나와 있다. 감각 및 근절 검사에 관한 소견과 유사하게, MSR은 일반적으로 요추 추간판탈출증과 신경근병증을 확인하기

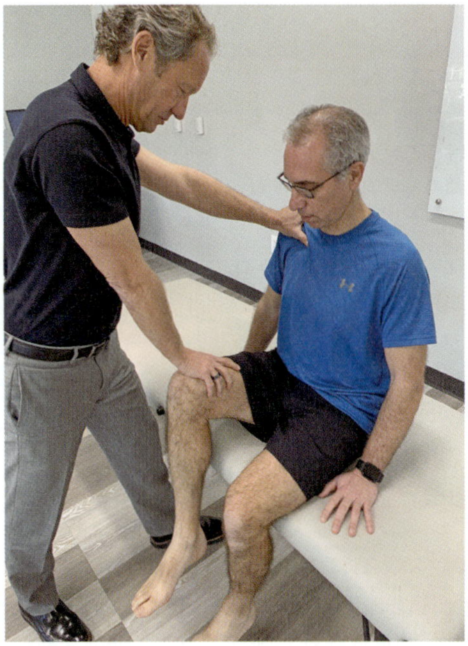

그림 11.2
고관절 굴곡 (L2).

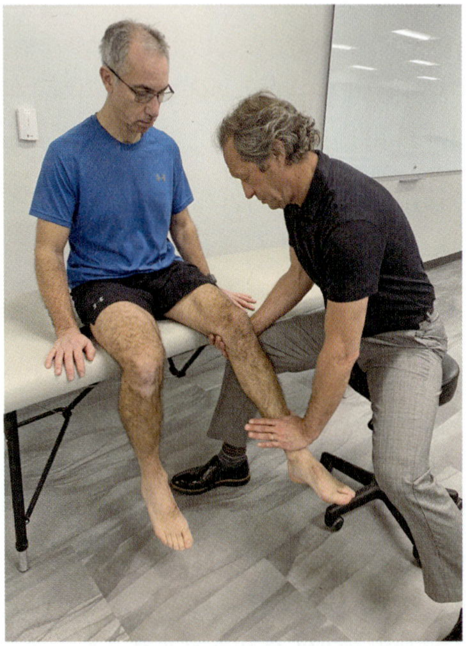

그림 11.3
슬관절 굴곡 (L3).

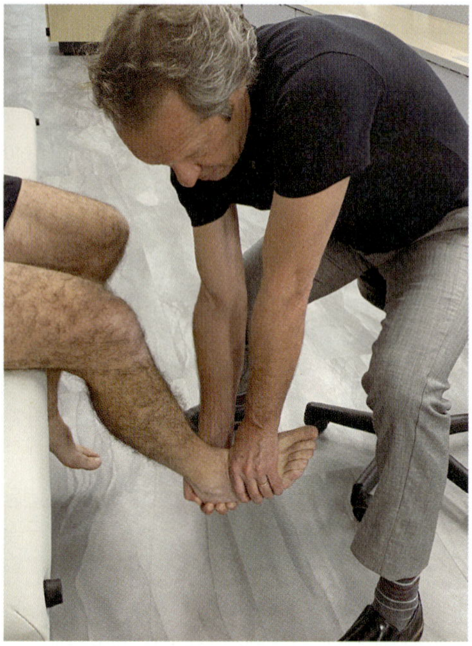

그림 11.4
족관절 배측굴곡 (L4).

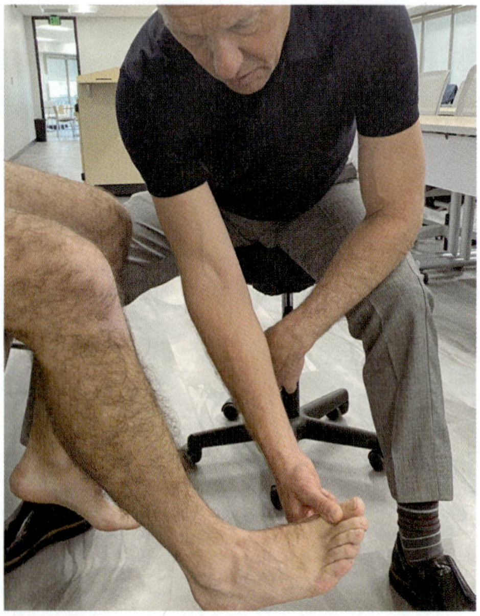

그림 11.5
엄지발가락 배측굴곡 (L5).

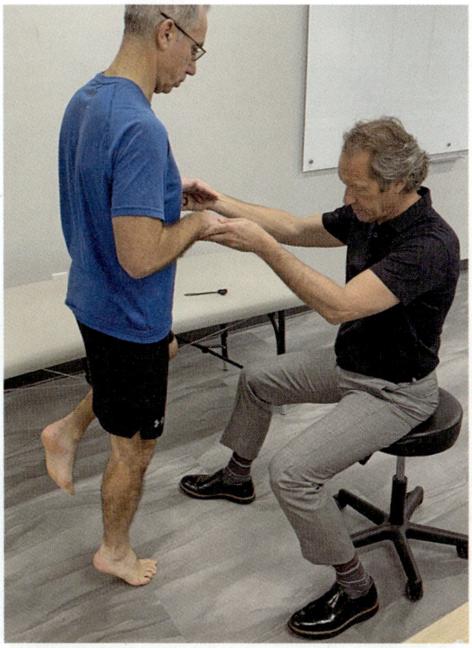

그림 11.6
족관절 저측굴곡 (S1).

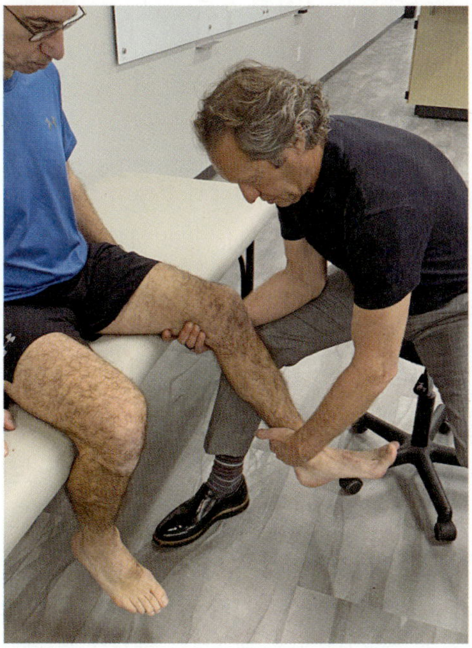

그림 11.7
슬관절 굴곡 (S2).

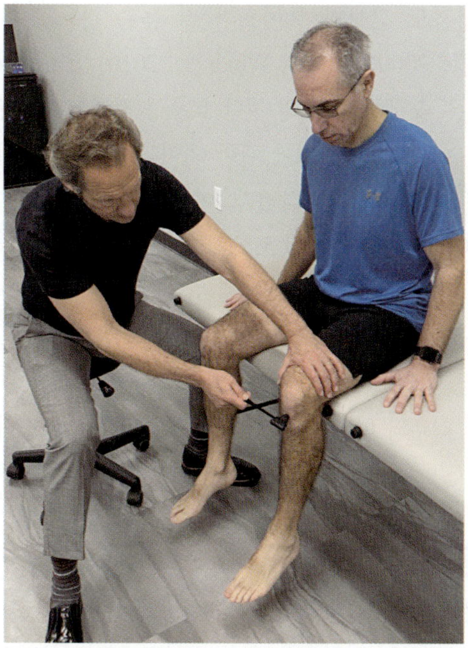

그림 11.8
슬개근 신장반사 (L3).

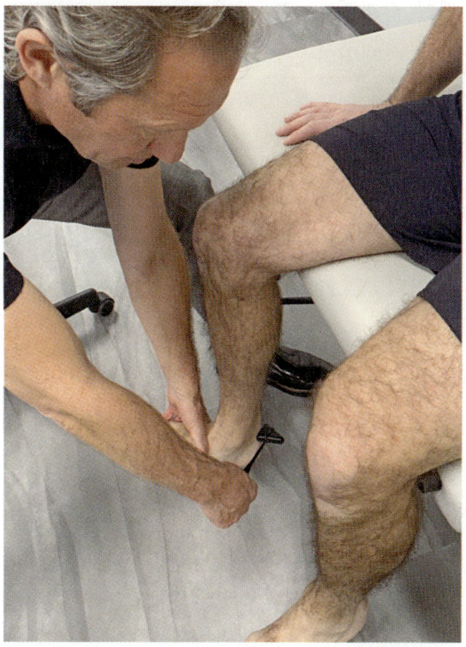

그림 11.9
아킬레스근 신장반사 (S1).

위해서 민감도 값보다 특이도가 더 높은 것으로 나타났다(Lauder 등, 2000; van der Windt 등, 2010). Van der Windt 등(2010)은 슬개골 MSR의 진단 효용성 값에서 발견된 큰 변동성 때문에 슬개골 MSR에 관한 의미 있는 결론을 개발하는 것이 너무 어렵다고 보고하였다. 이 같은 리뷰는 여러 연구를 분석했는데, 그 중 7개는 0.31에서 0.62까지의 민감도와 0.60에서 0.89까지의 특이도를 보여주었다. 앞서 언급한 근거 부족이 감각, 근절, 근육 반사 검사 사용을 피하는 이유라고 생각할 수 있지만, 근거에 의해 더 지지되는 접근법이 부족하기 때문에 여전히 척추와 하지 장애가 있는 모든 환자에게 강하게 권장된다.

신경역동학 평가(*Neurodynamic Assessment*)

감각 평가, 근육 신장 반사, 도수근력검사 외에도, 허리와 하지 증상이 있는 사람들을 위한 검사의 일부가 되어야 하는 다른 선별검사들이 있다. 중간/상부 요추의 신경근병증을 식별하기 위해 사용되는 평가는 슬럼프 슬관절 굴곡 검사이다. 이 검사는 환자를 요추, 흉부 및 경추가 구부러진 상태로 눕히면서 고관절과 슬관절이 구부러진 상태에서 침범되지 않은 슬관절을 잡아서 수행된다. 검사자는 상단 고관절이 중립적인 외전/내전 및 회전에 있도록 지지하며, 수동적으로 슬관절을 구부린 다음 허용 가능한 범위까지 고관절을 신전시킨다(그림 11.10). 경추 신전이 감소된 상태에서 환자의 등, 둔부 또는 하지에서 친숙한 증상이 재현되거나 예상 동작의 상실은 양성 검사의 지표이다. 파일럿 연구에서 민감도는 1.0, 특이도는 0.98, +LR은 6.0, −LR은 0, 카파 계수는 0.71로 결정되었다(Trainor과 Pinnington, 2011). 거짓 양성 검사는 장요근(iliopsos) 또는 대퇴직근(rectus femoris) 또는 고관절 신전 운동범위가 감소된 환자에서 드물지 않으며 추가 평가와 함께 고려해야 한다(Nadler 등, 2001). 하지직거상(SLR)은 추간판탈출증으로 인한 하부 요추의 요추 신경근병증을 억제하는 데 좋다. 가장 간단한 형태로 하지직거상 검사를 수행하기 위해 환자는 양쪽 하지가 치료 테이블 위에 편평하게 놓여 있는 상태에서 반듯이 누운 자세로 시작한다. 임상가는 슬관절을 펴고 발목은 0° 배측굴곡으로, 고관절은 회전 및 외전/내전의 중립 위치에 유지하면서 환자의 관련 고관절을 천천히 구부린다(그림 11.11). 양성반응은 40° 이하에서 증상이 재현되는 것이다. 체계적 고찰 연구(systemic review)의 합동 추정치에 따르면 민감도는 0.91이고 특이도는 0.28이었다(van der Windt 등, 2010). 이 높은 민감도는 음성 검사에서 신경근병증이 없음을 나타낼 가능성이 크다는 것을 나타낸다. 반면, 교차 하지직거상에 대한 통합 추정치는 민감도가 0.28이고 특이도가 0.90이다(van der Windt 등, 2010). 이 검사는 하지직거상과 동일한 방식으로 수행되지만 침범되지 않은 하지에서 수행된다. 앉은 자세에서 슬럼프 검사는 하부 요추 분절의 요추 신경근병증을 낮추는 또 다른 옵션이다. 환자가 테이블 가장자리에 똑바로 앉아 고관절과 슬관절을 90° 구부리는 방식으로 진행된다. 다음으로, 환자는 경추가 굴곡된 자세로 척추를 구부려 슬럼프 자세를 하게 하고, 그 다음에 경추 굴곡을 추가하도록 한다. 그런 다음 임상가는 슬럼프를 유지하기 위해 환자의 상부 흉추와

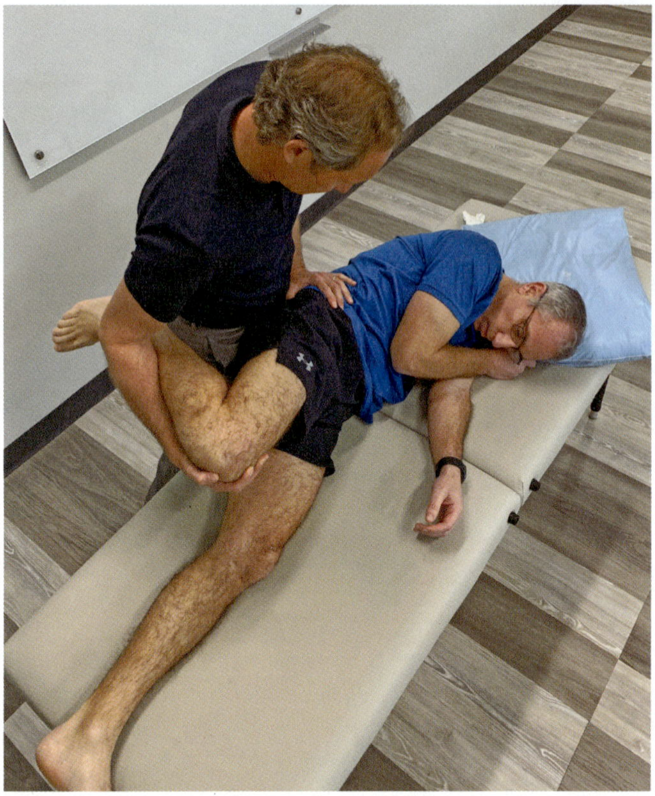

그림 11.10
슬럼프 슬관절 굴곡 검사.

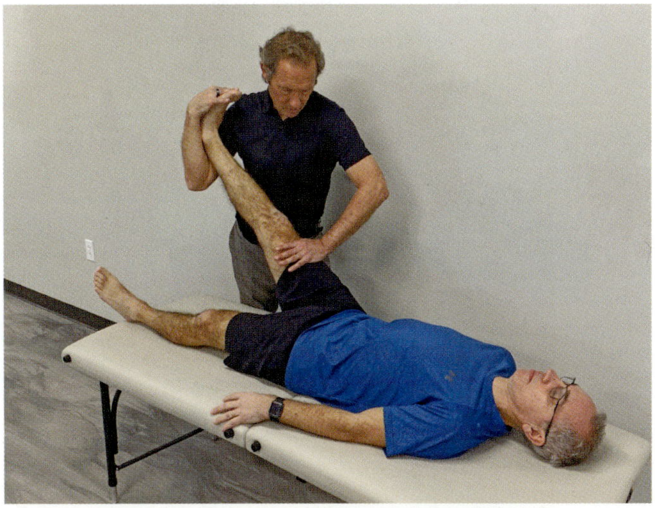

그림 11.11
하지직거상 검사.

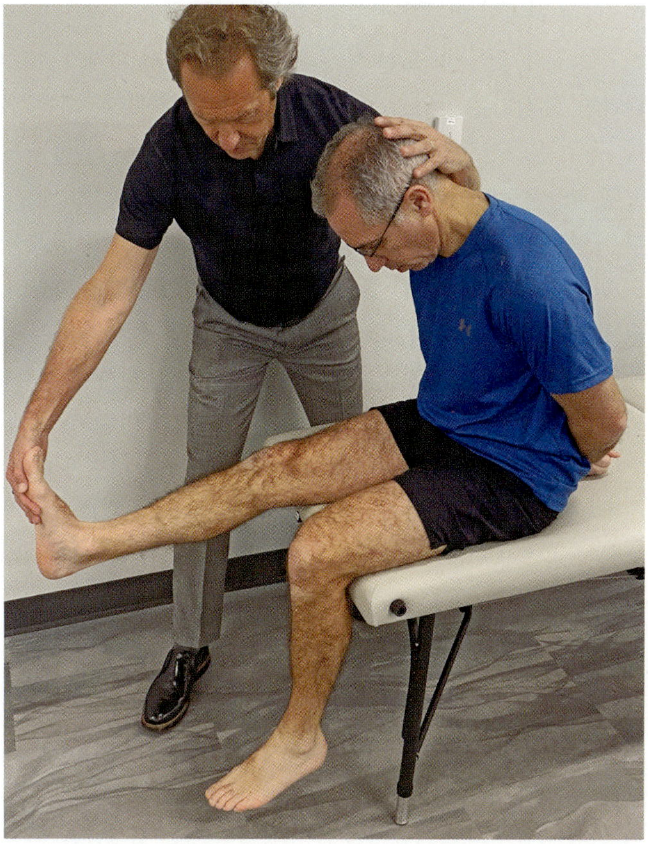

그림 11.12
앉은자세에서 슬럼프 검사.

머리 위에 전완과 손을 얹고 환자에게 슬관절을 펴고 허용 가능한 범위까지 발목의 배측굴곡을 하도록 요청한다(그림 11.12). 이러한 기법 중에 환자에게 친숙한 증상이 유발되는 경우 검사는 양성으로 간주된다. 감도는 0.84, +LR은 4.94이다(Majlesi 등, 2008).

신경역동학적 평가는 일차적으로 요추 신경근병증 진단 능력과 관련하여 논의되지만, 하지 신경의 일반적인 기계적민감도(mechanosensitivity)를 평가하는 데도 사용될 수 있다(Boyd 등, 2009). 신경역동학과 국소 조직(근육 또는 관절 구조) 자극을 감별할 때 중요한 고려사항은 증상이 국소 조직에 의해 설명될 가능성을 배제하는 방식으로 관절을 움직이는 것이다. 예를 들어, 환자가 전방 고관절, 대퇴부 또는 슬관절 통증이 있고 슬럼프 슬관절 굴곡 검사 중에 증상이 재현되는 경우, 환자는 다른 모든 자세를 동일하게 유지하면서 경추를 신전하고 환자의 증상을 재평가해야 한다. 증상이 바뀌면 경추 움직임이 국소 고관절, 대퇴부, 슬관절 구조에 가해지는 스트레스를 변화시켜서는 안되기 때문에 국소 구조와 관련된 신경역동학적 개입의 의심이 커진다. 또한 하지직거상 중 고관절 또는 대퇴부 뒤쪽 증상이 나타날 경우 고관절과 슬관절을 같은 자세로 유지하면서 발목 배측굴곡의 양을 변경하고 증상을 재평가해야 한다. 발목 움직임이 국소 고관절 대퇴부 근육/관절 등에 어떤 영향도 미치지 않아야 하기 때문에, 증상이 변한다면 국소 구조와 관련된 신경역동학적 중재를 크게 의심해야 한다. 슬관절 후방 증상 및 하지직거상 양성이 나타나는 환자의 경우, 배측굴곡과 함께 증상이 증가한다면 비복근 손상을 설명할 수 있다. 그러나 고관절을 구부리기 전에 배측굴곡의 변화가 증상을 변화시키지 않았다면, 비복근의 유연성 변화만이 슬관절 후방 증상의 원인이 될 가능성은 적다.

상위 운동신경원 검사
(Upper Motor Neuron Examination)

모든 환자에게 필요한 것은 아니지만, 환자 인터뷰 및 신체적 검사에 따라 추가 신경학적 검사가 필요할 수 있다. 예를 들어, 양쪽 하지의 신경학적 침범, 목 외상의 병력, 요실금 또는 성 기능장애 및 균형 또는 보행의 문제에 대해서 환자가 보고한다면, 임상가는 상위 운동신경원 검사를 수행하도록 해야 한다. 상위 운동신경원 검사는 근육 신장 반사 검사를 하는 동안 보행 협응불능(incoordination)과 경축(clonus)을 관찰하게 한다. 근육 반사 검사에 대한 신경근(nerve root) 자극의 일반적인 반응은 감소하는 반면에, 상위 운동신경원의 침범은 과반사를 초래한다(Zayia과 Tadia, 2021). 몇몇의 연구들이 주로 경추와 관련된 상부 운동신경원 상태를 결정하는 데 유용한 몇 가지 검사의 진단 효용성을 조사하였다. 그러한 연구 중 하나는 5개 중 1개가 양성일 때 민감도가 0.94이고 특이도가 0.31이며, 5개 중 3개가 양성일 때 민감도가 0.19이고 특이도가 0.99인 검사의 범주를 확인하였다(Cook 등, 2010). 이것은 이 검사들이, 함께 사용될 때, 경추척수병증(cervical myelopathy)을 포함하거나 배제할 수 있는 능력을 보여준다. 이 범주에 사용된 다섯 가지 평가는 (1) 보행 편차, (2) 45세 이상, (3) 역전된 회외근(supinator) 징후, (4) Babinski 반사, (5) Hoffmann반사이다. 다양한 상위 운동신경원의 이상을 확인하기 위해 전통적으로 사용되어 온 이것들과 다른 검사들을 수행하는 방법에 대해 논의하자.

역전된 회외근 징후(그림 11.13)는 환자가 앉은 상태에서 수행한다. 환자는 가볍게 주관절 굴곡과 아래팔 회내(pronation)한 상태로 검사자의 아래팔 위에 이완된 자세를 취하게 한 다음, 상완요근(brachioradial) 힘줄이 부착하는 근처의 요골 경상돌기 부위에 반사 망치로 빠르게 두드린다. 이것은 상완요근반사 검사에 사용되는 것과 같으므로 친숙한 설명이어야 한다. 차이는 역전된 회외근 징후의 양성을 동반하는 손가락 굴곡 또는 약간의 주관절 신전을 식별하는 것이다(Cook 등, 2009).

Babinski 반사(또는 징후)(그림 11.14)는 환자를 바로 누운 상태에서 검사한다. 임상가는 중립적인 휴식 위치에서 발과 발목을 안정시키고, 소독이 가능한 무딘 물체를 사용하여 발바닥의 측면 발꿈치에서 측면 발을 따라 위로, 그리고 앞쪽 발의 안쪽으로 긁는다. 반사작용은 엄지발가락이 신전되고 다른 발가락이 바깥쪽으로 뻗으면 나타나는 것으로 간주되며, 상부 운동신경원 이상을 나타낸다(Cook 등, 2009).

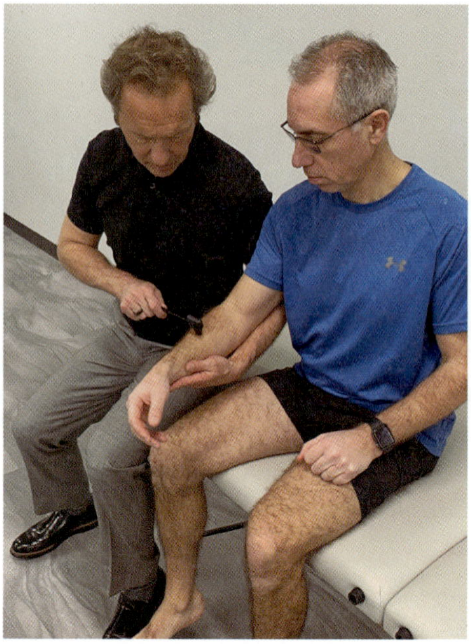

그림 11.13
역전된 회외근 징후.

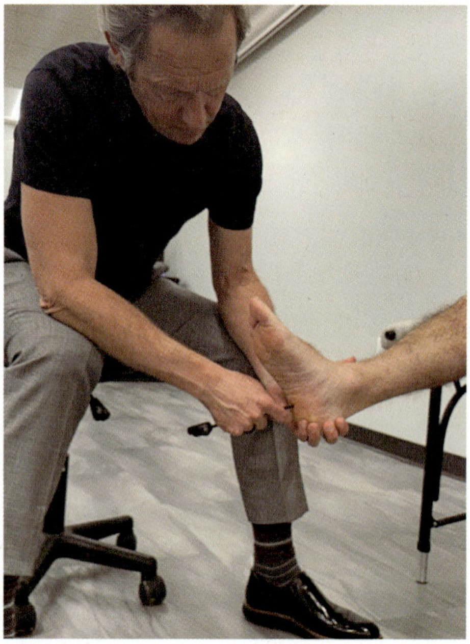

그림 11.14
Babinski 반사 (또는 징후).

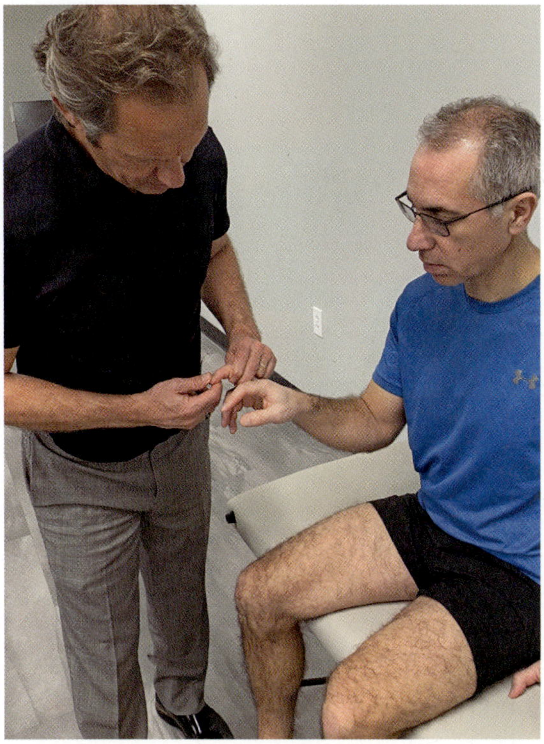

그림 11.15
Hoffman 반사 (또는 징후).

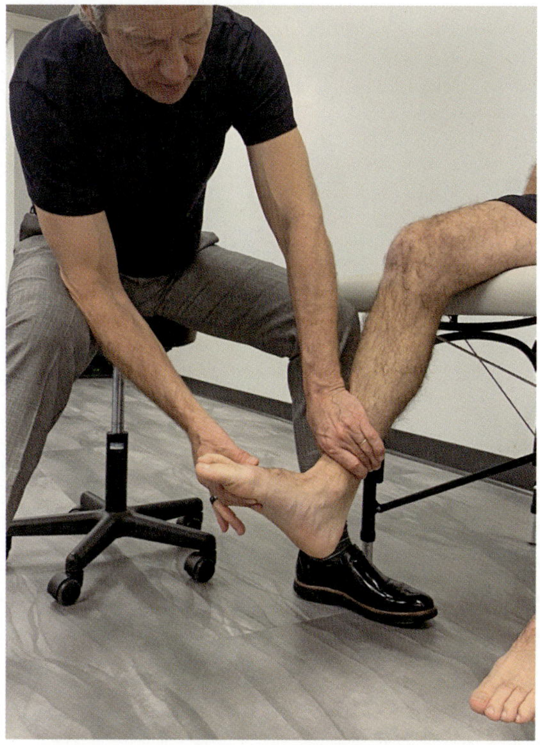

그림 11.16
경축(Clonus).

Hoffman의 반사(또는 징후)(그림 11.15)는 환자가 서 있거나 앉아 있는 상태에서, 검사자가 손과 가운데 손가락을 잡고 환자의 엄지손가락과 검지손가락은 자유롭게 한 상태에서 평가한다. 그런 다음 검사자는 가운데손가락 끝의 손등 쪽을 굴곡으로 튕긴다. 양성 검사는 검지손가락의 굴곡 여부와 관계없이 엄지손가락의 지간관절(interphalangeal joint)의 굴곡이다(Cook 등, 2009).

경축(그림 11.16)은 일반적으로 환자를 지면에서 발을 떼고 앉힌 상태로 평가한다. 검사자는 빠른 발목 배측굴곡을 통해 아킬레스건을 빠르게 신장한다. 양성 검사는 발의 배측굴곡과 저측굴곡이 반복적(최소 3개)으로 나타나는 것이다(Cook 등, 2009).

척추 클리어링(Clearing the spine)

하지 증상이 있는 환자가 위의 선별검사 절차가 음성인 경우, 요추에서 증상이 발생할 가능성이 여전히 있다. 이것은 고관절 또는 슬관절 부위에 증상이 있는 모든 환자에게 요추를 검사할 강한 필요성이 있다는 것이다. 임상가는 요추의 굴곡, 신전, 양측 측굴곡, 양측 회전 및 신전, 회전 및 측방 굴곡을 포함하는 복합 동작(신전 사분위, quadrant)을 포함하여 모든 방향에서 요추 운동범위를 평가해야 한다. 목표는 환자의 일차적인 증상호소가 척추 움직임에 따라 변화하는지 여부를 결정하는 것이다. 모든 동작이 통증이 없는 경우, 검사자는 각 동작에 과압력을 가하여 잠재적인 손상을 추가로 선별해야 한다(그림 11.17 – 11.20).

환자의 현재 증상호소에 대한 1차적 또는 2차적 요인으로써 요추 클리어링의 또 다른 구성요소는 중앙부의 후–전방 부가

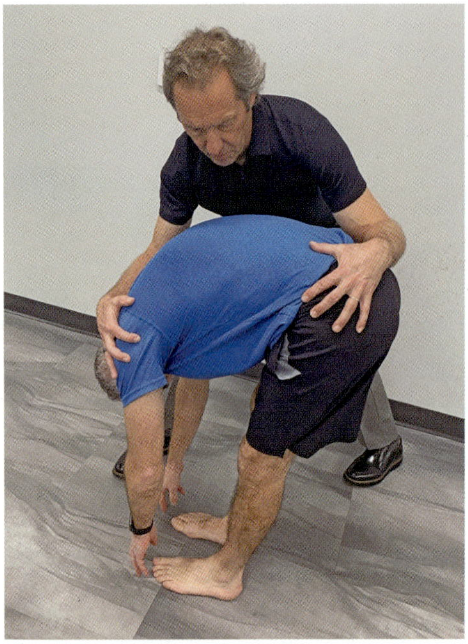

그림 11.17
과압력을 동반한 요추 굴곡.

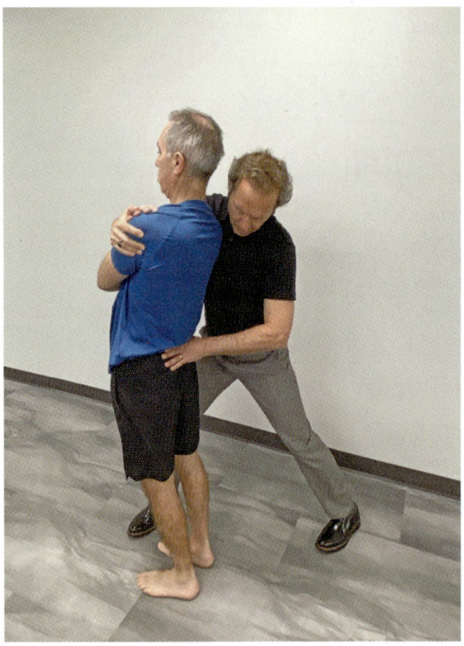

그림 11.18
과압력을 동반한 요추 신전.

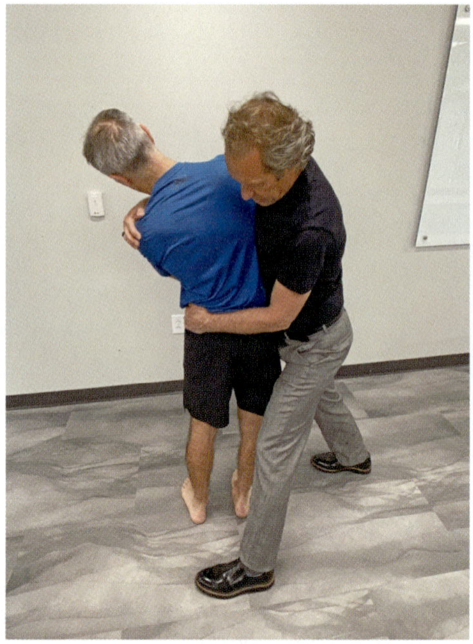

그림 11.19
과압력을 동반한 요추 측방굴곡.

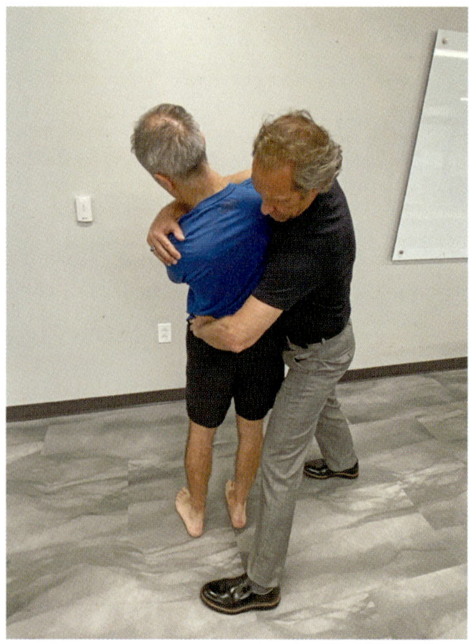

그림 11.20
과압력을 동반한 요추 신전, 회전, 측방굴곡의 혼합(신전 사분위).

적(accessory) 가동성 검사이다. 이것은 증상의 유발과 척추뼈의 상대적인 분절 운동을 평가하는 데 사용된다. 요추의 후방에서 전방으로의 운동성을 검사할 때, 환자는 편안히 엎드려 누운 자세에서 실시하며, 요추의 전만 각도를 감소시키기 위해 때때로 배 아래에 베개를 배치하는 것이 좋다. 임상가는 손의 소지두덩(hypothenar eminence)을 환자의 극돌기 위에 놓고, 피부를 느슨하게 하기 위해 극돌기 위에 손을 약간 비틀게 할 것이다. 다음으로, 검사자는 다른 손의 손목 터널 부위를 척추와 접촉하는 손의 주상골(scaphoid)부위 위에 놓는다(그림 11.21A). 이때 팔꿈치는 펴지고 어깨는 평가 대상의 척추 위에 바르게 정렬되었는지 확인한다. 임상가는 몸을 사용하여 후방에서 전방으로 천천히 진동을 가하고, 동시에 척추분절이 움직이는 정도를 인식하기 위해, 그리고 환자의 익숙한 통증이 척추 또는 하지에서 재현되는지 여부를 결정하기 위해서 점차적으로 힘을 증가시킨다(그림 11.21B). 운동성은 저운동성, 정상, 또는 과운동성으로 평가된다. 이 평가는 요추, 천골 및 흉추 하부 분절의 모든 척추 분절수준에서 수행되어야 한다. 최근의 체계적 고찰 연구에서 종속 운동성 검사의 진단 효용성을 평가하였다(Stolz 등, 2020). 굴곡-신전 방사선 촬영으로 확인된 비외상성 요추 불안정 환자를 식별하기 위해서 사용한 종속 운동성 검사는 상대적으로 높은 특이도(0.81과 0.95)을 갖는 반면 민감도는 다소 낮다(0.17과 0.46)(Stolz 등, 2020). 대부분의 연구에 따르면 저운동성 및 과운동성 분절을 감지하기 위한 운동성 검사의 신뢰도는 좋지 않으며, 통증이 있는 분절을 감지하는 능력은 신뢰도가 낮거나 중간 수준이다(Stolz 등, 2020). 따라서 불안정성을 배제하고 요추의 관절 운동성 또는 통증에 대한 일반적인 평가를 위해 이러한 검사를 단독으로 사용할 때는 주의해야 한다. 환자의 증상에 1차적 또는 2차적 요인으로서 요추 클리어링의 최종 구성요소는 요추 부위의 관절과 근육 구조를 주의 깊게 촉진하는 것이다. 특히, 통증을 원위부로 나타낼 수 있는 유발점에 대한 촉진은 중요한다. 고관절 통증이 있는 환자에게 평가해야 하는 두 가지 근육은 요방형근(quadratus lumborum)과 대요근(psoas major)이며, 이 근육들은 각각 둔위부과 앞쪽 고관절/서혜부 부위에 연관통을 유발할 수 있다(Fernándes-de-las-Peñas 등, 2016). 근육 관련 통증에 대한 자세한 내용은 본 교재의 17장을 참조하라.

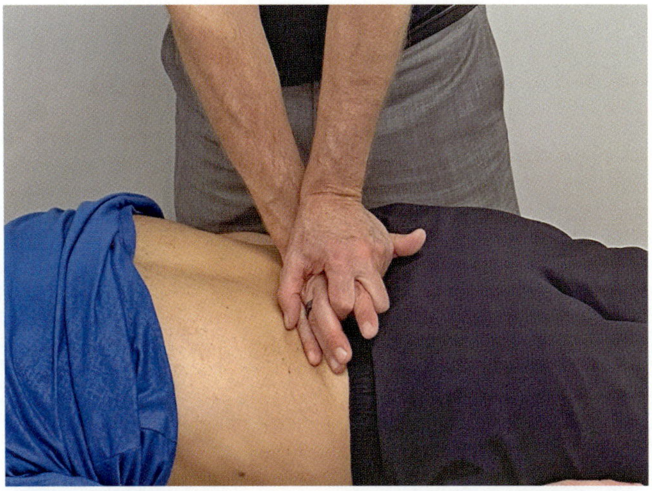

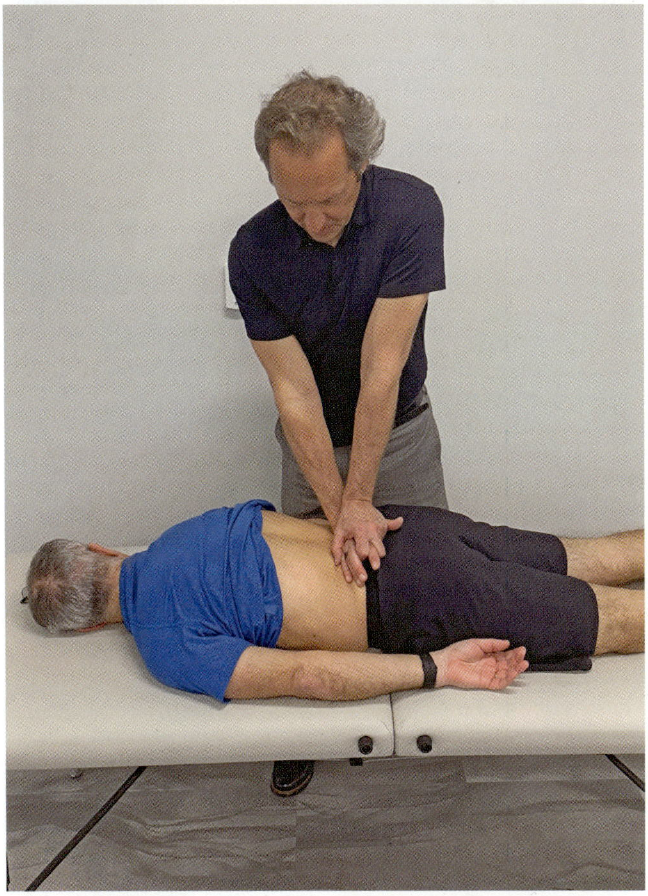

그림 11.21
(A) 요추 후-전방 가동성 평가를 위한 손 위치.
(B) 후-전방 가동성 평가.

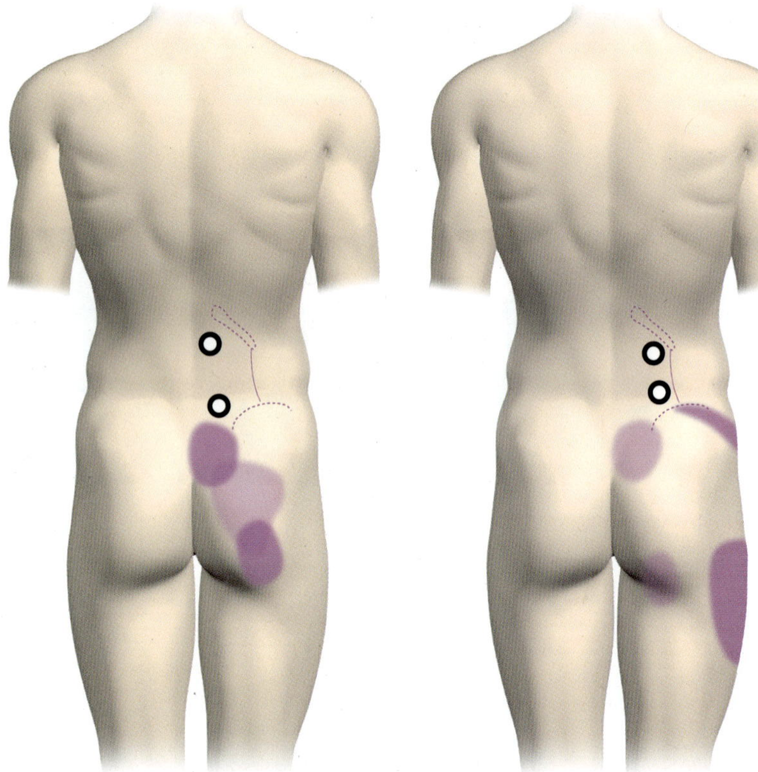

그림 11.22
요방형근 근막 통증유발점에 의한 연관통 패턴.

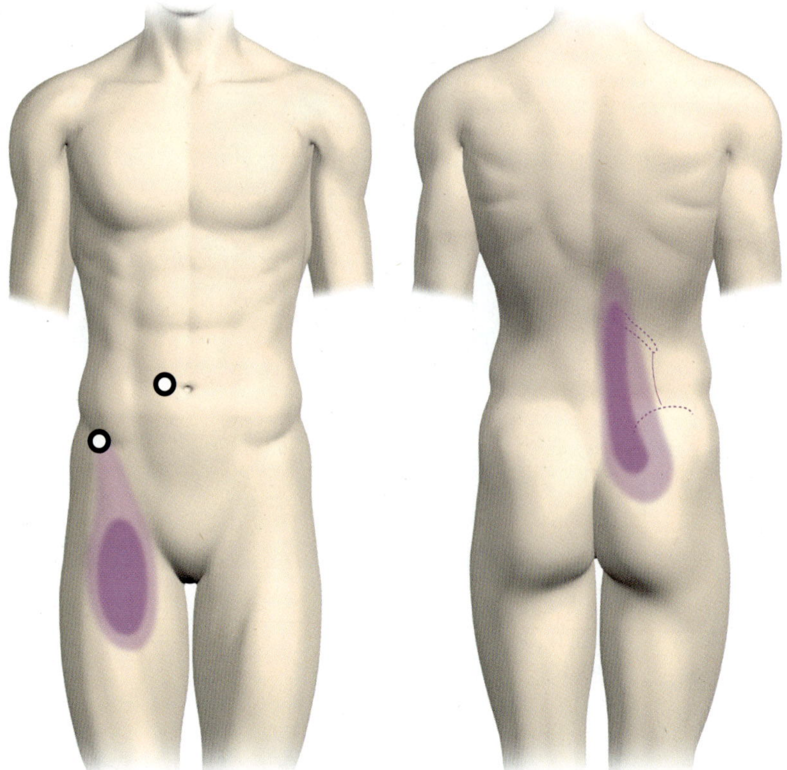

그림 11.23
대요근 근막 통증유발점에 의한 연관통 패턴.

척추에 대한 클리어링 검사를 완료한 후, 수집된 정보는 요추가 환자에게 익숙한 고관절과/또는 슬관절 통증의 원인이 될 가능성이 높은지 검사자가 결론을 내리는 데 도움이 된다. 이 시점에서 최상의 치료 과정을 결정하기 위해서는 초기 방문하여 검사하는 동안에 보다 철저한 부위별 검사를 수행해야 한다. 반면에, 환자의 원위부 증상의 이차적 요인이 될 수 있는 손상이 확인된다면, 임상가는 처음에 확인된 고관절과 슬관절 손상 치료에 초점을 맞추고 이후 방문 시 보다 상세한 척추 검사와 치료를 수행할 수 있다.

결론(Conclusion)

본 장에서는 고관절 또는 슬관절 통증을 호소하는 환자에게 요추 부위를 검사하는 것의 중요성에 대해 논의하였다. 이 장에서는 허리나 슬관절 통증을 유발할 수 있는 상태나 장애를 식별하기 위해 요추를 선별하는 데 초점을 맞췄다. 여기에는 알려진 및 이전에 알려지지 않은 의학적 질병이나 상태, 심각한 요추 손상 및 신경근병증을 확인하는 데 사용할 수 있는 관찰 및 특정 선별 기술이 포함되었다. 또한 환자의 현재 증상에 대한 1차 또는 2차 요인으로써 요추가 간주되지 않도록 요추에 대한 표준화된 "클리어닝" 과정이 제시되었다.

참고문헌(References)

Alexander CE, Varacallo M. Lumbosacral radiculopathy. Treasure Island, FL: StatPearls Publishing; 2020.

American Spinal Injury Association. International Standards for the Classification of Spinal Cord Injury: Key Sensory Points [Internet]. 2008. Available from: https://asia-spinalinjury.org/wp-content/uploads/2016/02/Key_Sensory_Points.pdf.

Avers D, Brown M. Daniels and Worthingham's Muscle Testing: Techniques of Manual Examination and Performance Testing. 10th edition. St Louis, MO: Saunders; 2018.

Barakatt ET, Romano PS, Riddle DL, et al. An exploration of maitland's concept of pain irritability in patients with low back pain. J Man Manip Ther. 2009;17:196–205.

Bossuyt PM, Reitsma JB, Bruns DE, et al. The STARD statement for reporting studies of diagnostic accuracy: explanation and elaboration. Ann Int Med. 2003;138:W1–12.

Boyd BS, Wanek L, Gray AT, Topp K. Mechanosensitivity of the lower extremity nervous system during straight-leg raise neurodynamic testing in healthy individuals. J Orthop Sports Phys Ther. 2009;39:780–90.

Brouwers E, van de Meent H, Curt A, et al. Definitions of traumatic conus medullaris and cauda equina syndrome: a systematic literature review. Spinal Cord. 2017;5:886–90.

Buckland AJ, Miyamoto R, Patel RD, et al. Differentiating hip pathology from lumbar spine pathology: Key points of evaluation and management. J Am Acad Orthop Surg. 2017;25:e23–e34.

Centers for Disease Control and Prevention (CDC). Shingles (Herpes Zoster). Atlanta, GA: CDC; 2020. Available from: https://www.cdc.gov/shingles/about/symptoms.html.

Cook C, Roman M, Stewart KM, et al. Reliability and diagnostic accuracy of clinical special tests for myelopathy in patients seen for cervical dysfunction. J Orthop Sports Phys Ther. 2009;39:172–8.

Cook C, Brown C, Isaacs R, et al. Clustered clinical findings for diagnosis of cervical spine myelopathy. J Manual Manipul Ther. 2010;18:175–80.

Dargin JM, Lowenstein RA. Ruptured abdominal aortic aneurysm presenting as painless testicular ecchymosis: the scrotal sign of Bryant revisited. J Emerg Med. 2011;40:e45–8.

Delitto A, George SZ, Van Dillen L, et al. Low Back Pain: Clinical Practice Guidelines Linked to the International Classification of Functioning, Disability, and Health from the Orthopaedic Section of the American Physical Therapy Association. J Orthop Sports Phys Ther. 2012;42:A1–A57.

Downie A, Williams C, Henschke N, et al. Red flags to screen for malignancy and fracture in patients with low back pain: systematic review. BMJ. 2013;347:f7095.

Dutton M. Dutton's Orthopaedic Examination, Evaluation, and Intervention. 4th edn. New York: McGraw-Hill Medical; 2016. Available at: https://accessphysiotherapy-mhmedical-com.ezproxy.baylor. edu/content.aspx?bookid=1821&sectionid=127518037.

Fernández-de-las-Peñas C, Cleland J, and Dommerholt J. Manual therapy for musculoskeletal pain syndromes: an evidence- and clinical-informed approach. London: Elsevier; 2016.

Finnerup NB, Haroutounian S, Kamerman P, et al. Neuropathic pain: an updated grading system for research and clinical practice. Pain. 2016;157:1599–606.

Finucane LM, Downie A, Mercer C, et al. International framework for red flags for potential serious spinal pathologies. J Orthop Sports Phys Ther. 2020;50:350–72.

Fritz JM, Wainner RS. Examining diagnostic tests: an evidence-based perspective. Phys Ther 2001;81:1546–64.

Gardner A, Gardner E, Morley T. Cauda equina syndrome: a review of the current clinical and medico-legal position. Eur Spine J. 2011;20:690-7.

Hayden SR, Brown MD. Likelihood ratio: A powerful tool for incorporating the results of a diagnostic test into clinical decision-making. Ann Emerg Med. 1999;33:575–80.

Henschke N, Maher CG, Refshauge, KM. Screening for malignancy in low back pain patients: a systematic review. Eur Spine J. 2007;16:1673–9.

Henschke N, Maher C, Refshauge KM, et al. Prevalence of and screening for serious spinal pathology in patients presenting to primary care settings with acute low back pain. Arthritis Rheumatism. 2009;60:3072–80.

Hirabayashi H, Takahashi J, Hashidate H, et al. Characteristics of L3 nerve root radiculopathy. Surgical Neurology. 2009;72:36–40.

Hoglund LT, Pontiggia L, Kelly JD. A 6-week hip muscle strengthening and lumbopelvic-hip core stabilization program to improve pain, function, and quality of life in persons with patellofemoral osteoarthritis: a feasibility pilot study. Pilot Feasibility Studies. 2018;4:70.

Hoy D, Brooks P, Blyth F, Buchbinder R. The epidemiology of low back pain. Clin Rheumatol. 2010;24:769–81.

Iverson CA, Sutlive TG, Crowell MS, et al. Lumbopelvic manipulation for the treatment of patients with patellofemoral pain syndrome: development of a clinical prediction rule. J Orthop Sports Phys Ther. 2008;38:297–309.

Jaeschke RZ, Guyatt GH, Sackett DL. Users' guides to the medical literature. III. How to use an article about a diagnostic test. B. What are the results and will they help me in caring for my patients? The Evidence-Based Medicine Working Group. JAMA. 1994;271:703–7.

Lauder TD, Dillingham TR, Andary M, et al. Effect of history and exam in predicting electrodiagnostic outcome among patients with suspected lumbosacral radiculopathy. Am J Phys Med Rehabil. 2000;79:60–8.

Lundy-Ekman L. Neuroscience Fundamentals for Rehabilitation. 5th edn. St Louis, MO: Elsevier; 2018.

Luttrell MJ, McClenahan P, Hofmann-Wellenhof R, et al. Laypersons' sensitivity for melanoma identification is higher with dermoscopy images than clinical photographs. Br J Dermatol. 2012;167:1037–41.

Magee DJ. Orthopedic physical assessment. 6th edn. St Louis, MO: Elsevier; 2014.

Majlesi J, Togay H, Unalan H, Toprak S. The sensitivity and specificity of the Slump and the Straight Leg Raising tests in patients with lumbar disc herniation. J Clin Rheumat. 2008;14:87–91.

Mechelli F, Preboski Z, Boissonnault WG. Differential diagnosis of a patient referred to physical therapy with low back pain: abdominal aortic aneurysm. J Orthop Sports Phys Ther. 2008;38:551–7.

Murphy DR, Hurwitz EL, Gerrard JK, Clary R. Pain patterns and descriptions in patients with radicular pain: does the pain necessarily follow a specific dermatome? Chiropractic Osteopathy. 2009;17:9.

Nadler SF, Malanga GA, Stitik TP, et al. The crossed femoral nerve stretch test to improve diagnostic sensitivity for the high lumbar radiculopathy: 2 case reports. Arch Phys Med Rehabil. 2001;82:522–3.

Phoon CK. Must doctors still examine patients? Perspect Biol Med. 2000;43(4):548–61.

Portney LG. Foundations of clinical research: applications to evidence-based practice. 4th Edition. Philadelphia, PA: F.A. Davis Company; 2020.

Quaile A. Cauda equina syndrome-the questions. International Orthopaedics. 2019;43:957–61.

Ross MD, Boissonnault WG. Red flags: To screen or not to screen? J Orthop Sports Phys Ther. 2010;40:682–4.

Rothstein JM, Echternach JL, Riddle DL. The hypothesis-oriented algorithm for clinicians II (HOAC II): A guide for patient management. Phys Ther. 2003;83:455–70.

Rubinstein SM, Pool JJ, van Tulder MW, et al. A systematic review of the diagnostic accuracy of provocative tests of the neck for diagnosing cervical radiculopathy. Eur Spine J. 2007;16:307–19.

Sackett D, Haynes R, Guyatt G, Tugwell P. Clinical Epidemiology: A Basic Science for Clinical Medicine. Boston, MA: Little, Brown and Company; 1985.

Saguil A, Kane SF, Mercado MG, Lauters R. Herpes zoster and postherpetic neuralgia: prevention and management. Am Family Phys. 2017;96:656–63.

Shi J, Jia L, Yuan W, et al. Clinical classification of cauda equina syndrome for proper treatment. Acta Orthop. 2010;81:391–5.

Stolz M, von Piekartz H, Hall T, et al. Evidence and recommendations for the use of segmental motion testing for patients with LBP – a systematic review. Musculosk Sci Pract. 2020;45:12.

Straus SE, Glasziou P, Richardson WS, Haynes RB. Evidence-based medicine: how to practice and teach EBM. 5th Edition. Edinburgh: Elsevier; 2019.

Sueki DG, Cleland JA, Wainner RS. A regional interdependence model of musculoskeletal dysfunction: research, mechanisms, and clinical implications. J Manual Manipul Ther. 2013;21:90–102.

Tawa N, Rhoda A, Diener I. Accuracy of clinical neurological examination in diagnosing lumbo-sacral radiculopathy: a systematic literature review. BMC Musculoskeletal Disorders. 2017;18:93.

Tomić S, Soldo-Butkovic S, Kovac B, et al. Lumbosacral radiculopathy--factors effects on its severity. Collegium Antropologicum. 2009;33:175–8.

Trainor K, Pinnington M. Reliability and diagnostic validity of the slump knee bend neurodynamic test for upper/mid lumbar nerve root compression: a pilot study. Physiother. 2011;97:59–64.

van der Windt DA, Simons E, et al. Physical examination for lumbar radiculopathy due to disc herniation in patients with low-back pain. Cochrane Database Syst Rev. 2010;2:CD007431.

Zayia LC, Tadi P. Neuroanatomy, Motor Neuron. [Internet]. Treasure Island, FL: StatPearls Publishing; 2021. Available from: https://www.ncbi.nlm.nih.gov/books/NBK554616/.

고관절과 슬관절의 임상 검사 12

(Clinical examination of the hip and knee)

Benoy Mathew, Elizabeth Marlow, Martin Thomas, Madhan K. Ramanathan

고관절의 주관적 검진
(Subjective Examination of the Hip)

개요(Introduction)

고관절 통증은 근골격계 및 스포츠 의학 클리닉에서 흔히 볼 수 있는 증상이며 모든 연령대의 환자에게 영향을 미칠 수 있다. 고관절 통증을 보이는 환자는 종종 진단적 딜레마를 나타낸다. 고관절 통증의 병리를 확인하는 것은 다중 연관통 패턴이 있는 허리 골반 부위의 해부학이 고유의 복잡성을 갖고 있기 때문에 어렵다(Bizzini, 2011). 고관절의 임상적 검진은 환자의 병력을 파악하고 적절한 신체적 검사 기법을 선택하면서 치밀하고 체계적인 접근이 필요하다.

어느 연령대에서나 비외상성 고관절 통증은 요추, 천장관절, 내장기 연관통, 하복부 병리를 포함하여 여러 부위에서 발생할 수 있기 때문에 진단에 있어서 임상적으로 쉽지않다. 고관절 병리는 크게 관절-내 병리, 관절-외 병리, 비근골격계 병리로 나눌 수 있다. 환자의 연령, 성별 및 활동 수준은 종종 고관절 통증의 병리 특성에 대한 적절한 단서를 임상가에게 제공할 수 있다(Plante 등, 2011).

고관절 통증이 있는 환자를 평가할 때 전형적이지 않은 증상과 위험신호(red flags)을 고려하는 것이 중요하다. 통증의 시작, 통증의 특징 및 분포, 통증의 지속 시간, 기타 관련 증상, 악화 및 완화 요인, 24시간 통증 패턴, 이전에 나타난 같은 증세/증상, 과거 병력, 가족력, 심리사회력 모두 평가 과정에서 고려해야 할 중요한 요소이다(Reiman과 Thorborg, 2014).

이 장에서는 관절 내 병리를 중심으로 고관절 통증에 대한 접근 방식을 간략히 설명한다. 주로 서혜부 통증을 수반하는 조건(예: 치골염, 내전근 건 장애)은 여기서는 다루지 않는다.

증상의 병력(History of Symptoms)

적절한 병력은 신체적 검사, 적절한 임상 검사 및 궁극적으로는 의사 결정을 할 수 있도록 안내해 준다. 고관절 통증에 대한 감별진단은 광범위하며, 광범위한 병리적 상태에 의해 유발될 수 있다(광범위한 병리적 상태 때문에 필요하다)(표 12.1). 탈장, 난소낭종(ovarian cyst), 골반 염증질환, 음낭수종(hydrocele)과 같은 많은 비-정형외과적 질환이 고관절 통증과 함께 나타날 수 있다는 것을 인지하는 것이 중요하다.

나이, 외상 병력 및 증상 지속 시간이 검사 과정을 지시하는 주요 요인이다. 특히 운동 활동 중 고관절과 서혜부 통증의 급성 발병은 근육건에서 시작될 가능성이 높은 반면, 만성 둔통(dull pain)은 관절 내에서 시작될 수 있다(Trofa 등, 2017).

임상 병력의 주요 목표는 다음과 같아야 한다.

1. 감염, 악성종양, 전신장애, 염증성 병리와 같은 심각한 고관절 병리는 배제한다.
2. 고관절 통증의 관절 내 및 관절 외 원인을 구별한다.
3. 집중적인 신체적 검사를 수행하기 위해 감별진단 범위를 몇 개로 좁힌다.

중증 병리 선별검사(위험 신호)
(Screening for Serious Pathology (Red Flags))

남성의 전립선암과 여성의 유방암은 척추와 고관절로 전이될 가능성이 높기 때문에, 암의 이전 병력은 초기 예약에서 선별되어야 하며, 영상검사에 대한 조기 의뢰가 타당할 수 있다(Henschke 등, 2007). 가장 높은 빈도로 고관절과 골반 부위로 전이되는 종양은 유방의 암종이다(Horowitz 과 Berman, 1999).

또한 초기 평가에서 다음 영역을 다루어야 한다: 과거의 손상, 어린 시절 또는 청소년기 고관절 질환, 염증 병리의 병력 및 무혈성 괴사의 위험 요인. 염증성 관절염은 일반적으로 이른 아침 경직과 보다 대칭적인 패턴의 통증을 보인다. 고관절 통증의 급성 변화와 체중 지지를 견딜 수 없는 것은 고관절 병리가 심각하다는 것이며, 긴급하게 정형외과로 진료를 의뢰해야 한다.

표 12.1 고관절 통증의 감별진단

관절 병리	관절-외 병리	연관통 (고관절 모방)
• 고관절염 • 대퇴-관골구 충돌 • 고관절 이형성 • 관골구 관절순 파열 • 골연골 병변 • 대퇴골 변형(과도한 전염 또는 후염) • 원인대 파열 • 고관절 불안정 • 관절 내 유리체 • 대퇴경부 스트레스 골절 • 무혈성 괴사 • 고관절의 일시적인 골다공증 • 활막염 및 염증성 질환 • 패혈성 관절염 • 골수염 • Paget 병 • 골종	• 내전근 – 관련 서혜부 통증 • 고관절 굴곡 – 관련 서혜부 통증 • 중둔근 건병증과 파열 • 복직근 긴장 • 치골 – 관련 서혜부 통증(치골염) • 탄발음 고관절 증후군(외적 과 내적) • 운동성 치골통 (스포츠 탈장) • 서혜부 탈장(흉부 탈장, 대퇴골 탈장, 폐색근 탈장) • 골반의 스트레스 골절	• 요추 병리(예: 디스크, pars 손상, 후관절병증) • SIJ 장애 • 복강내 병리(동맥류, 게실증, 염증성 장질환) • 비뇨-생식기 장애(요로감염, 고환뒤틀림, 신장결석증) • 요로-산부인과학적 병리(내분비증, 골반염증) • 복근 긴장 • 신경포착증후군(장골-서혜부, 대퇴골뼈, 외측 대퇴경피, 폐쇄근, 음부)

고관절과 골반 부위(대퇴골 목, 치골, 천골, 좌골)의 스트레스 골절은 여성 달리기 선수들에게 가장 흔하며, 고관절과 서혜부 통증의 가능한 감별진단을 놓쳐서는 안된다(Robertson과 Wood, 2017). 일반적으로 통증은 서혜부, 전방 고관절, 대퇴 근위부 주변으로 분산된다. 통증은 일반적으로 충격이 가해지는 활동에 의해 그리고 시간이 지남에 따라 악화된다. 진행 중인 경우 야간 통증으로 진행되며 보행 중 다리를 절기도 한다(Harris과 Chahal, 2015). 여성 달리기 선수의 경우, 무월경, 칼로리 섭취 감소 및 이전의 뼈 스트레스 손상으로 구성된 병력이 있다면 스트레스 골절의 의심과 신속한 조사를 제기해야 한다(Lodge 등, 2020).

연상단어 "SAM"(Stress fractures, Avascular necrosis and Metastasis or primary bone tumor, 스트레스 골절, 무혈성 괴사, 전이 또는 원발성 골종양)은 고관절과 서혜부 부위의 중요한 적색 깃발을 기억하는 데 도움이 될 수 있다(표 12.2).

고관절 평가에 대한 층별 접근법
(Layer Approach to Hip Evaluation)

고관절 통증에 대한 포괄적인 평가는 골연골, 관절낭-관절순(capsule-labral), 근육건, 신경혈관 등 4개의 구별되는 고관절 층에 대한 상세한 지식과 평가가 필요하다(표 12.3).

Draovitch 등(2012)이 설명한 계층 개념은 환자 증상의 근원이 되는 고관절 구조 및 최선의 치료 계획 방법을 결정하는 체계적인 수단이다. 이러한 계층화된 개념을 통합한 고관절의 임상적 접근은 정확한 진단으로 이어질 가능성이 높다.

통증의 본질*(Nature of Pain)*

통증의 본질은 주관적인 병력에서 매우 중요하다. 만성

표 12.2 고관절의 심각한 병리를 위한 선별검사 (MNEMONIC - SAM)

위험 신호	질문 안내
스트레스 골절 (**S**tress fractures)	1. 뼈 스트레스 손상 병력 2. 골다공증, 저비타민 D 3. 훈련 부하 급증 4. 증상이 악화되어 달릴 수 없음 5. 여성 환자: 체질량지수(BMI) 저하, 저칼로리 섭취, 지연성 수두통, 월경 장애 검사
무혈성 괴사 (**A**vascular necrosis)	1. 장기 경구 스테로이드제 2. 알코올 과다 섭취 3. 약물 남용, IV 약물 사용자 4. 겸상적혈구빈혈 5. 암 치료를 위한 방사선 치료 병력
전이암 또는 원발성 골종 (**M**etastatic cancer or primary bone tumor)	1. 암의 이전 병력 2. 밤사이 통증으로 인한 지속적인 통증 및 수면 부족 3. 발열, 원인 불명의 체중 감소, 식은땀, 무기력, 불쾌감 등의 체질 증상 4. 고관절, 서혜부 또는 고관절 주변 덩어리 또는 성장

고관절 통증이 있는 많은 환자들은 자신의 통증을 명확히 특징짓거나 정확하게 국소화하기가 어려울 수 있다. 낮은 등급의 둔탁하고 아픈 통증은 특히 환자가 40세 이상이면 퇴행성 병리적 증상을 나타낼 가능성이 높다. 특히 장기간 활동을 하지 않은 후 고관절에 대한 경직(stiffness)은 고관절염의 가능성을 시사한다(Cibulka 과 Threlkeld, 2004). 요통과 동측 다리나 발에 방사통 증상이 나타나는지 확인하는 것이 중요하다. 연상 단어 "SOCRATES"는 통증 병력을 철저히 확인하는 데 도움이 될 수 있다(표 12.4).

표 12.3 개념 계층

계층	명칭	구조	목적
1	골연골	대퇴골 관골구 무명골	관절 일치 관절-운동학 움직임
2	비활동성	관절낭 관절순 인대 원인대	정적 안정성
3	수축성	고관절을 가로지르는 근육 요천추 근육 골반기저근	동적 안정성
4	신경역학적	흉-요추 메커니즘 하지 메커니즘 고관절이라고 언급되는 신경혈관 구조	운동 사슬

날카롭고 찌르고 쑤시는 듯한 통증이 있는 경우 관절순 파열과 같은 역학적 원인이 있음을 나타낼 수 있으며, 이는 일반적으로 대퇴골-관골구 충돌(FAI) 및 고관절 이형성증과 같은 병리와 함께 동반된다(Burnett 등, 2006). 고관절 탄발음 증후군(snapping hip syndrome) 또는 전방 관절순 손상 환자는 종종 고관절 깊숙한 곳에서 발생하는 걸림(catching), 염발음(clicking), 또는 팝핑(poping) 감각이 있다고 설명한다(Lee 등, 2013). 장경인대로부터 유래한 외적 고관절 탄발음 증후군은 장경인대가 대전자 위로 미끄러져 자발적으로 감소하기 때문에 환자가 종종 "관절에서 나오는 고관절"이라고 표현하기도 한다(Spina, 2007). 여성 환자의 경우 자궁내막증(endometriosis) 과 같은 산부인과 질환의 징후일 수 있으므로, 고관절과

표 12.4 고관절 통증 병력 (MNEMONIC-SOCRATES)

	구성 요소	질문 안내
S	위치(Site)	어디가 아픈가요? (예: 전방, 측면, 서혜부, 치골 부위, 하복부, 전방 대퇴)
O	발병 시작(Onset)	언제부터 아프기 시작했나요? 얼마나 됐는가요? 갑작스러웠나요, 점진적이었나요? 외상 병력인가요?
C	특징(Character)	통증은 어떤 느낌입니까? (예: 연속 통증, 깊음, 날카로움, 쏘는 듯한, 욱신 욱신)
R	방사(Radiation)	통증은 다른 곳으로 이동하나요? (예: 대퇴, 다리, 엉덩이, 슬관절)
A	관련된 증상 (Associated symptoms)	통증과 관련된 다른 징후/증상이 있습니까? (예: 절뚝 거림, 다리의 약화, 발열, 핀과 바늘로 찌름, 저림)
T	시기(Timing)	통증이 패턴을 따르나요? 낮과 밤에 차이가 있나요? 고관절이 가장 신경 쓰이는 때는 언제입니까?
E	악화와 완화 증상 (Exacerbating and relieving symptoms)	좋아지거나 나빠지는 게 있나요? 휴식과 진통제 효과는? 일상생활관리, 계단 오르기, 스포츠, 체육 활동 능력에 영향을 미칩니까?
S	중증도(Severity)	통증이 얼마나 심한가요? 등급을 매겨봅시다. 시각적 상사척도: 0 to 10 (0, 통증없음; 10, 최악의 통증)

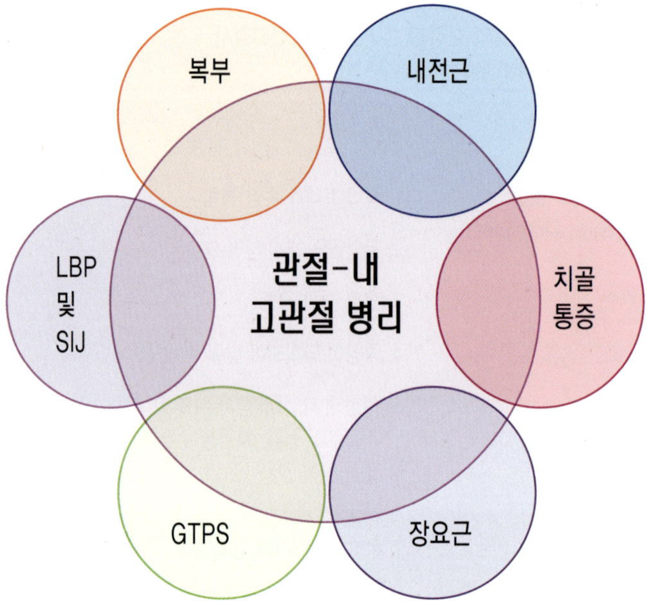

그림 12.1
고관절 병리 겹침.
GTPS : 대전자 통증 증후군(greater trochanteric pain syndrome),
LBP : 요통(low back pain),
SIJ : 천장관절(sacroiliac joint).

서혜부 통증이 주기적이고 월경에 따라 변동하는지를 조사하는 것이 중요하다(Rana 등, 2001).

만성 고관절 통증을 가진 많은 환자의 경우, 여러 병리의 중복으로 흔하게/일반적으로 복합 임상 증상이 있으며(그림 12.1), 27%–90%의 환자에게 2개 이상의 진단이 존재한다(Lovell 등, 1995). 병력 수집 중 진단 프로세스에 도움이 되는 필수 질문은 표 12.5에 요약되어 있다.

활동 유발(*Inciting Activities*)

환자의 증상을 악화시키는 특정 활동을 자세히 조사해야 하다. 임상가는 "언제 통증을 경험합니까?" 또는 "고관절이 신경 쓰이게 하는 것은 언제입니까?"와 같은 개방적인 질문을 함으로써 증상을 악화시키는 활동을 확인해야 한다. 일상생활활동은 종종 관절-내 고관절 병리에 의해 영향을 받는데, 여기에는 계단 오르내리기, 신발과 양말을 신기 위해 팔을 뻗는 것, 차를 타고 내리는 것, 낮은 의자에서 일어나거나 앉는 것 등이 포함

표 12.5 필수적인 고관절 주관적 평가

임상 병력	현재 증상
• 하지의 장골 골절을 포함한 외상의 병력 • 발달이형증, 백일해, 대퇴골두골단분리증, 관련 수술과 같은 소아 고관절 장애 • 부모 또는 형제자매의 초기 고관절염 가족력 • *여성 환자 :* 자궁내막증, 골반염증 같은 요로-산부인과 질환. 생리 중에 고관절이나 서혜부에 통증이 변동하나요? 성관계 중에 고관절 통증이 있나요? • *현재 스포츠 기록 :* - 제자리에서 회전하기 및 이동 스포츠 - 과도한 웨이트 트레이닝 - 요가, 발레 또는 무술과 같은 유연성 기반 훈련	• *통증의 위치 :* 전방 고관절, 측방 고관절, 둔부통, 요통, 전방 대퇴통증 • C-징후, 삼각 징후 또는 심부 포인터 징후 • 연관된 핀과 바늘 또는 저림을 동반한 방사통 다리 통증 • 통증 시 절뚝거리는 병력 • 염발음, 걸림, 딸깍음 등의 역학적 증상. 통증과 관련이 있나요? • 과운동이나 다관절 통증의 병력이 있습니까? • 이른 아침 허리, 골반, 고관절 주변이 뻣뻣합니까? • ***다음 활동 중에 통증이나 불편함이 있습니까?*** - 특히 낮은 의자 또는 소파에서 장시간 앉아 있음 - 신발과 양말 신기 - 승하차 - 웨이트 트레이닝 중 깊은 스쿼트 또는 런지 - 요가, 발레 또는 무술 중, 특히 고관절 굴곡 또는 회전 끝 범위 동작에서 스트레칭 통증

된다.

스포츠 활동 후나 다음 날 절뚝거림(limp)의 발생은 관절내 병리를 강하게 시사함으로 이것에 대하여 물어보는 것은 중요하다(Bassett과 Tjoumakaris, 2019). 걷는 것보다 앉는 것이 더 통증스럽다는 것은 FAI의 존재를 암시하는 반면, 골관절염 환자와 성인 고관절 이형성 환자는 장시간 서서 걷는 것과 같은 활동을 하는 동안에 통증이 증가되는 것을 느낄 것이다(Stubbs 과 Howse, 2017). 일반적으로 FAI 증후군을 가진 환자들이 고관절 굴곡을 과도하게 하면 심한 통증을 느낄 수 있고, 축구, 럭비 또는 농구와 같은 접촉 스포츠에서 방향 전환에서도 통증을 수반한다(Egger 등, 2016). 관절-내 고관절 병리를 암시하는 특징(Byrd과 Jones, 2004; Frangiamore 등, 2017)은 표 12.6에 요약되어 있다.

표 12.6 관절-내 고관절 병리를 암시하는 증상

1. 고관절/서혜부 통증과 관련된 활동을 서서히 시작
2. 막연하고 깊으며 부위를 특정할 수 없는 증상 (C-징후, 삼각 징후, 심부 포인터 징후)
3. 염발음, 끼임, 팝핑 등의 역학적 증상
4. 증상 조장 활동 중 또는 증상 조장 후 절뚝거린 병력
5. 특히 낮은 의자 및 소파에서 장시간 앉아 있는 경우 앉은 자세에서 일어나는 동안 통증과 잡음이 느껴진다.
6. 회전 활동 중 통증 또는 불편함(예: 비틀기, 제자리에서 회전, 갑자기 멈추기, 방향 변경 활동); 편평한 표면 및 직선 활동에서의 활동은 비교적 잘 허용된다.
7. 스포츠 활동 후 고관절과 서혜부 부위 주변의 뻣뻣함 (몇 시간에서 며칠 동안 지속될 수 있음)
8. 신발과 양말을 신는 것이 어렵거나 불편함

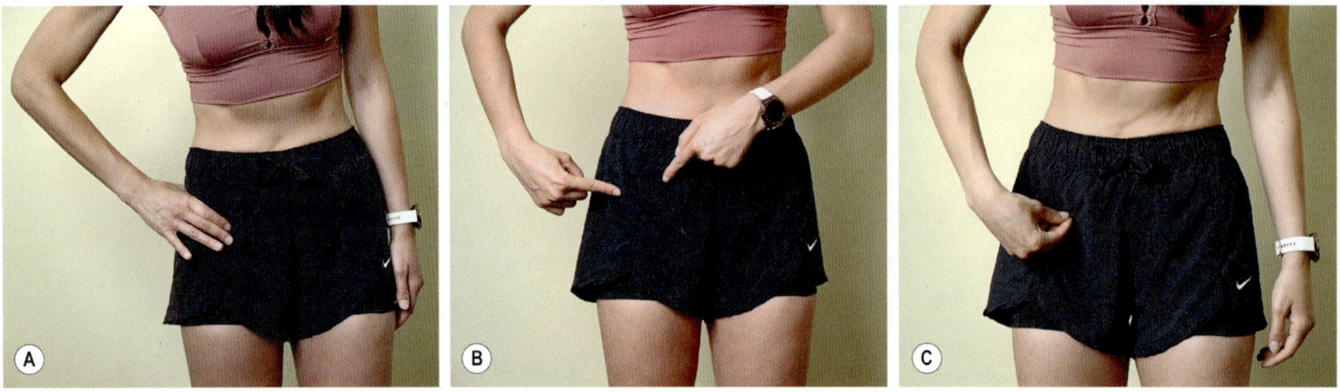

그림 12.2
관절-내 고관절 병리 환자가 흔히 나타내는 임상적 징후. (A) 대전자 C-징후. (B) 삼각 징후. (C) 심부 포인터 징후.

어떤 환자의 경우, 증상은 스포츠 활동 중 또는 운동센터에서 훈련하는 동안에만 나타날 수 있다. 운동 집단에서 일반적인 유발 요인으로는 웨이트 트레이닝 중 깊은 스쿼트, 오르막 또는 울퉁불퉁한 표면에서의 달리기, 축구와 럭비 같은 접촉 스포츠에서의 비틀기, 회전 또는 발차기 활동이 있다. 고관절 통증의 중증도를 정량화해야 하며, 운동 활동에만 방해가 되는 통증과 정상적인 일상 활동 중 통증을 구분하는 것이 중요하다. 진통제 또는 소염제 사용 및 사용 패턴과 함께 완화 요인을 탐구해야 한다.

관절-내 고관절 병리에서 환자는 종종 엄지손가락과 집게손가락으로 C 징후로 알려진 "C" 모양으로 고관절 전-측방 부위를 감싸 통증을 국소화한다(Wilson과 Furukawa, 2014). 관절-내 고관절 병리 환자가 수행하는 다른 일반적인 임상 징후는 삼각 징후와 심부 포인터 징후이다(그림 12.2). 절뚝거림, 서혜부 통증, 내회전 제한은 척추로부터의 연관통과는 반대로 관절-내 고관절 병리를 예측한다(Brown 등, 2004).

고관절 통증, 기능 및 증상의 중증도에 대한 정량화는 다음의 검증된 질문지 중 하나 이상을 정하여 점수를 매길 수 있다: Harris 고관절 점수(Harris Hip Score, HHS), 고관절 평가 점수(Hip Outcome Score, HOS), Copenhagen 고관절과 서혜부 평가 점수(Copenhagen Hip and Groin Outcome Score, HAGOS) 및 비관절성 고관절 점수(Non-Arthritic Hip Score, NAHS) 및 국제 고관절 평가도구(International Hip Outcome Tool, iHOT-33).

알코올, 스테로이드 및 약물의 현재 사용을 결정하기 위해 사회력(social history)을 검토해야 하며, 이는 환자를 무혈성 괴사의 위험에 처하지 않게 하기 위함이다(Shah 등, 2015). 온전한 병력은 환자가 고관절 치료를 위해 겪었던 이전의 치료와 이전 임상가들의 관련 조사에 대한 정보까지 수집해야 한다.

마지막으로 임상가는 환자에게 무엇이 증상을 유발한다고 생각하는지 물어봐야 한다. 또한 환자와의 대면에서 환자의 목표와 기대에 대한 부분이 논의되어야 하며 그들이 증상에 대해 질문을 하거나 특정한 우려를 제기할 수 있는 기회가 주어져야 한다.

고관절의 임상적 통증 상태
(Clinical Pain Conditions of the Hip)

고관절과 서혜부 통증의 진단에 대한 통일성을 도출하기 위해 국제 전문가들에 의해 Doha 컨센서스로 합의하였다(Weir 등, 2015). 이러한 정의와 용어는 연구 목적에도 적합한 간단하고 임상적인 방법으로 환자를 분류하기 위해 병력 및 신체적 검사 결과를 기반으로 한다(표 12.7). 게다가 이 전문가들은 고관절과 서혜부 통증을 설명하는 동안 다음과 같은 일반적인 용어의 사용을 피할 것을 권장하였다: 내전근과 장요근 건염 또는 건병증, 운동성 서혜부 통증, 운동성 치골통, 생체역학적 서혜부 과부하, Gilmore 서혜부, 서혜부 파행, 하키 골키퍼 증

표 12.7 고관절 임상 통증 상태 (DOHA 동의)

명명법	증상	징후
내전근-관련된 서혜부 통증	치골의 장내전근 건 닿는 부위 주위의 통증. 통증이 허벅지 안쪽을 따라 원위쪽으로 발산될 수 있음	• 내전근 압통 • 저항성 내전 검사시 통증
장요근-관련된 서혜부 통증	내전근- 관련된 서혜부 통증보다 측면으로 위치한 근위부 대퇴 전방 부위 통증	• 장요근 압통(위서혜부 또는 아래 서혜부) • 저항성 고관절 굴곡에 대한 통증 또는 고관절 굽힘근 스트레칭시 통증
서혜부-관련된 서혜부 통증	활동시 악화되는 서혜부 통증. 통증이 심할 경우 기침이나 재채기, 침대에서 일어나 앉아 있어도 기도가 자주 아프다.	• 서혜관 통증 및 서혜관 압통, 또는 Valsalva 기법, 기침 및/또는 재채기시 통증 • 서혜관을 촉지하기 위해 음낭을 탐색하여 뚜렷한 서혜관 탈장이 발견되지 않음
치골-관련된 서혜부 통증	결합관절 부위와 바로 인접한 뼈의 통증	• 치골결합과 주변 뼈의 국소적 압통
고관절 관련된 서혜부 통증	고관절과 서혜부 부위의 통증이 지속적으로 악화되며 신체적 검사에서 고관절 증상유발 검사에 의해 재생산된다.	• 병력 또는 임상적 검진을 통해 고관절이 서혜부 통증의 근원이라는 임상적 의심

후군, 하키 서혜부, 골염 서혜부, 스포츠맨 서혜부, 스포츠 탈장, 스포츠맨 탈장.

고관절 신체적 검사
(Physical Examination of the Hip)

골반은 구조가 깊고 연부조직이 두껍게 감싸고 있어서 검사가 어려울 수 있다. 고관절 통증의 가능한 병인학에 대한 임상적 평가를 용이하게 하기 위해서는 고관절과 골반을 전방, 내측, 외측, 후방 영역으로 나누는 것이 도움이 된다. 이 절의 목적은 고관절 관련 통증이 있는 환자에 대한 근거-기반 검사를 도입하는 것이다. 신체적 검사 중 체계적인 접근 방식을 통해 임상가는 주관적 병력에서 발생하는 감별진단의 격차 범위를 좁힐 수 있다.

신체적 검사의 핵심은 고관절과 서혜부 통증이 관절 내 또는 관절 외 병리에서 비롯되는지 확인하고, 고관절 통증이 척추, 하복부 또는 비뇨생식기 시스템과 같은 다른 구조에서 언급되지 않았는지 확인하는 것이다. 관절 외 병리는 일반적으로 저항성 근육 수축이나 도수 촉진에 대한 통증으로 악화될 것이다. 수축이나 수동적 스트레칭 시에 동반되는 통증은 근육병리 또는 건병증을 나타낼 수 있다. 수동적 부가적 운동 검사 및 생리학적 검사도 고관절 검사에 중요한 구성 요소이다(본 교재 15장 참조).

환자의 불편함을 최소화하기 위해 자세 접근법(Martin 등, 2017)이 권장된다. 이 경우 환자는 서 있는 자세, 앉아 있는 자세, 바로 누운 자세, 옆으로 누운 자세, 엎드려 누운 자세에서 검사를 수행한다(표 12.8).

고관절 복합체의 임상적 평가는 요천추의 표준 선별검사와 하지의 신경혈관 검사를 통합해야 한다(11장 참조). 고관절과 요추 병리 사이에 증상이 겹치기 때문에 임상가는 정확한 진단

표 12.8 5가지 다른 자세에서 고관절 신체적 검사

선 자세	앉은 자세	바로 누운 자세	옆으로 누운 자세	엎드려 누운 자세
일반적 : 자세, 습관, 느슨함 ***보행 :*** 통증성 보행, Trendelenburg보행 발 진행 각도 ***척추 :*** ROM, 척추측만증, 척추전만증, 골반 대칭 ***검사 :*** Trendelenburg, 스쿼트, 한 다리 스쿼트 스텝-다운 검사	신경학적 평가 말초순환 ***운동범위 :*** 고관절 내회전 및 외회전 ***검사 :*** 굴곡 근력 검사	다리 길이 차이 ***촉진 :*** 내전근 기시, 치골 결절, 하복부 ***ROM :*** 굴곡, 외전, 내전, 내회전 및 외회전 ***검사 :*** • 통나무 구르기 • 모음근 스퀴즈 • FADIR • FABER • Stinchfield • Thomas	***촉진 :*** 대전자 ***검사 :*** • 내전 근력 검사 • 중근근 구축 • 연발음 고관절	***촉진 :*** 천장관절 ***ROM :*** 고관절 내회전 및 외회전 고관절 신전 ***검사:*** • Ely 검사 • Craig 검사 • 능동적 고관절 신전

이 어려울 수 있음을 인지해야 한다(Buckland 등, 2017).

선 자세 평가 (그림 12.3) (*Standing Evaluation*)

신체적 검사를 위해 환자가 적절히 노출되어야 하며 검사과정의 친밀한 성격을 감안하여 환자에게 검사 동안 보호자의 동반이 가능하다고 안내하여야 한다. 먼저, 환자에게 한 손가락으로 통증 위치를 가르쳐 파악하도록 지시한다.

통증이 특정 부위(예: 대전자)에 국한된 경우, 증상의 원인이 관절-외 일 가능성이 높다. 그러나 환자가 특징적인 C 징후로 손을 잡거나 서혜부 부위를 가리킨다면 관절-내 문제를 나타내는 것일 수 있다(Bird, 2021).

척추는 뒤편에서 척추 측만증, 과도한 요추전만 또는 척추 후만증을 검사해야 한다. 척추 경사도와 대칭은 어깨와 장골릉에 손을 올려서 평가해야 한다. 척추의 능동 운동범위를 평가하여 척추의 제한과 사지로의 연관통 유무를 평가해야 한다. 이 단계에서, 관절 느슨함은 Beighton의 기준에 따라 선별된다.

보행 패턴을 평가하기 위해 환자를 최소 6~8보 걷게 하는 동안 관찰해야 한다(Martin 등, 2010). 임상가는 통증성 보행, Trendelenburg 보행 및 발 진행각(과도한 발가락 안-밖)과 같은 보행 이상을 주시해야 한다. 통증성 보행은 고관절 또는 허리 병리 중 하나를 나타낼 수 있다(Bray 등, 2006). 고관절 통증이 있는 많은 환자들은 짧은 보폭과 체간이 환부쪽으로 기울어지는 통증성 보행을 보일 수 있다.

보행 평가에 포함될 유용한 검사는 Ranawat 등(2017)이 설명한 바와 같이 발 단계적 발목 걷기 검사(Foot Progression Ankle Walk Test, FPAW)이다. 환자에게 발을 기준 패턴에서 15° 내회전하도록 지시하고, 보행 패턴을 평가한다. 검사는 15°의 발로 외회전을 반복한다.

이 검사에서 고관절 통증이 나타난다면 FAI 또는 고관절 불안정성에 대한 임상적 의심을 제기하는 것이다. Trendelenburg 검사는 환자에게 한 다리로 서서 5초 이상 자세를 유지하도록 요청함으로써 진행된다. 비-체중지지 쪽의 골반이 떨어지는 것은 고관절 외전근의 약화를 나타낸다(Plante 등, 2011).

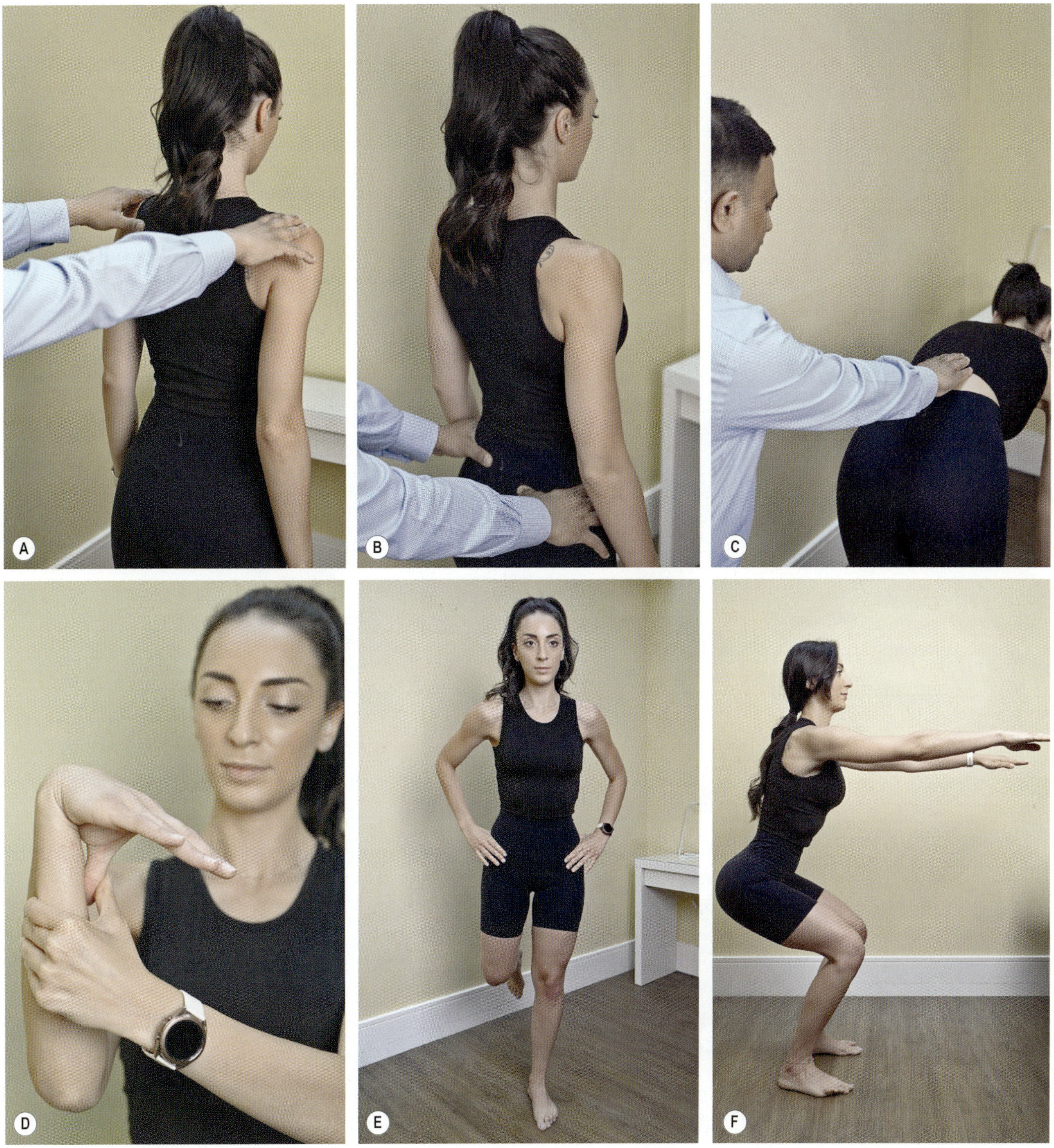

그림 12.3
서 있는 자세 평가. (A) - (B) 어깨와 장골릉 높이 검사한다.
(C) 완전한 척추 굴곡 정도를 확인한다. (D) 엄지손가락의 느슨함. (E) 한발 서기 검사. (F) 스쿼트 검사.

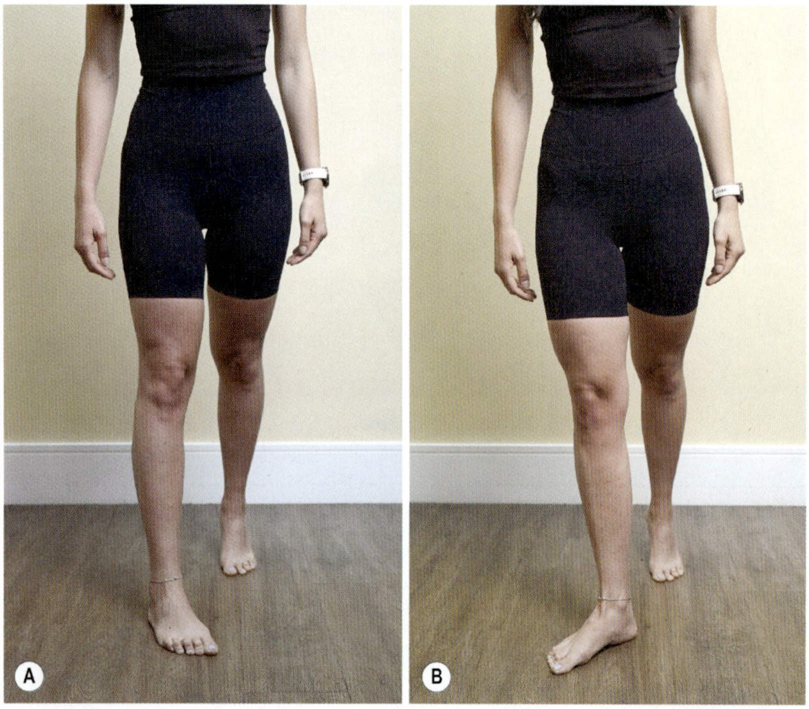

그림 12.4
발 단계적 각 걷기(Foot Progression Angle Walking; FPAW) 검사.

(A) 15° 발 내회전.

(B) 15° 발 외회전.

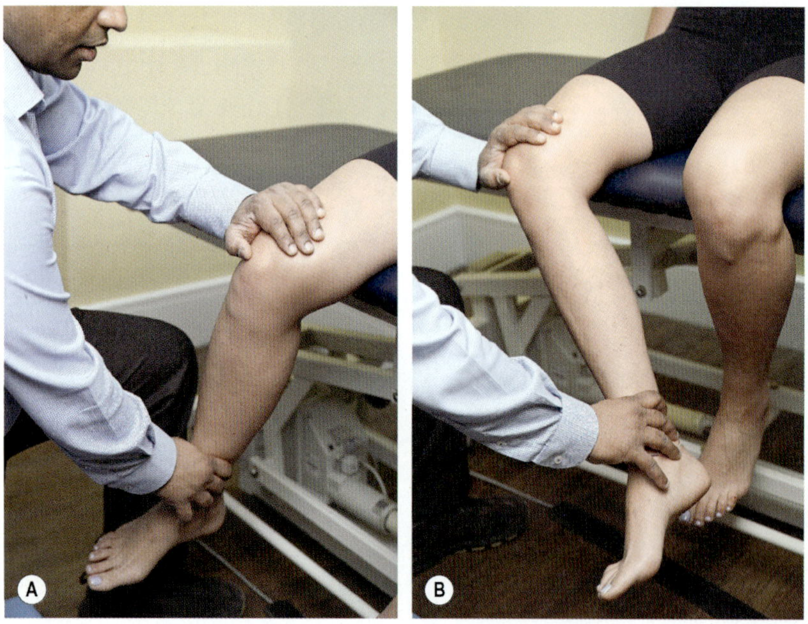

그림 12.5
앉은 자세 평가.

(A) 내회전.

(B) 외회전. 수동적 내회전과 외회전 검사는 좌우 비교한다.

한 다리 스쿼트(single leg squat) 및 스텝-다운 검사는 비-관절성 고관절 통증 환자의 운동학적 및 생체역학적 결함을 평가할 수 있다(McGovern 등, 2018). 한 다리 스쿼트 검사의 수행에 대한 임상 평가는 환자의 고관절 외전근 기능을 확인하는 데 유용한 신뢰할 수 있는 도구이다(Crossley 등, 2011).

환자가 깊은 스쿼트를 할 수 있는 능력은 선 자세에서 평가한다. 양성 검사는 환자의 증상이 재현되거나 통증 때문에 검사를 수행할 수 없는 경우를 말한다(Ayeni 등, 2014). 또한 주관적 검사 중에 확인된 다른 증상유발 활동들도 평가해야 한다.

표 12.9 정상적 고관절 운동범위

운동범위 평가	범위(각도)	비정상(각도)
앉은 자세 내회전	20-35	〈 20
앉은 자세 외회전	30-45	〈 30
바로 누운 자세 고관절 굴곡	100-110	〈 100
바로 누운 자세 고관절 내전	20-30	〈 20
바로 누운 자세 고관절 외전	〉45	〈 45

(출처: Martin 등, 2017.)

앉은 자세 평가 (그림 12.5) (Sitting Evaluation)

고관절 병리를 앓고 있는 환자의 일반적인 호소 중 하나는 장시간 앉아 있는 때의 통증과 불편함이다(Clohisy 등, 2009). 따라서 고관절 검사는 앉은 자세에서 고관절 평가를 포함시켜야 한다. 앉은 자세, 요추에 대한 골반 정렬, 앉은 상태에서 통증성 자세를 관찰한다. 골반 경사의 변화 및 앉은 자세에의 고관절 굴곡 범위의 감소는 잠재적 고관절 병리로 인한 보상적 요골반(lumbopelvic) 적응을 나타낼 수 있다. 신경학적 평가(감각, 운동 및 반사 포함)와 말초 순환은 앉은 자세에서 평가되어야 한다. 혈관 평가에는 피부 검사, 다리의 붓기 및 경골 후맥(posterior tibial pulse)이 포함된다.

앉은 자세에서, 골반은 안정된 상태에서 테이블과 직각을 유지하고, 고관절과 슬관절은 90°로 굽혀져 있다. 앉은 자세의 핵심 평가는 수동적 고관절 내회전과 외회전을 평가하고, 좌우의 편차를 비교해야 한다(표 12.9). 최적의 보행을 위해서는 보행 중간 입각기에서 적어도 내회전이 10° 이상이어야 하며, 20° 미만의 값은 비정상적으로 간주된다(Perry와 Burnfield, 2010).

반대쪽 고관절 또는 정상적인 예상 범위에 비해 과도한 운동범위는 일반적인 인대 이완(laxity) 또는 관절낭 이완을 나타낼 수 있는 반면, 운동범위(ROM) 감소는 고관절의 연부조직 구축, 골격 충돌 또는 골관절염의 징후일 수 있다. 증가된 내회전과 감소된 외회전은 대퇴골 전염(anteversion)을 나타낼 수 있다(Srimathi 등, 2012). 장요근의 근력은 앉은 자세에서 환자에게 저항을 이기며 검사대에서 슬관절을 들어 올리도록 하여 평가할 수 있다.

바로 누운 자세 평가(Supine Evaluation)

바로 누운 검사는 연부조직의 변화, 변색, 대퇴부 앞쪽 근육의 부피, 하지 전체의 대칭성, 명백한 다리길이 차이와 같은 이상 유무를 검사하는 것으로 시작된다. 다리길이 차이는 전상장골극(ASIS)와 내측과(안쪽 복사, medial malleolus) 사이의 거리를 비교하여 평가할 수 있다(Sabarwal 과 Kumar, 2008).

허리 굴곡, 외전 및 회전의 능동 및 수동 범위는 바로 누운 자세 평가의 일부로 평가되어야 하다. 환자는 바로 누운 자세에서 능동 운동범위(ROM) 검사 중에 증상의 잠재적 병인을 이해하도록 증상유발 동작을 보여주며 설명해야 한다. 임상가는 탄발음(snapping) 고관절 또는 고관절 탄발음(coxa saltans)을 나타낼 수 있는 능동 운동범위 동안 염발음(clicking), 딸깍음(clunking), 마찰음(crepitus)에 주의해야 한다(Byrd, 2005). 무증상 고관절은 증상이 있는 쪽보다 먼저 평가해야 하며, 양쪽 증상이 있는 경우 증상이 적은 쪽을 먼저 평가해야 한다.

이 자세에서 능동적으로 움직일 때의 통증은 대부분 환자 증상의 원인으로 수축성 요소를 암시하지만, 수동 운동범위 평가는 관절의 침범을 평가하는 데 도움이 될 것이다. 90° 굴곡 자세에서 최대 고관절 굴곡, 외전, 내회전과 외회전을 기록해야 한다.

국소적인 압통을 위한 촉진은 바로 누운 자세 검사의 중요한 부분이다. 근막 탈장이나 종괴(masses)를 확인하기 위해 하복부 부위를 처음 촉진하는 것은 위장이나 비뇨생식기에서 기인한 통증을 배제하는 데 중요하다. 골반뼈(ASIS, 치골결합, 대전자의 전방 경계 식별)에서부터 복직근 및 내전근 군의 부착 부위의 촉진까지에 이르는 순차적 촉진을 권장한다.

고관절 증상 유발 통증 기법은 상대적으로 민감도는 높지만, 관절-내 고관절 병리 검출에 대한 특이도는 상대적으로 낮다(Maslowski 등, 2010). 모든 증상 유발 검사에서 환자는 단

표 12.10 고관절 증상유발 검사

검사	민감도	특이도
FADDIR	99%	7%
FABER	82%	25%
Stinchfield	59%	32%

(출처: Maslowski 등, 2010; Reiman 등, 2015.)

순히 검사 중에 통증이 존재하는지 묻는 것이 아니라 특정 기법이 전형적인 증상을 재현하는지 묻는다(표 12.10).

1. 통나무 구르기 검사(Log Roll Test) (그림 12.6)

환자는 다리를 뻗은 채 바로 누운 자세를 한다. 검사자는 고관절 내회전 및 외회전의 최대 가용 범위를 통해 환자의 하지를 수동적으로 움직인다. 통나무 구르기 검사는 관골과 관절낭에 비하여 대퇴골두를 움직이지만, 주변 관절-외 구조에 스트레스를 주지 않기 때문에 고관절 병리에 특화되어 있다(Byrd 등, 2021).

2. 내전근 스퀴즈 검사(Adductor Squeeze Tests) (그림 12.7)

병력에서 내전근 관련 서혜부 통증이 의심되는 경우 내전근 스퀴즈 검사를 수행한다(Serner 등, 2016). 긴 지렛대(lever) 자세에서, 검사자는 두 손을 환자의 발 사이에 두고 테이블 끝에 서고 환자는 최대한의 힘으로 함께 눌러야 한다. 짧은 지렛대 자세에서, 고관절은 45°로 구부러지고 환자는 최대의 힘으로 양쪽 허벅지를 함께 눌러야 한다. 환자가 내전근의 근위부에서 국소 통증을 경험하는 경우 검사는 양성으로 간주된다(Hölmich 등, 2004).

3. FADDIR 검사 (그림 12.8)

굴곡 내전 내회전(Flexion Adduction Internal Rotation, FADDIR) 검사는 환자의 증상을 재현하기 위해 바로 누운 자세에서 고관절 90° 굴곡, 내전, 내회전으로 시행된다. 이 검사는 매우 민감하며 음성일 경우 관절-내 고관절 문제가 발생할 가능성이 낮다(Reiman 등, 2015). FADDIR 검사는 일반적으로 환자에게 가장 편하지 않은 검사이기 때문에 마지막으로 수행하는 것이 좋다(Lad 과 Kropf, 2019).

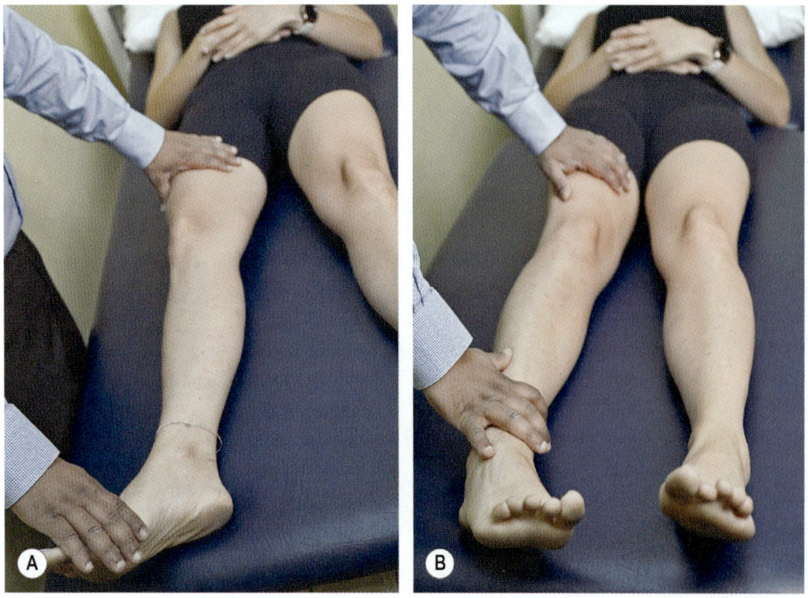

그림 12.6
통나무 구르기 검사.
환자는 바로 누운 자세에서 고관절을 중립 굴곡한다. 다리전체가 앞·뒤로 통째 굴려진다.

내회전(A)과 외회전(B).

4. FABER 검사 (그림 12.9)

굴곡 외전 외회전(FABER) 검사는 고관절을 45°로 구부린 상태에서 숫자 4 모양이 되도록(한 다리 양반다리) 고관절 외회전 및 발목을 반대쪽 슬관절에 올려놓고 수행한다. 검사자는 이 위치에서 검사한 슬관절에 부드러운 하방 압력을 가한다. FABER 검사는 고관절, 천장관절 또는 장요근 건과 관련된 병리에서 발생하는 증상을 유도할 수 있다는 점에 유의해야 한다(Bagwell 등, 2016).

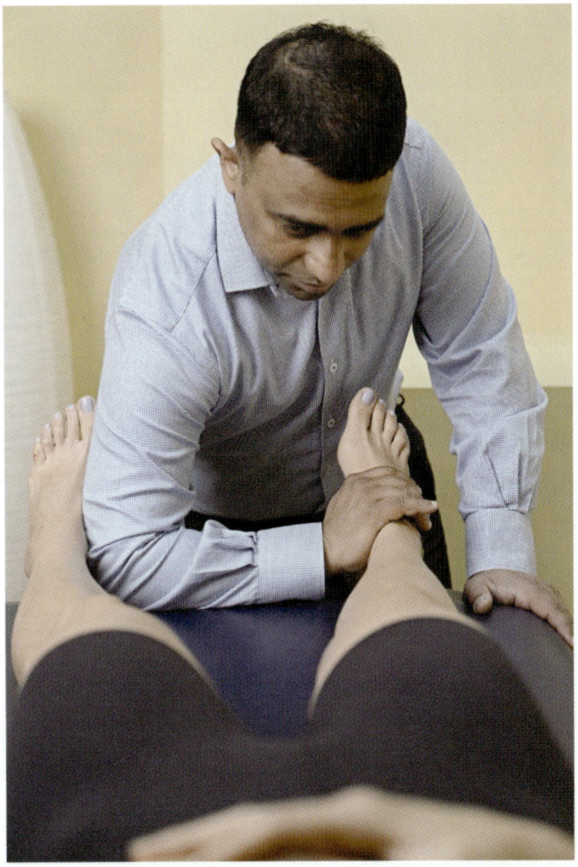

그림 12.7
내전근 스퀴즈 검사.
몇 가지 내전근 스퀴즈 검사가 있다. 가장 민감한 것은 환자를 바로 누운 자세로 시행한다. 임상가는 환자의 발 사이에 손과 팔을 벌리고 진찰대 끝에 선다. 환자는 발을 똑바로 위로 향하게 하여 최대한의 힘으로 발을 함께 눌러야 한다. 양성 검사는 내전근 공통 닿는 곳 부위에서 통증이 재현된다. 이 검사의 또 다른 일반적인 버전은 고관절을 45°로 구부린 상태에서 수행된다.

5. Stinchfield 검사 (그림 12.10)

Stinchfield 검사는 저항성 하지직거상 이라고도 불리며 임상가가 슬관절 근위부에 아래쪽으로 힘을 주고, 다리가 고관절

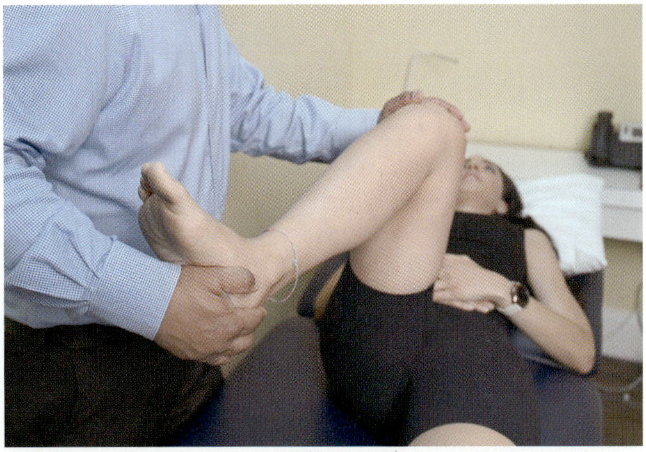

그림 12.8
굴곡 내전 내회전(FADDIR) 검사.
FADDIR 또는 전방 충돌 검사는 바로 누운 자세에서 수행되며, 고관절의 90° 굴곡, 내전 및 내회전을 통해 전방 대퇴골 경을 관골구의 전방 관절순과 접촉시켜 환자의 증상을 재현하여 양성 반응을 나타낸다.

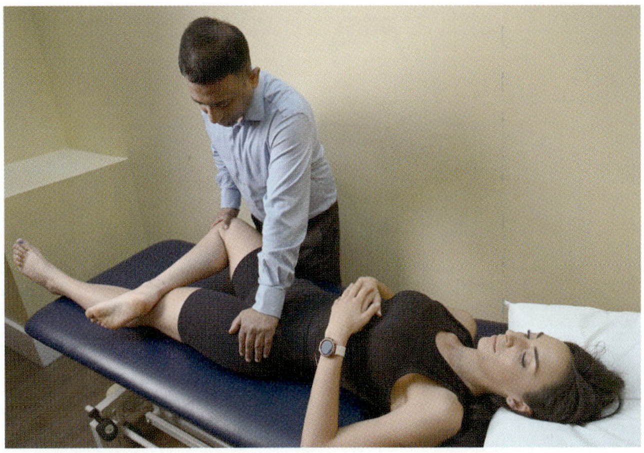

그림 12.9
굴곡 외전 외회전(FABER) 검사.
FABER 검사는 굴곡, 외전 및 외회전을 나타낸다. 환자의 전형적인 서혜부 증상을 재현할 경우 관절-내 고관절 통증에 양성 반응을 보이는 것으로 간주된다.

통증이나 허약함을 재현하기 위해 30°에서 45° 사이의 능동적인 고관절 굴곡으로 수행된다. 이 검사는 장요근과 관절-내 병리를 모두 평가하며, 요근(psoas)은 전방-외측 관절순에 압력을 가한다(Poultside 등, 2012).

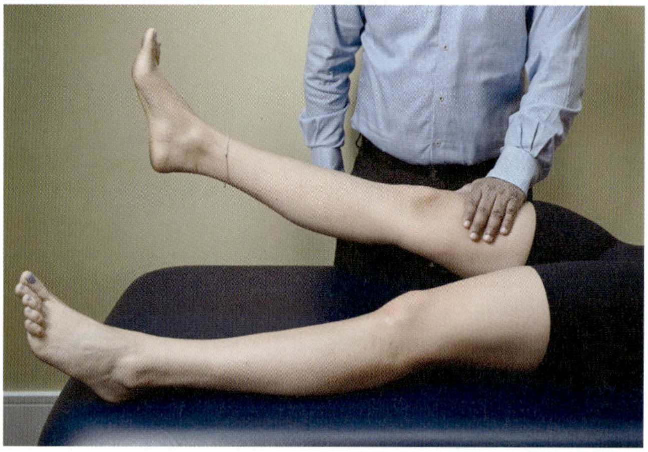

그림 12.10
Stinchfield 검사.
환자가 슬관절 신전과 함께 고관절 45°까지 힘껏 구부릴 때, 검사자는 슬관절 바로 위의 대퇴 근위부에 아래방향으로 힘을 가한다.

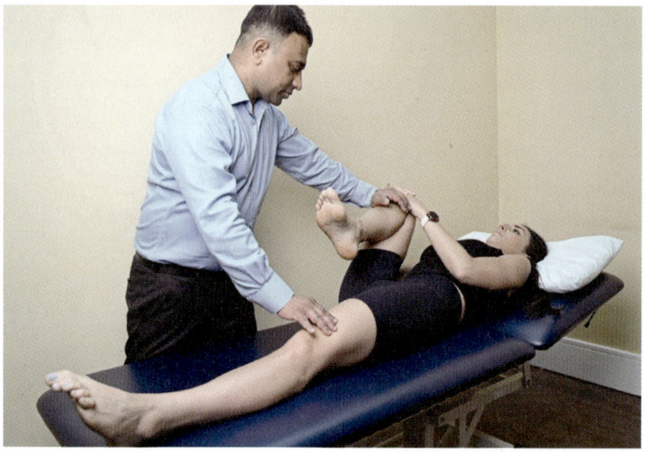

그림 12.11
Thomas 검사 또는 고관절 굴곡근 구축 검사.
골반의 초기 지점은 환자가 반대쪽 다리를 완전히 굴곡시켜 중립 골반 경사를 설정함으로써 달성된다. 검사한 고관절이 수동적으로 테이블 쪽으로 신전된다. 양쪽 고관절은 좌·우를 비교하여 평가한다.

6. Thomas 검사(고관절 굴곡 구축 검사)(그림 12.11)

환자는 침범되지 않은 쪽의 슬관절과 고관절을 모두 구부리고 다리를 가슴으로 당기라는 지시를 받는다. 양성 검사는 반대쪽의 펴진 다리가 검사대에서 들어올려지는 수동적인 굴곡으로 나타난다(McCarthy 과 Busconi, 1995). 이것은 장요근 단축 및 고관절 굴곡근 구축에 대한 유용한 선별 검사이다.

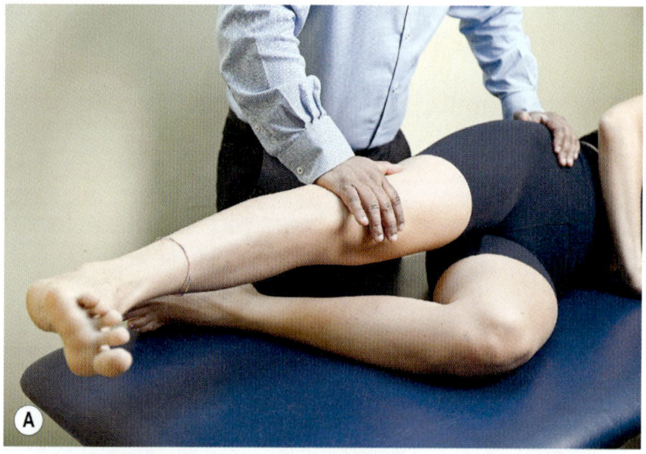

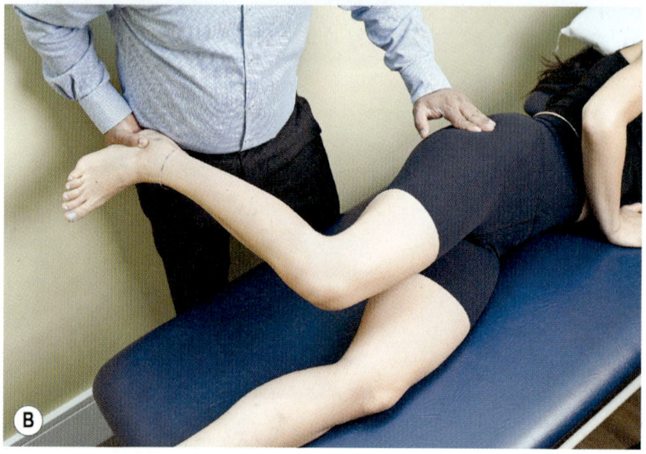

그림 12.12
고관절 측면 평가.
(A) 외전근 근력 평가. 환자는 자신의 체중을 저항력으로 이용하는 검사자에 대항하여 능동적으로 다리를 외전한다.
(B) 자전거 검사. 이 검사는 환자가 옆으로 누운 자세에서 굴곡에서 신전까지 손상을 받은 다리를 능동적으로 사이클링하여 외적 고관절 탄발음의 존재를 결정한다. 이 진단에는 대전자 위로 탄발음 또는 딸깍음 소리가 확인된다.

옆으로-누운 자세 평가 (그림 12.12)

(Side-Lying Evaluation)

옆으로-누운 자세 평가는 환자가 침범되지 않은 쪽으로 누운 상태에서 실시한다. 이 위치에서, 대전자의 모든 면(전방, 측면, 상-후방, 후방)이 촉진되고, 중둔근도 경로를 따라 촉진된다. 이 위치는 대전자 통증 증후군(greater trochanteric pain syndrome)의 흔한 통증 부위이다. 전체 외전근 근력은 슬관절을 신전하여 검사하고 표준화된 5점 척도로 등급을 매긴다. 옆으로 누운 상태에서 수동적 내전 검사(중둔근 구축 검사)는 검사자가 다리를 중립 위치에서 지지하고 슬관절을 구부리고 검사 테이블 쪽으로 고관절을 수동적으로 내전시켜서 측면 고관절 구조의 단축을 평가한다(Cirdi 등, 2019).

외적 탄발음(external snapping)은 굵거나 팽팽한 장경인대가 대전자 위로 미끄러지면서 발생하며, 환자는 종종 고관절이 삐거나 불안정하다고 호소한다(Lewis, 2010). 환자는 일반적으로 탄발음을 적극적으로 재현할 수 있다. 또한 환자에게 옆으로 누운 상태에서 자전거타기 검사를 수행하도록 요청하여 재현할 수도 있다. 자전거 페달링 패턴의 움직임이 재현될 때 검사자는 대전자를 통해 들을 수 있는 탄발음 또는 딸깍음을 모니터링 한다(Anderson, 2016).

엎드린 자세 평가 (그림 12.13)

(Prone Evaluation)

고관절의 수동적 내회전 및 외회전도 엎드려 누운 자세로 검사한다. 세 가지 다른 위치(앉은 자세, 바로 누운 자세, 엎드려 누운 자세)에서 측정한 고관절 회전은 임상가가 회전범위를 제한시킬 수 있는 능동적 구조와 수동적 구조를 구별하는데 도움이 될 수 있다. 고관절 회전의 범위 인대 기능 및 요추-골반 상호작용으로 인해 서로 다른 위치에서 최대 10°까지 달라질 수 있다는 것을 인지하는 것이 중요하다(Martin 등, 2017). 고관절 내회전과 외회전 범위의 20° 차이는 비정상적인 대퇴골 뒤틀림(version)을 암시할 것이다(Uding 등, 2019). 대둔근 기능을 위한 능동 고관절 신전은 환자가 고관절을 펴고 다리 전체를 테이블에서 들어 올리도록 하여 평가된다. 고관절염 의심 환자의 경우 고관절 수동 신전 운동범위를 평가하는 것이 제한 사항을 확인하는 데 유용하다.

이 위치에서 이상근과 천장관절의 압통을 평가할 수 있다. 대퇴직근의 근육 길이를 평가하기 위한 대퇴직근 구축 검사(일명 Ely 검사)는 슬관절을 수동적으로 구부리고 반대쪽과 비교함으로써 수행할 수 있다. 골반의 상방 움직임(upward motion)은 이 근육이 고관절과 슬관절을 모두 가로지르기 때문에 대퇴직근의 구축을 시사하는 양성반응을 나타낸다(Margo 등, 2003).

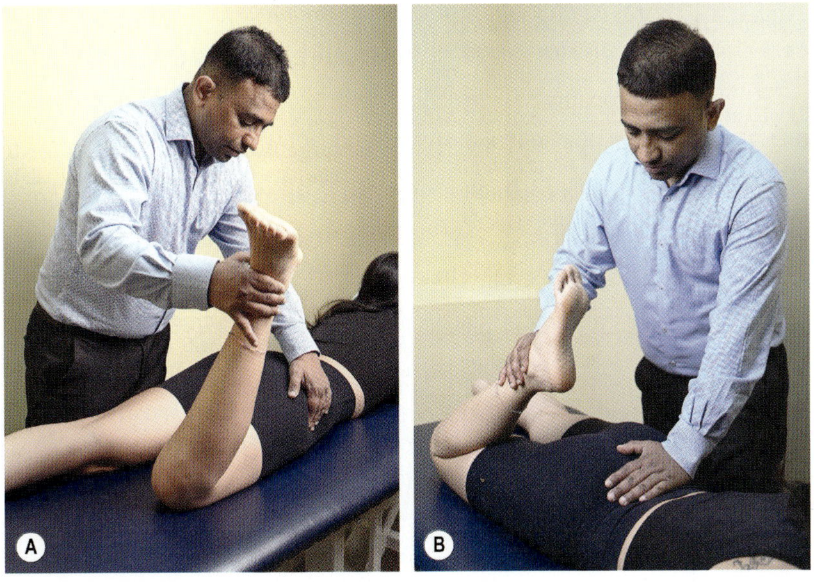

그림 12.13
엎드려 누운 자세 고관절 평가.

(A) 대퇴골 전염 검사. 슬관절은 90°로 구부러지고 검사자는 다리를 수동으로 회전시키면서 대전자를 촉진한다. 검사자는 경골의 축과 가상의 수직 사이의 각도를 기록하면서, 가장 옆으로 돌출되도록 대전자를 위치시킨다.

(B) 대퇴직근 구축 검사. 하지는 대둔근 쪽으로 구부러져 있다. 골반이 올라가거나 슬관절 굴곡 운동이 제한되면 대퇴직근 근육의 단축/구축을 나타낸다.

대퇴골 전염 검사(femoral anteversion test)(전통적으로 Craig의 검사로 알려져 있음)도 대퇴골 전염/후염의 정도를 평가하기 위해 엎드려 누운 자세로 수행된다. 검사자는 슬관절을 90°로 구부리고, 대전자가 가장 측면에 위치하도록 고관절을 내회전 및 외회전시키면서, 대전자를 촉진한다(Souza과 Power, 2009a). 대퇴골 전염의 각도는 각도계를 사용하여 추정할 수 있으며, 각도계의 한쪽 팔이 바닥에 수직이고 다른 한쪽 팔이 다리의 각도를 측정한다. 정상 범위는 10°와 20° 사이이다(Ruwe 등, 1992).

슬관절 주관적 검진
(Subjective Examination of the Knee)

개요(*Introduction*)

아픈 슬관절을 포괄적으로 검사하려면 해부학, 생체역학, 생리학에 대한 심층적인 지식이 필요하며, 이 모든 것이 최적의 슬관절 기능을 위해 필수적이다. 임상가는 손상과 병리가 슬관절 건강에 어떤 영향을 미치는지, 따라서 임상적 발현과 관련이 있는지 완전히 이해해야 한다. 이는 신중하고 민감한 질문으로 시작하고, 임상 가설을 지지하거나 부정하는 데 도움이 되도록 관련된 신체적 검사의 선택으로 이어진다. 이 장에서는 사용 가능한 근거와 현재 효과적인 수행을 고려하여 가장 일반적인 외상 및 비-외상 슬관절 장애에 대한 임상 검진에 초점을 맞춘다.

증상의 병력(*History of Symptoms*)

철저한 슬관절 평가는 항상 상세한 주관적 병력으로 시작해야 하며 표 12.11에 열거된 주요 구성요소를 탐구해야 한다. 임상가는 환자의 이야기를 주의 깊게 들어야 하며, 이는 가능한 진단 긴급한 관리 수준(예를 들어, 심각한 관절-내 손상이 의심되는 경우) 확대가 필요한지 여부에 관한 중요한 단서를 제공할 것이기 때문이다. 임상 병력을 취할 때 환자의 주요 관심사와 손상에 대한 인식을 확립하는 것이 중요하며, 환자의 참여와 장기 예후에 영향을 미칠 수 있기 때문에, 이러한 요인들이 다루어져야 한다.

표 12.11 슬관절 부위의 주관적 병력

외상성 손상	비-외상성 손상
• 손상의 메카니즘 초기 증상, 예, 딸깍 거리는(pop) 소리, 체중지지할 수 있는 능력, 경기를 지속할 수 있는 능력	• 증상의 시작, 예, 갑자기, 점진적으로 • 활동 또는 부하에 대한 최근 변경사항
일반적인 슬관절 병력	
• 증상의 위치 및 행동 • 부종의 시작, 행동, 위치 및 중증도 • 역학적 징후, 예, 연발음, 잠김, 갑자기 주저앉음 • 악화 및 완화 요인 • 영향을 받는 기능적 과제 그리고/또는 스포츠 • 이전의 의미 있는 손상 • 이전의 중재 및 반응 • 다른 관절 침범 • 일반 건강 및 관련 의료 조건 또는 의약품 • 환자 신념, 기대 및 목표	

심각한 슬관절 병리 선별 검사
(Screening for Serious Knee Pathology)

심각한 슬관절 병리에는 골절, 감염, 염증성 관절병증(arthropathy) 및 원발성 골종양 또는 이차성 전이와 같은 악성(malignant) 과정이 포함된다. 외상성 슬관절 골절은 대부분 강한 에너지(high energy) 외상 이후에 발생한다. 이것은 또한 노인들의 낮은 에너지 트라우마나 뼈 건강이 손상되는 곳에서 일어날 수 있다. 일반적인 부위로는 슬개골, 대퇴골 원위부, 경골 고원(tibial plateau)이 있다. 환자는 전형적으로 상당한 통증, 붓기, 체중부하의 어려움, 압통이 나타난다. Ottawa 슬관절 원칙(Ottawa knee rules)은 임상가가 급성 슬관절 손상에서 방사선 촬영 영상을 필요로 하는 환자를 결정하는 데 도움이 되는 임상 의사결정 도구이다(표 12.12). 이러한 원칙은 민감도가 높고 음의 우도비가 낮다는 점을 고려할 때, 환자가

표 12.12 OTTAWA 슬관절 원칙

다음 기준 중 하나 이상을 충족하는 급성 슬관절 손상을 입은 환자의 경우 슬관절 방사선 검사를 요청해야 한다.

1. 55세 이상
2. 비골두의 압통점
3. 슬개골의 압통점
4. 슬관절을 90°로 구부릴 수 없음
5. 즉시 및 응급실에서 체중을 지지할 수 없음(4 스텝)

Ottawa 슬관절 원칙에 음성이라면 임상가는 골절을 배제하는 것이 합리적이다(Sims 등, 2020).

패혈성 관절염(Septic arthritis)은 슬관절에서 가장 흔하게 나타나는 관절염으로, 심각한 의학적인 응급상황이다. 환자들은 일반적으로 슬관절이 갑자기 붉어지고, 뜨겁고, 부어오르는 증상이 나타난다. 환자의 약 60%가 발열과 같은 전신 특징을 보인다(Weston 등, 1999). 위험 요인으로는 최근 관절-내 코르티코스테로이드 주사, 수술, 정맥-내 약물 사용, 면역 억제 약물, 류마티스 관절염, 당뇨병 등이 있다. 통풍은 슬관절에서 흔히 나타나는 결정성 관절병증(crystal arthropathy)이다. 혈중 요산이 축적되어 관절에 요산 결정이 침착되어 발생한다. 환자는 일반적으로 심한 통증, 붓기, 홍반, 열이 심하게 나타난다. 관련 요인으로는 남성 성별, 30~50세, 유전적 성향, 높은 퓨린 식단(고기, 조개류, 맥주)이 있다. 골육종(osteosarcoma)은 가장 흔한 원발성 골종양으로 대퇴골 원위에서 가장 많이 발생한다(Mirabello 등, 2009). 관련 요인에는 24세 미만 또는 60~85세 사이의 연령, 암의 이전 병력, 유전적 소인(genetic predisposition), 방사선 치료 및 Paget병이 포함된다(Mirabello 등, 2009).

외상성 슬관절 손상 선별검사

(Screening for Traumatic Knee Injuries)

슬관절은 가장 크고 가장 흔히 손상을 입는 관절 중 하나이다. 스키, 스노우보드, 농구, 축구와 같은 스포츠의 인기 상승은 점점 더 많은 외상성 슬관절 손상을 초래하였다. 절단, 회전 및 비틀기 동작을 수반하는 작업 중에서 슬관절은 고정된 발과 움직이는 몸통 사이에 끼여 다양한 손상에 취약하다. 슬관절은

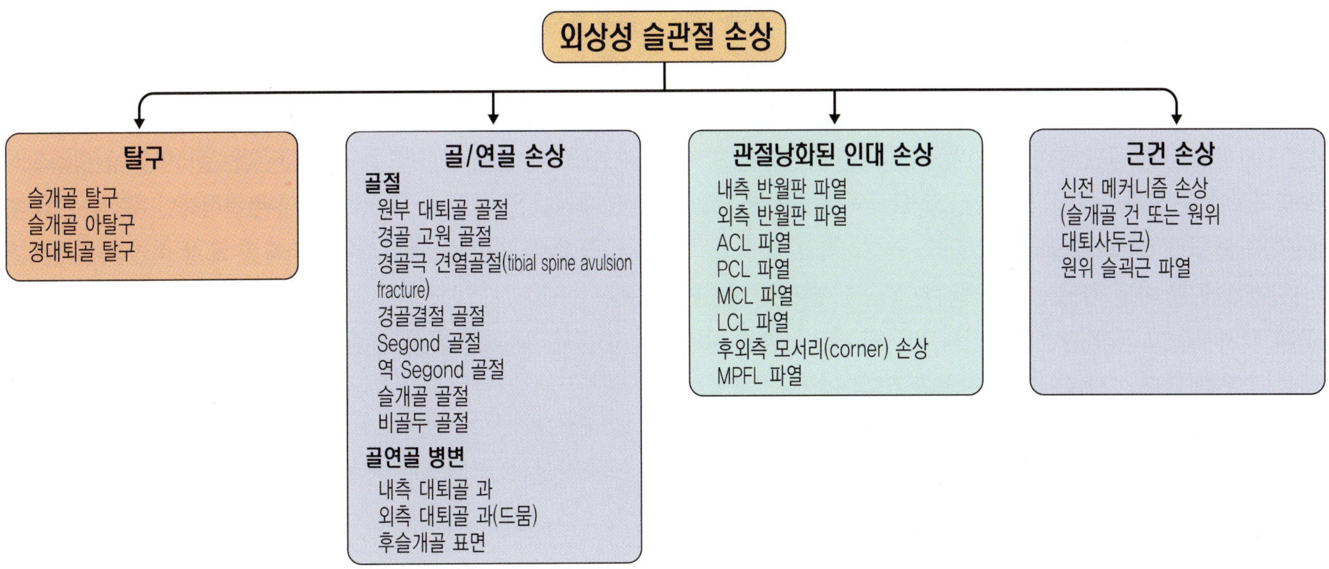

그림 12.14
외상성 슬관절 손상.

환경뿐만 아니라 상대편으로부터 직접적인 충격에도 노출되며, 고관절 등 주변 연부조직으로부터도 유효한 보호가 부족하다. 가장 일반적인 외상성 슬관절 손상은 여기에 자세히 설명되어 있다(그림 12.14).

급성 반월판 손상(Acute Meniscal Injuries)

내측 및 외측 반월판은 경골 고원의 윤곽을 깊게 하고, 경대퇴골 관절(tibiofemoral joint) 안정성, 충격 흡수 및 연골 보호에 필수적인 역할을 하는 초승달 모양의 섬유 관절 구조이다(Greis 등, 2002; Fox 등, 2015).

급성 반월판 파열은 젊은 성인에서 정상적이고 건강한 반월판에 과도한 힘을 가할 때 일반적으로 발생하다. Stanley 등(2016)의 역학 연구에 따르면 대학 및 고등학교 운동선수들의 급성 반월판 손상률은 여성의 경우 10,000명당 0.53명, 남성의 경우 10,000명당 0.68명이다. 이 코호트 연구에서 급성 반월판 손상률은 축구에서 가장 높고 남성에서 더 흔하다. 급성 반월판 손상은 일반적으로 갑자기 멈추는 동작이나 제자리에서 회전 작업 중에 발생하며, 부분적으로 구부러진 슬관절 자세에서 발이 고정되고 대퇴골 관절융기(condyle)가 회전할 때 발생한다. 이는 반월판 조직에 전단력과 압박력 부하의 결합을 발생시킨다(Hayes 등, 2000). 반월판 손상은 단독으로 발생할 수 있지만, 다양한 골연골 및 인대 손상과 더 일반적으로 관련이 있다(Brindle 등, 2001). 전방십자인대(ACL) 재건술을 받는 1104명의 환자 집단에서 65%가 동시에 반월판 손상을 함께 보였다; 이 중 26%는 양쪽 반월판, 52%는 외측 반월판, 22%는 내측 반월판(Slauterbeck 등, 2009).

급성 반월판 파열 환자는 갑작스러운 통증과 슬관절 깊숙한 곳의 찢어지는 느낌과 관련된 손상의 비틀림 메커니즘을 설명하는 경우가 많다. 그들은 또한 손상 후 6시간에서 24시간 사이에 발생하는 가벼운 부종 또는 중간 정도의 부종을 기술할 수 있다. 환자는 특정 동작을 하면 염발음이 나거나 걸림(catching)이 있다고 말 할 수 있다. 진성(true) 역학적 잠금은 변위된 파열이 관절 공간으로 튀어 들어가 신전을 차단할 때 발생한다(예: 버킷 핸들 파열). 진성 역학적 잠금을 가진 환자는 파열이 원상태로 되돌아가지 않는 한 슬관절을 완전히 펼 수 없다. 슬관절이 잠긴 모든 환자는 정형외과 슬관절 의사에게 긴급히 의뢰해야 한다.

전방십자인대(ACL) 손상 (Anterior Cruciate Ligament (ACL) Injuries)

ACL은 원위 대퇴골에서 근위 경골까지 이어지는 복잡한 구조이다. ACL은 기능적으로 경골에 부착되어 전측방 및 후측방 다발로 형성된다. ACL은 경대퇴골 관절의 주요 안정자(stabilizer) 중 하나로 경골의 전방 병진을 일차적으로 제한하며(Petersen과 Zantop, 2007), 회전력에 저항하는 데 핵심적인 역할을 한다(Andersen과 Dyhre–Poulsen, 1997). ACL 손상은 착지, 제자리에서 회전하기, 갑자기 멈추는 동작에 대한 수요가 높은 스포츠에서 흔히 발생한다. Gornitzky 등(2016)은 미식축구, 축구, 농구와 같은 고위험 스포츠에 참여하는 고등학교 운동선수의 전체 노출 1000회당 0.062건의 손상 발생률을 보고하였다. Della Villa 등(2020)의 최근 연구에 따르면, 프로 남자 축구에서 ACL 손상의 88%는 슬관절에 직접 접촉하지 않고 발생한다. ACL 손상의 약 12%는 직접 접촉 메커니즘에 기인한다. 비–접촉 ACL 손상은 일반적으로 발이 고정될 때 감속 작업 중에 발생하며 슬관절 굴곡, 동적 외반(dynamic valgus) 및 경골 내회전이 결합된다. 직접 접촉 ACL 손상은 종종 구부러진 슬관절에 대한 외적 외반(external valgus) 때문에 발생한다. 과신장 ACL 손상은 덜 흔하지만 일반적으로 신장된 슬관절의 전방면에 직접적인 힘이 가해졌을 때 발생한다.

ACL 손상을 진단하기 위해서는 철저한 병력이 필수적이며, 환자들은 대개 표 12.13에 나열된 전형적인 특징을 보고한다. "LIMP 지수"는 ACL 손상 환자의 조기 식별을 지원하기

표 12.13 전방십자인대(ACL)손상의 핵심적인 주관적 특징

1. 손상 메커니즘 슬관절 굴곡, 외반 및 경골 내회전
2. 손상 시 "팝" 또는 "딸깍" 소리가 남
3. 1–2시간 이내 상당한 슬관절 삼출
4. 부상 중 또는 부상 중 갑자기 주저앉음
5. 경기를 계속할 수 없음
6. 부위를 특정할 수 없는 통증

위해 (Ayre 등, 2017)에 의해 제안되었다. 다음 기능을 신중하게 고려해야 한다.

- 다리(**Leg**) 주저 앉음(손상 시)
- 손상(**Inability**) 직후 활동을 계속할 수 없음
- 현저한(**Marked**) 유출(손상 후 6시간 이내)
- 팝(**Pop**)(손상 시 들렸거나 느껴짐)

Ayre 등(2017)에 따르면, 확인된 ACL 손상 환자의 95.8%가 적어도 두 가지 특징을 LIMP 지수에 보고하고 있다. 따라서 2점 이상의 환자라면 주저 없이 슬관절 전문의를 불러야 한다. 이는 2차 반월판 또는 골연골 손상과 같은 진단의 잠재적 지연과 이와 관련된 모든 결과를 줄일 수 있다.

내측 측부 인대(MCL) 손상 (Medial Collateral Ligament (MCL) Injuries)

MCL은 여러 개의 부착점이 있는 층으로 배열되어 있다. 표면 MCL은 슬관절 안쪽에서 가장 큰 구조이며, 심부 섬유는 내측 관절낭 및 후 사선 인대(posterior oblique ligament, POL)와 혼합된다(LaPrade 등, 2007). 표면 MCL은 외반 슬관절 부하에 대해서 일차적으로 제한하며, 25° 슬관절 굴곡에서 외반 슬관절을 약 78% 제한하는데 기여한다(Grood 등, 1981). MCL은 슬관절의 가장 흔한 손상 인대 중 하나이며, 전체 손상률은 여성 선수 10,000명당 1.07명, 남성 선수 10,000명당 1.16명이다(Stanley 등, 2016). MCL 손상은 접촉 및 비접촉 메커니즘을 통해 발생할 수 있다. MCL에 대한 접촉 손상은 일반적으로 슬관절의 외측면에 외반 힘이 적용될 때 발생한다(Andrews 등, 2017). 비접촉성 MCL 손상은 일반적으로 슬관절이 약간 구부러지고 경골 외회전에 외반 부하가 결합될 때, 갑자기 멈추기, 제자리에서 회전하기 또는 비틀림 중에 발생한다. MCL 손상 패턴은 프로 남성 축구 선수들을 대상으로 연구되었으며, 가장 일반적으로 근위 부착부 근처에서 발생하며(54%), 그 다음으로 중간 1/3(31%), 드물게 원위 부착부(15.1%) 순으로 나타났다(Lundblad 등, 2019). 3급 내측 슬

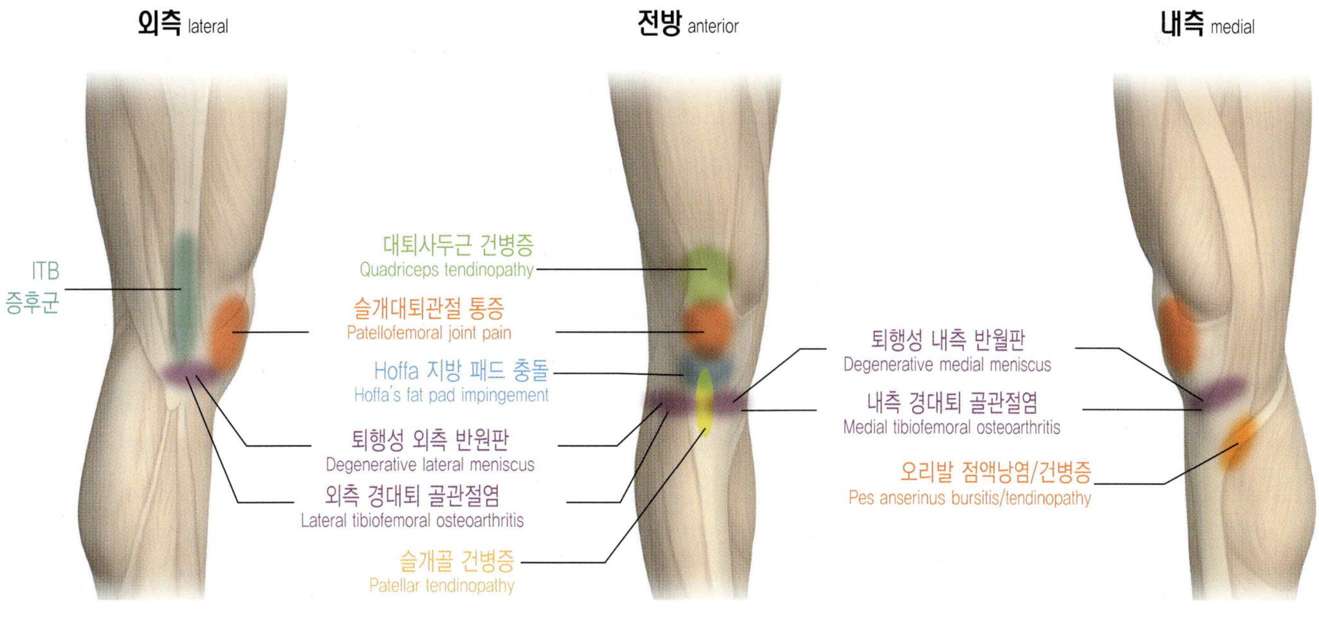

그림 12.15
비-외상성 슬관절 통증의 원인과 통증 부위의 대략적 표시.

관절 손상은 ACL 파열과 관련이 있으며 내측 경골 고원이 원위 대퇴골에 대해서 전방 및 외회전할 때 발생하는 전방내회전 불안정성(anteromedial rotational instability, AMRI)을 초래할 수 있다.

환자들은 대개 슬관절 관절선의 안쪽 측면을 따라 국소적인 통증을 보고한다. 그들은 또한 ACL 파열과 같은 부수적인 손상이 없는 한 현저한 출혈성관절증(hemarthrosis)이 없는 국소적인 부종을 보고할 수 있다. 환자는 특히 갑자기 멈추기 및 방향 변경과 관련된 동작을 할 때 좌우로 불안정한 느낌을 설명할 수 있다.

비-외상성 슬관절 손상 선별 검사

(Screening for Non-traumatic Knee Pathologies)

비-외상성 슬관절 통증의 주요 근골격계 근원과 대표적인 통증 분포는 그림 12.15에 나와 있다. 슬개골 건병증(tendinopathy)과 슬관절 골관절염은 각각 제6장과 제4장에서 논의되고 있으므로, 이 부분에서는 논의하지 않는다.

퇴행성 반월판 병리(Degenerative Meniscal Pathology)

퇴행성 반월판 파열은 성인기에 걸쳐 점진적으로 발생하며 슬관절 골관절염의 초기 특징으로 여겨질 수 있다. 퇴행성 반월판 파열은 영상검사에서 자주 나타나며, 무증상 좌식 성인(Horga 등, 2020)에서 30%, 무증상 운동선수(Beals 등, 2016)에서 31%의 유병률을 보인다. 퇴행성 반월판 파열의 원인은 종종 복합 요인이며 반복되는 미세 외상, 고령화, 높은 BMI, 호르몬 변화, 유전적 소인을 포함할 수 있다.

증상성(symptomatic) 퇴행성 반월판 파열 환자는 일반적으로 통증이 점진적으로 시작된다고 보고하며, 이는 경대퇴골 관절선에 국한되거나 슬관절 관절 전체에 분산되어 느껴질 수 있다. 통증은 보통 체중을 지탱하는 것, 특히 슬관절의 깊은 굴곡이나 비틀림 동작에서 더 심하다. 국소적인 관절선 부종이 있을 수 있다. 처음에는 휴식과 함께 증상이 호전될 수 있지만, 상태가 진행됨에 따라 환자는 최대 10분 동안 아침 경직 등 장기간 활동을 하지 않은 후 통증과 경직을 보고하는 경우가 많다. 환자는 염발음과 통증이 심하다고 보고될 수 있지만, 일반적으로 급성 버킷 핸들(bucket handle)의 반월판 파열과 관련된 실제 역학적 잠금에 대해서는 거의 설명하지 않는다.

표 12.14 슬개대퇴 통증(PFP)의 감별진단

- 슬개대퇴 골관절염
- 슬개골 건병증
- 대퇴사두근 건병증
- Hoffa 지방 패드 충돌
- 반월판 병리
- 슬개골 스트레스 골절
- 경대퇴 골관절염

슬개대퇴 통증(Patellofemoral Pain, PFP)

PFP는 슬관절 앞쪽 통증의 흔한 원인으로서, 모든 연령대와 모든 활동 수준의 사람들에게 영향을 미친다. PFP는 스포츠 인구와 군인 인구에 대해 약 25%의 전체 발병률을 가지고 있다(Callaghan 과 Selfe, 2007). PFP의 연간 유병률은 일반 성인 인구(여성 29.2%, 남성 15.5%)에서 22.7%, 청소년 28.9%이다(Smith 등, 2018). 전방 슬관절 통증의 감별진단은 광범위하다(표 12.14). 따라서 PFP를 진단하기 전에 다른 관련 조건을 제외하는 것이 중요하다. PFP의 병인은 본 교재 3장에 잘 설명되어 있다.

PFP 환자는 대개 국소성 슬개골주위 통증이나 슬개골 후면 통증이 서서히 시작된다고 설명하는데, 이는 쭈그리고 앉기, 계단 등 슬개대퇴 관절(PFJ)에 부하가 걸리는 활동에서 더 심하다. 환자는 또한 딸깍음, 연마, 슬개골주변 부종과 같은 추가 증상을 보고할 수 있다. 가성-주저앉음(pseudo-giving way)는 계단을 내려가는 것과 같은 활동 중에 종종 보고된다. 이러한 "브레이크 현상"은 PFJ 스트레스와 관련된 추가 통증을 피하기 위해 대퇴사두근의 반사 억제 후에 발생하는 것으로 여겨진다(Anderson과 Herrington, 2003).

장경인대 증후군(ITBS) (Iliotibial Band Syndrome)

장경인대(ITB)는 대퇴의 근막 외측이 두꺼워진 것이며, 대퇴골 외측 상과(epicondyle) 위를 원위 방향으로 지나며 슬개골 및 Gerdy 결절의 외측 표면에 부착된다(Fairclough 등, 2006). ITB와 외측 대퇴골 상과 사이에는 혈관성이 높고 신경이 풍부한 지방 패드가 있다(Fairclough 등, 2006). ITB는 외측 슬관절의 중요한 안정자이며, 30–90° 슬관절 굴곡에서 경골 내회전에 일차적으로 제한한다(Kittle 등, 2016). ITB는 강하고 비스듬한 섬유 가닥을 통해 원위부 외측 대퇴골에 단단히 고정되어 외측 상과 위로 마찰 또는 전단되는 것을 방지한다. 대신 ITB를 30° 굴곡에서 상과 쪽으로 안쪽 방향으로 끌어당기면 지방 패드가 압박된다(Fairclough 등, 2006). ITBS는 달리기 선수의 측면 슬관절 통증의 가장 흔한 원인이지만(Van der Worp 등, 2012), 조정 선수 및 사이클 선수와 같은 지구력 운동 선수에게도 영향을 미친다. 이러한 스포츠는 슬관절의 굴곡과 신전을 반복적으로 수반하여 ITB 지방 패드를 압박하는 높은 누적 부하를 초래하며, 시간이 지남에 따라 국소 염증 반응을 유발하기에 충분할 수 있다. ITBS를 가진 달리기 선수는 과도한 대퇴골 내전과 경골 내회전을 보일 수 있으며, 이는 원위 ITB 아래의 압박 부하를 악화시킬 수 있다(Noehren 등, 2007). ITBS를 가진 달리기선수의 약 3분의 1은 슬관절 외반 정렬(Taunton 등, 2002)을 보여주는데, 이는 달릴 때 원위 ITB에서 긴장(strain)을 증가시킨다.

통증은 외측 대퇴골 상과에 국한되며, 대개 내리막길이나 계단 내리막길과 같은 활동에서 더 심하다. ITBS 환자는 종종 최근의 훈련 부하가 증가되었다거나 변화되었다고 말할 수 있다. ITBS의 초기 단계에서는 달리기나 사이클이 끝날 무렵에 측면 슬관절 통증이 발생하지만, 증상이 진행됨에 따라 통증이 활동 초기에 경험되어 결국에는 안정 시에도 문제가 될 수 있다.

Hoffa의 지방 패드 증후군(Hoffa's Fat Pad Syndrome)

슬개골하지방패드(infrapatellar fat pad, IFP)는 신경 말단이 풍부하게 삽입되어 있는 지방 조직이 고도로 혈관화된 집합체이다(Dragoo 등, 2012). 이러한 크고 역동적인 구조는 윤활, 이동 촉진, 생체역학적 지지, 인접 조직에 대한 신경혈관 공급 등 몇 가지 필수적인 역할을 하는 것으로 여겨진다(Gallagher 등, 2005). IFP는 종종 간과되어 PFJ 통증으로 잘못 진단되는 전방 슬관절 통증의 일반적인 원인이다. IFP는 역학적 과부하, 직접적인 외상 또는 관절내시경 관문의 관통 손상에 따라 병적으로 변할 수 있다. 이러한 현상은 국소적인 염증 반응을 유발하여 지방 패드가 붓고 비대해질 수 있으며, 따라서 추가적인 압박으로 악화되어 PFJ 역학에 영향을 미칠 수 있다. 시간이 지남에 따라 만성 지방 패드 염증은 비대, 섬유화, 흉터 및 지속적인 통증을 유발할 수 있다. 비만, 골관절염과 같은 대사 인자는 지방패드 병리에서 전염증성 폭주(proinflammatory cascade)를 악화시킬 수 있다(Chuckpaiwon 등, 2010).

Hoffa의 비만 패드 증후군 환자들은 일반적으로 슬관절이 과도하게 신전된 경우, 오래 서 있을수록 더 심한 슬개골하 통증을 보고한다. 증상은 일반적으로 굴곡으로 완화되므로 힐을 신으면 더 좋다. 부종은 일반적인 특징이며 환자는 슬관절 앞부분에 직접적인 외상 병력이나 이전 슬관절경 검사를 보고할 수 있다.

슬관절의 신체적 검사 (Physical Examination of the Knee)

통증이 있는 슬관절에 대한 신체적 검사는 모든 관련 측면을 고려하도록 체계적인 절차를 따라야 한다. 통증이 있는 조직이 민감해지거나 자극 받은 후 거짓 양성검사가 발생할 위험을 줄이기 위해서 검사가 끝날 때 가장 심한 증상 유발 검사를 수행하는 것이 유용할 수 있다. 다음 절에서는 일반적인 지침을 제공하지만 각 절의 중요성은 병력과 주요 임상적 의심에 따라 달라진다.

관찰(Observation)

환자의 하퇴부는 정렬 상태를 자세히 관찰하고 근위부와 원위부 모두에서 관련 요인들을 고려할 수 있도록 충분히 노출되어야 한다. 하지를 관찰할 때 중요한 정보를 고려하도록 하향식 또는 상향식 접근법을 채택하는 것이 유용할 수 있다 (표 12.15).

표 12.15 슬관절 부위의 관찰

선 자세	보행	바로 누운 자세
체중지지 대칭성	통증보행 (입각기 시)	편안한 슬관절 자세
대퇴골 전염/후염	Trendelenburg	부종/홍반
외반슬/내반슬	과신전	피부 상태
반장슬 (젖힌슬관절, Genu recurvatum)	부족한 신전	근육쇠약
부종/홍반	대퇴사두근 활성	슬개골 위치/경사
근육쇠약	내반밀림 (Varus thrust)	
경골 회전 또는 비틀림	과도한 회내	
평발/요족(Pes planus/cavus)		

표 12.16 외상성 슬관절 삼출

급성 외상성 출혈관절증	외상성 국소 부종
ACL 파열	반월판 파열
PCL 파열	MCL 파열
심각한 반월판 파열	LCL 파열
경골 고원 골절	대퇴사두근 파열
대퇴골 과 골절	슬괵근 파열
슬개골 탈구	
슬개골 골절	

표 12.17 비-외상성 슬관절 삼출

근골격	그 외
퇴행성 반월판 병리	염증성 관절병증
골관절염	통풍
슬개상 낭염(슬관절위 주머니염, Suprapatellar bursitis)	피로인산칼슘 침착(CPPD)
슬개전낭염(Prepatellar bursitis)	감염성, 예, 패혈성 관절염, 골수염
슬개하낭염(Infrapatellar bursitis)	색소성 융모결절성 활막염 (Pigmented villonodular synovitis(PVNS))
거위발점액낭염(Pes anserinus bursitis)	혈우병
반응성 슬개골 건병증	원발성 골종양, 예: 골육종
스트레스 골절	전이
자발적 부전 골절	Charcot 관절병증

기능적 평가(*Functional Assessment*)

체중을 견디고 정상적인 움직임을 달성할 수 있는 환자의 능력을 손상시키는 심각한 슬관절 외상이 없는 경우에는 기능적 평가를 수행하는 것이 유용할 수 있다. 이것은 걷기, 스쿼트, 한 다리 서기, 한 다리 스쿼트, 그리고 적절한 경우 점프, 착지, 깡충깡충 뛰기와 같은 주요 기능적 과제를 검사해야 한다. 임상가는 슬관절 부하에 영향을 미칠 수 있는 국소적, 근위 및 원위 인자를 고려해야 한다. 예를 들어, 슬개대퇴골 통증 환자들은 통증이 없는 대조군에 비해 고관절과 골반 주변에 근력과 조절 결손을 보였다(Dierks 등, 2008; Souza과 Powers, 2009b, 2009c; Wilson과 Davis, 2009). 환자의 증상을 재현하는 기능적 움직임을 찾는 것은 중재 후 재평가 징후로 유용할 수 있다.

부종 평가(*Swelling Assessment*)

슬관절 삼출(effusion)에 대한 임상적 평가는 검사의 필수적인 부분이다. 철저한 병력과 결합하면 가능한 근본적인 병리에 대한 유용한 정보를 제공할 수 있다. 외상성, 전신성, 염증성, 감염성 및 퇴행성 병리를 포함하는 슬관절 삼출의 잠재적 원인에 대해 신중하게 고려해야 한다.

급성 슬관절 외상에 이어 부종의 중증도와 시기가 진단에 도움이 될 수 있다. 급성 외상성 출혈관절증은 슬관절 내부 변형을 의미할 수 있으므로 표 12.16에 열거된 손상에 대한 의심을 제기해야 한다. 슬관절 삼출의 비-외상적 원인으로는 골관

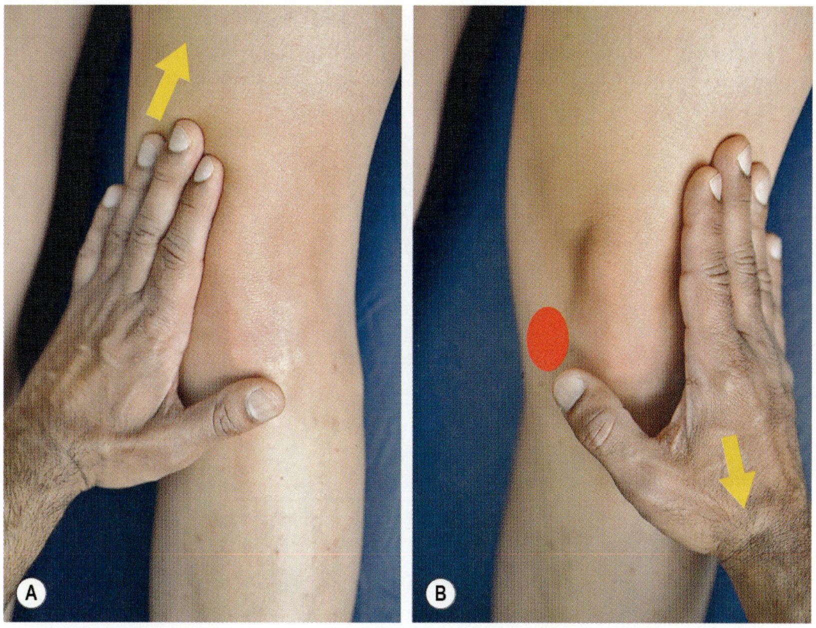

그림 12.16
스위프 검사(sweep test).
환자는 다리에 힘을 뺀 채 바로 누워 있고 임상가는 슬관절의 안쪽 측면 위로 부드럽게 쓸어 올려

내측 관절낭의 삼출액을 슬개골 위 주머니로 이동시키려고 시도한다 (A).

체액이 사라지면 임상가는 슬관절 측면을 가로질러 아래로 쓸어내린다 (B).

표 12.18 SWEEP 검사 등급 척도

0	하방으로 쓸어내림으로 인해 체액 파동이 없음
Trace	하방과 내측으로 쓸어내림으로 작은 체액 파동
1+	하방과 내측으로 쓸어내림으로 큰 체액 파동
2+	상방으로 쓸어올림(하방 쓸어내림이 필수적이지 않음) 직후 내측 체액이 자발적으로 복귀
3+	삼출액으로 인해서 슬관절 내측에서 쓸어내림이 불가능

절염, 염증성 관절염, 결정 침착, 감염 및 신생물 질환이 있으며, 그 예는 표 12.17에 열거되어 있다. 슬관절 삼출을 정량화하기 위한 표준화된 방법은 없으며, 단일 검사만으로 충분히 신뢰할 수 있는 검사나 정확한 검사는 없다(Maricar 등, 2016). 따라서 임상 검사에는 신전근 메커니즘과 슬개골 주변에서 종종 손실되는 정상적인 슬관절 윤곽에 대한 주의 깊은 관찰이 포함되어야 한다.

스위프 검사(sweep test)는 슬관절 삼출을 평가하는 빠르고 쉬운 방법이다(그림 12.16). 하방으로 쓸어내린 후 슬관절 안쪽에서 작은 액체의 팽대부가 감지되면 관절-내 부종을 암시한다. 간단한 등급 척도를 사용할 수 있으며(표 12.18), 관절-내 부종을 정량화하는 신뢰할 수 있는 방법으로 간주된다(Sturgill 등, 2009). 슬개골 탭/부구감(ballottement) 검사는 슬관절 삼출 평가를 위해 널리 사용되지만, 평가자 간 신뢰도가 의심스럽다는 것이 입증되어 결과를 주의하여 해석해야 한다(Fritz 등, 1998).

도수 촉진*(Manual Palpation)*

촉진은 통증, 부종 또는 온도 변화에 대한 유용한 진단 정보를 제공할 수 있다. 슬관절 촉진은 연부조직과 뼈의 랜드마크를 포함하여 기초 해부학을 신중하게 고려하여 구조화된 접근법을 따라야 한다(그림 12.17). 환자가 바로 누운 상태에서 임상가는 대퇴사두근과 슬개골 건의 길이를 따라 조심스럽게 촉진하고, 이어서 MCL, LCL, ITB 및 거위발(pes anserine) 부위를 촉진한다. 대퇴골의 안쪽과 바깥쪽, 슬개골, 경골결절, 비골두와 같은 뼈의 랜드마크도 촉진되어야 한다. 슬관절은 전내측과 전외측 경대퇴 관절선이 촉진될 수 있도록 약 80° 구부러져야 한다. 원위 슬근 건과 같은 후방 구조도 엎드려 촉진할 수 있다. 임상가는 각 구조의 촉진이 환자의 친숙한 증상을 유

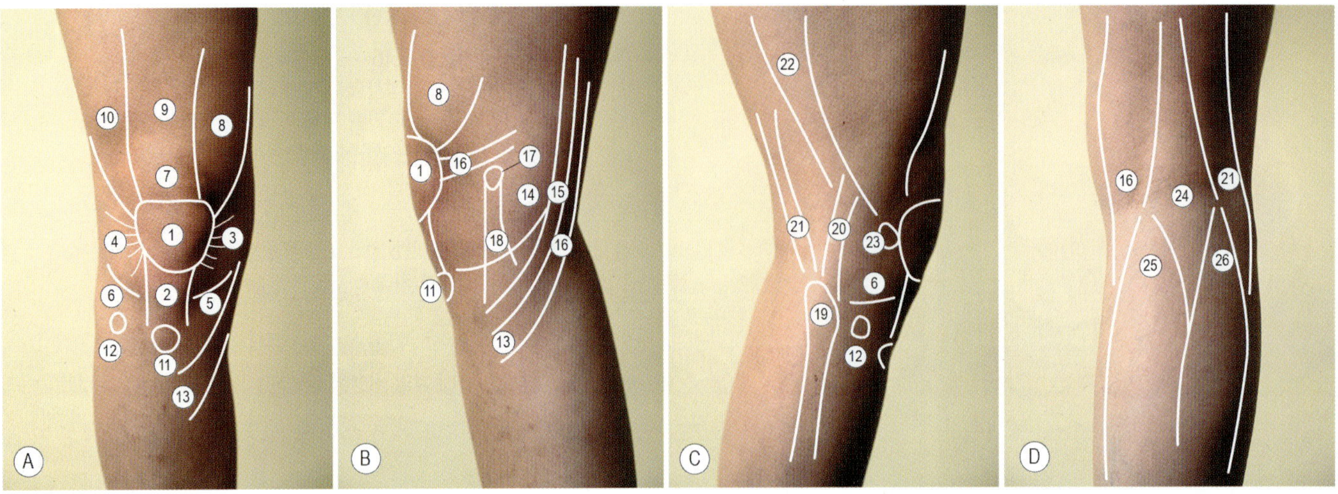

1 슬개골 Patella
2 슬개골 건 Patellar tendon
3 내측 슬개지대 Medial patella retinaculum
4 외측 슬개지대 Lateral patella retinaculum
5 내측 경대퇴관절선 Medial tibiofemoral joint line
6 외측 경대퇴 관절선 Lateral tibiofemoral joint line
7 대퇴사두근 건 Quadriceps tendon
8 내측광근 Vastus medialis oblique
9 중간광근 Vastus intermedius
10 외측광근 Vastus lateralis
11 경골결절 Tibial tuberosity
12 Gerdy 결절 Gerdy's tubercle
13 오리발 Pes anserinus
14 봉공근 Sartorius
15 박근 Gracilis
16 반건양근 Semitendinosus
17 내측 대퇴골 상과 Medial femoral epicondyle
18 내측 측부인대 Medial collateral ligament
19 비골두 Fibular head
20 외측 측부 인대 Lateral collateral ligament
21 대퇴이두근 Biceps femoris
22 장경인대 Iliotibial band
23 장슬개인대 부착 Iliopatellar band attachment
24 슬와 Popliteal fossa
25 비복근 내측두 Medial head of gastrocnemius
26 비복근 외측두 Lateral head of gastrocnemius

그림 12.17
슬관절 표면해부학과 일반적인 슬관절 촉진.

발하는지 여부를 식별해야 한다.

능동 및 수동 관절 운동범위
(Active and Passive Range of Motion)

슬관절 능동 관절운동범위 검사는 증상의 중증도와 환자의 이동 의지를 확인하는 데 유용할 수 있지만, 슬관절의 근력 또는 사용 가능한 전체 동작 범위에 대한 정보는 제공하지 않는다. 수동 범위의 움직임 검사는 부속 운동 및 생리학적 측면에서 통증이 있거나 제한적이거나 또는 과운동성일 수 있는 국소 부위 관절 및 연부조직에 관한 귀중한 정보를 제공한다. 이 정보는 전반적인 임상 추론 프로세스에 추가되며 향후 평가, 치료 및 재활을 위한 기준선을 제공한다. 임상가는 수동적 슬관절 움직임을 천천히 그리고 부드럽게 검사하는 것부터 시작해야 하며, 사용 가능한 운동범위와 유발되는 증상, 조직 저항 및 끝-느낌을 고려해야 하다. 사용 가능한 최대 범위에 도달하면 임상가는 1975년 Cyriax가 처음 설명한 현상인 "끝-느낌"을 탐색하기 위해 약하게 과압력을 가해야 한다(Cyriax, 1975) 특정 해부학적 구조는 임상가가 이해할 수 있는 특징적인 저항을 갖는다(표 12.19). 따라서 정상에서 벗어난 경우 잠재적인 손상 또는 병리에 대한 정보를 제공할 수 있다. 슬관절 움직임의 각도 측정은 시각적 추정치보다 더 신뢰할 수 있는 것으로 간주되며(Watkins 등, 1991) 평가자 간 신뢰도 점수는 허용가능부터 우수까지 보고되었다(van Trijffel 등, 2010). 스마트폰은 표준 각도계만큼 신뢰할 수 있는 간단한 각도계 애플리케이션을 설치하여 수동 운동범위를 측정하는 데도 사용할 수 있다(Dos Santos 등, 2017).

표 12.19 슬관절 수동운동범위와 특징적인 끝-느낌

움직임	정상 PROM	주된 제한	정상 끝-느낌	비-정상 끝-느낌
굴곡	135 - 140°	뒤쪽 대퇴와 하퇴 근육의 접촉	연부조직 접근	뼈 또는 딱딱한 끝-느낌은 골관절염, 느슨한 신체 또는 골손상을 나타낼 수 있음
신전	비손상 측과 동일할 경우 최대 10°의 과신전이 정상	십자인대, 경사슬와인대 (빗오금인대, oblique popliteal ligament), 비복근두종자골 비골인대 (장딴지근머리종자뼈종아리 인대, fabellofibular ligament), 후관절낭	관절낭 제한	부드러운 끝-느낌 또는 과도한 느슨함은 관절낭화된 인대 손상을 나타낼 수 있음. 예: ACL 파열

근력(*Strength*)

근력 검사는 슬관절 검사의 필수적인 부분을 구성한다. 급성 환경에서는 근육이나 건의 심각한 손상에 대한 임상적 의심을 높이거나 낮출 수 있다. 또한 향후 평가 및 재활에 정보를 제공할 수 있는 유용한 기준 정보를 제공할 수 있다. 역사적으로 도수근육검사 척도는 슬관절 근력을 도수로 정량화하기 위해 사용되었다(Bridgadier 등, 1943). 근골격계 실무에 도수근육검사를 적용하는 것은 대퇴사두근과 같은 큰 근육 집단이 임상가가 극복하기 어려운 상당한 내력을 생산할 수 있기 때문에 비판을 받아왔다. 또한 도수근육검사는 슬관절 신전 근력의 손상을 확인하기 위한 휴대용 근력측정기(HHD)와 비교할 때 민감도와 진단 정확도가 부족한 것으로 나타났다(Bohannon, 2005). 도수근육검사는 근력의 미묘한 변화를 감지할 수 없기 때문에, 예를 들어, 의심되는 건 파열이나 말초 신경 손상에 이

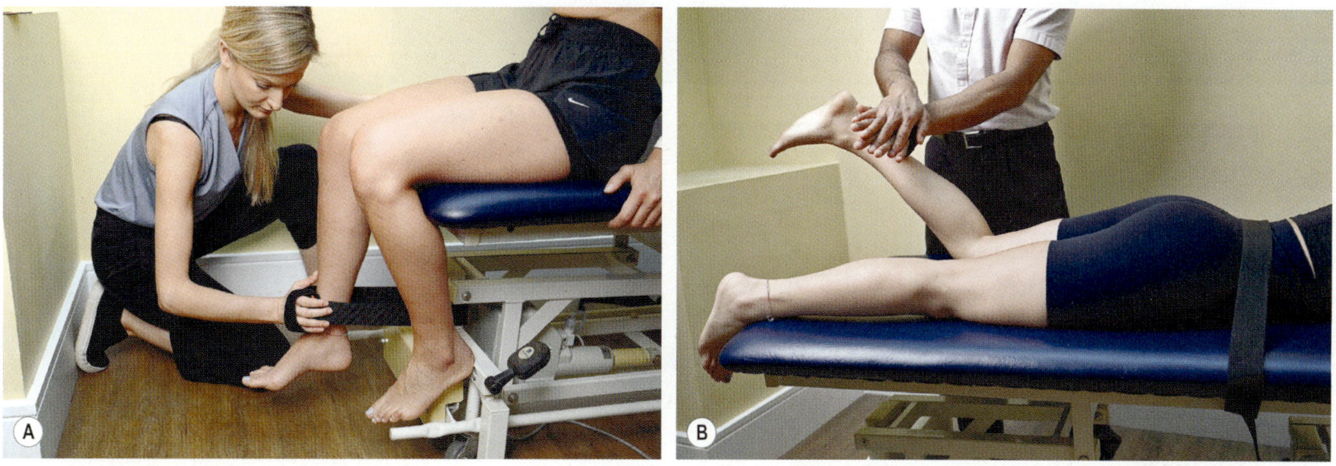

그림 12.18
HHD를 이용한 등척성 근력 검사. (A) 대퇴사두근. (B) 슬괵근.

어 임상적으로 심각한 취약성의 징후를 감지하는 데만 사용해야 한다. 급성 슬관절 외상에 이어 능동적인 하지직거상 및 앉은 자세에서 슬관절 신전을 수행할 수 있는 능력은 유의한 신전근 메커니즘 손상을 배제하는 데 도움이 될 수 있다(McGrory, 2003). 고관절과 슬관절의 근육과 건 손상에 대한 추가 정보는 본 교재의 6장에서 찾을 수 있다.

HHD 검사는 저렴하고 휴대 가능하며 임상가가 쉽게 접근할 수 있어 안정적이고 재현 가능하며 등속성 값과 상관관계가 있는 신속한 결과를 제공한다(Muff 등, 2016). HHD는 하지 강도를 평가할 때 좋은 평가자-내 신뢰성을 입증했지만(Kelln 등, 2008), 이 평가는 임상가의 적절한 힘 생성 능력에 의존하기 때문에, 만약 젊고 활동적인 환자를 대상으로 한다면 평가가 어려울 수 있다. 외적 벨트의 추가는 임상가가 가하는 힘의 필요성을 제거하고 수용 가능한 평가자-간 신뢰도를 입증하였

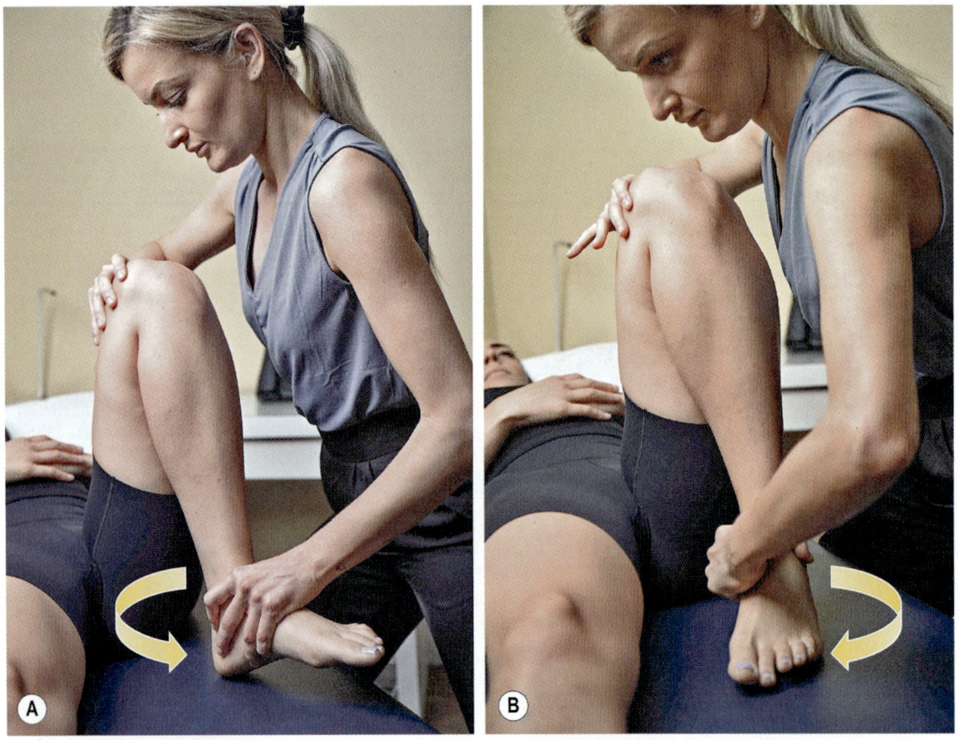

그림 12.19
McMurray 검사.

(A) 환자의 슬관절이 완전히 구부러진 상태에서 경골은 외회전하여 내측 대퇴골과 아래의 내측 반월판 후각과 결합한다. 그런 다음 슬관절이 신전되어 내측 반월판에 스트레스를 준다.

(B) 임상가는 내측 반월판을 내회전시키면서 외측 반월판을 압박하여 검사를 반복한다.

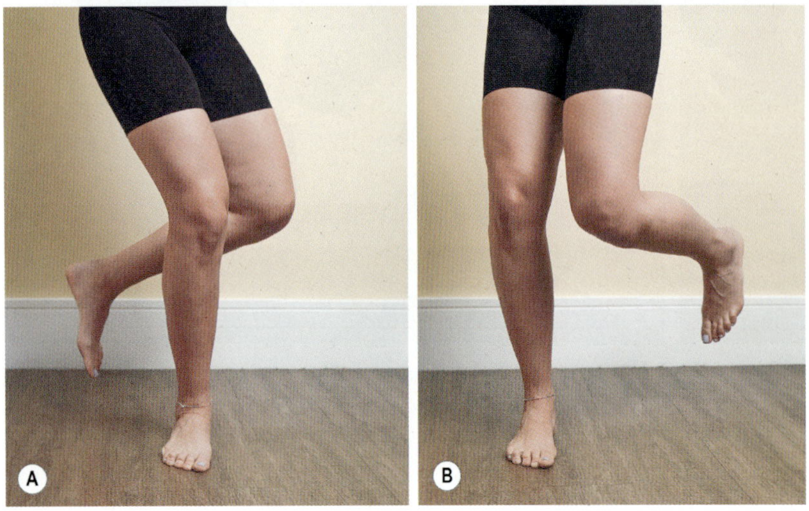

그림 12.20
Thessaly 검사.

(A) 왼쪽으로 회전.

(B) 오른쪽으로 회전. 환자는 한쪽 다리로 서고 임상가는 균형을 잡기 위해 손을 가볍게 지지한다. 또는 환자는 지지를 위해 손을 검사대 위에 올려놓을 수 있다. 환자는 슬관절을 20°로 구부리고 몸을 왼쪽에서 오른쪽으로 고정 발 위로 세 번 회전시킨다. 다른 한쪽 슬관절은 바닥에 닿지 않도록 구부려져 있다. 환자가 보고한 내측 또는 외측 관절선의 통증은 양성 소견이다.

다(Torborg 등, 2013) (그림 12.18).

특수 검사(*Specific Tests*)

반월판 검사(Meniscal Tests)

급성 반월판손상을 진단하기 위한 표준 기준 임상 검사는 없다. 따라서 임상가는 신체적 검진 결과를 신중하게 대조한 병력과 결합해야 하다. Lowery 등(2006)은 역학적 손상을 입을 가능성이 있는 환자를 예측하는 데 사용할 수 있는 종합 점수를 개발하였다. 복합 점수는 잡거나 잠긴 병력, 무리한 과신장에 의한 통증, McMurray 검사로 최대 굴곡, 통증 또는 들을 수 있는 염발음, 촉진 시 관절선 압통 등 5가지 핵심 요소로 구성된다. 5점의 점수는 92.3%의 양의 예측값을 가질 것을 제안하고, 3점 이상의 점수는 75% 이상의 양의 예측값을 가질 것을 제안한다.

표 12.20 반월판 손상을 위한 임상 검사

검사	민감도 (%)	특이도 (%)
McMurray	61	84
Thessaly	75	87
관절선 촉진	83	83

(출처: Smith 등, 2015.)

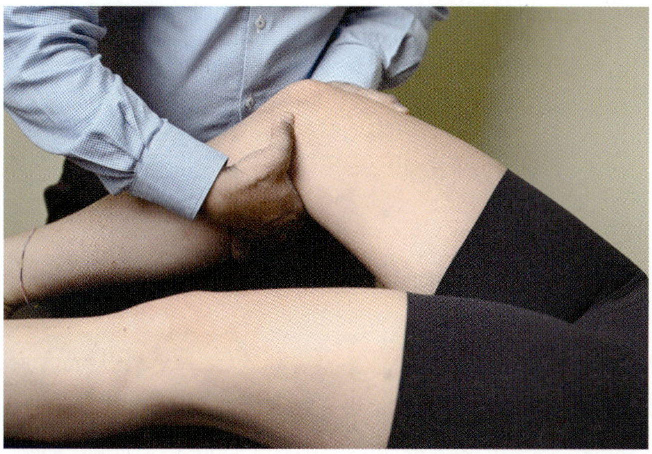

그림 12.21
관절선 촉진.
환자는 슬관절을 80° 정도로 구부린 채 바로 누워서 전방 경대퇴 관절선을 노출시킨다. 임상가는 슬개골 건의 가장자리에서 닿을 수 있는 한 뒤로 각 관절선을 따라 촉진한다. 환자에게 익숙한 통증이 재현될 경우 양성반응으로 간주된다.

반월판 손상을 판단하기 위해 가장 일반적으로 사용되는 임상검사는 McMurrays, Thessaly 및 관절선 촉진이다(표 12.20). McMurray의 검사는 1942년에 처음 기술되었으며, 이 검사의 몇 가지 변형은 임상 실무에서 널리 사용되고 있다. McMurray 검사는 슬관절 굴곡 동안 대퇴골과 바로 아래에 있는 반월판 후각을 압박하는 것을 제안한다(그림 12.19). 뚜렷한 둔탁한 소리가 관절선에서 통증과 함께 재생산되는 경우 이 검사는 양성으로 간주된다. Thessaly 검사는 Karachalio 등(2005)이 처음 기술하였다. Thessaly 검사는 체중을 지지하는 상태에서 수행되어 회전과 결합된 축방향 관절 부하를 재현하는데, 이는 반월판 조직에 스트레스를 주기 위해 제안되었다(그림 12.20). 염발음 유무에 관계없이 관절선 통증이 재현될 경우 양성반응으로 간주된다. 이 검사는 중간 정도의 진단 효용성을 가지고 있지만, 심각한 부종과 통증이 거짓 양성을 일으킬 가능성이 있는 급성 환경에서는 덜 유용할 수 있다. 마지막으로 관절선 촉진은 빠르고 간단한 검사로, 반월판 손상을 판단하기 위한 가장 민감한 검사로 간주된다(Smith 등, 2015)(그림 12.21).

전방 십자 인대(ACL) 검사 (Anterior Cruciate Ligament Tests)

ACL 손상이 의심되는 환자를 평가할 때는 민감한 검사와 특정 검사의 조합을 사용하여 병력의 요소를 주요 검사 결과와 결합하는 것이 중요하다(표 12.21). ACL 파열에 대한 특수 검사의 임상 효용성은 광범위하게 조사되어 왔으며 파열 중증도, 관련 손상, 임상 경험, 환자가 깨어 있는지 또는 마취되었는지와 같은 요인에 따라 다양한 결과가 나왔다. ACL 손상에 대한 세 가지 주요 검사는 Lachman 검사, 전방 당김 검사(anterior drawer test) 및 추축 변위 검사(pivot shift test)이다.

표 12.21 전방십자인대(ACL) 손상을 위한 임상 검사

검사	민감도	특이도	제한점
Lachman	모든 파열의 89% 96% 완전 파열 68% 부분파열 (Leblanc 등, 2015) 80%-99% (Malanga 등, 2003)	95% (Malanga 등, 2003)	임상가가 손이 작거나 환자가 다리가 큰 경우 수행이 어려움 거짓 음성 - 슬관절이 심하게 붓고, 불안정한 반월판 파열 거짓 양성 - PCL 부상
전방 당김	22%-95% (Malanga 등, 2003)	〉97% (Malanga 등, 2003)	깨어 있는 환자의 경우 민감도 떨어짐. 거짓 음성 - 슬관절의 급성 부종, 보호적 슬괵근 경련 거짓 양성 - PCL 부상
추축 변위 (Pivot Shift)	유발: 모든 파열의 79% 86% 완전 파열 67% 부분 파열 (Leblanc 등, 2015) 무감각(마취) 98% (Malanga 등, 2003)	〉98% (Malanga 등, 2003)	전문적인 조작 기술필요 깨어 있는 환자의 경우 민감도 떨어짐
지렛대 징후/ Lelli 검사	각성 68% 무감각(마취) 86% (Jarbo 등, 2017)	각성 96% 무감각(마취)85% (Jarbo 등, 2017)	서로 다른 환자집단에서 추가적인 과학적 검증을 필요로 하는 새로운 검사

보다 최근에는 지렛대 징후(lever sign)(Lelli's test라고도 함)가 어느 정도 인기를 얻고 있다(Lelli 등, 2016). Lachman 검사(그림 12.22)와 전방 당김 검사(그림 12.23)는 경골의 전후 이완(laxity)을 확인하도록 설계되었다. 경골은 전방으로 돌출되어 있기 때문에 비-손상 쪽과 비교하여 말단이 부드럽거나 없는 것은 ACL 손상을 시사하는 반면, 확정적이거나 단단한 말단은 온전한 ACL을 시사한다. Lachman 검사는 의식이 있는 환자에서 가장 민감한 ACL 검사로 간주된다. 회전 변위 검사는 외반슬과 경골 내회전이 결합된 경골 전방 병진(translation)에 저항하는 ACL의 능력을 평가하기 위해 추가 회전력을 사용하는 유일한 ACL 검사다. 이 검사는 ACL 손상 슬관절에서 경골의 회전 및 병진 불안정성을 재현할 수 있으며, 경골은 대퇴골에서 아탈구된 후 슬관절 굴곡의 30-40°에서 갑자기 감소될 때 발생한다. 추축변위 검사는 수년간의 임상 경험이 필요한 전문적인 치료 처리 기술을 요구하므로 전문 슬관절 클리닉 이외에서는 널리 사용되지 않는다. 또한 이 검사는 완전히

의식이 있는 환자에게는 민감도가 부족하므로 수술대에서 수행할 때 더 유용할 수 있다. 지렛대 징후(Lelli의 검사)는 ACL의 지렛대 메커니즘을 평가하기 위해 임상가의 주먹을 점으로 사용하는 새로운 임상 검사이다(그림 12.24). ACL이 파열되면 대퇴골 앞쪽에 하방으로 힘을 가할 때 경골은 대퇴골 앞쪽으로 미끄러진다. 슬관절이 굴곡 상태를 유지하고 발뒤꿈치가 검사대에서 올라오지 않는 경우 이 시험은 양성으로 간주된다. 온전한 ACL은 경골의 전방 병진을 제한하므로, 대퇴골 말단에 아래쪽으로 힘이 가해지면, 다리는 완전한 지렛대 역할을 하고 슬관절은 강제로 신전되어 발뒤꿈치를 대퇴부에서 들어 올린다. 이 검사는 수행하기가 쉽고 일반적으로 환자가 잘 견디기 때문에 통증이나 경련이 전체 결과에 영향을 미칠 위험이 줄어든다.

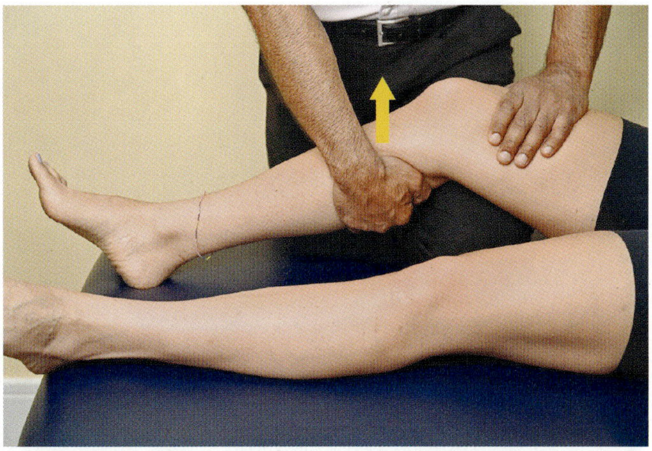

그림 12.22
Lachman 검사.
환자는 바로 누워 있고 임상가는 한 손으로 원위 대퇴골을 안정시키고 다른 한 손으로는 근위 경골을 잡는다.
슬관절은 약 30° 정도의 굴곡이 있어야 한다.
다루기가 너무 어려운 경우 임상가는 환자의 슬관절 아래에 대퇴부를 올려 지지할 수 있다. 임상가는 대퇴골에 대해서 경골을 앞쪽으로 당기기 위해서, 경골 후방에서 앞쪽으로 단단한 전방 힘을 가한다. 임상가는 손상을 입지 않은 쪽과 비교하여 경골의 과도한 전방 변위를 관찰하고 느낀다.

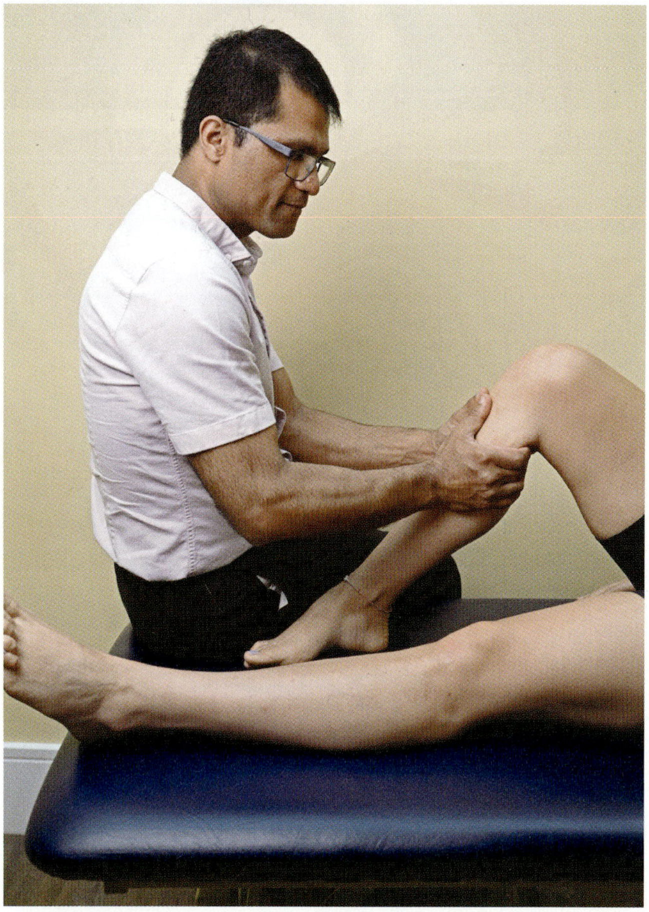

그림 12.23
전방 당김 검사.
환자는 바로 누운 자세에서 슬관절을 90°로 구부린다.
임상가는 발을 부드럽게 걸터앉아 안정시키고,
양손으로 경골의 근위부를 잡고 양 엄지손가락을 관절선 전면에 대고 느슨함의 징후를 촉지한다.
임상가는 경골 근위부에 전방으로 힘을 가하면서, 손상 없는 쪽과 비교하여 과도한 전방 경골 변위를 관찰하고 느낀다.
ACL 손상일 수 있다.

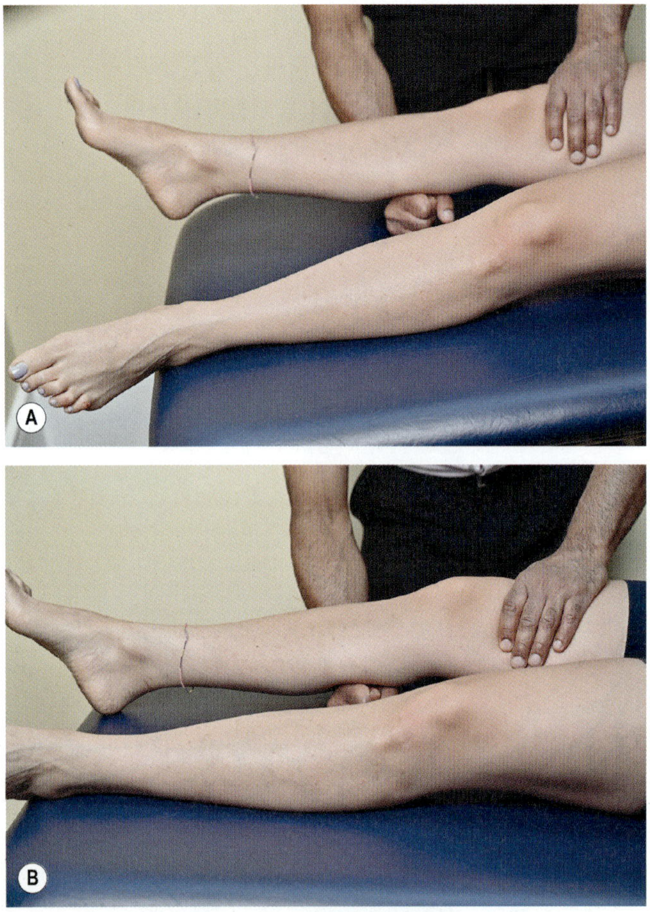

그림 12.24
지렛대 징후(Lelli 검사).
(A) 음성 검사. (B) 양성검사.
환자는 바로 누워 슬관절을 편다. 임상가는 종아리 근위부 3분의 1 아래에 닫힌 주먹을 놓아서 슬관절이 약간 구부러지게 한다. 반면에 임상가는 원위 대퇴골에 아래쪽으로 힘을 가하고 뒷꿈치의 위치를 관찰한다.

내측 측부인대 (MCL) 검사
(Medial Collateral Ligament Tests)

임상가는 서 있을 때 국소적으로 부종 증상이나 외반슬 기형의 징후를 관찰해야 한다. MCL의 전체 길이와 폭을 따라 촉진하면 천층부 MCL 손상의 위치를 식별하는 데 도움이 될 수 있지만 심부 MCL 또는 POL 손상의 위치를 파악하기는 어렵다. 외반 스트레스 검사는 MCL 손상을 식별하기 위한 주요 임상 검사이다(그림 12.25).

역사적으로 MCL 손상은 손상을 입지 않은 측면에 비해 30° 굴곡에서 입증한 외반 이완의 정도에 따라 등급이 매겨진다 (Hughston 등, 1976) (표 12.22). MCL 손상의 분류와 등급에 관한 문헌에는 상당한 차이가 있으며, 이는 임상의 사이에 이해할 수 있는 혼란을 야기하고 적절한 임상 진단을 확립하는 것을 어렵게 만든다. 통제된 실험실 연구는 사체 슬관절의 안쪽 슬관절 간격을 정량화하기 위해 스트레스 방사선 사진을 사용했고, 근위부 표면 MCL의 완전한 절단은 20° 굴곡에서 3.2mm의 안쪽 칸 간격을 생성하는 반면, 모든 안쪽 슬관절 구

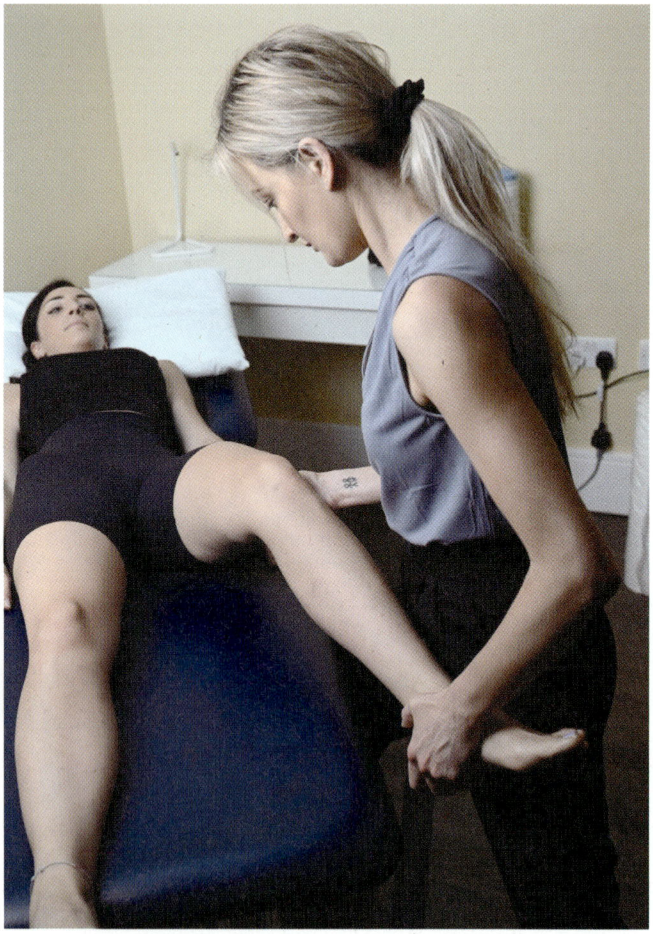

그림 12.25
외반 스트레스 검사.
환자는 바로 누운 자세를 한 다음, 임상가는 슬관절을 0°와 30° 굴곡에서 외반 힘을 가한다.

조의 절단은 20° 굴곡에서 9.8mm의 안쪽 슬관절 간격을 생성하는 것을 발견하였다(LaPrade 등, 2010). 이러한 결과는 심부 MCL 섬유가 손상되지 않은 상태로 남아 있을 경우 외반 스트레스 검사를 통해 임상가에게 잘못된 판단을 제공할 수 있음을 시사하다. 신전에 외반슬 이완의 존재는 한 쪽 또는 두 개의 십자 인대가 동시에 손상을 입었음을 나타낼 수 있다. 그러나 내부 구획 간극은 분리된 MCL 손상에서도 입증되었다(La Prade 등, 2010). 따라서 슬관절 전체 신전에서 외반 이완의 존재는 항상 전후방 이완의 평가와 관련되어야 하며, 철저한 임상 병력과도 관련이 있어야 한다.

표 12.22 내측 측방인대(MCL) 손상 등급 및 중증도

등급 I	〈 5 mm 내측 분리	경미하고, 최소한의 중단
등급 II	6-10 mm 내측 분리	중간 정도의 중단
등급 III	〉10 mm 내측 분리	완벽한 실패, 부드러운 끝지점과 상당한 느슨함

(원본: Hughston 등, 1976.)

슬개대퇴 관절 검사(Patellofemoral Joint Tests)

PFP를 신뢰할 수 있거나 정확하게 진단할 수 있는 단일 임상 검사는 없다(Nunes 등, 2013). 따라서 진단은 PFP 진단을 지원하는 징후 및 증상 클러스터와 다른 조건을 배제하는 일련의 임상 검사에 기초해야 한다. PFPS의 진단 기준은 최근 Willy 등(2019)에 의해 설명되었다.

1. 슬개골뒤 또는 슬개골 주위 통증.
2. PFJ 하중을 통해 재현되는 슬개골 뒤 또는 슬개골 주위 통증(예: 스쿼트, 계단, 장시간 앉아 있거나 구부러진 자세로 PFJ 하중을 받는 기타 활동)
3. 유사한 증상을 유발할 수 있는 기타 모든 조건 제외

임상가는 서 있는 환자를 관찰하고 대퇴골 전염, 슬관절 과신전 및 평발(pes plano)-외반 등 PFP와 연관될 수 있는 하지 정렬을 고려해야 한다. 국소적 관찰에는 근육 굵기, 부종 및 안정시 슬개골 위치가 포함되어야 한다. 임상가는 PFJ 부하에 영향을 미칠 수 있는 움직임 관련 요인을 확인하는 데 도움이 될 수 있는 특정 부하 작업을 수행하는 환자를 관찰해야 한다. 두 다리 및 한 다리 스쿼트는 유용한 통증 증상 유발 검사가 될 수 있지만, 증상과 연관될 수 있는 국소적, 근위적 및 원위적 요인을 식별하는 데도 사용할 수 있다. 한 다리 스쿼트 검사를 검사할 때 정성 척도를 사용하여 임상가에게 사지 정렬 및 움직임 조절에 대한 신뢰할 수 있고 표준화된 평가를 제공할 수 있다(Almangoush 등, 2014). 촉진은 통증이 있는 슬개골 및 슬개골 주위 구조를 확인하는데 사용될 수 있으며, 이는 진단에 정보를 제공할 수 있다.

측면 슬개골 경사 검사(lateral patella tilt test)는 외측 주변 연부조직의 단축을 감지하는 것을 목적으로 한다(그림 12.26). 슬관절의 20° 굴곡에서 슬개골의 내측 표면에 하방 힘이 가해질 때 임상가가 슬개골의 측면 가장자리를 기울일 수 없는 경우 검사는 양성으로 간주된다. 이는 측면 지지대(retinaculum)

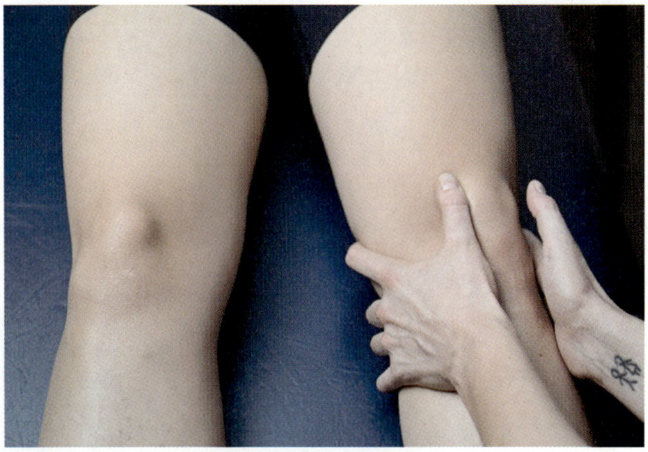

그림 12.26
측면 슬개골 기울기 검사.
환자는 바로 누운 자세에서 슬관절을 펴고 20° 정도의 굴곡으로 베개나 수건에 받친다. 이 위치에서 슬개골의 측면 가장자리는 수평면에서 최대 10° 정도 아래쪽으로 기울어지는 것이 정상이다. 임상가는 엄지손가락으로 슬개골의 안쪽 표면에 아래쪽으로 힘을 가하여 슬개골의 측면 가장자리를 들어올리려고 한다.

및 기타 측면 말초 연부조직의 상당한 제한으로 인해 발생하는 것으로 추정된다. 이 검사는 슬개골의 측면 가장자리가 수평위로 약 20° 기울어지면 정상으로 간주된다. Haim 등(2006)에 따르면, 이 검사는 슬개골 신경통을 가진 보병을 대상으로 한 코호트 연구에서 43%의 민감도와 92%의 특이도를 갖는다. 따라서 양성 검정은 환자의 소규모 하위 그룹에서 어느 정도 관련성이 있을 수 있지만 항상 검사 군집과 결합되어야 하다.

슬개골의 종속 활주(Accessory glides)는 단방향 또는 다방향일 수 있는 과운동성 또는 저운동성을 확인하는 데 유용할 수 있다. 슬개골 이동성 평가는 PFP 환자에서 중간 정도의 신뢰성과 진단 정확도를 가지고 있으며 임상 추론 과정에 유용한 정보를 추가할 수 있지만, 절대로 별도로 사용해서는 안 된다(Sweitzer 등, 2010). 종속 활주는 측면, 내측, 미측 및 두측 방향을 포함해야 한다. 슬개골에도 전후 압박이 가해질 수 있는데, 이는 슬개골을 활차구(trochlear groove)로 밀어 넣고 슬개골 후면 통증을 재현할 수 있다. Clarke의 검사는 일반적으로 PFP의 통증 증상 유발 검사로 사용된다.

전경인대검사(Iliotibial Band (ITB) Tests)

ITBS에 대한 신뢰할 수 있거나 유효한 임상 검사가 없으므로; 진단은 철저한 임상 병력에 기초하고 외측 슬관절 통증의 다른 잠재적인 원천을 제외해야 한다(표 12.23). 임상가는 서 있는 하지 정렬을 관찰하고 ITBS와 연관될 수 있는 내반슬, 경골 내 비틀림 및 평발과 같은 해부학적 요인의 영향을 고려해야 한다. 외측 대퇴골 상과에 국소적으로 가벼운 부종에 있을 수 있다. 외측 대퇴골 상과는 종종 슬관절 관절에 약 3cm 가까이 닿을 정도로 위치해 있다. 슬관절의 운동범위는 대개 통증이 없고 제한되지 않는다. Ober 검사는 역사적으로 ITB의 단축을 평가하는 데 사용되어 왔다. 그러나 최근의 사체 연구는

표 12.23 외측 슬관절 통증의 감별진단

- ITBS
- 외측 슬개대퇴관절 통증
- 외측 반월판 병리
- 외측 부위 골관절염
- 외측 측부인대 염좌
- Hoffa 지방 패드 충돌
- 원위부 대퇴이두근 건병증
- 원위부 외측 대퇴골 스트레스 손상

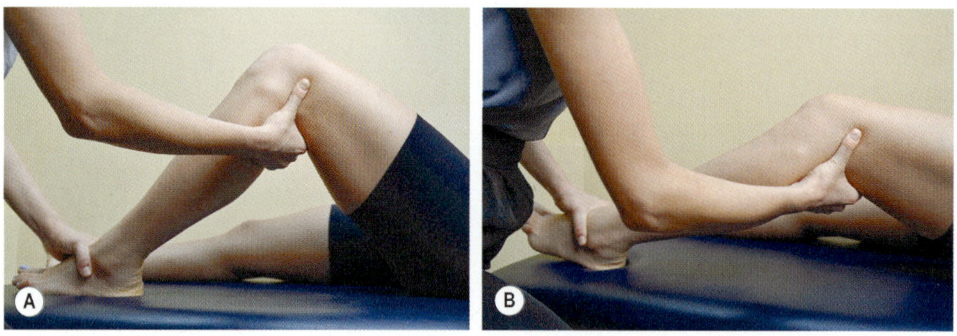

그림 12.27
Noble 압박 검사.
(A) 환자는 바로 누운 자세에서 슬관절을 90°로 구부린다.
(B) 임상가는 슬관절을 신전하는 동안 외측 대퇴골 상과에 압박을 가하고 유지한다. 압박력이 가장 높은 것으로 제시될 때, 환자가 슬관절 굴곡 약 30°에서 외측 대퇴골 상과에 통증을 호소하는 경우, 이 검사는 양성으로 간주된다.

ITB의 완전한 횡절단 이후에도 Ober 검사의 결과가 크게 변하지 않았음을 입증함으로써 이러한 오랜 믿음에 도전하였다(Willett 등, 2016). 따라서 ITBS 진단을 위한 이 임상시험의 타당성에 의문이 제기되어야 한다.

Renne 검사는 1975년 Renne에 의해 처음 기술되었으며, 슬관절 굴곡의 약 30–40°까지 한 다리 스쿼트를 수행하는 것을 포함한다(Renne, 1975). 이 위치는 원위 ITB를 외측 대퇴골 상과에 대해 압박하여 중간 지방 패드를 자극하는 것이다. Noble 압박 검사는 1979년에 Noble에 의해 처음 설명되었으며, 슬관절을 수동적으로 신전하면서 외측 대퇴골 상과에 압박을 적용한다(그림 12.27). 슬관절이 약 30–40° 굴곡에 있을 때 환자의 측면 슬관절 통증이 측면 대퇴골 상과에 걸쳐 발생하는 경우 이 두 가지 테스트는 모두 양성으로 간주된다. 이러한 검사 중 어느 것도 잘 검증되지 않았으며 임상 실무에서의 사용은 대부분 입증되지 않은 근거에 기초하고 있다.

Hoffa 지방 패드 검사 (Hoffa's Fat Pad Tests)

임상가는 슬관절 전방에 확산성 슬개골하 부종이 있는지 관찰해야 한다. 환자는 슬관절을 과도하게 펴고 서 있을 수 있으며, 걷거나 계단을 오르내릴 때 내측 대퇴사두근 조절 기능이 저하될 수 있다. 수동 운동범위는 마지막 슬관절 신전의 미묘한 손실을 나타낼 수 있으며, 이는 종종 쑤시는 통증과 관련이 있다. 촉진 시, 지방 패드는 연하거나 두꺼워지거나 커질 수 있다. 지방 패드가 슬개골이 활차 안으로 내려오는 것을 제한할 수 있기 때문에 슬개골은 특히 하방 활주를 동반하면서 뻣뻣할 수 있다.

결론(Conclusion)

고관절과 슬관절 통증은 외래 근골격계 클리닉을 찾는 환자들 사이에서 흔한 호소 사항이다. 종합검사는 항상 철저한 병력으로 시작되어야 하며, 이는 임상적 추론 과정의 중요한 부분을 형성해야 한다. 능동 및 수동 운동범위는 관절 검사의 핵심 구성 요소이다. 임상 진단에 도달하는 것은 임상 가설을 세우고 대체 진단을 배제하기 위해 병력의 중요한 요소들과 주요 신체적 검사를 결합하는 복잡한 과정이다. 철저한 병력을 얻는 것이 핵심이며 증상의 병리와 중증도를 특징짓는 데 도움이 된다. 임상가는 평가 과정에서 다양하게 감별진단이 가능함을 유지해야 한다. 단일 검사에 의한 진단이 거의 없기 때문에 자세한 병력과 함께 핵심 신체적 검사를 결합하면 임상 진단의 정확도를 향상시킬 수 있다. 이 장에서는 임상 병력과 기타 검사 결과의 맥락에서 올바른 취급 기술과 신체적 검사 해석의 중요성을 설명하였다. 이러한 단계를 이해하면 임상가가 우수한 검사 기술을 개발하는 데 도움이 될 것이다.

참고문헌(References)

Almangoush A, Herrington L, Jones R. A preliminary reliability study of a qualitative scoring system of limb alignment during single leg squat. Phys Ther Rehabil. 2014;1:2.

Andersen HN, Dyhre-Poulsen P. The anterior cruciate ligament does play a role in controlling axial rotation in the knee. Knee Surg Sports Traumatol Arthrosc. 1997;5:145–9.

Anderson CN. Iliopsoas: Pathology, diagnosis, and treatment. Clin Sports Med. 2016;35:419–33.

Anderson G, Herrington L. A comparison of eccentric isokinetic torque production and velocity of knee flexion angle during step down in patellofemoral pain syndrome patients and unaffected subjects. Clin Biomech. 2003;18:500-4.

Andrews K, Lu A, McKean L, et al. Medial collateral ligament injuries. J Orthop. 2017;14:550–4.

Ayeni O, Chu R, Hetaimish B, et al. A painful squat test provides limited diagnostic utility in CAM-type femoroacetabular impingement. Knee Surg Sports Traumatol Arthrosc. 2014;22:806–11

Ayre C, Hardy M, Scally A, et al. The use of history to identify anterior cruciate ligament injuries in the acute trauma setting: the 'LIMP index'. Emerg Med J. 2017;34:302–7.

Bagwell JJ, Bauer L, Gradoz M, et al. The reliability of FABER test hip range of motion measurements. Int J Sports Phys Ther. 2016;11:1101–5

Bassett AJ, Tjoumakaris FP. Femoroacetabular impingement. Oper Tech Orthop. 2019;29:100735.

Beals CT, Magnussen RA, Graham WC, et al. The prevalence of meniscal pathology in asymptomatic athletes. Sports Med. 2016;46:1517–24.

Bizzini M. The groin area: the Bermuda Triangle of sports medicine? Br J Sports Med. 2011;45:1.

Bohannon RW. Manual muscle testing: does it meet the standards of an adequate screening test? Clin Rehabil. 2005;19:662–7.

Braly BA, Beall DP, Martin HD. Clinical examination of the athletic hip. Clin Sports Med. 2006;25:199–210.

Brigadier G, Riddoch M, Brigadier W, et al. Aids to the examination of the peripheral nervous system. London: Crown Copyright; 1943:70.

Brindle T, Nyland J, Johnson DL. The meniscus: review of basic principles with application to surgery and rehabilitation. J Athl Train. 2001;36:160–9.

Brown MD, Gomez-Marin O, Brookfield KFW, et al. Differential diagnosis of hip disease versus spine disease. Clin Orthop Related Res. 2004;419:280–4.

Buckland AJ, Miyamoto R, Patel RD, et al. Differentiating hip pathology from lumbar spine pathology: Key points of evaluation and management. J Am Acad Orthop Surg. 2017;25:e23–34.

Burnett RSJ, Della Rocca GJ, Prather H, et al. Clinical presentation of patients with tears of the acetabular labrum. J Bone Joint Surg Am. 2006;88:1448–57.

Byrd JWT. Snapping hip. Oper Tech Sports Med. 2005;13:46–54.

Byrd JWT. Make the right diagnosis: My pearls for working up hip-related pain. Sports Med Arthrosc Rev. 2021;29:2–8.

Byrd JWT, Jones KS. Diagnostic accuracy of clinical assessment, Magnetic Resonance Imaging, Magnetic Resonance arthrography, and intra-articular injection in hip arthroscopy patients. Am J Sports Med. 2004;32:1668–74.

Callaghan MJ, Selfe J. Has the incidence or prevalence of patellofemoral pain in the general population in the United Kingdom been properly evaluated? Phys Ther Sport. 2007;8:37-43.

Chadayammuri V, Garabekyan T, Bedi A, et al. Passive hip range of motion predicts femoral torsion and acetabular version. J Bone Joint Surg Am. 2016;98:127–34.

Chuckpaiwong B, Charles HC, Kraus VB, et al. Age-associated increases in the size of the infrapatellar fat pad in knee osteoarthritis as measured by 3T MRI. J Orthop Res. 2010;28:1149–54.

Cibulka MT, Threlkeld J. The early clinical diagnosis of osteoarthritis of the hip. J Orthop Sports Phys Ther. 2004;34:461–7.

Cırdı YU, Ergün S, Karahan M. Physical examination and imaging of the painful athletic hip. Hip and Groin Pain in the Athlete: Springer; 2019:1–31.

Clohisy JC, Knaus ER, Hunt DM, et al. Clinical presentation of patients with symptomatic anterior hip impingement. Clin Orthop Related Res. 2009;467:638–44.

Cook C, Mabry L, Reiman MP, et al. Best tests/clinical findings for screening and diagnosis of patellofemoral pain syndrome: a systematic review. Physiother. 2012;98:93–100.

Crossley KM, Zhang WJ, Schache AG, et al. Performance on the single-leg squat task indicates hip abductor muscle function. Am J Sports Med. 2011;39(4):866–73.

Cyriax J. Textbook of Orthopaedic Medicine, 6th edn. London: Baillière Tindall; 1975.

Delahunt E, Kennelly C, McEntee BL, et al. The Thigh Adductor Squeeze Test: 45° of hip flexion as the optimal test position for eliciting adductor muscle activity and maximum pressure values. Man Ther. 2011;16:476–80.

Della Villa F, Buckthorpe M, Grassi A, et al. Systematic video analysis of ACL injuries in professional male football (soccer): injury mechanisms, situational patterns and biomechanics study on 134 consecutive cases. Br J Sports Med. 2020;54:1423–32.

Dierks TA, Manal KT, Hamill J, et al. Proximal and distal influences on hip and knee kinematics in runners with patellofemoral pain during a prolonged run. J Orthop Sports Phys Ther. 2008;38:448–56.

Dos Santos RA, Derhon V, Brandalize M, et al. Evaluation of knee range of motion: Correlation between measurements using a universal goniometer and a smartphone goniometric application. J Bodywork Mov Ther. 2017;21:699—703.

Dragoo JL, Johnson C, McConnell J. Evaluation and treatment of disorders of the infrapatellar fat pad. Sports Med. 2012;42:51–67.

Draovitch P, Edelstein J, Kelly BT. The Layer Concept: Utilization in determining the pain generators, pathology and how structure determines treatment. Current Rev Musculoskeletal Medicine. 2012;5:1–8.

Egger AC, Frangiamore S, Rosneck J. Femoroacetabular impingement: a review. Sports Med Arthroscopy Rev. 2016;24:e53–8.

Fairclough J, Hayashi K, Toumi H, et al. The functional anatomy of the iliotibial band during flexion and extension of the knee: implications for understanding iliotibial band syndrome. J Anatomy. 2006;208:309–16.

Fox AJS, Wanivenhaus F, Burge AJ, et al. The human meniscus: a review of anatomy, function, injury, and advances in treatment. Clin Anat. 2015;28:269–87.

Frangiamore S, Mannava S, Geeslin AG, et al. Comprehensive clinical evaluation of femoroacetabular impingement: Part 1, Physical Examination. Arthroscopy Techn. 2017;6:e1993—2001.

Fritz JM, Delitto A, Erhard RE, et al. An examination of the selective tissue tension scheme, with evidence for the concept of a capsular pattern of the knee. Phys Ther. 1998;78:1046–56.

Gallagher J, Tierney P, Murray P, et al. The infrapatellar fat pad: anatomy and clinical correlations. Knee Surgery Sports Traumatol Arthroscopy. 2005;13:268–72.

Gornitzky AL, Lott A, Yellin JL, et al. Sport-specific yearly risk and incidence of anterior cruciate ligament tears in high school athletes: a systematic review and meta-analysis. Am J Sports Med. 2016;44:2716–23.

Greis PE, Bardana DD, Holmstrom MC, et al. Meniscal injury: I. Basic science and evaluation. JAAOS. 2002;10:168–76.

Grood ES, Noyes FR, Butler DL, et al. Ligamentous and capsular restraints preventing straight medial and lateral laxity in intact human cadaver knees. JBJS. 1981;63:1257–69.

Haim A, Yaniv M, Dekel S, et al. Patellofemoral pain syndrome: validity of clinical and radiological features. Clin Orthop Related Res. 2006;451:223–8.

Harris JD, Chahal J. Femoral neck stress fractures. Oper Tech Sports Med. 2015;23:241–7.

Hayes CW, Brigido MK, Jamadar DA, et al. Mechanism-based pattern approach to classification of complex injuries of the knee depicted at MR imaging. Radiographics. 2000;20:S121–34.

Henschke N, Maher CG, Refshauge KM. Screening for malignancy in low back pain patients: a systematic review. Eur Spine J. 2007;16:1673–9.

Hölmich P, Hölmich LR, Bjerg AM. Clinical examination of athletes with groin pain: an intraobserver and interobserver reliability study. Br J Sports Med. 2004;38:446–51.

Horga LM, Hirschmann AC, Henckel J, et al. Prevalence of abnormal findings in 230 knees of asymptomatic adults using 3.0 T MRI. Skeletal Radiol 2020;49:1099–107

Horowitz SM, Berman AT. Metastatic Disease of the Hip. In: Horowitz SM, Berman AT (editor).

Revision Total Hip Arthroplasty. Springer, New York, NY; 1999. Pp 498-504

Hughston JC, Andrews JR, Cross MJ, et al. Classification of knee ligament instabilities. Part I. The medial compartment and cruciate ligaments. JBJS. 1976;58:159–72.

Jarbo KA, Hartigan DE, Scott KL, et al. Accuracy of the lever sign test in the diagnosis of anterior cruciate ligament injuries. Orthop J Sports Med. 2017;5(10):2325967117729809.

Karachalios T, Hantes M, Zibis AH, et al. Diagnostic accuracy of a new clinical test (the Thessaly test) for early detection of meniscal tears. JBJS. 2005;87:955–62.

Kelln BM, McKeon PO, Gontkof LM, et al. Hand-held dynamometry: reliability of lower extremity muscle testing in healthy, physically active, young adults. J Sport Rehabil. 2008;17:160–70.

Kittl C, El-Daou H, Athwal KK, et al. The role of the anterolateral structures and the ACL in controlling laxity of the intact and ACL-deficient knee. Am J Sports Med. 2016;44:345–54.

Lad N, Kropf EJ. Hip pathology evaluation and imaging. Operative Techniques in Orthopaedics. 2019;29:100734.

LaPrade RF, Engebretsen AH, Ly TV, et al. The anatomy of the medial part of the knee. JBJS. 2007;89:2000–10.

LaPrade RF, Bernhardson AS, Griffith CJ, et al. Correlation of valgus stress radiographs with medial knee ligament injuries: an in vitro biomechanical study. Am J Sports Med. 2010;38:330–8.

Leblanc MC, Kowalczuk M, Andruszkiewicz N, et al. Diagnostic accuracy of physical examination for anterior knee instability: a systematic review. Knee Surg Sports Traumatol Arthrosc. 2015;23(10):2805–13.

Lee KS, Rosas HG, Phancao JP. Snapping hip: imaging and treatment. Semin Musculoskelet Radiol. 2013;17(3):286–94.

Lelli A, Di Turi RP, Spenciner DB, et al. The "Lever Sign": a new clinical test for the diagnosis of anterior cruciate ligament rupture. Knee Surgery Sports Traumatol Arthros. 2016;24:2794–7.

Lewis CL. Extra-articular snapping hip: a literature review. Sports Health. 2010;2:186–90.

Lodge CJ, Sha S, Yousef ASE, et al. Stress fractures in the young adult hip. Orthopaedics Trauma. 2020;34:95–100.

Lovell G. The diagnosis of chronic groin pain in athletes: a review of 189 cases. Austral J Sci Med Sport. 1995;27:76–9.

Lowery DJ, Farley TD, Wing DW, et al. A clinical composite score accurately detects meniscal pathology. Arthroscopy. 2006;22:1174–9.

Lundblad M, Hägglund M, Thomeé C, et al. Medial collateral ligament injuries of the knee in male professional football players: a prospective three-season study of 130 cases from the UEFA Elite Club Injury Study. Knee Surgery Sports Traumatol Arthrosc. 2019;27:3692–8.

Malanga GA, Andrus S, Nadler SF, et al. Physical examination of the knee: a review of the original test description and scientific validity of common orthopedic tests. Arch Phys Med Rehabil. 2003;84(4):592–603.

Margo K, Drezner J, Motzkin D. Evaluation and management of hip pain: an algorithmic approach. J Family Practice. 2003;52:607–17.

Maricar N, Callaghan MJ, Parkes MJ, et al. Clinical assessment of effusion in knee osteoarthritis: A systematic review. Semin Arthritis Rheum. 2016;45:556–63.

Martin HD. Clinical examination of the hip. Oper Tech Orthop. 2005;15:177–81.

Martin HD, Shears SA, Palmer IJ. Evaluation of the hip. Sports Med Arthroscopy Rev. 2010;18:63–75.

Martin RL, Davenport TE, Paulseth S, et al. Ankle stability and movement coordination impairments: ankle ligament sprains: clinical practice guidelines linked to the international classification of functioning, disability and health from the orthopaedic section of the American Physical Therapy Association. J Orthop Sports Phys Ther. 2013;43:A1–40.

Martin HD, Palmer IJ, Hatem M. Essential findings in the clinical exam. In: Hip Joint Restoration. New York: Springer; 2017:145–55.

Maslowski E, Sullivan W, Harwood JF, et al. The diagnostic validity of hip provocation maneuvers to detect intra-articular hip pathology. PM R: 2010;2:174–81.

McCarthy JC, Busconi B. The role of hip arthroscopy in the diagnosis and treatment of hip disease. Canadian J Surg. 1995;38:S13–7.

McGovern RP, Martin RL, Christoforetti JJ, et al. Evidence-based procedures for performing the single leg squat and step-down tests in evaluation of non-arthritic hip pain: a literature review. Int J Sports Phys Ther. 2018;13(3):526.

McGrory JE. Disruption of the extensor mechanism of the knee. J Emerg Med. 2003;24:163–8.

McMurray TP. The semilunar cartilages. Br J Surg. 1942;29:407–14.

Mirabello L, Troisi RJ, Savage SA. Osteosarcoma incidence and survival rates from 1973 to 2004: data from the Surveillance, Epidemiology, and End Results Program. Cancer: 2009;115:1531-43.

Muff G, Dufour S, Meyer A, et al. Comparative assessment of knee extensor and flexor muscle strength measured using a hand-held vs. isokinetic dynamometer. J Phys Ther Science. 2016;28:2445–51.

Noble CA. The treatment of iliotibial band friction syndrome. Br J Sports Med. 1979;13:51-4.

Noehren B, Davis I, Hamill J. ASB. Prospective study of the biomechanical factors associated with iliotibial band syndrome. Clin Biomech. 2007;22:951–6.

Nunes GS, Stapait EL, Kirsten MH, et al. Clinical test for diagnosis of patellofemoral pain syndrome: Systematic review with meta-analysis. Phys Ther Sport. 2013;14:54–9.

Perry J, Burnfield JM. Gait analysis. Normal and pathological function 2nd ed. Thorofare, NJ: Slack; 2010.

Petersen W, Zantop T. Anatomy of the anterior cruciate ligament with regard to its two bundles. Clin Orthop Related Res. 2007;454:35–47.

Plante M, Wallace R, Busconi BD. Clinical diagnosis of hip pain. Clin Sports Med. 2011;30:225–38.

Poultsides LA, Bedi A, Kelly BT. An algorithmic approach to mechanical hip pain. HSS J. 2012;8(3):213–24

Ramisetty N, Kwon Y, Mohtadi N. Patient-reported outcome measures for hip preservation surgery: A systematic review of the literature. J Hip Preservation Surg. 2015;2:15–27.

Rana S, Stanhope RC, Gaffey T, et al. Retroperitoneal endometriosis causing unilateral hip pain. Obstet Gynecol. 2001;98:970–2.

Ranawat AS, Gaudiani MA, Slullitel PA, et al. Foot progression angle walking test: A dynamic diagnostic assessment for femoroacetabular impingement and hip instability. Orthop J Sports Med. 2017;5:2325967116679641.

Reiman MP, Thorborg K. Clinical examination and physical assessment of hip joint-related pain in athletes. Intern J Sports Phys Ther. 2014;9:737–55

Reiman MP, Mather RC, Cook CE. Physical examination tests for hip dysfunction and injury. Br J Sports Med. 2015;49:357–61.

Renne JW. The iliotibial band friction syndrome. JBJS. 1975;57:1110–1.

Robertson GA, Wood AM. Femoral neck stress fractures in sport: A current concepts review. Sports Med Internat Open. 2017;1:E58–68.

Rosenthal MD. Clinical testing for extra-articular lateral knee pain. A modification and combination of traditional tests. North Am J Sports Phys Ther. 2008;3:107–9.

Ruwe PA, Gage JR, Ozonoff MB, et al. Clinical determination of femoral anteversion. a comparison with established techniques. J Bone Joint Surg Am. 1992;74:820–30.

Sabharwal S, Kumar A. Methods for assessing leg length discrepancy. Clin Orthop Rel Res. 2008;466:2910–22

Serner A, Weir A, Tol JL, et al. Can standardised clinical examination of athletes with acute groin injuries predict the presence and location of MRI findings? Br J Sports Med. 2016;50:1541–7.

Shah KN, Racine J, Jones LC, et al. Pathophysiology and risk factors for osteonecrosis. Current Rev Musculoskeletal Med. 2015;8:201–9

Sims JI, Chau MT, Davies JR. Diagnostic accuracy of the Ottawa Knee Rule in adult acute knee injuries: a systematic review and meta-analysis. Eur Radiol. 2020;30:4438–46.

Slauterbeck JR, Kousa P, Clifton BC, et al. Geographic mapping of meniscus and cartilage lesions associated with anterior cruciate ligament injuries. JBJS. 2009;91:2094–103.

Smith BE, Thacker D, Crewesmith A, et al. Special tests for assessing meniscal tears within the knee: a systematic review and meta-analysis. BMJ. 2015;20:88–97.

Smith BE, Selfe J, Thacker D, et al. Incidence and prevalence of patellofemoral pain: a systematic review and meta-analysis. PloS One. 2018;13:e0190892.

Souza RB, Powers CM. Concurrent criterion-related validity and reliability of a clinical test to measure femoral anteversion. J Orthop Sports Phys Ther. 2009a;39:586–92.

Souza RB, Powers CM. Differences in hip kinematics, muscle strength, and muscle activation between subjects with and without patellofemoral pain. J Orthop Sports Phys Ther. 2009b;39:12–19.

Souza RB, Powers CM. Predictors of hip internal rotation during running: an evaluation of hip strength and femoral structure in women with and without patellofemoral pain. Am J Sports Med. 2009c;37:579–87.

Spina AA. External coxa saltans (snapping hip) treated with active release techniques®: a case report. J Canadian Chiropractic Assoc. 2007;51:23.

Srimathi T, Muthukumar T, Anandarani VS, et al. A study on femoral neck anteversion and its clinical correlation. J Clin Diagn Res. 2012;6:155–8.

Stanley LE, Kerr ZY, Dompier TP, et al. Sex differences in the incidence of anterior cruciate ligament, medial collateral ligament, and meniscal injuries in collegiate and high school sports: 2009-2010 through 2013-2014. Am J Sports Med. 2016;44:1565–72.

Stubbs AJ, Howse EA. Clinical evaluation of hip function: essential features in the history. In: McCarthy JC, Noble PC, Villar RN (Eds). Hip Joint Restoration. New York: Springer; 2017:139–43.

Sturgill LP, Snyder-Mackler L, Manal TJ, et al. Interrater reliability of a clinical scale to assess knee joint effusion. J Orthop Sports Phys Ther. 2009;39:845–9.

Sweitzer BA, Cook C, Steadman JR, et al. The inter-rater reliability and diagnostic accuracy of patellar mobility tests in patients with anterior knee pain. Physician Sports Med. 2010;38:90–6.

Taunton JE, Ryan MB, Clement DB, et al. A retrospective case-control analysis of 2002 running injuries. Br J Sports Med. 2002;36:95-101.

Thorborg K, Bandholm T, Hölmich P. Hip-and knee-strength assessments using a hand-held dynamometer with external belt-fixation are inter-tester reliable. Knee Surg Sports Traumatol Arthrosc. 2013;21:550–5.

Trofa DP, Mayeux SE, Parisien RL, et al. Mastering the physical examination of the athlete's hip. Am J Orthopedics. 2017;46:10–16.

Uding A, Bloom NJ, Commean PK, et al. Clinical tests to determine femoral version category in people with chronic hip joint pain and asymptomatic controls. Musculoskel Science Pract. 2019;39:115.

Van der Worp MP, van der Horst N, de Wijer A, et al. Iliotibial band syndrome in runners. Sports Med. 2012;42:969–92.

Van Trijffel E, van de Pol RJ, Oostendorp RAB, et al. Inter-rater reliability for measurement of passive physiological movements in lower extremity joints is generally low: a systematic review. J Physiother. 2010;56:223–35.

Watkins MA, Riddle DL, Lamb RL, et al. Reliability of goniometric measurements and visual estimates of knee range of motion obtained in a clinical setting. Phys Ther. 1991;71:90–6.

Weir A, Brukner P, Delahunt E, et al. Doha agreement meeting on terminology and definitions in groin pain in athletes. Br J Sports Med. 2015;49:768–74.

Weston VC, Jones AC, Bradbury N, et al. Clinical features and outcome of septic arthritis in a single UK Health District 1982–1991. Annals Rheum Dis. 1999;58:214–9.

Willett GM, Keim SA, Shostrom VK, et al. An anatomic investigation of the Ober test. Am J Sports Med. 2016;44:696–701.

Willson JD, Davis IS. Lower extremity strength and mechanics during jumping in women with patellofemoral pain. J Sport Rehabil. 2009;18:76-90.

Wilson JJ, Furukawa M. Evaluation of the patient with hip pain. Am Family Physician. 2014;89:27–34.

Willy RW, Hoglund LT, Barton CJ, et al. Patellofemoral pain: clinical practice guidelines linked to the international classification of functioning, disability and health from the Academy of Orthopaedic Physical Therapy of the American Physical Therapy Association. J Orthop Sports Phys Ther. 2019;49(9):CPG1–95.

고관절과 슬관절 통증을 가진 환자의 천장관절 통증 진단

13

(Sacroiliac joint pain diagnosis in patients with hip and knee pain)

Kenneth E. Learman, David W. Griswold

개요(Introduction)

하지 사분위에 통증은 원위부에서 흉곽까지 우리가 흔히 알고 있는 통증의 원인들로 인해 발생될 수 있다. 종합적인 임상 검사에서는 선별 과정에 일부로 이러한 모든 잠재적 통증 유발 인자들을 모두 고려해야 한다. 이 장에서는 천장관절(SIJ)에서 비롯된 병리와의 관계 및 이러한 요인이 고관절과 슬관절 통증 증후군에 미치는 영향에 대해 초점을 맞추고 있다.

부위간 상호의존성은 신체의 한 부위에 손상과 다른 신체 부위의 통증 및 기능장애 사이에 관계를 설명한다. 이러한 손상들은 환자의 주요 증상에 직간접적으로 관련이 있는 것처럼 보일 수 있다(Sueki 등, 2013). 부위간 상호의존성의 개념은 치료 반응에 영향을 받거나(Bialosky 등, 2009; Bishop 등, 2015) 영향을 미치는 부가적 생리학적 시스템으로 인해(Bialosky 등, 2008) 오직 근골격계만을 생각하는 것보다 더 복잡하다. 이 단원에서 우리는 고관절과 슬관절 질환을 암시하는 천장관절 통증의 패턴에 대해 초점을 맞추고 있다.

요통과 다리 통증을 유발하는 천장관절에 대한 견해는 100년 이상 지지되고 있다(Goldthwait과 Osgood, 1905). Bogduk(2005)은 통증이 발현되기 위해서는 (1) 신경이 분포되어 있어야 한다; (2) 유발되면 무증상 피험자에게 임상적 통증이 유발 되어야 한다; (3) 통증을 유발할 수 있는 손상 또는 질환에 예민해야 한다; 그리고 진단 기법이 통증이 천장관절에 의해 유발되었음을 확인할 수 있어야 한다(Bogduk, 2005). 천장관절은 신경 지배를 받지만, 그 신경 지배의 정확한 본질은 아직 잘 알려져 있지 않다(Bogduk, 2005). 무증상 지원자의 천장관절에 조영제를 주사하였을 때 대상자는 내측 고관절에 통증을 경험하였다(Fortin 등, 1994a). 이는 조영제로 인한 경우 외에도 천장관절에 질환 및 손상이 있는 경우에서도 나타났다. 요통을 가진 18–40세의 484명의 요추 CT 검사 연구에서 의심되는 천장관절염(sacroiliitis)(10.2%); 명확한 천정관절염(3.3%); 장골 치밀화골염(osteitis–condensans–ilii)(7.8%); 특발성 골격 과골화증(diffuse idiopathic skeletal hyperostosis)(5%); 퇴행성 변화(4.5%); 부천장관절(accessory SIJ)(4.5%); 종양(<1%)을 포함하는 150개의 변형된 천장관절이 확인되었다(Klang 등, 2017). 마지막으로 관절 내 주사(intra–articular injection(IAI))는 천장관절로 인해 발생되는 통증을 감소시켜 Bogduk의 천장관절 통증 가설을 충족시켰다(Bogduk, 2005).

하지 사분위 선별검사 (Lower Quarter Differentiation)

천장관절과 요추는 흉요추선에서 발까지 동일한 참고 요인들을 공유하여 천장관절과 허리에 선별을 어렵게 하지만, 증상을 분석할 수 있는 많은 객관적 및 주관적 검사들이 있다. 천장관절 통증(sacroiliac joint pain; SIJP)은 좌골신경 분포 경로를 따라 디스크 탈출과 동일한 증상의 분포를 보일 수 있다(Fortin 등, 1994a; 1994b). 234명의 디스크 탈출 환자를 대상으로 천장관절 기능장애(sacroiliac joint dysfunction; SIJD)을 조사하는 연구에서 33.3%가 천장관절 통증 진단에 양성으로 나타났다(Telli 등, 2020). 이것은 하부 요추 분절에 신경 지배에 의한 2차적인 이유일 수도 있다. 이러한 천장관절 기능 이상을 가진 사람들은 리즈 신경병증성 증상과 징후 통증 척도 평가(Leeds assessment of neuropathic symptoms and signs pain scale; LANSS) 측정된 신경병성 통증의 비율과 우울증(Beck depression inventory) 비율이 높았으며, 전반적인 기능이 낮았으며, 높은 운동 공포증(kinesiophobia)(Tampa Scale) 비율을 가지고 있었다(Telli 등, 2020). 이는 천장관절 통증이 있는 사람들이 그들의 통증 증후군을 지속시키는 심리사회적(psychosocial) 요인 비율이 상대적으로 높을 수 있음을 시사한다. 요추 유합술 후 지속적인 통증을 가진 환자들을 대상으로 천장관절 통증에 대한 검사를 실시하였다. 130명의 환자중에 52명(40%)의 환자가 천장관절 병리를 포함할 수 있는 자가 병력을 가지고 있었으며, 52명중 21명은 이중 관절 내 주사(dual IAI) 를 통해 밝혀진 천장관절 통증이 있는 것으로 밝혀졌다(Liliang 등, 2011).

척추의 병리 검사는 영상 검사와 상관없이 고관절 통증이 신경근병증에 의한 것임이 아님을 확인하기 위해 필요에 따라 신경학적 검사를 포함되어야 한다(Weksler 등, 2007). 능동 및 수동적 신체 움직임들, 지속적인 자세들, 반복적 움직임들, 그리고 특수검사들은 요추에 병리가 있는지 밝히고 중심화 현상(centralization phenomenon)을 배제하는 데 도움이 된다.

천장관절과 고관절 (Sacroiliac Joint and Hip Pain)

통증이 있을 때 원발성 고관절 병리와 구별되어야 한다. 고관절에 대한 포괄적인 검사는 이전 장에서 다루었다. 고관절에서 발생하는 병리는 근위부로는 허리와 서혜부, 원위부로는 허벅지와 슬관절 또는 하지 전체와 연관이 있으며 따라서 포괄적인 검사에 포함하여 감별진단을 해야 한다. 마찬가지로 천장관절은 후방, 측면 및 전방 고관절과 관련이 있을 뿐만 아니라 고관절에 대한 연관 패턴(referral pattern)으로 앞서 언급한 모든 부위에 영향을 미칠 수 있다. 이렇게 중복되는 고관절과 천장관절의 연관 패턴으로 인해 예측되는 고관절의 문제에 대한 이들 구조들의 영향에 대해 감별이 필요할 수 있다. 많은 연구들에서 고관절 통증, 특히 후방 고관절 통증을 검사할 때 천장관절을 증상의 원인에서 배제(rule out)시켜야 한다고 제안하고 있다(Cibulka과 Delitto, 1993; Margo 등, 2003; Wilson과 Furukawa, 2014). 이 모든 연구에서 천장관절 문제를 확인하기 위해 현재 진단 표준 기준(diagnostic gold standard) 사용에 실패하였으며, 골반의 비대칭 검사와 FABER 검사와 같은 단일 유발 검사의 사용을 권장하였다.

한 연구에서는 천장관절 통증을 가진 피험자의 76%가 고관절의 방사선 영상에서 대퇴비구 충돌(femoro-acetabular impingement) 등의 이상이 있음을 보여주었다(Morgan 등, 2013). 보다 최근의 근거들은 수술적 중재가 필요할 만큼 심각한 대퇴비구충돌(FAI) 증후군을 가진 환자의 25% 이상이 영상에서 관절 표면 침식(erosion), 연골하 경화(subchondral sclerosis), 관절 공간 협착, 가성 확장(pseudo-widening), 골수 부종(bone marrow edema), 관절강직(ankyloses)을 포함하는 천장관절 병리를 함께 가지고 있음을 시사하고 있다(Krishnamoorthy 등, 2019). 이 환자들은 고관절 수술 이후 예후가 좋지 않았다(Krishnamoorthy 등, 2019). 이것은 후향적 비교 연구였기 때문에 방사선학적 변화와 통증 사이에 강한 상관관계가 없다는 것을 알고 있으므로 주의해서 이러한 결과를 해석해야 한다(Morgan, 2019). 천장관절 기능장애에 대한 표준 기준(gold standard)은 이 코호트(cohort)에서 사용되지 않았지만(Morgan, 2019), 흥미롭게도 이 연구는 요골반-고관절 병리의 감별 진단의 복잡성을 보여주고 있다.

한 연구에 따르면, 천장관절 통증이 있는 경우 대상자는 둔근(gluteal muscle)이 더 약하기 때문에 슬괵근(hamstring)이 더 뻣뻣하다는 것을 알아냈다(Massoud Arab 등, 2011).
이 결과는 천장관절 통증이 있는 대상의 고관절이 불균형적인 힘을 생성하고 이로 인해 나타나는 근력의 차이가 이차적으로 고관절의 기능에 비대칭을 만들 수 있다는 점을 시사한다.

천장관절과 슬관절 통증 (Sacroiliac Joint and Knee Pain)

슬관절 부위로 나타나는 천장관절의 연관 증상은 원발성 슬관절 병리와 구별되어야 한다. 슬관절에 대한 포괄적인 검사는 이 책의 이전 장에서도 다루고 있다. 슬관절에 원발성 통증을 가진 환자는 근위부에서 허벅지 중간부위까지 통증이 거의 나타나지 않기 때문에 원발성 통증이 하지 근위부, 서혜부, 복부 또는 허리에서 나타난다면 효과적으로 배제할 수 있다.

한 사례보고에서는 천장관절에 도수 교정 및 키네시오 테이핑이 슬관절 전내측 통증에 미치는 영향을 조사하였다(Bucek, 2019). 이 연구에서 저자는 손상 기전이 없는 보행을 제한하는 슬관절 통증이 모든 하지의 검사들과 관련이 없다는 것을 발견하였다. 신경학적 영향이 배제된 후, 대상은 Gillet 검사와 Nachlas 검사에서 천장관절 기능이상이 있는 것으로 밝혀졌다(Bucek, 2019). 이 연구는 변형된 무명골(innominate) 회전 위치에서 근에너지기법과 슬관절에 키네시오 테이핑을 적용하였으며 더불어 약한 동측 중둔근에 대한 키네시오 테이핑과 근력강화를 실시하였다. 저자는 천장관절 검사 결과가 향상된 이유를 골반 불균형의 교정 때문으로 보았으나, 테이핑이 슬관절의 통증을 감소시키고, 중둔근 근력 향상 역시 슬관절 통증에 영향을 줄 수 있기 때문에 천장관절 기능이상이 통증의 원인이라고 단정할 수는 없다. 그러나 Gillet 검사와 다른 촉진 검사들에 유효성이 의심되고 있는 시점에서(Palsson 등, 2019), 이 사례연구는 통증이 천장관절 기능이상으로 인해 나타날 수 있는지에 대한 의문을 제기하였다.

Suter 등(1999)은 슬관절 전방에 통증이 있는 대상에서 천장관절 기능이상과 대퇴사두근 억제(inhibition) 사이에 관계를 조사하였다. 이 단일 그룹 관찰 연구(single group observational study)에서 슬관절 전방에 통증이 있는 대상들의 자세, 동작 촉진 및 천장관절 통증 유발 검사(provocation test)를 통해 징후 및 증상에 대해 검사하였다. 동측 천장관절에 적용된 도수교정치료는 대퇴사두근의 억제를 감소시킬 뿐만 아니라 슬관절에 신전 회전력을 증가시켰다. 18명의 피험자 중에 12명은 천장관절 증상을 가지고 있었으며 6명은 증상이 없는 천장관절 기능이상을 가지고 있었다. 이 연구는 내적 타당도(internal validity)를 높일 수 있는 대조군이 부족하였다. 이 연구에 대한 후속 연구에서는 이전 연구의 한계를 보완하기 위해 무작위 임상 실험이 포함되었으며, 그 결과 도수 교정 치료가 대조군보다 억제를 감소시키는데 효과적이었으나 대퇴사두근 동원 또는 회전력을 생성하는데 두 집단간 유의한 차이는 나타나지 않았다. 모든 대상자는 전방 슬관절 통증의 동측에서 증상 또는 무증상 천장관절 기능이상을 가지고 있었다(Suter 등, 2000). 흥미롭게도 두 연구 결과를 모두에서 전방 슬관절 통증이 있는 모든 환자가 천장관절 기능이상을 가지고 있다는 것을 발견하였다. 이것은 천장관절 기능이상에서 전방 슬관절 통증이 일반적이거나 대상자 모집이 천장관절 기능이상을 가진 사람들로 제한되었거나, 편향되었음을 의미할 수 있다.

이러한 각 연구들의 가장 큰 한계는 천장관절 통증 진단 기준이 천장관절 기능이상의 존재를 확인하는데 이용되지 않았다는 것이다. 비대칭적 골반 기준점들(landmarks)은 하지에 근육 불균형과 관련되며 천장관절 기능이상 없이도 슬관절 통증에 영향을 줄 수 있다. 이 문제는 임상가들에게 매우 흥미로운 질문을 하고 있다. 지금까지 천장관절의 진단은 골성 기준점 또는 홈(sulci)의 비대칭에 기반을 둔 촉진 검사 또는 움직임 검사를 기반으로 한 움직임의 기능이상으로 이루어졌다. 이러한 이상(abnormality)들은 골반대(pelvic girdle)에 영향을 미치는 주변 근육의 길이 또는 긴장의 불균형과 관련된 문제를 평가하는 것일 수도 있다. 이것이 사실이라면 천장관절 통증과는 상관없이 이들 근육의 장애(impairment)에 잠재적인 치료 옵션을 결정하는데 이들 검사의 평가가 사용될 수도 있다.

천장관절 통증의 유병률
(Prevalence of Sacroiliac Joint Pain)

천장관절 통증을 요통, 고관절 또는 슬관절 병리와 구별하려면 이 문제에 대한 예비 가능성 검사를 위한 유병률을 아는 것이 유리하다. 천장관절 통증을 확실하게 확인할 수 있는 임상적 최적 기준이 없으며 연구대상 선정에 이질성(heterogeneity)으로 인해 천장관절 통증의 실제 유병률은 알려지지 않았다. 현재 많이 사용되지만 일반적으로 받아들여지지는 않은 진단 기준은 형광 투시 유도 관절내 주사에 대한 선결 반응법이다(Chou 등, 2004). 진단연구에 따르면, 천장관절 통증은 15%–30%의 만성 요통(chronic low back pain; CLBP)에서 발생된다(Klerx 등, 2020). 놀랍게도 대부분의 유병률 연구는 만성 요통이 있는 대상에서 천장관절의 문제를 감별하는데 초점을 맞추고 있기 때문에 급성 및 아급성 단계에서의 천장관절 통증의 유병률에 대해서는 거의 알려진 바가 없다. 급성기 대상 환자들에게 관절 내 주사를 적용하는 것은 적절해 보이지 않는다.

천장관절과 동일한 편측 만성 요통을 가진 54명의 환자들에 대한 연구에서 18.5%(95%CI 9%–26%)가 천장관절에 이중 관절 내 주사에 반응을 보인 것으로 나타났다(Maigne 등, 1996). Schwarzer 등(1995)은 30%의 만성 요통이 천장관절에서 기인하였으며 더 적은 수치로 예상해도 13% 였다고 보고하였다. Young 등(2003)은 81명 중 22명(27%)의 만성요통 환자가 천장관절에 관절내 주사에 반응했음을 알아냈다. Visser 등(2013)은 만성 요통을 가진 158명의 환자를 검사하였으며 26.6%가 이중(dual) 관절 내 주사에 반응하였고 등과 다리에 통증을 가진 모든 환자의 41%가 역학적(mechanical) 천장관절 통증을 가진 것을 발견하였다. 단일 관절 내 주사 차단(sigle IAI block)을 이용한 연구에서는 천장관절 통증이 의심되는 85명의 대상에서 53%의 비율을 보였다(Dreyfuss 등,

1996). Manchikanti 등(2001)은 광범위한 포함 기준을 사용하여 유병률은 2%로 현저히 낮았지만 발생률(incidence)은 10%였다. 최근에는 Sulieman 등(2018)이 만성 요통을 가진 환자의 22%가 천장관절 통증 기준을 충족시킨다는 것을 발견하였다. 이러한 연구들은 반응에 사용된 주사 유형에 따른 유병률 추정치의 변동성을 명백히 보여주고 있다.

잠재적인 천장관절 통증을 가진 환자들을 확인하기 위해 진단영상을 사용하면 다양하지만 유사한 결과를 얻을 수 있다. 실제로 한 연구에서는 대상자 315명 중 대부분이 만성요통(n=213)을 가지고 있었으며, 31.7%는 천장관절의 퇴행성 질환(degenerative Joint Disease(DJD)) 또는 척추관절병증(spondyloarthropathy)과 일치하는 방사선 소견을 보였다(O'Shea 등, 2010). Madani 등(2013)은 단면 조사연구(cross-sectional study)에서 영상으로 추간판 탈출증이 확인된 피험자의 72.3%에서 천장관절증과 일치하는 임상징후 및 증상을 보인다는 것을 알아냈다. 이 연구는 다요인성(multifactorial) 문제들이 흔하며, 이것이 일반적으로 추간판성 요통과 관련되어 중심화 현상을 보이는 대상들 역시 여러 검사 항목들에서 양성으로 나타난다(Laslett 등, 2003)라는 Laslett의 결론과 부합한다고 제안하였다.

우리는 천장관절이 통증을 유발할 수 있음을 알고 있으며, 관절의 이상이 흔하다는 것도 알고 있다. 그렇기 때문에 방사선 영상에서의 이상이 통증의 원인이라는 결론으로 넘어가기 쉽다. 추가 연구들은 허리(Brinjikji 등, 2015), 천장관절(Eno 등, 2015), 고관절(Tresch 등, 2017)에 증상이 없는 대상들 중 영상 검사에 이상을 보이는 경우가 흔하다고 밝히고 있다. Eno 등(2015)은 나이가 들어가면서 천장관절에서 방사선학적 병리가 꾸준히 진행되어 20세 미만에서 16%가 변성을 가지고 있으며, 20대에 30%, 80대에는 91%가 천장관절에 퇴행성 관절 질환을 가지고 있다고 밝혔다. 관절의 퇴화(degradation)는 시간의 흐름에 따라 대부분의 사람들에게 불편함이 거의 없이 발생하며, 이는 잠재적으로 이러한 퇴화가 단순히 노화에 대한 생리학적 적응임을 암시한다(Sizer 등, 2002).

여러 연구들이 임상 검사만으로 유병률을 결정하려고 시도하였다. 한 연구에서는 임신 33주까지의 덴마크 여성들 중 20.1%가 골반대 통증(pelvic girdle pain(PGP)을 호소하는 것으로 나타났다(Albert 등, 2002). 저자는 더 나아가 골반대 통증을 가진 293명의 여성을 동질집단(homogeneous group)으로 구분하려고 시도하였으며, 다음 4가지 개별 범주로 구분하였다: 편측 천장관절 통증(5.5%), 양측 천장관절 통증(6.3%), 치결 결합 박리(symphysiolysis)(2.3%), 조합된 골반대 증후군(모든 세개의 골반 관절에서 통증: 6.0%) 및 혼합된 형태의 일반적인 기타 범주. 한 단면 조사연구는 임신과 관련된 골반대 통증의 유병률이 60.4%로 더 높았으며, 20%의 대상이 숫자 통증 평가 척도(numeric pain rating scale)에서 5점 이상의 심한 통증을 호소한다고 발표하였다(Mens 등, 2012).

경제적 영향(Economic Impact)

천장관절 통증이 사회에 미치는 경제적 부담은 정확한 유병률 추정치가 없기 때문에 알려져 있지 않다. 사용된 데이터에 따르면 만성적인 요통을 가진 미국 성인 29% 중 약15% 또는 천만명이 천장관절 통증을 가지고 있는 것으로 추정할 수 있다(Cher 등, 2014). 미국에서 만성적인 요통으로 인한 총 비용은 적게 잡아서 1000억 달러 이상으로 추정되며(Katz, 2006), 천장관절 통증으로 인한 비용은 연간 150억 달러가 넘는 것으로 추정할 수 있다. 천장관절 통증으로 인한 경제적 비용 외에도 환자의 질병부담(burden of disease)도 있다. 이는 많은 일반적인 만성 질환보다 더 안 좋으며, 수술적 중재를 요하는 정형학적 문제들과 비슷하다(Cher 등, 2014).

천장관절(The Sacroiliac Joint)

해부학(Anatomy)

천장관절은 신체에서 가장 큰 축 관절로 크기가 10.7~18.0 cm^2 (Vleeming 등, 2012)이르며, 인대의 면적은 22.3 cm^2(-Miller 등, 1987)으로 요추와 하지 사이에서 힘의 전달을 가능하게 한다(Cohen, 2005). 천장관절은 두 개의 조직(인대성 부분과 관절성 부분)으로 구성되어 있으며 활액을 포함하는 가동성 연골관절(diarthrodial cartilagious joint)로 간주된다(Prassopoulos 등, 1999). 천장관절의 골성(bony) 구성은 복측(ventral) 및 등쪽(dorsal)으로 1-2mm 두께의 관절면으로 이루어진 양쪽 천골과 장골 간에 관절을 포함한다. 관절의 천골쪽은 복측으로 위치한 섬유연골(fibrocartilaginous) 인대 조직에 비해 더 조밀한 유리연골(hyaline cartilage)로 덮여 있다(Foley과 Buschbacher, 2006). 천골 내측과 두 개의 무명골(innominate)들은 골반 고리를 구성한다. 천골은 5개로 구성되어 있으며, S1에서 S3 부위까지 천골의 관절면을 이루고 있다(Vleeming 등, 2012). 무명골은 출생 시에는 장골(ilium), 좌골(ischium), 치골(pubis)로 나누어져 있으나, 사춘기와 30대 사이에 융합된다. 무명골은 강한 섬유연골 관절인 치골 결합을 통해 전방을 연결한다. 후방으로는 쐐기(wedge)형태의 천골이 무명골과 상체의 체중 사이에서 쐐기돌(keystone)역할을 하여 폐쇄적 형태를 만들어 낸다. 전방 관절의 활액 부분은 평평한 관절면으로 시작하지만 관절내 움직임을 더욱 안정화시키는 역할을 하는 고랑과 이랑 형태로 발달된다. 이러한 고랑과 이랑 형태는 다양하고 불규칙하며, 20대에 발달하기 시작하여 일생동안 진행된다. 일부 사람들은 나이가 들어감에 따라 전방 관절에서 골성 가교(bridges)가 형성되어 안정성을 더 높일 수도 있다(Dar 등, 2008). 천장관절의 후방은 인대성 조직으로 구성되어 있으며, 강한 인대가 천골에서 장골 결절까지 확장된다.

인대는 천장관절의 안정성에 기여하고 움직임을 제한한다. 인대성 구조들은 내인성 또는 외인성으로 분류되며(Cuppett과 Paladino, 2001), 신체에서 가장 강하다(Vleeming과 Schuenke, 2019). 내인성 인대는 전방 및 후방 천장인대(anterior and posterior sacroiliac ligaments; ASL/PSL), 골간 인대(interosseous ligament) 및 장후천골인대(long posterior sacral ligament; LPSL)로 구성된다. 외인성 인대는 천극인대(sacrospinous ligament; SSL), 장요인대(iliolumbar ligament; ILL), 천결절인대(sacrotuberous ligament; STL)로 구성된다. 전방 천장인대는 천골의 전방부와 장골을 연결하며 후방 천장인대에 비해 얇고 약하다. 후방 천장인대는 관절면 후방에 위치에서 상부와 하부로 이어지는 섬유로 구성된다. 여러 개의 띠로 구성된 후방 천장인대는 천골 익상부(sacral ala) 후면에 외측 가장자리에서 장골에 능선(ridge on the ilium) 부위까지 부착되어 있다. 골간인대는 S1-2 부위에서 천골과 장골을 연결한다. 장후천골 인대(LPSL)는 천골의 측면을 후상장골극(PSIS)에 연결하는 여러 묶음으로 구성된다. 천극인대는 천골과 미골에서 좌골극(spine of ischium)까지 연결되어 있으며, 천결절인대(sacrotuberous ligament) 후면에 있다. 천결절인대는 천골 외측과 좌골결절을 연결하는 관절의 후외측면에 위치해 있다. 마지막으로 장요추인대는 4번과 5번 요추와 장골릉을 연결한다(Vleeming 등, 2012).

천장관절은 형태학적 변이성(variability)(Prassopoulos 등, 1999)과 골반 뼈 기준점에 비대칭을 가진다(Badii 등, 2003). 사체(cadavers)를 이용한 연구에서는 골성 기준점에서 생성된 각도가 다르다는 것을 발견하였으며(Preece 등, 2008), 기구를 사용하여 각도를 측정한 이전 연구들을 사실임을 확인하였다(Petrone 등, 2003). 전상장골극에서 후상장골극을 통과하는 직선과 치골에서 전상장골극을 통과하는 직선을 측정한 결과 표본 간 최대 23°까지 차이가 나는 것으로 나타났다(Preece 등, 2008). Preece 등(2008)은 또한 양측을 비교하였을 때 표본 내에서 최대 11°의 차이와 무명골 높이에서 최대 16mm의 차이가 있음을 확인하였다. 이러한 결과는 천장관절의 촉진 및 움직임을 기반으로 하는 특수검사(special test)에서 대칭을 기대할 수 있는지에 대한 의문을 제기한다.

비록 천장관절은 요추와 고관절에 작용하는 신체에서 가장 크고 강한 근육들로 둘러싸여 있지만, 천장관절에 직접적으로 작용하는 근육은 없는 것으로 보인다. 이는 천장관절의 움직임을 만드는 원동력은 힘의 감소여야만 한다는 것을 의미한다. 힘의 폐쇄(force closure)에 영향을 미치는 주변 근육에는 장근(iliacus), 요근(psoas), 척추기립근(erector spinae), 요방형근(quadratus lumborum), 둔근(gluteal), 복사근(abdominal oblique), 슬와부근육(hamstrings), 골반저 근육들이 있다(Vleeming과 Schuenke, 2019). 슬와부 근육은 천결절인대(sacrotuberous ligament)에 부착하여 후방부 장력을 더하고, 요근은 관절을 복측으로 가로지르며, 복횡근과 광배근은 모두 천골과 장골이 만드는 후방부 장력을 가로질러 흉요근막(thoracolumbar fascia)을 압박한다. 골반저는 천장관절에서 복횡근과 같이 기능적 안정화 역할을 하고 천장관절 기능이상 시 부족한 안정성을 재훈련시키는 방법으로 사용할 수 있을 것이다(Pel 등, 2008).

천장관절의 신경분포는 인간을 대상으로 한 연구들 전반에 걸쳐 다분절적이며, 복잡하고, 가변적이었다(Vleeming 등, 2012). 이러한 복잡성은 다양한 통증 패턴을 설명할 수 있다. 신경 섬유는 L4–L5전지(ventral rami), 상둔신경(superior gluteal nerve), L5–S3 후지(dorsal rami)에서 천장관절로 뻗어 있다고 보고되었다(Nakagawa, 1966). 다른 저자들은 관절의 복측은 L4–S2(때로는 S3)분절과 천골 신경총에 신경지배를 받는 반면, 등쪽은 L5–S4 분절의 후지 외측 가지에 신경지배를 받는다고 보고하였다. 상충된 연구들은 천장관절이 절대적으로 천골 신경총의 후지에 의해 신경 지배된다는 것을 보였다(Grob 등, 1995; Fortin 등, 1999). 천장관절과 L5신경근초(radicular sheath)와 요천추 신경총(lumbosacral plexus)을 포함하는 주변 신경 구조들 사이에 교통지(communicating branches)가 존재한다(Fortin 등, 2003).

문헌에 종합적 고찰에서는 천장관절로 흐르는 혈액은 정중천골동맥(median sacral artery)과 내장골동맥(internal iliac artery)의 외측 천골 가지에 의해 공급된다고 보고하였다(Poilliot 등, 2019). 이는 둔동맥(gluteal artery)으로부터 후부 천골 장골의 혈액 공급으로 발생한다. 마찬가지로 정맥의 흐름은 내장골정맥(internal iliac vein)으로 흐르는 가지를 통해 일어난다(Poilliot 등, 2019).

역학(*Mechanics*)

천장관절은 후상장골극 사이에 중간 위치에 순간적인 회전축과 함께 3개의 별개의 축 주변으로 회전과 이동을 함으로써 6°의 자유도를 갖고 있다(Smidt 등, 1995). 가로 X축은 후상장골극을 통해 좌우로 진행되며 천골의 시상면 회전 및 반대편 회전이 발생한다. 수직 Y축은 한쪽 천장관절은 전방으로, 반대편 천장관절은 후방으로 이동하면서 천골이 수평축에서 회전할 수 있도록 한다. 시상면 Z축은 관상면에서의 회전을 위해 천골의 중앙을 통과하여 전후로 이어진다. 또한 우측 및 좌측의 사선 축이 제시되고 있으며 천골의 비틀림(sacral torsions)과 같은 천장관절 기능이상 범주의 이론적 기초가 된다(Mitchell, 1958). 현재 이러한 이론을 입증할 수 있는 영상 데이터가 없으며, DeStefano역시 이러한 생체 역학이 알려져 있지 않으며, 실체가 대체로 가설적이고 설명 목적으로 유용하다는 것을 인정하였다(DeStefano, 2017).

문헌에 대한 체계적 고찰(systematic review)에서는 천장관절이 최소한의 움직임을 갖는다는 결론을 내렸다(Goode 등, 2008). 7개의 문헌에서는 회전 운동이 X축을 따라 −1.1/2.2°, Y축을 따라 −0.8/4.0°, Z축을 따라 −0.5/8.0°임을 확인했으며, X축에서 −0.3/8.0mm, Y축에서 −0.2/7.0mm, Z축에서 −0.3/6.0mm 평행이동 했음이 일치하였다(Goode 등, 2008). 가장 신뢰할 수 있고 유효한 측정 기술인 엑스선 입체 사진 측정 분석(Roentgen stereophotogrammetric analysis(RSA))은 이들 보고서의 하단에 있는 범위들 및 변형들을 뒷받침한다. 천장관절의 움직임은 체중부하 상태에서 감소하고(Sturesson 등, 2000) 체간의 추가적인 압박 부하의 결과로 인해 그 형태와 힘의 폐쇄로 향상될 수 있다(Pool–Goudzwaard 등, 1998). 각각의 기능적인 움직임에서 치골 결합은 비틀리고 관골은 변형되는데(Goudzwaard 등, 2012) 만일 이들 구조에 이상이 존재한다면 이러한 기계적 그리고 자세적 이상을 확인하는 것이 복잡해질 수 있다.

골반 관절은 수동적 힘에 의한 가동성으로 인해 체간부와 다리 사이에서의 힘의 변형 및 소멸을 위한 통로를 제공한다(Snijders 등, 1993a). 골반에서 작은 움직임이 일어나지 않는다면 골절이 일어날 수도 있다는 가설이 있다. 천골의 기능부전성 골절은 나이가 들어 골반의 자연적인 움직임이 감소된 사람들 그리고 폐경 후 천골의 뼈 구조가 약해진 여성, 약한 천골에 반복적으로 무거운 하중을 가해야 하는 사람들(Myburgh 등, 1990), 충분한 영양을 섭취하지 않는 여성 장거리 주자(Wentz 등, 2011)등과 같이 천골의 뼈 구조가 약화된(Grasland, 1996) 사람들에게 발생하였다.

골반고리의 안정성은 형태와 힘의 폐쇄의 두 가지 기전을 통해 일어난다(Vleeming 등, 1990a, 1990b; Snijders 등, 1993a, 1993b). 형태 폐쇄는 수동적 구조물들이 안정성을 향상시키기 위해 함께 작용하는 방식으로 이루어진다. 천골은 쐐기 형태의 뼈로 장골과의 사이를 밀어내는 중력과 체중에 쐐기돌 역할을 한다. 천장관절은 이러한 영향으로 체중 부하 시 움직임이 감소된다(Sturesson 등, 2000). L5 하단과 관절하는 천골면은 천골의 전굴(nutation)시 전방으로의 전단(shearing)을 감소시키기 위해 후면을 향하고 있다. 앞서 묘사된 많은 강한 인대들은 천골이 장골과 떨어지려고 할 때 장골을 유지시키고 내측을 향해 있는 대퇴경은 지면 반발력을 장골로 전달하여 치골결합을 안정화시킨다. 안정성은 양측에 동일한 체중 부하가 되었을 때 최대화되지만 운동학적 사슬(kinematic chain)로 변환되는 가장 큰 힘은 편측 점프 및 착지 시에 일어나므로 골반 고리에 안정성을 강화시키기 위해서는 다른 기전이 필요하다.

천장관절과 골반 고리에 근육의 긴장을 통한 외부 안정화는 힘의 폐쇄라고 한다. 많은 근육들이 천장관절의 안정성을 높이기 위해 흉요추 근막이나 천장관절 또는 치골결합에 안정화 인대들과 함께 부착되어 있다. Vleeming 등(1995)은 전방과 후방으로 두 개의 슬링이 있다고 보고하였다. 후방 슬링은 한쪽의 슬와부 근육과 대둔근, 반대편 다열근과 광배근으로 구성되며, 전방 슬링은 동측의 복횡근과 내복사근과 반대편 내전근들로 이루어져 있다. 이 두 슬링은 보행과 같은 기능적인 움직임에서 한쪽 다리로 서있는 동안 대각선 패턴에 도움과 함께 천장관절에서 필요한 추가적인 장력을 생성한다. 다열근과 복횡근의 동시수축은 골반고리에 필요한 대각선 패턴보다 더 많이 천장관절을 뻣뻣하게 만든다(Richardson 등, 2002); 그러나 전방 슬링(Richardson 등, 2002)과 후방 슬링(Wingerden 등, 2004)을 통해 이루어지는 안정화를 위해 필요한 이 추가적인 힘은 힘의 폐쇄를 만드는 자연적인 시스템의 일부이다. 안정화 인대들의 근육 부착물들은 골반을 안정화하는 추가적인 장력을 생성하기 때문에 형태와 힘의 폐쇄는 상호 의존적이다.

병리역학(*Pathomechanics*)

천장관절의 대체 축(alternate axes) 이론은 천장관절이 정상적이지 않은 위치에 고정되는 것으로 여겨지는 수많은 병리들에 대한 기초가 되었다. 이러한 위치적 결함은 통증과 변형된 움직임을 야기하는 것으로 간주되며 기능이상으로 분류된다. 이러한 기능이상은 상방 미끄러짐(upslip), 하방 미끄러짐(downslip), 내회전(inflare), 외회전(outflare), 천골의 전방 또는 후방 비틀림을 포함한다. 이러한 변형이 이론적으로 가능하다는 사실에도 불구하고, 극단적인 외상으로 인한 경우를 제외하고 이러한 변형이 일상생활에서 흔히 발생한다고 볼 수 있는 증거는 없다. 방사선 영상 검사로 위치적 결함의 존재를 입증한 적은 아직 없었다. 임상적으로 이러한 위치적 결함 모델을 천장관절에 기능이상을 검사하고 치료하기 위해 사용하는 것은 더 이상 적절하지 않으며 포기해야 한다(Palsson 등, 2019).

임상적으로 이러한 기능장애 이론에 타당성을 보여주는 전상장골극과 후상장골극의 상대적 위치에 비대칭을 발견하는 것은 드문 일이 아니다. 그러나 임상적으로 확인된 이러한 비대칭은 RSA 기법으로 측정된 천장관절 움직임과 일치하지 않을 수 있다. 임상과 방사선 영상 사이에 불협화음을 보여주는 가장 좋은 예는 Tullberg 등(1998)에서 확인할 수 있다. 이 연구에서는 10명의 환자들이 도수 교정치료를 받기 전에 3명의 임상 전문가들로부터 검사를 받았으며 골반에 비대칭이 있는 것으로 확인되었다. 이 환자들은 또한 RSA로 확인된 골반 위치에 대한 방사선 평가를 받았다. 도수교정치료 이후 임상가들은 임상 평가에서 골반이 정상화되었다는 것을 확인하였지만, RSA 기법에서는 천장관절의 위치에 변화가 없다는 것을 확인하였다. 이 연구는 천장관절보다는 다른 것이 임상학적으로 관찰된 뼈 기준점들의 관계를 설명할 것이라는 점을 시사하고 있다. 근육에 영향은 실제 천장관절의 병리역학(pathmechanic)보다 위치적 결함에 대한 인식을 바꿀 가능성이 훨씬 높다.

운동 조절(motor control)은 골반대 통증의 발달과 관련이 있는 것으로 보인다(Aldabe 등, 2012). De Groot 등(2008)은 골반대 통증을 가진 대상들에서 능동 하지직거상 검사를 하는 동안 더 적은 힘을 만들어 내며 근육의 활동은 증가되었다고 보고하였다. Wu 등(2008)은 보행분석에서 골반대 통증을 가진 환자들과 그렇지 않은 대상들 사이에 회전에 차이가 있다는 것을 찾아냈다. 더 최근에 근거들은 골반저(pelvic floor) 근육이 능동 하지직거상 검사를 진행하는 동안 동측 다리에서 피드포워드(feedforward) 방식으로 발동되지 않는다고 제안하고 있다(Sjödahl 등, 2016). 운동조절의 차이에도 불구하고, 오래 지속되는 골반저 통증에서 능동 하지직거상검사 결과 RSA 기법에 의해 측정된 바와 같이 천장관절의 회전의 양 적으며 변형이 거의 나타나지 않았다(Kibsgård 등, 2017). 이러한 결과는 163명의 여성을 표본으로 한 이전 연구에 힘을 실어주는데, 이 연구에서는 중간에서 심한 골반 통증을 가진 여성들은 중간 또는 통증이 없는 여성들과 비교해서 느슨함에 좌우 대칭에는 차이가 있었으나 느슨함 자체에는 의미 있는 차이를 보이지 않았다(Damen 등, 2001). 그러나 통증을 가진 여성들은 통증이 없는 여성들보다 과제를 완료하기 위한 더 많은 노력이 필요하였다고 느꼈으며(de Groot 등, 2008) 능동적 하지직거상 검사를 수행하기 위해 더 많은 근육이 동원되었을 수 있다(de Groot 등, 2008; Beales 등, 2009).

진단*(Diagnosis)*

하지 사분위의 통증을 평가함에 있어 다루어지는 첫 번째 질문은 의심되는 근골격계 문제가 재활치료에 적합하지 않을 수 있는 근본적인 의학적 상태인지 여부여야 한다(Murphy과 Hurwitz, 2007). 오직 적절한 의학적 검사 후에만 특정 조직 진단 및 잠재적인 심리사회적 참여에 대한 후속 질문으로 넘어갈 수 있다(Huijbregts, 2004; Sizer 등, 2007).

많은 의학적 상태들이 천장관절 통증을 야기할 수 있으며 이러한 상태들은 재활 치료가 시작되기 전에 배제되어야 한다. 이러한 병리들은 류마티스 질환 또는 비 류마티스 질환으로 나눌 수 있다(Gupta, 2009). 천장관절 통증을 야기할 수 있는 조건의 예로는 강직성 척추염(spondyloarthropathies), 감염성(infectious), 종양성(neoplastic), 대사장애(metabolic disorder)가 포함되지만 이에 국한되지는 않는다(Gupta, 2009). 환자의 나이와 상태에 따라 국소 골절 역시 감별진단 될 수 있다.

국제통증연구회(International Association for the Study of Pain(IASP))에 따르면, 명확한 천장관절 통증을 진단하기 위해서는 세 가지 특징이 반드시 있어야 한다. 주된 통증은 전반적인 천장관절 부위, 후상장골극 또는 내측 둔부에 있어야 하며; 천장관절 통증 부위에 대한 통증 유발 검사에 양성이 나와야 하고; 통증은 관절내 주사(IAI)로 반드시 완화되어야 한다(Merskey과 Bogduk, 1994). 이러한 기준은 천장관절 병리가 의심되는 대다수의 환자가 특히 급성기 통증 단계에서 확증적 관절내 주사 치료를 받지 못하기 때문에 임상적으로 달성되기 어렵다. 그러나 처음 두 가지 기준은 임상검사에서 쉽게 시행될 수 있다. 이러한 기준들은 천장관절 통증에 대한 최적 표준으로 일반적으로 언급되며, 모든 분야나 연구자들에게 보편적으로 받아들여지는 것은 아니다.

통증 패턴이 항상 일관된 것은 아니다. 대부분의 연구에서 주된 통증은 편측성이며, L5 극돌기 아래 그리고 후상장골극 부위에서 나타난다는 것을 발견하였다. 주된 통증 부위로부터의 연관통 패턴이 일치하지 않을 수 있으며, 여기에는 상부 요추에서 발에 이르는 범위를 포함할 수 있으나 이에 국한되지는 않는다. 이는 또한 주사연구(injection study)들을 통해 천장관절이 이러한 분포 패턴을 통해 분절 외에 무감각과 저림을 포함하는 좌골신경통을 동반할 수 있으며 단 6% 만이 일관된 피부 분절 패턴을 보이는 것으로 문서화 되었다(Murakami 등, 2017). 따라서 임상가는 천장관절 통증과 관련된 모든 증상을 염두에 두어야 한다.

진단성 블록(diagnostic block)은 천장관절에서 비롯된 통증을 진단하는 가장 좋은 방법이지만 침습적이고, 수행 및 해석이 어려우며, 임상에서 일상적으로 사용할 수 없다(Simopoulos 등, 2012). 침윤된 관절 주변 구조물들의 영역은 통증 부위를 결정할 수 있거나 그 반대일 수 있다. 통증 부위는 관절 주변 구조물의 어느 부위에서 증상이 나타나는지 시사한다(Kurosawa 등, 2015). Murakami 등(2007)은 관절 주변 주사가 관절 내 주사보다 더 효과적이라는 것을 발견했고, 관절 주변 주사는 반드시 초기에 시도되어야 한다고 제안하였다. 형광투시 유도 관절내 주사(fluoroscopically guided IAI) 대안으로 혈관을 피하는 데 도움이 되는 진단 초음파를 사용하여 관절내 주사를 유도할 수 있지만 정확도가 98.2%에서 87.3% 로 감소한다(Jee 등, 2014). 최종 임상 기준은 다음 절에서 다룰 것이다.

천장관절의 임상 검사
(Clinical Examination of the Sacroiliac Joint)

임상 검사의 첫 단계는 앞서 언급한 것과 같이 요추, 고관절과 슬관절에서 발생할 수 있는 다른 통증의 원인을 선별하는 것이다. 일단 임상가가 주된 통증의 원인이 척추가 아님을 확신하게 되면 천장관절의 통증 유발 검사를 수행할 수 있다.

천장관절의 병리는 주로 자세적 균형 검사, 움직임 패턴의 균형, 통증 유발 검사를 통해 확인된다. 특수 검사들에 신뢰성은 타당성을 확립하기 위해 필요하다. 천장관절 통증의 진단을 위해 권고되는 천장관절 통증유발 검사는 그 신뢰성에 대해 많은 저자들에 의해 연구되었으며 변수가 평가자 내 신뢰성(intra-rater reliability)(Telli 등, 2018)과 평가자 간 신뢰성(inter-rater reliability)(Kohmeyer 등, 2002; Robinson 등, 2002; Laslett과 Williams, 1994; van der Wurff 등, 2000a)을 가지고 있다는 것을 알아냈다. 그러나 한 연구(van Tilburg 등, 2017)에서는 찬스 일치(chance agreement)에서 0.91 범위의 값으로 천장관절, 후관절 또는 추간판 질환에 대한 검사에서 4명의 평가자 사이에서 낮은 수준의 평가자 간 일치도를 보이는 것을 발견하였다. 이러한 차이는 평가자가 검사를 일관적으로 수행하지 않으면 다양한 결과가 나올 수 있음을 시사하고 있다.

많은 저자들이 진단의 정확도를 알아내기 위해 통증 유발 검사들과 이들 검사들을 복합적으로 수행했을 때의 타당성을 조사하였다(Laslett 등, 2003, 2005; van der Wurff, 2006; Ozgocmen 등, 2008). Laslett 등(2003)은 신연 검사(distraction test), 압박 검사(compression test), 대퇴 추력 검사(thigh thrust test), 천골 추력 검사(sacral thrust test), Gaenslen 검사(Gaenslen's test)(그림 13.1)를 결합하였으며, 5개 검사 중 적어도 3개의 검사에서 양성이 나왔을 때 4.16의 양성 우도비(likelihood ratio)(LR+)를 가지고 이 값은 중앙화(centralization)가 배제되었을 때 6.97가지 증가하며 0.11의 음성 우도비(LR−)을 보이는 것을 알아냈다. Laslett 등(2005)은 Gaenslen 검사를 제외하여 4개의 검사 중 2개의 검사에서 양성이 나타났을 때 0.16 LR−를 가지며 LR+는 4.00으로 떨어지는 것을 발견하였다. der Wurff 등(2006)은 Laslett의 검사들 중 천골 추력 검사를 Patrick 검사(FABER test)로 대신하였으며 5개의 검사 중 3개의 검사에서 양성이 나왔을 때 LR+는 4.02, LR− 0.19 임을 알아냈다. Ozgocmen 등(2008)은 대퇴 추력 검사를 천장관절염을 확인하기 위해 Gaenslen 검사, Mennell 검사(Mennell's test), 사용하였으며 3개의 검사 중 2개에서 양성이 나왔을 때 LR+는 3.44, LR−는 0.52로 산출되었다. Laslett은 앉은 자세에서 설 때 통증이 변화하고 경련이 있을 때 천장관절 통증을 가질 승산비(odds ratio)가 20배 증가시키는 것을 알아냈다. 현재 이용 가능한 근거들에 따르면 Laslett의 검사 항목이 이용 가능한 최선의 임상 진단 규칙(Petersen

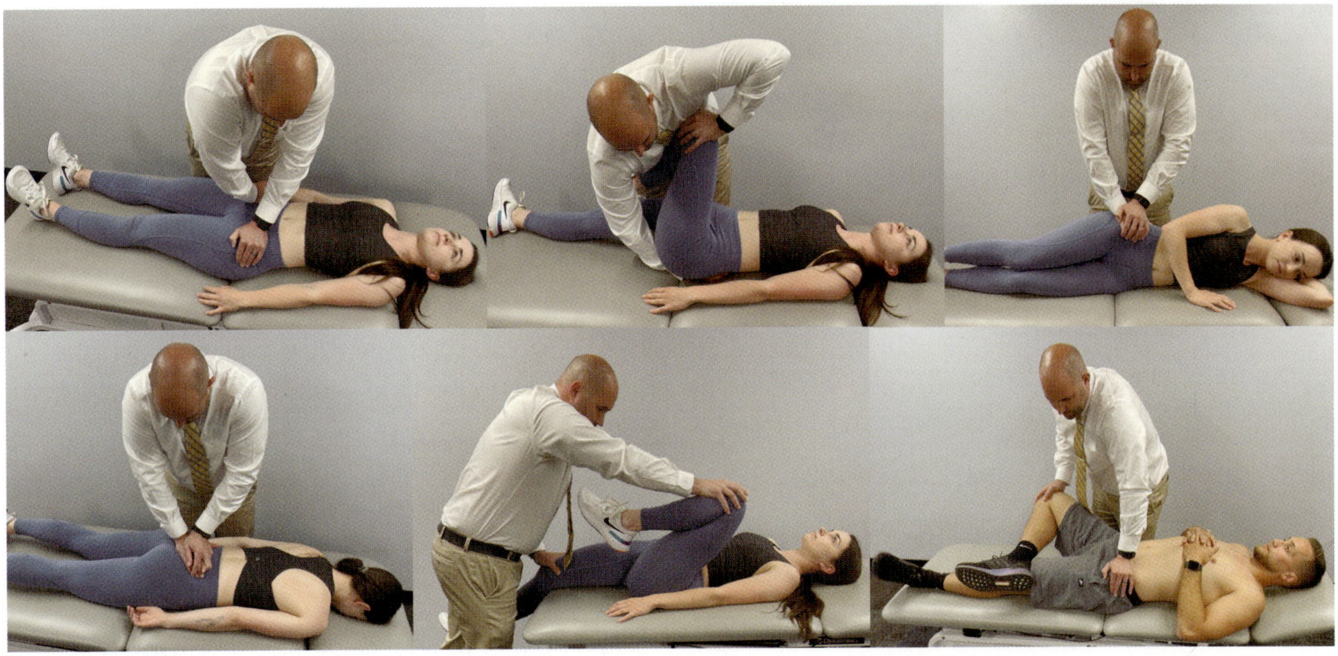

그림 13.1
천장관절 통증유발 검사 항목: 신연검사, 대퇴추력검사, 압박검사, 천골 추력 검사, Gaenslen 검사, Patrick검사(FABER).

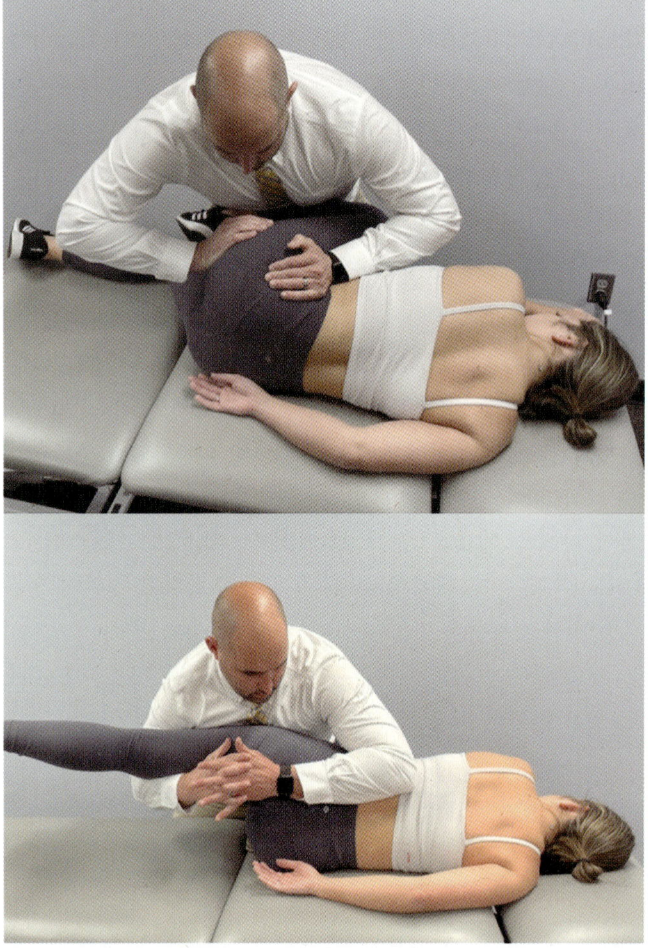

그림 13.2
무명골의 후방 및 전방 회전.

등, 2017)이며 관절 내 주사 확인이 필요 없는 진단 타당성이 허용되는 최적 표준일 수 있다. 여기에서는 그림 13.1에 설명된 바와 같이 이 검사 항목들을 간략히 설명하고 있다.

- *신연 검사:* 환자가 바로 누운 자세에서 검사자는 환자의 양쪽 전상장골극을 통해 같은 힘을 후방으로 적용한다.
- *대퇴 추력 검사:* 환자가 바로 누운 자세에서 통증이 있는 쪽 고관절을 90° 굴곡하고 고관절의 회전 조절이 용이하도록 내전시킨다. 검사자는 한 손을 검사측 후상장골극을 피해 천골 아래 위치시키고 다른 손으로 천장관절에 압박을 가하기 위해 대퇴를 후방으로 힘을 가한다.

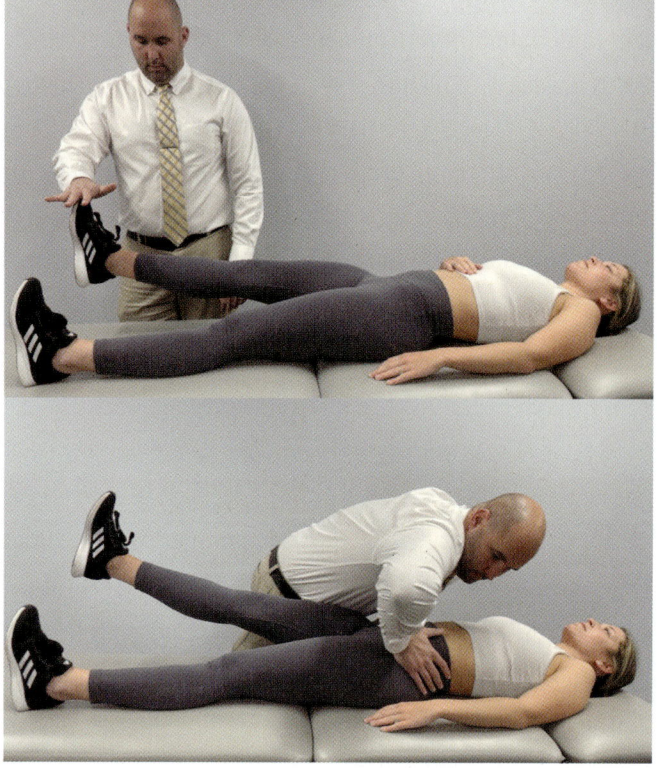

그림 13.3
능동 하지 직거상 검사.

- *압박 검사:* 환자가 옆으로 누운 자세에서 고관절과 슬관절이 안정되도록 편하게 구부린다. 검사자는 장골릉(iliac crest) 상부를 아래 방향으로 압박한다.
- *천골 추력 검사:* 환자가 엎드린 자세를 취하고 검사자는 천골의 중앙을 통해 후방에서 전방으로 힘을 가한다.
- *Gaenslen 검사:* 환자는 바로 누운 자세에서 한쪽 다리의 고관절과 슬관절을 최대한 굴곡시키고 다른쪽 고관절은 신전시킨다. 골반의 비틀림은 양쪽 다리에 과압력을 통해 발생한다. 이 검사를 반대편도 수행한다.

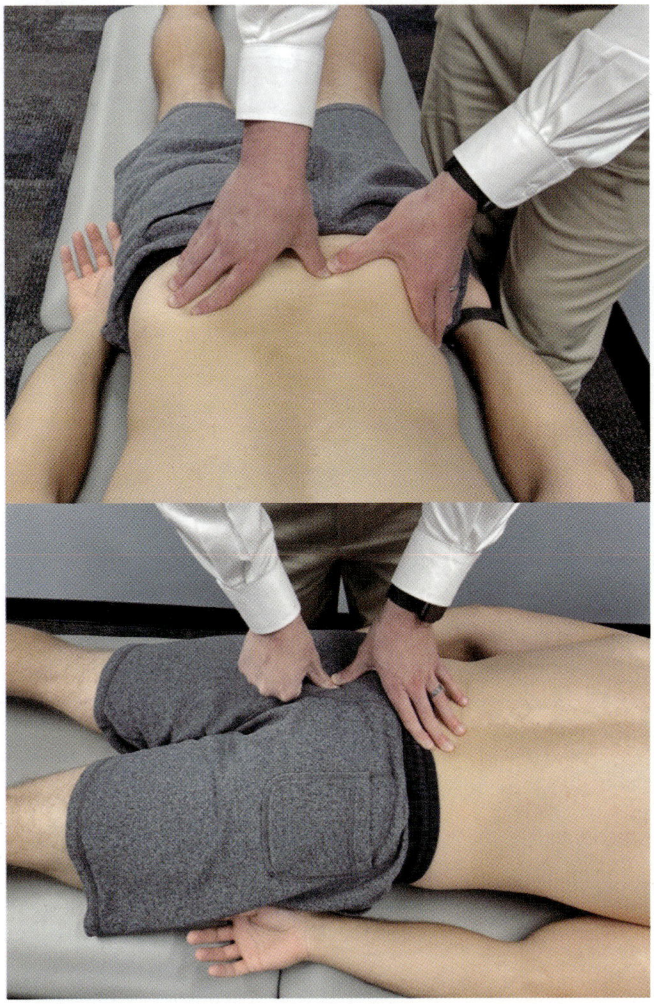

그림 13.4
장배측천장인대(Long dorsal sacroiliac ligament) 및 천골결절인대(sacrotuberous ligament) 촉진.

- *Patrick 검사(FABER)*: 환자는 바로 누운 자세에서 발목 외측이 반대편 허벅지 원위부에 올려놓는다. 검사자는 굴곡된 슬관절과 반대편 전상장골극에 치료대 방향의 힘을 가한다. 검사의 양성 반응은 주 증상이 재발현 되는 것이다.

통증 유발 검사 후에 움직임 검사가 유용한 것으로 보인다. 통증이 있는 무명골을 끝 범위까지 후방으로 회전시켜 통증이 야기되는지 확인한다. 만약 통증이 야기되면 반복적으로 수행하여 선호 방향을 설정하고 적용 가능한 움직임을 기반으로 하는 치료를 제공한다. 만일 이 자세에서 증상의 변화가 없고 반복적인 움직임이 증상의 발현을 변화시키지 못하거나 악화시킨다면 평가 과정을 전방 회전 방향으로 반복해서 진행할 수 있다(그림 13.2). 선호 방향이 결정되었다면 가능한 치료법에는 관절가동술(mobilization), 도수교정(manipulation), 근에너지기법(muscle energy technique), 반복적인 신장 움직임 및/또는 치료실 및 가정 프로그램으로서 정해진 방향으로의 자가 가동술이 포함될 수 있다.

신체 평가는 고관절 굴곡근들과 내전근들로 인한 치골 결합에 압박으로 인해 증상이 야기되는지 확인하기 위해 능동 하지 직거상 검사(ASLR)를 포함할 수 있다. 능동 하지직거상 검사에 양성은 치골 결합에 불충분한 힘 폐쇄로 인해 안정성이 변화되었음을 나타낼 수 있으며 천장 벨트(sacroiliac belt) 또는 안정화 운동을 통한 외적 안정화에 필요성을 보여줄 수 있다(그림 13.3). 이에 더해 후천장인대(posterior sacroiliac ligament)와 천결절인대(sacrotuberous ligament) 같은 관절 주변 구조들에 압통에 대한 촉진도 유용할 수 있다(그림 13.4).

자세 대칭성 검사들에서 일관적인 신뢰도를 찾을 수 없었으며 따라서 천장관절 이상을 확인하기 위한 이들 검사들에 임상적 유용성에 의문이 제기된다(van der Wurff 등, 2000a, 2000b). Soleimanifar 등(2017)은 동작 촉진(motion palpation)검사들과 통증 유발 검사들 사이에 개별적으로 또는 복합적으로 강한 연관성을 발견하지 못하였다. 보다 최근 조사에서는 천장관절에 대한 위치 및 움직임 검사들의 신뢰도 및 타당도를 조사했으며 이러한 검사 분류를 계속해 나갈 가치가 있음을 시사하는 새로운 강력한 정보가 없음을 발견하였다(Klerx 등, 2020). 최근 천장관절의 진단 및 치료에 대한 연구 검토에서는 이러한 상태의 검사 및 관리에 대한 새로운 접근 방식이 필요한 시점임을 강조하였다(Palsson 등, 2019). 그러나 대체 가설(alternate hypothesis)은 이러한 검사들이 천장관절 통증이 실제 기저 질환이라는 것을 보여주지 않고 적절한 스트레칭과 근력 강화를 통해 해결할 수 있는 골반 주변 근육의 불균형임을 시사할 수 있다는 것이다.

표 13.1 천장관절 장애와 일치하는 주관적 문진 결과

주관적 검사	참고문헌
통증위치	
L5 극돌기 아래	Fortin 등, 1994a
내측 둔부의 원위부 및 PSIS를 따라	Dreyfuss 등, 1996
중간선이 아닌 편측	Young 등, 2003
중심화 현상 없음	Young 등, 2003
앉은자세에서 통증 증가(디스크성 병리와 공유)	Young 등, 2003

임상 검사 제안(*Clinical Examination Proposal*)

허리와 고관절, 슬관절의 질환을 배제시키기 위해 검사를 수행한다. 천장관절 통증에 가능성을 높이기 위한 과거력 질문은 표 13.1에 정리되어 있다. 천장관절 통증을 식별할 수 있는 가장 강력한 가능성은 Laslett 등이 주장한 것과 같이 통증 유발 검사들을 조합하는 것이다(Petersen 등, 2017).

천장관절에 병리를 진단하는데 우선 고려해야 할 것은 수행된 진단 검사의 한계를 이해하는 것이다. "진단에 잡음은 치료의 잡음을 야기한다"라는 말이 있다(Bogduk, 2015). 심지어 비교적 강한 심리평가적 타당성을 가진 검사들에서도 여전히 결과에는 불확실성이 있다. 임상적 유용성은 완벽하지 않으며 검사 지표들은 잘못 해석될 수 있다(Cook과 Décary, 2020).

천장관절 통증의 가장 큰 문제 중 하나는 통증 유발 검사들로 인해 진단될 수 있다는 것이다. 이 검사들은 치료사들에게 단순히 천장관절에 통증 민감성이 있음을 알려줄 뿐이며 관절의 주변 구조들에 무슨 문제가 있는지는 알려주지 못한다(Palsson 등, 2019). 문제가 임신과 누적된 외상으로 인한 병리와 같은 안정성의 비대칭 문제일 수 있는 상황이지만, 우리는 이러한 결정을 내릴 수 있는 신뢰성 있고 타당성 있는 방법이 없다. 대부분의 천장관절 통증에서 특이성의 결여는 효과적이고 지속적으로 작용하는 중재를 제공하기 위한 최선의 방법에 대한 일반적인 이해의 부족을 초래하였다.

진단(*Prognosis*)

Dengler 등(2017)은 보전적 치료와 최소 침습적 융합(invasive fusion)을 비교한 3건의 무작위 대조 연구의 결과를 비교하였다. 회귀 분석에서 보전적 치료의 결과를 예측하는 기준 측정치가 없음을 보여주었다. 그러나 그들은 융합 성공의 예측 변수들에 고령 및 증상 기간이 포함되는 반면 현재 흡연 여부 및 마약성 진통제의 사용은 이점을 감소시킨다는 것을 알아냈다.

천장관절 통증의 예후에 초점을 맞춘 연구는 거의 없었다. 일반적으로 요통의 예후를 다룬 연구에서는 대부분의 요통이 비교적 짧은 기간안에 만족스럽게 해결된다고 보고하였다. 천장관절 통증을 다룬 많은 연구에서 만성 요통이 있는 대상을 표본조사 하였으며 그 결과 증상이 이미 지속되고 있는 상태이기 때문에 예후가 더 좋지 않았다.

치료적 접근(Treatment Approaches)

운동치료(*Exercise Therapy*)

운동치료를 천장관절 통증에 적용할 때 다양한 형태를 취할 수 있다. 적용되는 운동의 유형은 의심되는 문제에 따라 달라져야 한다. 치료사가 천장관절과 관련된 비정상적인 자세 또는 위치적 문제가 있다고 생각하는 경우 교정운동을 사용할 수 있다. 만일 불안정성 또는 비대칭적 안정성을 찾았다면 안정화 운동을 사용할 수 있다. 약화가 의심된다면 근력강화 프로그램이 적용될 수 있다. 천장관절에서 역학적 문제가 실제로 발생하는지 판단하기 어렵기 때문에 이러한 형태의 중재에 의문을 제기할 수 있다. 그럼에도 불구하고 치료적 운동은 자주 천장관절 통증 치료에 효과적으로 사용되며, 다양한 치료 효과가 문헌에서 입증되었다.

움직임을 기반으로 하는 운동들은 운동성 및 부하력의 전달성을 향상시키기 위해 무명골을 한 방향의 끝 범위까지 또는 다른 방향으로 신장하는데 사용된다. 평가에서 결정된 특정 운동들에 대한 임상사례에서는 무명골의 전방 또는 후방 회전으로의 선호 방향을 보여준다(Horton과 Franz, 2007). 이 연구는 증례보고(case report)로서 낮은 수준의 근거를 보이지만 특정 움직임 패턴을 보이는 환자들에게 운동 치료가 적용 가능

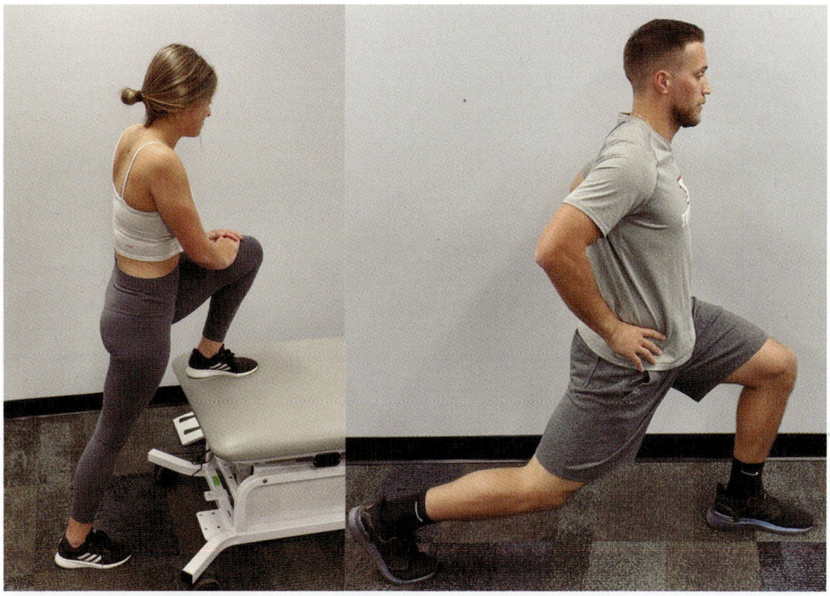

그림 13.5
선 자세에서 회전을 통한 자가 교정 신장.

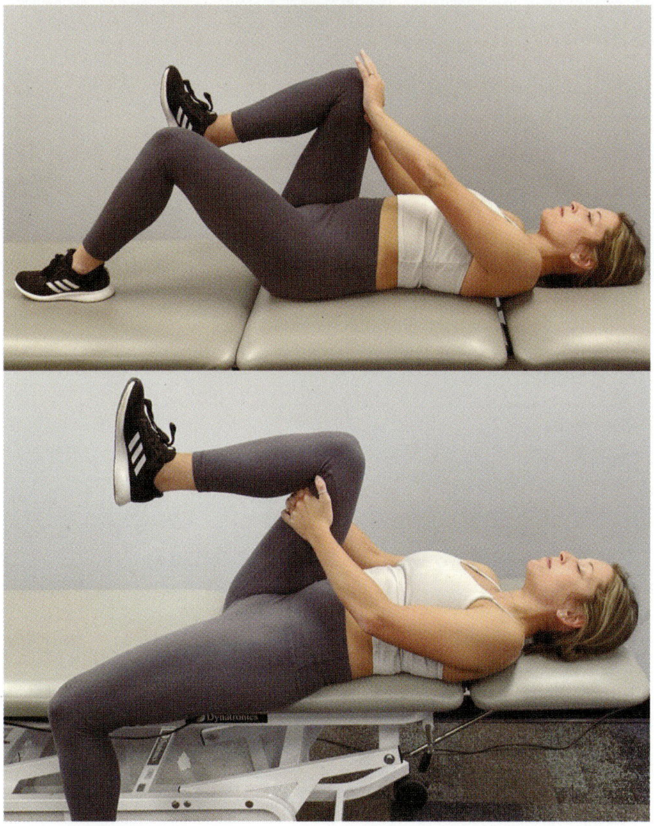

그림 13.6
바로누운 자세에서 무명골의 회전을 위한 근에너지 기법.

한 방식임을 강조하고 있다. 검사 과정의 일부로 검사자는 무명골을 후방으로 회전시켜 통증이 유발되는지 확인 할 수 있다. 만일 통증이 유발된다면 통증 반응의 변화를 확인하기 위해 반복적인 후방 회전을 수행할 수 있다. 만일 통증이 감소한다면 후방 회전을 만드는 운동들을 치료실에서 그리고 가정 운동프로그램의 일부로 사용할 수 있다(그림 13.5와 13.6). 후방회전이 통증을 유발하지 않거나 중심화에 실패하면 동일한 방식으로 전방으로 무명골 회전을 수행하여 임상적으로 가능한 유용성을 알아볼 수 있다.

안정화 운동은 흉요추 근막을 가로질러 장력을 생성하여 천장관절의 힘의 폐쇄를 강화하는데 사용된다(Richardson 등, 2002). 흉요추 근막에 긴장을 유발하는 모든 운동이 포함될 수 있다. Almousa 등(2018)은 산후 골반 통증을 치료하는데 있어서 안정화의 사용을 입증하기 위한 근거가 제한적이라는 결론을 내렸다. 구성요소 연구들(component studies)은 다음과 같은 결과를 보여준다. 기능적인 움직임 재교육을 위해 옆으로 누운 자세에서 선 자세로 움직임 교육을 진행할 때 점진적으로 나타나는 복횡근과 다열근의 특정 동원은 재활 직후 근력운동과 침술(acupuncture)을 각각 최대 1주일 동안 적용한 것과 비교하여 효과적인 것으로 나타났다(Elden 등, 2005). 이 연구는 침술이 안정화 운동만큼 효과적이라는 것을 발견하였다(Elden 등, 2005). Mens 등(2000)은 전방의 사선 방향의 근육을

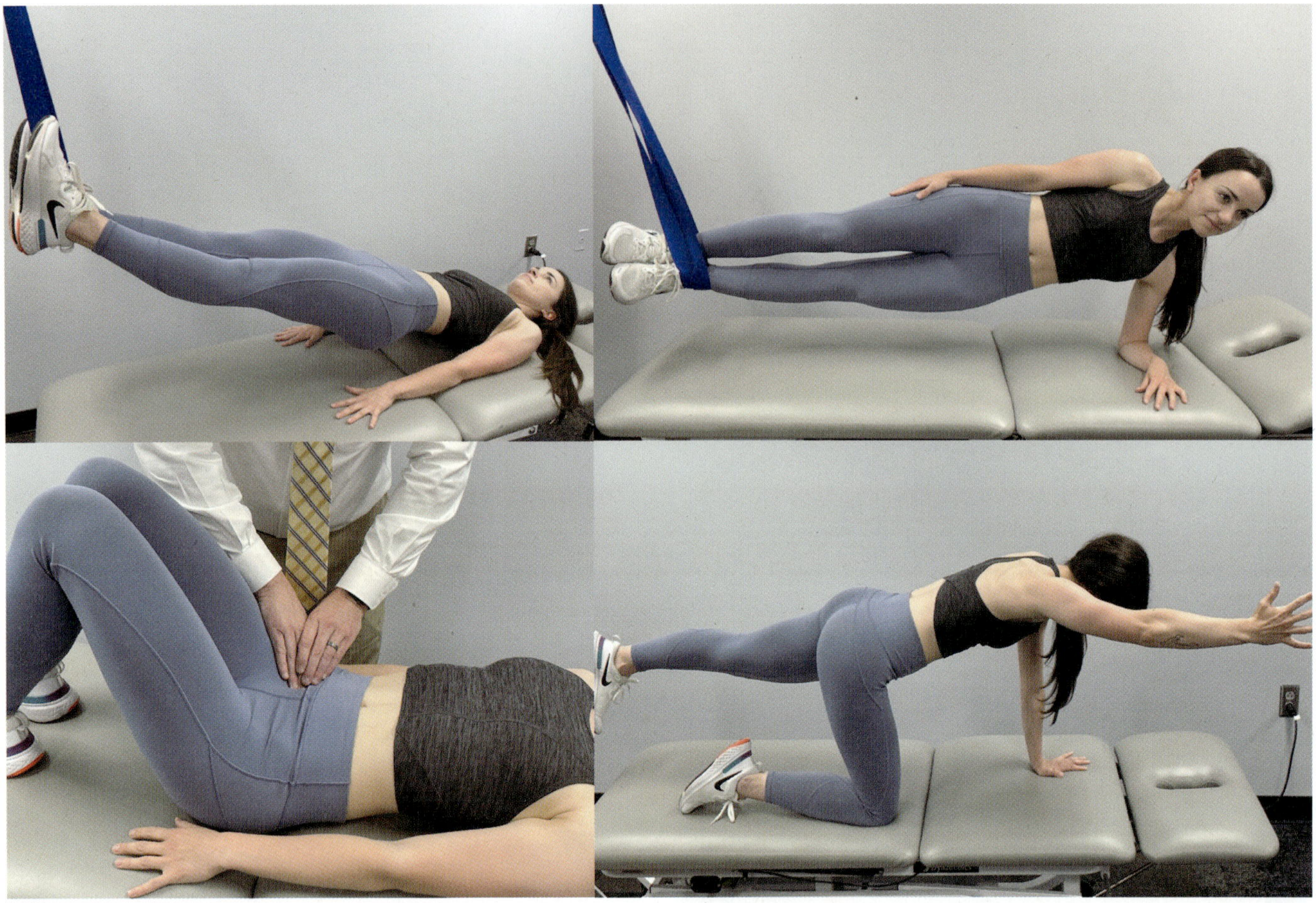

그림 13.7
안정화 운동.

강조하는 운동 프로그램과 그렇지 않은 운동 프로그램 사이에 차이를 발견하지 못하였다. 사선 방향의 근육들은 직선면 움직임(straight plane movement)동안 양쪽으로 작용되기 때문에 집단간 결과가 다를 것이라 예상하는 것에 대한 의문이 제기될 수 있다.

Kordi 등(2013)은 6주간 추적 조사를 한 결과 안정화 운동 집단이 환자교육을 제공받은 대조군보다는 더 효과적이었지만 천장벨트(SI belt)를 사용한 환자교육 집단은 운동 집단보다 더 우수하다는 것을 발견하였다. Nilsson-Wikmar 등(2005)은 1년의 추적 조사 시점에서 연구에 참여한 집단 간 차이가 없음을 발견하였다. Stuge 등(2004a)은 81명의 골반대 통증을 가진 환자들을 치료하면서 복횡근과 다열근의 운동으로 시작하여 기본적인 큰 움직임들로 진행하는 운동 프로그램을 포함시켰다(그림 13.7). 이 연구에서는 안정화 집단에서 유의한 향상을 나타났으며, 이러한 향상은 1년(Stuge 등, 2004a) 및 2년(Stuge 등, 2004b)의 추적 조사에서 계속 유지되는 것으로 나타났다. 상반된 결과들을 비교한 결과 방법에서 몇 가지 주요한 차이점을 확인하였다. 안정화에 찬성하는 가장 강력한 근거들은 특별히 복횡근과 다열근을 동원하기 위해 고안된 운동들을 사용하였다(Stuge 등, 2006). 앞서 언급한 바와 같이 한 연구에서는 복횡근과 다열근의 단독적인 수축이 골반의 전방과 후방을 고정하는 다른 안정화 요소들보다 천장관절을 더 단단하게 한다는 것을 확인하였다(Richardson 등, 2002). 많은 연구가들(Stuge 등, 2004a; Elden 등, 2005; Kordi 등, 2013)이 독립적 근육 집단의 운동을 강조한 반면 Mens 등(2000)은 골반 전방을 고정하는 근육들에만 초점을 맞추었으며 Nilsson-Wikmar 등(2005)은 근력 강화 운동들을 사용하였다.

임신과 관련되지 않은 골반대 통증에 대한 천장관절 통증을 위한 안정화 운동의 효과를 조사할 때 그 근거는 충분하지 않다. Kamali 등(2019)은 국소적 안정화 근육들에서 기능적 역할을 하는 전반적인 안정화 근육들로 진행하는 것을 근간으로 하는 점진적인 틀에 초점을 맞춘 안정화 운동이 통증을 유의하게 감소시키고 기능을 향상시켰으나 척추의 도수교정을 단독으로 수행하는 것과 비교하여 더 효과적이지는 않다는 것을 알아냈다.

Aurelio 등(2018)은 임상적으로 천장관절 통증으로 진단된 피험자가 무증상 정상 피험자에 비해 동측 대둔근에 약화가 있다는 보여주는 사례군 연구(case series)를 발표하였다. 5주 간의 중재 프로그램 후 약화와 통증은 유의하게 향상되었다. 이전 연구에서(Elden 등, 2005)는 골반대 통증을 가진 환자에게 둔근과 복근의 근력 강화 프로그램을 제공하였을 때 입증 가능한 개선을 보여주지 못했지만 이들 연구들과는 방법론적으로 차이점들이 있었다. 표본크기가 다르고 통제된 무작위 대조군 연구였으며 임산부 집단에서 사용되었다(Elden 등, 2005).

만성 요통 1/3이 천장관절 통증에서 기인하기 때문에 운동이 만성 요통에 미치는 영향을 조사하는 것은 합리적이다. 메타 분석을 통한 체계적 문헌 고찰에 따르면 만성 요통치료에서 대조군에 대한 안정화 운동(Standard Mean Deviation; SMD, 0.47), 대조군에 대한 근력 운동(SMD 0.50), 대조군에 대한 복합 운동(SMD 0.16)이 작지만 유의한 효과를 보였으나 대조군에 대한 심폐 운동(SMD 0.04)은 유의한 효과를 보이지 못하였다(Searle 등, 2015). 우리가 천장관절 통증에서 이러한 결과들을 추정할 수는 없지만 요추 또는 천장관절에 기인한 만성 요통이 운동에 다른 반응을 보인다고 여길 납득할 만한 이유도 현재 없다.

현재의 안정화 운동 이론에 문제 중 일부는 이것들을 교육시키는 데 사용되는 방법이다. 안정화 운동의 효과를 조사한 많은 연구들은 근력 강화를 자극하는데 적절한 기능적 위치 또는 강도 수준에서 근육을 교육시키는데 실패하였다. 많은 교육 프로그램들은 형태 폐쇄가 가장 약한 바로 누운 자세에서 많은 운동들을 수행하며 정상적인 기능에 부합하지 않게 복횡근을 대상으로 삼다. 형태 폐쇄를 최대화하고 기능의 정상화로 이어지는 운동의 효과를 향상시키며 근력 강화 반응을 만들어 낼 수 있는 강도를 제공하기 위해 안정화 운동을 체중지지 상태에서 수행하는 것이 더 합리적으로 보인다. 대부분의 안정화 프로그램들은 정상적인 기능적 활동을 하는 동안 신체가 움직이는 방식과 부합하지 않는 체간의 등척성 유지 또는 중립 자세를 강조하는 경향도 있다. 형태와 힘의 폐쇄는 반드시 일상에서 접할 수 있는 기능적 움직임 같이 정상적 범위에 체간 움직임을 통해 작용되어야 한다.

또한 안정화의 전체적인 이론에 대해 의문을 제기하고 신중하게 고려해야 한다. 특정 근육들을 선택적으로 교육하였을 때 임상적 결과가 향상된다는 강력한 근거는 거의 없다. 복횡근과 다열근을 선택적으로 교육한다는 생각은 요통을 가진 피험자들에서 관찰된 변형된 동원(altered recruitment)에 기초한 이론이다(Richardson 등, 2002). 선택적 동원에 대한 대체 이론은 복부 보조기 이론(abdominal brace theory)이다(McGill, 2001). 이것은 체간을 단단하게 하면 더 큰 지지력과 기능의 향상을 가져온다는 개념적 체계를 기반으로 하고 있다. 체간을 단단하게 하는 것은 환자가 안정화에 필요한 근육을 과도하게 사용하여 하루 종일 과도한 피로와 통증을 증가시킬 수 있다. 이는 또한 척추가 현재의 형태가 부적절하여 이를 지키기 위해 근육에 보호가 필요하다는 생각을 조장할 수 있으며 이는 치유능력에 대한 자신감을 잃게 한다. 우리는 안정화 운동들을 버리는 것을 지지하지는 않는다. 안정화 운동들은 임상적으로 많은 사람들을 위해 사용되었다. 우리가 말하고자 하는 바는 치료사는 환자에게 운동의 필요성을 알려주는 방법에 주의를 기울여야 할 필요가 있기 때문에 움직임에 대한 두려움 또는 파국화(catastrophizing)는 피하지만 자신감과 자기 효능감(self-efficacy), 기능적 회복 및 움직임을 향상시키기 위한 단어 선택을 위해 신중을 가해야 한다는 것이다.

이전 만성 요통에 대한 운동 조사에서는 양쪽 다리를 굴곡 자세에서 과신전되도록 올리기, 엎드린 자세에서 체간을 과신전하기, 목 뒤쪽으로 끌어 당기기 운동들이 통증과 장애(dis-

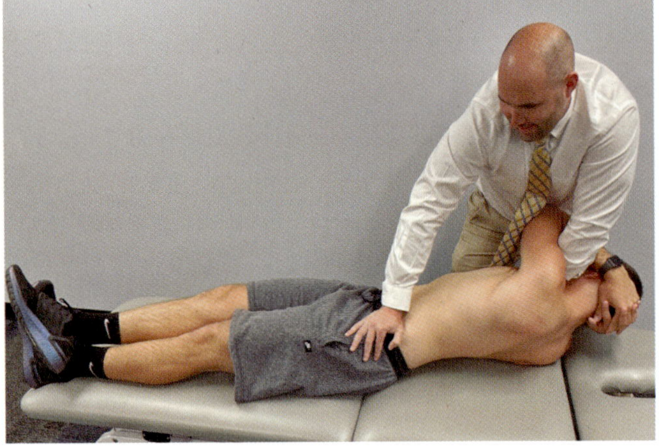

그림 13.8
천장 추력 도수교정.

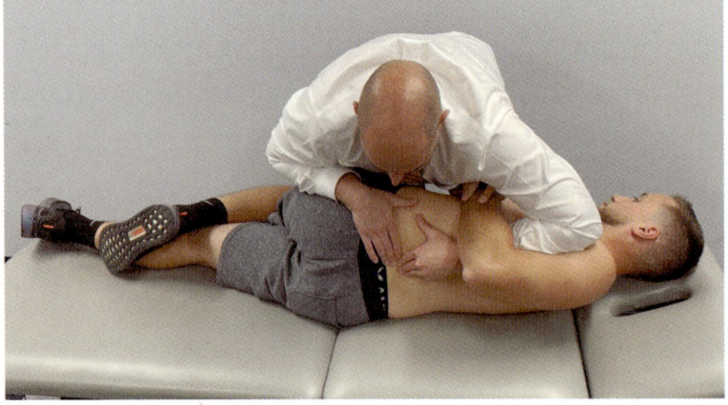

그림 13.9
회전 중립 갭핑(gapping) 도수교정.

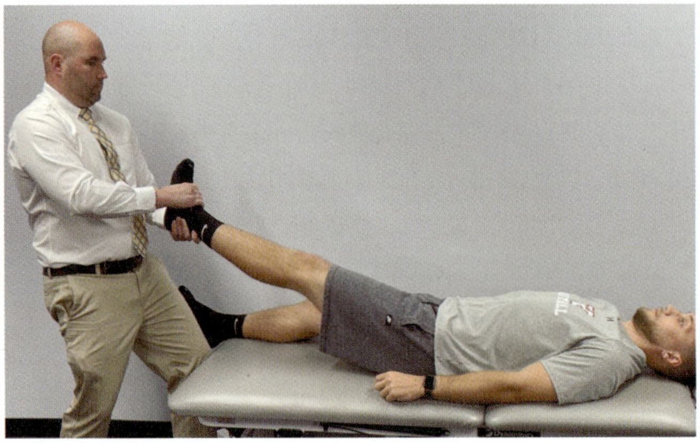

그림 13.10
장축 신연 도수교정(Long-leg distraction manipulation).

ability)를 상당히 감소시키며, 이러한 향상은 1년간의 추적 조사에서 피험자가 최소 일주일에 한번 운동 프로그램을 지속하는 한 유지되는 것으로 나타났다(Manniche 등, 1991). 후속 연구에서는 과신전 기법이 만족스러운 성과를 얻는 데 필요하지 않다는 것을 발견하였다(Manniche 등, 1993). 추가적으로 양측 다리를 굴곡된 자세에서 수평이 되도록 들어올린 후 5초간 등척성 유지를 하는 것이 다열근의 단면적 증가시키는 데 안정화 운동을 단독적으로 수행하는 것보다 더 효과적이었다(Danneels, 2001).

도수치료(*Manual Therapy*)

도수치료에는 두 가지 주요 범주가 있다: 추력(thrust)기법(도수교정(manipulation))과 비추력(non-thrust)기법(가동술(mobilization)). 도수교정은 가능한 동작 범위의 끝 또는 그 근처에서 고속(high-velocity), 저진폭(low-amplitude) 추력을 적용하는 것이다. 가동술은 치료를 진행하는 치료사가 적절하다고 생각하는 시간 동안 그리고 범위 안에서 등급화된 진동력(oscillatory force) 또는 지속적인 힘을 적용하는 것이다 Marshall과 Murphy(2006)는 도수교정이 복횡근과 다열근의 피드포워드(feed-forward) 활동을 유의미하게 정상화한다고 보고하였다. 운동 부분에서 언급했던 것과 같이 이러한 신경생리학적 영향의 임상적 영향은 불분명하다.

만일 천장관절 도수교정이 필요한 경우, 요추 부위에 원치 않는 움직임을 줄이고 동측 장요인대(iliolumbar ligament)의 긴장을 감소시키기 위해 도수교정측으로 측굴시켜 긴장 위치에 있도록 해야 한다(Sizer 등, 2002). 요천추 도수교정 기법은 통증 증상들과 장애를 줄이기 위한 문헌에 설명되어 있다(Flynn 등, 2002; Childs 등, 2004) (그림 13.8). 이 기법은 요추를 동측 측방굴곡 및 반대측 회전 자세를 만들어 요추의 움직임을 최소화 한 후 통증이 있는 천장관절에 직접적으로 추력을 적용한다. Flynn 등(2002)은 이 치료 성공의 예측 인자

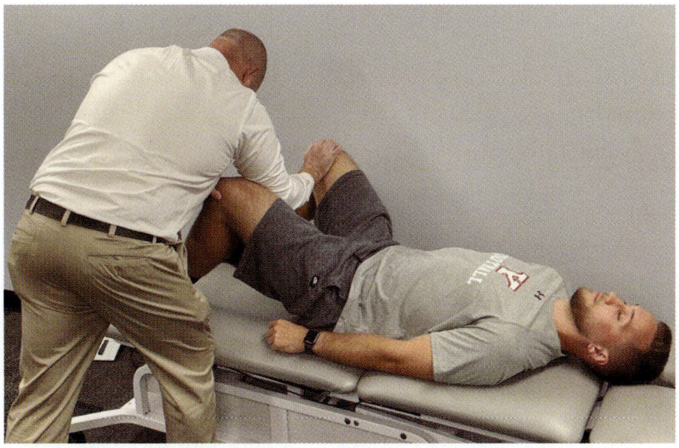

그림 13.11
골반 엽총 근에너지기법(Pelvic shotgun muscle energy technique).

들을 알아내기 위해 요추골반 검사를 수행하였으며 천장관절 위치, 움직임의 대칭성 또는 일반적인 특수검사에 대한 검사에서는 나타나지 않았다. 요추의 저운동성과 최소 한 개의 고관절에서 최소 35 이상의 내회전이 있는 경우에는 예측이 가능하였다. 이러한 발견은 천장관절의 운동성이 임상적으로 쉽게 검사될 수 있다는 믿음에 대한 도전이며 이 발견의 결과물들은 천장관절의 변형된 운동성을 위해 만들어진 치료법이 누구에게 효과적일지 예측하는데 사용될 수 있다. 이 도수교정기법은 임상적으로 요통을 가진 환자들에게도 효과적임이 밝혀졌으며 치료 옵션으로 고려될 것이다. 앞서 언급한 기법을 대체할 수 있는 또 다른 도수교정기법들에는 중립 갭핑(neutral gapping) 도수교정기법(그림 13.9)과 장축 신연(long axis distraction) 기법(그림 13.10)이 포함될 수 있다.

치골결합에서의 전반 골반 통증은 바로 누운 자세에서 고관절의 외전에 저항을 준 상태로 3에서 5초의 등척성 유지를 수회 반복한 후 같은 자세에서 고관절의 내전에 대한 등척성 유지를 다수 수행하는 엽총(shotgun) 근에너지 접근법(그림 13.11)을 이용해 치료될 수 있다. 종종 치골결합에서는 클릭 소리가 날 것이고, 환자는 유의미한 통증 완화를 경험할 것이다. 환자가 주산기(peripartum)라면 치료 후 천장관절 벨트를 사용해야 하는 경우가 많이 있다. 치골결합 부위 또는 서혜부(groin) 부위 통증은 운동성 서혜부 통증(athletic groin pain)을 시사할 수도 있으며 이에 대해서도 평가해야 한다. 보전적인 치료로 해결되지 않으면, 수술적 중재가 필요할 수도 있다.

천장골 벨트(*Sacroiliac Belts*)

대전자와 전상장골극 사이에 적용되는 천장관절 벨트를 통해 제공되는 외력은 천장관절 관련 통증으로 인한 기능이상 및 통증을 감소시키는데 도움이 된다. 메타 분석을 통한 체계적 문헌 고찰에 따르면 천장관절 벨트는 중재 후 4-6주(SMD −0.45)와 3개월(SMD −0.51)에 운동만을 적용한 것에 중간 정도의 치료 효과를 제공한다(Cates, 2015). 천장관절 벨트의 사용은 고관절 신전근들의 EMG 활동 변화, 둔근의 증가 및 슬와부 근육의 감소와 관련이 있다(Jung 등, 2013). 체계적 문헌 고찰에 따르면 천장관절 벨트는 느슨함(laxity)을 감소시키고 신경 운동 조절(neuromotor control)을 변화시킨다(Arumugam, 2012). 천장관절 밴드는 건강한 대조군(Hu 등, 2012)과 임신 관련 골반 통증을 가진 여성들(Hu 등, 2010)에서 능동 하지직거상을 수행하는데 필요한 근육의 노력을 줄인다. 벨트는 또한 트레드밀 보행 중 근육의 노력을 줄인다(Hu 등, 2010). 이러한 연구들은 과운동성 또는 불안정성을 시사하는 임상 검사와 상관없이 천장관절 통증을 가진 환자들에게 벨트를 적용하였을 때 운동 조절 강화 및 통증을 감소시키는데 도움이 될 수 있음을 시사하고 있다.

환자 교육(*Patient Education*)

연구들은 환자 교육을 천장관절 치료 프로그램에 포함시켰다(Elden 등, 2005). 많은 프로그램들은 천장관절의 해부학 및 생체 역학에 대한 정보뿐만 아니라 신체 활동을 유지하고 가능한 정상적인 활동 수준을 유지하기 위한 조언도 제공한다. 이것이 어떻게 다루어지는 지에 대한 세부사항은 대체로 부족하다.

환자들 특히 만성질환을 가진 환자들을 치료할 때 부정적인 신념 체계를 강화하지 않고, 부적응적 대처법(maladaptive coping)을 조장하지 않는 방식으로 상태를 설명하는 것이 중요하다는 근거들이 늘어나고 있다. 이 근거들은 적응적 대처법(adaptive coping method)을 통해 상태를 관리하는 데 있어 자기-유효성(self-efficacy)을 장려하도록 하는 자료를 제시한다. 우리는 통증 반응에 대한 신경학적 근거와 시간이 지남에 따라 점진적인 통증 감소에 대한 기대를 포함하는 치료의 과정을 환자에게 설명해야 한다. 우리는 또한 통증이 손상과 같은 의미가 아니며 특히 만성통증에서는 그 상관관계가 아주 적다는 개념을 강화해야 한다. 근력 적응은 그 효과를 보기 위해서 최대 3개월이 걸릴 수 있지만, 환자가 인식 변화에 역할을 이해하는 것은 중요하며, 통증 조절 개선 및 향상된 근육의 협응력은 조기 반응을 이끌어 내는데 기여할 가능성이 높다. 생활습관 변화의 중요성은 개선을 저해할 수 있는 운동공포증(kinesiophobic) 또는 공포-회피 반응(fear-avoidance belief)의 감소를 포함하는 적응적 대처방식을 발전시키는 방식으로 강조되어야 한다. 만성 통증 상태는 실제 유해수용성(nociception)/역학적 요인보다 정서적 및 심리적 상태와 더 관련이 있다; 따라서 치유를 촉진시키기 위해 이러한 요소들을 치료 계획에 통합시키는 것이 중요하다. 여기에는 환자에 대한 교육과 증상이 지속됨에 따라 흔히 나타나는 좌절감에 대한 인지(acknowledgement)가 포함되어야 한다. 이러한 감정들은 꼼꼼한 관찰과 공감적인 의사소통을 통해 인지되고 관리되어야 한다. 만성기에서 치유적 의사소통(healing communication)은 치료사의 특별한 능력이며, 만성 근골격계 통증과 관련하여 치료동맹(therapeutic alliance)에 긍정적 영향, 환자의 순응도 향상, 자기 효능감 향상 및 전반적인 치료 효과의 개선을 보여주었다. 환자의 확신은 제공자의 확신과 일치하는 것으로 나타났으며 더 나아가 통증조절 경로에 영향을 미치고 이는 활동과 운동 참여 능력을 향상시킬 수 있다. 독자들은 통증 신경과학 교육에 대해 20장을 참고할 수 있다.

천장관절 통증으로 진단을 받은 많은 환자들은 상당히 오랜 기간 이러한 상태를 유지하고 있었으며 현재는 만성기에 이르게 되었다. 앞서 언급한 바와 같이 이 환자들은 그들의 통증 경험에 영향을 미치는 복합적인 심리적 및 정서적 특징들을 가지고 있다. 우리는 이러한 환자들이 이전 재활에서 실패했을 수 있었음을 인정하고 환자 중심적 치료를 제공해야 하며, 그들에게 효과가 있었던 치료와 효과가 없었던 치료를 확인하고, 광범위에 환자별 다모드적(multimodal) 치료 계획을 추진해야 한다. 이는 만성 요통과 같은 다른 만성 통증 문제를 해결하기 위한 권장 사항과 일치한다.

최근의 체계적 문헌고찰에서는 교육적 전략이 대기자 명단에 있는 것보다 낫지만 다른 중재들과는 유사한 것으로 나타났다(Barbari 등, 2020). 한 연구에서는 환자 교육을 특정 운동을 수행하는 중앙화 대상들의 치료에 기초한 분류체계를 기반으로 하는 활동성 중재와 비교하였다. 앞서 설명한 것과 같이 불안정성 집단에 속한 대상들은 안정화 운동을 안정성 집단에 속한 대상들은 강도높은 허리 근력운동을 수행하였다(Sorensen 등, 2010). 저자들은 활동성 중재 집단(3개의 모든 운동들로 구성된)과 환자 교육 집단 사이에 통증, 활동 제한, 작업 능력, Back 믿음 설문지(Back Beliefs Questionnaire)에서 유사한 결과를 보고했지만, 공포 회피 반응 설문에서는 교육 집단이 1년까지의 모든 시점에서 더 우수한 결과를 보였다(Sorensen 등, 2010). 이들 연구들은 진단적 한계와 만성요통에서 천장관절 통증의 유병률을 알고 있는 일반적인 만성요통보다는 천장관절 통증에 국한되지 않지만, 우리는 만성 천장관절 통증에 대한 결과를 추론할 수 있다.

결론(Conclusions)

우리가 지금까지 알고 있는 것은 천장관절의 검사와 치료는 여전히 잘 알려진 바가 없다는 것이다. 아직 일반적으로 인정되는 진단의 표준 기준은 없다. 우리가 수행하는 최적 표준은 급성기 및 아급성기 요통을 가진 많은 환자들에게 적용되지 않았기 때문에 환자 집단의 유병률을 확인하기는 어렵다. 임상적으로 천장관절 통증 진단을 위해 사용되는 검사들은 상태를 치료하는 방법에 대한 지침을 제공하지 않으며, 자세 촉진 및 움직임 검사는 문제가 천장관절 통증인지를 결정하는데 신뢰할 수 없고 유효하지도 않은 것으로 밝혀졌다. 천장관절에 위치적 결함이 존재하고 이를 찾는 것이 임상적 추론 또는 치료 선택에 도움이 된다는 것을 시사하는 증거는 없다. 상태의 각 단계에서 잘 수행된 연구가 거의 없으며 현재까지 잘 수행된 대규모 연구들은 발표되지 않았기 때문에 천장관절 통증 치료법에 대한 근거는 부족하다.

참고문헌(References)

Albert HB, Godskesen M, Westergaard JG. Incidence of four syndromes of pregnancy-related pelvic joint pain. Spine. 2002;27:2831–4.

Aldabe D, Milosavljevic S, Bussey MD. Is pregnancy related pelvic girdle pain associated with altered kinematic, kinetic and motor control of the pelvis? A systematic review. Eur Spine J. 2012;21:1777–87.

Almousa S, Lamprianidou E, Kitsoulis G. The effectiveness of stabilising exercises in pelvic girdle pain during pregnancy and after delivery: A systematic review. Physiother Res Int. 2018;23:e1699.

Arumugam A. Effects of external pelvic compression on form closure, force closure, and neuromotor control of the lumbopelvic spine: A systematic review. Man Ther. 2012:17:275–84.

Aurelio MN, de Freitas DG, Kasawara KT, et al. Strengthening the gluteus maximus in subjects with sacroiliac dysfunction. Int J Sports Phys Ther. 2018;13:114–20.

Badii M, Shin S, Torreggiani WC, et al. Pelvic bone asymmetry in 323 study participants receiving abdominal CT scans. Spine. 2003;28(12):1335–9.

Barbari V, Storari L, Ciuro A, Testa M. Effectiveness of communicative and educative strategies in chronic low back pain patients: A systematic review. Patient Educ Couns. 2020;103:908–29.

Beales DJ, O'Sullivan PB, Briffa NK. Motor control patterns during an active straight leg raise in chronic pelvic girdle pain subjects. Spine. 2009;34(9):861–70.

Bialosky JE, Bishop MD, George SZ. Regional interdependence: a musculoskeletal examination model whose time has come. J Orthop Sports Phys Ther. 2008;38:159–60.

Bialosky JE, Bishop MD, Price DD, et al. The mechanisms of manual therapy in the treatment of musculoskeletal pain: a comprehensive model. Man Ther. 2009;14:531–8.

Bishop MD, Torres-Cueco R, Gay CW, et al. What effect can manual therapy have on a patient's pain experience? Pain Manag. 2015;5:455–64.

Bogduk N. Clinical anatomy of the lumbar spine and sacrum. 4th ed. Edinburgh, UK: Elsevier; 2005:186.

Bogduk N. Commentary on King W, Ahmed S, Baisden J, Patel N, MacVicar J, Kennedy DJ. Diagnosis of posterior sacroiliac complex pain: A systematic review with comprehensive analysis of the published data. Pain Med. 2015;16:222–4.

Brinjikji W, Luetmer PH, Comstock B, et al. Systematic literature review of imaging features of spinal degeneration in asymptomatic populations. Am J Neuroradiol. 2015;36:811.

Bucek DW. Reduction of knee pain in a 45-year-old woman after pelvic manipulation and Kinesiology taping: A case report. J Chiropr Med. 2019;18:236–41.

Cates C. Effectiveness of a therapeutic exercise program with a sacroiliac joint belt compared to a therapeutic exercise program alone to reduce sacroiliac joint-related pain and improve function: a meta-analysis. Published online 2015. Available at: Scholarworks.calstate.edu/downloads/0c483k72j

Cher D, Polly D, Berven S. Sacroiliac joint pain: burden of disease. Med Devices Auckl NZ. 2014;7:73–81.

Childs JD, Fritz JM, Flynn TW, et al. A clinical prediction rule to identify patients with low back pain most likely to benefit from spinal manipulation: A validation study. Ann Intern Med. 2004;141:920–8.

Chou LH, Slipman CW, Bhagia SM, et al. Inciting events initiating injection-proven sacroiliac joint syndrome. Pain Med. 2004;5:26–32.

Cibulka MT, Delitto A. A Comparison of two different methods to treat hip pain in runners. J Orthop Sports Phys Ther. 1993;17:172–6.

Cohen SP. Sacroiliac joint pain: A comprehensive review of anatomy, diagnosis, and treatment. Anesth Analg. 2005;101:1440–53.

Cook CE, Décary S. Higher order thinking about differential diagnosis. Braz J Phys Ther. 2020;24:1–7.

Cuppett M, Paladino J. The anatomy and pathomechanics of the sacroiliac joint. Athl Ther Today. 2001;6:6–14.

Damen L, Buyruk HM, Güler-Uysal F, et al. Pelvic pain during pregnancy is associated with asymmetric laxity of the sacroiliac joints: Pregnancy-related pelvic pain. Acta Obstet Gynecol Scand. 2001;80:1019–24.

Danneels LA. Effects of three different training modalities on the cross-sectional area of the lumbar multifidus muscle in patients with chronic low back pain. Br J Sports Med. 2001;35:186–91.

Dar G, Khamis S, Peleg S, et al. Sacroiliac joint fusion and the implications for manual therapy diagnosis and treatment. Man Ther. 2008;13:155–8.

de Groot M, Pool-Goudzwaard AL, Spoor CW, Snijders CJ. The active straight leg raising test (ASLR) in pregnant women: differences in muscle activity and force between patients and healthy subjects. Man Ther. 2008;13:68–74.

Dengler J, Duhon B, Whang P, et al. Predictors of outcome in conservative and minimally invasive surgical management of pain originating from the sacroiliac joint: A pooled analysis. Spine. 2017;42:1664–73.

DeStefano LA. Pelvic girdle dysfunction. In: Greenman's Principles of Manual Medicine. 5th ed. Philadelphia, PA: Wolters Kluwer; 2017:317.

Dreyfuss P, Michaelsen M, Pauza K, et al. The value of medical history and physical examination in diagnosing sacroiliac joint pain. Spine. 1996;21:2594–602.

Elden H, Ladfors L, Olsen MF, et al. Effects of acupuncture and stabilising exercises as adjunct to standard treatment in pregnant women with pelvic girdle pain: randomised single blind controlled trial. BMJ. 2005;330:761.

Eno J-JT, Boone CR, Bellino MJ, Bishop JA. The prevalence of sacroiliac joint degeneration in asymptomatic adults. J Bone Jt Surg. 2015;97:932–6.

Flynn T, Fritz J, Whitman J, et al. A clinical prediction rule for classifying patients with low back pain who demonstrate short-term improvement with spinal manipulation. Spine. 2002;27:2835–42.

Foley BS, Buschbacher R. Sacroiliac joint pain: Anatomy, biomechanics, diagnosis, and treatment. Am J Phys Med Rehabil. 2006;85:997–1006.

Fortin JD, Dwyer AP, West S, Pier J. Sacroiliac joint: pain referral maps upon applying a new injection/arthrography technique. Part I: Asymptomatic volunteers. Spine. 1994a;19:1475–82.

Fortin JD, Aprill CN, Ponthieux B, Pier J. Sacroiliac joint: pain referral maps upon applying a new injection/arthrography technique. Part II: Clinical evaluation. Spine. 1994b;19:1483–9.

Fortin J, Kissling R, O'Connor B, Vilensky J. Sacroiliac joint innervation and pain. Am J Orthop. 1999;28:687–90.

Fortin JD, Vilensky JA, Merkel GJ. Can the sacroiliac joint cause sciatica? Pain Physician. 2003;6:269–71.

Goldthwait JE, Osgood RB. A consideration of the pelvic articulations from an anatomical, pathological and clinical standpoint. Boston Med Surg J. 1905;152:593–601.

Goode A, Hegedus EJ, Sizer P, Brismee J-M, Linberg A, Cook CE. Three-dimensional movements of the sacroiliac joint: A systematic review of the literature and assessment of clinical utility. J Man Manip Ther. 2008;16:25–38.

Grasland A. Sacral insufficiency fractures: An easily overlooked cause of back pain in elderly women. Arch Intern Med. 1996;156:668.

Grob KR, Neuhuber WL, Kissling RO. [Innervation of the sacroiliac joint of the human]. Z Rheumatol. 1995;54:117–22.

Gupta AD. Sacroiliac joint pathologies in low back pain. J Back Musculoskelet Rehabil. 2009;22:91–7.

Horton SJ, Franz A. Mechanical Diagnosis and therapy approach to assessment and treatment of derangement of the sacro-iliac joint. Man Ther. 2007;12:126–32.

Hu H, Meijer OG, van Dieën JH, et al. Muscle activity during the active straight leg raise (ASLR), and the effects of a pelvic belt on the ASLR and on treadmill walking. J Biomech. 2010;43:532–9.

Hu H, Meijer OG, Hodges PW, et al. Understanding the Active Straight Leg Raise (ASLR): An electromyographic study in healthy subjects. Man Ther. 2012;17:531–7.

Huijbregts P. Sacroiliac joint dysfunction: evidence-based diagnosis. Orthop Div Rev. 2004;8:18–44.

Jee H, Lee JH, Park KD, et al. Ultrasound-guided versus fluoroscopy-guided sacroiliac joint intra-articular injections in the noninflammatory sacroiliac joint dysfunction: A prospective, randomized, single-blinded study. Arch Phys Med Rehabil. 2014;95:330–7.

Jung HS, Jeon HS, Oh DW, Kwon OY. Effect of the pelvic compression belt on the hip extensor activation patterns of sacroiliac joint pain patients during one-leg standing: A pilot study. Man Ther. 2013;18:143–8.

Kamali F, Zamanlou M, Ghanbari A, et al. Comparison of manipulation and stabilization exercises in patients with sacroiliac joint dysfunction patients: A randomized clinical trial. J Bodyw Mov Ther. 2019;23:177–82.

Katz JN. Lumbar disc disorders and low-back pain: Socioeconomic factors and consequences. J Bone Jt Surg. 2006;88:S21–4.

Kibsgård TJ, Röhrl SM, Røise O, et al. Movement of the sacroiliac joint during the Active Straight Leg Raise test in patients with long-lasting severe sacroiliac joint pain. Clin Biomech. 2017;47:40–5.

Klang E, Lidar M, Lidar Z, et al. Prevalence and awareness of sacroiliac joint alterations on lumbar spine CT in low back pain patients younger than 40 years. Acta Radiol. 2017;58:449-55.

Klerx SP, Pool JJM, Coppieters MW, et al. Clinimetric properties of sacroiliac joint mobility tests: A systematic review. Musculoskelet Sci Pract. 2020;48:102090.

Kokmeyer DJ, van der Wurff P, Aufdemkampe G, Fickenscher TCM. The reliability of multitest regimens with sacroiliac pain provocation tests. J Manipulative Physiol Ther. 2002;25:42–8.

Kordi R, Abolhasani M, Rostami M, et al. Comparison between the effect of lumbopelvic belt and home based pelvic stabilizing exercise on pregnant women with pelvic girdle pain; a randomized controlled trial. J Back Musculoskelet Rehabil. 2013;26:133–9.

Krishnamoorthy VP, Beck EC, Kunze KN, et al. Radiographic prevalence of sacroiliac joint abnormalities and clinical outcomes in patients with femoroacetabular impingement syndrome. Arthrosc J Arthrosc Relat Surg. 2019;35:2598-605.

Kurosawa D, Murakami E, Aizawa T. Referred pain location depends on the affected section of the sacroiliac joint. Eur Spine J. 2015;24:521–7.

Laslett M. Evidence-based diagnosis and treatment of the painful sacroiliac joint. J Man Manip Ther. 2008;16:142–52.

Laslett M, Williams M. The reliability of selected pain provocation tests for sacroiliac joint pathology. Spine. 1994;19:1243–9.

Laslett M, Young SB, Aprill CN, McDonald B. Diagnosing painful sacroiliac joints: A validity study of a McKenzie evaluation and sacroiliac provocation tests. Aust J Physiother. 2003;49:89-97.

Laslett M, Aprill CN, McDonald B, Young SB. Diagnosis of sacroiliac joint pain: Validity of individual provocation tests and composites of tests. Man Ther. 2005;10:207–18.

Liliang PC, Lu K, Liang CL, et al. Sacroiliac joint pain after lumbar and lumbosacral fusion: findings using dual sacroiliac joint blocks. Pain Med. 2011;12:565–70.

Madani SP, Dadian M, Firouznia K, Alalawi S. Sacroiliac joint dysfunction in patients with herniated lumbar disc: A cross-sectional study. J Back Musculoskelet Rehabil. 2013;26:273–9.

Maigne JY, Aivaliklis A, Pfefer F. Results of sacroiliac joint double block and value of sacroiliac pain provocation tests in 54 patients with low back pain. Spine. 1996;21:1889–92.

Manchikanti L, Singh V, Pampati V, et al. Evaluation of the relative contributions of various structures in chronic low back pain. Pain Physician. 2001;4:308–16.

Manniche C, Lundberg E, Christensen I, et al. Intensive dynamic back exercises for chronic low back pain: a clinical trial. Pain. 1991;47:53-63.

Manniche C, Asmussen K, Lauritsen B, et al. Intensive dynamic back exercises with or without hyperextension in chronic back pain after surgery for lumbar disc protrusion. A clinical trial. Spine. 1993;18:560–7.

Margo K, Drezner J, Motzkin D. Evaluation and management of hip pain: an algorithmic approach. J Fam Pract. 2003;52:607–17.

Marshall P, Murphy B. The effect of sacroiliac joint manipulation on feed-forward activation times of the deep abdominal musculature. J Manipulative Physiol Ther. 2006;29:196–202.

Massoud Arab A, Reza Nourbakhsh M, Mohammadifar A. The relationship between hamstring length and gluteal muscle strength in individuals with sacroiliac joint dysfunction. J Man Manip Ther. 2011;19:5–10.

McGill SM. Low back stability: From formal description to issues for performance and rehabilitation. Exerc Sport Sci Rev. 2001;29:26-31.

Mens JM, Snijders CJ, Stam HJ. Diagonal trunk muscle exercises in peripartum pelvic pain: A randomized clinical trial. Phys Ther. 2000;80:1164–73.

Mens JMA, Huis in 't Veld YH, Pool-Goudzwaard A. Severity of signs and symptoms in lumbopelvic pain during pregnancy. Man Ther. 2012;17:175–9.

Merskey H, Bogduk N. Sacroiliac joint pain (XXVII-10). In: Classification of chronic pain: descriptions of chronic pain syndromes and definitions of pain terms. 2nd ed. Seattle, WA: IASP Press; 1994:191–2.

Miller JAA, Schultz AB, Andersson GBJ. Load-displacement behavior of sacroiliac joints. J Orthop Res. 1987;5:92–101.

Mitchell FS. Structural pelvic function. Yearbook of the American Academy of Osteopathy. Carmel, CA: American Academy of Osteopathy; 1958:71–90.

Morgan PM. Editorial Commentary: Consider the sacroiliac joint: imaging a source of pain can feel compelling. Orthopaedists would do well to remain skeptical. Arthrosc J Arthrosc Relat Surg. 2019;35:2606–7.

Morgan PM, Anderson AW, Swiontkowski MF. Symptomatic sacroiliac joint disease and radiographic evidence of femoroacetabular impingement. Hip Int. 2013;23:212–17.

Murakami E, Tanaka Y, Aizawa T, et al. Effect of periarticular and intraarticular lidocaine injections for sacroiliac joint pain: prospective comparative study. J Orthop Sci. 2007;12:274–80.

Murakami E, Aizawa T, Kurosawa D, Noguchi K. Leg symptoms associated with sacroiliac joint disorder and related pain. Clin Neurol Neurosurg. 2017;157:55–8.

Murphy DR, Hurwitz EL. A theoretical model for the development of a diagnosis-based clinical decision rule for the management of patients with spinal pain. BMC Musculoskelet Disord. 2007;8:75.

Myburgh KH, Hutchins J, Fataar AB, Hough SF, Noakes TD. Low bone density is an etiologic factor for stress fractures in athletes. Ann Intern Med. 1990;113:754–9.

Nakagawa T. [Study on the distribution of nerve filaments over the iliosacral joint and its adjacent regio n in the Japanese]. Nihon Seikeigeka Gakkai Zasshi. 1966;40:419–30.

Nilsson-Wikmar L, Holm K, Öijerstedt R, Harms-Ringdahl K. Effect of three different physical therapy treatments on pain and activity in pregnant women with pelvic girdle pain: A randomized clinical trial with 3, 6, and 12 months follow-up postpartum. Spine. 2005;30:850–6.

O'Shea FD, Boyle E, Salonen DC, et al. Inflammatory and degenerative sacroiliac joint disease in a primary back pain cohort. Arthritis Care Res. 2010;62:447–54.

Ozgocmen S, Bozgeyik Z, Kalcik M, Yildirim A. The value of sacroiliac pain provocation tests in early active sacroiliitis. Clin Rheumatol. 2008;27:1275–82.

Palsson TS, Gibson W, Darlow B, et al. Changing the narrative in diagnosis and management of pain in the sacroiliac joint area. Phys Ther. 2019;99:1511–19.

Pel JJM, Spoor CW, Pool-Goudzwaard AL, Hoek van Dijke GA, Snijders CJ. Biomechanical analysis of reducing sacroiliac joint shear load by optimization of pelvic muscle and ligament forces. Ann Biomed Eng. 2008;36:415–24.

Petersen T, Laslett M, Juhl C. Clinical classification in low back pain: best-evidence diagnostic rules based on systematic reviews. BMC Musculoskelet Disord. 2017;18:188.

Petrone MR, Guinn J, Reddin A, et al. The accuracy of the Palpation Meter (PALM) for measuring pelvic crest height difference and leg length discrepancy. J Orthop Sports Phys Ther. 2003;33:319–25.

Poilliot AJ, Zwirner J, Doyle T, Hammer N. A systematic review of the normal sacroiliac joint anatomy and adjacent tissues for pain physicians. Pain Physician. 2019;22:E247–74.

Pool-Goudzwaard AL, Vleeming A, Stoeckart R, et al. Insufficient lumbopelvic stability: a clinical, anatomical and biomechanical approach to "a-specific" low back pain. Man Ther. 1998;3:12-20.

Pool-Goudzwaard A, Gnat R, Spoor K. Deformation of the innominate bone and mobility of the pubic symphysis during asymmetric moment application to the pelvis. Man Ther. 2012;17:66–70.

Prassopoulos PK, Faflia CP, Voloudaki AE, Gourtsoyiannis NC. Sacroiliac Joints: Anatomical Variants on CT. J Comput Assist Tomogr. 1999;23:323–7.

Preece SJ, Willan P, Nester CJ, et al. Variation in pelvic morphology may prevent the identification of anterior pelvic tilt. J Man Manip Ther. 2008;16:113–17.

Richardson CA, Snijders CJ, Hides JA, et al. The relation between the transversus abdominis muscles, sacroiliac joint mechanics, and low back pain. Spine. 2002;27:399–405.

Robinson HS, Brox JI, Robinson R, et al. The reliability of selected motion- and pain provocation tests for the sacroiliac joint. Man Ther. 2007;12:72–9.

Schwarzer AC, Aprill CN, Bogduk N. The sacroiliac joint in chronic low back pain. Spine. 1995;20:31–7.

Searle A, Spink M, Ho A, Chuter V. Exercise interventions for the treatment of chronic low back pain: a systematic review and meta-analysis of randomised controlled trials. Clin Rehabil. 2015;29:1155–67.

Simopoulos TT, Manchikanti L, Singh V, et al. A systematic evaluation of prevalence and diagnostic accuracy of sacroiliac joint interventions. Pain Physician. 2012;15:E305-44.

Sizer PS, Phelps V, Thompsen K. Disorders of the sacroiliac joint. Pain Pract. 2002;2:17–34.

Sizer PS, Brismée J-M, Cook C. Medical screening for red flags in the diagnosis and management of musculoskeletal spine pain. Pain Pract. 2007;7:53–71.

Sjödahl J, Gutke A, Ghaffari G, et al. Response of the muscles in the pelvic floor and the lower lateral abdominal wall during the Active Straight Leg Raise in women with and without pelvic girdle pain: An experimental study. Clin Biomech. 2016;35:49–55.

Smidt GL, McQuade K, Wei SH, Barakatt E. Sacroiliac kinematics for reciprocal straddle positions. Spine. 1995;20:1047–54.

Snijders CJ, Vleeming A, Stoeckart R. Transfer of lumbosacral load to iliac bones and legs Part 1: Biomechanics of sefl-bracing of the sacroiliac joints and its significance for treatment and exercise. Clin Biomech 1993a;8:285–94.

Snijders CJ, Vleeming A, Stoeckart R. Transfer of lumbosacral load to iliac bones and legs Part 2: Loading of the sacroiliac joints when lifting in a stooped posture. Clin Biomech. 1993b;8:295–301.

Soleimanifar M, Karimi N, Arab AM. Association between composites of selected motion palpation and pain provocation tests for sacroiliac joint disorders. J Bodyw Mov Ther. 2017;21:240–5.

Sorensen PH, Bendix T, Manniche C, et al. An educational approach based on a non-injury model compared with individual symptom-based physical training in chronic LBP. A pragmatic, randomised trial with a one-year follow-up. BMC Musculoskelet Disord. 2010;11:212.

Stuge B, Lærum E, Kirkesola G, Vøllestad N. The efficacy of a treatment program focusing on specific stabilizing exercises for pelvic girdle pain after pregnancy: A randomized controlled trial. Spine. 2004a;29:351-359.

Stuge B, Veierød MB, Lærum E, Vøllestad N. The efficacy of a treatment program focusing on specific stabilizing exercises for pelvic girdle pain after pregnancy: A two-year follow-up of a randomized clinical trial. Spine. 2004b;29:e197–203.

Stuge B, Mørkved S, Dahl HH, Vøllestad N. Abdominal and pelvic floor muscle function in women with and without long lasting pelvic girdle pain. Man Ther. 2006:10:287–96.

Sturesson B, Uden A, Vleeming A. A radiostereometric analysis of the movements of the sacroiliac joints in the reciprocal straddle position. Spine. 2000;25:214–17.

Sueki DG, Cleland JA, Wainner RS. A regional interdependence model of musculoskeletal dysfunction: research, mechanisms, and clinical implications. J Man Manip Ther. 2013;21:90–102.

Suleiman Z, Kolawole I, Okeyemi A. Fluoroscopic-guided sacroiliac joint injections for treatment of chronic axial low back pain in a tertiary Hospital in Nigeria: a preliminary study. Ghana Med J. 2018;52:153–7.

Suter E, McMorland G, Herzog W, Bray R. Decrease in quadriceps inhibition after sacroiliac joint manipulation in patients with anterior knee pain. J Manipulative Physiol Ther. 1999;22:149–53.

Suter E, McMorland G, Herzog W, Bray R. Conservative lower back treatment reduces inhibition in knee-extensor muscles: a randomized controlled trial. J Manipulative Physiol Ther. 2000;23:76–80.

Telli H, Telli S, Topal M. The validity and reliability of provocation tests in the diagnosis of sacroiliac joint dysfunction. Pain Physician. 2018;21:E367–76.

Telli H, Hüner B, Kuru Ö. Determination of the prevalence from clinical diagnosis of sacroiliac joint dysfunction in patients with lumbar disc hernia and an evaluation of the effect of this combination on pain and quality of life. Spine. 2020;45:549–54.

Tresch F, Dietrich TJ, Pfirrmann CWA, Sutter R. Hip MRI: Prevalence of articular cartilage defects and labral tears in asymptomatic volunteers. A comparison with a matched population of patients with femoroacetabular impingement: Hip Defects in Asymptomatic Volunteers. J Magn Reson Imaging. 2017;46:440-51.

Tullberg T, Blomberg S, Branth B, Johnsson R. Manipulation does not alter the position of the sacroiliac joint: A Roentgen Stereophotogrammetric Analysis. Spine. 1998;23:1124–8.

van der Wurff P. Clinical diagnostic tests for the sacroiliac joint: motion and palpation tests. Aust J Physiother. 2006;52:308.

van der Wurff P, Hagmeijer RHM, Meyne W. Clinical tests of the sacroiliac joint. Man Ther. 2000a;5:30–6.

van der Wurff P, Meyne W, Hagmeijer RHM. Clinical tests of the sacroiliac joint. Man Ther. 2000b;5:89–96.

van der Wurff P, Buijs EJ, Groen GJ. A multitest regimen of pain provocation tests as an aid to reduce unnecessary minimally invasive sacroiliac joint procedures. Arch Phys Med Rehabil. 2006;87:10–14.

van Tilburg CWJ, Groeneweg JG, Stronks DL, Huygen FJPM. Inter-rater reliability of diagnostic criteria for sacroiliac joint-, disc- and facet joint pain. J Back Musculoskelet Rehabil. 2017;30:551-7.

van Wingerden JP, Vleeming A, Buyruk HM, Raissadat K. Stabilization of the sacroiliac joint in vivo: verification of muscular contribution to force closure of the pelvis. Eur Spine J. 2004;13:199–205.

Visser LH, Woudenberg NP, de Bont J, et al. Treatment of the sacroiliac joint in patients with leg pain: a randomized-controlled trial. Eur Spine J. 2013;22:2310–17.

Vleeming A, Pool-Goudzwaard AL, Stoeckart R, et al. The posterior layer of the thoracolumbar fascia. Its function in load transfer from spine to legs. Spine. 1995;20:753–8.

Vleeming A, Schuenke M. Form and force closure of the sacroiliac joints. Phys Med Rehabil. 2019;11:S24–31.

Vleeming A, Stoeckart R, Volkers AC, Snijders CJ. Relation between form and function in the sacroiliac joint. Part I: Clinical anatomical aspects. Spine. 1990a;15:130–2.

Vleeming A, Volkers AC, Snijders CJ, Stoeckart R. Relation between form and function in the sacroiliac joint. Part II: Biomechanical aspects. Spine. 1990b;15:133–6.

Vleeming A, Schuenke MD, Masi AT, et al. The sacroiliac joint: an overview of its anatomy, function and potential clinical implications. J Anat. 2012;221:537–67.

Weksler N, Velan GJ, Semionov M, et al. The role of sacroiliac joint dysfunction in the genesis of low back pain: the obvious is not always right. Arch Orthop Trauma Surg. 2007;127:885–8.

Wentz L, Liu P-Y, Haymes E, Ilich JZ. Females have a greater incidence of stress fractures than males in both military and athletic populations: A systemic review. Mil Med. 2011;176:420–30.

Wilson JJ, Furukawa M. Evaluation of the patient with hip pain. Am Fam Physician. 2014;89:27–34.

Wu WH, Meijer OG, Bruijn SM, et al. Gait in pregnancy-related pelvic girdle pain: amplitudes, timing, and coordination of horizontal trunk rotations. Eur Spine J. 2008;17:1160–9.

Young S, Aprill C, Laslett M. Correlation of clinical examination characteristics with three sources of chronic low back pain. Spine J Off J North Am Spine Soc. 2003;3:460–5.

고관절과 슬관절 장애에 있어서 발과 발목의 손상은 언제 중요한가? 14

(When are foot and ankle impairments important for hip and knee disorders?)

Fraser McKinney, Rachel Koldenhoven Rolfe, Benoy Mathew

개요(Introduction)

발과 발목은 하지의 말단부를 형성하며 28개의 뼈와 33개의 형태의 관절로 구성되어 있는데 이것은 해부학적으로 사람들마다 다르다. 발과 발목의 움직임은 34개의 다른 근육들, 13개의 외재근(extrinsic muscle)과 21개의 내재근(intrinsic muscle)으로 만들어진다. 이 구조의 복잡한 특징들을 과소평가해서는 안되며, 고관절 복합체의 생체역학에서 이 구조가 수행하는 필수적 역할을 저평가 해서는 안된다. 이 장의 목적은 발과 발목 복합체에 대한 현재까지의 이해와 고관절과 슬관절과의 근본적인 관계에 대해 독자에게 설명을 하는 것이다.

인간의 발은 바로서기, 걷기, 부드러운 이동 및 빠른 속도로 뛰기 같은 다양한 과제를 수행하는 동안 우리를 지지할 수 있도록 진화해 왔다. 이러한 활동은 연속적으로 발생하거나 스포츠 활동과 같이 여러 방향으로의 움직임들이 필요할 수 있다. 각각의 이러한 활동들은 환경 변화와 관련된 기능적 적응을 위해 발의 조절 및 강성의 변화를 필요로 한다. 발은 바닥 표면의 상태와 필요한 과제의 변화에 따라 반드시 빠르게 적응해야 한다.

발과 발목 복합체와 지면 사이에 상호작용은 하나의 단일 반응이 아닌 여러 개의 작은 상호작용으로 볼 수 있다. 관절 사이의 상호작용은 상호 의존적이며 서로 영향을 미치며 이를 통해 발과 발목의 복합체는 충격 흡수 및 신체를 추진하기 위한 안정적인 기반 역할을 제공한다. 여러 선천적 기형 뿐만 아니라 구조적 손상 및 근골격계 손상이 발과 발목 복합체 내에서 발생할 수 있다.

다음 부분에서는 생체 역학 및 근골격계 손상과 고관절과 슬관절 기능에 대한 잠재적 영향과 관련된 해부학적 구조에 중점을 두고 있다.

해부학(Anatomy)

기능적 해부학은 신경 및 혈관 요소들과 밀접하게 관련되어 있는 뼈와 능동형(active) 및 수동형(passive) 조직의 조합을 말한다.

뼈(Bones)

발목 관절은 3개의 뼈(경골, 비골, 거골)로 구성되는 반면, 발은 27개의 뼈가 3개의 뚜렷한 부위(전족, 중족, 후족부)로

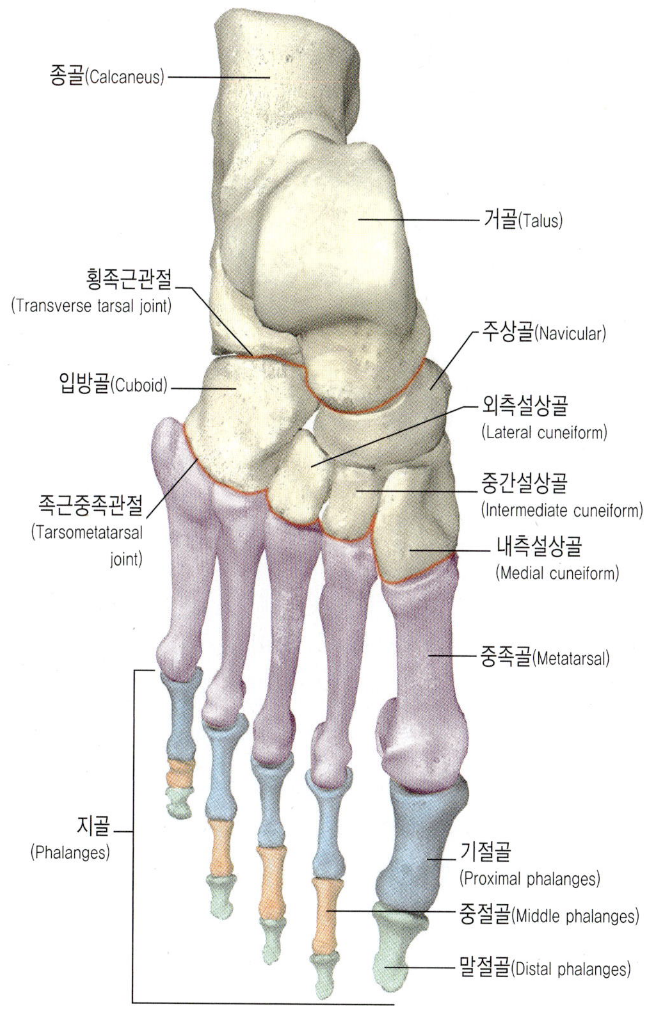

그림 14.1
발의 골학(Osteology).

나뉘어 구성된다(그림 14.1). 전족부는 지골(phalanges)과 중족골(metatarsals)을 포함하며, 중족은 주상골(navicular), 입방골(cuboid), 그리고 3개의 설상골로 이루어져 있다. 후족부(rearfoot) 또는 발뒤부(hindfoot)는 거골(talus)과 종골(calcaneus) 로 구성된다. 종골은 발에서 가장 큰 뼈이며, 경골을 지나 후방으로 돌출되어 있어서 발목 관절을 통해 전달되는 힘에 대한 짧은 지렛대 역할을 한다.

전족은 1번에서 5번까지의 지골과 중족골을 포함하며 횡아치(transverse arch)로 연결된 내측 아치(medial arch)와 외측 아치(lateral arch)를 가지고 있다고 설명된다. 이들 아치형 구조는 신체에서 생성된 수축성 또는 관성 에너지에서 얻어진 힘의 전달을 용이하게 한다. 만일 5번 중족골이 하방으로 변위되면 1번 중족골은 상방으로 변위되고 반대의 경우도 마찬가지이다. 보행의 마지막 단계에 가까워 질수록 발은 더 회외(supination)된 위치로 움직이고 이러한 움직임은 발의 안정성을 제공하는 골성 압박과 동시에 일어난다.

관절(*Joints*)

발목 관절은 거퇴관절(talocrual)(경거관절(tibiotalar)), 거골하관절(subtalar joint)(거종골관절(talocalcaneal)), 횡족근관절(transverse tarsal joint)(거종주관절(talocalcaneonavicular))의 3개의 관절면으로 구성된다. 거퇴관절(TCJ)은 경골 원위부와 비골 및 거골 사이에 형성되며, 반월형의 홈을 만드는데 거골의 반구형 만곡이 이 홈에 위치하여 배측굴곡(dorsiflexion)과 저측굴곡(plantar flexion) 움직임을 가능하게 한다. 거골하 관절은 거골과 종골 사이에 형성되며 전방, 중간, 후방으로 3개의 개별 관절을 구성한다. 거골하 관절은 그 뼈 형태로 인해 3개의 축을 형성하여 독특한 사선 움직임이 발생한다. 종골의 전방과 중간 관절면은 오목하며 후방 관절면은 볼록하다. 이는 회전과 병진 움직임이 일어날 수 있도록 해주며 두 움직임이 합쳐진 회내(거골하 외반(eversion)/전족부 외전/발목 배측굴곡) 또는 회외(거골하 내반(inversion)/전족부 내전/발목 저측굴곡)가 발생하도록 한다.

흔히 거주상관절(talonavicular joint)로 불리는 거종주관절은 종입방관절과 동시에 작용되는 것으로 보이며 정확한 방식과 결과물은 불분명 하지만 현재의 학설은 이를 가리켜 관절 잠금 기전(joint-lacking mechanism)이라 한다. 후족부가 외반으로 움직일 때 힘의 이동은 회전축에 평행하게 위치한 거주상관절(talonavicular)과 종입방관절(calcaneocuboid) 통해 전달되며 이는 관절의 압박 잠김(compressive locking)에 가능성을 없애 보다 유연한 발이 힘을 흡수할 수 있도록 한다. 발이 다시 회외(supination) 상태로 움직이면 관절 축은 서로 반대 방향으로 움직여 중족부에 안정성을 높이는 상호 압박력(mutual compressive force)을 제공한다.

인대(*Ligaments*)

발과 발목에 각각의 뼈는 인대로 고정되어 있으며 크게 전방, 후방, 내측 및 외측 인대로 나눌 수 있다(그림 14.2). 관절에 안정성을 제공 및 움직임을 돕는데 미치는 영향에 대한 상대적 기여는 발목과 발의 위치 또는 이 둘의 조합에 따라 다르게 나타난다.

근육(*Muscles*)

하지의 외근들은(extrinsic muscles) 발목과 발에 많은 움직임을 생성한다. 하지의 4개의 구획(전방, 외측, 후방 심부, 후방 표층)에는 12개의 외근들이 있으며 이들은 발목의 배측굴곡, 저측굴곡, 내반, 외반, 발가락 굴곡 및 신전과 같은 움직임을 생성한다. 또한 11개의 발 내근들은 발을 안정화시키는 역할을 하며 "발의 코어"로 불린다(Hogan 등, 2020). 발바닥쪽에는 네 개의 내재근 층이 있으며, 발등쪽에는 한 개의 층이 있다.

신경(*Nerves*)

발은 L4에서 S3까지의 신경근에서 발생하는 천비골신경(superficial peroneal nerve), 심비골신경(deep fibular nerve), 경골신경(tibial nerve), 비복신경(sural nerve), 복재신경(saphenous nerve)의 지배를 받는다(Tang 등, 2021). 경골신경은 다리 후면과 발바닥 표층으로부터의 감각 정보를 제공하는 동시에 후방 구획의 근육들과 발의 내재근에 대해 신경지배를 한다. 다른 주요 신경인 총비골신경(common peroneal nerve)은 장비골근과(peroneus longus) 단비골근(peroneus brevis) 수축을 담당하는 천비골신경(superficial peroneal

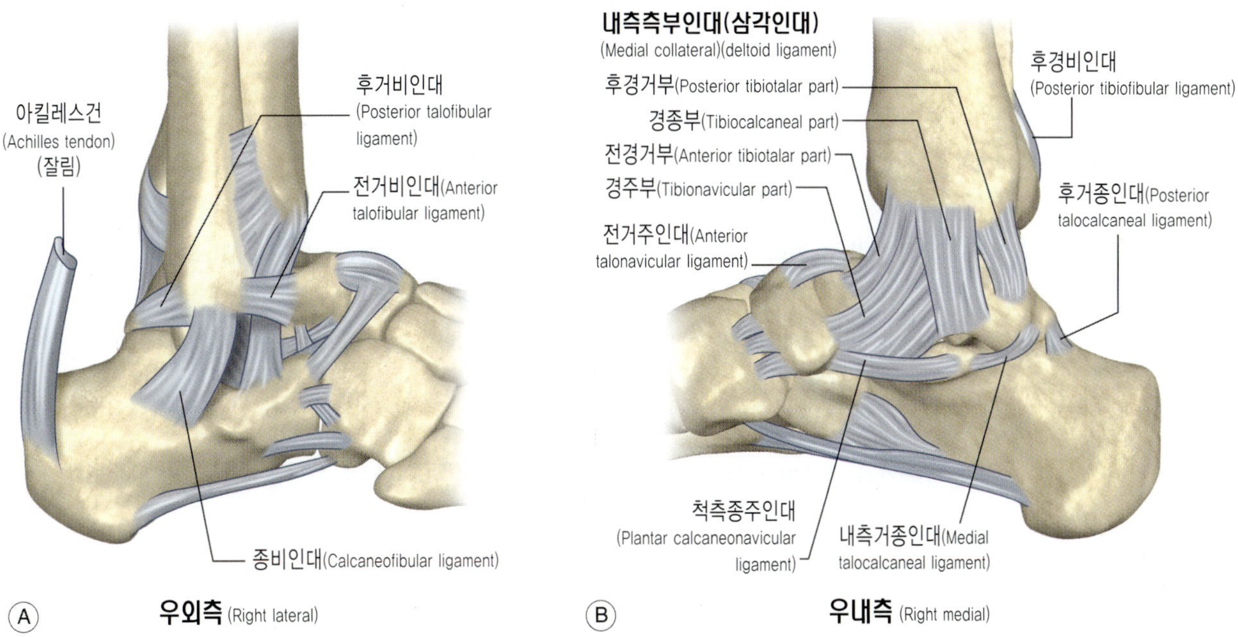

그림 14.2
발목과 발의 인대. (A) 외측 면상. (B) 내측 면상.

nerve)과 전경골근(tibialis anterior)과 장무지신근(extensor hallucis longus)을 포함하는 신전근 집단을 지배하는 심비골신경(deep peroneal nerve)으로 나뉜다.

고관절과 슬관절에서 발의 생체역학(Biomechanics of the Foot on Knee and Hip Regions)

생체역학은 근육, 건, 뼈, 인대 움직임을 생성, 촉진 및 이끄는 방법을 포함하는 움직임에 대한 연구를 집약한다. 인간의 생체역학에 대한 분석은 신체 외부에서 발생하는 외부 힘 또는 신체 조직에 의해 생성되는 내부 힘으로 볼 수 있다. 움직임 분석에서 움직임과 이 움직임을 만드는 힘을 고려하는 것을 동역학(kinetic)이라고 하는 반면, 이러한 힘에 대한 고려 없이 움직임을 기술하는 것을 운동학(kinematic)이라고 한다. 운동학은 치료사들이 자주 보고 치료적 목적으로 활용하는 움직임의 위치, 방향, 크기 및 운동 속도(변위)에 대한 지식이 필요하다. 우리는 "운동사슬"이라 묘사되는 단일 관절이 인접한 신체 분절들에 미치는 영향을 확장시켜 고려하는 과정을 통해 원위부 또는 근위부 분절들에서 각 분절의 중요성을 깨닫기 시작할 수 있다.

발과 발목 복합체는 33개의 서로 다른 형태의 관절들이 모여 구성되며 각각의 뼈와 관절들은 특정적 목적을 수행한다. 이 과정을 돕기 위해 각 뼈는 일련의 인대들로 고정되며—30개 이상의 별도의 인대가 있다— 이 인대들은 움직임을 가이드(guide) 또는 제한하고 힘의 전달을 돕는다. 이러한 역학적 과정들에 대한 세부적인 사항은 문헌에 제대로 설명되어 있지 않으나 그 복잡성과 개개인에 따라 다를 수 있는 가능성을 볼 때 그 이유를 이해할 수 있다. 따라서 발과 발목 복합체의 기능, 손상에 영향, 다른 관절들 특히 고관절과 슬관절에 대한 영향을 독자들이 이해할 수 있도록 출판된 문헌의 해석 및 개괄적인 접근을 설명할 것이다. 이 단원에 목적은 특정 서술 또는 믿음에 대한 의의를 제기하는 것이 아닌 현재의 문헌들을 임상적으로 적용 가능하도록 요약하여 제공하는 것이다. 저자들은 특정한 발의 유형, 선천적 기형 또는 구조적 요인들이 개인들 마다 다르며 앞서 설명한 역학에 영향을 미친다는 것을 인지하고 있다.

발/발목 복합체는 지면과의 첫 번째 접촉 지점이며 초기에 힘을 흡수한 후 운동사슬로 전달한다. 고관절은 다양한 과제를 수행하는 동안 지면과 접촉하는 발과 발목의 위치에 영향을 미치는 근위부의 운동을 생성함으로써 발과 발목에 작용한다.

발목과 슬관절 그리고 고관절 사이에 관계는 우리가 일상생활 동작에 대한 운동 사슬 검사를 수행할 때 확인할 수 있다. 보행 입각기 동안 발목의 배측 굴곡이 충분하지 않으면 운동 사슬의 다른 부위 즉 발, 슬관절 또는 고관절에서 적응 및 보상이 발생한다. 일반적인 변화로 고관절과 고관절 동작을 조절하는 근육들의 상대적 기여에 영향을 미치는 발과 경골 및 대퇴골의 증가된 내회전을 확인 할 수 있다. 다른 일반적인 패턴은 골반이 발목의 전방으로 이동할 수 있도록 하는 배측굴곡 또는 슬관절의 과신전의 필요성을 제한하기 위해 초기에 발 뒤꿈치를 들어 올리는 것이다.

발목의 제한된 배측 굴곡을 가진 경우 스쿼트 동작에서 앉은 자세에서 일어날때 고관절에 더 많은 조절이 요구된다. 특히 가동범위 감소에 대한 보상으로 원심성 조절(eccentric control) 및 신체의 무게 중심(Central of mass) 조절이 요구되며 더 큰 슬관절의 외반(valgus) 전위가 동반된다(Bell 등, 2012). 감소된 발목의 배측 굴곡은 다리가 발 전방으로 이동하기 위한 능력 및 스쿼트 움짐임 시에 무게 중심을 낮추는 능력을 제한 할 수 있다. 이것은 과도한 거골하 및 중족부 회내를 통한 보상으로 이어질 수 있다(Tweed 등, 2008).

만일 계단을 내려오거나 측면으로 계단을 내려오는 동작에서 더 많은 발목의 배측 굴곡 범위가 필요한 것을 확인하였다면, 이를 지속적으로 완수할 수 있도록 더 많은 슬관절의 외반과 고관절 운동학(kinematic)이 발생된다(Rabin과 Kozol, 2010). 제한된 발목의 배측 굴곡은 전방십자인대(ACL)와(Wahlet과 Ramussen-Barr, 2015) 슬개골 건병증(tendinopathy)(Malliaras 등, 2006) 같은 슬관절 손상과 관련이 있다. 감소된 발목 유연성은 착지 시 움직임 패턴을 변화시키고 착지력을 증가시킨다는 가설이 있다. 제한된 배측굴곡과 관련된 고관절과 슬관절 굴곡의 감소는 지면의 반발력을 증가시킬 수 있는데 이는 감소된 관절의 운동성이 뻣뻣함(stiffness)을 증가시키기 때문이다(Fong 등, 2011).

Mason-Mackay 등(2017)이 수행한 체계적 문헌 고찰에서는 감소된 발목의 배측굴곡 범위가 하지의 착지 기전을 변화시켜 운동선수의 부상 가능성을 증가시킬 수 있다는 점을 강조하였다. 따라서 운동 선수의 발목 유연성을 검사하는 것은 부상 위험성이 높은 사람을 식별하는데 도움이 될 수 있다. 하지만 앞으로의 연구에서는 개인의 역학적 변수들보다는 역학적 패턴에 대한 배측굴곡 제한의 영향을 조사할 필요가 있으며 스포츠별 착지 과제에 대한 조사가 필요하다.

발목 배측굴곡의 운동 범위에 임상평가(Clinical Evaluation of Ankle Dorsiflexion Range of Motion)

임상에서 체중 지지 자세와 체중을 지지하지 않는 자세에서 발목의 배측 굴곡의 가동범위를 측정하는 데 사용되는 몇 가지 방법과 측정 도구가 있다. 체중 부하 자세에서 측정은 걷기, 달리기 또는 계단 이동과 같은 기능적 활동 시 가능한 가동 범위를 더 정확하게 반영하는 것으로 간주되며, 체중 부하가 없는 자세에서 측정된 결과보다 더 신뢰할 수 있다(Venturini 등, 2006). 체중 부하 시 발목의 배측 굴곡 가동범위를 측정하기 위해 일반적으로 사용되는 방법은 체중 지지 런지(lunge) 자세에서 표준 각도계(standard goniometer)와 전자 경사측정기(digital inclinometer)를 사용하는 방법이 있으며, 줄자를 이용하여 벽에서부터 거리를 측정하는 방법이 있다(그림 14.3). 이 세 가지 방식 모두 높은 신뢰도와 낮은 측정 오류를 가지며, 벽에서부터 거리 측정 방법에서 사용되는 줄자와 경사측정계를 사용하는 방식은 각도계를 사용하여 측정하는 방식보다 더 높은 신뢰도를 가진다(Konor 등, 2012).

보행(Gait)

보행은 발로 걷거나 움직이는 방식, 패턴 또는 순서를 설명하는데 사용되는 단어이다. 일반적으로 보행 중 발의 움직임은 순서, 동작, 가동 범위 및 동작 속도에서 상당한 차이를 보이지만 한가지 공통점이 있다: 대다수의 사람들이 "일"을 한다는 것이다.

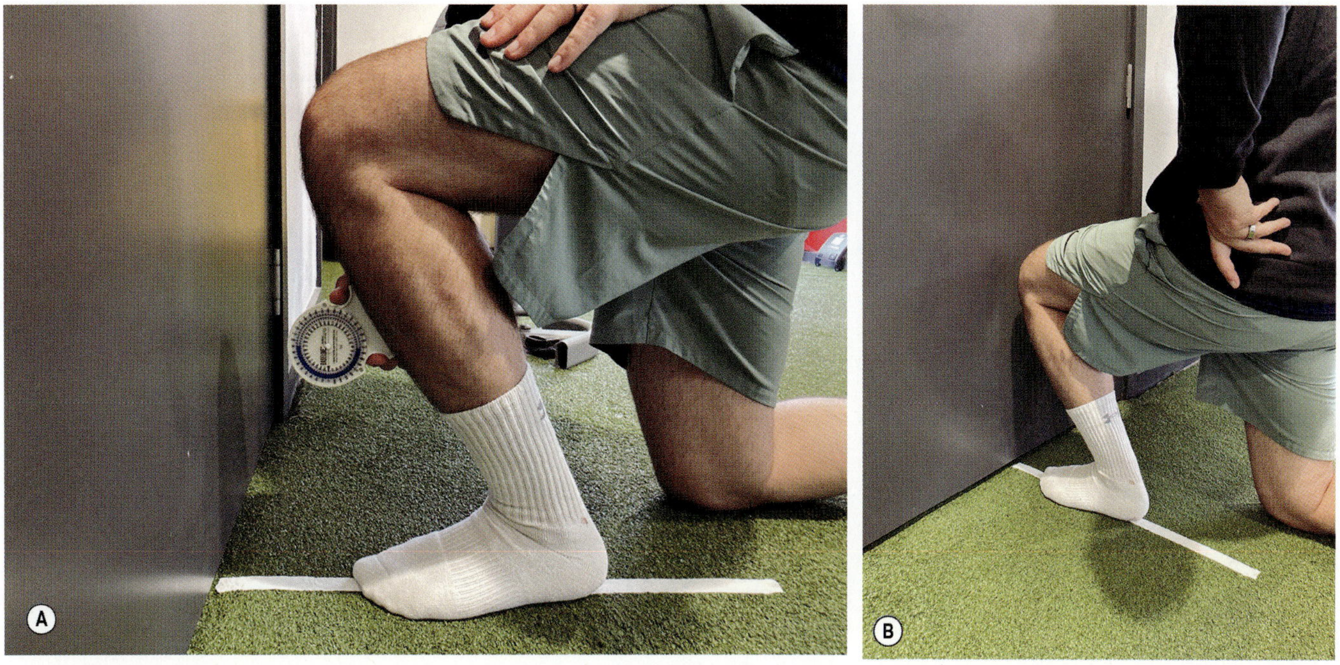

그림 14.3
발목의 배측굴곡의 체중지지 측정. (A) 전방 경골 능선을 따라 경골 결절에 경사계 배치. (B) 환자는 바닥에 있는 줄자에 검사측 발을 놓고 런지 자세에서 슬관절이 벽에 닿도록 앞으로 이동한다.

발과 발목의 생체 역학적 평가 및 움직임 분석에서 유용한 접근 방식은 발과 발목 복합체를 세 부위로 구분한다는 것이다: 유각기(swing phase) 및 입각기 단계에서 후족부(rearfoot), 중족부(midfoot), 및 전족부(forefoot).

보행 주기*(Gait Cycle)*

보행 주기는 발꿈치/발이 땅에 닿는 순간부터 같은 발꿈치/발이 다시 땅을 닿을 때까지 걷는 과정에 대해 설명한다. 평균적으로 이 과정은 1초가 걸리며 발이 지면에 닿아있는 입각기가 60%, 발가락이 지면에서 떨어진 이후 발이 지면에서 떨어져 있는 기간인 유각기가 40 %이다. 이는 한쪽 다리가 지면에 서 있는 시간, 즉 지면 접촉 시간이 0.6초 임을 나타낸다(Chapman 등, 2012). 입각기 단계에서 발은 에너지를 흡수하고 생성된 모든 에너지를 지면으로 효율적이고 효과적으로 전달되도록 하여 진행 방향으로 무게 중심이 이동할 수 있는 안정적인 기반을 제공해야 한다.

보행 주기는 로커(rocker)라고 하는 시상면에서의 동작을 기반으로 보행 동작을 세 가지 다른 구분으로 나눌 수 있다. 첫 번째 로커는 지면에 대한 종골에 발뒤꿈치 딛기로 설명되며 발이 바닥에 평행하게 놓일 때까지 이 접촉점을 중심으로 하는 발목 관절의 회전 움직임을 포함한다. 두 번째 중족부 로커는 발이 평평한 상태에서 시작하여 발목 관절을 지나는 경골의 움직임을 설명한다. 세 번째 로커는 발뒤꿈치가 지면에서 들어올려져 첫 번째 중족지절간 관절(MTP)이 주축점이 되어 발가락이 지면에서 떨어질 때까지 발생한다. 동작을 이러한 간단한 단계를 나누면 각 단계에서 주요 움직임 부분에 집중할 수 있다.

"정상적인" 보행 기능을 하기 위해서는 고관절과 슬관절, 그리고 발목의 가동범위가 달성되어야 한다. 발과 발목, 고관절과 슬관절 사이에 관계는 관절 결합(joint coupling)으로 불리는 복합적 움직임을 설명할 때 가장 잘 보여진다. 관절 결합은 관절 축 주변에서 분절의 움직임과 관련된 다른 관절 축 주변

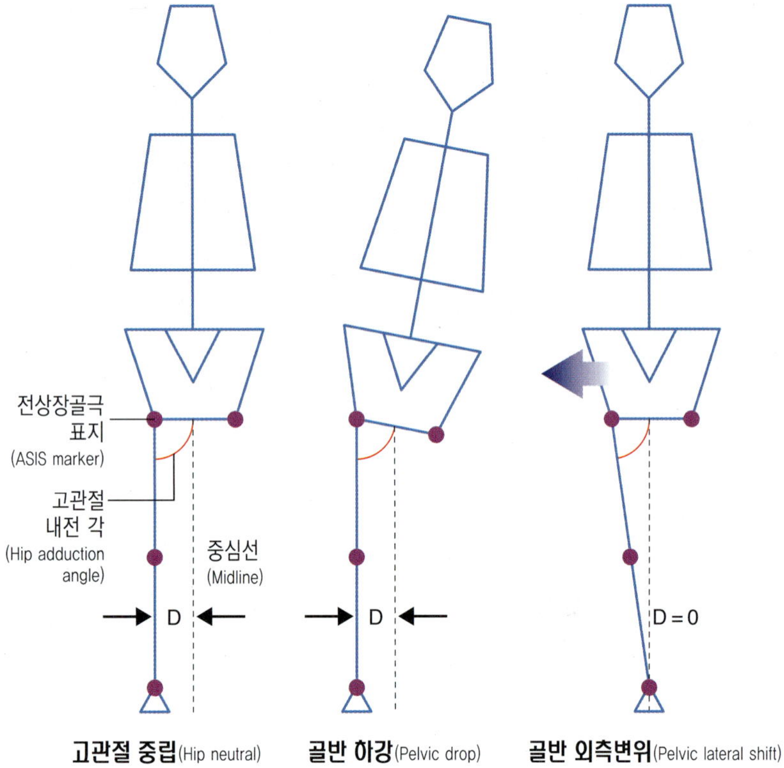

그림 14.4
고관절 내전 각도와 발의 위치에 대한 대퇴골의 골반 위치의 기여도.

ASIS : 전상장골극(anterior superior iliac spine);

D : 중심선까지의 거리.

에서의 분절의 움직임을 말한다(Miller 등, 2010). 보행에서 첫 번째와 두 번째 로커동안 종골의 움직임은 3개의 운동면에서의 동작이 조합되는 회내(pronation)가 일어난다. 종골의 움직임은 주로 외반과 관련해서 관상면에서 일어나며, 경골을 축으로 하는 내회전은 횡단면에서 일어난다. 최근 가설에 따르면 보행 중 다리와 후족부 사이의 관절 결합의 가변성이 증가하면 지형, 동작 속도 및 과제의 변화에 대한 발목 보호 기전이 제공된다(Herb과 Hertel, 2015). 관절 결합에서 가변성에 증가는 잠재적이지만(subconscious) 적절한 움직임 전략을 선택할 수 있는 옵션과 시간을 제공하는데 필수적인 것으로 간주된다.

관절 결합과 관련하여 고관절을 설명하면 보행 중 고관절 근육 작용의 변화가 대퇴골의 내전과 내회전의 변화를 가져온다(Leetun 등, 2004). 이러한 대퇴골의 움직임의 변화는 경골의 내회전을 초래하고 이어서 거골하 관절이 외전됨으로써 전족부에 내전을 초래한다(Mackinnon과 Winter, 1993). 이러한 개념은 경골의 축 회전(Bellchamber과 Van Den Bogert, 2000)과 발의 회내에서 근위 분절의 역할을 강조한다.

무엇이 경골의 횡단면, 후족부 또는 고관절 근위부 근육조직에서 경골의 움직임을 조절하는지에 대한 논쟁이 남아 있다. 저자들은 일반적인 상황에서 관상면 제어가 거골하 관절과 고관절로부터의 다양한 입력에 의해 조절된다는 것을 감안할 때 이 둘의 조합이라고 제안한다. 이들은 체간 위에서 머리의 위치, 골반 위에서 체간의 위치, 하지 부위에서의 골반의 위치를 조절하는데 기여한다. 동적 시스템 이론은 신체가 각 개별 분절(발목, 고관절, 체간 및 머리)의 제한, 환경적 제한 및 필요 과제 제한(task-required constraints)에 신체적 균형을 유지하기 위한 중앙 적응(central adaptation)과정으로 설명할 수 있다(Davids 등, 2003).

우리가 발달하고 성장함에 따라 관절 결합의 가변성을 분석 능력과 제어하는 방법을 배움으로써 출력을 최적화 할 수 있다(McKeon 등, 2008). 이러한 제어의 중요한 결정 요인은 감각운동(sensorimotor) 시스템, 인지 해석(cognitive interpretation)이지만, 가장 중요한 것은 이 결합된 관계를 제어할 수 있는 근육의 능력이다. 분절의 각 구성요소에 기여도에 변화는 다른 분절의 요건을 결정하고 영향을 미치는데 예를 들어, 발목의 배측 굴곡의 힘은 발목의 회전 및 조절에 영향을 미친다.

흔히 교육되는 한가지 측면은 조절되지 않는 회내, 첫 번째 열에서의 저측굴곡 그리고 이에 따른 거골하관절의 관절 동작에 적용되는 부하 위치 변화의 관계 및 슬관절과의 관계를 설명한다. 이 동작은 경골 내회전 동작과 함께 초기 슬관절 굴곡을 만들어 더 큰 슬관절의 외반을 유발한다. 이러한 유형의 동작은 종종 더 큰 대퇴골 내회전을 동반하며, 이는 반대측 골반의 하강 및 동측 체간의 측면 굴곡과 신전을 통해 균형을 잡는다(그림 14.4). 이러한 유형의 패턴의 조합은 더 큰 고관절 압박을 초래하는 것으로 간주된다. 부상 후에 하지 관절의 힘에 결합 관계는 본질적으로 매우 약한 것으로 간주되는데 예를 들어, 장기가 지속된 발목 손상을 입은 사람들은 보행중 후족부와 정강이 관절 결합에 가변성이 감소하였다(Lilley 등, 2018). 이러한 가변성의 변화는 추가 부상 위험에 대한 노출을 제한하면서 과제를 완료하려는 감각 운동 시스템의 노력을 반영하는 것으로 간주된다. 감각 운동 시스템이 이러한 결합된 움직임의 가변성을 조절하는데 어려움이 있는 경우 안전한 방법은 후족부의 내전을 예방하기 위해 경골의 내회전을 통해 동작을 제한하는 것이다. 관상면과 횡단면에서 발생하는 발목의 내반 염좌 검사에서 관절 결합을 조절하고 지도하는 과정에서 이러한 변수의 복잡성을 고려할 수 있다.

고관절 역동학*(Hip Dynamics)*

대둔근에 의한 고관절 신전은 시상면에서 발생하는 반면 첫 번째에서 두 번째 로커(rocker) 동안 중둔근과 같이 고관절과 골반의 궤적을 조절하는 근육들(MacKinnon과 Winter, 1993) 또는 초기 자세에서 신체와 팔, 체간의 무게 중심에 변위에 반응하여 골반의 측방 경사(lateral pelvic tilt)를 시작하는 고관절 내전근의 활동은 고관절의 관상면에서 발생한다. 발뒤꿈치 딛기 전후에 대퇴골 방향에 대한 이러한 적응은 중둔근의 낮은 근전도(EMG)(Azevedo 등, 2009), 감소된 단기 잠복 반사(short latency reflex)(Hubbard 등, 2007), 중둔근의 조기 활성화(Beckman과 Buchanan, 1995), 하지에서 일반적인 하지 근육의 활성화(Wikstrom 등, 2010; Feger 등, 2014)에서 볼 수 있다.

후족부와 정강이 사이에 관계를 더 자세히 살펴보면 로커의 개념은 발과 지면과의 상호 작용에 기반을 둔 힘들에 대한 논의로 이루어졌으며 이들에 대한 제어가 움직임에 중요한 요인임을 암시한다. 반대 개념은 지면 반발력에 저항하는 능력의 감소가 이러한 힘들에 저항 위치에 이동으로 이어진다는 점을 시사한다. 발목 부상에 따른 정강이 회전의 변화는 중심에서 구동되는 것으로 보이며, 정강이에서의 이러한 영향은 발목의 제한에 적응을 위해 슬관절과 고관절의 근위부 관절로 이동된다. 이러한 개념은 균형, 보행, 계단, 달리기 및 방향 전환을 조절하는데 고관절의 기여도를 높인다(Kue 등, 2005); 흥미롭게도 이는 또한 증가된 에너지 소비를 통해 고관절의 대사(metabolic) 요구를 증가시킨다. 결과적으로 이는 조절을 최적화하기 위한 동적 시스템의 전달 및 힘의 발생에 영향을 미치는 물리적 상태 및 피로 수준에 영향을 미칠 수 있다.

입각기 동안 중둔근의 약화로 인한 골반 위치 변화에 근위부 영향을 고려하면, 공중에서 움직이는 다리의 위치에 영향을 미칠 가능성이 가장 높기 때문에 내측 발 위치에 오류를 야기할 가능성이 있다. 이것은 첫 번째에서 두 번째 로커로 진행하는 동안 발의 외측면이 지주 역할을 하도록 하는 더 큰 내반 순간과 중력 중심의 외측 변위를 만드는 것으로 여겨진다. 이것은 두 가지 결과를 가질 것으로 생각된다: (1) 발목의 내반 염좌 또는 반복적인 염좌를 야기하는 거골하 관절의 회전 축에 대한 무게 중심의 외측 위치 또는 (2) 외측 흔들림을 조절, 골반 하강을 통한 도움, 체간의 외측 굴곡 및 팔의 더 큰 움직임을 이용한 고관절 전략.

발과 발목 부상은 발과 고관절 그리고 슬관절의 근육들 사이에 관계에 영향을 미칠 수 있다. 예를 들어, 발목 부상 후 감각 운동 자극 입력과 힘의 발산의 상대적 변화는 동적 시스템 이론에 대한 발목의 상대적 기여도에 영향을 미친다. 지속적인 결핍은 중추 신경계의 감각 처리를 재구성하여 피드 포워드(feedforward) 조절을 통해 전달되는 근육 활성화 패턴의 변화를 초래하는 것으로 간주된다(Doherty 등, 2015). 이러한 변화는 특히 고관절 운동 및 골반 안정성, 중둔근과 내전근을 조절하는 근육들의 감소된 현상을 보여주는 회내 조절을 돕는 근육에 영향을 미친다. 이 근육들의 영향은 이 장의 근력 부분에서 논의될 것이다.

두 번째 로커로 진행하면서 발목 움직임이 고관절에 직접 영향을 미치는 중요한 상황 중 하나는 제한된 발목의 배측굴곡이 있을 때이며, 이는 고관절의 신전의 감소와 관련이 있다. 발목의 배측굴곡은 몸이 발 위로 움직일 수 있도록 거골이 관절 주변을 활주할 수 있는가에 달려 있다. 발목 배측굴곡 손실과 함께 장기간 발목 부상을 가지고 있는 사람들은 보행의 추진단계에서 고관절의 신전이 감소하는 것으로 나타났다(Doherty 등, 2016a). 느린 보행속도에서 추진단계부터 초기 스윙단계까지 고관절에서는 대퇴골의 내전과 내회전이 일어나며(Lee-tun 등, 2004; Koldenhoven 등, 2019) 이는 경골 내회전을 증가시킬 수 있고, 거골하 관절의 외전과 결합된 움직임은 세 개의 평면에서의 회내 운동을 초래하여 회내동작이 고관절의 근위부 근육에 통제하에 있음을 시사한다(Bellchamber과 Van Den Bogert, 2000). 거골의 배측굴곡 또는 과도한 내전은 발의 신장력을 제한하고 중족부 관절(metatarsal joint)이 느슨한 위치(loose pack position)로 진행하지 못하게 하여 발을 통한 힘의 흡수를 제한한다. 지면에 대한 우리의 압력이 일정할 것이라는 점을 감안할 때 힘의 흡수는 어디에서든 발생해야 한다; 만일 발과 발목에 제한이 있다면 고관절은 이러한 힘을 흡수하는데 가장 적합하다. 여기서 두 번째 효과는 뻣뻣한 발에 발목의 저측굴근(plantar flexors)을 통한 힘의 이동을 향상시키기 위해 입각기 후반에 회외 위치로 돌아가는 발의 능력이다.

세 번째 로커는 또한 고관절 근육의 활성화로 이어지는 발의 저운동성 변화를 보여준다(Kuo, 2002). 체중이 발목 관절 위로 이동하거나 더 구체적으로 경골이 앞쪽으로 기울어지기 시작하면 뒤쪽 종아리와 발목 주변의 근육의 긴장이 증가한다. 이것들은 발바닥의 건막으로부터 저장된 탄성 에너지와 함께 전족부를 후족부쪽으로 지지하고 당기기에 충분한 장력을 생성하며 이 과정으로 중족부의 재회외(re-supination)가 일어난다. 재회외 동작은 배측굴곡과 외회전을 향해 주상골이 움직이는 결과를 가져오며, 이는 후기 입각기 중에 발에 견고한 기초를 제공하는 관절에 일치(congruency)를 통해 구조적 안정성을 제공하는 것으로 보인다. 보행을 계속할 때 발뒤꿈치가 땅에서 들리고 발의 내부에 안정성이 유지되도록 하려면 근육과 족저건막에 긴장이 유지되어야 한다. 안정성의 핵심 구성요소는 중족지절관절 주변에 건막이 부착되어 1~5번 중족지절관절이 배측굴곡을 하는동안 장력이 유지되도록 하는 방식으로 생성된다. 족저건막은 관절의 측면 부위에서 갈라지면서 부착(insertion)되며, 일단 발꿈치가 땅에서 떨어지면 긴장이 내측 아치에 남아 안정적인 기초를 계속 제공하는 방식으로 작용한다. 이는 Hicks(1954)가 제안한 윈들러스(windlass) 기전으로 알려져 있다. 최근의 문헌은 이 길고 확고한 이론에 의문을 제기하였으며 현재 이 시스템만으로는 완전한 안정성을 제공할 수 없다는 것이 분명해졌다; 최적의 기능은 중족부와 중족지절관절의 안정성을 위한 발의 족저 내재근과 윈들러스 기전이 조합되는 것이다(Bolga과 Malone, 2004).

발의 족저 내재근은 힘의 흡수가 아니라 후기 입각기에 발의 안정성에 지배적인 역할을 하는 것을 보인다. 후기 입각기 동안 발의 족저 내재근의 활동이 감소하면 중족지절관절의 뻣뻣함(stiffness)이 감소하여 걷기에서 빠르게 달리기에 이르기까지 모든 조건에서의 발의 힘 생성 능력 및 이와 관련된 문제가 발생한다(Farris 등, 2019). 발의 이러한 결핍은 고관절의 적극적 활동 및 보행 빈도를 증가시킨다.

마지막으로 보행의 유각기에서 발가락이 바닥에서 떨어지는 속도는 고관절의 굴곡에 직접적인 영향을 미친다. 느리게 발가락이 떨어지는 경우 골반이 계속 앞으로 움직이면서 고관절의 더 큰 신전을 만들며 발꿈치가 땅에 닿기 전에 고관절에 굴곡을 완료하기 위해 대퇴의 더 빠른 움직임이 요구된다. 발의 위치 오류는 거골하 관절과 고관절의 움직임으로 교정될 수 있는 것으로 알려져 있다. 그러나 이 시스템에 제한이 있는 사람들을 위해 조정된 전략이 필요하다. 착지 전 발의 위치는 동작의 순서에 매우 중요하며, 이는 반대편에서 지지하는 다리와 고관절 사이에 안정성 및 골반 위치 조절에 의해 결정된다. 지지측 다리 반대쪽 고관절이 내려온 경우 움직이는 다리는 더 큰 대퇴의 외회전이 생기면서 발과 지면이 접촉할 때 발목에 더 큰 내반 모멘트(moment)를 형성한다.

보행 중 발목/고관절의 결합(coupling)은 나이에 의해 영향을 받을 수 있다. 스스로 선택하는 보행 속도는 연령에 따라 달라지지 않지만, 그 속도를 달성하는 방법은 연령에 따라 다르다(Santana da Silva 등, 2020). 우리가 나이가 들면서 움직임을 촉진하는 힘을 생성하는 부위가 재분배되고, 관절 회전력

(torque)은 원위부에서 근위부로 이동한다. 젊은 성인에서 입각기 시 발과 발목(신발과 함께)은 보행의 힘 전달에 60~70%에 기여를 한다. 노화는 비수축성 조직의 탄성을 감소시켜(Özdemir 등, 2004), 저측굴근들에서 힘을 생산하는 능력을 감소시키고 결국 발과 발목이 힘의 흡수 및 생성을 조절하는 능력을 제한한다. 이것은 선택된 보행 속도를 유지하기 위해 발과 발목의 탄력 손실을 보상하기 위해 움직임을 촉진하는 부위가 고관절로 이동했음을 의미한다.

발과 발목의 흔한 손상은 측면 발목 염좌이다. 이것은 다른 섹션에서 더 자세히 논의될 것이지만 여기에서는 보행 주기에 미치는 주요 영향을 살펴볼 것이다. Son 등(2019)에 연구결과에 따르면 "만성 발목 불안정성(chronic ankle instability; CAI) 환자는 원위부(발목 및 슬관절)에서 근위부(고관절)로 관절의 힘을 재가중(reweighting)하는 방식으로 힘을 생성(즉, 구심성(concentric)에너지) 할 수 있는 고관절 지배(dominant) 보행 전략을 사용하는 것으로 보인다." 측면 발목 염좌 이후 장기적으로 영향을 받는 사람들에게서 발꿈치 딛기 시에 발목의 원심성(eccentric) 조절이 최대 13% 감소하고 슬관절의 원심성 조절이 38% 감소하는 것으로 나타났다. 이것의 영향으로 더 큰 수직 지면반발력이 발생하며 고관절은 입각기 동안 2° 더 고관절 굴곡을 유지하고 이를 보상하기 위해 고관절의 동심력이 약 54% 증가한다.

만성 발목 불안정성이 있는 경우 발꿈치 딛기 시 더 큰 내반이 일어나는 발의 자세 패턴을 보인다. 이러한 내반은 보행 속도가 증가함에 따라 증가하는 것으로 보이며, 다양한 보행속도에서 초기 접촉 및 유각 단계 전반에 걸쳐 발생한다(〉120% 선호 보행 속도). 이것은 발목 불안정성이 있는 사람들의 경우 원하는 속도보다 빠르게 걷는 것이 발목 내전 염좌의 위험이 더 커질 수 있다는 것을 의미한다. 만성 발목 불안정성이 있는 사람들은 발뒤꿈치 딛기 시에 고관절의 외전 및 내전 모멘트가 더 높았고 유각기 동안 고관절에서 내전 최대 정점이 더 크게 나타났다. 발목의 안정성을 해결하기 위한 일반적인 방법은 균형 또는 고유수용성 훈련을 수행하는 것이다; 이것은 보행 주기 동안 보행 패턴과 고관절 모멘트(moment)에 의미있는 변화까지는 거의 미치지 않음을 보여준다. 보행 중 균형과 시각적 생체되먹임(biofeedback) 훈련의 조합은 발목의 저측굴곡 가동범위, 내반, 엄지발가락 굴곡 및 고관절 외전력 유의미하게 증가시키지만 균형에는 거의 변화가 없었다(Koldenhoven 등, 2021).

달리기(Running)

달리기는 더 길고 더 강한 보폭을 통해 걷는 것 보다 더 빠르게 움직인다. 즉, 우리의 다리들은 공중에서 더 빠르게 움직인다. 약 3.49 $m.s^{-1}$(12.56 kmph)로 더 빠르게 달릴 때 발은 약 0.243 초(+/− 0.022 초)동안 지면과 접촉하는 반면 5.17 $m.s^{-1}$(18.61 kmph)의 더 빠른 속도에서는 0.188 초(+/− 0.015) 동안 지면과 접촉하며 더 빠른 6.96 $m.s^{-1}$(24.08 kmph)의 속도에서는 0.145 초(+/− 0.009)로 감소한다(Dorn 등, 2012). 이것은 더 빨리 달리기 위해서는 보폭을 늘릴 수 있도록 더 짧은 입각기에 더 많은 힘을 가해야 한다는 것을 의미한다; 이러한 패턴은 지속하기가 힘든데 그 이유는 더 빠른 속도에서 점점 짧은 시간 동안 힘을 생성하는 시간이 제한되기 때문이다. 약 7.0m/s에서 비복근과 가자미근의 최대 힘 용량에 도달하고 더 빨리 달리기 위해서는 힘의 제한을 상쇄하기 위해 보폭의 증가가 필요하다. 최고점에 도달하기 위해서는 이러한 속도 증가에 부응하기 위해서는 유각기 말에 대둔근의 최대 힘이 거의 두배로 증가하면서 다리의 가속을 촉진하기 위해 고관절 굴곡근과 고관절 신전근의 운동이 증가해야 한다(Dorn 등, 2012).

근육 해부학과 생리학은 개인마다 다르며 발목 저측굴근의 힘 생성 능력이 약하거나 낮은 사람들의 경우 걸음(stride)의 빈도를 높여 속도를 높이기 위해 고관절 근육에 더 많이 의존하게 된다. 예를 들어, 높은 수준의 단거리 선수는 비복근 섬유 길이가 상당히 길고 가자미근 내에서 작은 깃각(pennation angle)을 가지므로 더 빠른 속도로 힘을 생성하는 능력이 향상된다(Abe 등, 2000; Kumagai 등, 2000).

달리기는 발과 발목 주위의 근육을 훈련하여 최대 힘을 생성하고 근력을 향상시키는 가장 좋은 방법 중 하나로 간주된다. 걷기의 지면 접촉 시간은 약 600 밀리초인 반면 일반적인 주자(runner)(Garmin database)의 지면 접촉 시간은 걷는 시간의 절반 미만인 160~300 밀리초였다(Mooses 등, 2021).

이것은 1.9 Nm/kg 및 4.3 W/Kg의 걷기에서 달리기(4 m/s = 14.4 mph) 3.1 Nm/kg 및 13.8W/kg으로 발목의 최대 모멘트 증가 시 볼 수 있다. 이를 문맥에 적용하기 위한 동일한 연구에서 운동을 하지 않는 젊은 남성에서 발목의 저측굴곡의 최대 등척성 수축이 1.6 Nm/kg으로 나타났다.

달리기 중 발목 저측굴곡에 주요 기여 요소 중 하나는 가자미근이며, 여기서 가자미근은 무게중심의 수직 병진(vertical translation)과 관련된 힘의 최대 50%를 생성하는 것으로 보고되었다(Dorn 등, 2012). 이 움직임은 발목의 저측굴곡과 슬관절 신전에 대한 가자미근의 영향을 통해 이루어진다. 움직일 수 없는 물체나 지면에서의 저측굴곡은 발목에서 저측굴곡 역전을 만들고 저측굴곡을 만들 수 있는 수직 위치로의 경골에 이동을 수반한다. 이 수직적 위치 조정은 슬관절 신전이라고도 하며, 결과적으로 슬관절이 곧게 펴지고 골반이 수직으로 올라가게 하여 무게중심을 높인다.

방향 전환(Change of Direction)

갑자기 방향을 바꾸는 능력은 스포츠 경기뿐만 아니라 일상 생활에도 필수적인 능력이다. 상대가 있는 또는 라이브 게임 상황에서의 반응의 복잡성 외에도 이러한 방향 전환을 빠른 속도에서 하는 것은 근골격계에 추가적인 문제를 야기한다. 개인은 부상을 피하기 위해 몸을 적절하게 움직여야 한다. 발목 부상 후 구조적 느슨함과 발목 주변의 감각 운동 시스템의 결핍으로 인해 신체는 운동기능을 조절하기 위해 대체할 수 있는 역학적 이점을 찾는다는 가설이 있다(Park, 2017; Son 등, 2017). 급제동 및 착지 동작 시에 고관절의 활용도가 더 높아지고 특히 굴곡 각도가 클수록 뻣뻣함(stiffness)이 증가하며, 고관절 신전 모멘트가 증가하여 대둔근에 대한 의존도가 높아진다.

장기간 발목 부상을 가진 사람들은 종종 관상면과 시상면 모두에서 발목과 고관절 사이에 관절 결합 전략(joint coupling strategies)에서 조절되지 않는 변동성이 훨씬 크게 나타난다. 착지 후 가자미근 활동이 감소하기 때문에 경골 운동 변화에서 가변성이 발생할 수 있으며(Brown 등, 2004), 이는 착지 전 고관절 굴곡이 감소하고 착지 후 외전으로 보상된다(Brown 등, 2004).

발목의 배측 굴곡 손실은 급제동 동작 중 힘의 위치와 조절에 영향을 미친다. 이러한 힘을 감소시키는 한 가지 방법은 내측 비복근과 장비골근(peroneus longus muscles)의 발화를 증가시키는 것이다. 주요 역할에서 이러한 변화는 근육 피로, 관절 안정성 및 관절 결합의 변화, 관절 하중의 증가로 이어질 가능성이 높다. 이러한 힘은 고관절로 전달되는 것으로 나타나며 급제동시 시상면에서 고관절 굴곡은 최대 2.2° 증가하고 관상면에서의 고관절 내전은 최대 1.5° 증가한다(Son 등, 2019). 이 패턴은 반대측으로 급제동하기 전 시상면에서 무게중심의 하방(downward) 움직임을 조절하는데 도움이 될 수 있으며(Son 등, 2019), 이 위치에서는 골반과 체간이 바로 선 자세를 유지하기 위한 발목의 외전근 및 고관절 외전근의 힘을 덜 필요로 한다(Son 등, 2017).

계단(Stairs)

계단 오르기는 일상 생활에 중요한 부분으로 사람들은 평균적으로 하루에 47-66개의 계단을 오르는 것으로 추정되지만(Grimmer과 Seyfarth, 2014), 이는 일일 보행수(7000-13,000)의 작은 부분에 불과하다(Tudor-Locke과 Myers, 2001). 계단을 내려올 때는 올라갈 때보다 더 큰 발목의 배측 굴곡이 필요하며, 이는 착지전 발목의 내반과 저측굴곡을 증가시킨다. 이러한 발목 자세는 고관절에 영향을 미치며, 하중이 가해지는 동안 고관절 내전 및 굴곡 각도를 증가시킴으로써 보상한다(Cao 등, 2020). 착지력이 일정하게 유지된다는 것은 하중을 수용하기 위해 발목에서의 힘 흡수에서 고관절 위주의 전략으로 전환되었음을 의미한다. 계단을 내려가는 동안 착지 과정은 발목 부상 이후 연구되고 고관절에 영향을 미치는 특정 움직임으로 연구가 이루어진 낙하 착지(drop landing)의 단순화된 버전에 비유될 수 있다. 발목 부상 이후 척추 또는 척추 상부 기전에 의해 영향을 받는 동적 운동 조절의 피드 포워드 기전은 부적절하거나 적응된 움직임 전략을 선택함으로써 장애를 보여주는데 만성 발목 불안정성을 가진 사람들은 32-40cm 높이에서 착지한 이후 모든 방향에서 무게중심을 안정화 하는데 훨씬 더 많은 시간이 필요하였다. 동시에 이러한 피

실험자들은 착지 전후로 더 큰 배측 굴곡 및 내전을 보였으며 착지 전 20ms 동안 조정된 더 큰 슬관절 굴곡 각도를 보였다(Caulfield과 Garrett, 2022). 이러한 적응은 고관절까지 계속되는데 착지 전에서 착지 후까지 고관절 굴곡과 내회전이 증가된다(Doherty 등, 2016a). 지면 반발력(ground reaction force(GRF))을 일정하게 유지하기 위해 고관절 전략으로 충분했던 계단과 달리 만성 발목 불안정성을 가진 이들의 낙하 착지는 지면 반발력이 유의하게 크며 더 짧은 시간에 나타나(Monaghan 등, 2006) 더 충격력을 갖는다. 흥미롭게도 착지 후 더 큰 발목 배측굴곡을 채택하는 것은 관절에 안정성을 제공하기 위해 사용되는 전략일 가능성이 높으며 이는 중추 주도의 운동 패턴인것으로 보인다(Brown 등, 2008).

요약하면 발목 손상 이후 수직 및 수평 방향의 힘의 조절은 다른 전략을 사용한다. 수평 동작은 고관절과 슬관절 굴곡이 적고 더 단단한(stiffer) 착지가 필요하며, 낙하 착지 시 발생하는 수직력은 고관절과 슬관절의 굴곡을 더 많이 사용한다.

도약(Hopping)

한 지점에서 뛰기 및 다양한 방향으로 뛰기는 발과 발목 관절의 안정화 근육에 영향을 미친다. 수평 방향의 도약 추진 단계는 42.8%가 발목에서, 44.3%가 고관절에서 힘이 발생하는 반면(Kotsifaki 등, 2021) 착지 단계는 힘의 64.7%를 차지하는 슬관절이 주로 작용된다. 흥미롭게도 추진과 착지 모두에서 수직 도약은 착지의 힘의 생성 및 감쇠를 고관절, 슬관절, 발목과 동일하게 공유한다). 만성 발목 불안정성을 가진 대학 운동선수들에게 도약 안정화 프로그램을 6주간 적용한 후에 피험자들은 향상된 고관절, 슬관절 및 발목 동작으로 더 잘 조절되고 지면반발력을 감소시키는 변형된 점프 착지 기술을 보였다(Ardakani 등, 2019). 이러한 유형의 훈련은 유의하게 향상된 예비 근 활성화(preparatory muscle activation)와 반응성 근육 활성화를 보였으며, 추가적인 이점으로 자가 보고된(self-reported) 기능의 향상이 있었다(Minoonejad 등, 2019).

도약 검사(*Hopping Tests*)

도약 검사는 부상당한 다리의 기능적 수행력을 평가하기 위해 임상에서 널리 사용된다. 수직 및 수평 도약 시 수행력은 추진 및 착지단계에서 고관절과 슬관절 그리고 발목 기능의 다양한 측면을 측정한다. 수평 도약 수행력은 고관절과 발목의 기능이 주가되며 슬관절의 기여도가 13%로 제한되는 반면 수직 도약은 고관절, 슬관절, 발목 관절에 상대적으로 균등하게 할당된다(Kotsifaki 등, 2021). 따라서 수평 도약 거리는 슬관절의 기능과 수행력을 판별하는데 좋지 않은 방법으로 간주되어야 한다.

발과 발목 손상(Foot and Ankle Injuries)

발목 염좌(*Ankle Sprain*)

발목 염좌는 운동 선수, 군인 및 기타 신체 활동인구에서 가장 흔한 근골격계 손상이다. 발목 염좌 부상 중에는 외측 발목 염좌가 가장 흔하다. 일반적으로 외측 발목 염좌는 갑작스러운 발목 내반, 저측굴곡 및/또는 내회전의 결과이다. 이는 경기 중 상대방의 발을 밟거나 도로 경계석(curb)에서 벗어나거나, 발이 안정되지 않은 위치에 착지하는 것 같은 여러 상황에서 발생할 수 있다. 외측 발목 염좌는 전거비인대와 종비인대 손상을 가장 흔히 유발한다. 이 부상은 제대로 치료하지 않으면 오래 지속되는 영향을 미칠 수 있다. 불행히도 많은 사람들은 발목 염좌를 무해한 부상으로 보고 후속 발목 염좌에 높은 재발률을 줄일 수 있는 치료를 진행하지 않는다. 적절한 치료가 부족하면 추가 문제와 만성 발목 불안정성이 발생할 수도 있다.

만성 발목 불안정성(*Chronic Ankle Instability(CAI)*)

발목 염좌를 경험한 사람들 중 약 40%가 만성 발목 불안정성으로 발전한다(Doherty 등, 2016b). 이 상태는 손상 후 최소 1년 동안 잔류 증상(residual symptom), 꺾임(giving way) 또는 불안정한 느낌, 자가 보고된 기능의 감소, 재발성 발목 염좌를 가지는 것으로 설명된다. 만성 발목 불안정성이 있는 사람들은 기능적 활동 중 고관절 근력 감소, 슬관절 굴곡 각도의 변화가 나타났다. 운동 사슬 내 근위 관절의 이러한 변화는 만성 발목 불안정성이 있는 환자를 치료하는 임상가가 평가하고 재활을 진행해야 한다.

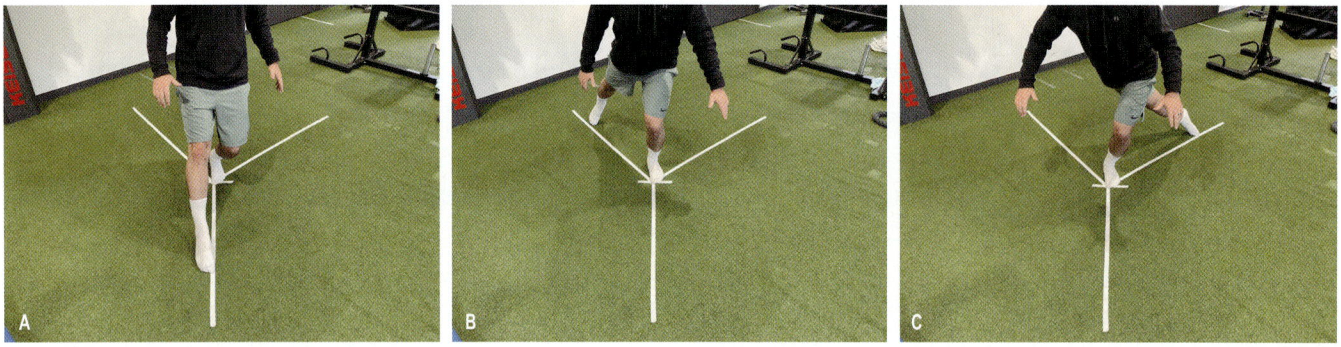

그림 14.5
The Star Excursion Balance Test (SEBT). (A) 전방 도달 방향. (B) 후방 내측 도달 방향. (C) 후방 외측 도달 방향.

동적 자세 조절 평가
(Measurement of Dynamic Postural Control)

동적 자세 조절은 하지 손상과 관련된 본질적인 위험 요소이다(Murphy 등, 2003). Star Excursion Balance Test (SEBT, 그림 14.5)는 동적 자세 조절을 평가하는 수단으로 임상에서 사용되는 저렴하고 신뢰할 수 있는 도구이다(Plisky 등, 2006).

또한 SEBT 수행은 적절한 중재 프로그램을 통해 향상될 수 있다(Filipa 등, 2010). SEBT 전방 도달 움직임 중에 나타나는 슬관절의 비정상적 움직임은 가장 신뢰할 수 있으며 체간과 골반과 비교할 때 위험한 상태를 보여주는 SEBT 결과에 대해 가장 높은 특이성을 보여준다(Ness 등, 2015). SEBT는 자세 안정성의 한계를 검사하는 동안 강도, 유연성 및 신경근 조절을 통합하기 때문에 다른 자세 조절 평가보다 기능적 활동을 더 잘 보여주는 것으로 여겨진다(Gribble 등, 2012).

하지 근육조직의 근력
(Muscle Strength of the Lower Extremity Musculature)

고관절 근육(Hip Musculature)

증가하는 연구 분야에 따르면 발목 부상 후 고관절 근육의 강도와 특히 골반, 체간 및 발목 주변에서의 근 수축 협응력은 기능에 영향을 주는 것으로 보고하였다(McCann 등, 2017).

고관절 신전 근육의 근력 감소가 외측 발목 염좌에 대한 독립적인 위험 요인이라는 것이 청소년 남성 축구선수에게서 나타났다(De Ridder 등, 2017). 만성 발목 불안정성으로 발전한 사람들을 대상으로 한 메타분석에서는 고관절 외회전, 외전 및 신전 강도가 감소한 것으로 나타났다(DeJong 등, 2020). 또한 급성 발목 염좌 후 손상측 고관절 외전근은 고관절에 신전에 변화없이 유의하게 약해졌다(Friel 등, 2006). 만성 발목 불안정성에서 이러한 패턴은 대둔근 활동에 유의한 변화가 없음을 나타내는 근거가 되어 왔다(Dejong 등, 2020).

근력에 대한 정보 특히 고관절 신전 근육에 관한 정보를 어떻게 수집하는 방법이 중요해 보인다. 이 연구는 등척성 검사를 이용한 근력 검사를 한 사람만 앞으로의 부상과의 연관성을 보여주는 것으로 제한하였으며, 범위 검사 프로토콜을 통한 등속성 검사를 사용할 때 손상의 위험 또는 수행력과의 연관성은 보여주지 않았다(Steinberg 등, 2017).

등척성 수축은 최대로 힘을 생성하는 근육의 능력과 더 밀접한 관련이 있다고 고려될 수 있다. 더 큰 근육의 힘 생성은 초기뿐만 아니라 시간이 지남에 따라 이러한 힘을 흡수하고 약화시키는 근육의 능력과 관련이 있다. 이 개념의 해석은 더 강한 근육과 더 큰 등척성 힘을 가진 사람들이 근육의 수축성 조직 내에서 착지 시 충격력을 약화시킬 수 있고, 이에 따라 힘이 골조직으로 전달되는 것을 감소시킬 수 있음을 시사한다. 이것은 등척성 근력이 부하에 의한 부상, 특히 고관절 외전근 약화가 내측 경골 스트레스 증후군 부상과 연결된 이유에 대한 가능한 설명을 제공한다(Verrelst 등, 2014). 동작 범위를 통한 검사는 발목 부상과 마찬가지로 이러한 힘의 조절이 필요하지만 조절과의 연관성은 중둔근과 더 큰 관련을 보여준다.

만성 발목 불안정성이 있는 사람들을 자세히 살펴보면 활성화 비율이라고 하는 안정시 두께에 비해 보행 중 중둔근의 두께가 더 작게 나타난다(DeJong 등, 2020). 신체의 다른 부위에서 추정하면 고관절 단면적의 크기를 변경하는 것이 힘 생성에 도움이 되고 고관절과 골반 운동 모두에 영향을 미친다고 가정하는 것이 합리적일 수 있다(Neumann, 2010). 고관절 운동을 제어하고 과도한 골반 하강 및 회전을 방지하는데 필요한 활동과 함께 중둔근의 활성화 패턴을 고려하는 것도 중요하다(Neptune과 McGowan, 2016; Neumann, 2010). 특히 중둔근과 대둔근을 대상으로 하는 종합적인 프로그램을 통해 골반의 위치, 대퇴골의 회전, 체간의 위치를 조절할 수 있음이 밝혀졌다.

흥미롭게도 결정적이진 않지만 고관절과 슬관절에 근육에 대한 재활을 수행할 때 수행되는 과제에 유형을 고려하는 것이 중요하다. 한쪽 다리로 균형잡기, 반응하기와 같은 자발적인 과제를 수행하도록 요청받은 사람들은 중둔근과 대둔근이 늦게 발동(onset)되고 더 일찍 상쇄(offset)되는 반면, 예상치 못한 동요(perturbations)와 같은 예기치 않은 자극에 대한 반응은 중둔근과 대둔근이 더 일찍 발동된다. 예상치 못한 동요의 시작은 조심스럽게 시도되어야 하며 치료사는 부상 위험을 최소화한 상태에서 목표 평가결과(target outcome)를 최대화하기 위해 가장 적절한 환경에서 도전을 할 수 있도록 고려하여 점진적인 프로그램의 일부로 구성해야 한다. 예를 들어, 수평면에서 반응하는 고관절 훈련을 위해 신장 밴드를 통해 가벼운 측면 밀기 또는 당기기를 추가하여 한 다리 서기를 할 수 있다. 보다 활동적인 동작은 푹신한 표면 위를 걷는 것에서부터 워블보드(wobble board) 위를 걷는 것 또는 대상이 매우 활동적이라면 동요를 주며 전방 또는 측면으로 점프하는 방식으로 발전시켜 대상이 후방으로의 섭동을 피하기 위해 착지 전략을 조정하게 하는 방식으로 진행할 수 있다.

하퇴 삼두근(*Triceps Surae Muscle*)

보행과 달리기에 대한 생체역학적 설명은 강한 종아리 근육이 반드시 중대하게 고려되어야 하는 수직 및 수평 힘을 생성하는 발과 발목의 중요성을 설명한다. 신체에 작용하는 지면의 반발력에 저항하는 능력과 우리가 선택한 동적 결합 전략은 우리 신체의 대사 요구를 결정하는 것으로 보인다. 중후기 입각기에서 발목 밀기(push off)의 증가는 고관절 근육에 필요한 총 작업량을 감소시키는 반면(Lewis과 Ferris, 2008), 발과 발목을 통한 밀기의 감소는 이를 보상하기 위한 고관절 근육의 활동을 증가시켜 고관절 근육 대사 요구를 증가시킨다(Kuo 등, 2005).

나이가 들어감에 따라 건강한 성인은 보행 주기 전반에 걸쳐 발목 힘이 최대 29% 감소하면서 밀어내기가 감소된다. 우리가 60세가 되면 나이의 영향이 분명해지기 시작하고 연부조직이 뻣뻣함(stiffness)이 증가하고 관절의 가동범위가 감소하여 균형, 보행 및 낙상의 위험에 영향을 미치는 것으로 보인다. 연령 관련 변화와 근력 결핍은 삶의 질을 악화시키면서 보행속도, 덜 효율적인 보행 및 불안정한 보행에 영향을 미치는 것으로 보인다(Santana da Sliva 등, 2020). 장딴지근 근력의 감소는 간단한 중재를 통해 해결할 수 있는 것으로 보인다. 한 연구에서는 하루에 100회씩 뒷꿈치들기(calf raise)를 실시하여 결과의 변화에 영향을 미쳤다. 이 운동은 한번에 완료하는 것이 아니고 하루에 걸쳐 완료해야 하며 장기적으로 수행한 사람들에게서 이점이 나타났다. 사람들이 체육관에서 러닝머신을 할 때 1%-2% 경사를 추가하여 운동량을 늘리려고 시도하는 것을 보는 것은 일반적인 광경이다; 고령자에서 나타난 효과는 보폭시간 10% 감소했고 발목의 최대력(peak power)이 19%까지 감소하는 경향이 나타났으나, 보상적으로 고관절의 최대력이 98% 더 크게 나타났다(Franz과 Kram, 2014). 이것은 고관절이 지속적으로 힘을 생산해 내는 능력에 도움을 줄 수 있으나 장딴지 근육의 근력 감소 문제를 해결하지는 못한다.

가자미근의 근력 운동을 최적화하려면 조직에 스트레스를 가하고 적응을 일으키기에 충분한 부하를 제공해야 한다. 달리기가 운동으로 간주되지만, 이것은 가장 짧은 시간 동안 우리 체중의 일관된 부하에 초점을 맞추고 있으며, 만일 근력 강화에 초점을 맞췄다면 우리는 더 긴 지속 시간과 더 무거운 부하

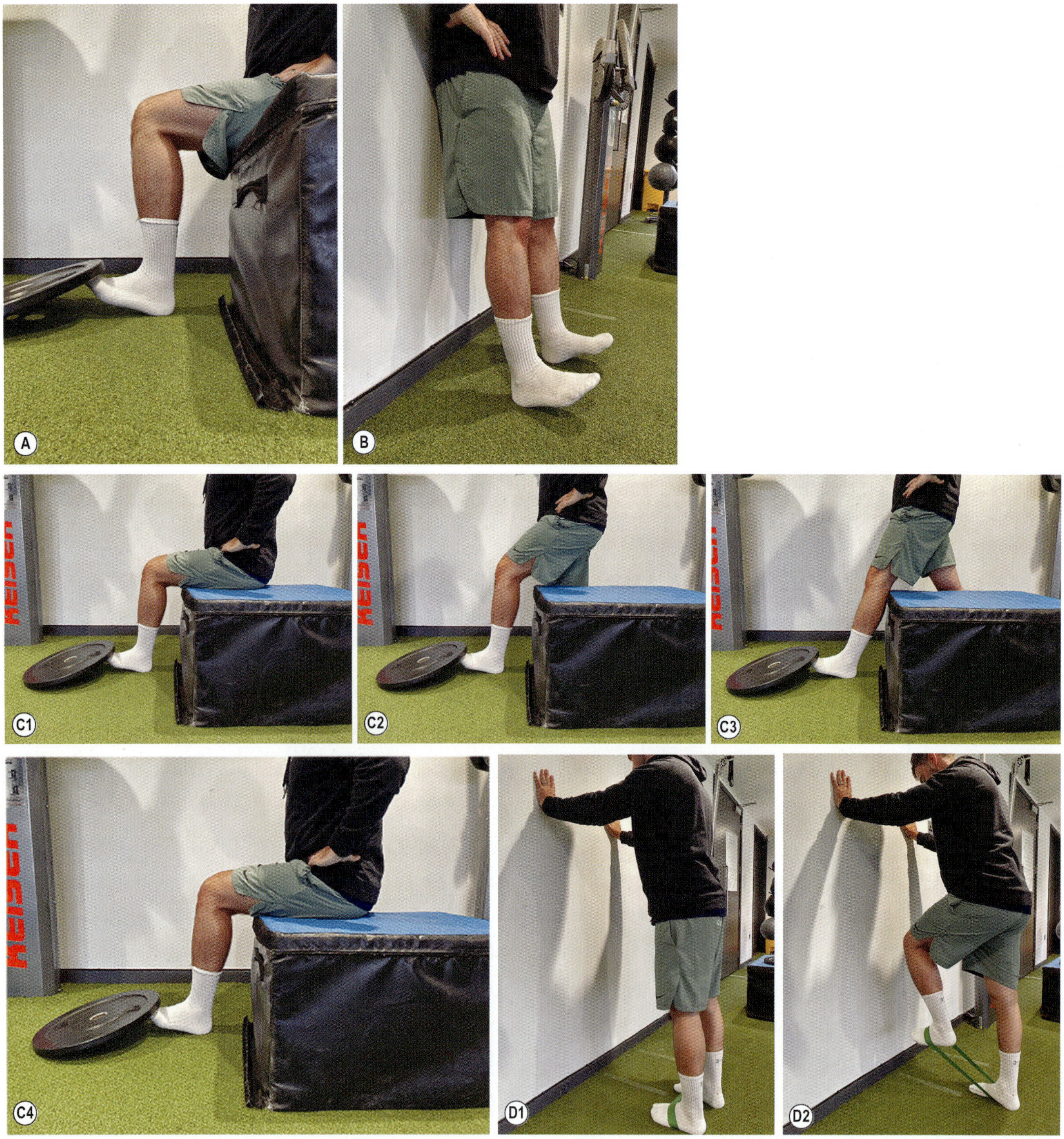

그림 14.6
전경골근 운동.
(A) 앉은 자세에서 등척성 유지. (B) 선자세에서 등척성 유지.
(C1–4) 앉은 자세에서 일어서기 버전 등척성 유지. (D1–2) 고관절을 굴곡하며 전경골근 들기.

에 집중해야 한다. 가장 성공적인 프로그램은 느리고 무거운 것을 목표로 하여 6-12주 동안 지속적으로 부하를 증가시켜 적용하였으며, 6-12회 반복하는 동안 3-5세트에서 체중의 1.5배 이상의 부하를 적용하였다.

전경골근(*Tibialis Anterior Muscle*)

하지의 이 근육은 극도로 과소평가 되어있으며 첫 번째 로커 동안 전족부 척측굴곡을 조절하는것과 관련되어 활성화 된다. 이 과정의 변화들은 두 번째에서 세 번째 로커 동안 종아리 근육의 감소된 힘 생성과 관련이 있다. 이는 직접적으로 연결되어 있지는 않지만 이 근육의 힘의 발에서의 활성화와 순서에 영향을 미치는 것으로 보인다. 이 근육은 발목 저측굴곡근이 활성화되고 경골 전방의 활성화를 감소시키는 만성 발목 불안정성을 가진 사람들을 검사할 때 중요하다(Dundas 등, 2014).

이 근육을 훈련시키기 위한 근거는 많지 않지만 5주간의 15회의 등척성 운동으로 개선될 수 있는 것으로 보인다. 5회씩 5세트에 최대 강도를 완료하면(Dragert과 Zehr, 2011) 발목 배측굴곡 강도가 최대 15% 증가하는 것으로 나타났다.

이 장의 저자는 경골 근육이 슬관절을 가로지르지 않지만 역역학(reverse dynamics)은 이것이 슬관절 굴곡에 영향을 미치고 결과적으로 고관절에 영향을 미친다고 제안하였다. 따라서 재활의 진행은 슬관절을 굴곡하는 동안 발목의 배측굴곡을 활용하는 방법을 배우는 것이다. 예를 들어, 앉은 자세에서 일어나면서 전족부를 들어올리고 유지하거나 계단을 오르기 전에 전족부를 벽에 등을 기대듯이 유지하는 방법이 있다(그림 14.6).

장무지 굴근(*Flexor Hallucis Longus (FHL) Muscle*)

이 근육은 후방 구획(compartment)에 있는 3개의 심부 근육 중 하나이며 다양한 역할을 한다. 우선 이름에서 알 수 있듯이 엄지발가락을 굴곡시키며, 열린 사슬에서는 발목의 저측굴곡과 내반을 일으키고 닫힌 사슬에서는 중족부에 재-회외를 돕는다.

훈련 후 장무지 굴근의 근육 다발 길이와 힘의 출력은 느리거나 빠른 걷기를 하는 동안 거의 변화가 없는 반면, 수축 속도는 발가락이 떨어지는(push off) 동안 크게 증가하는 것으로 나타났으며(Peter 등, 2017), 이것은 장무지 굴근은 보행 후기 단계에서 전족부와 첫 번째 중족지절관절의 동적 안정성에 중요한 역할을 한다는 견해를 뒷받침한다.

7주 이상의 발가락 굴근 강도 프로그램은 대둔근의 출력, 50미터 달리기 시간 및 등척성 근력을 최대 80 %까지 향상시키는 것으로 나타났다(Goldmann 등, 2013; Hashimoto과 Sakuraba 2014). 프로 민첩성 검사 및 3-콘 테스트(3 cone test)를 통해 보여지는 방향 변경은 수직 점프 높이(Yamauchi과 Koyama, 2020)과 더 큰 수평 점프 거리(Goldmann 등, 2013)와의 양의 상관관계(positive correlated)가 있다. 이러한 프로그램은 등척성 근육 활동을 발목의 배측굴곡에서 적용하고, 첫 번째 중족지절 관절의 배측굴곡에서 중족지절관절의 굴곡에 초점을 맞춰 3초 on/off를 5회씩 3-5세트 적용하였다.

후경골근(*Tibialis Posterior Muscle*)

후방 구획 깊숙이 위치한 또 다른 근육인 후경골근은 거골관절의 저측굴곡, 거골하 관절의 내반 및 내측 아치에 지지를 돕는다. 앞서 논의한 것과 같이 이러한 동작은 고관절 역학에 영향을 미치므로 고관절의 유연성이 후경골근에 영향을 줄 것이라고 가정하는 것은 합리적이다. 6주 동안 주당 3회 전방 고관절의 신장을 통한 유연성 운동과 함께 후경골근의 근력 운동(그림 14.7)을 수행한 결과 균형, 주상골 하강 및 근육 EMG 활동에서 개선된 결과를 보였다(Alam 등, 2019).

이 근육의 훈련법에 대한 방법론은 명확하다 – 높은 원심성 부하(eccentric load) 또는 부하에 대한 높은 점진적 내성(수용력). 10-12주 동안 하루에 두 번 수행된 단독 원심성 프로그램(eccentric program)은 힘의 생산에서 유의한 개선이 이루어졌으며, 장딴지 근력, 발의 코어(core) 및 움직임에 기반한 일반적 수용력 운동과 함께 실시한 원심성 후경골근 통합 운동군에서도 유사한 결과가 나타났다.

장비골근 및 단비골근
(*Peroneus Longus and Peroneus Brevis Muscles*)

장비골근의 작용은 열린 사슬 효과에서 자주 고려되는 반면 그 주요 역할은 뒤꿈치 딛기 이후 발생하는 닫힌 사슬 운동이 일어나는 동안 발생된다. 외측과(lateral malleolus)를 감싸고

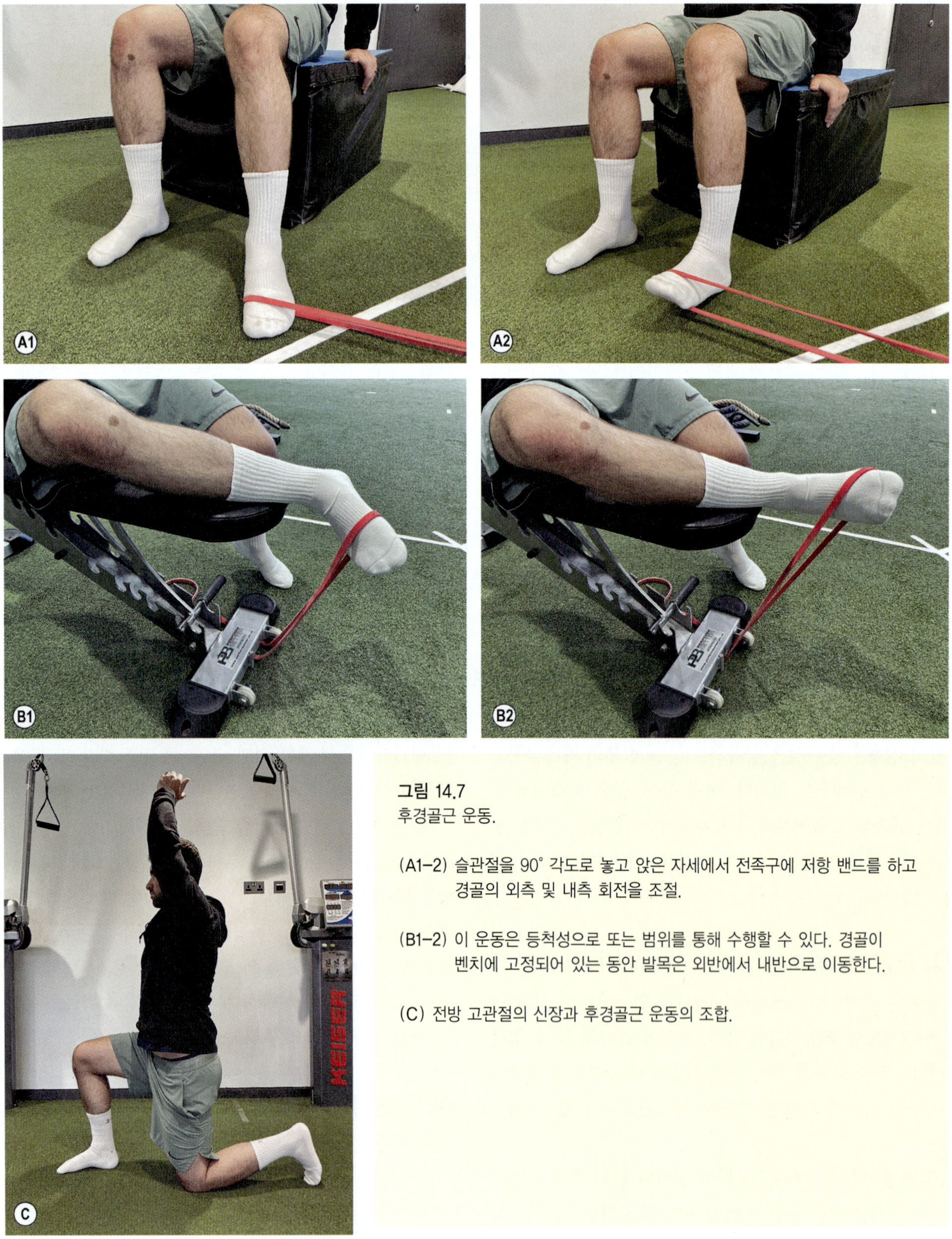

그림 14.7
후경골근 운동.

(A1–2) 슬관절을 90° 각도로 놓고 앉은 자세에서 전족구에 저항 밴드를 하고 경골의 외측 및 내측 회전을 조절.

(B1–2) 이 운동은 등척성으로 또는 범위를 통해 수행할 수 있다. 경골이 벤치에 고정되어 있는 동안 발목은 외반에서 내반으로 이동한다.

(C) 전방 고관절의 신장과 후경골근 운동의 조합.

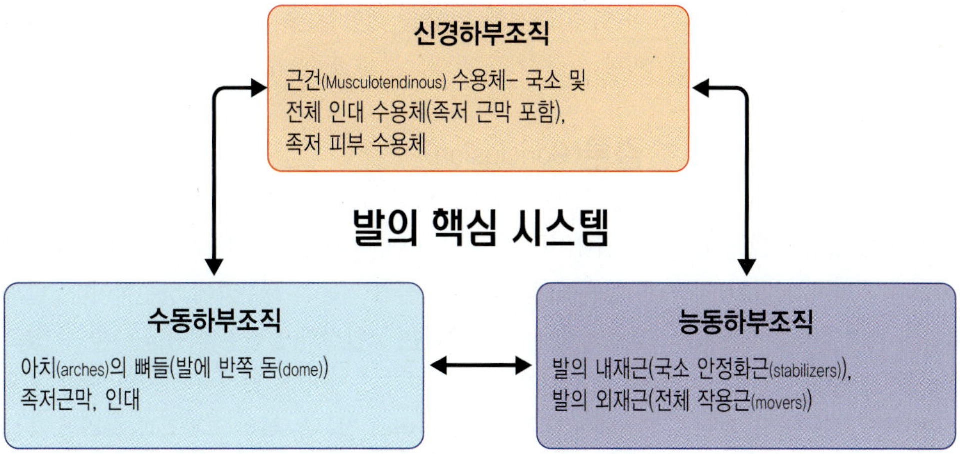

그림 14.8
발의 코어 시스템.

(McKeon 등, 2015 참조)

첫 번째 중족골 및 설상골(cuneiform bone)에 정지할 때까지 입방골 주위를 움직이는 긴 건(tendon) 때문에 그 효과는 정지점(insertion point)에서 입방체의 도르래를 향해 당기는 것이다. 이 동작은 첫 번째 열에서 저측굴곡을 야기한다. 이 동작의 타이밍과 순서는 경골 회전에 영향을 미치고 결과적으로 중둔근의 활성화에 상응하는 변화를 가져온다(Feger 등, 2014).

단비골근은 종골의 측면을 지지하는 건으로 인해 입각기 동안 후족부 내반에 대한 가장 큰 제한 요소로 간주된다. 또한 이와 같은 개념은 내반을 막을 수 있지만 과도한 활동은 발꿈치 닫기 전부터 입각기 후반 사이에 후족부의 외반을 촉진할 수 있음을 시사한다.

발의 내재근(*Foot Intrinsic Musculature*)

발의 내재근의 역할은 최근에서야 상당히 이해되고 있다. 일반적인 믿음과 달리 발의 내재근은 걷거나 뛰는 동안 발의 아치를 지지하는데 최소한으로 작용하는 것으로 나타났다. 이들은 전족부 뻣뻣함(stiffness)에 중요한 기여 요소로 남아 있으며(Farris 등, 2019), 발이 떨어지는 동안 내재적 활성화와 향상된 하퇴삼두근 힘의 출력을 연결하는 주요한 동인으로 보인다(Kelly 등, 2014; Farris 등, 2019). 내재근 힘의 출력에 의도적 감소에 결과는 보행 속도 및 고관절 힘의 발생 증가로 이어진다(Farris 등, 2019).

발의 내재근의 기능을 이해하기 위한 새로운 인식체계(paradigm)인 발의 코어 시스템은 기능적 활동시 발의 동적 조절을 제공하기 위한 발 내부에서의 능동, 수동 및 신경구조(그림 14.8)를 통합하고 있다(McKeon 등, 2015).

단독에서 통합으로 진행되는 발 근육의 훈련은 동적 발 조절에서 발의 코어 시스템의 기능적 가변성을 증가시키는 수단을 제공한다(McKeon과 Fourchet, 2015). 단지굴근과 골간근을 포함하는 다양한 발의 내재근들이 보행 시 발의 아치 지지에 기여하는데 반해, 무지외전근은 최근에서야 상당한 주목을 받고 있다. EMG 연구에 따르면 무지외전근은 정적 자세동안 내측 종궁(longitudinal arch)을 지지하고 회내를 조절하기 위해 수축한다(Headlee emd, 2008). 예비 근거(preliminary evidence)는 발의 족저 내재근의 신경근 동원이 기능적 과제를 수행하는 동안 내측 종궁을 동적으로 지지하는데 유용성을 가지고 있음을 보여주었다(Mulligan과 Cook, 2013).

4-6주간의 발의 내재근 프로그램의 효과는 운동 수행능력 향상(Fraser과 Hertel, 2019), 만성 발목 불안정성 환자에서 균형과 기능의 향상(Lee과 Choi, 2019), 그리고 건강한 성인의 계단 오르기 및 내리기 능력 개선으로 이어졌다(Goo 등, 2016).

플라이오메트릭 훈련(*Plyometric Training*)

이러한 유형의 훈련은 원심성 사전 신장(eccentric prestretch)(부하), 전환기(amortization)(결합), 동심(concentric)(회복) 단계의 세 단계로 구성된다. 플라이오메트릭 훈련은 힘(속도-근력)의 증가를 목표로 최단 시간에 최대의 힘을 발휘할 목적으로 운동을 수행하는 것을 목표로 한다. 근력 훈련은 근육이 생성할 수 있는 힘의 양인 최대 토크(torque)를 증가시킬 수 있는 반면, 플라이오메트릭 훈련은 짧은 시간 동안에 생성되는 최대 힘을 최적화하는 것을 목표로 한다(Chmielewski 등, 2006).

플라이오메트릭 훈련은 힘의 속도와 방향에 영향을 받는다. 수직방향 프로그램과 같은 플라이오메트릭 훈련은 시간이 지남에 따라 편측 낙하 착지 과제 시 발목의 배측굴곡을 증가시키고 발목의 내반을 감소시킨다(Huang 등, 2014). 마지막 단계에서 감속 조절에 초점을 맞춘 수평방향 점프 반복 훈련(hopping drills)은 슬관절과 고관절의 굴곡 조절을 향상시키는 것으로 보인다. 이것은 모든 재활이 부적합한 전략을 대상으로 삼아야 한다는 것을 강조한다. 이 경우 수직 훈련은 수평적 힘의 조절에 영향을 제한할 수 있고 그 반대도 마찬가지이다.

결론(Conclusion)

위에서 요약한 것처럼 발과 발목의 매우 복잡한 해부학과 기능은 고관절과 슬관절의 기능적 해부학에 필수적이다. 발과 발목의 부상이나 병리는 고관절과 슬관절에 영향을 줄 수 있으며 그 반대의 경우도 마찬가지이다. 따라서 하지의 관절 문제에 대한 전체론적(holistic) 접근은 특히 고관절과 슬관절 부상을 감별 진단하는데 이점을 가진다.

참고문헌(References)

Abe T, Kumagai K, Brechue WF. Fascicle length of leg muscles is greater in sprinters than distance runners. Med Sci Sport Exerc. 2000;32:1125–9.

Alam F, Raza S, Ali Moiz J, et al. Effects of selective strengthening of tibialis posterior and stretching of iliopsoas on the navicular drop, dynamic balance and lower limb muscle activity in pronated feet: a randomized clinical trial. Phys Sportsmed. 2019;47:301–11.

Ardakani MK, Wikstrom E, Minoonejad H, et al. Hop stabilization training and landing biomechanics in athletes with chronic ankle instability: a randomized controlled trial. J Athl Train. 2019;54:1296–303.

Azevedo LB, Lambert MI, Vaughan CL, et al. Biomechanical variables associated with Achilles tendinopathy in runners. Br J Sports Med. 2009;43:288–92.

Beckman SM, Buchanan TS. Ankle inversion injury and hypertrophy: effect on hip and ankle muscle electromyography onset latency. Arch Phys Med Rehabil. 1995;76:1138–43.

Bell DR, Vesci BJ, DiStefano LJ, et al. Muscle activity and flexibility in individuals with medial knee displacement during the overhead squat. Athletic Training Sports Health Care. 2012;4:117–25.

Bellchamber TL, Van Den Bogert AJ. Contributions of proximal and distal moments to axial tibial rotation during walking and running. J Biomech. 2000;3:1397–403.

Bolgla LA, Malone TR. Plantar fasciitis and the windlass mechanism: a biomechanical link to clinical practice. J Athl Train. 2004;39:77–82.

Brown C, Ross S, Mynark R, et al. Assessing functional ankle instability with joint position sense, time to stabilization and electromyography. J Sport Rehab. 2004;13:122–34.

Brown C, Padua D, Marshall SW, et al. Individuals with mechanical ankle instability exhibit different motion patterns than those with functional ankle instability and ankle sprain copers. Clin Biomech. 2008;23:822–31.

Brown C, Bowser B, Simpson KJ. Movement variability during single-leg jump landings in individuals with and without chronic ankle instability. Clin Biomech. 2012;27:52–63.

Browne MG, Franz JR. The independent effects of speed and propulsive force on joint power generation in walking. J Biomech. 2017;55:48-55.

Cao W, Chen C, Hu H, et al. Effect of hip assistance modes on the metabolic cost of walking with a soft exoskeleton. IEEE Transactions Automation Sci Engineering. 2020;18:426–36.

Caulfield BM, Garrett M. Functional instability of the ankle: differences in patterns of ankle and knee movement prior to and post landing in a single leg jump. Int J Sports Med. 2002;23:64–8.

Chapman RF, Laymon AS, Wilhite DP, et al. Ground contact time as an indicator of metabolic cost in elite distance runners. Med Sci Sports Exerc. 2012;44:917–25.

Chmielewski TL, Myer GD, Kauffman D, et al. Plyometric exercise in the rehabilitation of athletes: physiological responses and clinical application. J Orthop Sports Phys Ther. 2006;36:308–19.

Davids K, Glazier P, Araujo D, et al. Movement systems as dynamic systems: the functional role of variability and its implications for sports medicine. Sports Med. 2003;33:245–60.

Dejong AF, Koldenhoven RM, Hertel J. Proximal adaptations in chronic ankle instability: Systematic review and meta-analysis. Med Sci Sports Exerc. 2020;52:1563–75.

De Ridder R, Witvrouw E, Dolphens M, et al. Hip strength as an intrinsic risk factor for lateral ankle sprains in youth soccer players: a 3 season prospective study. Am J Sports Med. 2017;45:410–16

Doherty C, Bleakley C, Hertel J, et al. Lower extremity function during gait in participants with first-time acute lateral ankle sprain compared to controls. J Electromyogr Kinesiol. 2015;25:182–92.

Doherty C, Bleakley C, Hertel J, et al. Gait biomechanics in participants, six months after first-time lateral ankle sprain. Int J Sports Med. 2016a;37:577–83.

Doherty C, Bleakley C, Hertel J, et al. Recovery from a first-time lateral ankle sprain and the predictors of chronic ankle instability: a prospective cohort analysis. Am J Sports Med. 2016b;44:995–1003.

Dorn TW, Schache AG, Pandy MG. Muscle strategy shift in human running: dependence of running speed on hip and ankle muscle performance. J Exp Biol. 2012;215:1944-56.

Dragert K, Zehr E. Bilateral neuromuscular plasticity from unilateral training of the ankle dorsiflexors. Exp Brain Res. 2011;208:217–27.

Dundas MA, Gutierrez GM, Pozzi F. Neuromuscular control during stepping down in continuous gait in individuals with and without ankle instability. J Sports Science. 2014;32:926-33.

Farris DJ, Kelly LA, Cresswell AG, et al. The functional importance of human foot muscles for bipedal locomotion. PNAS. 2019;116:1645-50.

Feger MA, Donovan L, Hart JM, et al. Lower extremity muscle activation during functional exercises in patients with and without chronic ankle instability. PMR. 2014;6:602–11.

Filipa A, Byrnes R, Paterno MV, et al. Neuromuscular training improves performance on the star excursion balance test in young female athletes. J Orthop Sports Phys Ther. 2010;40:551–8.

Fong CM, Blackburn JT, Norcross MF, et al. Ankle-dorsiflexion range of motion and landing biomechanics. J Athl Train. 2011;46:5–10.

Fourchet F, McKeon PO. Foot core strengthening: an update about the intrinsic foot muscles recruitment. Br J Sports Med. 2015;49:A6.

Fraser JJ, Hertel J. Effects of a 4-week intrinsic foot muscle exercise program on a motor function: a preliminary randomized control trial. J Sports Rehab. 2019;28:339–49.

Franz JR, Kram R. Advanced age and the mechanics of uphill walking: a joint level inversive dynamic analysis. Gait Posture. 2014;39:135–40.

Friel K, McLean N, Myers C, Caceres M. Ipsilateral hip abductor weakness after inversion ankle sprain. J Athl Train. 2006;41(1):74.

Garmin database. Available at: https://support.garmin.com/en-GB/faq

Goldmann JP, Sanno M, Willwacher S, et al. The potential of toe flexor muscles to enhance performance. J Sports Sci. 2013;31:424–33.

Goo YM, Kim TH, Lim JY. The effects of gluteus maximus and abductor hallucis strengthening exercises for four weeks on the navicular drop and lower extremity muscle activity during gait with flatfoot. J Phys Ther Sci. 2016;28:911–15.

Gribble PA, Hertel J, Plisky P. Using the Star Excursion Balance Test to assess dynamic postural-control deficits and outcomes in lower extremity injury: a literature and systematic review. J Athl Train. 2012;47:339–57.

Grimmer M. Elshamanhory AA, Beckerle P. Human lower limb joint biomechanics in daily life activities: a literature-based requirement analysis for anthropomorphic robot design. Frontiers Robotics AI. 2020;7:1–17.

Grimmer M, Seyfarth A. Mimicking human-like leg function in prosthetic limbs. In: Neuro-robotics: from brain machine interfaces to rehabilitation robotics. Spring; 2014:105–55.

Hashimoto T, Sakuraba K. Strength training for the intrinsic flexor muscles of the foot: effects on muscle strength, the foot arch and dynamic parameters before and after. J Phys Ther Sci. 2014;26:373–6.

Headlee DL, Leonard JL, Hart JM, et al. Fatigue of the plantar intrinsic foot muscles increases navicular drop. J Electromyogr Kinesiol. 2008;18:420–5.

Herb CC, Hertel J. Shank-rearfoot joint coupling in young adults with chronic ankle instability: across-correlation analysis. J Sports Med Phys Fitness. 2015;55:639–46.

Hicks H. The mechanics of the foot. II. The plantar aponeurosis and the arch. J Anatomy. 1954;88:25–30.

Hogan KK, Prince JA, Hoch MC. The evaluation of the foot core system in individuals with plantar heel pain. Phys Ther Sport. 2020;42:75-81.

Honert EC, Zelik KE. Foot and shoe are responsible for the majority of soft tissue work in the early stance of walking. Hum Mov Sci. 2019;64:191–202.

Huang PY, Chen WL, Lin CF, et al. Lower extremity biomechanics in athletes with ankle instability after a 6-week integrated training program. J Athl Train. 2014;49:163–72.

Hubbard TJ, Kramer LC, Deneger CR, et al. contributing factors to chronic ankle instability. Foot Ankle Int. 2007;28:343–54.

Kelly LA, Cresswell AG, Racinais S, et al. Intrinsic foot muscles have the capacity to control deformation of the longitudinal arch. J R Soc Interface. 2014;11:20131188.

Koldenhoven RM, Hart J, Saliba S, et al. Gait kinematics at three walking speeds in individuals with chronic ankle instability and ankle sprain copers. Gait Posture. 2019;74:169–75.

Koldenhoven RM, Jaffri AH, DeJong AF, et al. Gait biofeedback and impairment-based rehabilitation for chronic ankle instability. Scand J Med Sci Sport. 2021;31:193–204.

Konor MM, Morton S, Eckerson JM, et al. Reliability of three measures of ankle dorsiflexion range of motion. Int J Sports Phys Ther. 2012;7:279–87.

Kotsifaki A, Korakakis V, Graham-Smith P, et al. Vertical and horizontal hop performance: Contributions of the hip, knee, and ankle. Sports Health. 2021;13:128–35.

Kumagai K, Abe T, Brechue WF et al. Sprint performance is related to muscle fascicle length in male 100m sprinters. J Appl Physiol. 2000;88:811–16.

Kuo AD. Energetics of actively powered locomotion using the simplest walking model. J Biomech Engineering. 2002;124:113–20.

Kuo AD, Donelan JM, Ruina A. Energetic consequences of walking like an inverted pendulum: step to step transition. Exerc Sports Sci Rev. 2005;33:88–97.

Lee DR, Choi YE. Effects of a 6-week intrinsic foot muscle exercise program on the functions of intrinsic foot muscle and dynamic balance in patients with chronic ankle instability. J Exerc Rehab. 2019;15:709–14.

Leetun DT, Ireland ML, Wilson JD, et al. core stability measures as risk factors for lower extremity injury in athletes. Med Sci Sports Exerc. 2004;36:926–34.

Leetun DT, Ireland ML, Willson, D, et al. Core stability measures as risk factors for lower extremity injury in athletes. Med Sci Sports Exerc. 2015;36:926–34.

Lewis CL, Ferris DP. Walking with increased ankle pushoff decreases hip muscle moments. J Biomech. 2008;41(10):2082–9.

Lilley T, Herb CC, Hart, et al. Lower extremity joint coupling variability during gait in young adults with and without chronic ankle instability. Sports Biomech. 2018;17:261–72.

Mackinnon CD, Winter D. Control of whole-body balance in the frontal plane during human walking. J Biomech. 1993;26:633–44.

Malliaras P, Cook JL, Kent P. Reduced ankle dorsiflexion range may increase the risk of patellar tendon injury among volleyball players. J Sci Med Sport. 2006;9:304–9.

Mason-Mackay AR, Whatman C, Reid D. The effect of reduced ankle dorsiflexion on lower extremity mechanics during landing: A systematic review. J Sci Med Sport. 2017;20:451-8.

McCann RS, Crossett ID, Terada M, et al. Hip strength and star excursion balance test deficits of patients with chronic ankle instability. J Sci Med Sport. 2017;20:992–6.

McKeon PO, Fourchet F. Freeing the foot: integrating the foot core system into rehabilitation for lower extremity injuries. Clin Sports Med. 2015;34:347–61.

McKeon PO, Ingersoll CD, Kerrigan C et al. Balance training improves function and postural control in those with chronic ankle instability. Med Sci Sports Exerc. 2008;40:1810–19.

McKeon PO, Hertel J, Bramble D, et al. The foot core system: a new paradigm for understanding intrinsic foot muscle function. Br J Sports Med. 2015;49:290.

Miller RH, Chang R, Baird Je, et al. Variability in kinematic coupling assessed by vector coding and continuous relative phase. J Biomech. 2010;43:2554–60.

Minoonejad H, Ardakani MK, Rajabi R, et al. Hop Stabilization training improves neuromuscular control in college basketball players with chronic ankle instability: a randomized control trial. J Sports Rehab. 2019;28:576–83.

Monaghan K, Delahunt E, Caulfield B. Ankle function during gait in patients with chronic ankle instability compared to controls. Clin Biomech. 2006;21:168–74.

Mooses M, Haile DW, Ojiambo R, et al. Shorter ground contact time and better running economy: evidence from female Kenyan runners. J Strength Condition Res. 2021;35:481–6.

Mulligan EP, Cook PG. Effect of plantar intrinsic muscle training on medial longitudinal arch morphology and dynamic function. Man Ther. 2013;18:425–30.

Murphy D, Connolly D, Beynnon B. Risk factors for lower extremity injury: a review of the literature. Br J Sports Med. 2003;37:13–29.

Neptune RR, McGowan CP. Muscle contributions to frontal plane angular momentum during walking. J Biomech. 2016;49:2975–81.

Ness BM, Taylor AL, Haberl MD, et al. Clinical observation and analysis of movement quality during performance on the Star Excursion Balance Test. Int J Sports Phys Ther. 2015;10:168-77.

Neumann DA. Kinesiology of the hip: a focus on muscular actions. J Orthop Sports Phys Ther. 2010;40:82–94.

Özdemir H, Söyüncü Y, Özgörgen M, et al. Effects of changes in heel fat pad thickness and elasticity on heel pain. J Am Podiatr Med Assoc. 2004;94(1):47–52.

Park H. Gait optimization with a real-time closed-loop artificial sensory feedback. Dissertation submitted – Georgia Institute of Technology, August 2017.

Peter A, Hegyi A, Finni T, et al. In vivo fascicle behavior of the flexor hallucis longus muscle at different walking speeds. Scand J Med Sci Sport. 2017;27:1716–23.

Plisky PJ, Rauh MJ, Kaminski TW, Underwood FB. Star Excursion Balance Test as a predictor of lower extremity injury in high school basketball players. J Orthop Sports Phys Ther. 2006;36:911-9.

Rabin A, Kozol Z. Measures of range of motion and strength among healthy women with differing quality of lower extremity movement during the lateral step-down test. J Orthop Sports Phys Ther. 2010;40:792–800.

Santana da Silva L, Fukuchi KR, Duarte M, et al. Effects of age and speed on the ankle-foot system's power during walking. Scientific Reports. 2020;10:14903.

Son SJ, Kim H, Seeley MK, et al. Movement strategies among groups of chronic ankle instability, coper and control. Med Sci Sports Exerc. 2017;49:1649–61.

Son SJ, Kim H, Seeley MK, et al. altered walking neurodynamics in patients with chronic ankle instability. J Athl Train. 2019;56:684–97.

Steinberg N, Dar G, Dunlop M et al. The relationship of hip muscle performance to leg, ankle, and foot injuries: a systematic review. Phys Sports Med. 2017;45:49–63.

Tang A, Bordoni B. Anatomy, bony pelvis and lower limb foot nerves. Treasure Island, FL: StatPearls Publishing; 2021.

Tudor-Locke CE, Myers AM. Methodological considerations for research and practitioners using pedometers to measure physical (ambulatory) activity. Res Q Exer Sport. 2001;72:1–12.

Tweed JL, Campbell JA, Avil SJ. Biomechanical risk factors in the development of medial tibial stress syndrome in distance runners. J Am Podiatr Med Assoc. 2008;98:436–44.

Venturini C, Ituassú NT, Teixeira LM, Deus CVO. Intra- and inter-examiner reliability of two methods of measuring active range of ankle dorsiflexion in healthy individuals. Braz J Phys Ther. 2006;10:407–11.

Verrelst R, Willems TM, De Clerco D, et al. The role of hip abductor and external rotator muscle strength in the development of exertional medial tibial pain: a prospective study. Br J Sports Med. 2014;48:1564–69.

Wahlstedt C, Rasmussen-Barr E. Anterior cruciate ligament injury and ankle dorsiflexion. Knee Surg Sports Traumatol Arthrosc. 2015;23:3202–7.

Wikstrom EA, Fournier KA, McKeon PO. Postural control differs between those with and without chronic ankle instability. Gait Posture. 2010;32:82–6.

Yamauchi J, Koyama K. Importance of toe flexor strength in vertical jump performance. J Biomech. 2020;104:109719.

3

고관절과 슬관절 통증 장애에 다학제적 관리

(Multidisciplinary management of hip and knee pain disorders)

고관절과 슬관절 통증 장애에 대한 도수치료의 효과: 근거 기반 접근법 15

(Effectiveness of manual therapy approaches for hip and knee pain disorders: an evidence-based approach) *Nils Runge, Josiah Sault, Alexandra Anderson, Thomas Mitchell*

도수치료의 기전(Mechanisms of Manual Therapy)

물리치료에서 도수치료의 채택은 통증 없는 치료적 수동 운동의 사용을 개척한 Mennells, 수동 관절가동술 및 도수교정을 기술한 Cyriax와 Maitland, Kaltenborn, 수동적 중재와 능동적 중재를 결합한 뉴질랜드 임상가 McKenzie와 Mulligan을 포함한 존경받는 혁신가들의 작업을 통해 잘 기록되어 있다(Pettman, 2007; MacDonald 등, 2019). 수 세대 동안 관절을 생체역학적으로 "올바른(correct)" 위치로 재배치(repositioning)하는 개념은 근골격계 질환에서 통증과 장애를 완화하는 데 결정적인 역할을 하는 것으로 여겨졌다(Pettman, 2007; Vicenzino 등, 2007). 순전한 생체역학적 모델에 대한 도수치료의 기원은 폐기되었지만(Gyer 등, 2019; Lascurain-Aguirrebena 등, 2016), 제안된 활동 기전이 과다하여 널리 사용되는 치료법으로 남아 있다. 국제정형도수물리치료사연맹(IFOMPT)은 도수치료를 "다음 효과 중 일부 또는 전부를 생성하기 위한 숙련된 손 움직임; 조직 신장성 향상; 관절 복합체의 가동 범위 증가; 연부조직과 관절의 가동이나 교정; 이완 유도; 근기능 변화; 통증 조절과 연부조직 부종, 염증 또는 움직임 제한 감소"로 정의하였다(IFOMT, 2016). A점(힘의 적용)에서 B점(환자 반응)으로의 효과로 보는 것은 때때로 논쟁의 여지가 있는 주제이다(Mintken 등, 2018; Kolb 등, 2020; Rabey 등, 2017). 그럼에도 불구하고 다양한 조건(MacDonald 등, 2006; Sault 등, 2020)의 보존적 관리에서 확실한 도구(fixture)로 남아 있다(MacDonald 등, 2006; Sault 등, 2020). 환자의 치료 계획에 도수치료를 포함하면 다음의 개선이 될 수 있다:

- 관절가동범위(Weerasekara 등, 2018; Stathopoulos 등, 2019)
- 통증과 기능(Coulter 등, 2018; Jayaseelan 등, 2018; Xu 등, 2017; Mischke 등, 2017; Steuri 등, 2017; Hidalgo 등, 2017; Paige 등, 2017; Armijo-Olivio 등, 2016, Eckenrode 등, 2018; Sampath 등, 2016)
- 운동조절과 근력(Courtney 등, 2010; Haavik와 Murphy, 2012; Pfluegler 등, 2020)
- 감각 감지 및 통증 역치(Fernãndez-de-las-Peñas 등, 2017; Courtney 등, 2016 ; Sterling 등, 2010; Paungmali 등, 2003; Vicenzino 등, 2001)
- 기분 및 전반적인 자신감과 같은 심리적 변수들(Walker 등, 2017; Maratos 등, 2017)

이러한 개선은 기계적 감각(mechanosensory) 입력의 유형과 용량, 국소와 전신 조직화학적 변화, 말초와 중추 그리고 자율신경계 반응의 복잡한 상호 작용과 관련이 있다고 제안되었다. 환자의 신념과 성향, 임상가의 선호도, 대인 관계와 치료 관계도 치료 반응의 주요 촉진 또는 억제가 될 수 있다(Bialosky 등, 2009a; Testa와 Rossettini, 2016).

국소 및 계통적 조직화학적 기전

(Local and Systematic Histochemical Mechanism)

손상에 대한 신체의 자연스러운 반응은 치유 과정을 촉진하는 염증을 일으키는 연쇄반응을 생기게 한다. 이것이 발생하면 염증 매개체가 말초 통각 수용체에 작용하여 통증 처리에 영향을 미친다(Latramoliere와 Woolf, 2009). 감소된 혈액과 혈청 수준 사이토카인, 내인성 칸나비노이드(cannabinoid)의 변화, 변경된 세로토닌, N-팔미토일에탄올아마이드(N-palmitoylethanolamide), 아난다마이드(anandamide), β-엔돌핀 수준, 혈중 내인성 아편제 그리고 신경 펩티드 증가를 비롯한 다양한 메커니즘을 통해 도수치료가 염증에 영향을 미칠 수 있음을 보여주는 여러 연구가 있었다(Bialosky 등, 2009a; Plaza-Manzano 등, 2014). 최근의 더 많은 근거는 척추 도수치료가 P물질(substance P), 뉴로텐신(neurotensin), 옥시토신(oxytocin) 또는 인터루킨(interleukin) 수치들도 조절할 수 있고 중재 후 코티솔 수치에 영향을 미칠 수 있음을 뒷받침하였다(Sampath

등, 2017b).

관절가동술의 반복적인 특성은 특히 국소 세포 환경의 변화에 영향을 미칠 수 있다(Sambajon 등, 2003). 예를 들어, 프로스타글란딘(prostaglandin) PGE2(관절염 상태에서 통각과민과 관련된 염증 매개체)의 농도가 이러한 형태의 도수치료 후에 변경되었다.

연부조직에 치중된 도수치료의 경우 Crane 등(2012)은 염증성 유전자 발현 감소와 함께 조직 회복과 관련된 유전자 발현 증가를 보였다. 운동 후의 급성 염증 반응은 연부 조직 관절가동술에 의해 영향을 받으며(Smith 등, 1994), 섬유근육통(fibromyalgia)이 있는 사람들의 경우 P물질(substance P)의 수치도 변경되었다(Field 등, 2002).

도수교정(thrust manipulation) 시 힘을 가하는 것과 같은 적용과 관련하여 추가적으로 부차적인 메커니즘이 설명되었다. 기계적 힘은 통각과 비통각의 구심성에 모두 작용할 수 있다(Gyer 등, 2019; Potter 등, 2005). 구심성 섬유는 중추 신경계에 정보를 투사하기 때문에 이 과정의 기능 장애는 만성 통증 상태로 이르게 된다. 급성 또는 만성 통증과 관계없이 이러한 구심성 섬유에 대한 말초 활동은 유해수용성(nociceptive) 신호를 변경할 수 있다. 도수교정치료(즉, 힘과 전위)의 생체역학적 특성에 대한 특정 수용체 유형의 반응 연구에서 메커니즘에 대한 이해가 진전되었다. 도수교정의 기계적 힘은 척추의 국소 체조직에서 기계적 민감성과 통각성 구심성 섬유를 자극하거나 억제할 수 있다(Gyer 등, 2019). Pickar와 Bolton(2012)은 도수교정 단계 동안 근방추의 발화율(firing rate)이 증가하고 도수교정 후 이러한 구심성 중 일부는 휴식 기간을 거치고 다른 구심성은 발화 간격을 증가시킨다고 하였다. 활동 전위의 저빈도와 고빈도 연발은 2차 뉴런에 작용하여 중추 신경계를 조절할 수 있다(Pickar와 Bolton, 2012). 또한 근방추와 후관절 기계수용기에서 나오는 비통각성 A-β 섬유는 통각 수용성 A-δ와 C 섬유를 억제할 수 있으며 이는 1960년대 Melzack과 Wall이 제안한 관문조절(gate control) 이론이다(Potter 등, 2005). 따라서 척추 주변 감각 구심성 신경의 자극은 말초와 중추 신경계의 상호 작용에 변화를 일으킬 수 있다(Gyer 등, 2019). 이는 도수교정 중 척추 주위의 신장 반사 감쇠(attenuation), 척수와 피질척수 반사 흥분성의 감소로 척수와 피질척수 흥분성이 완화(mitigation)되는 것을 관찰한 결과 제안되었다(Gyer 등, 2019). 또한 도수교정이 염증 유발 매개체를 감소시켜 말초 염증과 통각 수용체의 민감(sensitization)을 변경하여 통증을 완화하고(Gevers-Montoro 등, 2021) 이는 결국 2차 뉴런의 민감(sensitization)을 감소시키는 것으로 제안되었다.

중추 기전(*Central Mechanisms*)

중추 기전은 일반적으로 척추 또는 척추 위의 발생 수준으로 나누어 설명된다. 뇌의 척추 위 영역은 분별적 체성감각과 정서, 통증의 인지 처리에 관여하며 1차와 2차 체성감각 피질, 전대상과 후대상(cingulate), 뇌섬엽(insula), 전전두엽 피질(prefrontal cortices), 시상(thalamus)을 포함한다(Kregel 등, 2015). 편도(amygdal)는 또한 부정적인 감정과 고통스러운 기억을 형성하여 전방대상피질(anterior cingulate cortex)과 해마(hippocampus)와 소통하므로 통증 처리에 중요한 역할을 한다(Thompson과 Neugebauer, 2017). 이것은 일반적으로 부상을 위협할 수 있는 움직임 그리고/또는 패턴을 둘러싼 두려움과 관련이 있다. 주목해야 할 다른 중요한 영역에는 통증 자극을 유발하는 것으로 부터 조절된 통증 조정 또는 통증 억제에 관여하는 문복내측 연수(rostral ventromedial medulla), 수도관주위 회색질(periaqueductal gray), 아핵 망상 배동맥(subnucleus reticularis dorsalis)이 포함된다(Courtney 등, 2016).

중추 중재 기전을 평가하는 다양한 방법이 있다. 사람의 경우, 정량적 감각 측정 검사(Rolke 등, 2006)를 통해 임상 검사를 실행하거나 연구 설정(예: H-반사 검사, 편측성 감각신경성 난청(transcranial magnetic stimulation), 조건화된 통증 조절)을 통해 이차적으로 효과를 측정할 수 있다(Fryer와 Pearce, 2012; Courtney 등, 2016). 동물 연구에서 도수치료에 대한 자극을 통해 척추와 상척추부(supraspinal)의 움직임 반응에 직접적인 영향이 있음을 확인할 수 있었다. 하지만 인간의 경우 일관된 반응을 예측하지 못하기 때문에 인간 생리학에 대한 결과 이동성(transferability)에 의문이 제기되어 왔다(Greek와 Kramer, 2019). 그럼에도 불구하고, 이러한 결과들은 도수치료에 대한 인간의 반응을 뒷받침하는 기초 메커니즘에 대한 임상 전((pre-clinical) 상태의 이해를 제공할 수 있다(Espejo 등, 2018).

척추 기전(Spinal Mechanisms)

수컷 Sprague-Dawley 쥐를 이용한 연구에서, 캡사이신(capsaicin)으로 일으킨 발목 통각과민(hyperalgesia) 후 9분 동안 슬관절 관절가동술이 통각과민 이전 수준으로 굴곡 회피(withdrawal) 반응을 유도하는 데 필요한 자극력을 증가시켰으며, 이는 척추와 상척추부 기전과 관련이 있다고 가정되었다(Sluka와 Wright, 2001; Skyba 등, 2003). 이러한 효과는 적어도 부분적으로 척수의 세로토닌성(serotonergic) 반응과 관련이 있었다(Skyba 등, 2003). Martins 등(2011)은 수컷 Wistar 쥐를 이용하여 좌골 신경(sciatic nerve) 압박 부상에 따른 발목 관절가동술이 통증 행동을 감소시키고 운동 회복을 증가시킬 뿐만 아니라 척추 후각(dorsal horn)의 신경아교세포(glial cell)의 활동을 억제했으며, 이는 오랫동안 지속되는 신경병증(neuropathic)과 관련이 있다는 것을 발견하였다.

사람 연구에서, 슬관절 골관절염이 있는 환자의 슬관절 관절가동술 후 통각성 굴곡 회피(withdrawal) 반사가 감소했으며, 이는 척추 분절 조절 그리고/또는 뇌간(brainstem)으로부터 내려오는 통증 억제 증가와 관련이 있을 수 있다고 보고하였다(Courtney, 2010). 흉추 도수교정(manipulation)은 임상적으로 척수신경의 후각(dorsal horn)에 감겨 연결되어 있는 것과 관련되어 통증의 시간적 가중(temporal summation)을 줄일 수 있으며, 이는 시간이 지남에 따라 반복적인 자극으로 인해 통증을 더 유발시킬 수 있다(Randoll, 2017). George 등(2006)은 고정된 자전거 운동이나 요추 신전과 비교하여 요추 추력 도수교정(thrust manipulation)에 따른 시간적 가중(temporal summation)의 변화를 보여주었다. 흥미롭게도, 도수 교정 중 들리는 공동화(cavitation)는 환자의 임상 반응에 불필요한 것으로 알려졌지만(Cleland 등, 2007), 가청 공동화는 척추 근육 신장반사(stretch reflex) 반응의 감소와 상관관계가 있으며, 이는 가정된 통증-경련-통증(pain - spasm - pain) 주기를 깨뜨릴 수도 있다고 하였다(Clark 등, 2011).

상척추 기전(Supraspinal Mechanisms)

상척추에서 도수치료의 효과를 살펴보면 인간의 경우 슬관절 관절에서 9분 간의 관절 진동(oscillatory) 가동술이 슬관절 골관절염 환자의 슬관절과 발의 압박 통증 역치(pain thresholds)를 유의하게 개선시켰으며, 이는 상척추 기전과 관련이 있을 것으로 생각된다(Moss 등, 2007). 또한, 관절가동술 후 관찰된 국소와 원위 무통증 부위의 압통(pressure pain) 역치의 변화는 중추 신경계(central nervous system)를 통한 증상 중재(symptom mediation)로 바라볼 가능성이 있다(Lascurin-Aguirrebena 등, 2016). 도수치료에 따른 이러한 변화는 교감신경-흥분(sympatho-excitation)에 의한 유해수용성(nociceptive)을 전달하는 통각 전달체인 노르아드레날린(noradrenergic)의 억제를 촉진하는 수도관 주위 회색 물질(periaqueductal gray substance)의 활성화와 관련이 있을 수 있다(Savva 등, 2014).

비아편(Non-opioid) 하강 통증 조절 회로는 뇌의 수도관 주위 회색(periaqueductal gray)과 문측 복내 연수(rostral ventromedial medulla)로부터 세로토닌(serotonin)과 노르아드레날린(noradrenaline) 경로로 이용된다(Pickar, 2002). 이러한 통각 저하(hypoalgesic) 시스템은 척추 도수교정의 영향을 받는 것으로 생각되며, 이는 동물과 인간 연구에서 모두 뒷받침된다(Skyba 등, 2003; Reed 등, 2014). 관절가동술 또는 비-추력기법(non-thrust techniques)은 동일한 메커니즘을 통해 통각저하(hypoalgesia)를 일으키며 말초 관절에서도 연구되었다(Courtney 등, 2016; Savva 등, 2014).

도수치료에 대한 추가적인 상척추 반응은 신경 운동 조절(neuromotor control)의 변화를 통해 발생한다. 연구자들은 경추통 병력이 있는 대상자에게 경추 도수교정 후 소뇌(cerebellum)와 기저핵(basal ganglia), 전전두엽 피질 (prefrontal cortex), 일차 운동 피질(primary motor cortex)의 운동 과제(motor tasks)와 신경 가소성(neural plastic) 변화의 개선된 반응 시간에 주목하였다(Daligadu 등, 2013; Haavik 등, 2010; Lelic 등, 2016). 중추 기전 원리가 완전히 분리되어 설명 될 수는 없지만, 연구 결과에서 보듯이 척추와 상척추 효과는 동시에 발생한다. 쥐를 대상으로 한 기능적 자기공명영상 연구는 발목 관절가동술 이후 캡사이신 주사에 대한 반응으로 통증 처리와 관련된 뇌 영역(양측 전대상(anterior cingulate)과 전두엽 피질)과 발목 관절가동술 이후 뒷발에 캡사이신 주사에 대한 반응으로 척수(spinal cord)에서 활성화 감소가 나타났다(Malisza 등, 2003). 건강한 인간 연구에서 요추 도수교정은 대조군과 비교하여 H-반사 검사를 통해 중추 운동(central motor)과 알파 운동 뉴런 흥분성을 유의하게 감소시켰으며, 나아가 척수와 피질(cortical levels) 수준 모두에서 신경 운동 조정(neuromotor modulation)이 나타났다(Fryer와 Pearce, 2012).

자율신경계 기전
(Autonomic Nervous System Mechanisms)

ANS(자율신경계, autonomic nervous system)는 무의식적으로 심박수, 호흡률, 혈압 등을 조절하는 동시에 평활근(smooth muscle)으로 구성된 기관의 신경을 조절한다. 그것은 시상하부(hypothalamus)에 의해 제어되고 우리의 맞섬도피반응(fight-or-flight)(부신(adrena))에 영향을 미치며 여러 수준에서 유해수용성 처리와 상호 작용한다(Gyer 등, 2019). 흉추의 도수교정과 자율신경계와의 관계가 폭넓게 연구되었다. 교감(sympathetic) 신경계와 부교감(parasympathetic) 신경계를 포함한 자율신경계와의 상호 작용을 통해 독립적인 아편(opioid) 진통에 영향을 미치는 것으로 여겨졌다(Gyer 등, 2019; Sampath 등, 2015). 중추신경계와 면역계, 신경내분비계로 확장되는 자율신경계 연결체(ANS communication)는 여러 시스템에서 동시에 발생하는 다양한 기전에 대한 사례를 뒷받침해준다.

도수교정은 HPA(시상하부-뇌하수체-부신, hypothalamic-pituitary-adrenal) 축 활성을 조절하여 타액선(salivary cortisol) 코르티솔 수치와 테스토스테론-코티솔 비(testosterone-cortisol ratio)를 변화시키며 산화 헤모글로빈(oxygenated haemoglobin) 수치를 즉시 감소시키는 것으로 보인다(Sampath 등, 2017a). 이러한 결과의 의미는 불분명하고 추가 연구가 필요하며, 골격근으로 전달하는 혈류 조절과 조직 회복 과정이 많은 시스템의 영향을 받는 복합적인 과정으로 중요할 수 있다(Sampath 등, 2017a).

심박수 변이성(variability)은 저주파와 고주파 대역을 측정하여 자율 기능을 평가하는 데 사용할 수 있는데, 이는 궁극적으로 PNS(부교감신경계, parasympathetic nervous system) 또는 교감신경계와 부교감신경계 활동 모두의 원심성 활동(efferent action)이다. 심박수 변이성에 대한 척추 도수교정의 결과는 결정적이지 않았고(Sampath 등, 2017a; Budgell과 Polus, 2006; Ward 등, 2013) 정확성에 의문이 아직 남아 있다. 그러나 Sampath 등(2017a)은 교감신경계(SNS)의 빠른 반응과 신경내분비계의 느린 반응이 오래 지속되기 때문에 급성기 손상(위치에 관계없이)에서 생리학적 회복을 개선하기 위해 흉추 도수교정을 적용할 수 있다고 제안하였다. 혈압과 피부 혈류, 동공 반사(pupillary reflex)에 대한 효과 또한 자율신경계 활동의 척도로 연구되어 왔다. 이러한 영향의 정확한 효과를 확인하려면 추가 연구가 필요하지만 도수교정이 시상하부와 수도관주위회색질의 영향을 주어 반사신경 출력을 변경하여 독립적인 아편(opioid) 진통으로 이어질 수 있다고 밝혔다(Sampath 등, 2015; Gyer 등, 2019). 섬피질(insular cortex)과 소뇌충부(cerebellar vermis), 중측두회(middle temporal gyrus), 시각연합피질(visual association cortex), 하전전두엽피질(inferior prefrontal cortex), 전방대상피질(anterior cingulate cortex) 같은 자율신경계 기능을 담당하는 뇌 영역도 도수교정의 영향을 받는 것으로 나타났다(Ogura 등, 2011; Sparks 등, 2013; Kenney와 Ganta 등, 2014).

마사지 치료 또한 부교감 신경계의 증가된 반응으로 자율신경계(ANS) 활동에 영향을 주어 혈관 확장(vasodilation)을 유도하는 것으로 나타났다. 여기에는 혈류의 변화와 프로스타글란딘(prostaglandins)과 같은 염증 매개체의 분출(disbursement)의 영향으로 말초 유해수용체에 작용하여 보다 민감한 상태로 이어질 수 있다(Holey 등, 2011). 이 연구 영역은 자율신경계와 HPA(시상하부-뇌하수체-부신, hypothalamic-pituitary-adrenal) 축의 조절장애(dysregulation)를 동반한 만성 통증 환자에게 척추 도수교정의 이점이 있을 수 있으므로 더 많은 관심을 기울일 필요가 있다.

심리적 기전*(Psychological Mechanisms)*

위약 효과(Placebo effects)는 중재(intervention)에 관련된 모든 사람의 기대심리를 통해 활성화될 수 있는 환자 내 심리-

신경생물학적(psycho-neurobiological) 반응의 집합이다(Colloca, 2019). 마찬가지로 노시보 효과(nocebo effect)는 부정적으로 인식된 위약 반응(예: 통증 증가)과 관련이 있다(Barsky 등, 2002). 이들 각각은 중재에 대한 개별 환자의 반응에 따라 중요하지 않거나 효과가 없다고 무시해서는 안되는 신경생물학적 효과를 가지고 있다(Bialosky 등, 2017). Testa와 Rossettini(2016)는 화학 물질의 변화, (통증과 관련된)활성화/비활성화된 뇌 영역, 신경 활동의 변화, 피질 척수계(corticospinal system) 흥분성, 피로 감소, 치료사와 환자의 관계와 치료 특성, 의료 환경과 같은 맥락적인(contextual) 요인들을 통해 효과를 제시하였다. 이것은 또한 성격(personality)과 의사 소통 방법과 함께 물리치료사의 성품과 자격, 평판까지 확장될 수 있다.

임상가의 도수치료 선택에 대한 환자와 상호 작용과 의사소통하는 수단은 치료의 위약 또는 노시보 효과에 기여할 수 있다. 도수치료 연구의 한 가지 문제는 많은 시행(trials)에서 언급된 임상가의 균형(equipoise)이 부족하다는 것이다. 균형은 단순히 상호작용에서 임상가로서 어떤 적응(indication), 긍정적 또는 부정적, 중재 효과에 따른 기대치를 제공하지 않는다. 이 개념은 임상가를 중립적인 당사자(neutral party)로 상호 작용을 하도록 한다. 이것은 임상 연구에 중요할 수 있지만 클리닉에서 제공자와 대면하는 상호작용은 결코 중립적인 상호 작용이 아니다. 임상가가 제공하는 개입이 효과가 있다고 믿거나 믿지 않는 정도는 환자의 결과에 영향을 미칠 수 있다(Cook와 Sheets, 2011).

도수치료의 기전 그리고/또는 반응은 임상가 역할의 균형(Equipoise) 부족을 통해 향상될 수 있다. 이는 임상가가 환자에게 중재와 예상되는 효과에 대한 설명, 심지어 비언어적 태도(demeanour)에 대해 교육하는 방식에서 나타날 수 있다(Bialosky 등, 2017).

상호작용의 다른 면에서는 환자 자신의 기대가 치료 결과에 영향을 미칠 수 있다. 경추 도수교정을 받은 환자는 경감 효과가 있을 것으로 기대했을 때, 그렇지 않은 환자보다 경감 효과를 더 크게 경험할 가능성이 높다(Bishop 등, 2013). 실험을 위해 유도된 요통 대상자의 연구에서 대상자의 기대치와 제공자 선호도 또는 균형(equipoise), 도수치료 중재 유형이 모두 대상자의 결과에 영향을 미치는 것으로 나타났다(Bishop 등, 2017). 이것은 도수치료 중재 뿐만 아니라 다른 치료에도 관련이 있다. 이 측면을 더 정리하면, 치료에 대한 환자의 전체 경험을 포함하는 임상 미로(maze)에서 어깨통증이 있는 대상자에게 다양한 물리치료적 검사보다는 어깨 치료를 통해 개선될 것이라는 환자의 기대가 결과를 더 강하게 예측하는 것으로 나타났다(Chester 등, 2018).

도수치료 적용량의 효과*(Effects of Dosage)*

도수치료기법은 광범위하며 관절과 근육, 신경, 피부 등과 같은 특정 조직에 초점을 맞출 수 있도록 의도 될 수 있다. 적용 유형에 관계없이 일정 기간 동안 정해진 강도로 환자와 신체 접촉을 해야 한다. 강도와 지속 시간을 결합하여 도수치료 적용량으로 고려한다. 원하는 작용 기전과 환자와 치료사의 선호도, 환자의 기본 민감도(sensitization) 수준에 대한 고려 사항은 적용량에 관한 모든 의사결정에 영향을 미친다.

관절가동술의 진동(oscillatory)요법의 경우, 진동의 빈도는 관절가동술의 효과에 영향을 미칠 수 있다. Piekarz와 Perry(2016)는 3Hz와 2Hz, 위약군, 대조군 비교 조건에서 1분간 요추 관절가동성을 세 번 시행한 후, 교감신경흥분(sympatho-excitation)과 자율신경반응의 척도인 피부 전도도(conductivity)를 조사하였다. 그들은 위약군과 대조군 조건과 비교하여 3Hz 그룹에서 교감신경 흥분의 통계적으로 유의한 증가를 발견하였다(Piekarz와 Perry, 2016). 마찬가지로 Jowsey와 Perry(2010)는 0.5Hz에서 가동술이 위약효과에 비해 통계적으로 유의한 교감신경 흥분을 유발할 수 있음을 보여주었다. 흥미롭게도, 체계적인 검토(systematic review)를 통해 척추의 고속, 저진폭 도수교정이 자율신경기능에 영향을 미치지 않을 수 있다는 결론을 내렸으며(Picchiottino 등, 2019), 이는 도수치료의 자율신경반응에 단일 추력(thrust)보다 더 긴 지속 시간이 필요하다는 것을 나타낼 수 있다. 실제로, 관절가동술의 진동 특성은 다양한 결과에 영향을 미치는 필수 구성요소인 것으로 보인다. Moss 등(2007)은 진동 관절가동술이 도수치료 접촉 또는 비접촉에 비해 슬관절 통증이 있는 대상자의 원위부 압통 역치와 일어서서 걷기 검사(timed up-and-go test) 모두에서 통계적으로 유의하게 개선되었음을 발견하였다.

반대로 도수치료의 다양한 속도는 열 통증의 시간적 가중(temporal summation)을 유사하게 약화시키는 것으로 보였다(Penza 등, 2017). 발에서 열 통증의 시간적 가중을 감소시키는 것을 측정했을 때, 1분 간격으로 1Hz에서 수행된 3회의 요추 비추력(non-thrust) 관절가동술과 5분 기간 동안 4회의 요추 추력 관절가동술에서 차이가 발견되지 않았다. Penza 등(2017)도 손의 열감통의 시간적 가중을 측정한 결과에서 큰 변화를 발견하지 못하였다. 이는 척수의 국소적 조절 효과(modulatory effect)를 의미한다. 시간적 가중의 감쇠(attenuation)는 상지의 신경가동(neurodynamic) 기법에서도 관찰되었다(Beneciuk 등, 2009; Bialosky 등, 2009b). 그러나 이러한 결과는 Arribas-Romano 등(2020)의 메타분석과는 다르다. 여기에서 척추 도수교정(spinal manipulation)과 신경 가동성에 따른 기계적 시간적 가중에서 변화가 확인되었지만 교육과 저속 관절가동술 조합에서는 발견되지 않았다. 시간적 가중을 측정하는 두 가지 방법 모두 척수의 후각(dorsal horn)에 있는 뉴런의 민감도(sensitivity)를 평가하는 것을 목표로 하지만, 열자극에 대한 민감도는 관련된 수용체 때문에 기계적으로 다르다는 점을 고려해야 한다. 아마도 도수치료는 열의 민감도보다 기계적 민감도에 더 큰 영향을 미칠 것이다.

마사지와 가벼운 터치의 효과도 적용량에 따라 다르게 나타난다. 예를 들어, Rapaport 등(2012)은 신경 내분비계(neuroendocrine)와 면역계에 미치는 영향을 더 잘 이해하기 위해 사이토카인(cytokines)과 림프구(lymphocytes), 내분비계(endocrine)를 측정하였다. 그들은 반복적인 치료로 강화된 터치와 마사지 모두에서 특이한 반응을 발견했으며, 적용량을 주 2회로 늘릴 때에도 특이점(contradistinction)을 발견하였다. 일주일에 한 번 마사지는 순환하는 림프구 마커와 사이토카인 발현에 영향을 미쳤고, 5주에 걸쳐 반복하면 면역 변화가 증가하였지만 신경내분비 기능에는 영향을 미치지 않았다. 단일 세션과 매주 반복적인 마사지는 림프구 아집단(subset)을 증가시켰지만, 접촉에 대해서는 감소하였다. 마사지 적용을 주 2회로 늘리면 신경내분비 기능 중 사이토카인이 점진적으로 증가하고 많은 표현형(phenotypic) 림프구 표시(lymphocyte markers)는 감소하였다. 주 2회 마사지는 치료 전 CD56+ 수치의 증가로 차이가 있었으며, 접촉과는 다르게 옥시토신(oxytocin)과 아르기닌-바소프레신(arginine-vasopressin), 부신코르티코트로핀(corticotropin) 호르몬, 코티솔(cortisol)이 증가하였다(Rapaport 등, 2012).

Testa와 Rossettini(2016)는 중등도 압력 마사지가 미주신경(vagal) 활동을 증가와 심박수 조절, 코티솔 수치 감소, 세로토닌과 도파민 수치 개선, 피질과 척추 흥분성 변경, 피질과 피질하 수준에서 유해수용성 억제가 설명됨에 따라 도수치료 개입의 강도인 깊이도 고려되어야 한다고 하였다(Field 등, 2005; Field, 2014; Sefton 등, 2011; Mancini 등, 2015).

이 모든 것은 치료 중재의 적용량이 독특한 생리학적 효과를 가지고 있기 때문에 마사지와 접촉의 결과는 중재 기법과 빈도, 적용 기간에 따라 달라질 수 있다는 것이다. 궁극적으로 도수치료를 얼마나 깊이 또는 강한 압력으로 적용해야 하는지와 환자의 상태와 기초선(baseline) 통증 민감도, 최상의 반응를 위한 선호도를 고려한 임상 추론에 따라 얼마나 오랫동안 적용해야 하는지에 대해 결정한다. 도수치료의 제안된 기전과 적용, 적용량은 연구되야 하는 분야이며, 운동과 같은 핵심 치료의 효과 기전과, 적용, 적용량에 대한 논의도 여전히 모호하다는 점을 감안할 때 이것은 물리치료에서만 나타나는 특별한 점은 아니다. 이를 바탕으로 특히 고관절과 슬관절의 상태에 관한 도수치료 적용 연구를 진행하여 타당한 근거를 밝히는 노력을 해야 한다.

고관절 통증에 관한 도수치료의 효과
(Effectiveness of Manual Therapy for Hip Pain)

고관절 골관절염(Hip Osteoarthritis)

Beumer 등(2016)은 통증에 대한 도수치료의 효과를 조사하였다. 1차 연구에서 도수치료기법으로 주로 관절 도수교정 그리고/또는 관절가동술, 수동적 스트레칭을 포함하였다. 저자들은 단기(3건의 연구)와 중기(2건의 연구) 기간에서 도수치료와 운동의 조합과 최소한의 중재 관리 사이에서 통계적으로 유의한 차이를 찾지 못하였다. 장기간 추적(follow-up) 관찰에 관한 비슷한 비교 연구는 확인되지 않았다. 마찬가지로, 단기간(2건의 연구) 운동을 도수치료와 함께한 조합과 운동만 단독으로 한 비교 연구에서도 유의한 차이를 찾지 못하였다.

중기 또는 장기 추적 조사를 조사한 연구는 없었다. 흥미롭게도 그들은 단독으로 운동만 한 그룹과 단독으로 도수치료만 한 그룹 사이에 통계적으로 유의한 차이가 없다고 보고하였다(2건의 연구). 저자는 뚜렷한 이질성(heterogeneity)(예: 통제 중재)이 결과에 대한 신뢰도를 감소시켰다고 설명하였다. 결과적으로, 발견에 대한 더 큰 신뢰를 얻기 위해 더 고품질의 연구를 수행해야 할 필요가 있다고 주장하였다.

Sampath 등(2016)은 리뷰 연구를 통해 통증과 기능을 조사하였다. 관절의 도수교정과 관절가동술은 일차 연구에서 사용된 주요 도수치료 요법이었고 한 연구에서는 연부조직기법도 추가하였다. 저자들은 중간 효과 크기(effect sizes)로 치료 후 통증과 기능에 대해 "대조군(control)"보다 도수치료의 통계적으로 유의한 우월성에 대한 근거의 질이 낮다고 보고하였다(2건의 연구)(Cohen, 1988). 대조군에 비해 도수치료가 통계적으로 유의한 이점이 낮다는 근거가 추가로 발견하였다(2건의 연구). 효과 크기는 치료 후와 비교하여 덜 뚜렷했고 작은 것으로 나타났다. 또한, 저자는 운동과 도수치료를 한 그룹과 대조군 차이를 보기 위해 2개의 연구를 종합해서 연구하였다. 그들은 작은 효과 크기로 치료 후 통증과 기능에 대한 통계적으로 유의한 이점이 질적인 근거로 낮다는 것을 확인하였다. 그러나 한 연구만 추적 관찰에 대해 보고했으며 통증과 기능에 대해 통계적으로 유의한 차이가 없었다. 이것은 낮은 질적 근거로 평가되었다. 이러한 검토의 결과는 다양한 측면의 맥락에서 고려되어야 한다. 첫째, 저자들은 운동과 최소한의 관리를 포함하여 다양한 대조 중재와 연구를 결합하여 이를 도수치료 적용 그룹과 비교하였다. 둘째, 중재 기간 직후의 반응만을 평가하고 이후의 모든 추적(follow-up) 기간을 통합하였다. 마지막으로, 모든 결과에 대해 보고된 CI(신뢰 구간, confidence intervals)는 사소한(trivial) 효과부터 큰 효과까지 포함하여 폭넓었다.

Wang 등(2016)은 도수치료 대 대조군과 비교하여 통증과 기능의 치료 효과에 초점을 맞추었다. 포함된 연구에서는 도수교정과 관절가동술, 마사지, 수동적인 스트레칭, 견인의 다양한 도수 기법을 사용하였다. 저자들은 즉각적 기간(6개의 연구)과 단기(2개의 연구), 중기(1개의 연구), 장기 추적 기간(3개의 연구)에서 도수치료와 대조군 사이에 통계적으로 유의한 차이를 발견하지 못하였다. 근거의 질은 낮거나 중간 정도였다. 신체 기능의 경우, 모든 추적기간에서 도수치료와 대조군 사이에 유의한 차이가 없다는 중등도의 질적 근거로 유사한 결과를 보고하였다. 그러나 중간(intermediate) 추적 관찰(1건의 연구)에서 유의한 차이가 발견되었지만 이러한 효과의 임상적 관련성이 의심스럽고 신뢰구간이 넓었다. 이 검토의 결과를 상황 별로 정리해보면, 저자들은 가짜(detuned) 초음파와 운동, 다른 도수치료, 교육을 포함한 다양한 대조군 개입을 결합하였다는 점에 주목해야 한다. 또한, 실험군에 교육과 추가 운동 같은 다수의 공동 중재가 있는 연구가 포함되어 구체적인 도수치료 효과에 대한 판단을 내리기 어려웠다.

Ceballos-Laita 등(2019)은 통증과 기능의 결과를 위해 도수치료가 높은 질적 근거가 있다고 결론지었다. 1차 연구에서는 주로 관절가동술과 도수교정, 연부조직 기법이 사용되었다. 포함된 연구대상자의 전체 수가 매우 적고 저자가 옥스포드 근거 기반 의학센터 척도(Oxford Center of Evidence-Based Medicine scale)를 흔치 않은 방식으로 사용하여 근거의 질을 판단하는 것처럼 보였기 때문에 이러한 결과를 해석하는 데 주의해야 한다. 저자들이 연구를 어떻게 정리하였는지는 불분명하며 효과 크기나 연구 결과의 임상적 관련성에 대해서 언급하지 않았다. 또한 저자는 실험군에게 추적 기간과 대조 중재, 보조 중재를 구분하지 않았다.

마지막으로 Westad 등(2019)은 MWM(움직임을 동반한 관절가동술, Mobilization with Movement)이 주위 말초 관절 상태에 미치는 영향을 연구하였다. 저자는 대조군 중재로 위약(placebo) 또는 가짜(Sham)를 사용하여 고관절 골 관절염을 조사한 2건의 연구를 확인하였다. 두 연구 모두 대조군과 비교하여 통증과 기능적 결과가 즉각적인 추적에서 통계적으로 유의한 차이를 보였다. 연구 중 단 하나만 3개월 추적 관찰에서 차이를 조사하였으며 움직임을 동반한 관절가동술을 시행한 그룹에서만 통증과 기능수준에 통계적으로 유의한 차이가 있음을 발견하였다. 저자들은 고관절 골 관절염에 움직임을 동반한 관절가동술의 효과는 중등도의 질적 근거가 있다고 결론지었다. 특히 저자들은 연구 결과의 효과 크기와 임상적 관련성에 대해 언급하지 않았다. 또한, 한 연구에서 중단기적(medium-term) 결과의 조사에서는 이 추적 기간에 대한 근거의 질은

표 15.1 고관절 골관절염의 도수치료에 대한 체계적 검토 결과							
연구	도수치료 조합	비교	결과	치료 후	단기	중기	장기
Beumer 등 (2016)	MT + EX	최소한의 치료	통증	X	NS	NS	X
		운동만	통증	X	NS	X	X
	MT	운동	통증	X	NS	X	X
Sampath 등 (2016)	MT	혼합된 대조군	통증	SE (M)	SE (S)		
			기능	SE (M)	SE (S)		
	MT+ EX	혼합된 대조군	통증	SE (S)	NS		
			기능	SE (S)	NS		

(계속)

낮거나 매우 낮을 가능성이 높다.

유효한 연구를 분석하면, 증상이 있는 고관절 골관절염의 관리에 있어 도수치료의 이점에 대해 상충되는 근거가 있음을 알 수 있다(표 15.1). 사실, 선정 기준과 제외 기준 사이의 1차 연구의 임상적 측면에서 이질성(heterogeneity)은 결과의 차이를 나타낼 수 있다. 후자는 대조군 중재의 다양한 조합과 도수치료 중재의 무정형(amorphous) 특성(어떠한 기법이 적절한지와 적용 방법, 적용량 또는 강도 수준 포함)과 관련이 있다. 기존의 근거는 대부분 질적으로 근거가 낮거나 중간 정도 수준이며 명확한 권장 사항을 만들기 위해서는 더 높은 질적 연구가 필요하다고 결론 지을 수 있다. 운동과 함께 도수치료를 하는 것이 운동 단독 보다 더 효과적인지 결정하는 관련성 여부는 아직까지 불분명하다.

대퇴관골구 충돌(*Femoroacetabular Impingement*)

우리가 아는 한 FAI(대퇴관골구 충돌, femoroacetabular impingement) 치료를 위한 도수치료 효과에 특별하게 초점을 맞춘 연구는 없었다. 그러나 대퇴관골구 충돌에 대한 보존적 중재에 대한 메타 분석에서 대퇴관골구 충돌에 대한 물리 치료의 단기 효과를 평가한 4건의 연구가 있었으며 그 중 3건은 도수치료를 중점으로 하였다(Mallets 등, 2019). 1차 연구에서 도수치료 적용으로 관절과 연부 조직 기반으로 관절가동술과 도수교정, 도수 스트레칭이 포함되었다. 이 메타 분석에서 물리 치료 중재는 전체적으로 큰 효과 크기로 통증과 기능 수준에 통계적으로 유의한 영향을 나타냈다. 도수치료법은 중재 프로그램(package)의 일부였기 때문에 저자들은 그 구체적인 효과에 대해 결론을 내릴 수 없었다. 또한, 큰 효과 크기는 무시할 수 있는 작은 것에서 큰 것까지의 넓은 신뢰구간으로 살펴봐야 한다.

2건의 RCT(무작위 대조 시험, randomized controlled trial)에서 대퇴관골구 충돌에 대한 다른 중재와 함께 관절-편향 도수치료를 평가하였다. Wright 등(2016)은 무작위 대조 시험 연구에서 관절-편향 도수치료와 운동을 포함한 특정 물리치료 개입 여부에 관계없이 조언(advice)과 운동이 대퇴관골구 충돌 환자의 통증과 기능수준을 모두 개선하였다. 특히, 물리치료 중재의 추가는 결과를 크게 변화시키지 않았다. 그러나 이

표 15.1 *(계속)*

연구	도수치료 조합	비교	결과	치료 후	단기	중기	장기
Wang 등 (2016)	MT	혼합된 대조군	통증	NS	NS	NS	NS
			기능	NS	NS	SE (S)	NS
Ceballos-Laita 등 (2019)	MT	혼합된 대조군	통증	MA 없음 - 결론적으로 MT는 효과적			
			기능	MA 없음 - 결론적으로 MT는 효과적			
Westad 등 (2019)	MWMs	가짜	통증	SE (?)	X	SE (?)	X
			기능	SE (?)	X	SE (?)	X

EX, 운동; M, 중간 효과 크기; MA, 메타 분석; MT, 도수치료; MWM, 움직임을 동반한 관절가동술; NS, 통계적으로 유의하지 않음; S, 작은 효과 크기; SE, 통계적으로 유의한 효과; X, 제공된 결과가 없음.

연구에서 작은 수의 참가자와 넓은 신뢰 구간은 두 접근 방식의 효과를 결론짓는 데 한계가 있었다. 보다 최근 연구한 무작위 대조 임상 시험으로 Mansell 등(2018)은 관절-편향 도수치료와 운동을 포함한 물리 치료와 외과적 중재를 비교한 2년 추적 관찰에서 그룹 간에 통증이나 기능 수준 결과가 유의한 차이가 없었다. 이 연구에는 몇 가지 약점이 있다. 보존적 치료 그룹의 개인 중 상당수는 보존적 팔의 힘이 약해진 상태로 외과적 개입으로 넘어 갔다. 또한, 신뢰 구간이 넓어서 결과가 명확하지 않으며 분석에 주의해야 한다. 위의 두 연구에서 도수치료는 특정 독립 변수가 아니라 다른 접근법과 비교되는 치료 프로그램에 포함되었다. 이 두 연구 모두에서 대부분의 피험자는 그룹 할당에 관계없이 낮은 평균 만족도 그리고/또는 최종 상태에서 인지된 개선을 보고했으며 이는 대퇴관골구 충돌 환자의 결과를 개선하기 위해 추가 연구가 필요함을 나타낸다. 유효한 근거에 기초하여 대퇴관골구 충돌에 대한 도수치료의 사용에 대해 찬성하거나 반대하는 결론을 내릴 수 없다.

장경인대 증후군(*Iliotibial Band Syndrome*)

ITBS(장경인대 증후군, iliotibial band syndrome)에 특별한 도수치료를 적용하며 연구한 체계적인 검토는 아직 없었다. Weckström과 Söderström(2016)은 24명의 장경인대 증후군 대상자를 대상으로 달리기와 관련된 통증에 대해 외측 허벅지를 따라 연부조직 관절가동술과 심부 마찰 마사지, 발통점(trigger point) 도수치료를 포함한 3가지 도수치료법과 체외 충격파(extracorporeal shock-wave) 요법을 비교 조사하였다. 두 그룹 모두 표준 운동 프로그램도 수행하였다. 저자들은 트레드밀 달리기 중 통증에 대한 추적 관찰에서 그룹 간 차이를 발견하지 못하였다. 연구의 부족과 한개의 기존 연구를 고려할 때 장경인대 증후군 환자에서 도수치료의 이점에 대해 결론을 내릴 수 없다.

대전자 통증 증후군(*Greater Trochanteric Pain Syndrome*)

GTPS(대전자 통증 증후군, greater trochanteric pain syndrome)에 대한 도수치료 효과에 대한 근거는 증례 보고(case reports)와 전문가 의견으로 제한된다. 이는 도수치료 중재와 관련된 무작위 임상 시험 또는 코호트 연구가 없는 체계적인 검토를 통한 결론을 기반으로 한다(Reid, 2016). 사후 비판적 검토(posterior critical review)에서도 마찬가지였다(Torres 등, 2018). 따라서 대전자 통증 증후군의 도수치료 이점에 대한 어떠한 결론도 현 단계에서 내릴 수 없다.

슬관절 통증에 대한 도수치료의 효과
(Effectiveness of Manual Therapy for Knee Pain)

슬관절 골관절염(Knee Osteoarthritis)

가장 일반적인 슬관절 질환인 슬관절 OA(골관절염, Osteoarthritis)는 이번 장에서 가장 많이 연구된 질환이기도 하다. Jansen 등(2011)은 슬관절 골관절염에 대해 혼합(mixed) 운동 치료 또는 근력 운동의 보조로서 도수치료의 효과를 조사하였다. 이 저자들은 이러한 치료 중재 개입을 직접 비교한 연구를 찾지 못했지만 주어진 데이터를 확인하고 이해하기 위해 두 연구의 메타 회귀분석(meta-regression)을 적용하였다. 그들은 통증에 대해서는 혼합 운동을 단독으로 하는 것에 비해 추가적인 도수치료와 함께 혼합 운동이 통계적으로 유의한 이점을 발견했지만 기능 수준은 없었다(효과 크기는 제공되지 않음). 더 나아가 근력 운동 단독으로 한 그룹에 비해 근력 운동과 도수치료 적용 시 추가되는 이점을 평가했지만 통계적으로 유의한 차이가 없었다. 대조군과 비교하여 혼합 운동과 도수치료는 중간(통증)과 작은(신체 기능) 효과 크기로 통계적으로 유의한 이점을 보여주었다. 결과는 저자가 1차 연구에서 편향의 위험(risk of bias)이 높아 근거의 질이 매우 낮다고 설명한 맥락에서 고려되어야 한다. 그들은 연구들 사이의 이질성(heterogeneity)을 추가로 설명하고 다른 중재와 직접 비교한 연구가 없다는 명백한 문제를 언급하였다.

Salamh 등(2017)은 중재 조합(combinations)과 비교 측정(comparators)의 맥락에서 연구를 하위 그룹화하여 메타 분석을 수행하였다. 포함된 연구는 다양한 도수치료기법을 사용했지만 주로 관절과 연부조직 관절가동술이 포함됐다. 그들은 통증 결과를 조사한 두 가지 연구를 확인하였다. 도수치료를 단독으로 적용한 그룹이 대조군 보다 낫지 않았지만 도수치료와 다른 중재의 조합은 중간 효과 크기로 대조군 단독 중재 보다 우수 하였다. 자가 보고 평가된 기능 수준의 경우, 저자는 도수치료와 다른 치료법을 병행한 요법과 단독 다른 치료를 비교한 3건의 연구를 포함하였다. 종합된 결과는 도수치료를 선호한 그룹에서 통계적으로 유의한 중간과 큰 효과 크기를 보였다(Cohen, 1988). 기능 수준에 대해서 도수치료와 다른 치료를 비교한 2건의 연구를 종합해보면 도수치료를 선호한 그룹에서 작음에서 중간 수준의 효과 크기를 발견하였다. 이러한 결과는 추적 기간 동안 하위 그룹의 부족을 비추어 고려되어야 한다. 또한, 윤리적 승인 부족과 결과의 타당성(validity)에 대한 우려로 인해 고찰연구(review) 저자는 메타 분석에서 5개의 일차 연구를 제외하였다는 것을 언급해야 한다. 마지막으로, 보고된 메타분석의 신뢰구간은 넓었다. 이러한 부정확성(imprecision)은 각 메타 분석 내에서 적은 수의 사례와 관련이 있을 가능성이 높지만 평균 효과 추정치에 대한 신뢰도를 확실히 감소시킨다(Higgins 등, 2021).

Xu 등(2017)은 보조적인 치료를 포함하거나 포함하지 않는 도수치료 효과와 다른 대조군 중재의 조합을 비교하였다. 포함된 연구에 사용된 주요 도수치료기법은 Maitland 관절가동술(mobilization)과 마사지 기법, 도수교정(manipulations), 도수 스트레칭이었다. 통증(11개 연구)과 기능(11개 연구) 결과에 대해 저자는 도수치료 선호하는 중재에서 작음에서 중간 수준의 효과 크기로 통계적으로 유의한 차이가 나타났다. 침술(acupuncture)과 약물치료, TENS, 표준 단독 치료, 운동을 포함하는 대조군 치료에 대한 하위 분류가 부족한 점을 고려하여 이러한 결과를 이해해야 한다. 대조군과 중재군에 사용된 보조적인 중재의 수는 도수치료의 효과를 분리하는 것을 어렵게 만들었다. 또한, 추적 기간을 구분하지 않았다. Salamh 등(2017)에 비해 메타 분석의 경우가 많았음에도 불구하고 신뢰구간은 넓고 작고 큰 효과의 크기를 포함하고 있었다. 이러한 부정확성은 평균 효과 추정치의 신뢰도를 감소시킨다(Higgins 등, 2021). 마지막으로, 저자들은 1차 연구의 질이 일반적으로 좋지 않다고 설명했지만, 각 결과에 대한 전반적인 근거의 질적 수준에 대해서는 언급하지 않았다.

Newberry 등(2017)은 미국 보건의료 연구 품질기관 (US Agency for Healthcare Research and Quality)에서 슬관절 골

관절염 치료에 대한 업데이트의 일환으로 검토를 수행하였다. 이것은 슬관절 골관절염에 대해 다른 추적 기간을 고려하고 이러한 맥락에서 메타 분석을 유일하게 수행한 체계적 고찰(systematic review) 연구였다. 이 검토에 포함된 1차 연구는 주로 수동적 관절가동술과 자가 도수치료, 지압술(acupressure)을 사용하였다. 저자들은 모든 추적 기간과 결과에 대해 근거의 질이 낮았다고 보고하였다. 그들은 통증의 결과에 대한 단기 연구 3개를 통합했으며 다른 치료법에 비해 도수치료가 통계적으로 유의한 효과가 없다는 것을 발견하였다. 기능에 대한 단기와 중기 추적 기간 동안 저자는 4개의 확인된 연구 세트를 모두 통합할 수 없었지만 질적 종합(qualitative synthesis)을 통해 대조군에 비해 도수치료 효과가 잠재적으로 없다는 결론을 내렸다. 반대로, 장기간 통증에 대해서는 질적으로 종합한 두개의 연구에서 대조군에 비해 도수치료군이 통계적으로 유의한 이점을 발견하였다. 한 연구에서는 효과 크기가 작았지만 다른 연구에서는 잠재적으로 임상적으로 관련이 있었다. 장기간 기능을 조사한 연구는 없었다. 포함된 연구에서는 도수치료에 추가하여 여러 가지 부수적인 중재를 시행했으며 발견된 효과에 어떤 영향을 미쳤는지는 불분명하다. 1차 연구의 일반적인 이질성(heterogeneity)과 연구 설계의 기타 편향(biases)으로 인해 많은 결과와 추적 기간에 대한 메타 분석을 수행할 수 없었다. 이로 인해 잠재적 효과 크기를 판단하기가 더 어렵다. 또한, 단기 통증에 대한 메타 분석과 관련하여 신뢰구간의 상당한 부정확성(큰 효과 크기 포함)은 유의하지 않은 결과를 판단하기 어렵게 만든다(Higgins 등, 2021).

Anwer 등(2018)은 다른 대조군과 비교하여 도수치료의 효과를 조사하였다. 1차 연구에서 Maitland 관절가동술과 마사지, 움직임을 동반한 관절가동술이 도수치료기법으로 사용되었다. 그들은 두 연구에서 도수치료와 대조군의 통증 개선에 유의한 차이가 없다는 낮은 수준의 근거를 발견하였다. 그러나 동일한 결과 측정을 사용한 5개의 연구를 종합한 결과, 운동치료 단독에 비해 운동에 대한 추가 항목으로서 도수치료 중재가 통계적으로 유의한 이점을 발견하였다. 효과 크기는 중간에서 큰 것으로 간주될 수 있지만 근거의 질은 낮았다. 또한, WOMAC(슬관절 퇴행성 관절염 평가 설문지, Western Ontario and McMaster University)통증과 기능적 하위 척도에서 운동 단독에 비해 운동과 도수치료 중재가 통계적으로 크고 유의한 효과에 대한 중간의 질적인 근거를 발견하였다. 수준 높은 질적 근거에서는 전체 WOMAC 평균 점수가 도수치료와 운동 사이에 유의한 차이가 없음을 보여주었다. 그들은 장기 추적 조사를 통한 연구는 3건만 확인했고 따라서 단기적으로만 결론을 낼 수 있었다. 더 중요한 것은 추적 기간을 구분하지 않아 임상적 해석(clinical interpretation)이 어렵다는 점이다. 발견된 모든 신뢰구간은 넓었고 작음에서 큰 범위까지의 다른 효과 크기를 포함하였다.

결론적으로, 슬관절 골관절염에 대한 도수치료를 조사하는 여러 체계적 고찰연구가 있지만, 그 결과는 상당히 다양하였다(표 15.2). 확인된 모든 검토에서는 1차 연구에서 높은 편향의 위험(risk of bias)이 있을 뿐만 아니라 사용된 도수치료기법과 강도, 빈도, 다른 치료와 대조군과의 조합과 관련하여 발견된 결과는 신뢰도를 감소시키는 상당한 이질성(heterogeneity)을 나타났다. 대부분의 메타 분석에서 신뢰구간의 부정확성은 발견된 효과 크기를 주의 깊게 고려해야 한다. 위에서 설명한 요소들을 통해 슬관절 골관절염에 대한 도수치료의 효과는 명확한 결론을 내리기가 어렵다.

반월판 손상(*Meniscal Injuries*)

반월판 파열/손상 환자에게 도수치료 중재를 뒷받침하는 최소한의 근거는 있으며, 체계적 고찰연구가 확인되지 않았고 관련된 임상 연구는 1건 뿐이다. 다른 근거들은 사례군 연구와 사례 보고로 국한된다. 반월판 파열 치료를 위한 Mulligan "압축(squeeze)" 기법은 사례 시리즈와 소규모 RCT에서 조사되었다(Hudson 등, 2018, 2016). 가짜 대조군 실험(sham-controlled trial)은 신체적으로 활동적인 참가자와 연세가 높은 참가자가 모두 포함되었으며 "압축(squeeze)"기법 또는 가짜 도수치료군으로 무작위 배정되었다(Hudson 등, 2018). 치료 후 환자 별 기능 수준(큰 효과 크기)에서 "압축(squeeze)"기법군에서 그룹 간 유의한 차이가 발견되었다. 그러나 숫자 통증 평가 등급(numeric pain rating scale)과 슬관절 손상, 골관절염 결과 점수에서는 그렇지 않았다. 이것은 단지 한개의 소규모 연구에 불과하고 장기적 결과가 평가되지 않았기 때문에 반월판 병리가 있는 환자의 도수치료 근거로는 부족하다.

표 15.2 슬관절 골관절염의 도수치료에 대한 체계적 검토 결과

연구	도수치료 조합	대조군	결과	치료 후	단기	중기	장기
Jansen 등 (2011)	MT + EX	운동만	통증	SE (?)			
			기능	NS			
Salamh 등 (2017)	MT	혼합된 대조군	통증		NS		
			기능		SE (S –M)		
	MT + other	기타 치료만	통증		SE (M)		
			기능		SE (M–L)		
Xu 등 (2017)	MT	혼합된 대조군	통증		SE (M)		
			기능		SE (S–M)		
Newberry 등 (2017)	MT	혼합된 대조군	통증	X	NS	X	SE (S)
			기능	X	NS	NS	X
Anwer 등 (2018)	MT	혼합된 대조군	통증	NS		X	X
	MT+ EX	운동만	통증	SE (L)		X	X

EX, 운동, L, 큰 효과 크기, M, 중간 효과 크기, MA, 메타 분석, MT, 도수치료, NS, 통계적으로 유의하지 않음, S, 작은 효과 크기, SE, 통계적으로 유의한 효과, X, 제공된 결과 없음.

슬개건병증(*Patellar Tendinopathy*)

슬개건병증에 대한 도수치료는 드물게 연구되었다. 이 상태를 지닌 환자에 대한 도수치료의 효과를 평가하기 위한 체계적인 검토는 아직 조사되지 않았다. 다른 신체 부위의 건병증에 대한 심부 마찰 마사지에 대한 고찰 연구(review)에서 슬관절이나 고관절 상태에 어떠한 결과를 나타내는지에 관한 구체적인 연구는 아직 확인되지 않았다(Joseph 등, 2012). 보다 최근에 슬개건병증이 있는 운동선수를 대상으로 한 소규모(n = 10) 무작위, 대조, 교차(cross-over) 실험에서 슬개건에 대한 심부 마찰 마사지를 통해 압박 감각을 자극하는 촉진 통증은 즉시 감소시키는 것으로 밝혀졌지만 관절가동범위 또는 대퇴사두근 근력이 개선되지 않는 것으로 조사되었다(Chaves 등,

2020). 모든 환자가 첫 번째 치료에서 모두 대조군 대상자 역할로 지정되었다. 이는 검사 전과 검사 후 사이에 통제 조건으로서 휴식 기간으로 구성되었다. 다음 3세션에는 검사 전과 후에 미리 정해진 강도로 10분간 심부 마찰 마사지를 포함하였다. 대상자는 모두 강도에 관계없이 심부 마찰 마사지 후 대조군과 비교하여 촉진 통증(pain with palpation)이 통계적으로 유의하게 감소한 것을 경험하였다. 그러나 소규모 임상시험이기 때문에 결과를 일반화하기는 어려웠다. 또한, 참가자들은 각 세션 전에 촉진과 함께 유사한 중재 전 통증 수준을 나타났는데, 이는 슬개건병증에서 단독으로 심부 마찰마사지의 효과가 제한적으로 이월(carryover)되었음을 예비적으로 보여준다. 슬개건병증이 있는 개인에게 도수치료의 효과에 대한 근거는 통제되지 않은 예비(pilot) 연구와 증례 시리즈/연구로 제한된다.

슬개대퇴 통증*(Patellofemoral Pain)*

PFP(슬개대퇴통증) 환자에게 도수치료 적용 결과를 분석한 3 가지 다른 체계적 검토와 메타 분석에 관한 연구가 최근에 발표되었다. Espí-López 등(2017)은 도수치료 효과를 고려하였다. 여기에는 중재군 뿐만 아니라 가변(variable) 대조군 또는 위약(placebo)군을 평가한 5개의 임상 시험이 포함되었다. 추적 기간은 시작부터 4개월 사이였다. 메타 분석은 수행되지 않았으며 연구는 개별적으로 설명되었다. 저자들은 도수치료와 기타 물리치료 중재의 결합된 복합적인 효과가 있다고 제안했지만 강력한 권고 사항을 제공할 수는 없었다. 1차 연구에서 공동 중재의 수와 다양성, 대조군 뿐만 아니라 결과의 명확한 종합이 부족하여 이 검토에서는 어떤 결론에 도달하는 것이 불가능하였다.

Eckenrode 등(2018)은 도수치료를 적용한 9건의 연구를 포함하는 메타 분석을 수행하였다. 적용된 도수치료 중재에는 관절 도수교정과 관절가동술, 횡 심부 마찰 마사지(deep friction transverse massage), 통증유발점(trigger point) 기법, 도수 스트레칭이 포함되었다. 저자는 자가 평가 기능에 대해 단기간에 슬개대퇴통증 환자에게 대조군과 비교하여 도수치료의 효과를 조사한 3건의 연구를 발견하였다. 중간 효과 크기의 대조군에 비해 도수치료에 대한 통계적으로 유의한 이점이 발견되었다. 한 연구는 장기 추적 관찰했지만 통계적으로 그룹 간 유의한 차이를 나타내지 않았다. 통증의 경우, 대조군과 비교하여 단기 기간에 도수치료 중재가 중간의 효과 크기로 나타났다(5건의 연구). 통증 결과를 조사한 두 연구에서 다른 치료와 비교하여 도수치료와 운동의 조합을 조사하였다. 이 그룹 간에 통계적 차이가 발견되지 않았다. 마지막으로 슬개대퇴통증을 조사한 3건의 연구에서 요추-골반 도수교정을 사용되는 것으로 나타났으나 연구 설계의 불일치로 인해 메타 분석이 되지 않았고 혼합된 결과로 명확한 이점이 발견되지 않았다. 저자들은 9개 연구 중 5개가 편향의 위험(risk of bias)이 낮은 것으로 분류하였다. 그러나 그들은 근거의 전반적인 질에 대해서는 언급하지 않았다.

Jayaseelan 등(2018)은 슬개대퇴통증을 가진 환자들의 관절가동술 대한 효과를 구체적으로 조사한 체계적 고찰 연구를 하였다. 적용되는 도수치료기법의 유형(요추-골반 도수교정, 슬관절에 국한된 움직임을 동반한 관절가동술, 슬개골 관절가동술)과 대조군 중재의 다양성 때문에 12개 연구의 메타 분석을 수행할 수 없었다. 저자들은 10개의 연구 중 4개만이 기능 수준이 대조군에 비해 도수치료가 유의한 이점을 나타났다고 보고하였다. 통증의 경우 9개 연구 중 6개에서 대조군에 비해 도수치료가 통계적으로 유의한 이점이 나타났다. 전반적인 효과 크기에 대한 언급은 없었고 근거의 질에 대한 전반적인 결론은 설명되지 않았다. 저자들은 도수치료가 슬개대퇴통증 환자의 통증과 기능적 결과에 추가되는 이점이 있는지 여부에 대해 상충되는 근거가 있다고 결론지었다.

Willy 등(2019)은 현재의 근거와 전문가의 의견을 바탕으로 임상 실무 지침서(clinical practice guideline)를 제시하였다. 그들은 이전 검토의 질이 낮고 단독 중재역할로서 도수치료가 슬개대퇴통증 환자의 결과를 개선하지 못할 수 있다고 결론지었다. 결과적으로, 그들은 임상 적용과정에서 운동 처방에 주어진 시간을 방해하는 경우 도수치료를 사용하지 않을 것을 권장하였다. 이는 운동과 교육에 관절가동술 또는 테이핑 기법을 추가하면 잠재적으로 일부 이점을 추가할 수 있지만, 근거의 질이 낮고 모든 결과와 추적 관찰에 대해 효과가 일관되게 나타나지 않았다는 것을 알아낸 최근 네트워크 메타 분석과 일치한다(Winters 등, 2021). 전반적으로 도수치료는 슬개대퇴

표 15.3 슬개대퇴통증에 대한 도수치료에 적용에 따른 체계적 검토 결과

연구	도수치료 조합	대조군	결과	치료 후	단기	중기	장기
Espi-Lopez 등 (2017)	MT+ PT	혼합된 대조군	통증	MA 없음 - 결론적으로 MT는 효과적			
			기능	MA 없음 - 결론적으로 MT는 효과적			
Eckenrode 등 (2018)	MT	혼합된 대조군	통증	X	SE(M)	X	X
			기능	X	SE(M)	X	NS
	MT+ EX	혼합된 대조군	통증	X	NS	X	X
Jayaseelan 등 (2018)	MT	혼합된 대조군	통증	MA 없음 - 결론적으로 MT는 효과적			
			기능	MA 없음 - 결론적으로 MT는 효과적 (이해 충돌)			

EX, 운동, 중간 효과 크기, MA, 메타 분석, MT, 도수치료, PT, 물리치료, NS, 통계적으로 유의하지 않음, SE, 통계적으로 유의한 효과, X, 제공된 결과 없음.

통증이 있는 개인에게 효과가 있을 수 있지만, 단독 치료로 사용해서는 안되며 운동과 교육적인 중재를 보완해야 한다고 결론을 내릴 수 있다. 표 15.3은 슬개대퇴통증에 대한 체계적 검토 결과의 개요를 제공한다.

결론(Conclusion)

도수치료 기전에 대한 근거는 다양하고 새롭게 나타나고 있으며 광범위한 잠재적 기전을 제시하고 있지만 특정한 고관절과 슬관절 상태에 대한 도수치료의 근거는 아직까지는 부족하다. 불행히도 세 가지 조건(슬개대퇴통증, 슬관절 골관절염, 고관절 골관절염)만 적절한 수준의 메타 분석을 나타내는 반면 다른 조건에 대한 연구는 대부분 부족하다. 이러한 상태에서도 근거는 대부분 낮게 분류되고 결과는 일관성이 낮아 특정한 고관절 또는 슬관절 상태에서 도수치료 적용에 대한 강력한 권장사항을 만드는 것이 불가능하다.

현재 문헌에 근거하여 고관절과 슬관절의 특정한 상태에서 도수치료 적용에 대한 효과를 결론짓는 것은 어렵다. 다만, 일부 개별 연구는 효과를 보여준다. 그러나 문헌이 종합적으로 정리되면 전체적인 효과는 미미하다. 여기에는 몇 가지 이유가 있다. 고관절과 슬관절 상태 관리에 대한 도수치료의 유형과 적용량, 기간, 적용이 모호하다. 현재 리뷰는 1차 연구 내에서 해당 매개변수에 관한 차이점을 종합적으로 설명하지 않았다(잠재적으로 할 수 없었다). 이것은 불충분한 연구 또는 불충분한 도수치료 적용량, 강도 또는 기법을 사용한 연구가 포함되어서 잠재적인 효과가 가려지는 결과를 초래할 수 있다. 후자는 많은 연구에서 개별 환자에 기반한 치료 중재를 허용하지 않는 표준화된 도수치료 프로그램을 사용했기 때문에 관련성이 높다. 또한, 현재 체계적 검토는 근골격계 치료의 임상 결과와 관련이 있는 것으로 밝혀진 치료적 동맹(therapeutic alliance)과 환자 기대와 같은 요인을 포함하는 상호적인 치료 작용의 복잡성을 설명하지 않았다(또는 아마도 설명하기 어려울 수도 있다)(Cormier 등, 2016; Kinney 등, 2020; Parsons 등, 2007). 이는 많은 1차 연구에서 추가적인 보조로서 도수치료를 사용하고(A + B 대 A 단독 설계) 이러한 측면을 설명하기 위해 가짜(sham) 중재와 같은 집중-대조군 설계를 사용하지 않았기 때문에 특히 중요하다.

이로 인해, 임상에서 도수치료기법의 적절한 선택과 적용이 어려울 수 있음을 잘 알고 있다. 요약된 근거의 한계를 고려할 때, 한 가지 유형의 도수치료기법으로 확실한 효과는 존재하지 않는 것으로 보이며 최적의 적용량도 알려져 있지 않다. 이 장의 앞부분에서 설명한 것처럼 도수치료의 기본 기전에 대한 현재 자료는 왜 그렇게 적용되는 이유에 대해 설명할 수 있다. 이것은 도수치료요법의 신경생리학적(neurophysiological) 작용 기전과 지배적인 통증 기전, 치료 목표를 고려하여 임상에서 환자에게 맞게 치료를 개별화 할 수 있는 더 큰 자유를 제공할 뿐만 아니라 임상가의 인지와 환자의 기대, 선호도를 허용할 수 있게 해준다고 할 수 있다. 이것이 의미하는 바는 도수치료기법의 선택 뿐만 아니라 도수치료를 적용하기로 한 결정이 생체-심리사회적 체계(bio-psychosocial framework) 내에서 이루어져야 한다는 것이다. 이를 위해 임상가들은 통증 기전과 도수치료 작용 기전에 대해 잘 알고 있는 것이 매우 중요하다. 그러나 환자의 믿음과 가치, 기대치를 포함한 환자에 대해 정확히 이해하는 것이 훨씬 더 중요하다고 할 수 있다.

참고문헌(References)

Anwer S, Alghadir A, Zafar H, Brismée J-M. Effects of orthopaedic manual therapy in knee osteoarthritis: a systematic review and meta-analysis. Physiother. 2018;104:264–76.

Armijo-Olivo S, Pitance L, Singh V, et al. Effectiveness of manual therapy and therapeutic exercise for temporomandibular disorders: Systematic review and meta-analysis. Phys Ther. 2016;96:9–25.

Arribas-Romano A, Fernández-Carnero J, Molina-Rueda F, et al. Efficacy of physical therapy on nociceptive pain processing alterations in patients with chronic musculoskeletal pain: A systematic review and meta-analysis. Pain Med. 2020;21:2502–17.

Barsky AJ, Saintfort R, Rogers MP, Borus JF. Nonspecific medication side effects and the nocebo phenomenon. JAMA. 2002;287:6227.

Beneciuk JM, Bishop MD, George SZ. Effects of upper extremity neural mobilization on thermal pain sensitivity: a sham-controlled study in asymptomatic participants. J Orthop Sports Phys Ther. 2009;39:428–38.

Beumer L, Wong J, Warden SJ, et al. Effects of exercise and manual therapy on pain associated with hip osteoarthritis: a systematic review and meta-analysis. Br J Sports Med. 2016;50:458–63.

Bialosky JE, Bishop MD, Price DD, et al. The mechanisms of manual therapy in the treatment of musculoskeletal pain: a comprehensive model. Man Ther. 2009a;14:531–8.

Bialosky JE, Bishop MD, Price DD, et al. A randomized sham-controlled trial of a neurodynamic technique in the treatment of carpal tunnel syndrome. J Orthop Sports Phys Ther. 2009b;39:709–23.

Bialosky JE, Bishop MD, Penza CW. Placebo mechanisms of manual therapy: A Sheep in Wolf's Clothing? J Orthop Sports Phys Ther. 2017;47:301–4.

Bishop MD, Mintken PE, Bialosky JE, Cleland JA. Patient expectations of benefit from interventions for neck pain and resulting influence on outcomes. J Orthop Sports Phys Ther. 2013;43:457–65.

Bishop MD, Bialosky JE, Penza CW, et al. The influence of clinical equipoise and patient preferences on outcomes of conservative manual interventions for spinal pain: an experimental study. J Pain Res. 2017;10:965–72.

Budgell B, Polus B. The effects of thoracic manipulation on heart rate variability: a controlled crossover trial. J Manipulative Physiol Ther. 2006;29:603–10.

Ceballos-Laita L, Estébanez-de-Miguel E, Martín-Nieto G, et al. Effects of non-pharmacological conservative treatment on pain, range of motion and physical function in patients with mild to moderate hip osteoarthritis. A systematic review. Complement Ther Med. 2019;42:214–22.

Chaves P, Simões D, Paço M, et al. Deep friction massage in the management of patellar tendinopathy in athletes: Short-term clinical outcomes. J. Sport Rehabil. 2020;29:860–5.

Chester R, Jerosch-Herold C, Lewis J, Shepstone L. Psychological factors are associated with the outcome of physiotherapy for people with shoulder pain: a multicentre longitudinal cohort study. Br J Sports Med. 2018;52:269–75.

Clark BC, Goss DA Jr, Walkowski S, et al. Neurophysiologic effects of spinal manipulation in patients with chronic low back pain. BMC Musculoskelet Disord. 2011;12:170.

Cleland JA, Flynn TW, Childs JD, Eberhart S. The audible pop from thoracic spine thrust manipulation and its relation to short-term outcomes in patients with neck pain. J Man Manip Ther. 2007;15:143–54.

Cohen J. Statistical power analysis for the behavioral sciences. 2nd ed. Hillsdale, NJ: L. Erlbaum Associates; 1988.

Colloca L. The placebo effect in pain therapies. Annu Rev Pharmacol Toxicol. 2019; 59:191–211.

Cook C, Sheets C. Clinical equipoise and personal equipoise: two necessary ingredients for reducing bias in manual therapy trials. J Man Manip Ther. 2011;19:55–7.

Cormier S, Lavigne GL, Choinière M, Rainville P. Expectations predict chronic pain treatment outcomes. Pain. 2016;157:329–38.

Coulter ID, Crawford C, Hurwitz EL et al. Manipulation and mobilization for treating chronic low back pain: a systematic review and meta-analysis. Spine J. 2018;18:866–79.

Courtney CA, Lewek MD, Witte PO, et al. Heightened flexor withdrawal responses in subjects with knee osteoarthritis. J Pain. 2009;10:1242–9.

Courtney CA, Witte PO, Chmell SJ, Hornby TG. Heightened flexor withdrawal response in individuals with knee osteoarthritis is modulated by joint compression and joint mobilization. J Pain. 2010;11:179–85.

Courtney CA, Steffen AD, Fernández-de-las-Peñas C, et al. Joint mobilization enhances mechanisms of conditioned pain modulation in individuals with osteoarthritis of the knee. J Orthop Sports Phys Ther. 2016;46:168–76.

Crane JD, Ogborn DI, Cupido C, et al. Massage therapy attenuates inflammatory signaling after exercise-induced muscle damage. Sci Transl Med. 2012;4:119ra13.

Daligadu J, Haavik H, Yielder PC, et al. Alterations in cortical and cerebellar motor processing in subclinical neck pain patients following spinal manipulation. J Manipulative Physiol Ther. 2013;36:527–37.

Eckenrode BJ, Kietrys DM, Parrott JS. Effectiveness of manual therapy for pain and self-reported function in individuals with patellofemoral pain: Systematic review and meta-analysis. J Orthop Sports Phys Ther. 2018;48:358–71.

Espejo JA, García-Escudero M, Oltra E. Unraveling the molecular determinants of manual therapy: an approach to integrative therapeutics for the treatment of fibromyalgia and chronic fatigue syndrome/myalgic encephalomyelitis. Int J Mol Sci. 2018;19:2673.

Espí-López GV, Arnal-Gómez A, Balasch-Bernat M, Inglés M. Effectiveness of manual therapy combined with physical therapy in treatment of patellofemoral pain syndrome: Systematic review. J Chiropr Med. 2017;16:139–46.

Fernández-de-las-Peñas C, Cleland J, Palacios-Ceña M, et al. Effectiveness of manual therapy versus surgery in pain processing due to carpal tunnel syndrome: A randomized clinical trial. Eur J Pain. 2017;21:1266–76.

Field T. Massage therapy research review. Complement Ther Clin Pract. 2014;20:224–9.

Field T, Diego M, Cullen C, et al. Fibromyalgia pain and substance P decrease and sleep improves after massage therapy. J Clin Rheumatol. 2002;8:72–6.

Field T, Hernandez-Reif M, Diego M, et al. Cortisol decreases and serotonin and dopamine increase following massage therapy. Int J Neurosci. 2005;115:1397–413.

Fryer G, Pearce AJ. The effect of lumbosacral manipulation on corticospinal and spinal reflex excitability on asymptomatic participants. J Manipulative Physiol Ther. 2012;35:86–93.

George SZ, Bishop MD, Bialosky JE, et al. Immediate effects of spinal manipulation on thermal pain sensitivity: an experimental study. BMC Musculoskelet Disord. 2006;7:68.

Gevers-Montoro C, Provencher B, Descarreaux M, et al. Neurophysiological mechanisms of chiropractic spinal manipulation for spine pain. Eur J Pain. 2021;25(7):1429–48.

Greek R, Kramer LA. How to evaluate the science of non-human animal use in biomedical research and testing: a proposed format for debate. In: Herrmann K & Jayne K (eds). Animal experimentation: working towards a paradigm change. Leiden, The Netherlands: Brill; 2019:65–87.

Gyer G, Michael J, Inklebarger J, Tedla JS. Spinal manipulation therapy: Is it all about the brain? A current review of the neurophysiological effects of manipulation. J Integr Med. 2019;17:328–37.

Haavik H, Murphy B. The role of spinal manipulation in addressing disordered sensorimotor integration and altered motor control. J Electromyogr Kinesiol. 2012;22:768–76.

Haavik Taylor H, Murphy B. The effects of spinal manipulation on central integration of dual somatosensory input observed after motor training: a crossover study. J Manipulative Physiol Ther. 2010;33:261–72.

Hidalgo B, Hall T, Bossert J, et al. The efficacy of manual therapy and exercise for treating non-specific neck pain: A systematic review. J Back Musculoskelet Rehabil. 2017;30:1149–69.

Higgins JPT, Thomas J, Chandler J, et al (eds). Cochrane Handbook for Systematic Reviews of Interventions, 6th ed. Cochrane; 2021. Available from www.training.cochrane.org/handbook

Hoeksma HL, Dekker J, Ronday HK, et al. Comparison of manual therapy and exercise therapy in osteoarthritis of the hip: A randomized clinical trial. Arthritis Rheum. 2004;51:722–9.

Holey LA, Dixon J, Selfe J. An exploratory thermographic investigation of the effects of connective tissue massage on autonomic function. J Manipulative Physiol Ther. 2011;34:457–62.

Hudson R, Richmond A, Sanchez B, et al. An alternative approach to the treatment of meniscal pathologies: A case series analysis of the Mulligan concept "squeeze" technique. Int J Sports Phys Ther. 2016;11:11.

Hudson R, Richmond A, Sanchez B, et al. Innovative treatment of clinically diagnosed meniscal tears: a randomized sham-controlled trial of the Mulligan concept 'squeeze' technique. J Man Manip Ther. 2018;26:254–63.

International Federation of Orthopaedic Manipulative Physical Therapists (IFOMPT). Educational Standards in Orthopaedic Manipulative Therapy [Internet]. Auckland: IFOMPT; 2016. Available from: https://www.ifompt.org/site/ifompt/IFOMPT%20Standards%20Document%20definitive%202016.pdf

Jansen MJ, Viechtbauer W, Lenssen AF, et al. Strength training alone, exercise therapy alone, and exercise therapy with passive manual mobilisation each reduce pain and disability in people with knee osteoarthritis: a systematic review. J Physiother. 2011;57:11–20.

Jayaseelan DJ, Scalzitti DA, Palmer G, et al. The effects of joint mobilization on individuals with patellofemoral pain: a systematic review. Clin Rehabil. 2018;32:722–33.

Joseph MF, Taft K, Moskwa M, Denegar CR. Deep friction massage to treat tendinopathy: a systematic review of a classic treatment in the face of a new paradigm of understanding. J Sport Rehabil. 2012;21:343–53.

Jowsey P, Perry J. Sympathetic nervous system effects in the hands following a grade III postero-anterior rotatory mobilisation technique applied to T4: a randomised, placebo-controlled trial. Man Ther. 2010;15:248–53.

Kenney M, Ganta C. Autonomic nervous system and immune system interactions. Compr Physiol. 2014;4:1177–200.

Kinney M, Seider J, Beaty AF, et al. The impact of therapeutic alliance in physical therapy for chronic musculoskeletal pain: A systematic review of the literature. Physiother Theory Pract. 2020;36:886–98.

Kolb WH, McDevitt AW, Young J, Shamus E. The evolution of manual therapy education: what are we waiting for? J Man Manip Ther. 2020;28:1–3.

Kregel J, Meeus M, Malfliet A et al. Structural and functional brain abnormalities in chronic low back pain: A systematic review. Semin Arthritis Rheum. 2015;45:229–37.

Lascurain-Aguirrebeña I, Newham D, Critchley DJ. Mechanism of action of spinal mobilizations: A systematic review. Spine. 2016;41:159–72.

Latremoliere A, Woolf CJ. Central sensitization: a generator of pain hypersensitivity by central neural plasticity. J Pain. 2009;10:895–926.

Lelic D, Niazi IK, Holt K et al. Manipulation of dysfunctional spinal joints affects sensorimotor integration in the prefrontal cortex: A brain source localization study. Neural Plast. 2016;2016:3704964.

MacDonald CW, Whitman JM, Cleland JA, et al. Clinical outcomes following manual physical therapy and exercise for hip osteoarthritis: A case series. J Orthop Sports Phys Ther. 2006;36:588–99.

MacDonald CW, Osmotherly PG, Parkes R, Rivett DA. The current manipulation debate: historical context to address a broken narrative. J Man Manip Ther. 2019;2:1–4.

Malisza KL, Gregorash L, Turner A, et al. Functional MRI involving painful stimulation of the ankle and the effect of physiotherapy joint mobilization. MRI. 2003;21:489–96.

Mallets E, Turner A, Durbin J, et al. Short-term outcomes of conservative treatment for femoroacetabular impingement: A systematic review and meta-analysis. Int J Sports Phys Ther. 2019;14:514–24.

Mancini F, Beaumont A-L, Hu L, et al. Touch inhibits subcortical and cortical nociceptive responses. Pain. 2015;156:1936–44.

Mansell NS, Rhon DI, Meyer J, et al. Arthroscopic surgery or physical therapy for patients with femoroacetabular impingement syndrome: A Randomized Controlled Trial with 2-year follow-up. Am J Sports Med. 2018;46:1306–14.

Maratos FA, Duarte J, Barnes C, et al. The physiological and emotional effects of touch: Assessing a hand-massage intervention with high self-critics. Psychiatry Res. 2017;250:221–7.

Martins DF, Mazzardo-Martins L, Gadotti VM, et al. Ankle joint mobilization reduces axonotmesis-induced neuropathic pain and glial activation in the spinal cord and enhances nerve regeneration in rats. Pain. 2011;152:2653–61.

Mintken PE, Rodeghero J, Cleland JA. Manual therapists - Have you lost that loving feeling?!. J Man Manip Ther. 2018;26:53–4.

Mischke JJ, Jayaseelan DJ, Sault JD, Emerson Kavchak AJ. The symptomatic and functional effects of manual physical therapy on plantar heel pain: a systematic review. J Man Manip Ther. 2017;25:3–10.

Moss P, Sluka K, Wright A. The initial effects of knee joint mobilization on osteoarthritic hyperalgesia. Man Ther. 2007;12:109–18.

Newberry SJ, FitzGerald J, SooHoo NF, et al. Treatment of Osteoarthritis of the Knee: An Update Review [Internet]. Rockville: US Agency for Healthcare Research and Quality; 2017. Report No.: 190. Available from: http://www.effectivehealthcare.ahrq.gov/index.cfm/search-for-guides-reviews-and-reports/?pageaction=displayproduct&productid=2441

Ogura T, Tashiro M, Masud M, et al. Cerebral metabolic changes in men after chiropractic spinal manipulation for neck pain. Altern Ther Health Med. 2011;17:12–7.

Paige NM, Miake-Lye IM, Booth MS P, et al. Association of spinal manipulative therapy with clinical benefit and harm for acute low back pain: Systematic review and meta-analysis. JAMA. 2017;317:1451–60.

Parsons S, Harding G, Breen A S, et al. The influence of patients' and primary care practitioners' beliefs and expectations about chronic musculoskeletal pain on the process of care: a systematic review of qualitative studies. Clin J Pain. 2007;23:91–8.

Paungmali A, O'Leary S, Souvlis T, Vicenzino B. Hypoalgesic and sympathoexcitatory effects of mobilization with movement for lateral epicondylalgia. Phys Ther. 2003;83:374–83.

Penza CW, Horn ME, George SZ, Bishop MD. Comparison of two lumbar manual therapies on temporal summation of pain in healthy volunteers. J Pain. 2017;18:1397–408.

Pettman E. A history of manipulative therapy. J Man Manip Ther. 2007;15:165–74.

Pfluegler G, Kasper J, Luedtke K. The immediate effects of passive joint mobilisation on local muscle function. A systematic review of the literature. Musculoskelet Sci Pract. 2020;45:102106.

Picchiottino M, Leboeuf-Yde C, Gagey O, Hallman DM. The acute effects of joint manipulative techniques on markers of autonomic nervous system activity: a systematic review and meta-analysis of randomized sham-controlled trials. Chiropr Man Therap. 2019;27:17.

Pickar JG. Neurophysiological effects of spinal manipulation. Spine J. 2002;2:357–71.

Pickar JG, Bolton PS. Spinal manipulative therapy and somatosensory activation. J Electromyogr Kinesiol. 2012;22:785–94.

Piekarz V, Perry J. An investigation into the effects of applying a lumbar Maitland mobilisation at different frequencies on sympathetic nervous system activity levels in the lower limb. Man Ther. 2016;23:83–9.

Plaza-Manzano G, Molina-Ortega F, Lomas-Vega R, et al. Changes in biochemical markers of pain perception and stress response after spinal manipulation. J Orthop Sports Phys Ther. 2014;44:231–9.

Potter L, McCarthy C, Oldham J. Physiological effects of spinal manipulation: a review of proposed theories. Phys Ther Rev. 2005;10:163-70.

Rabey M, Hall T, Hebron C, et al. Reconceptualising manual therapy skills in contemporary practice. Musculoskelet Sci Pract. 2017;29:28–32.

Randoll C, Gagnon-Normandin V, Tessier J, et al. The mechanism of back pain relief by spinal manipulation relies on decreased temporal summation of pain. Neuroscience. 2017;349:220–8.

Rapaport MH, Schettler P, Bresee C. A preliminary study of the effects of repeated massage on hypothalamic-pituitary-adrenal and immune function in healthy individuals: a study of mechanisms of action and dosage. J Altern Complement Med. 2012;18:789–97.

Reed WR, Sozio R, Pickar JG, Onifer SM. Effect of spinal manipulation thrust duration on trunk mechanical activation thresholds of nociceptive-specific lateral thalamic neurons. J Manipulative Physiol Ther. 2014;37:552–60.

Reid D. The management of greater trochanteric pain syndrome: A systematic literature review. J Orthop. 2016;13:15–28.

Rolke R, Baron R, Maier C, et al. Quantitative sensory testing in the German Research Network on Neuropathic Pain (DFNS): standardized protocol and reference values. Pain. 2006;123:231–43.

Salamh P, Cook C, Reiman MP, Sheets C. Treatment effectiveness and fidelity of manual therapy to the knee: A systematic review and meta-analysis. Musculoskeletal Care. 2017;15:238–48.

Sambajon VV, Cillo JE, Gassner RJ, Buckley MJ. The effects of mechanical strain on synovial fibroblasts. J Oral Maxillofac Surg. 2003;61:707-12.

Sampath KK, Mani R, Cotter JD, Tumilty S. Measureable changes in the neuro-endocrinal mechanism following spinal manipulation. Med Hypoth. 2015;85:819–24.

Sampath KK, Mani R, Miyamori T, Tumilty S. The effects of manual therapy or exercise therapy or both in people with hip osteoarthritis: a systematic review and meta-analysis. Clin Rehabil. 2016;30:1141–55.

Sampath KK, Botnmark E, Mani R, et al. Neuroendocrine response following a thoracic spinal manipulation in healthy men. J Orthop Sports Phys Ther. 2017a;47:617–27.

Sampath KK, Mani R, Cotter J, Gisselman AS, Tumilty S. Changes in biochemical markers following spinal manipulation-a systematic review and meta-analysis. Musculosk Sci Pract. 2017b;29:120–31.

Sault JD, Jayaseelan DJ, Mischke JJ, Post AA. The utilization of joint mobilization as part of a comprehensive program to manage carpal tunnel syndrome: A Systematic Review. J Manipulative Physiol Ther. 2020;43:356–70.

Savva C, Giakas G, Efstathiou M. The role of the descending inhibitory pain mechanism in musculoskeletal pain following high-velocity, low amplitude thrust manipulation: a review of the literature. J Back Musculoskelet Rehabil. 2014;27:377–82.

Schiotz EH, Cyriax JH. Manipulation: Past and Present. London: Heinemann Educational Books; 1975.

Sefton JM, Yarar C, Carpenter DM, Berry JW. Physiological and clinical changes after therapeutic massage of the neck and shoulders. Man Ther. 2011;16:487–94.

Skyba DA, Radhakrishnan R, Rohlwing JJ, et al. Joint manipulation reduces hyperalgesia by activation of monoamine receptors but not opioid or GABA receptors in the spinal cord. Pain. 2003;106:159–68.

Sluka KA, Wright A. Knee joint mobilization reduces secondary mechanical hyperalgesia induced by capsaicin injection into the ankle joint. Eur J Pain. 2001;5:81–7.

Smith LL, Keating MN, Holbert D, et al. The effects of athletic massage on delayed onset muscle soreness, creatine kinase, and neutrophil count: a preliminary report. J Orthop Sports Phys Ther. 1994;19:93–9.

Sparks C, Cleland JA, Elliott JM, et al. Using functional magnetic resonance imaging to determine if cerebral hemodynamic responses to pain change following thoracic spine thrust manipulation in healthy individuals. J Orthop Sports Phys Ther. 2013;43:340–8.

Stathopoulos N, Dimitriadis Z, Koumantakis GA. Effectiveness of Mulligan's mobilization with movement techniques on range of motion in peripheral joint pathologies: A systematic review with meta-analysis between 2008 and 2018. J Manipulative Physiol Ther. 2019;42:439–49.

Sterling M, Pedler A, Chan C, et al. Cervical lateral glide increases nociceptive flexion reflex threshold but not pressure or thermal pain thresholds in chronic whiplash associated disorders: A pilot randomised controlled trial. Man Ther. 2010;15:149–53.

Steuri R, Sattelmayer M, Elsig S, et al. Effectiveness of conservative interventions including exercise, manual therapy and medical management in adults with shoulder impingement: a systematic review and meta-analysis of RCTs. Br J Sports Med. 2017;51:1340-7.

Testa M, Rossettini G. Enhance placebo, avoid nocebo: How contextual factors affect physiotherapy outcomes. Man Ther. 2016;24:65-74.

Thompson JM, Neugebauer V. Amygdala plasticity and pain. Pain Res Manag. 2017;2017:8296501

Torres A, Fernández-Fairen M, Sueiro-Fernández J. Greater trochanteric pain syndrome and gluteus medius and minimus tendinosis: nonsurgical treatment. Pain Manag. 2018;8:45-55.

Vicenzino B, Paungmali A, Buratowski S, Wright A. Specific manipulative therapy treatment for chronic lateral epicondylalgia produces uniquely characteristic hypoalgesia. Man Ther. 2001;6:205–12.

Vicenzino B, Paungmali A, Teys P. Mulligan's mobilization-with-movement, positional faults and pain relief: current concepts from a critical review of literature. Man Ther. 2007;12:98–108.

Walker SC, Trotter PD, Swaney WT, et al. C-tactile afferents: Cutaneous mediators of oxytocin release during affiliative tactile interactions? Neuropeptides. 2017;64:27–38.

Wang Q, Wang T, Qi X, et al. Manual therapy for hip osteoarthritis: A systematic review and meta-analysis. Pain Physician. 2016;18:E1005–20.

Ward J, Coats J, Tyer K, et al. Immediate effects of anterior upper thoracic spine manipulation on cardiovascular response. J Manipulative Physiol Ther. 2013;36:101–10.

Weckström K, Söderström J. Radial extracorporeal shockwave therapy compared with manual therapy in runners with iliotibial band syndrome. J Back Musculoskelet Rehabil. 2016;29:161–70.

Weerasekara I, Osmotherly P, Snodgrass S, et al. Clinical benefits of joint mobilization on ankle sprains: A systematic review and meta-analysis. arch Phys Med Rehabil. 2018;99:1395–412.

Westad K, Tjoestolvsen F, Hebron C. The effectiveness of Mulligan's mobilisation with movement (MWM) on peripheral joints in musculoskeletal (MSK) conditions: A systematic review. Musculoskelet Sci Pract. 2019;39:157–63.

Willy RW, Hoglund LT, Barton CJ, et al. Patellofemoral pain. J Orthop Sports Phys Ther. 2019;49:CPG1–95.

Winters M, Holden S, Lura CB, et al. Comparative effectiveness of treatments for patellofemoral pain: a living systematic review with network meta-analysis. Br J Sports Med. 2021;55:369–77.

Wright AA, Hegedus EJ, Taylor JB, et al. Non-operative management of femoroacetabular impingement: A prospective, randomized controlled clinical trial pilot study. J Sci Med Sport. 2016;19:716–21.

Xu Q, Pang J, Zheng Y, et al. The effectiveness of manual therapy for relieving pain, stiffness and dysfunction in knee osteoarthritis: A systematic review and meta-analysis. Pain Physician. 2017;23:A387.

고관절과 슬관절 통증 장애에 대한 관절-편향 중재 16

(Joint-biased interventions for hip and knee pain disorders)

Thomas Mitchell, Alexandra Anderson, Josiah Sault, Paul Glynn

환자 중심 치료의 관절-편향 기법 (Joint-Biased Techniques in Patient-Centered Care)

일부 의료진들은 도수치료가 특히 소셜 미디어와 블로그(Meakins, 2017)를 통해 현재 근골격계 실행의 초석으로 남아 있어야 하는지에 여부에 대해 논쟁이 있지만 상당한 연구 기반에서 유해수용(nociceptive) 기전에 대한 긍정적인 영향을 뒷받침하였다.

다른 사람들은 도수치료 이용에 대한 근거의 현대화가 필요하며 중추 신경계를 표적으로 하는 다른 중재와 균형을 이루어 적용되어야 한다고 주장하였다(Mintken 등, 2018; Lluch Girbés 등, 2015). 도수치료의 사용에 반대하는 논쟁은 치료사/환자 상호 작용의 복잡성과 실제 치료에 대한 신경생리학적 반응에 대한 인식의 변화와 비교할 때 전통적인 교육 철학 간의 차이를 중심으로 설명되었다. 관절 간의 유해한 관절 역학 또는 "위치적 결함(positional faults)"의 교정은 일부 숙련된 촉진으로 움직임을 평가하여 생체역학적 추론을 통해 도수치료 행위가 정당하다는 고전적인 전제로 논쟁의 주요 영역이었다(Zusman, 2004; Rabey 등, 2017; Oostendorp, 2018). 정확하고 재현 가능한 동작 평가를 수행하는 임상가의 능력은 신뢰할 수 없을 수 있고 정반대의 증거가 존재하기는 하지만(Hall 등, 2010; Fritz 등, 2005) 위약 치료가 기법(techniques)을 구체적이고 합리적으로 적용하는 것과 비교될 수 있는 효과가 있는 것으로 밝혀졌다(Stolz 등, 2020).

상기 내용은 도수치료기법이 현재 통증 조절 방법으로 사용되고 있고 항상 일반적으로 운동과 환자 신경 과학 교육을 포함하는 복합적(multi-modal) 치료 계획의 일부로 적용되는 임상 추론(clinical reasoning) 변화로 설명한다. 가장 흔한 슬관절과 고관절 통증 상태의 관리에 대한 지침은 환자의 선호도와 개별 관리에 기초한 복합적 관리가 권장된다. Lewis 등(2021)의 최근 권장 사항은 근골격계 질환을 접할 때 임상가는 무엇을 제공할 수 있는지에 대해 다음과 같은 증거 기반을 제안하였다:

- 환자가 모든 합리적인 진단과 관리 옵션, 각각의 해로움과 이득, 예상 결과를 인식하고 이해하도록 한다.
- 증상을 설명하고 관리 방법을 권장할 때 감정적인 언어와 구식의 설명을 피한다.
- 환자에게 가장 중요한 것을 설정하고 이를 의사 결정의 일부라 설명한다.
- 질환 상태의 자연스러운 과정을 이해한다.
- 고려해야 할 연구(investigations)와 고려해서는 안 되는 연구, 연구 결과에 대한 연령 관련 기준을 알고 있다.
- 중재가 개인에게 미칠 수 있는 영향에 대해 설명한다.

영국의 NICE(국립 보건임상 연구원, National Institute for Health and Care Excellence, 2020)에서 골관절염의 치료 계획(pathway)의 예로 (도수치료를 포함한)관리법을 뒷받침하는 몇 가지 증거가 있는 부가적 가능성을 참고로 하여 환자 교육과 운동, 체중 감소를 핵심 일선 관리로 정의하였다. 이 지침은 국제 치료 품질과 일반 인구 건강을 개선하기 위해 치료의 표준화를 장려하고 가치가 낮은 중재를 줄이기 위해 마련되었다. 지침 기반 치료의 한계를 지적하면서 최근의 증거에 따르면 도수치료가 주요 구성요소인 물리치료를 받은 슬관절 골관절염 환자가 관절 내 글루코코르티코이드(glucocorticoid) 주사를 맞은 환자보다 1년간 통증과 기능장애가 적었다는 것을 발견했다(Deyle 등, 2020).

관절-편향 도수치료 중 저항 고려(Considering Resistance During Joint-Biased Manual Therapy)

몇명의 도수치료 교육자들은 도수치료 적용을 위한 임상적 틀을 제공하기 위해 조직 저항과 통증 지표에 기반한 등급 시스템을 통해 접근 방식을 정량화 하려고 했으며(Maitland, 2001; Kaltenborn 등, 2014), 이는 특히 물리치료사가 환자를 다루는 교육을 할 때 유용한 도구이다(IFOMPT 표준, 8규격(Dimension)).

조직 저항은 응력/변형률 선도(stress/strain curve)에서 부하 변형(즉, 조직 변형)과 유사하다. 이 개념은 병리학적과 비병리학적 인체 조직의 특성을 고려한다. 상당수의 물리치료사 평가에서 근골격계와 기타 체성 조직(somatic tissue)의 특성을 측정하는 수단으로 조직 저항을 활용한다. 사실 저항은 다른 가해진 힘과 반대 또는 반대 방향으로 작용하는 모든 힘으로 특징지어지며 임상가는 종종 의사 결정에서 조직 저항에 대한 인식을 사용한다(Maitland, 2001). 예를 들어, 누운 상태에서 환자의 생리학적 슬관절 굴곡 운동 범위를 평가할 때 임상가의 도움 없이 다리의 무게가 더 이상 슬관절 굴곡의 일정한 속도를 계속하기에 충분하지 않다고 감지하는 순간이 저항의 시작으로 간주된다. 일단 발병되면 임상가는 저항이 최대 저항 지점까지 얼마나 빨리 형성되는지 주목하면서 더욱 촉진된 움직임으로 저항을 평가한다. 이것은 최대 저항이 갑자기 시작되거나 끝범위에 대한 저항이 거의 선형으로 증가하는 사이에서 달라질 수 있다.

통증이 거의 없거나 전혀 없는 환자의 경우 저항의 질은 치료적 중재의 강도를 결정하기에 충분할 수 있다. 저항이 최소이지만 범위에 약간의 제한이 있는 환자는 진폭은 작지만 끝범위 근처 또는 최대 범위까지 움직이는 깊숙한 관절가동술(mobilization)이 가장 적절할 수 있다. 운동 범위 초기에 저항이 시작되고 최대 저항까지 선형으로 증가하는 환자는 저항 범위를 통해 움직이는 더 큰 진폭의 관절가동술을 사용하는 것이 환자의 가동성 개선을 촉진하는 데 가장 적절할 수 있다(Maitland 등, 2005). 치료 주기 선택은 관절가동술 중 조직 저항의 감소가 인지되고 변화를 보이는 시작점과 최대 저항에서의 재검사가 더 직접적으로 연관될 수 있다.

관절-편향 도수치료 중 통증 고려(Considering Pain during Joint-biased Manual Therapy)

통증의 존재는 환자가 물리치료를 받는 주된 이유이다 (McRae와 Hancock, 2017). 물리치료사는 통증의 유해수용기(nociception) 효과에 초점을 맞춰야 하며 이는 신체적 양상(physical modalities)에 덜 반응할 가능성이 있는 다른 중추성(centrally) 주도 과정보다 더 중요하다(Schäfer 등, 2009). 이를 염두에 두고 가동성(mobility)에 대한 모든 수동적 평가에는 통증 평가가 포함되어야 한다. 통증 시작과 증상 재현의 개념을 통합하면 임상가는 환자의 통증이 운동 기능 장애와 어떻게 관련되는지 이해하는 데 도움이 될 수 있다(Beneck 등, 2005; Owens 등, 2007). 통증의 시작은 환자가 검사 중 통증이 나타나는 순간으로 정의된다. 통증이 심각하거나 민감한(severity or irritability) 사람은 최대 통증에 대한 평가가 부적절할 수 있으며 이는 증상 재현보다 증상의 부분적 재현을 허용하도록 변화된 평가를 의미한다. 반대로 검사 중에 증상 재현이 유발되지 않으면 임상가는 최대 조직 저항에 다다를 수 있다. 환자가 더 민감한 문제를 가지고 있다면 임상가는 도수치료를 위해 더 부드러운 기법을 선택하는 반면, 환자가 최대 저항에 매우 가까워질 때까지 불편함이나 통증을 경험하지 않으면 끝 범위까지 더 공격적인 기법으로 수행할 수 있다.

도수치료의 목표는 통증이나 움직임 제한(저가동성(hypomobility))일 수 있다. 환자가 조직 저항 이전에 통증을 호소하는 경우 궁극적으로 조직 제한을 해결하기 위한 목적으로 통증을 줄이는 데 중점을 둘 수 있다. 인접 관절에 제한이 있는 경우 관절 제한을 해결하고 환자의 통증 경험에 대한 조절 효과를 달성하기 위해 저운동성을 치료하는 것이 임상가의 선호도일 수 있다. 보통 통증과 저항은 환자의 증상이 개선된 결과를 얻기 위해 해결한다.

임상가는 통증을 치료합니까 아니면 피합니까?
(Do Clinicians Treat into Pain or Avoid It?)

통증 치료를 결정하는 것은 심각도(Severity), 민감성(Irritability), 자연 치유 과정(Nature and Stage of healing)(SINSs)에 크게 좌우된다(Maitland 등, 2005). 추가 고려사항은 환자가 경험하는 통증의 유형(즉, 신경병성(neuropathic), 유해수용성(nociceptive) 또는 유해가소성(nociplastic))

일 수 있다. 통증 유발을 피하는 것이 매우 민감하거나 급성 손상/상태에 대한 최선의 선택일 수 있는 반면, 통증이 주요 증상인 경우 통증을 피하는 것이 시간적 가중(temporal summation)과 같은 부작용의 위험을 낮춘다(Meeus와 Nijs, 2007). 환자의 통증 특성을 정의하는 것은 주관적인 평가에서 모아지고 환자가 통각과민(hyperalgesia) 그리고/또는 이질통증(allodynia)을 나타낼 수 있는 신체 검사로 확정된다. 조직 저항에 영향을 미치지 않는 작거나 큰 진폭의 진동(oscillations)을 사용하는 것이 환자 시나리오에 가장 적합할 수 있다. 환자의 통증 억제 능력이 온전한 경우(일반적으로 조건화된 통증 조절(conditioned pain modulation)을 통해 측정) 통증으로 치료하는 것이 통증을 억제하는 데 이상적일 수 있다. 통증에 대한 치료는 통증 역치를 증가시킬 수 있고 더 제한과 통증이 있는 범위로 진행 할 수 있다. 이 과정은 모든 유형의 통증에 나타날 수 있고 종종 손상된 조건화된 통증 조절(conditioned pain modulation)을 활성화하는 데 사용할 수 있다(Petersen 등, 2019).

관절-편향 도수치료의 적용량
(Dosage of Joint-Biased Manual Therapy)

도수치료의 매개변수들(parameters)을 선택할 때 환자의 민감성(irritability)은 중추와 말초 기전들 모두에 의해 영향을 받는다. 어떤 기전(들)이 환자의 증상을 지배하는지에 대한 임상적 추론은 도수치료 적용을 결정하는데 중요하게 고려된다. 호소증상(complaint)에 매우 민감한 환자(예: 중추 민감화(central sensitization) 또는 심한 신경병증성(neuropathic) 통증이 지배적인 증상)는 환자의 호소 증상(complaint)을 악화시킬 수 있는 많은 양의 도수치료 용량을 견디지 못할 것이다. 따라서 낮은 등급(거의 저항이 없거나 아주 약간의 저항), 짧은 기간, 느린 진동(oscillatory) 기법이 증상을 줄이는 데 도움이 될 수 있다. 통증이 최소이거나 통증이 주로 중추 민감화 보다는 말초 유해수용기에 의해 지배되는 환자는 더 높은 강도의 도수치료에 반응할 수 있다.

관절-편향 도수치료 중 증상과 기능 수정
(Symptom and Functional Modification During Joint-Biased Manual Therapy)

도수치료의 대체 방법으로 증상과 기능 수정(symptom and functional modification)을 사용한다. 이것은 치료사가 환자와 협력하여 기능적 제한을 실시간으로 바꾸려고 시도하는 방법이다(Lehman, 2018). 관절-편향 중재를 적용하여 환자의 증상이 개선되면 이 중재가 문제의 원인과 증상을 즉시 수정할 수 있는지 여부에 대한 통찰력을 제공한다. 환자의 기능 제한을 평가하고 변경하는 데 사용되는 기법은 치료 인공물(artefact)이 된다. 증상과 기능 수정의 목표는 불쾌한 움직임에 대한 "통증 없는(painless)" 가동성을 만들고 환자가 자가 치료 또는 테이핑과 같은 기타 보조 장치를 사용하여 자신의 상태를 관리할 수 있도록 하는 것이다. 증상과 기능 수정에 사용되는 가장 일반적인 기법은 Brian Mulligan의 아이디어로 MWM(움직임을 동반한 관절가동술, Mobilization with Movement)이며 다음과 같이 정의하였다. "관절가동술은 수동적이고 통증이 없는 제한까지 지속되며 통증이 없는 능동적 움직임이 뒤따른다"(Mulligan, 2010).

증상과 기능 수정 원리의 적용은 치료사가 도수의 조직 저항 수준을 등급화하거나 최대 힘으로 불편함까지 적용하는 것을 포함하지 않는다. 대신에, 기능 회복을 위해 관절에 적용하는 최소한의 활주(glide)가 권장된다. 완전한 통증 제거 또는 통증 감소가 충분한지 여부는 임상가가 판단해야 한다(Lewis 등, 2016). 이러한 중재는 각각 다른 활주(glides)와 압력, 개선(refinement)을 시도하여 움직임이 가장 기능적일 때까지 다양한 조정으로 적용된다. 환자와 임상가는 함께 협력하여 대부분의 증상 수정을 허용하는 기법을 확인한다. Mulligan은 MWM(움직임을 동반한 관절가동술, Mobilization with Movement)이 손을 움직이는(hands-on) 도수치료와 운동의 조합이라고 여겼다. 역사적으로 이러한 효과는 관절의 위치적 결함(positional faults)과 관련이 있다고 제안되었지만(Mulligan, 2010), 신경생리학적(neurophysiological) 기전으로 이해하는 현재 추론이 효과 기전으로 우세하다(Vicenzino 등, 2011). 효과 기전은 다음과 같다: (1) 움직임이나 활동으로 증상(위협)을 줄이는 것을 목표로 한다. (2) 내인성 통각저하증(endogenous hypoalgesia)을 유발한다. (3) 통제로 통증 기억/노출을 방해할 수 있다. 또한 이러한 접근 방식은 움직임 회피 동작이 감소하고 자기 효능감(self-efficacy)이 향상 될 수 있다고 가정하였다(Vicenzino 등, 2011). 특정 관절가동술을 사용하여 움직임을 수정할 수 있는 경우, 이전에 통증이 없었던 움직임의 기억을 다시 학습하기 위해 새로운 통증이 없는 움직임을 여러 번 반복하는 것을 권장하였다(Zusman, 2004). 복용 측면에서 움직임을 회복하려면 최소한의 반복 횟수가 추천된다.

MWM을 적용할 때 힘의 공식 등급은 없지만 사용의 기반은 기능적 위치를 가정하고 상태가 허용하는 한 움직임에 따른 부하를 점진적으로 증가시키는 것이다. 매우 민감한 환자의 경우 가장 참을 수 있는 자세가 먼저 체중을 지지하지 않는 자세일 수 있지만 시간이 지남에 따라 민감성(irritability)이 감소하여 그림 16.1에 표시된 것처럼 MWM을 부분 또는 전체 체중 부하로 수행된다. 환자는 다양한 기능적 자세에서 통증을 경험할 수 있으므로 임상가는 이러한 자세에서 MWM을 적용할 수 있다. 치료 중 증상이 악화되면 임상가는 부하를 낮추고 견딜 수 있는 위치로 변경한다. 환자의 증상과 기능 수정에 즉각적인 도움이 없다면 이 접근법은 사용하지 않아야 한다.

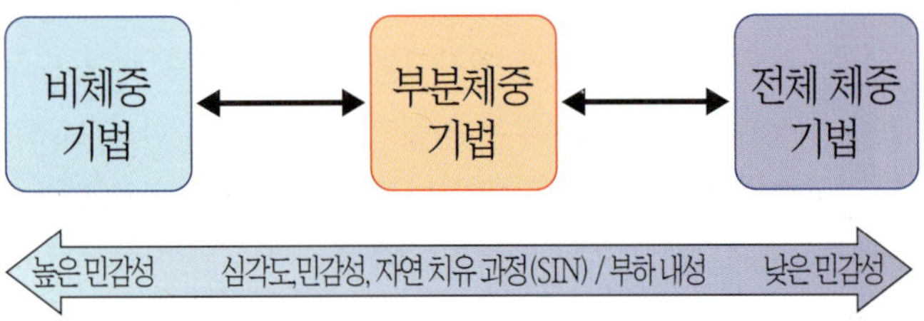

그림 16.1
MWM(움직임을 동반한 관절가동술, Mobilization with Movement) 중재를 사용하여 비체중 부하에서 전체 체중 부하 중재로의 진행.

(McDowell 등 (2021) 참조).

고관절의 수동적 관절-편향 도수치료 중재
(Passive Joint-Biased Manual Therapy Interventions for the Hip)

고관절 전방-후방 관절가동술
(Hip Anterior–Posterior Joint Mobilization)

가장 부하가 적은 자세는 환자가 슬관절을 곧게 펴고 바로 누운(supine) 자세이다. 임상가는 고관절이 중립 위치에 있는 상태에서 상부 대퇴골을 통해 전방에서 후방으로 압력을 가한다(그림 16.2). 점진(progress)을 위해 슬관절을 구부리고 발을 테이블 위에 평평하게 놓는다. 임상가는 슬관절 앞쪽에 손을 대고 대퇴골 축을 통해 AP(전방에서 후방, anterior to posterior) 힘을 가한다(그림 16.3). 후방 고관절에서 스트레칭이 느껴지지 않으면 환자의 발을 반대쪽 슬관절의 측면에 놓을 수 있다. 추가적인 스트레칭이 필요한 경우 고관절을 다양한 각도로 굴곡시킬 수 있다(그림 16.4).

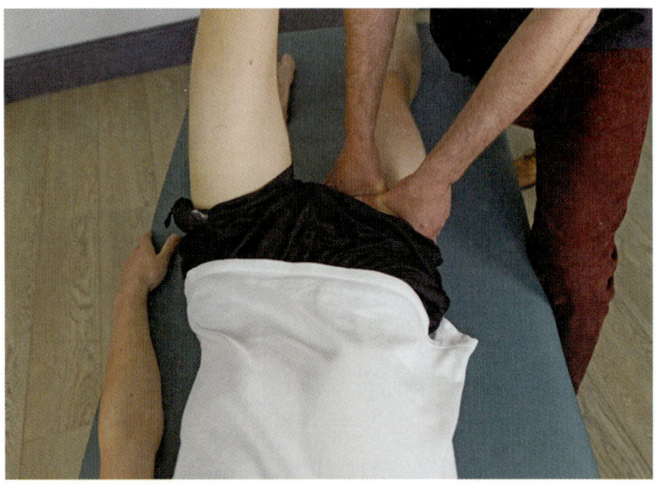

그림 16.2
바로 누운 고관절 중립 위치에서 전방-후방 관절가동술.

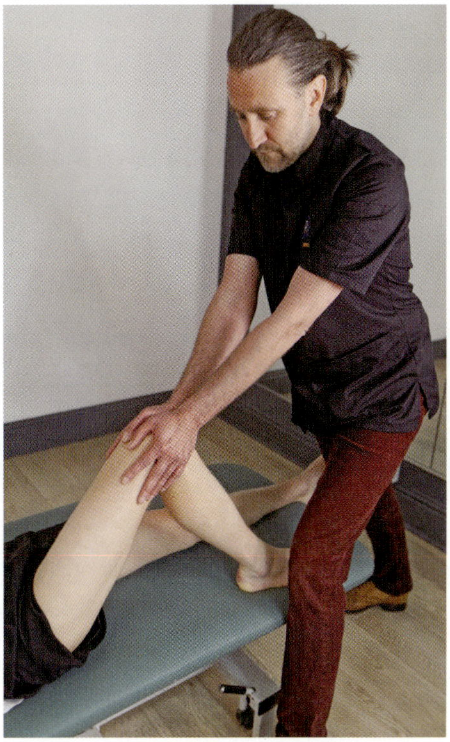

그림 16.3
바로 누운 고관절 45° 굴곡 위치에서 전방-후방 관절가동술.

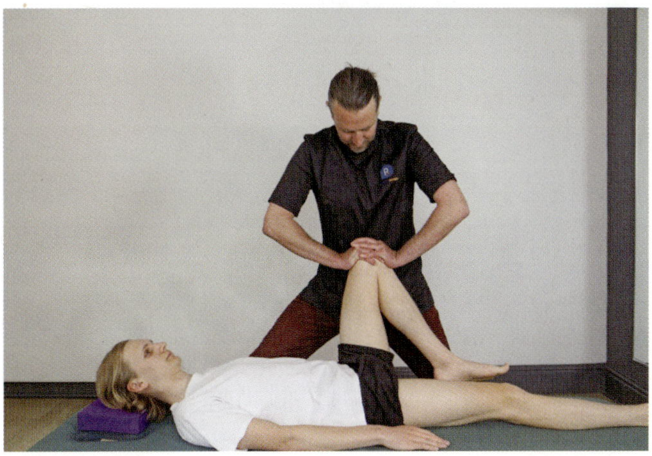

그림 16.4
바로 누운 고관절 90° 굴곡 위치에서 전방-후방 관절가동술.

고관절 후방-전방 관절가동술

(Hip Posterior–Anterior Joint Mobilization)

환자가 엎드린(prone) 자세에서 임상가는 슬관절을 구부린 상태에서 환자의 하지를 잡고 지지한다. 임상가의 근위부 손은 환자의 대전자(greater trochanter)의 바로 아래와 내측에 대고서 PA(후방에서 전방, posterior to anterior) 압력을 후방 고관절에 가한다(그림 16.5). 전방으로 스트레칭이 느껴지지 않으면 임상가는 고관절을 다양한 각도의 신전으로 들어올릴 수 있다(그림 16.6).

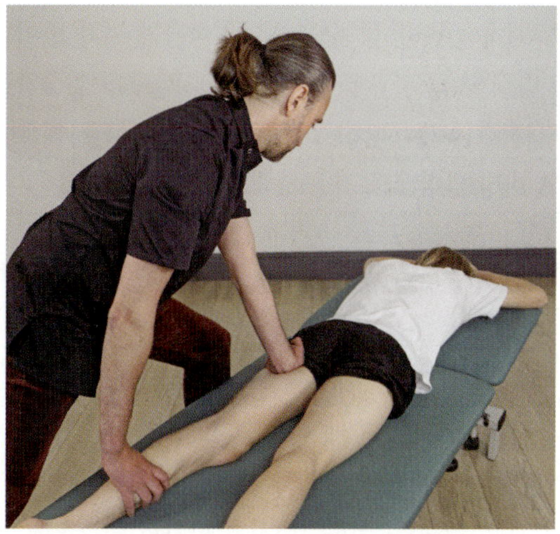

그림 16.5
엎드린 고관절 중립 위치에서 후방-전방 관절가동술.

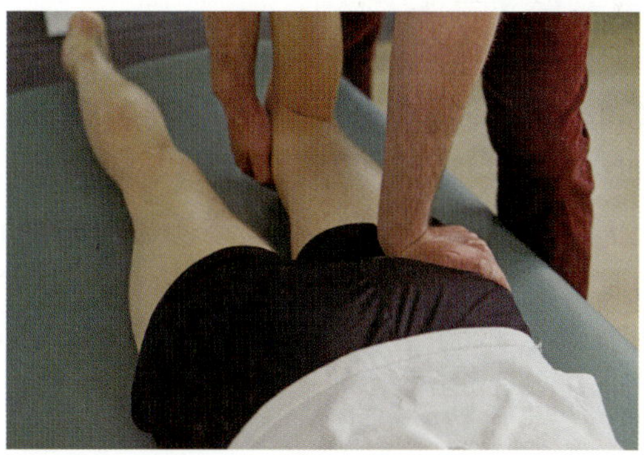

그림 16.6
엎드린 고관절 신전 위치에서 후방-전방 관절가동술.

외회전을 동반한 고관절 후방-전방 관절가동술
(Hip Posterior–Anterior Joint Mobilization with External Rotation)

환자는 슬관절을 구부린 상태로 엎드려 눕는다. 임상가의 원위부 손으로 환자의 발목을 잡고 근위부 손의 첫 번째 지간(webspace) 또는 소지구(hypothenar eminence)로 환자의 대전자(greater trochanter) 바로 아래와 내측에 댄다. 그런 다음 임상가는 조직 긴장이 시작될 때까지 고관절을 외회전한다. 종아리(lower leg)는 이 위치를 유지하면서 근위부 손을 통해 PA 압력을 가한다(그림 16.7). 이것은 "4자형(figure-of-4)" 위치로 점진(progress) 될 수 있다. 임상가는 환자 종아리의 반대힘을 아래쪽으로 가하며 이용한다. 그 다음 임상가는 손의 첫 번째 지간(webspace) 또는 소지구로 대전자의 내측부에 대고 PA 하방 방향으로 가동 압력을 가한다(그림 16.8).

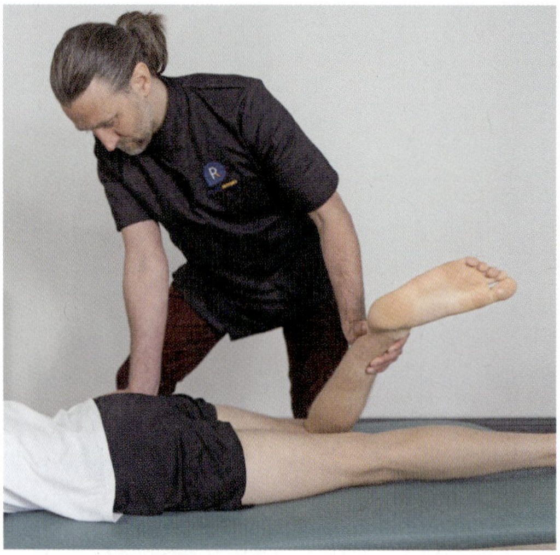

그림 16.7
엎드린 고관절 외회전 위치에서 후방-전방 관절가동술.

하지가 교차된 위치에서 고관절 전방-후방 관절가동화(장축)
(Hip Anterior–Posterior Mobilization (Long Axis) with Lower Extremity Crossed)

환자는 하지가 4자 모양의 위치에 놓이도록 하며 바로 눕는다. 임상가는 환자의 반대쪽에 서서 환자의 슬관절에 양측 손을 댄다. 대퇴골과 같은 축에 힘이 가해지며 장축 AP 관절가동술을 한다(그림 16.9).

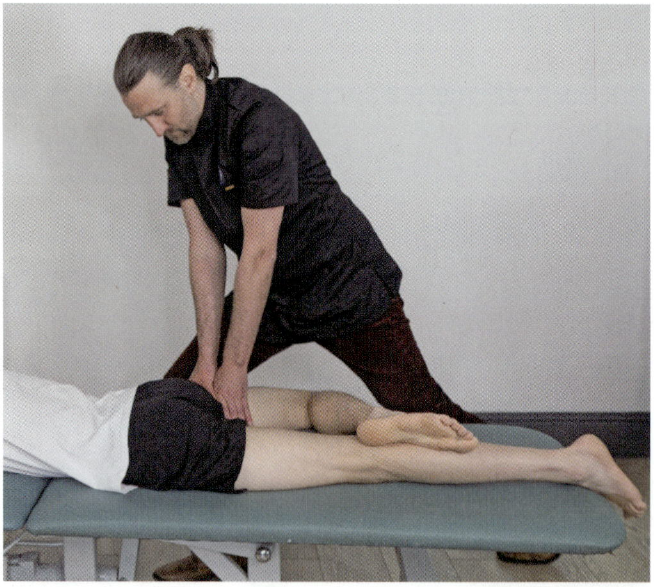

그림 16.8
엎드린 고관절 "4자형" 위치에서 후방-전방 관절가동술.

고관절 신연 추력(긴 축)
(Hip Distraction Thrust (Long Axis))

임상가는 환자를 침대 발치에 바로 눕힌다. 임상가는 복사뼈(malleoli) 바로 위의 발목을 잡는다(그림 16.10). 다리를 30° 굴곡과 약간 외회전, 약간 외전시켜 안정자세(resting position)로 들어 올린다. 임상가는 조직의 느슨함을 채우기 위해 뒤로 몸을 기울이고 높은 속도와 낮은 진폭의 추력을 아래쪽 방향으로 가한다(그림 16.11).

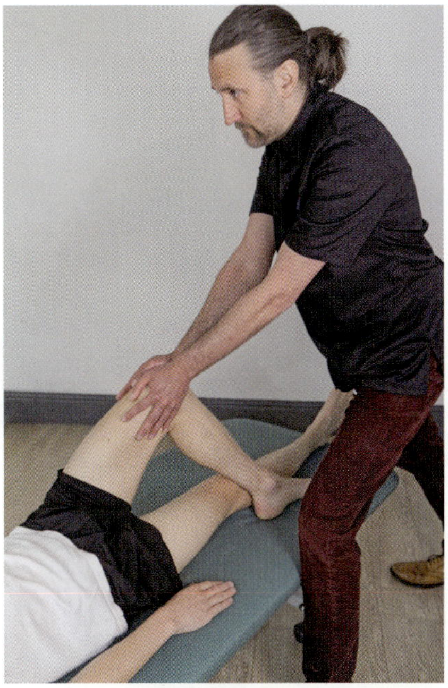

그림 16.9
바로 누운 하지가 교차된 위치에서 고관절 전방-후방 관절가동화(장축).

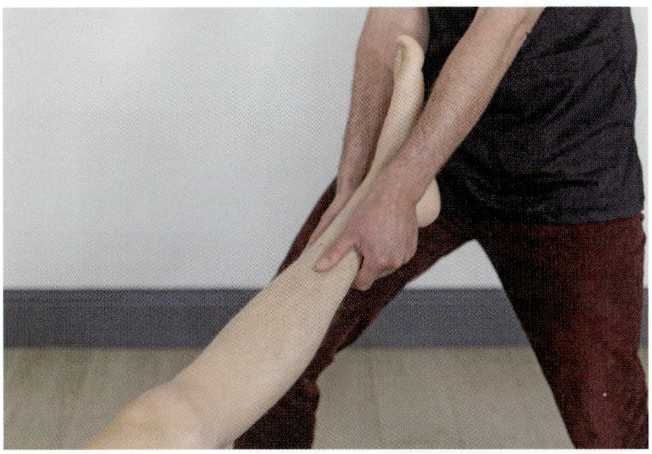

그림 16.10
바로 누운 고관절 신연 추력(긴 축)의 손 위치.

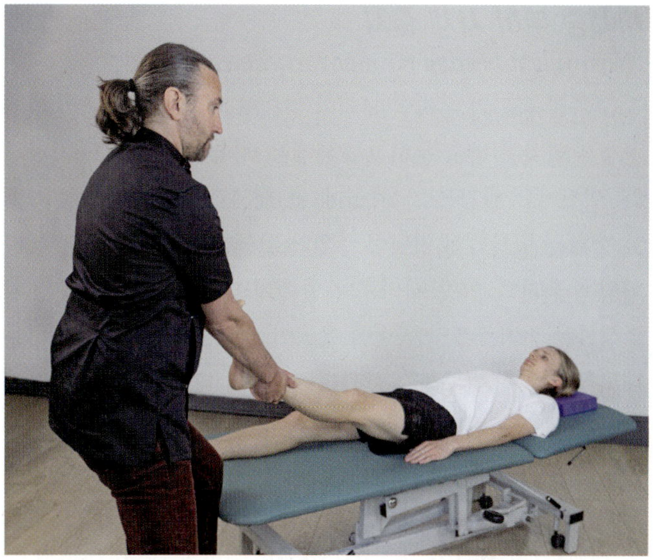

그림 16.11
바로 누운 고관절 신연 추력(긴 축).

고관절을 중재를 위한 움직임을 동반한 관절가동술 (Mobilization with Movement (MWM) Interventions for the Hip)

고관절 MWM의 적용은 근위 대퇴골에 대한 외측 활주 관절가동술 움직임의 문제와 연관된 원리에 기반한다. 이것은 NWB(비체중 부하, non-weight-bearing)(누운 자세)와 PWB(부분적 체중부하, partial weight-bearing)(네발 기기 자세와 의자에 발을 올려놓기), FWB(전체 체중부하, full weight-bearing)(서기)에서 수행할 수 있다. 환자에게 추가 압력을 가하여 치료에 더 많이 참여할 수 있고 모든 MWM과 마찬가지로 자가 치료 옵션은 환자가 스스로 관리할 수 있도록 해주는 핵심으로 통증을 제어하는 데 더 많은 자율성을 잠재적으로 허용한다. MWM은 통증이 없고 범위 끝에서 몇 초 동안 지속되도록 한다. 일반적으로 10회 반복 세트가 사용되지만 환자 반응에 따라 증가 또는 감소될 수 있다.

비체중 부하 자세 절차
(Non-weight-bearing Position Procedures)

고관절 굴곡의 움직임 부전이 있으면 MWM의 비체중 부하 시행은 환자를 바로 눕히고 고관절을 90°로 굴곡시켜서 시작한다. 임상가는 한걸음 자세(stride stance)로 침대 옆에 선다. 치료 벨트는 임상가의 엉덩이 주위와 편안함을 위해 필요에 따라 패딩을 환자의 안쪽 사타구니 안쪽에 대어 고리를 형성한다. 임상가는 환자로부터 골반을 움직여 벨트를 통해 힘을 가하는 대퇴골의 외측 활주를 시행한다(그림 16.12). 그런 다음 환자는 움직임을 통해 일관되게 활주가 유지된 상태에서 고관절을 굴곡하고 중립위치로 돌아온다. 환자는 가동범위를 더 늘리기 위해 슬관절을 가슴 쪽으로 당기면서 손으로 추가 압력을 가할 수 있다(그림 16.13). 이 치료 자세는 굴곡과 내전, 내회전 움직임과 결합되어 사용할 수 있고(그림 16.14) FABRE(굴곡, 외전, 외회전, flexion, abduction, external rotation) 자세에서 외회전으로 적용할 수 있다(그림 16.15).

부분적 체중 부하 자세 절차
(Partial Weight-bearing Position Procedures)

고관절의 부분적 체중 부하 MWM은 네발기기 자세에서 환자와 함께 외측 활주 관절가동술의 적용을 필요로 한다. 다시 말하면, 외측 활주는 임상가가 한걸음 자세로 침대 옆에 서서 환자로부터 골반을 이동시켜 적용한다(그림 16.16). 고관절 굴곡의 움직임은 환자가 "뒤로 밀기(rocking back)" 움직임을 시작하여 골반을 발목 쪽으로 가져가면서 시행된다. 추가 압력은 환자가 더 뒤로 이동하여 조절한다. 또한, 이 기법은 환자가 인지한 기능적 요구 사항에 따라 침대에 슬관절 대고서 내회전과 외회전, 외전, 내전의 움직임과 결합할 수 있다.

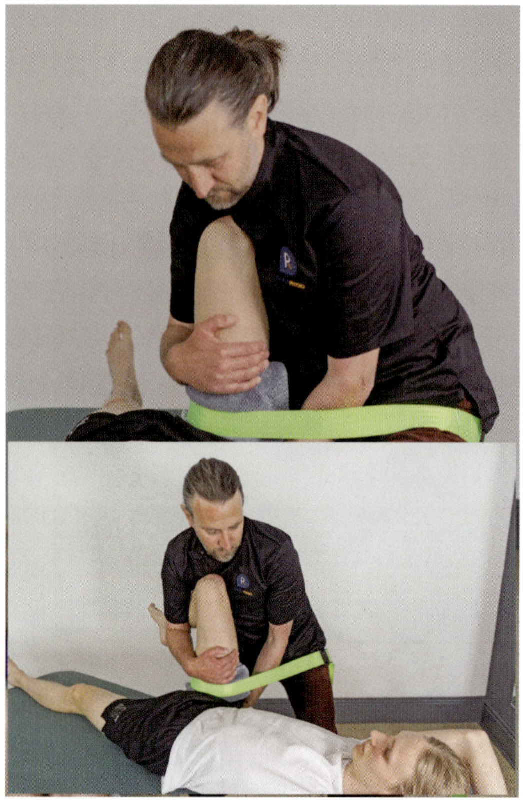

그림 16.12
움직임을 동반한 관절가동술(MWM) 동안 고관절의 외측 활주를 위한 벨트 위치.

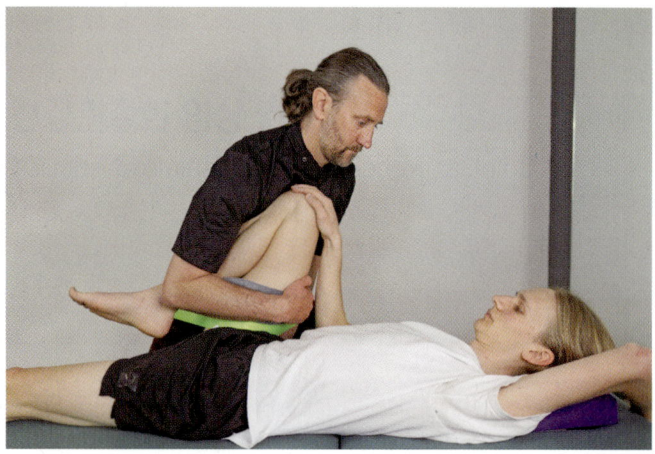

그림 16.13
바로 누운 고관절 굴곡 위치로 추가 압박을 동반한 비체중 부하 외측 활주 움직임을 동반한 관절가동술(MWM).

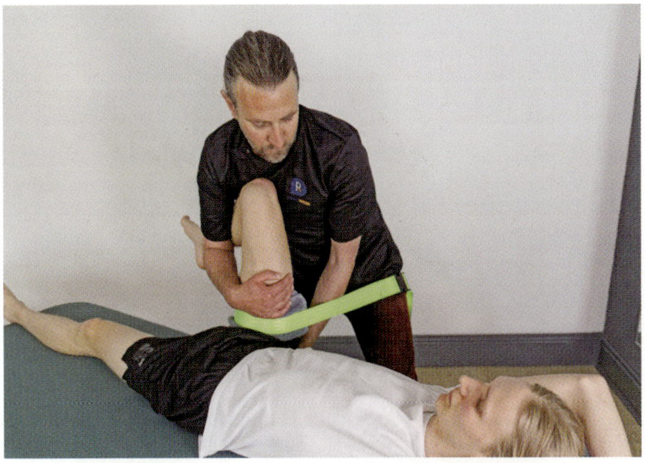

그림 16.14
바로 누운 비체중 부하 자세 고관절 내회전 위치로 외측 활주 움직임을 동반한 관절가동술(MWM).

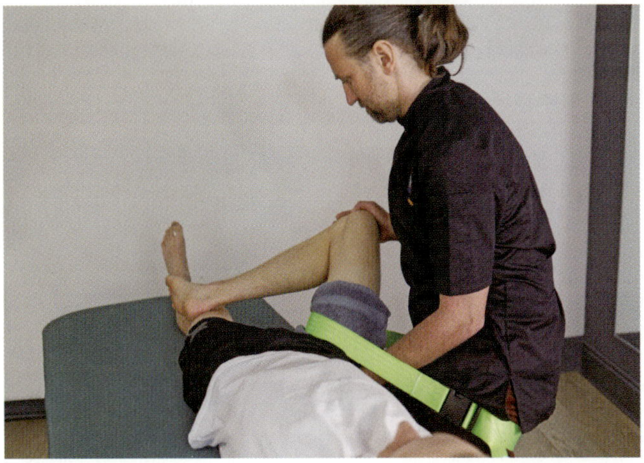

그림 16.15
바로 누운 비체중 부하 자세 고관절 외회전 위치로 외측 활주 움직임을 동반한 관절가동술(MWM).

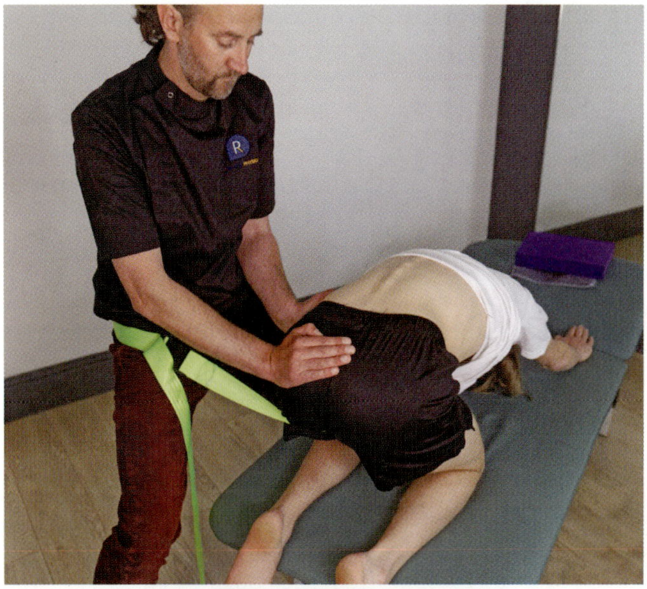

그림 16.16
네발기기 부분적 체중 부하 자세 고관절 굴곡 위치에서 외측 활주 움직임을 동반한 관절가동술(MWM).

전체 체중 부하 자세 절차
(Full Weight-bearing Position Procedures)

고관절의 전체 체중 부하 MWM은 환자가 지지된 기립 자세에서 벨트의 적용을 통해 외측 활주를 시행한다. 굴곡과 신전 움직임을 위해 환자는 의자에 발을 올려 놓고 앞다리(굴곡의 경우, 그림 16.17) 또는 서 있는 다리(신전의 경우, 그림 16.18)에 활주를 시행한다. 골반의 외측 고정을 위해 임상가는 손을 장골릉선(iliac crest)에 놓고 환자가 손상된 움직임을 하기 전에 벨트를 통해 활주를 적용한다. 환자는 안전을 위해 치료 테이블을 잡을 수 있다. 전진한(advanced) 세션에서 FWB(전체 체중 부하, full weight-bearing) 기법은 더 활동적인 환자나 이 자세에서 통증이 있는 환자를 위해 스쿼트 자세에서도 적용될 수 있다(그림 16.19).

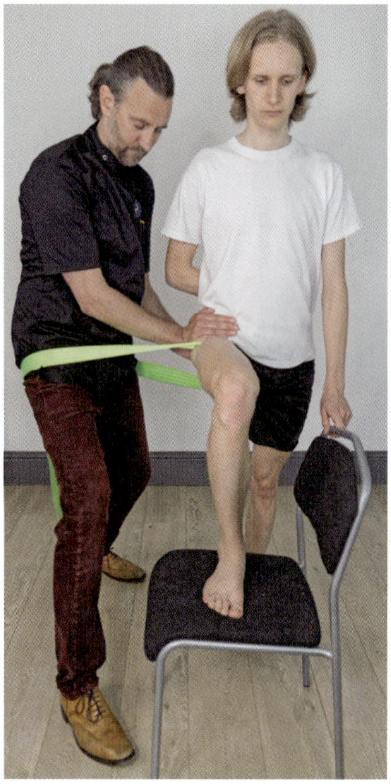

그림 16.17
한발서기 부분적 체중 부하 자세 고관절 굴곡 위치로 외측 활주 움직임을 동반한 관절가동술(MWM).

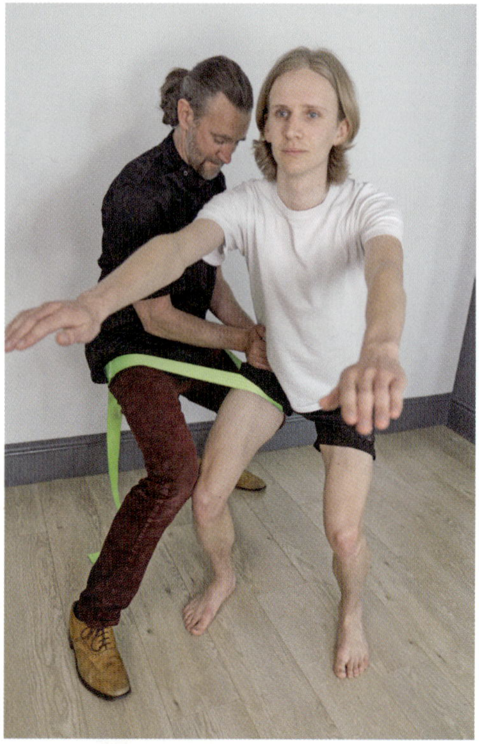

그림 16.19
스쿼트 전체 체중 부하 자세 외측 활주 움직임을 동반한 관절가동술(MWM).

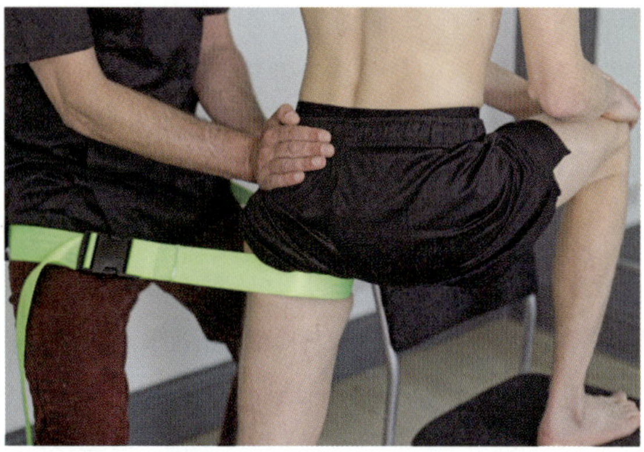

그림 16.18
한발서기 부분적 체중 부하 자세 고관절 신전 위치로 외측 활주 움직임을 동반한 관절가동술(MWM).

FWB 내회전 또는 외회전의 경우 동일한 자세를 보인다. 그러나, 환자의 움직임은 서 있는 다리 쪽으로 몸을 돌리거나 또는 반대 방향으로 돌리는 것이다(그림 16.20).

마지막으로 고관절의 자가 MWM은 환자 상태 관리의 중요한 측면이며(McDowell 등, 2021), 환자가 통증 있는 움직임을 수정하기에 적합한 체중지지 자세에서 트랙 밴드(track band)를 사용하여 효과적으로 적용될 수 있다(그림 16.21). 결론적으로, 관절-편향 중재는 독단적이지 않다는 점에 주목하는 것이 중요하다. 기초과학과 임상 과학, 임상 추론, 환자의 양상(presentation)에 대한 지식을 사용하여 임상가는 도수치료기법을 선택하고 적용하는 방법에 있어 창의적이어야 한다.

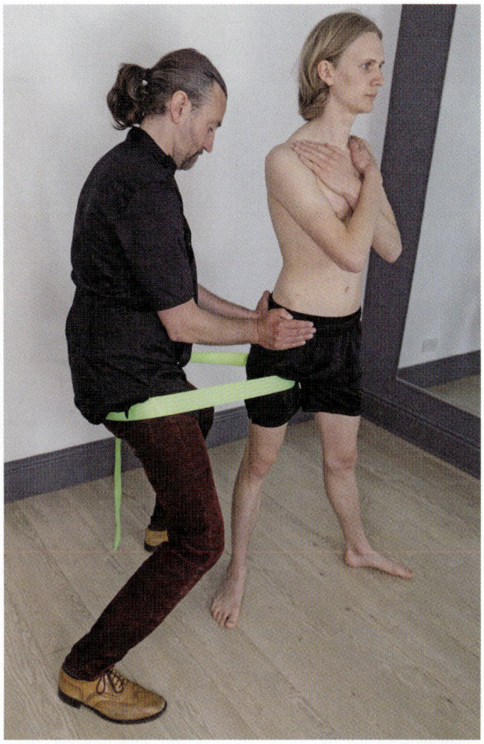

그림 16.20
서있기 전체 체중 부하 자세 고관절 회전 위치로 외측 활주 움직임을 동반한 관절가동술(MWM).

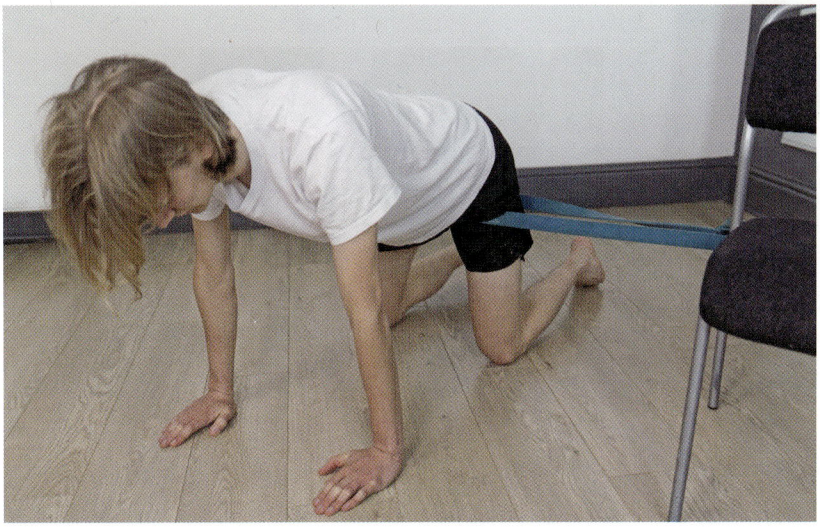

그림 16.21
네발기기자세 고관절 굴곡 위치로 저항 밴드를 이용한 자가 외측 활주 움직임을 동반한 관절가동술(MWM).

슬관절의 관절-편향 도수치료 중재
(Joint-Biased Manual Therapy Interventions for the Knee)

근위 경비관절 관절가동술
(Proximal Tibiofibular Joint Mobilizations)

근위 경비관절 후내측 관절가동술
(Proximal Tibiofibular Joint Posterior-Medial Mobilization)

환자는 슬관절 세워(hook-lying) 바로 누운 자세에서 환자의 발을 임상가의 슬관절에 받쳐 올려 위치를 확보한다. 모지구(thenar eminence)는 앞쪽과 근위 비골두(fibular head) 위에 대고 2-5수지는 슬와(popliteal fossa) 안으로 감싸 잡는다. 압력은 후내측(posteromedial) 방향으로 가하며 이에 맞게 등급을 매긴다(그림 16.22).

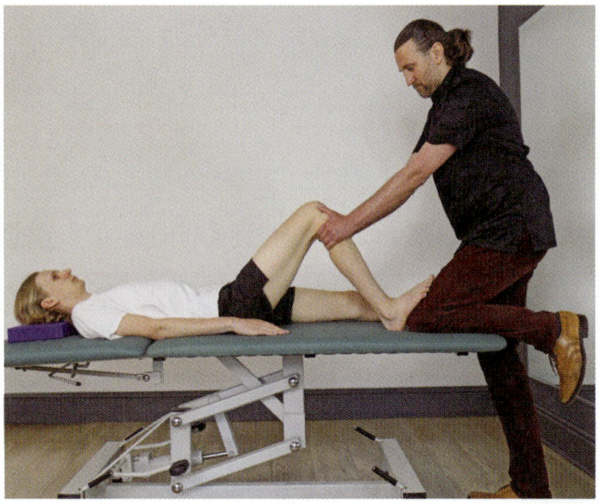

그림 16.22
바로 누운 근위 경비관절 후방-내측 관절가동술.

근위 경비관절 후방-전방 관절가동술(Proximal Tibiofibular Joint Posterior-Anterior Mobilization)

환자는 엎드린 자세에서 발을 테이블 가장자리에 걸고 발목을 중립에 위치한다. 임상가는 근위 비골을 부드럽게 잡고 비골두 후방 위에 모지구를 댄다. 압력은 전외측(anterolateral) 방향으로 가하며 그에 맞게 등급을 매긴다(그림 16.23). 환자의 슬관절은 환자 양상(patient presentation)과 중재 목표에 따라 다양한 각도로 굴곡과 신전 될 수 있다.

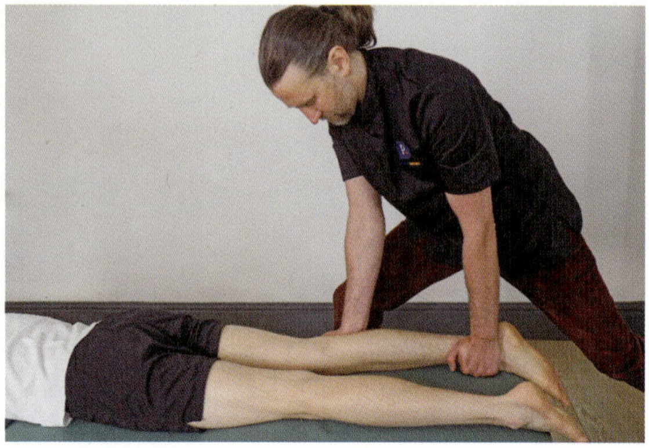

그림 16.23
엎드린 근위 경비관절 후방-전방 관절가동술.

근위 경비관절 미측 활주
(Proximal Tibiofibular Joint Caudal Glide)

환자는 환측(involved side)이 위로 향하게 하고 슬관절을 약간 굽힌 상태로 옆으로 누운 자세를 한다. 임상가는 두 엄지손가락을 비골두(fibular head) 상부에 댄다. 등급화된 관절가동술은 미측 방향으로 힘을 가하여 시행한다(그림 16.24).

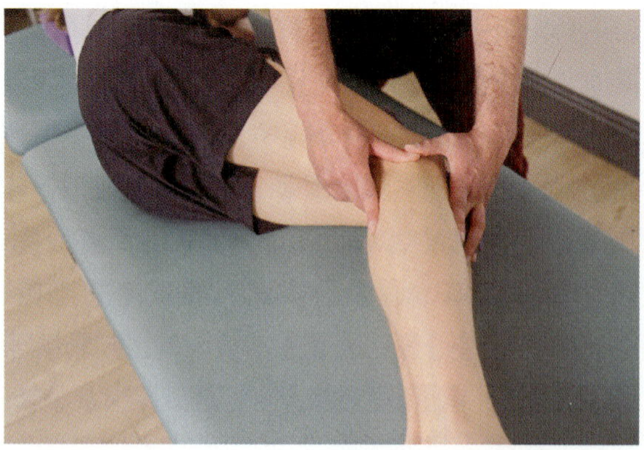

그림 16.24
옆으로 누운 근위 경비관절 미측 활주.

근위 경비관절 후전방 도수교정 추력(Proximal Tibiofibular Joint Posterior-Anterior Manipulation Thrust)

임상가는 환자의 슬관절 외측면 부위의 슬와에 손을 놓고 손의 MCP(중수지, metacarpophalangeal)관절이 환자의 비골두 뒤에 단단히 고정될 때까지 연부조직을 외측 방향으로 당긴다. 반대쪽 손은 발과 발목을 잡는다(그림 16.25). 슬관절이 굴곡되면 하퇴(lower leg)는 조직 저항으로 약 75% 외회전이 일어난다. 임상가는 경골에 높은 속도와 낮은 진폭의 추력을 가하여 환자의 발뒤꿈치를 동측 고관절 쪽으로 밀어낸다(그림 16.26)

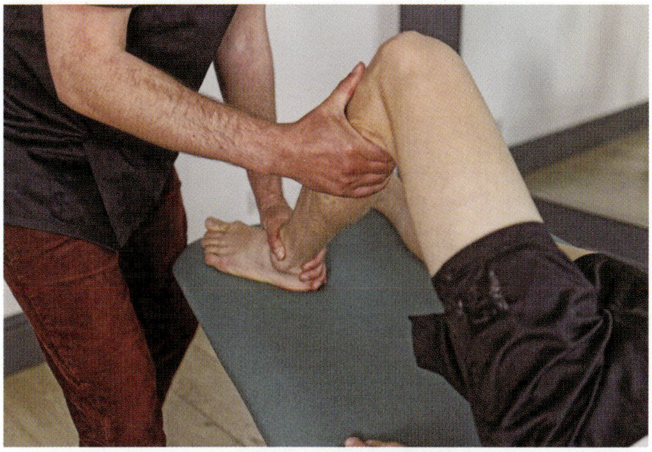

그림 16.25
바로 누운 근위 경비관절 후방-전방 도수교정 추력 손 위치.

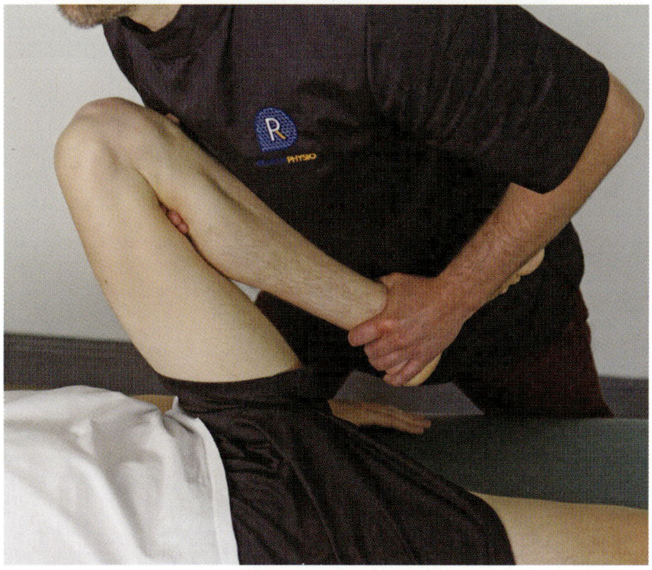

그림 16.26
바로 누운 근위 경비관절 후방-전방 도수교정 추력.

경대퇴관절 관절가동술
(Tibiofemoral Joint Mobilizations)

슬관절 굴곡 위치에서 경대퇴관절 전방-후방 관절가동술(Tibiofemoral Joint Anterior–Posterior Mobilization in Flexion)

대퇴골에서 경골을 후방으로 관절가동은 슬관절 굴곡의 다양한 각도에서 시행 될 수 있다. 더 신전된 위치에서 관절가동하는 경우 임상가는 대퇴골 아래 받침대로서 수건이나 지지대를 사용할 수 있다. 그렇지 않으면 치료 테이블에 발을 받쳐 놓고 슬관절을 굴곡한다. 임상가는 모지구가 경골 고평부(plateaus)의 내측과 외측에 놓고 엄지손가락이 위쪽을 향하여 나머지 손가락이 관절선(joint line)을 감싸도록 잡는다(그림 16.27). 힘 적용은 AP 방향으로 가한다.

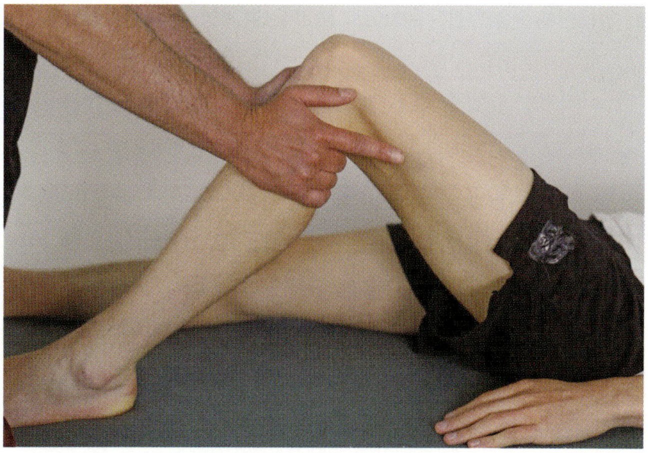

그림 16.27
바로 누운 굴곡 위치에서 경대퇴관절 전방-후방 관절가동술.

슬관절 신전된 위치에서 경대퇴관절 후방-전방 관절가동술(Tibiofemoral Joint Posterior–Anterior Mobilization with Knee Extended)

슬관절이 신전된 위치에서 경대퇴관절 PA관절가동술은 엎드린 자세에서 두 가지 다른 손 위치로 시행할 수 있다. 첫 번째 기법은 지지하는 손은 경골 전면 원위부에 위치하는 반면 가동하는 손은 손꿈치(heel of the hand) 부위가 경골 후면 근위부에 대고 손가락이 말단을 향하게 하여 관절선에 위치한다 (그림 16.28). 대체 기법은 한손은 엄지손가락이 원위쪽을 향하게 하여 경골 근위부에 대고 다른 손은 손가락이 종아리 앞쪽으로 감싸면서 양쪽 손을 관절가동하는데 사용한다 (그림 16.29). 두 기법 모두 힘 적용은 PA 방향으로 가한다.

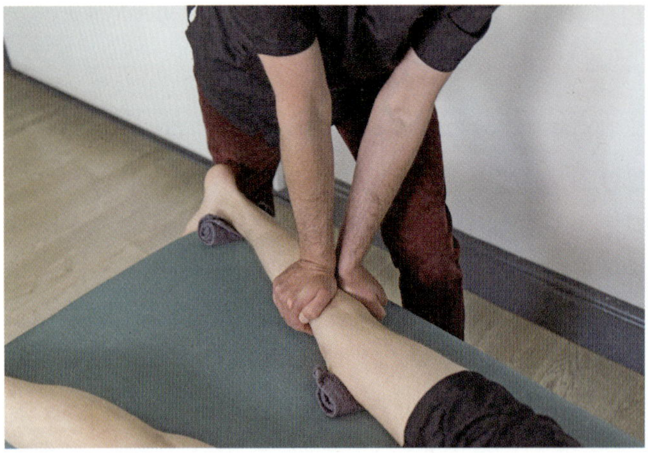

그림 16.28
엎드린 슬관절 신전된 위치에서 경대퇴관절 후방-전방 관절가동술.

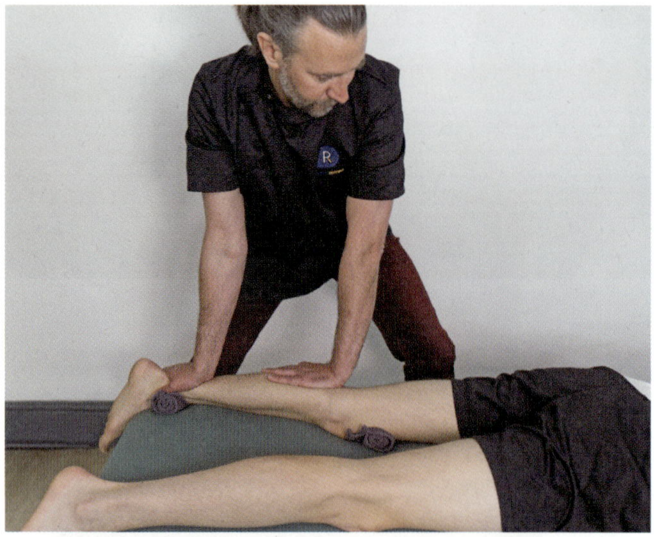

그림 16.29
엎드린 슬관절 신전된 위치에서 경대퇴관절 후방-전방 관절가동술 (손의 대체 자세).

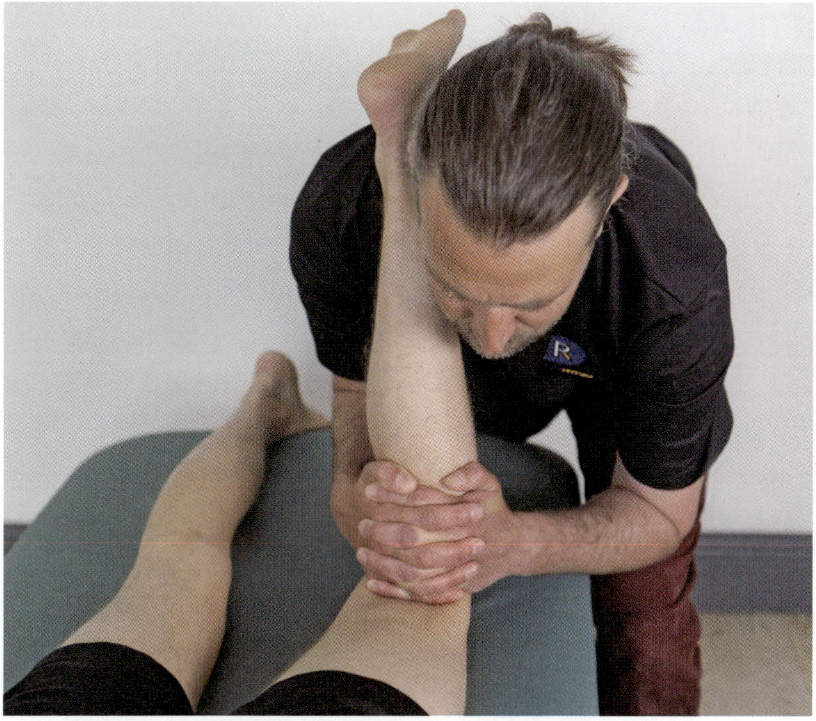

그림 16.30
엎드린 슬관절 굴곡 위치에서 경대퇴관절 후방-전방 관절가동술.

슬관절 굴곡 위치에서 경대퇴관절 후방-전방 관절가동술(Tibiofemoral Joint Posterior-Anterior Mobilization in Flexion)

AP 기법과 유사하게 수건/지지대를 사용하여 슬관절을 다양한 각도로 굴곡할 수 있다. 이 기법은 환자가 바로 눕거나 엎드린 자세에서 시행할 수 있다. 바로 누운 자세에서는 AP 관절가동술과 같은 임상가 손 위치로 하고 환자는 슬관절을 굴곡한 자세를 한다. 임상가는 대퇴골에서 경골을 앞쪽으로 당기면서 PA 힘을 가한다.

엎드린 자세에서 임상가는 환자의 슬관절을 굴곡하고 경골 원위부에 어깨를 올려 안정성을 제공하도록 선택할 수 있으며 관절가동하는 두 손은 경골 근위부 후방에 위치한다(그림 16.30). 그 다음 임상가는 PA 방향으로 힘을 가한다.

경대퇴관절 내측과 외측 활주 관절가동술(Tibiofemoral Joint Medial and Lateral Glide Mobilization)

내측 또는 외측 경대퇴관절 관절가동술은 필요에 따라 수건/지지대를 사용하여 다양한 각도의 슬관절 굴곡 위치에서 적용될 수 있다. 이것은 임상가가 환자를 바로 누운 자세에서 대퇴골이 침대와 접촉하여 고정하면서 경골 근위부 또는 비골에 손을 위치하여 관절가동한다(그림 16.31).

대체 자세로 환자는 하지를 굴곡하여 옆으로 누운 자세에서 대퇴골과 경골 원위부에 수건으로 지지하고 임상가는 활주할 부위인 경골 또는 비골 근위부에 양손을 놓고서 이 기법을 시행한다. 내측(그림 16.32) 또는 외측(그림 16.33) 경대퇴관절 관절가동술을 하기 위해 힘을 테이블 쪽으로 가한다.

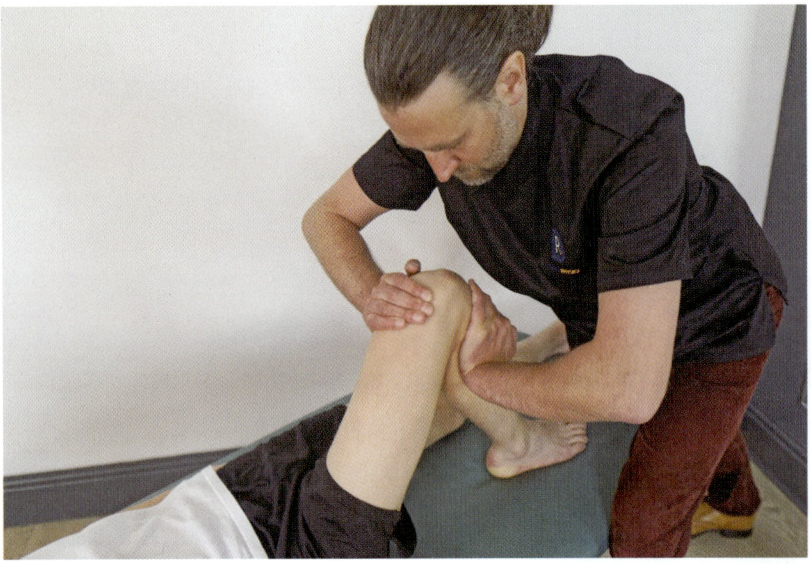

그림 16.31
바로 누운 경대퇴관절 내측–외측 활주 관절가동술.

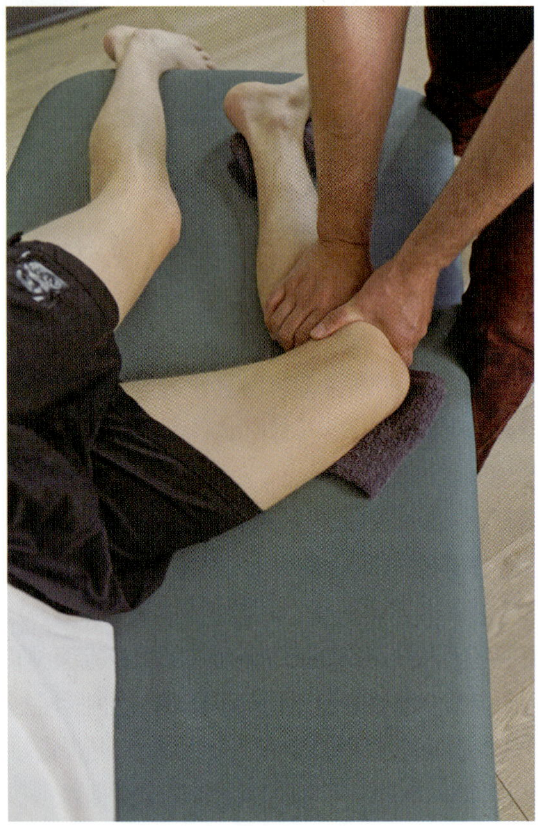

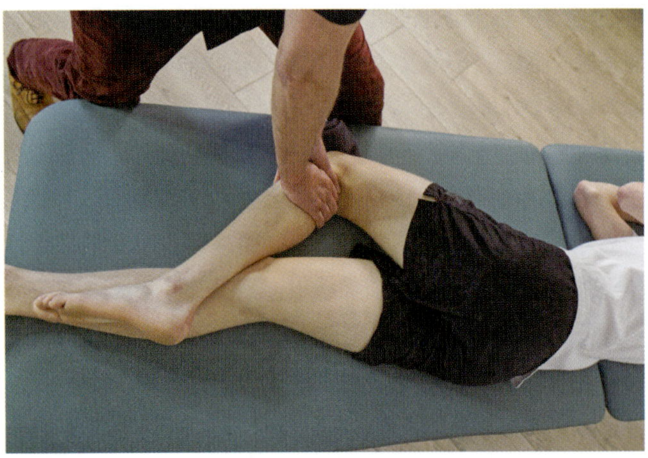

그림 16.32
옆으로 누운 경대퇴관절 내측 활주 관절가동술.

그림 16.33
옆으로 누운 경대퇴관절 외측 활주 관절가동술.

경대퇴관절 내회전과 외회전 관절가동술
(Tibiofemoral Joint Internal and External Rotation Mobilization)

환자는 엎드린 자세에서 환측 슬관절을 굴곡하여 경골 원위부가 임상가의 어깨에 놓이도록 한다. 임상가는 적절한 높이의 테이블에 스태거 스탠스(staggered stance) 자세로 서서 두 손으로 경골 근위부를 둘레 그립(circumferential grip)으로 감싼다. 힘 적용은 내측(그림 16.34) 또는 외측(그림 16.35) 회전력이 결합된 PA 방향으로 가한다.

경대퇴관절 후방 관절가동술
(Tibiofemoral Joint Posterior Mobilization)

환자는 바로 누워 환측 하지를 신전 한다. 임상가는 환자의 환측 옆으로 서서 경골 근위부에 모지구를 대고 손가락은 경골 원위부와 내측으로 방향으로 놓는다. 관절가동하는 다른 손은 경골 원위부를 잡고 손가락을 내측으로 감싼다(그림 16.36). 긴 레버 힘은 경골 근위부를 안정화시켜 후방 경사가 되도록 경골 원위부를 위쪽으로 당겨 긴 지렛대(long-levered) 힘을 가한다.

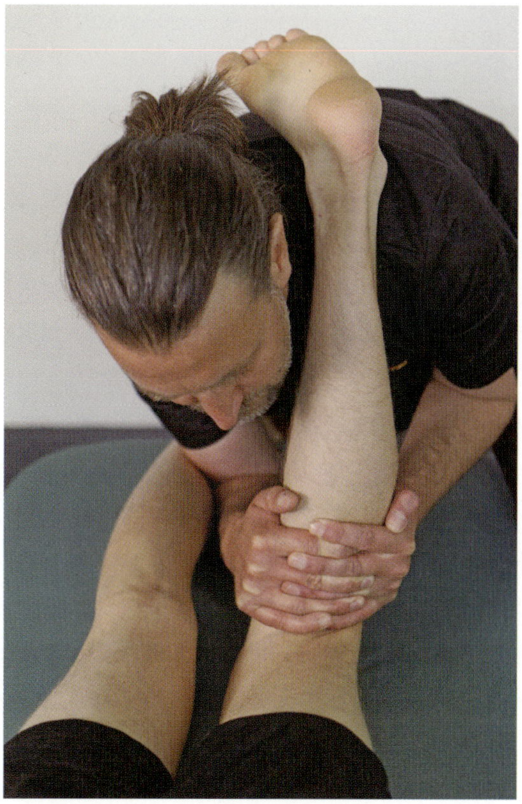

그림 16.34
엎드린 경대퇴관절 내회전 관절가동술.

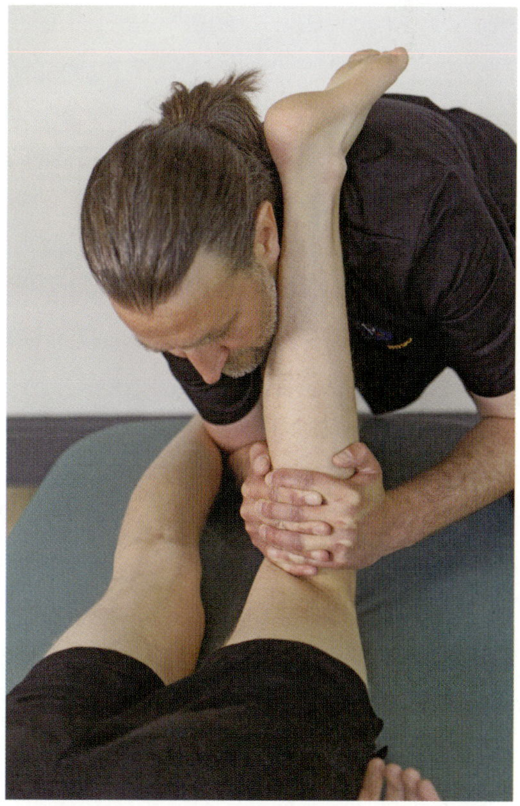

그림 16.35
엎드린 경대퇴관절 외회전 관절가동술.

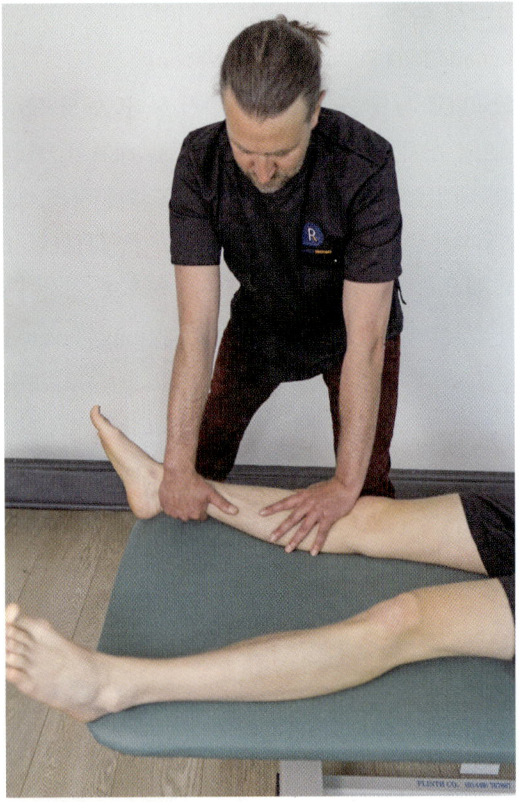

그림 16.36
바로 누운 경대퇴관절 생리학적 후방 관절가동술.

경대퇴관절 전방 관절가동술
(Tibiofemoral Joint Anterior Mobilization)

환자는 바로 누운 자세를 한다. 임상가는 환자 슬관절의 슬와(popliteal) 공간에 전완(forearm) 근위부를 위치한다. 경골에 후전방 힘이 쐐기(wedge) 역할을 하도록 임상가는 전완부 위로 슬관절을 굴곡하는 힘을 가한다(그림 16.37).

굴곡 시 생리학적 슬관절 관절가동술
(Physiological Knee Mobilization in Flexion)

환자는 바로 누워 고관절과 슬관절을 90°로 굴곡한다. 임상가의 관절가동하는 손은 아랫 손이며 발목을 룸브리칼 그립(lumbrical grip)으로 잡는다. 지지하는 윗 손은 전완이 대퇴골에 평행하게 하고 손가락을 슬관절 관절선 위에 올려 놓는다

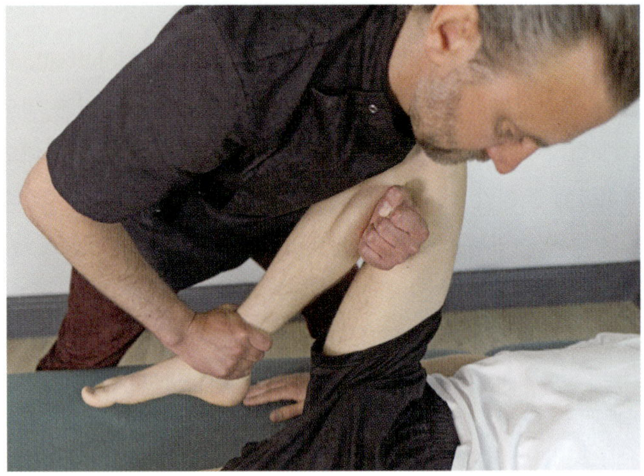

그림 16.37
바로 누운 경대퇴관절 전방 관절가동술.

(그림 16.38). 임상가는 발뒤꿈치를 엉덩이 쪽으로 움직이며 슬관절을 부드럽게 굴곡시킨다.

신전 시 생리학적 슬관절 관절가동술
(Physiological Knee Mobilization in Extension)

환자는 바로 눕히고 임상가는 환측 슬관절 옆으로 선다. 임상가는 경골 원위부가 임상가의 상완과 체간 사이에 고정되도록 임상가의 상지 근위부를 환자의 환측 하지 내측에 위치시킨다. 이러한 요람안기(cradle hold) 자세는 관절 라인에서 슬관절을 지지하기 위해 양손으로 관절가동할 수 있게 한다. 임상가는 슬관절을 뒤쪽으로 움직이도록 이끌면서 팔꿈치와 체간 사이에서 발목을 지지하여 슬관절을 부드럽게 신전시킨다(그림 16.39).

슬개대퇴 관절 관절가동술
(Patellofemoral Joint Mobilizations)

슬개대퇴 관절가동술은 하방과 상방, 내측과 외측, 신연(distraction)과 회전(rotation) 활주를 포함하여 다양한 방식으로 시행될 수 있다. 환자의 편안함이 가장 중요하며 일반적으로 환자는 바로 누워 슬관절을 신전하거나 필요한 경우 편안함을 위해 슬관절 뒤에 수건을 받혀서 약간 굴곡시킨다.

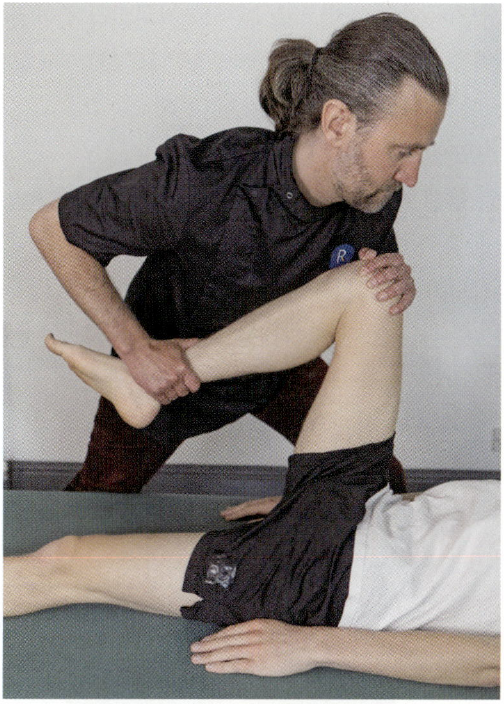

그림 16.38
바로 누운 슬관절 굴곡에서 생리학적 관절가동술.

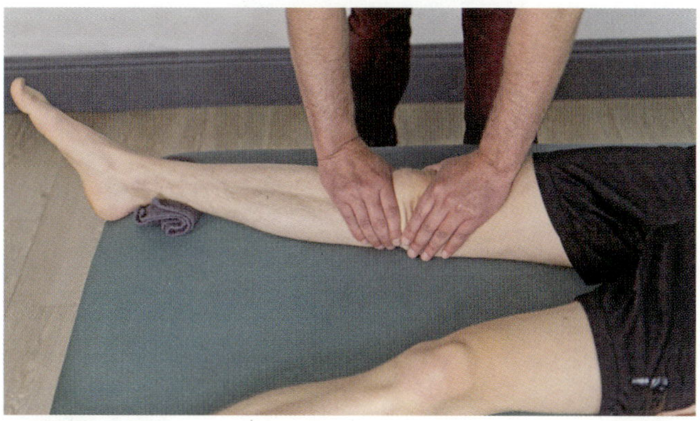

그림 16.39
바로 누운 슬관절 신전에서 생리학적 관절가동술.

하방과 상방 관절가동술
(Inferior and Superior Mobilization)

임상가의 손 원위부는 첫 번째 지간(web space)으로 슬개골을 감싸고 활차구(trochlear groove)에서 슬개골을 신연 시킬 수 있다. 임상가는 손 근위부의 손바닥을 사용하여 미측(caudal) 방향(그림 16.40) 또는 두측(cephalad) 방향(그림 16.41)으로 단계별로 관절가동술을 시행한다.

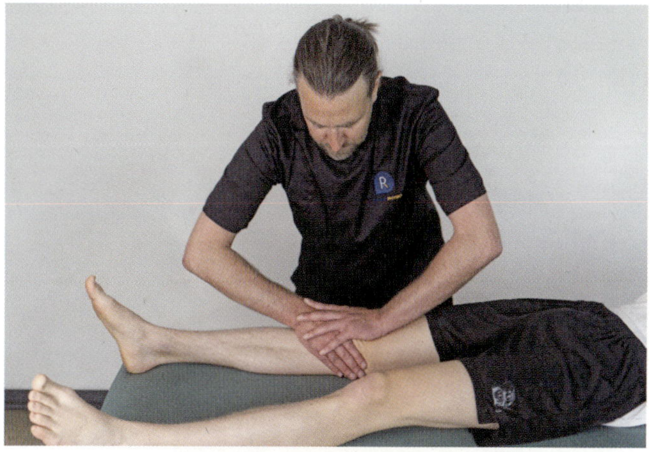

그림 16.40
바로 누운 슬개대퇴관절 하방 관절가동술.

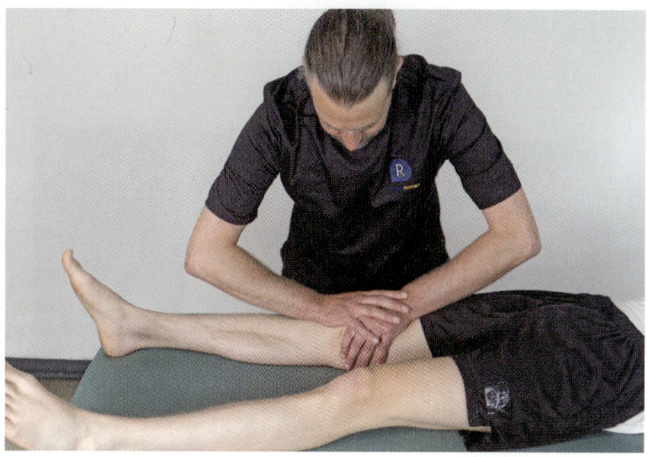

그림 16.41
바로 누운 슬개대퇴관절 상방 관절가동술.

내측과 외측 활주 관절가동술 (Medial and Lateral Glide Mobilization)

내측 활주를 위해 임상가는 관절가동하는 양쪽 엄지손가락을 슬개골 외측연(lateral border)에 서로 향하게 하고 지지하는 손가락은 대퇴골과 경골에 놓고 내측을 향하게 한다(그림 16.42). 임상가의 팔은 슬개골과 평행하게 신전하고 압박력이 가해지지 않게 한다. 엄지손가락은 나비 운동(butterfly motion)형태로 내측방향으로 힘을 가한다. 외측 활주는 반대측 사지에서도 동일한 방법으로 환자를 가로질러 슬개골의 내측연에 압력을 가함으로써 시행한다(그림 16.43).

신연(Distraction)

환자는 슬관절을 신전하여 바로 눕거나 다리 뻗고 앉게(long sitting) 한다. 임상가는 엄지손가락은 슬개골 외측연에 만나고 검지 손가락은 슬개골을 감싸 내측에서 만나도록 슬개골 주위에 손을 놓는다. 신연 힘을 가하기 위해 손가락과 엄지손가락을

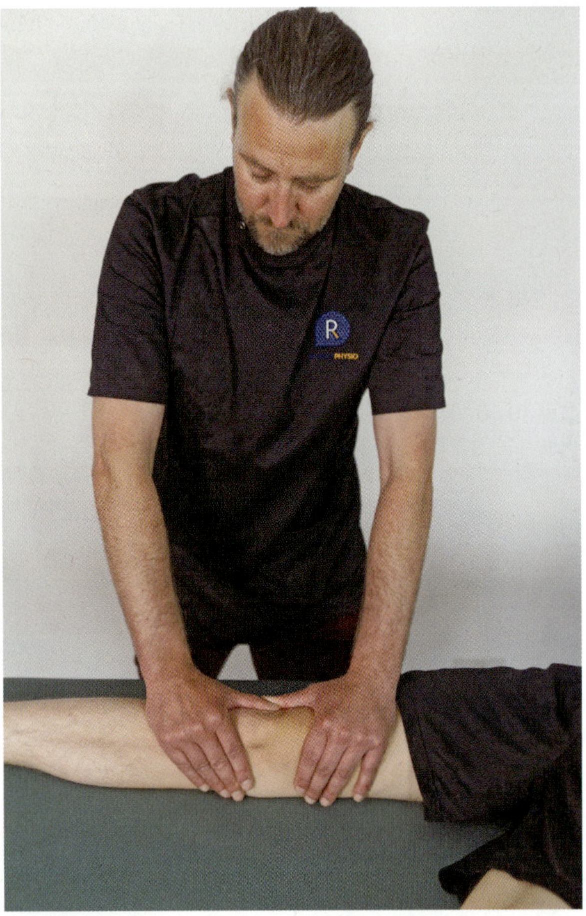

그림 16.42
바로 누운 슬개대퇴관절 내측 활주 관절가동술.

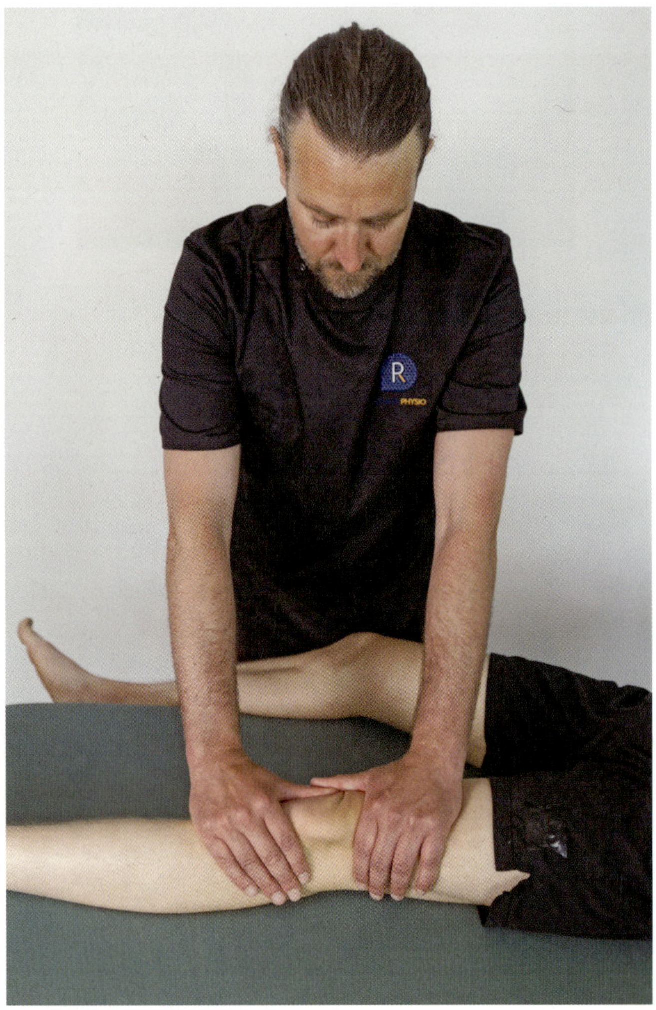

그림 16.43
바로 누운 슬개대퇴관절 외측 활주 관절가동술.

함께 쥐어짜면서 슬개골을 부드럽게 들어올린다(그림 16.44).

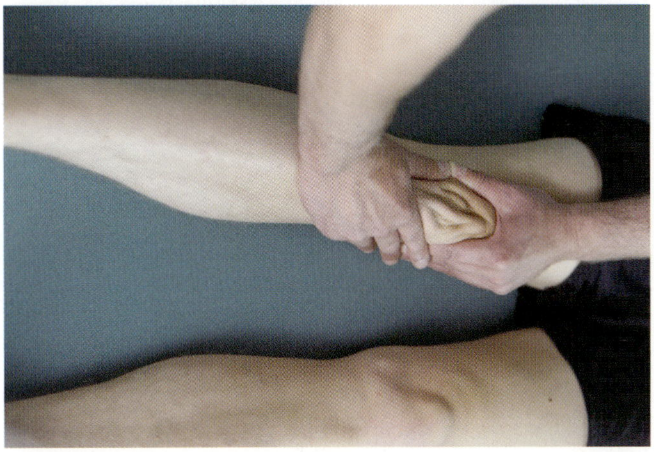

그림 16.44
바로 누운 슬개대퇴관절 신연 관절가동술.

회전 관절가동술(Mobilization Rotation)

환자는 슬관절을 신전하여 바로 눕거나 다리뻗고 앉게(long sitting) 한다. 임상가는 관절가동하는 엄지손가락을 슬개골과 대퇴골 사이(내측 또는 외측) 공간에 놓고 지지하는 검지 손가락을 반대쪽에 놓는다. 힘의 적용은 양손(bi-manual) 기법을 사용하여 시계 방향 또는 반시계 방향 모멘트(moment)로 시행한다(그림 16.45).

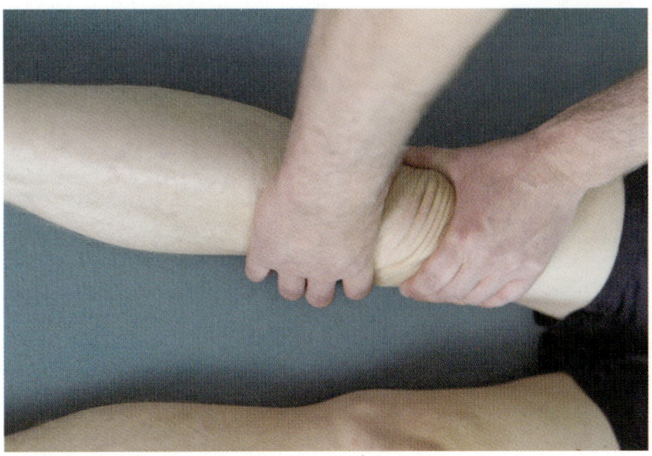

그림 16.45
바로 누운 슬개대퇴관절 회전 관절가동술.

슬관절 움직임을 동반한 관절가동술 중재
(Mobilization with Movement (MWM) Interventions for the Knee)

비체중 부하 자세 절차
(Non-weight-bearing Position Procedures)

슬관절은 신체에서 가장 큰 경첩(hinge) 관절이므로 환자의 반응에 따라 내측과 외측, 전방, 후방, 내회전, 외회전 활주를 MWM을 사용하여 모두 시행할 수 있다. 슬관절 굴곡 움직임에서 통증이 있고 환자의 SINS(심각도, 민감성, 자연 치유 과정, Severity, Irritability, Nature and Stage of healing) 값이 높으면 비체중 부하 자세가 가장 먼저 선택될 것이다. 이러한 상황에서 환자는 바로 누워 통증 있는 움직임을 수행해 보고 임상가는 어떤 활주가 증상을 감소시키는지 결정하기 위해 능동적 관절가동범위 동안 검사/다양한 활주를 적용한다. 외측 활주를 위해 임상가는 경골 근위부를 내측으로 안정화하고 관절가동하는 손은 대퇴골 외측에 놓고 환자가 능동적인 슬관절 굴곡(그림 16.46) 그리고/또는 신전(그림 16.47) 동작을 하는 동안 내측으로 지속적인 힘을 가한다. 내측 활주를 위해 임상가는 경골 근위부를 외측으로 안정화하고 관절가동하는 손은 대퇴골 내측에 놓고 외측으로 지속적인 힘을 가한다. 내회전과 외회전 활주를 위해 손은 경골 근위부의 내측과 외측면에 놓고 깍지를 낀다. 내회전 활주를 만들기 위해 후방(AP) 힘은 내측 방향으로 시행하고 전방(PA) 힘은 외측 방향으로 시행한다. 외회전 활주를 만들기 위해 전방(PA) 힘은 내측 방향으로 시행하고 후방(AP) 힘은 외측 방향으로 시행한다. 치료 반응에 따라 가장 큰 증상의 변화(symptom modification)를 만드는 방향을 반복한다. 중재 기법을 지원하기 위해 치료 벨트로 추가 압력을 적용할 수 있다. 비체중 부하 자세에서 통증이 없으면 전체 체중 부하 자세에서 동일한 절차를 따른다.

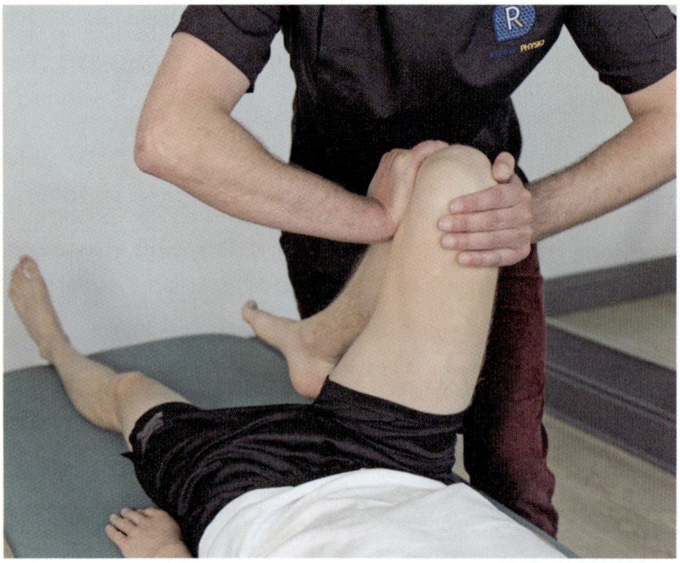

그림 16.46
슬관절 굴곡에서 비체중 부하 외측 활주 움직임을 동반한 관절가동술(MWM).

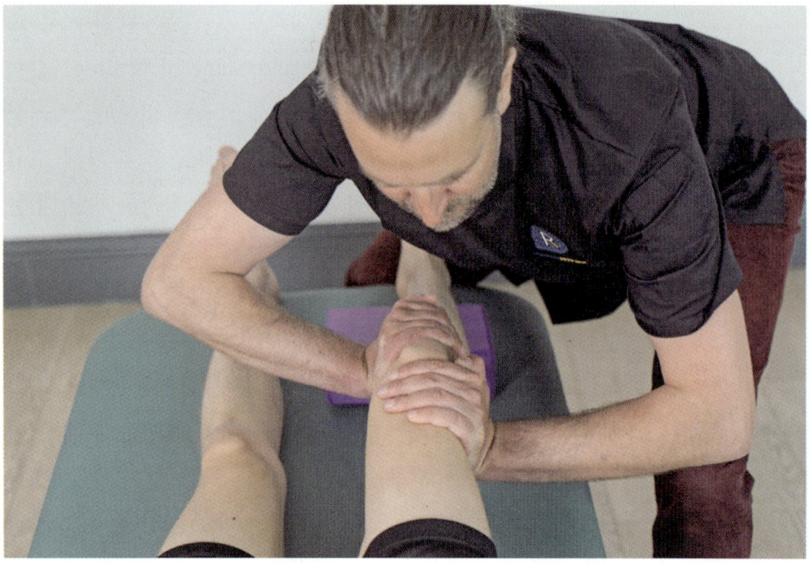

그림 16.47
슬관절 신전에서 비체중 부하 외측 활주 움직임을 동반한 관절가동술(MWM).

전체 체중 부하 자세 절차
(Full Weight-bearing Position Procedures)

전체 체중 부하에서는 환자의 양상(presentation)이 허용하는 한 움직임에 대한 부하(loading)와 기능적 측면을 증가시키기 위해 의자에 발을 올려 놓은 자세에서 동일한 내측 또는 외측 활주를 적용할 수 있다.

굴곡과 신전 움직임을 위해 환자는 의자에 발을 올려 놓고 서 있는 자세에서 전면 다리(굴곡의 경우, 그림 16.48) 또는 서 있는 다리(신전의 경우, 그림 16.49)에 활주를 시행한다. 그런 다음 환자는 기능적 움직임으로 왔다 갔다 하며 생리학적 관절가동술이 능동적으로 시행되도록 한다.

슬관절의 자가 MWM은 간단하게 적용할 수 있고 자가관리의 중요한 부분을 제공한다. 굴곡에서 통증이 있는 경우 환자는 손을 사용하여 슬관절 활주를 시행하며 움직임과 결합하는 방법을 보여줄 수 있다(그림 16.50). 오래 지속되는 관리를 허용하는 추가 보조 방법으로 경대퇴관절의 내회전 또는 외회전을 위한 테이핑을 할 수 있다.

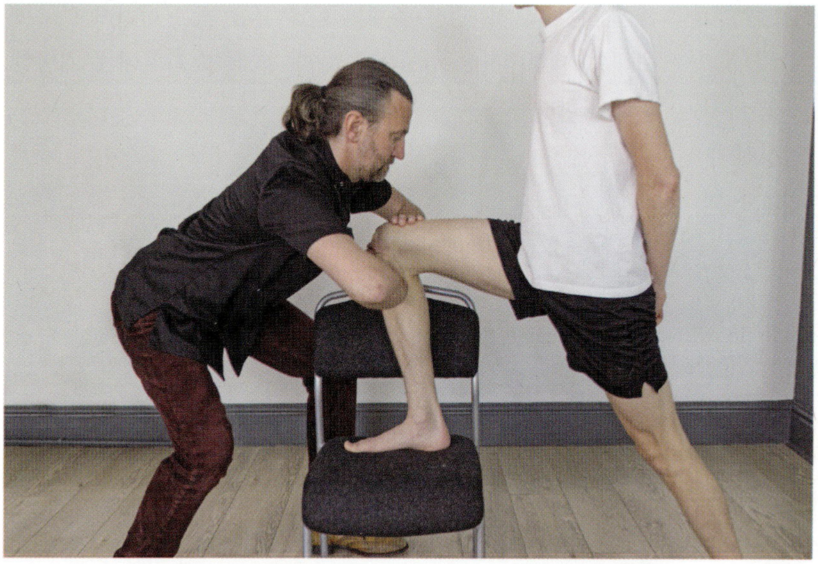

그림 16.48
슬관절 굴곡에서 전체 체중 부하 외측 활주 움직임을 동반한 관절가동술(MWM).

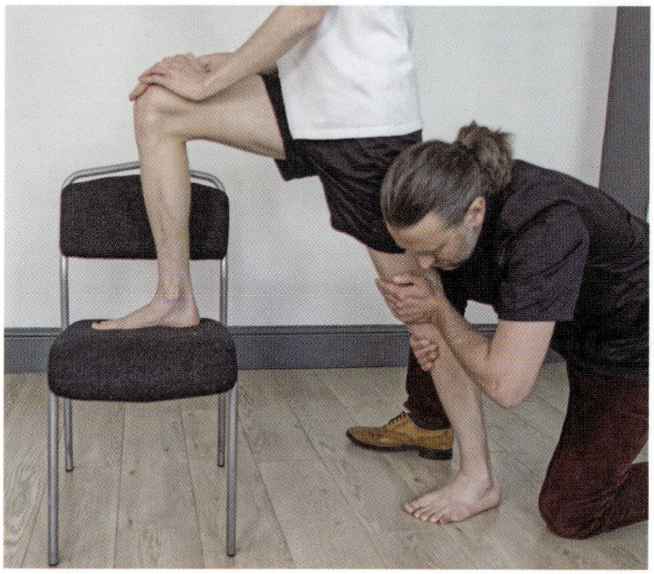

그림 16.49
슬관절 신전에서 전체 체중 부하 외측 활주 움직임을 동반한 관절가동술(MWM).

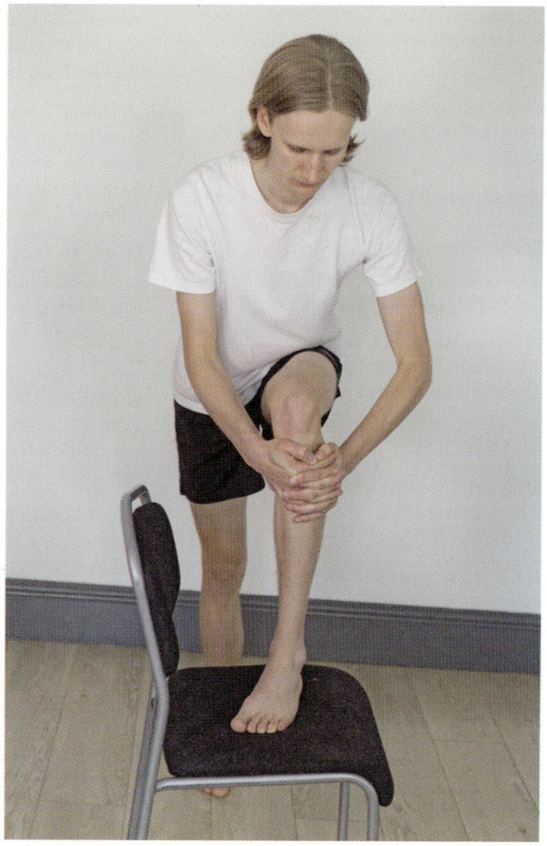

그림 16.50
슬관절 굴곡(환자가 반 서있는(semi-standing) 자세)에서 전체 체중 부하 자가 움직임을 동반한 관절가동술(MWM).

결론(Conclusions)

이번 장에서는 고관절과 슬관절 통증 문제에 대한 몇 가지 관절-편향 중재에 대해 설명했다. 임상가는 적절한 임상적 추론과 이용 가능한 최상의 증거를 바탕으로 적절한 기법을 선택해야 한다. 관절-편향 중재는 치료 목표 뿐만 아니라 환자의 기대와 선호(preferences)에 따라 각 특정 환자에게 개별화되어야 한다.

참고문헌(References)

Beneck GJ, Kulig K, Landel RF, Powers CM. The relationship between lumbar segmental motion and pain response produced by a posterior-to-anterior force in persons with nonspecific low back pain. J Orthop Sports Phys Ther. 2005;35:203–9.

Courtney CA. Mechanisms underlying the effects of manual therapy: a new look at an old concept. Manuelletherapie. 2013;17:68–72.

Deyle GD, Allen CS, Allison SC, et al. Physical therapy versus glucocorticoid injection for osteoarthritis of the knee. N Engl J Med. 2020;382:1420–9.

Fritz JM, Whitman JM, Childs JD. Lumbar spine segmental mobility assessment: an examination of validity for determining intervention strategies in patients with low back pain. Arch Phys Med Rehabil. 2005;86:1745–52.

Hall T, Briffa K, Hopper D, Robinson K. Reliability of manual examination and frequency of symptomatic cervical motion segment dysfunction in cervicogenic headache. Man Ther. 2010;15:542–6.

Kaltenborn FM, Evjenth O, Kaltenborn T, et al. Manual Mobilization of the Joints – Vol. 1: The Extremities, 8th Edition; 2014.

Lehman GJ. The role and value of symptom-modification approaches in musculoskeletal practice. J Orthop Sports Phys Ther. 2018;48:430–5.

Lewis JS, McCreesh K, Barratt E, et al. Inter-rater reliability of the Shoulder Symptom Modification Procedure in people with shoulder pain. BMJ Open. 2016;2:e000181.

Lewis JS, Stokes EK, Gojanovic B, et al. Reframing how we care for people with persistent non-traumatic musculoskeletal pain. Suggestions for the rehabilitation community. Physiotherapy. 2021;112:143–9.

Lluch Girbés E, Meeus M, Baert I, Nijs J. Balancing "hands-on" with "hands-off" physical therapy interventions for the treatment of central sensitization pain in osteoarthritis. Man Ther. 2015;20:349–52.

Maitland G. Vertebral Manipulation. 6th ed. Oxford, UK: Butterworth-Heinemann; 2001.

Maitland GD, Banks K, Hengeveld E. Maitland's peripheral manipulation. Edinburgh; New York: Elsevier/Butterworth Heinemann; 2005.

McDowell J, Mitchell T, Mulligan B. Self-Mobilisation with Movement, a patient guide Self-Mobilisation with Movement, a patient guide. Vol. 1. Invercargill: Plane View Publishing; 2021.

McRae M, Hancock MJ. Adults attending private physiotherapy practices seek diagnosis, pain relief, improved function, education and prevention: a survey. J Physiother. 2017;63:250–6.

Meakins A. The Sports Physio [Internet]. Manual Therapy Sucks. 2017. Available from: https://www.thesports.physio/manual-therapy-sucks/

Meeus M, Nijs J. Central sensitization: a biopsychosocial explanation for chronic widespread pain in patients with fibromyalgia and chronic fatigue syndrome. Clin Rheumatol. 2007;26:465–73.

Mintken PE, Rodeghero J, Cleland JA. Manual therapists - Have you lost that loving feeling?! J Man Manip Ther. 2018;26:53–4.

Mulligan B. 'NAGs', 'SNAGSs', 'MWMs' etc. 6th ed. Wellington, NZ: Orthopaedic Physical Therapy Products; 2010.

NICE: National Institute of Health and Care Excellence Guidelines: Osteoarthritis: Care and Management [Internet]. National Institute of Health and Care Excellence; 2020. https://www.nice.org.uk/guidance/cg177/chapter/1-Recommendations#non-pharmacological-management-2

Oostendorp RAB. Credibility of manual therapy is at stake 'Where do we go from here?' J Man Manip Ther. 2018;26:189–92.

Owens EF Jr, DeVocht JW, Gudavalli MR, et al. Comparison of posteroanterior spinal stiffness measures to clinical and demographic findings at baseline in patients enrolled in a clinical study of spinal manipulation for low back pain. J Manipulat Physiol Ther. 2007;30:493–500.

Petersen KK, McPhee ME, Hoegh MS, Graven-Nielsen T. Assessment of conditioned pain modulation in healthy participants and patients with chronic pain: manifestations and implications for pain progression. Curr Opin Support Palliat Care. 2019;13:99–106.

Rabey M, Hall T, Hebron C, et al. Reconceptualising manual therapy skills in contemporary practice. Musculoskel Sci Pract. 2017;29:28–32.

Schäfer A, Hall T, Briffa K. Classification of low back-related leg pain: A proposed patho-mechanism-based approach. Man Ther. 2009;14:222–30.

Stolz M, von Piekartz H, Hall T, Schindler A, Ballenberger N. Evidence and recommendations for the use of segmental motion testing for patients with LBP: A systematic review. Musculoskel Sci Pract. 2020;45:102076.

Vicenzino B HW, Hall T RD. Mobilization with Movement: The Art and the Science. Sydney, Australia: Churchill Livingstone; 2011.

Willy RW, Hoglund LT, Barton CJ, et al. Patellofemoral pain. J Orthop Sports Phys Ther. 2019;49:CPG1–95.

Zusman M. Mechanisms of Musculoskeletal Physiotherapy. Phys Ther Rev. 2004;9:39–49.

고관절과 슬관절의 통증 장애에 대한 근육-편향 중재 17

(Muscle-biased interventions for hip and knee pain disorders)

César Fernández-de-las-Peñas, Gustavo Plaza-Manzano, Joseph Donnelly, Michelle Finnegan

근막 통증유발점(Myofascial Trigger Points)

정의(Definition)

통증유발점(Trigger points, TrPs)은 의료 종사자들의 분야에 따라 다양한 정의가 있다. Simons 등(1999)은 통증유발점을 "골격근의 팽팽한 띠에 있는 과민성 반점으로 압박, 신장, 부하로부터 수축 시 통증이 나타나며, 이런 통증은 통증유발점으로 부터 떨어진 곳에서 느껴지는 국소 통증 또는 연관통증을 유발한다." 라고 정의하였다. 통증유발점 매뉴얼(Trigger Point Manual)의 업데이트된 최신 버전은 새로운 사실들과 함께 같은 정의로 사용되었다(Donnelly, 2019). 통증유발점(TrP)의 핵심 징후는 국소 또는 연관통증(통증의 근원이 되는 부분에서 멀리 떨어진 곳에서 느껴지는 통증)을 유발하는, 절묘하게 아픈 부위가 포함된 촉진 가능한 팽팽한 띠 부분이다. "연관통(referred pain)"이라는 용어는 통증, 감각이상, 또는 그 외 다른 기타 현상에 대한 일반적인 설명을 포함하는 모든 비정상적인 감각을 포괄하는 용어다. 이 용어는 국제통증연구협회의 최신 통증 정의와 일치한다(Treede 등, 2019). 게다가 델파이(Delphi) 연구에서는 통증유발점과 관련된 모든 현상을 설명하기 위해 "연관된 감각(referred sensation)"이라는 용어를 제안하였다(Fernández-de-las-Peñas 와 Dommertholt 2018). 통증유발점이 활동 및 참여(activities and participation)할 수 있는 능력을 방해하는 통증에 대한 해결책을 찾는 환자에게 수많은 불쾌한 감각현상을 일으키는 원인이 될 수 있다는 사실은 분명하다.

활성 및 잠재 통증유발점 (Active and Latent Trigger Points)

통증유발점에는 활성(active) 및 잠복성(latent)의 두 가지 유형이 있다. 활성 통증유발점은 환자에게 친숙한 국소 및 연관된 감각 또는 운동 증상을 재현하는 것을 말한다(Fernández-de-las-Peñas와 Dommertholt, 2018; Donnelly, 2019). 이런 발견들은 활성 통증유발점에 관한 현재의 문헌과 일치한다. 잠재성 통증유발점은 환자에게 익숙하지 않은 국소 및 연관통증을 유발한다. 환자는 일반적으로 현재 겪고 있는 증상과 잠재성 통증유발점에서 발생하는 증상이 다르다고 말한다(Fernández-de-las-Peñas 와 Dommertholt, 2018; Donnelly, 2019).

활성 통증유발점과 잠재성 통증유발점은 임상검사에서 유사한 신체적 소견(예: 팽팽한 밴드, 통증점, 국소 연축 반응 및 연관통)을 나타낸다. 국소 연축 반응(local twitch response)은 많은 근육에서 가장 파악하기 힘들고, 평가자 간 신뢰도 연구들에서 임상가에 의해 재현하기 가장 어렵다(Bron 등, 2007; Al-Shenqiti 와 Oldham, 2005, Gerwin 등, 1997). 주요 차이점은 활성 통증유발점은 환자가 경험했던 친숙한 증상을 재현하는 반면, 잠재 통증유발점은 익숙하지 않은 증상을 보인다는 것이다. 그럼에도 불구하고, 중요하면서도 일반적으로 무시되고 있는 주제는 활성 및 잠복성 통증유발점이 영향을 주는 근육에 근육약화(muscle weakness)(Kim 등, 2017, Celik 와 Yeldan 2011), 근육 피로도 증가(fatigability)(Ge 등, 2012), 근육억제(muscle inhibition), 증가된 운동과민성(motor irritability)(Ge 등, 2014), 근육 뻣뻣함(muscle stiffness)(Grabowski 등, 2018, Kisilewicz 등, 2018), 길항근의 공동활성화(antagonist co-activation)(Ibarra 등, 2011) 및 근육활성화 패턴 변경(Lucas 등, 2010) 등의 운동장애를 유발한다는 것이다. 사실 여러 연구에서 잠재 통증유발점의 치료가 가동범위를 향상시키고(Grieve 등, 2011, Grieve 등, 2013b, Oliveira-Campelo 등, 2013), 안정시의 근육 경직을 감소시키며(Albin 등, 2020, Sánchez-Infante 등, 2021, Kisilewicz 등, 2018, De Meulemeester 등, 2017; Maher 등, 2013), 근육의 유연성을 변화시키거나(Pérez-Bellmunt 등, 2021, Basu 등, 2020), 하지의 점프 수행력을 증가시킨다는 것(Devereux 등, 2019)이 증명되었다.

통증유발점의 도수적 식별

(Manual Identification of Trigger Points)

통증유발점의 진단을 위한 몇 가지 징후와 증상이 제안되어져 왔다: (1) 골격근에 촉진 가능한 팽팽한 밴드(taut band)의 존재(촉진할 수 있는 경우; (2) 팽팽한 밴드 내에 과민성 반점(hyperirritable spot)의 존재; (3) 통증유발점에 딱 소리내는 듯한 촉진(snapping palpation) 또는 찌르는 촉진(needling palpation)시 나타나는 국소 연축 반응; (4) 통증유발점의 자극 또는 촉진에 의해 유발되는 국소 및 연관통증의 존재; (5) 갑작스런 움직임(jump sign); (6)제한된 가동범위; (7) 근육이 단축되거나 늘어난 자세에서 수축할 때 나타나는 통증(Simons 등, 1999; Donnelly, 2019). Li 등(2020)이 수행했던 최근 검토에 따르면, 근막 통증의 관리를 위한 물리치료 중재들을 조사하는 임상시험에서 통증유발점의 진단 기준의 사용시 높은 변동성을 관찰하였다. 이 연구자들은 압통점(tender painful spot), 연관통, 국소 연축 반응이 가장 두드러진 기준이자 가장 많은 빈도로 진단기준에 사용되는 조합이라고 보고하였다(Li 등, 2020). 이러한 발견은 팽팽한 띠, 압통점(spot tenderness), 연관통이 가장 권장되는 기준이라고 결론지은 최근 Delphi 연구와 부분적으로 일치한다(Fernández-de-las-Peñas 와 Dommerholt, 2018). 이러한 기준은 풍부한 경험을 가진 임상가가 활용하면, 0.84에서 0.88에 이르는 범위의 우수한 평가자간 신뢰도(kappa)를 얻을 수 있다(Gerwin 등, 1997).

수년 동안, 도수적 통증유발점의 진단은 이전 리뷰들에서 낮은 신뢰도를 보고해왔기 때문에 논쟁의 주제였다(Tough 등, 2007; Myburgh 등, 2008; Lucas 등, 2009). 이러한 연구들의 다양한 신뢰도 결과들에 기여할 수 있는 몇 가지 요인들에는 팽팽한 띠의 식별 부족, 미숙한 검사자, 환자 또는 평가자의 부정확한 검사위치, 부정확한 촉진기술, 촉진된 지점에 가해지는 손의 힘 변화, 가해지는 힘의 지속 시간, 표층부(superficial) 또는 심부(deep) 근육의 사용 등이 포함된다. 사실, 보다 최근의 검토에서는 통증유발점의 수기 촉진에 대해 k: 0.452의 평가자간 일치도를 추산하였다(Rathbone 등, 2017). 이 저자들은 또한 국소 압통(k: 0.676)과 통증 인지(k: 0.575)가 가장 신뢰할 수 있는 기준임을 발견하였다.

통증유발점과 관련된 감각 메커니즘

(Sensory Mechanisms Associated with Trigger Points)

통증유발점에 의해 유발된 연관통은 말초성 유해수용성 활동(peripheral nociceptive activity)에 의해 매개되고, 교감신경성 과활동(sympathetic overactivity) 또는 뒤바뀐 하행성 억제(descending inhibition)에 의해 촉진되는 척수민감화(spinal cord sensitization)의 임상적 징후이다(Fernández-de-las-Peñas 와 Dommerholt, 2014).

통증유발점(Trigger points; TrP)이 말초 통각(peripheral nociception)의 원인임을 뒷받침하는 증거가 있다. 압통 역치 검사(Pressure pain threshold testing)에서 대조군에 비해 통증유발점에서 더 낮았다는 것은 유해수용성 민감도(nociceptive sensitivity)와 말초성 민감도(peripheral sensitization)가 증가되었음을 시사한다(Stieven 등, 2021; de Cássia Correia Kälberer Pires 등, 2017; Sacramento 등, 2017; Fernández-Pérez 등, 2012). Shah 등(2005, 2008)은 잠재 통증유발점 또는 통증유발점이 없는 근육과 비교하여 활성 통증유발점에서 염증유발 화학 매개체(pro-inflammatory chemical mediators)(즉, 브래디키닌, 물질P, 세로토닌과 노르에피네프린)의 농도가 상당히 더 높다는 것을 발견하였다. 화학적 매개체의 존재는 통증유발점에 생기는 유해수용성 통각과민증(nociceptive hyperalgesia) 및 이질통증(allodynia)과 같은 비유해수용성 통각과민증(non-nociceptive hyperalgesia)의 존재에 기여한다(Li 등, 2009; Wang 등, 2010). 건침(dry needling)의 적용은 염증유발 매개체의 존재를 감소시킨다(Hsieh 등, 2012). 교감신경성 촉진(Sympathetic facilitation)과 조절 또한 이 과정과 관련된다(Ge 등, 2006).

통증유발점에 대한 말초와 중추의 메커니즘 사이의 명확한 연관성에도 불구하고(Ge 와 Arendt-Nielsen, 2011), 두 메커니즘의 역할은 계속 논쟁 중에 있다(Fernández-de-las-Peñas 와 Dommerholt, 2014). 과학적 증거는 통증유발점이 척수를 민감화시키고(Kuan 등, 2007) 뇌를 민감화시킬 수 있다(Niddam, 2009)는 가설을 뒷받침한다. 임상적으로, 다중 통증유발점(공간적 가중, spatial summation) 또는 장기간에 걸친 통증유발점의 존재(시간적 가중, temporal summation)는 먼저 1차 구심성 유해수용기(primary afferent nociceptors)

및 2차 후각 척수 뉴런(second-order dorsal horn spinal cord neurons)을 민감화(sensitize)시키고 그 후, 오래동안 지속되는 통각수용성 구심성 탄막(nociceptive afferent barrage)을 중추신경계(central nervous system)로 촉진함으로써 상부 척수 구조물들을 민감하게 할 것이다(Fernández-de-las-Peñas 와 Dommerholt, 2014).

통증유발점에 대한 이론적 개념: 통합적 가설

(Theoretical Construct for Trigger Points: The Integrated Hypothesis)

통증유발점의 발병 기전에 대해 제안된 몇 가지 다른 가설들이 있다. 그러나 이런 요약은 이 장의 범위를 벗어나므로, 가장 일반적인 가설에 대한 간략한 요약만 검토한다. 비록 통증유발점은 반복적인 근육의 과사용(repetitive muscle overuse), 지속적인 과부하(sustained overload), 심리적 스트레스(psychological stress) 또는 익숙하지 않은 원심성 운동(unaccustomed eccentric exercise)이나 하중 등을 포함한 다양한 요인에 의해 발생할 수 있지만, 특별히 주의를 기울여온 요인은 통증유발점의 병인(pathogenesis)으로서 손상되거나 과부하를 받은 근육 섬유로 여겨져 왔다(Gerwin 등, 2004).

통합가설(integrated hypothesis)은 통증유발점의 발병 기전을 설명하기 위해 제안된 모델이다. 이 가설은 운동 종판(motor end plates)의 연접후 막(post-junctional membrane)에서의 비정상적인 탈분극(depolarization)은 지속적인 근수축을 강화하여, 민감화 메커니즘에 의해 영속되는(perpetuated) 감각 및 자율 반사 호(autonomic reflex arcs)와 관련된, 국소화된 저산소 에너지 위기를 유발함을 시사한다(Gerwin 등, 2004). 통증유발점에 종판 잡음(endplate noise)과 극파(spikes) 즉, 기능장애적 운동 종판 영역(dysfunctional motor endplate region)으로부터 오는 근전도(EMG)신호가 있다는 것은 통증유발점이 기능장애 운동 종판과 관련되어 있다는 믿음을 뒷받침한다(Simons 등, 2002). 근방추(muscle spindles)가 통증유발점 형성에 관여한다는 것을 지지하는 증거들 또한 증가하고 있다(Ge 등, 2009). 또한, Hong(1996)은 각 통증유발점이 위에서 언급된 민감화 메커니즘과 운동 장애가 존재할 수 있는 하나의 민감하거나(감각요소) 활동적인(운동요소) 발생중심지를 포함한다고 가정하였다. 현재까지, 이런 중심지들의 존재는 확인되지 않았다.

고관절과 슬관절 통증 질환의 통증유발점

(Trigger Points in Hip and Knee Pain Conditions)

하지 사분위 증후군(lower quadrant syndromes) 환자에서 통증유발점의 임상검사는 매우 복잡할 수 있다. 하지 사분위(lower quarter)에 위치한 다른 신체 구조들 사이의 통증 연관성 패턴들은 서로 상당히 겹친다. 하지 사분위의 많은 근육들은 깊으며, 촉진하기가 어렵다. 임상가들은 근막발통유발점의 위치와 연관통증패턴에 대한 선입견에 주의해야 한다. 몇몇 교과서들에서는 교육적인 목적으로 특별히 지정된 근육 부위를 사용한다. 하지만, 임상가는 통증유발점의 존재를 정확하게 식별하기 위해 기시점에서 정지점까지 전체 근육을 촉진해야 한다. 하지 사분위에 위치한 통증유발점의 존재는 굉장히 널리 퍼져있다. 하지 근육의 잠재 통증유발점이 무증상 대상자들의 70%에서 발견되었다(Zuil-Escobar 등, 2016). 이 단원에서는, 하지 사분위 통증 증후군에 가장 일반적으로 관여하는 근육들을 다룰 것이다.

대요근과 장골근*(Psoas Major and Iliacus Muscles)*

대요근은 요추와 고관절의 주요 동적 안정근 중 하나이다. 고관절 굴곡근의 단면적 변화는 고관절 통증과 관련이 있는 것으로 밝혀졌다(Peiris 등, 2020). 요추 신경총(lumbar plexus)은 요근 섬유를 가로지르기 때문에, 장골하복신경(iliohypogastric nerve), 장골서혜신경(ilioinguinal nerve), 음부대퇴신경(genitofemoral nerve), 대퇴신경(femoral nerve), 외측대퇴피신경(lateral femoral cutaneous nerve), 폐쇄신경(obturator never)뿐만 아니라 각 근육측면으로 볼 때, 요천추신경간(lumbosacral trunk)에 영향을 미칠 수 있다(Petchprapa 등, 2010). 장골근에서도 비슷한 현상이 나타난다. 따라서, 대요근 또는 장골근의 팽팽한 띠는 고관절과 슬관절 부위에 잠재적인 영향을 주게 되는 요추신경총에 발생 가능한 포착(entrapment)을 형성하는데 기여할 수 있다. 대퇴신경의 포착은 대퇴사두근의 마비를 유발할 수 있다(Lefevre 등, 2015). 대요근의 통증유발점에 의해 형성된 통증 연관 패턴은 서혜부(groin area), 대퇴부의 상부 및 요추의 동측 부위에 있을 수 있다(그림 17.1). 대요근의 통증유발점은 또한 고관절 통증 환자에게서 흔히 관찰되는 운동손상(movement impairment) 및 협응력(coordination)의 변화와 관련될 수 있다. 예를 들어, Jasani 등(2002)은 대요근의 중재로 인한 고관절 전치환술 후 잔여 통증이 있는 9명의 환자에 대해 기술하였다. 장골로부터 오는 연관 통증은 하복부와 서혜부 및 장골릉(iliac crest)으로 퍼진다. 이러한 근육들의 임상적 주요 과제 중 하나는 통증유발점을 식별할 수 있게 한다는 것이다. 통증유발점들은 촉진으로 쉽게 접근할 수 없으며, 특히 과체중인 사람은 통증유발점의 식별에 대한 낮은 신뢰도에 기여한다(Hsieh 등, 2000).

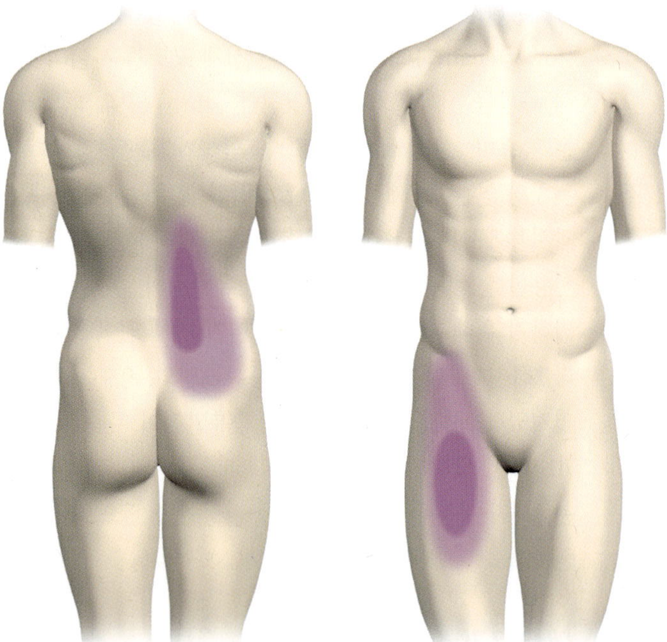

그림 17.1
장요근의 통증유발점에 의해 유발되는 연관통.

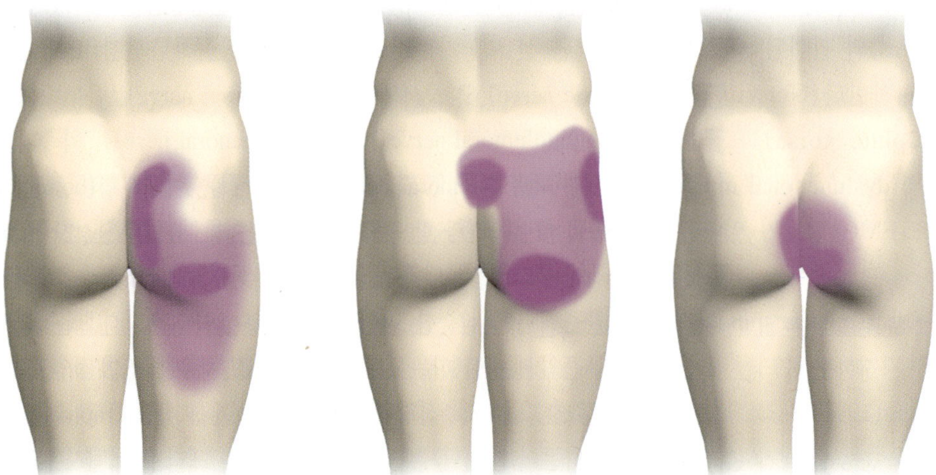

그림 17.2
대둔근의 통증유발점에 의해 유발되는 연관통.

대둔근(Gluteus Maximus)

대둔근은 슬괵근 근육군(hamstring musculature)의 도움을 받는 고관절 주요 신전근이다. 또한 고관절과 천장관절의 후방 안정화에 참여한다. 요통(Pourahmadi 등, 2020) 또는 고관절 병리(hip pathology)(Lawrenson 등, 2019)가 있는 사람들에게서 대둔근이 위축된다는 것은 입증되었다. 이 근육의 연관통은 일반적으로 엉덩이 부위(buttock area), 천골, 천미골 부위(sacrococcygeal region)에 잔존하고, 외측면으로는 장골릉 아래부위까지 남는다(그림 17.2). 최근 연구에서는 슬개대퇴 통증(patellofemoral pain)이 있는 사람들(Samani 등, 2020)과 만성 골반 통증이 있는 사람들(Fuentes-Márquez 등, 2019)의 대둔근에 통증유발점이 존재한다고 보고하였다. 또한 대둔근의 통증유발점은 "심부 둔부 증후군(deep gluteal syndrome)"이라고도 하는 이상근 증후군(piriformis syndrome)의 복잡 증상들에 기여할 수 있다(Fusco 등, 2018).

중둔근과 소둔근(Gluteus Medius and Minimus Muscles)

중둔근은 고관절을 외전시키는 주요 근육이며, 골반의 측면 안정화를 담당하는 주요 근육 중 하나이다. 소둔근은 중둔근을 보조하고, 고관절의 주요 측면 안정화 근육으로도 작용한다. 메타분석에 따르면 고관절 병리가 있는 사람들(Lawrenson 등, 2019) 및 요통이 있는 사람들(Pourahmadi 등, 2020)의 근육 모두에서 감소된 단면적을 발견하였다. 또한 이러한 근육들의 근력 결핍은 슬개대퇴통증 증후군(patellofemoral pain syndrome)(Payne 등, 2020) 및 요통(Sadler 등, 2019)의 존재와 관련이 있었다. 또한 슬개대퇴통증증후군 환자는 증후군의 영향을 받은 중둔근과 영향을 받지 않은 중둔근 모두에서 통증유발점을 보이는 것으로 보고되었다(Roach 등, 2013). 슬개대퇴 통증 환자를 위한 운동프로그램과 함께 중둔근의 통증유발점에 대한 건침(dry needling)을 포함하는 것은 단독으로 운동을 진행하는 것에 비해 우수한 이점을 보인다(Zarei 등, 2020).

임상가가 중둔근과 소둔근의 통증유발점 관련 연관통의 패턴을 구별하는 것은 중요하다. 건침요법으로 평가하는 것은 두 근육이 대전자(greater trochanter)에 가깝게 겹치는 영역에서 중둔근 근육의 깊은 곳에 소둔근이 위치해 있기 때문에 소둔군의 통증유발점을 확인하는 임상가에게 도움이 된다. 중둔근의 통증유발점은 주로 천장관절, 둔부 및 요천추 영역(lumbo-sacral regions)에 연관통(그림 17.3)을 나타내는 반면, 소둔근의 통증 유발점은 장경인대(iliotibial tract), 둔부(gluteal

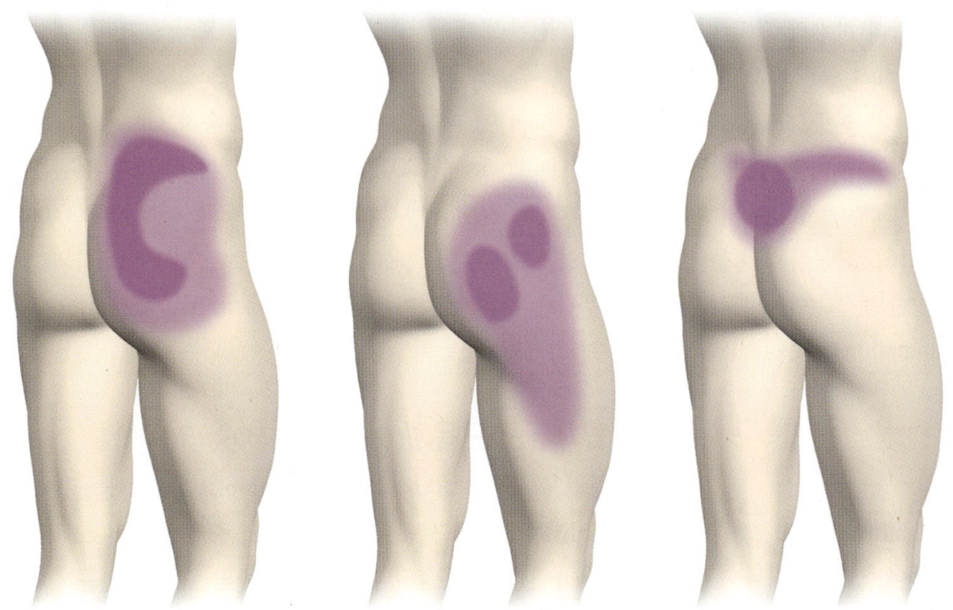

그림 17.3
중둔근의 통증유발점에 의해 유발되는 연관통.

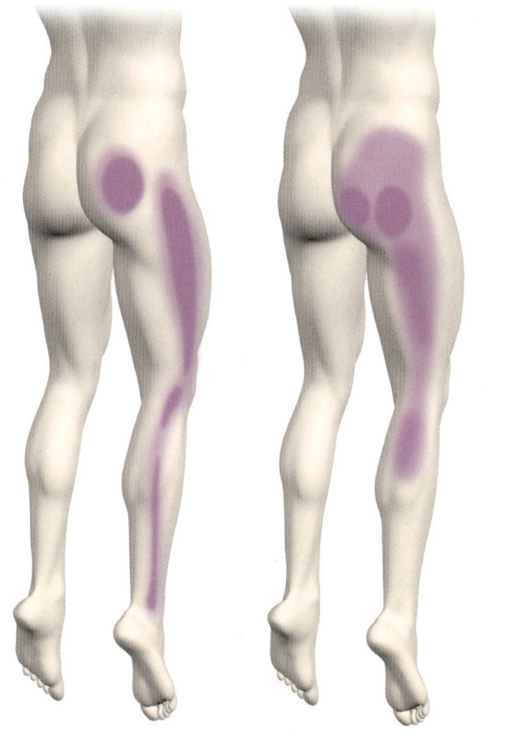

그림 17.4
소둔근의 통증유발점에 의해 유발되는 연관통.

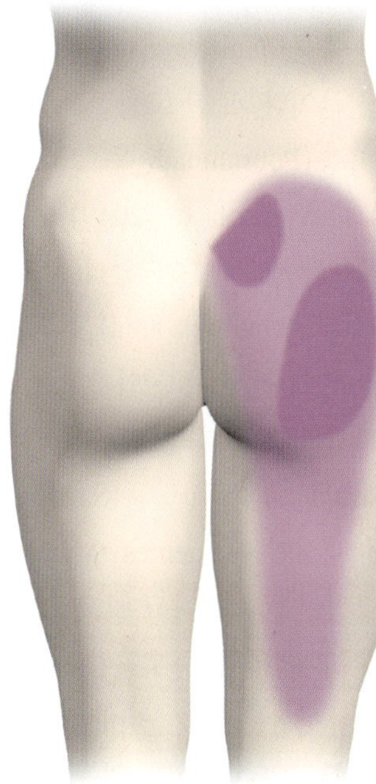

그림 17.5
이상근의 통증유발점에 의해 유발되는 연관통.

region), 대퇴 후방부(posterior thigh), 다리 하부의 뒤쪽 1/3 부위에 연관통을 보인다(그림 17.4). Samuel 등(2007)은 중둔근의 활성 통증유발점이 5번 요추와 1번 천추 사이(L5–S1)의 디스크 탈출(disc prolapse)과 관련이 있음을 발견하였다. 둔부 근육에서 통증유발점의 존재는 요추 신경근 통증에 대한 특정 지표이다(Adelmanesh 등, 2016). 중둔근과 소둔근의 통증유발점들은 본질적으로 디스크탈출 및 요추신경뿌리와 연관된 신경성 염증(neurogenic inflammation) 또는
요추 신경근과 관련이 있을 수 있다.

이상근(*Piriformis Muscle*)

이상근은 대퇴골과 천골의 안정근(stabilizaer)이다. 좌골신경은 해부학적으로 근육 깊은 곳으로 뻗어 있다. 그러나 이런 관계는 다양한 종류들로 이뤄져 있다(Natsis 등, 2014). 이상근과 좌골신경의 다양한 해부학적 관계로 인해, 이상근의 통증유발점 및 관련 팽팽한 띠는 좌골신경의 포착에 기여하며 이는 이상근 증후군을 유발할 수 있다. 이상근 증후군은 좌골 통증(sciatic pain)에 대한 논란의 여지가 계속적으로 존재하는 진단이다(Jankovic 등, 2013); 그러나 이상근에 대한 건침은 이 진단을 받은 사람들에게 효과적인 것으로 나타났다(Tabatabaiee 등, 2019). 이 근육의 연관통 패턴은 허벅지 뒤쪽의 몸쪽 2/3부위를 따라 퍼지며 천장골 위(sacroiliac region)를 포함할 수 있다(그림 17.5).

대퇴사두근 근육계(*Quadriceps Musculature*)

대퇴사두근은 대퇴직근(rectus femoris), 내측광근(vastus medialis), 외측광근(vastus lateralis), 중간광근(vastus intermedius)에 의해 형성된다. 대퇴사두근의 주요 기능은 슬관절 신전 및 특히 내측광근과 외측광근을 포함하는 슬개골을 안정

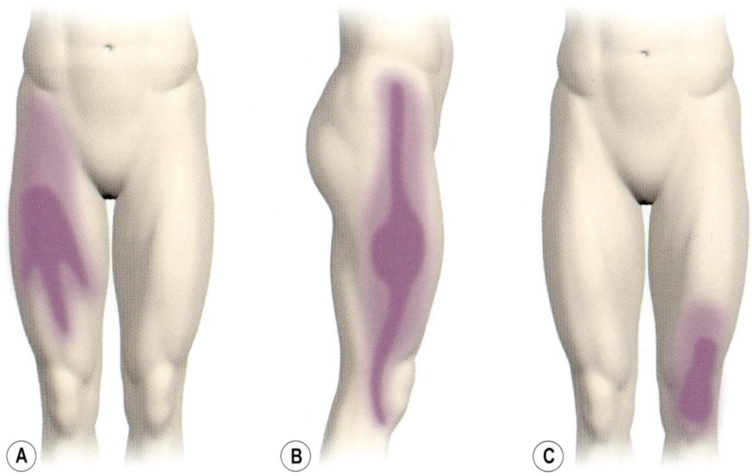

그림 17.6
대퇴사두근 근육군의 통증유발점에 의해 유발되는 연관통:

(A) 대퇴직근;

(B) 외측광근;

(C) 내측광근.

화시키는 것이다. 대퇴직근은 고관절 굴곡으로도 기능을 한다. 이런 근육들 중에 존재하는 활성 통증유발점은 슬관절통증을 가진 환자들에게서 일반적으로 관찰되는 운동 장애를 유발할 수 있다. 내측광근과 외측광근의 활성 통증유발점은 슬관절 골관절염(knee osteoarthritis)(Sánchez Romero 등, 2020), 슬관절 전방부 통증(anterior knee pain)(Rozenfeld 등, 2020), 반월판 절제술 후(following meniscectomy)(Torres-Chica 등, 2015)의 환자들에게 자주 관찰되어 왔다. 재활 프로토콜에 내측광근 근육에 대한 건침 치료를 포함하는 것은 전방 십자인대의 완전 파열(complete anterior cruciate ligament rupture) 재건 수술 후의 환자에게 운동 범위와 기능을 개선시키는데 효과적이었다(Velázquez-Saornil 등, 2017).

대퇴사두근 그룹에 의해 유발된 연관통 패턴은 허벅지 앞쪽 부위와 슬관절 부위가 포함되며(대퇴직근; 그림 17.6A), 장골릉(iliac crest)에서 아래다리의 중간부분까지 이르는 외측면(외측광근; 그림 17.6B), 그리고 허벅지의 전방-내측면에서 슬관절의 내측면까지 내려간다(내측광근; 그림 17.6C).

슬괵근*(뒤넙다리근, Hamstring Muscles)*

뒤넙다리근육군(슬괵근 군)은 반건양근(semitendinosus), 반막양근(semimembranosus), 대퇴이두근(biceps femoris muscles)에 의해 형성된다. 이들의 주요기능은 슬관절 굴곡과 고관절 신전이다. 좌골신경은 해부학적으로 허벅지 중간부분에서 대퇴이두근으로 주행한다. 따라서, 대퇴이두근의 팽팽한 띠가 좌골신경의 포착에 기여할 수 있다.

슬괵근의 통증유발점에 의해 유발된 연관통은 광범위한 허벅지 뒤쪽 통증(슬괵근의 부착 부위를 포함) 및 슬관절의 뒤쪽 영역으로 나타나는 통증으로서 인식된다(그림 17.7). 통증이 있는 슬관절 골관절염 환자는 슬괵근에서 활성 통증유발점이 존재한다는 것을 나타낸다(Sánchez Romero 등, 2020). 또한 슬괵근 근육의 도수치료(manual treatment)는 슬관절 치환술을 받은 환자들의 근활성도(muscle activity)를 증가시킨다(E Silva 등, 2018).

내전근*(Adductor Muscles)*

내전근 근육계에는 장내전근(adductor longus), 단내전근(adductor brevis), 대내전근(adductor magnus) 근육이 포함된다. 이 근육들의 주요 기능은 고관절이 신전될 때 고관절 굴곡뿐만 아니라 허벅지를 내전 및 내회전시키는 것이다. 서혜부 통증이 있는 환자의 내전근 근육이 결손(deficit)되어 있음을 시사하는 중등도 수준의 증거가 존재한다(Kloskowska 등, 2016). 내전근의 통증유발점에 의한 연관통은 대퇴삼각에서 슬관절까지 퍼지고(장내전근 및 단내전근; 그림 17.8A), 골반저(pelvic floor)와 생식기(genitals) 부위를 지나 다리의 안쪽까지로(대내전근; 그림 17.8B), 그리고 허벅지 안쪽면의 라인을 따라 나타난다(대퇴박근, gracilis muscle; 그림 17.8C). Sánchez Romero 등(2020)은 내전근의 통증유발점이 통증을 호소하는 슬관절 골관절염이 있는 사람에게서 매우 흔하다고

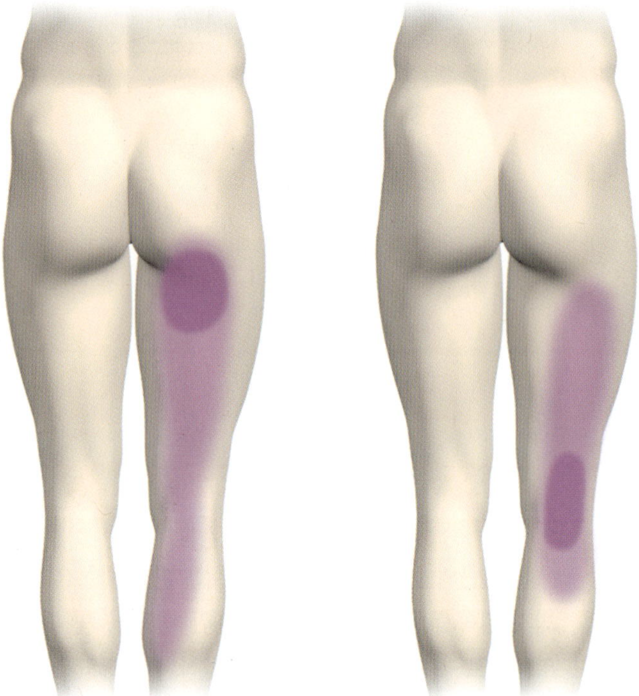

그림 17.7
슬괵근의 통증유발점에 의해 유발되는 연관통.

보고하였다. 마지막으로, 폐쇄신경(obturator nerve)은 운동 분지와 감각 분지를 내전근 그룹 근육에 병합시키기 때문에, 이 신경은 허벅지쪽으로 이어질 때 내전근에 있는 통로에서 갇혀서 포착될 수 있다(Craig, 2013).

비복근과 가자미근(Gastrocnemius and Soleus Muscle)

비복근과 가자미근의 동적 기능은 족저굴곡(plantar flexion)이지만, 아킬레스건에 포함되기 때문에 슬관절과 발목을 안정시키는 역할도 한다. 비복근에 있는 통증유발점으로부터 전달되는 통증 연관 패턴은 아래다리의 깊숙한 곳에서 느껴지며, 아래다리의 뒤쪽면을 따라 발목과 발의 안쪽 종아치(medial longitudinal arch)로 이동한다(그림 17.9). 가자미근의 연관통은 아킬레스건의 원위부와 발뒤꿈치의 발바닥 및 뒤쪽 표면으로 나타난다(그림 17.10). 비복근의 근위부에 있는 통증유발점은 슬관절 전치환술 후 환자의 슬관절 뒤쪽 통증을 유발하는 것으로 보고되고 있다(Henry 등, 2012). 통증이 있는 슬관절 골관절염 환자는 비복근에 활성 통증유발점이 존재함을 나타낸다(Sánchez Romero 등, 2020). 또한, 비복근과 가자미근의 통증유발점은 종아리(calf) 통증에 기여할 수 있고(Grieve 등, 2013a) 발목의 제한된 가동범위에도 영향을 줄 수 있다(Grieve 등, 2011; Grieve 등, 2013b).

통증유발점 도수치료: 근거-기반 접근 (Manual Therapy in Trigger Points: Evidence-Based Approach)

임상가는 통증유발점 관리를 위해 여러 가지 중재를 활용할 수 있고, 도수치료기법과 건침이 가장 일반적으로 시행될 수 있다(Donnelly, 2019). 특정 "통증유발점 도수치료"는 존재하지 않으며, 통증유발점 압박이완(TrP Pressure release), 연부조직 가동술(soft-tissue mobilization), 신장기법(stretching)과 같은, 오직 다양한 도수치료기법들이 통증유발점의 치료를 위해 사용될 수 있음을 명확히 하는 것은 중요하다(Donnelly, 2019). 임상가는 임상양상과 환자의 선호도에 따라 적절한 기법을 선택해야 한다.

현재의 근거는 일반적인 근막 통증(Wang 등, 2017)에 대한

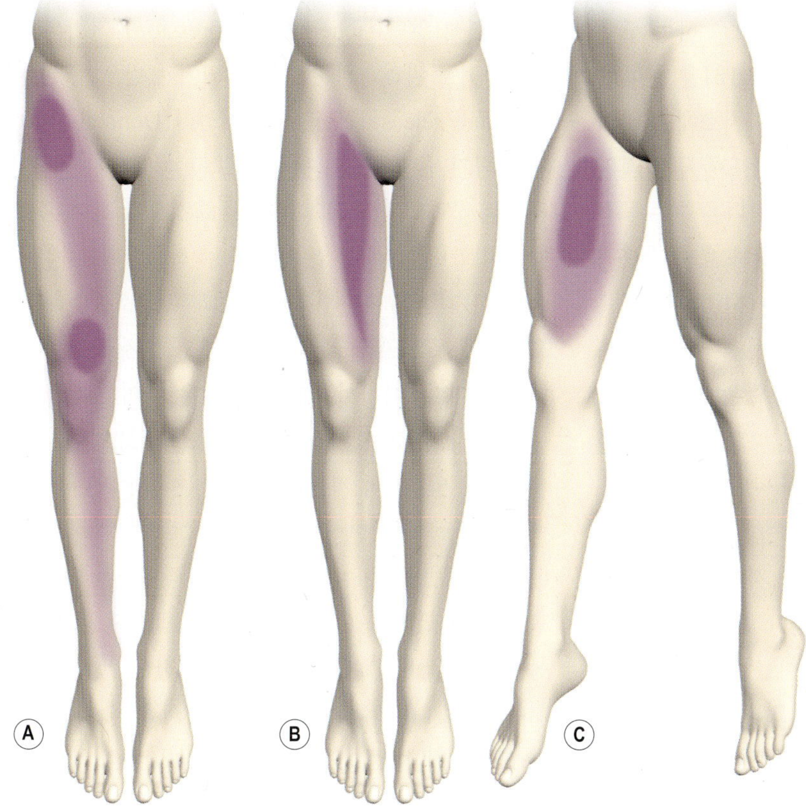

그림 17.8
장내전근과 단내전근의 통증유발점에 의해 유발되는 연관통 (A),

대내전근 (B),

대퇴박근 (C).

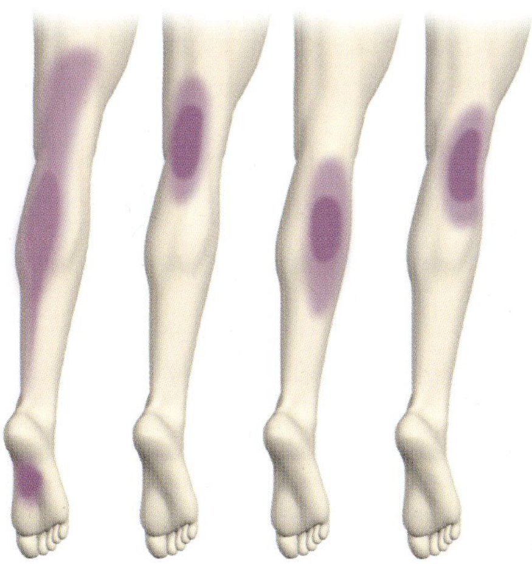

그림 17.9
비복근의 통증유발점에 의해 유발되는 연관통.

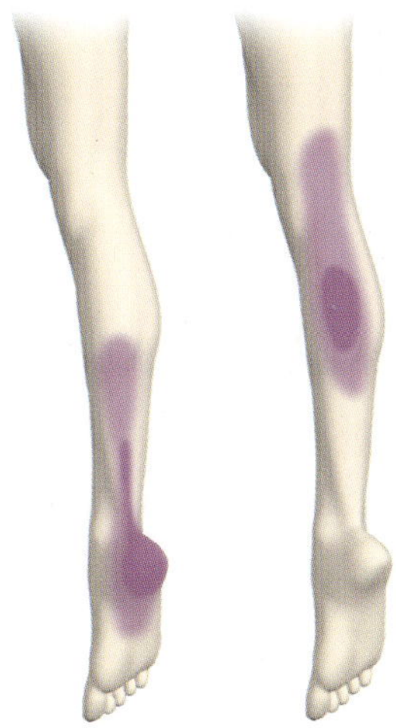

그림 17.10
가자미근의 통증유발점에 의해 유발되는 연관통.

치료 및 주요 두통들과 같은 특정 상태들(Falsiroli Maistrello 등, 2018)을 치료하기 위한 통증유발점을 타겟으로 하는 도수치료기법의 효과를 지지한다. 또한, Gay 등(2013)은 근육에 편향된 도수치료가 치료하지 않은 경우 및 가짜치료에 비하여 통각저하 효과(hypoalgesic effect)(압통 민감도에 긍정적인 효과)가 있다는 것을 발견했고 이러한 결과는 다른 치료들과 비교할 만한 수준으로 비슷하다. 이러한 통각저하 효과 반복적인 적용에 대해서 내성을 나타내지 않는다(Moraska 등, 2017). 도수압박에 대한 임상효과는 적어도 경추에서 건침의 임상 효과와 비슷하다(Cagnie 등, 2015; Lew 등, 2021). 슬개대퇴부 통증(patellofemoral pain)이 있는 환자의 관리를 위한 도수 압박과 건침을 비교한 연구에서도 비슷한 결과가 보고되었다(Behrangrad 등, 2020).

심지어 통증유발점에 대한 도수기법들을 지지하는 연구에서도, 임상 실무에서는 대부분이 다중 접근방식으로 적용되는 반면, 대부분이 단일 중재를 조사했기 때문에 이러한 연구들에 대해 확고한 결론을 내리기는 어렵다. 임상적 근거는 몇몇 다른 지속적이거나 만성적인 통증 상태의 관리를 위한 다중모드 프로토콜에 도수 통증유발점 이완 기법들을 포함시키는 것을 뒷받침하고 있다(Jayaseelan 등, 2014; Dembowski 등, 2013; González-Iglesias 등, 2011; Segura-Pérez 등, 2017; Arias-Buría 등, 2015). 이 가정은 근막통증을 가진 환자들의 통증 강도에 운동이 긍정적인 영향을 미치며, 다양한 방식의 운동들의 조합은 더 큰 이점을 얻을 수 있는 것으로 보인다고 결론 지은 메타분석에 의해 지지되었다(Mata Díz 등, 2017).

압박 중재(Compression Interventions)

도수압박중재에 대한 문헌에서는 중재 시 압력의 양(amount of pressure), 적용 기간(duration of application), 근육의 위치(position of the muscle), 통증의 유무에 대한 변경들이 있었지만, 어떤 방법이 가장 좋은지에 대한 합의는 없다. Hou 등(2002)은 짧은 시간동안 높은 수준의 압력을 가하는 것과 장기간 동안 낮은 수준의 압력을 적용하는 것 사이에 명확한 차이를 관찰하지 못하였다. 둘 다 개선을 보였기 때문이다. 한편, Gay 등(2013)이 시행한 메타분석에서는 환자가 느끼는 압력의 강도가 근육편향기법의 긍정적인 효과에 중요한 매개변수가 될 수 있다고 보고하였다.

"허혈성 압박(ischemic compression)"기법은 이전부터 통증유발점을 관리하기 위해 사용되어져 왔으며, 이는 "압박이완(pressure release)"으로 대체되었다(Donnelly, 2019). 이 중재는 환자가 중등도의 통증을 보고할 때까지 통증유발점에 가해지는 압력의 점진적인 증가를 특징으로 하며, 통증이 감소될 때까지 압력은 유지하는 방식으로 적용한다. 이런 통증의 변화에 대한 가설은 허혈(ischemia)과 저산소증(hypoxia)을 특징으로 하는 통증유발점 영역에 "허혈" 중재를 적용할 이유가 없다는 것이다. 따라서, 통증유발점은 이미 저산소 상태이기 때문에 통증이 없는 기법인 "통증유발점 압박이완기법"이 현재 제안되고 있다. 이 기법은 통증의 존재가 아니라 조직 저항(장벽, barrier)에 대한 압력을 기반으로 하기 때문이다(Donnelly, 2019). 압박 도수중재를 시행하는 것은 환자의 임상적 표현에 따라 달라질 수 있다. 통증에 민감한 환자(예: 섬유근육통, fibromyalgia)에서는 더 오랜 기간 동안 더 적은 압력을 가하는 것이 더 적절할 것이며, 반면에 통증에 덜 민감한 환자(예: 스포츠 선수)에서는 더 높은 압력을 가하는 것이 더 적절할 것이다.

마사지/근막이완/신경근 중재(Massage/Myofascial Release/Neuromuscular Interventions)

마사지, 근막이완 또는 신경근 중재를 통증유발점과 주변 조직 및 근막에 적용할 수도 있다. Simons (2002)는 마사지가 통증유발점에 대한 중재를 넘어 근육의 길이에 영향을 주는 효과(연장 효과, lengthening effect)를 만들 수 있다고 제안하였다. 예를 들어, 횡방향의 스트로크(쓸어내듯 마사지) 기법은 (그림 17.11) 팽팽한 띠와 통증유발점에 수직으로 적용하여 연장 효과(lengthening effect)를 제공하는 반면, 세로방향 스트로크 (그림 17.12)는 팽팽한 띠 및 통증유발점의 길이를 따라가면서 연장 효과를 제공한다. 집게촉진을 적용하는 근육에서는(예: 비복근) 치료사의 손가락이 팽팽한 띠와 통증유발점을 잡고 원심력으로 쓸면서 통증유발점에서 멀어지는 방식을 사용한다(그림 17.13).

어떤 접근 방식이든 고려해야할 가장 중요한 요소는 스트로크의 압력과 속도다. 임상적으로 압력은 기본 조직의 질감,

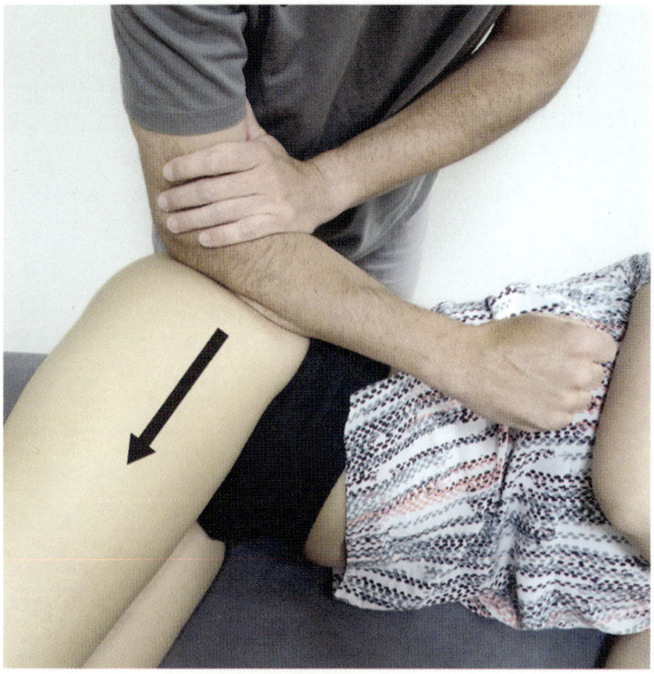

그림 17.11
주관절로 중둔근과 소둔근을 가로지르는 스트로크 기법(검은색 화살표는 스트로크의 방향을 의미한다).

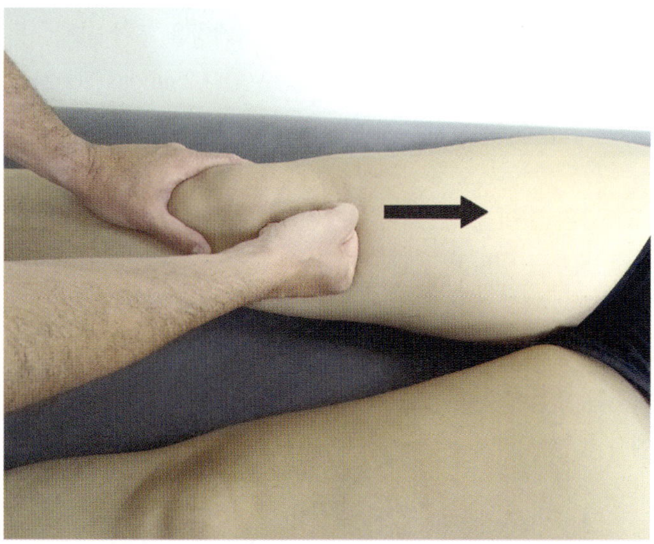

그림 17.12
내측광근 근육 위에서 너클(knuckles) 손모양을 사용한 세로 스트로크 기법(검은색 화살표는 스트로크의 방향을 의미한다).

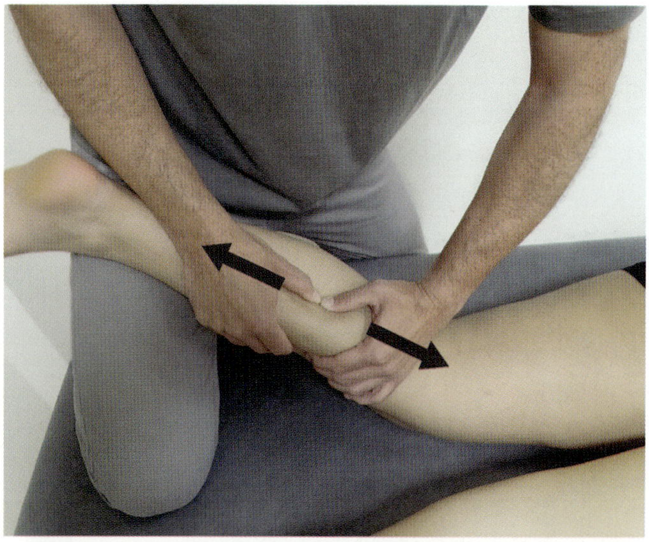

그림 17.13
비복근 위에 집게촉진으로 적용하는 세로 스트로크 기법(검은색 화살표는 스트로크의 방향을 의미한다).

강성 및 특성에 맞게 조정하는 것이 좋다.

스트레칭/근에너지 중재
(Stretching/Muscle Energy Interventions)

수동 스트레칭(임상가가 환자의 참여없이 수동적으로 근육을 스트레칭 하는 경우, 그림 17.14), 능동 스트레칭(환자가 임상가의 참여 없이 능동적으로 근육을 스트레칭하는 경우, 그림 17.15), 스프레이(spray) 및 스트레치 그리고 근에너지기법, 즉 등척성 수축 후 이완 등을 포함하여 통증유발점에 스트레칭을 적용하는 몇 가지 방법들이 있다(Donnelly, 2019). 다양한 스트레칭 기술에도 불구하고 이러한 통증유발점 치료 방식을 뒷받침하는 근거는 거의 없다. 이러한 치료방식이 있다면 따로 독립된 치료로 사용되는 것이 아니라, 복합적인 치료 접근법의 일부로서 사용되어져야 한다. 또한, 과운동성(hypermobility)이 있는 사람의 근육 조직을 스트레칭 할 때는 주의를 기울여야 한다.

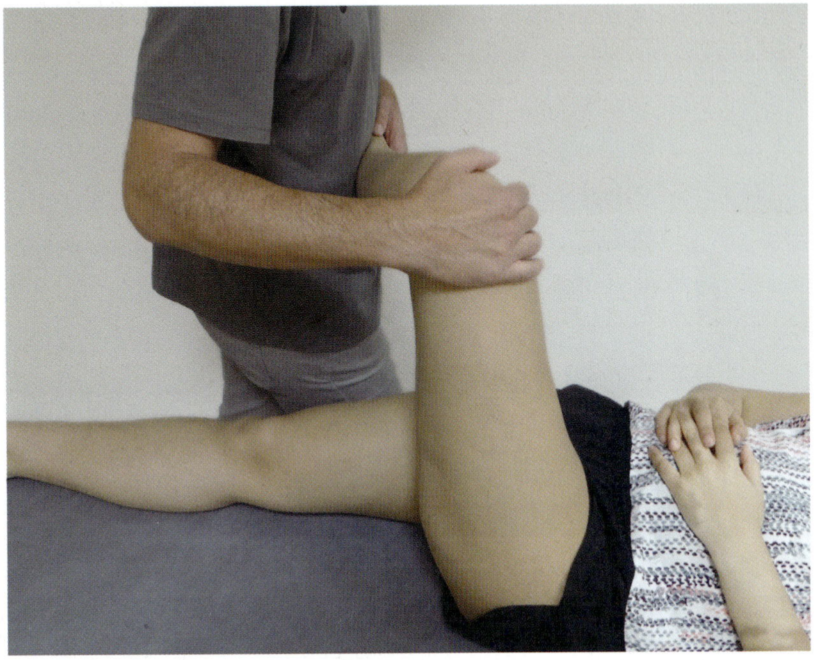

그림 17.14
이상근의 통증유발점 팽팽한 띠의 수동적 스트레칭.

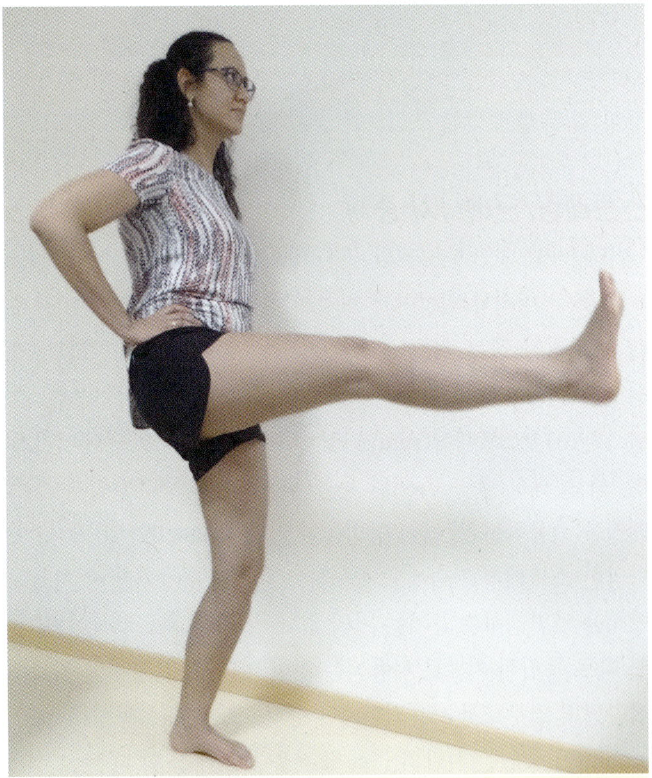

그림 17.15
슬괵근의 능동적(탄도적, ballistic) 스트레칭.

동적 도수치료 중재

(Dynamic Manual Therapy Interventions)

통증유발점은 수축과 움직임을 담당하는 근육 내에 위치하기 때문에 임상가가 수동 도수치료 기술을 적용함과 동시에 통증유발점이 있는 근육의 수축 또는 스트레칭을 포함시키는 동적 중재를 적용하는 것이 도움이 될 수 있다. Simons(2002)는 통증유발점에 수직으로 가하는 압박을 적용하고, 통증유발점이 있는 근육을 능동 수축하는 것과 결합하면 근절(sarcomeres)의 길이를 균등화할 수 있고 이는 결과적으로 통증을 감소시킬 수 있다고 제안하였다. 예를 들어, 손으로 압박하거나 슬괵근 근육을 세로로 스트로크하는 동안(그림 17.16), 환자는 통증유발점의 영향을 받는 근육을 적극적으로 수축하도록 요청 받는다. 대퇴직근과 같은 근육에도 스트레칭 자세에서 동일한 절차를 적용할 수 있다(그림 17.17).

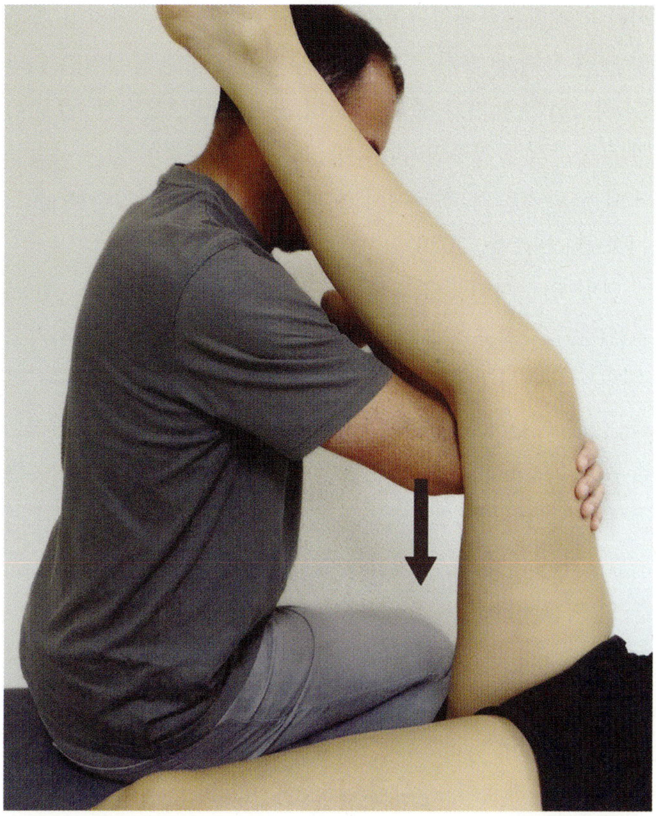

그림 17.16
슬괵근의 동적 세로 스트로크 기법(검은색 화살표는 스트로크의 방향을 의미한다).

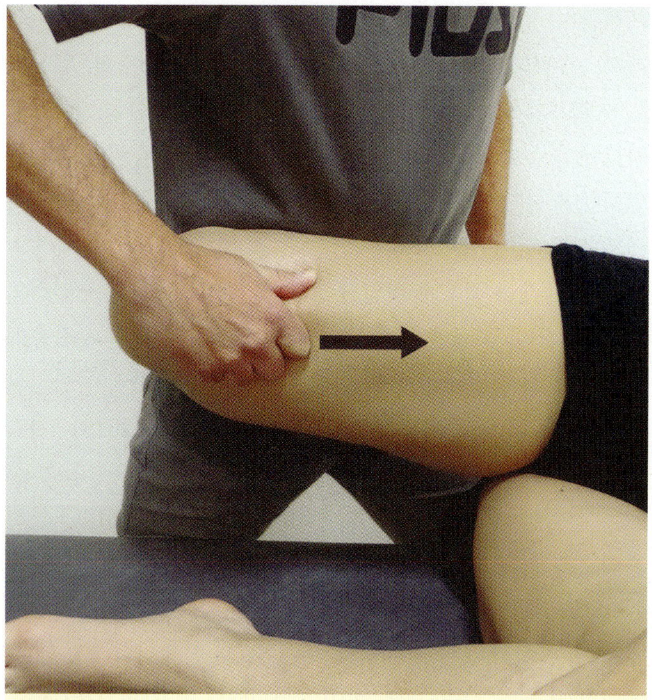

그림 17.17
스트레칭과 함께 적용하는 대퇴직근에 대한 동적 세로 스트로크 기법(검은색 화살표는 스트로크의 방향을 의미한다).

통증유발점 건침: 근거-기반 접근(Trigger Point Dry Needling: An Evidence-Based Approach)

정의(Definition)

미국 물리치료협회(The American Physical Therapy Association; APTA)는 건침을 "근골격계 장애의 관리를 위해 얇은 실모양 바늘을 사용하여 피부를 관통함으로써 통증유발점, 근육, 주변 결합조직을 자극하는 숙련된 중재"로 정의한다(APTA, 2013). 침술 숙련자는 건침을 "통증유발점 침술"이라 지칭할 수 있지만, 이것이 건식 침술이 어느 의료분야의 배타적 영역에 있다는 것을 의미하진 않으며, 대부분 이론적 측면에서 몇 가지 차이점들을 찾을 수 있다(Dommerholt 와 Fernández-de-las-Peñas, 2019).

통증유발점 관리에 사용할 수 있는 다양한 침술 접근법 중, 가장 일반적으로 적용되는 기술은 국소 연축 반응(local twitch response)(즉, 팽팽한 띠의 짧고 갑작스러운 비자발적 수축)이 나타날 때까지 통증유발점 영역으로 침을 삽입하는 것으로 구성된다(Dommerholt 와 Fernández-de-las-Peñas, 2019). 일단 국소 연축 반응이 나타나면, 침의 적용은 더 많은 국소 연축 반응을 얻기 위해 회전 없이 위아래로 움직이게 된다. 임상가는 건침을 적용하는 동안 국소 연축 반응을 이끌어내는 것에 대한 현재 논의된 내용들을 알고 있어야 한다. 하지만 이 주제에 대해서는 이 장에서 다루지 않는다.

건침의 적용에 대한 임상적 추론 (Clinical Reasoning for Application of Dry Needling)

건침을 임상에 적용하기 위해서는 근육의 해부학과 주변 환경에 대한 철저한 지식이 필요하다. 그 첫 단계는 통증유발점의 적절한 위치를 찾는 것이다. 하지 대부분의 근육들은 쉽게 촉진할 수 있지만, 장요근 및 이상근과 같은 일부 근육들은 쉽게 촉진되지 않는다. 먼저 통증유발점을 확인하였다면, 임상가는 이를 3차원적 관점에서 시각화하고 주변구조물들, 특히 침 자극에 민감한 동맥, 정맥, 신경 및 내부장기의 깊이와 존재를 인식해야 한다. 고관절과 슬관절 부위에서 침으로 인한 잠재적인 부상 위험이 있는 조직은 신경, 동맥 및 정맥이 있다.

건침 중재를 적용할 것인지 고려하기 전에 임상가는 건침의 적합성, 기법, 치료에 대해 나타날 수 있는 잠재적인 부작용에 대한 임상적 결정에 영향을 미치는 잠재적인 의학적 동반질환들과 위험요소들을 대해 알아야 한다(Kearns 등, 2019). 건침 사용 후 일반적으로 관찰되는 가장 흔한 이상반응은 침술 중 또는 침술 후의 통증, 출혈 및 멍이다(Brady 등, 2014). 특히 흥미로운 점은 환자의 거의 60%에서 흔히 볼 수 있는 일반적인 반응이 침술 후 통증이라는 것으로, 이는 근육에 반복적으로 침을 삽입하여 발생하는 신경근 손상의 잠재적인 결과로 생각된다(Baraja-Vegas 등, 2019). 실제로, 근육내 부종(intramuscular edema)은 건침의 단일 세션 적용 후에 관찰된다(Baraja-Vegas 등, 2019). 이 경미한 부작용은 침 적용 후 통증의 존재로 인해 환자가 추가적인 침술을 받기를 꺼리는 것과 관련이 되어 환자의 불만족을 일으키고, 순응도(adherence)를 감소시킬 수 있기 대문에 임상적으로 관련이 있다. 그럼에도 불구하고, 현재의 근거는 이러한 침술 후 통증이 어떠한 개입 없이도 침술 후 48-72 시간이면 사라진다는 것을 뒷받침하며, 이는 침술 후 통증이 건침의 생리학적 2차 효과로 여겨질 수 있음을 시사한다. 건침이 적용 후에 통증을 유발할 수 있다는 점을 감안할 때, 임상가는 특히 이러한 중재가 운동선수에게 적용되는 경우, 잠재적인 발생요소들을 환자에게 알려야 한다.

고관절과 슬관절에 대한 건침의 효과

(Effectiveness of Dry Needling in the Hip and Knee)

현재 문헌 검토에 따르면 건침은 통증을 줄이는데 효과적이지만 단기적으로는 하지 사분위와 관련된 기능, 삶의 질, 우울증, 가동범위, 근력을 향상시키지는 못한다(Morihisa 등, 2016). 이런 결과는 또한 하지의 힘 생성에 대한 건침의 적용을 조사한 시험에서 유의미한 효과를 찾지 못하였다는 최근 메타분석에 의해서도 근거로서 지지된다(Mansfield 등, 2019). 최근의 메타분석에서는 슬개대퇴골 통증이 있는 환자의 통증 및 관련 장애에 대한 통증유발점의 건침에 대해 긍정적인 효과를 시사하는 낮거나 중간 정도의 근거를 발견했지만, 통증이 있는 슬관절 골관절염이나 수술 후 슬관절 통증이 있는 사람들에게는 단기간의 적용에서 효과가 나타나지 않았다(Rahou-El-Bachiri 등, 2020).

단일 임상시험의 결과는 더 긍정적이다. 예를 들어, Alaei 등(2020)은 최근 한 세션의 건침이 슬괵근 긴장을 감소시키고 슬괵근 유연성을 증가시키는데 효과적이라는 것을 발견하였다. 이와 유사하게, Haser 등(2017) 또한 건침 적용 후 엘리트 축구 선수의 근지구력 및 고관절 굴곡 가동범위에 유의한 영향을 보고하였다. 이러한 효과는 중재 이후 최대 4주까지 지속되었다. 최근 다른 임상 시험에서는 고관절 골관절염 환자의 통증 및 기능(Ceballos-Laita 등, 2019), 운동 범위 및 근력(Ceballos-Laita 등, 2021)에 대한 건침의 긍정적인 효과도 관찰되었다. 흥미롭게도 건침은 대전자 통증 증후군(greater trochanteric pain syndrome) 환자의 통증 및 관련 기능 개선에 코르티코 스테로이드 주사(corticoid steroid injections)와 유사한 효과를 보였다(Brennan 등, 2017).

건침을 지지하는 많은 근거들이 있지만, 그 적용이 항상 효과적인 것만은 아니라는 몇 가지 근거들도 존재한다. 예를 들어, 통증이 있는 슬관절 골관절염 환자를 위한 운동프로그램에 건침을 포함시키는 것은 운동만 하는 것보단 효과적이지 않았다(Sánchez-Romero 등, 2018). 결과적으로 근거뿐만 아니라, 근거가 부족하다는 것과 환자의 증상, 손상과 필요성(needs)을 고려하여 건침 시행을 선택하는 것은 중요하겠다.

고관절과 슬관절 근육에 대한 침술 절차의 예

(Examples of Needling Procedures for Hip and Knee Musculature)

사용되는 침은 멸균되어야 하고 일회용이며, 다시 사용할 수 없지만, 건침은 무균기법으로 여겨지지는 않는다. 따라서, 침을 적용해야 하는 부위는 눈에 띄게 깨끗해야 하거나 알코올이나 비누와 물로 세척해야 한다. 국가에 따라, 피부 소독이나 장갑 착용이 필요한지 아닌지에 대한 논란은 계속되고 있다(ASAP, 2007; Bachmann 등, 2014).

침의 길이는 표적 근육의 깊이에 따라 달라진다. 침 끝은 임상가 손의 연장선으로 여겨진다. 사실, 임상가는 침이 삽입될 영역 및 침 삽입시에 어떤 구조물들이 침범될 수 있는지에 대한 심적 표상(mental representation)이 있어야 한다. 잘 발달된 운동 감각지각과 임상적 스킬은 임상가가 구조물들의 변화를 인식할 수 있게 한다(Dommerholt 와 Fernández-de-las-Peñas, 2019). 침을 제거한 후에는 일반적으로 국소 출혈 및 잠재적인 멍을 예방하거나 최소화하기 위해 지혈이 권장된다. 이 장에서는 일부 근육에 건침을 적용하는 방법을 설명한다.

중둔근과 소둔근(Gluteus Medius and Minimus Muscles)

환자는 환측이 위로 향하게 하여 옆으로 누운 자세를 취한다. 임상가는 중둔근과 소둔근 모두에 편평한 촉진 및 침술기법을 적용한다. 침의 방향은 골반 뼈를 향한다(pelvic bone)(그림 17.18). 가장 표면적인 근육은 중둔근(15 - 20 mm)인 반면, 소둔근은 더 깊이 있다. 특히 소둔근에 도달하려면 피하조직의 강한 하강(depression)이 필수적이다.

소둔근은 깊기 때문에 침접촉이 골막(periosteum)에서 이뤄지는 것이 일반적이며, 중둔근의 근위부(proximal portion)에 침을 꽂을 때도 흔하다. 좌골신경에 침을 놓는 경우는 거의 없지만, 두 근육 사이에는 상둔부혈관(superior gluteal vessels)의 깊은 가지와 상둔근신경(superior gluteal nerve)이 있다는 것에 주의해야 한다.

대퇴사두근(Quadriceps Muscles)

환자는 바로 누운 자세(supine)로 눕는다. 대퇴사두근의 각 부분은 쉽게 침술을 적용할 수 있다. 외측광근(그림 17.19)과 내측광근(그림 17.20) 근육은 대퇴골을 향하여 침술이 적용된다. 내측광근의 경우, 복재신경(saphenous nerve)과 슬와동맥(popliteal artery) 부근을 고려해야하지만, 외측광근의 경우에는 별다른 예방조치 없이 근육침술을 적용한다.

슬괵근(Hamstring Muscles)

환자는 슬관절을 약간 구부린 상태로 엎드린 자세를 취한다. 대퇴이두근은 편평 촉지법 기법을 사용하여 침술을 적용하는 반면(그림 17.21), 반막양근(semimembranosus)과 반건양근(semitendinosus)은 집게촉진법(pincer palpation technique)으로 적용해야 한다(그림 17.22).

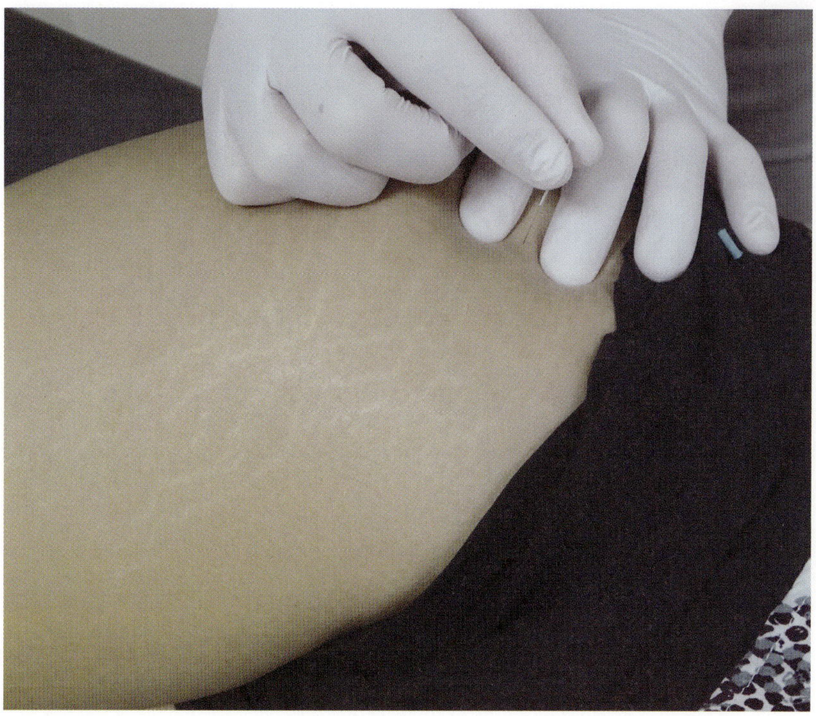

그림 17.18
중둔근과 소둔근의 통증유발점에 대한 침술법.

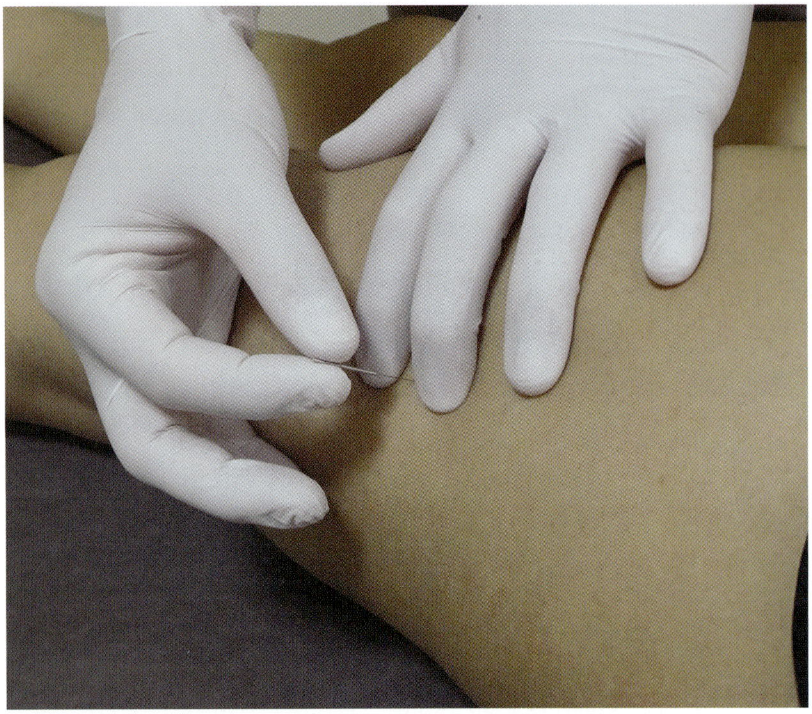

그림 17.19
외측광근의 통증유발점에 대한 침술법.

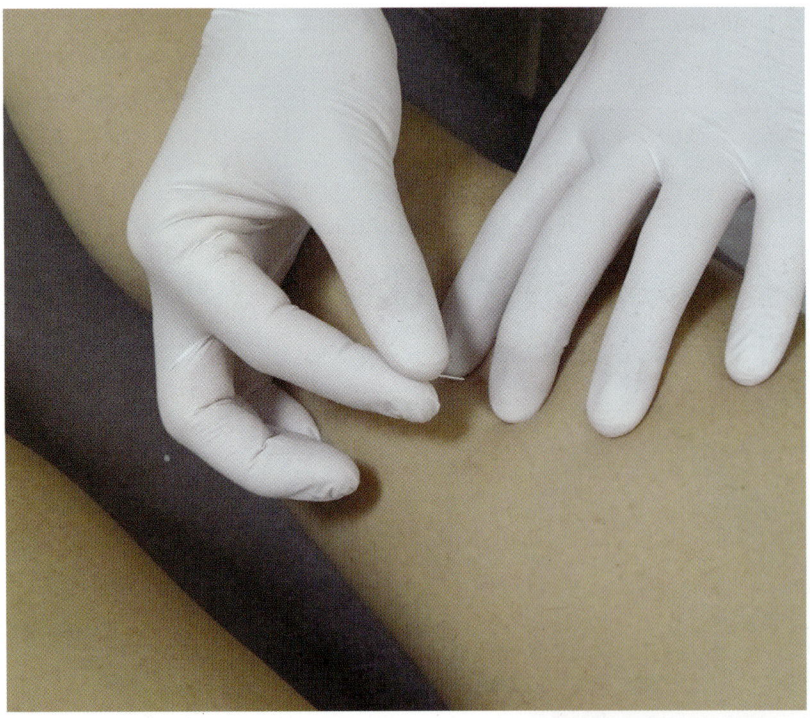

그림 17.20
내측광근의 통증유발점에 대한 침술법.

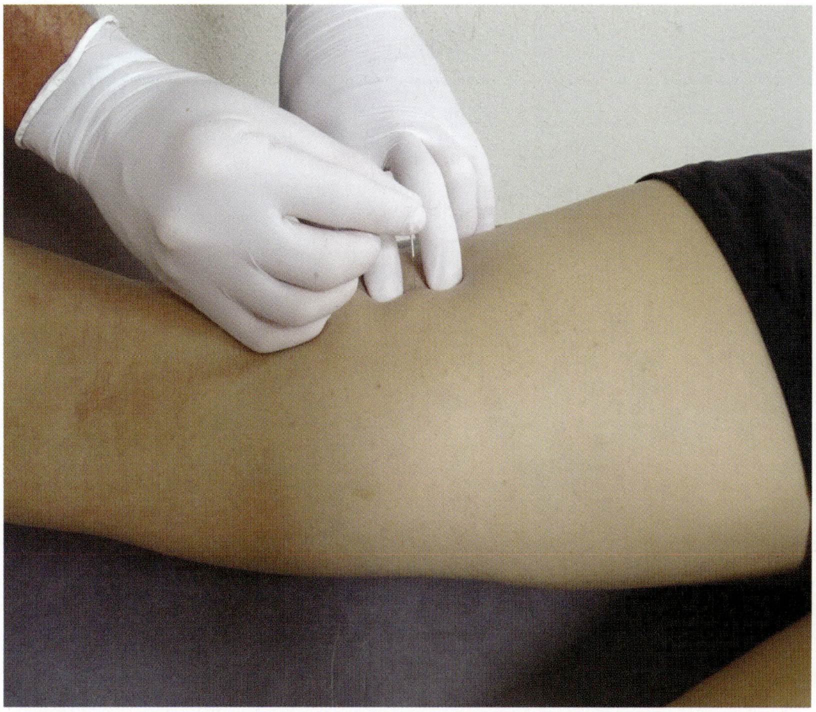

그림 17.21
대퇴이두근의 통증유발점에 대한 침술법(편평 기법).

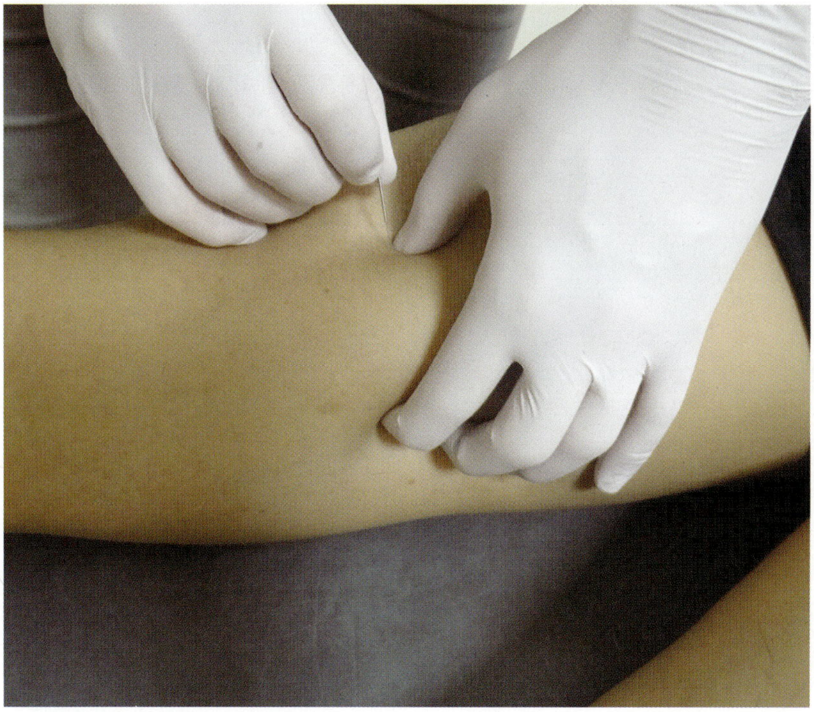

그림 17.22
반막양근과 반건양근의 통증유발점에 대한 침술법(집기 기법).

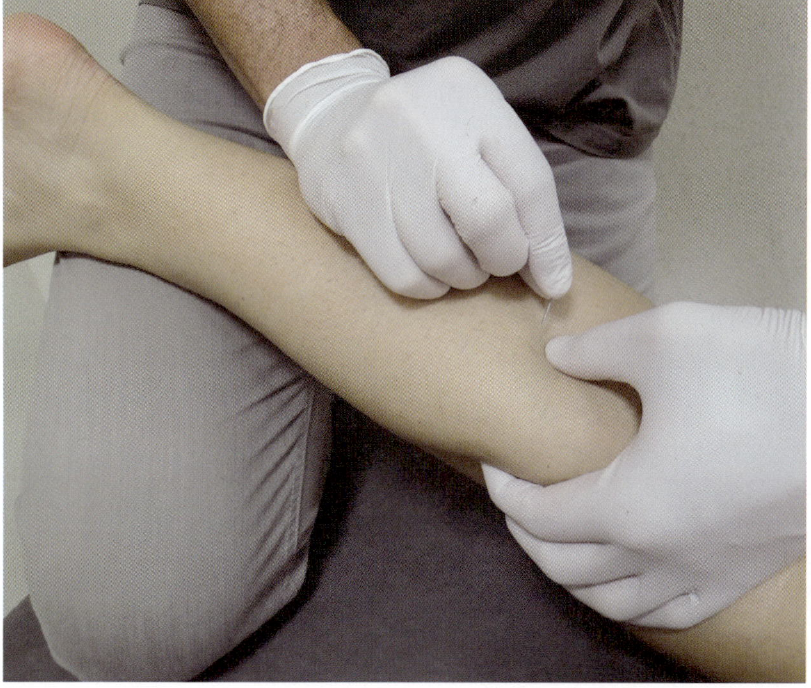

그림 17.23
내측 비복근의 통증유발점에 대한 침술법(집기 기법).

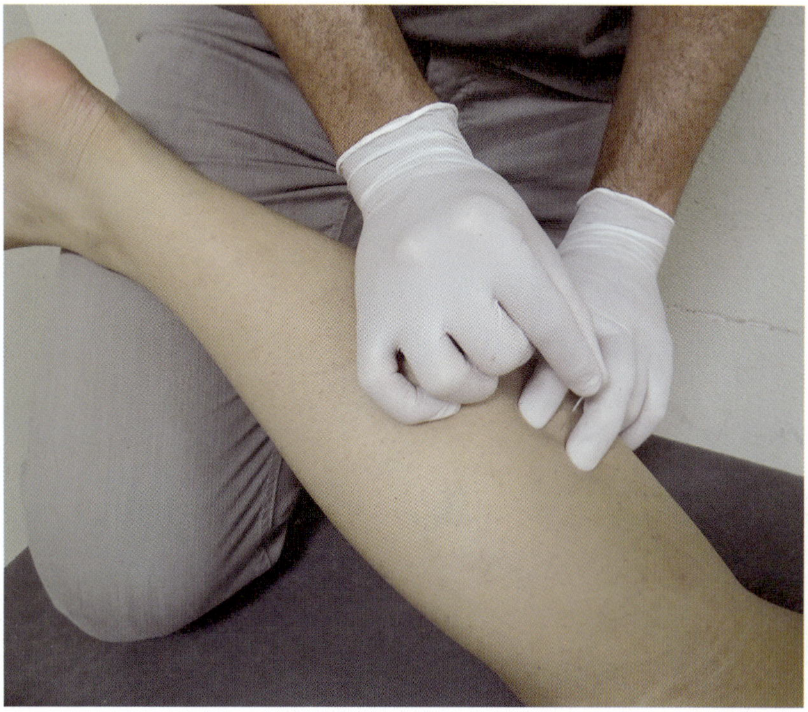

그림 17.24
외측 비복근의 통증유발점에 대한 침술법(편평 기법).

임상가는 대퇴부 후부의 중심으로부터 원심적으로 침술을 적용함으로써 좌골신경을 피해야 한다.

비복근(Gastrocnemius Muscles)

환자는 슬관절을 약간 구부린 상태로 엎드린 자세를 취한다. 내측 비복근(medial gastrocnemius)은 집게 촉진법으로(그림 17.23) 외측 비복근(lateral gastrocnemius)은 편평 촉진법(flat palpation technique)으로 침술을 적용한다(그림 17.24). 비복근의 침술은 일반적으로, 눈에 보이는 강렬한 국소 연축 반응을 유발한다는 점에 유의해야 한다. 연구에 따르면, 후속적인 국소 연축 반응의 전기적 활성 및 강도가 초기 진폭에 비해 감소하는 것으로 관찰되었다(Baraja-Vegas 등, 2020).

결론(Conclusion)

하지의 수 많은 근육들이 있는데, 이 근육들에는 여러가지 고관절과 슬관절 통증 증후군에서 증상의 시작과 유지에 기여할 수 있는 압통유발점 및 특정 연관통 패턴이 나타날 수 있다. 임상가는 고관절과 슬관절 통증을 특성화하고 더 잘 관리하기 위해 이러한 통증유발점과 관련 근육에 대해 검사를 해야 한다. 많은 진전이 있어왔지만, 이러한 증후군의 임상적 변화에 대해 근육 통증유발점의 역할을 더 자세히 설명하려면 추가 연구가 필요하다.

참고문헌(References)

Adelmanesh F, Jalali A, Shirvani A, et al. The diagnostic accuracy of gluteal trigger points to differentiate radicular from non- radicular low back pain. Clin J Pain. 2016;32:666–72.

Alaei P, Nakhostin Ansari N, Naghdi S, et al. Dry needling for hamstring flexibility: A single-blind randomized controlled trial. J Sport Rehabil. 2020;30(3):452–7.

Albin SR, Koppenhaver SL, MacDonald CW, et al. The effect of dry needling on gastrocnemius muscle stiffness and strength in participants with latent trigger points. J Electromyogr Kinesiol. 2020;55:102479.

Al-Shenqiti AM, Oldham JA. Test-retest reliability of myofascial trigger point detection in patients with rotator cuff tendonitis. Clin Rehabil. 2005;19:482–7.

American Physical Therapy Association (APTA). Description of dry needling in clinical practice: an educational resource paper. Alexandria, VA, USA: APTA Public Policy, Practice, and Professional Affairs Unit; 2013.

Arias-Buría JL, Valero-Alcaide R, Cleland JA, et al. Inclusion of trigger point dry needling in a multimodal physical therapy program for postoperative shoulder pain: a randomized clinical trial. J Manipulative Physiol Ther. 2015;38:179–87.

Australian Society of Acupuncture Physiotherapists (ASAP). Guidelines for safe acupuncture and dry needling practice. Australian Society of Acupuncture Physiotherapists Inc; 2007.

Bachmann S, Colla F, Gröbli C, et al. Swiss Guidelines for safe Dry Needling, Association Swiss Dry Needling Inc; 2014.

Baraja-Vegas L, Martín-Rodríguez S, Piqueras-Sanchiz F, et al. Localization of muscle edema and changes on muscle contractility after dry needling of latent trigger points in the gastrocnemius muscle. Pain Med. 2019;20:1387–94.

Baraja-Vegas L, Martín-Rodríguez S, Piqueras-Sanchiz F, et al. Electromyographic activity evolution of local twitch responses during dry needling of latent trigger points in the gastrocnemius muscle: A cross-sectional study. Pain Med. 2020;21:1224–9.

Basu S, Edgaonkar R, Baxi G, et al. Comparative study of instrument assisted soft tissue mobilisation vs ischemic compression in myofascial trigger points on upper trapezius muscle in professional badminton players. Indian J Physiother Occup Ther. 2020;14:253–8.

Behrangrad S, Abbaszadeh-Amirdehi M, Kordi Yoosefinejad A, Esmaeilnejadganji SM. Comparison of dry needling and ischaemic compression techniques on pain and function in patients with patellofemoral pain syndrome: a randomised clinical trial. Acupunct Med. 2020;38:371–9.

Brady S, McEvoy J, Dommerholt J, Doody C. Adverse events following trigger point dry needling: A prospective survey of chartered physiotherapists. J Man Manip Ther. 2014;22:134–40.

Brennan KL, Allen BC, Maldonado YM. Dry needling versus cortisone injection in the treatment of greater trochanteric pain syndrome: A noninferiority randomized clinical trial. J Orthop Sports Phys Ther. 2017;47:232–9.

Bron C, Franssen J, Wensing M, Oostendorp RAB. Interrater reliability of palpation of myofascial trigger points in three muscles. J Man Manip Ther. 2007;15:203–15.

Cagnie B, Castelein B, Pollie F, et al. Evidence for the use of ischemic compression and dry needling in the management of trigger points of the upper trapezius in patients with neck pain: A systematic review. Am J Phys Med Rehabil. 2015;94:573–83.

Ceballos-Laita L, Jiménez-Del-Barrio S, Marín-Zurdo J, et al. Effects of dry needling in hip muscles in patients with hip osteoarthritis: A randomized controlled trial. Musculoskelet Sci Pract. 2019;43:76–82.

Ceballos-Laita L, Jiménez-Del-Barrio S, Marín-Zurdo J, et al. Effectiveness of dry needling therapy on pain, hip muscle strength and physical function in patients with hip osteoarthritis: a randomized controlled trial. Arch Phys Med Rehabil. 2021;102(5):959–66.

Celik D, Yeldan I. The relationship between latent trigger point and muscle strength in healthy subjects: a double-blind study. J Back Musculoskelet Rehabil. 2011;24:251–6.

de Cássia Correia Kälberer Pires R, Salles da Rocha N, Esteves JE, Rodrigues ME. Use of pressure dynamometer in the assessment of the pressure pain threshold in trigger points in the cranio-cervical muscles in women with unilateral migraine and tension-type headache: An observational study. Int J Osteopath Med. 2017;26:28–35.

Craig A. Entrapment neuropathies of the lower extremity. PM R. 2013;5:S31–S40.

Dembowski SC, Westrick RB, Zylstra E, Johnson MR. Treatment of hamstring strain in a collegiate pole-vaulter integrating dry needling with an eccentric training program: a resident's case report. Int J Sports Phys Ther. 2013;8:328–39.

De Meulemeester KE, Castelein B, Coppieters I, et al. Comparing trigger point dry needling and manual pressure technique for the management of myofascial neck/shoulder pain: a randomized clinical trial. J Manipulative Physiol Ther. 2017;40:11–20.

Devereux F, O⊠Rourke B, Byrne PJ, et al. Effects of myofascial trigger point release on power and force production in the lower limb kinetic chain. J Strength Cond Res. 2019;33:2453–63.

Dommerholt J, Fernandez-de-las-Peñas C, editors. Trigger point dry needling: an evidence and clinical-based approach. 2nd ed. London: Churchill Livingstone: Elsevier; 2019.

Donnelly J, editor. Travell, Simons & Simons' Myofascial Pin and Dysfunction: The Trigger Point Manual. 3rd ed. Philadelphia: Wolters Kluwer; 2019.

E Silva DCCM, de Andrade Alexandre DJ, Silva JG. Immediate effect of myofascial release on range of motion, pain and biceps and rectus femoris muscle activity after total knee replacement. J Bodyw Mov Ther. 2018;22:930–6.

Falsiroli Maistrello L, Geri T, Gianola S, et al. Effectiveness of trigger point manual treatment on the frequency, intensity, and duration of attacks in primary headaches: A systematic review and meta-analysis of randomized controlled trials. Front Neurol. 2018;9:254.

Fernández-de-las-Peñas C, Dommerholt J. Myofascial trigger points: peripheral or central phenomenon? Curr Rheumatol Rep. 2014;16:395.

Fernández-de-las-Peñas C, Dommerholt J. International consensus on diagnostic criteria and clinical considerations of myofascial trigger points: A Delphi study. Pain Med. 2018;19:142–50.

Fernández-Pérez AM, Villaverde-Gutiérrez C, Mora-Sánchez A, et al. Muscle trigger points, pressure pain threshold, and cervical range of motion in patients with high level of disability related to acute whiplash injury. J Orthop Sports Phys Ther. 2012;42:634–41.

Fuentes-Márquez P, Valenza MC, Cabrera-Martos I, et al. Trigger points, pressure pain hyperalgesia, and mechano-sensitivity of neural tissue in women with chronic pelvic pain. Pain Med. 2019;20:5–13.

Fusco P, Di Carlo S, Scimia P, et al. Ultrasound-guided dry needling treatment of myofascial trigger points for piriformis syndrome management: A case series. J Chiropr Med. 2018;17:198–200.

Gay CW, Alappattu MJ, Coronado RA, et al. Effect of a single session of muscle-biased therapy on pain sensitivity: a systematic review and meta-analysis of randomized controlled trials. J Pain Res. 2013;6:7–22.

Ge HY, Arendt-Nielsen L. Latent myofascial trigger points. Curr Pain Head Reports. 2011;15:386–92.

Ge HY, Fernández-de-las-Penas C, Arendt-Nielsen L. Sympathetic facilitation of hyperalgesia evoked from myofascial tender and trigger points in patients with unilateral shoulder pain. Clin Neurophysiol. 2006;117:1545–50.

Ge HY, Serrao M, Andersen OK, et al. Increased H-reflex response induced by intramuscular electrical stimulation of latent myofascial trigger points. Acupunct Med. 2009;27:150–4.

Ge HY, Arendt-Nielsen L, Madeleine P. Accelerated muscle fatigability of latent myofascial trigger points in humans. Pain Med. 2012;13:957–64.

Ge HY, Monterde S, Graven-Nielsen T, Arendt-Nielsen L. Latent myofascial trigger points are associated with an increased intramuscular electromyographic activity during synergistic muscle activation. J Pain. 2014;15:181–7.

Gerwin RD, Shannon S, Hong CZ, et al. Interrater reliability in myofascial trigger point examination. Pain. 1997;69:65–73.

Gerwin RD, Dommerholt D, Shah JP. An expansion of Simons' integrated hypothesis of trigger point formation. Current Pain Head Rep. 2004;8:468–75.

González-Iglesias J, Cleland JA, del Rosario Gutierrez-Vega M, Fernández-de-las-Peñas C. Multimodal management of lateral epicondylalgia in rock climbers: a prospective case series. J Manipulative Physiol Ther. 2011;34:635–42.

Grabowski PJ, Slane LC, Thelen DG, et al. Evidence of generalized muscle stiffness in the presence of latent trigger points within infraspinatus. Arch Phys Med Rehabil. 2018;99:2257–62.

Grieve R, Clark J, Pearson E, et al. The immediate effect of soleus trigger point pressure release on restricted ankle joint dorsiflexion: A pilot randomised controlled trial. J Bodywork Mov Ther. 2011;15:42–9.

Grieve R, Barnett S, Coghill N, Cramp F. Myofascial trigger point therapy for triceps surae dysfunction: A case series. Man Ther. 2013a;18:519–25.

Grieve R, Cranston A, Henderson A, et al. The immediate effect of triceps surae myofascial trigger point therapy on restricted active ankle joint dorsiflexion in recreational runners: a crossover randomised controlled trial. J Bodyw Mov Ther. 2013b;17:453–61.

Haser C, Stöggl T, Kriner M, et al. Effect of dry needling on thigh muscle strength and hip flexion in elite soccer players. Med Sci Sports Exerc. 2017;49:378–83.

Henry R, Cahill CM, Wood G, et al. Myofascial pain in patients waitlisted for total knee arthroplasty. Pain Res Manag. 2012;17:321–7.

Hong CZ. Pathophysiology of myofascial trigger point. J Formos Med Assoc. 1996;95:93–104

Hou CR, Tsai LC, Cheng KF, et al. Immediate effects of various physical therapeutic modalities on cervical myofascial pain and trigger-point sensitivity. Arch Phys Med Rehabil. 2002;83:1406–14.

Hsieh CY, Hong CZ, Adams AH, et al. Inter-examiner reliability of the palpation of trigger points in the trunk and lower limb muscles. Arch Phys Med Rehabil. 2000;81:258–64.

Hsieh YL, Yang SA, Yang CC, Chou LW. Dry needling at myofascial trigger spots of rabbit skeletal muscles modulates the biochemicals associated with pain, inflammation, and hypoxia. Evid Complement Altern Med. 2012;2012;342165.

Ibarra JM, Ge HY, Wang C, et al. Latent myofascial trigger points are associated with an increased antagonistic muscle activity during agonist muscle contraction. J Pain. 2011;12:1282–8.

Jankovic D, Peng P, van Zundert A Brief review: piriformis syndrome: etiology, diagnosis, and management. Can J Anaesth. 2013;60:1003–12.

Jasani V, Richards P, Wynn-Jones C. Pain related to the psoas muscle after total hip replacement. J Bone Joint Surg Br. 2002;84:991–3.

Jayaseelan DJ, Moats N, Ricardo CR. Rehabilitation of proximal hamstring tendinopathy utilizing eccentric training, lumbopelvic stabilization, and trigger point dry needling: 2 case reports. J Orthop Sports Phys Ther. 2014;44:198–205.

Kisilewicz A, Janusiak M, Szafraniec R, et al. Changes in muscle stiffness of the trapezius muscle after application of ischemic compression into myofascial trigger points in professional basketball players. J Hum Kinet. 2018;64:35–45.

Kearns G, Fernández-de-las-Peñas C, Brismée JM, Gan J, Doidge J. New perspectives on dry needling following a medical model: are we screening our patients sufficiently? J Man Manip Ther. 2019;27:172–9.

Kim HA, Hwang UJ, Jung SH, et al. Comparison of shoulder strength in males with and without myofascial trigger points in the upper trapezius. Clin Biomech. 2017;49:134–8.

Kloskowska P, Morrissey D, Small C, et al. Movement patterns and muscular function before and after onset of sports-related groin pain: A systematic review with meta-analysis. Sports Med. 2016;46:1847–67.

Kuan TS, Hong CZ, Chen JT, et al. The spinal cord connections of the myofascial trigger spots. Eur J Pain. 2007;11:624–34.

Lawrenson PR, Crossley KM, Vicenzino BT, et al. Muscle size and composition in people with articular hip pathology: a systematic review with meta-analysis. Osteoarthritis Cartilage. 2019;27:181–95.

Lefevre N, Bohu Y, Klouche S, et al. Complete paralysis of the quadriceps secondary to post-traumatic iliopsoas hematoma: a systematic review. Eur J Orthop Surg Traumatol. 2015;25:39–43.

Lew J, Kim J, Nair P. Comparison of dry needling and trigger point manual therapy in patients with neck and upper back myofascial pain syndrome: a systematic review and meta-analysis. J Man Manip Ther. 2021;29(3):136–46.

Li LT, Ge HY, Yue SW, Arendt-Nielsen L. Nociceptive and non-nociceptive hypersensitivity at latent myofascial trigger points. Clin J Pain. 2009;25:132–7.

Li L, Stoop R, Clijsen R, et al. Criteria used for the diagnosis of myofascial trigger points in clinical trials on physical therapy: Updated systematic review. Clin J Pain. 2020;36:955–67.

Lucas N, Macaskill P, Irwig L, et al. Reliability of physical examination for diagnosis of myofascial trigger points: a systematic review of the literature. Clin J Pain. 2009;25:80–9.

Lucas KR, Rich PA, Polus BI. Muscle activation patterns in the scapular positioning muscles during loaded scapular plane elevation: the effects of latent myofascial trigger points. Clin Biomech. 2010;25:765–70.

Maher RM, Hayes DM, Shinohara M. Quantification of dry needling and posture effects on myofascial trigger points using ultrasound shear-wave elastography. Arch Phys Med Rehabil. 2013;94:2146–50.

Mansfield CJ, Vanetten L, Willy R, et al. The effects of needling therapies on muscle force production: A systematic review and meta- analysis. J Orthop Sports Phys Ther. 2019;49:154–70.

Mata Díz JB, de Souza J, Leopoldino A, Oliveira V. Exercise, especially combined stretching and strengthening exercise, reduces myofascial pain: A systematic review. J Physiother. 2017;63:17–22.

Moraska AF, Schmiege SJ, Mann JD, et al. Responsiveness of myofascial trigger points to single and multiple trigger point release massages: A randomized, placebo-controlled trial. Am J Phys Med Rehabil. 2017;96:639–45.

Morihisa R, Eskew J, McNamara A, Young J. Dry needling in subjects with muscular trigger points in the lower quarter: a systematic review. Int J Sports Phys Ther. 2016;11:1–14.

Myburgh C, Larsen AH, Hartvigsen J. A systematic, critical review of manual palpation for identifying myofascial triggers points: evidence and clinical significance. Arch Phys Med Rehabil. 2008;89:1169–76.

Natsis K, Totlis T, Konstantinidis GA, et al. Anatomical variations between the sciatic nerve and the piriformis muscle: a contribution to surgical anatomy in piriformis syndrome. Surg Radiol Anat. 2014;36:273–80.

Niddam DM. Brain manifestation and modulation of pain from myofascial trigger points. Curr Pain Headache Rep. 2009;13:370–5.

Oliveira-Campelo NM, de Melo CA, Alburquerque-Sendín F, Machado JP. Short- and medium-term effects of manual therapy on cervical active range of motion and pressure pain sensitivity in latent myofascial pain of the upper trapezius muscle: a randomized controlled trial. J Manipulative Physiol Ther. 2013;36:300–9.

Payne K, Payne J, Larkin T. Patellofemoral pain syndrome and pain severity is associated with asymmetry of gluteus medius muscle activation measured via ultrasound. Am J Phys Med Rehabil. 2020;99:595–601.

Peiris WL, Cicuttini FM, Constantinou M, et al. Association between hip muscle cross-sectional area and hip pain and function in individuals with mild-to-moderate hip osteoarthritis: a cross-sectional study. BMC Musculoskelet Disord. 2020;21:316.

Pérez-Bellmunt A, Simon M, López-de-Celis C, et al. Effects on neuromuscular function after ischemic compression in latent trigger points in the gastrocnemius muscles: A randomized within-participant clinical trial. J Manipulative Physiol Ther. 2021:S0161-4754(20)30156-1.

Petchprapa CN, Rosenberg ZS, Sconfienza LM, et al. MR imaging of entrapment neuropathies of the lower extremity. Part 1: The pelvis and hip. Radiographics. 2010;30:983–1000.

Pourahmadi M, Asadi M, Dommerholt J, Yeganeh A. Changes in the macroscopic morphology of hip muscles in low back pain. J Anat. 2020;236:3–20.

Rahou-El-Bachiri Y, Navarro-Santana MJ, Gómez-Chiguano GF, et al. Effects of trigger point dry needling for the management of knee pain syndromes: A systematic review and meta-analysis. J Clin Med. 2020;9:2044.

Rathbone ATL, Grosman-Rimon L, Kumbhare DA. Interrater agreement of manual palpation for identification of myofascial trigger points: A systematic review and meta-analysis. Clin J Pain. 2017;33:715–29.

Roach S, Sorenson E, Headley B, San Juan JG. Prevalence of myofascial trigger points in the hip in patellofemoral pain. Arch Phys Med Rehabil. 2013;94:522–6.

Rozenfeld E, Finestone AS, Moran U, et al. The prevalence of myofascial trigger points in hip and thigh areas in anterior knee pain patients. J Bodyw Mov Ther. 2020;24:31–8.

Sacramento LS, Camargo PR, Siqueira-Júnior AL, et al. Presence of latent myofascial trigger points and determination of pressure pain thresholds of the shoulder girdle in healthy children and young adults: A cross-sectional study. J Manipulative Physiol Therap. 2017;40:31–40.

Sadler S, Cassidy S, Peterson B, et al. Gluteus medius muscle function in people with and without low back pain: a systematic review. BMC Musculoskelet Disord. 2019;20:463.

Samani M, Ghaffarinejad F, Abolahrari-Shirazi S, et al. Prevalence and sensitivity of trigger points in lumbo-pelvic-hip muscles in patients with patellofemoral pain syndrome. J Bodyw Mov Ther. 2020;24:126–30

Samuel S, Peter A, Ramanathan K. The association of active trigger points with lumbar disc lesions. J Musculoskeletal Pain. 2007;15:11–18.

Sánchez-Infante J, Bravo-Sánchez A, Jiménez F, Abián-Vicén J. Effects of dry needling on muscle stiffness in latent myofascial trigger points: A randomized controlled trial. J Pain. 2021:S1526-5900(21)00024-9.

Sánchez-Romero EA, Pecos-Martín D, Calvo-Lobo C, et al. Effects of dry needling in an exercise program for older adults with knee osteoarthritis: A pilot clinical trial. Medicine. 2018;97:e11255.

Sánchez Romero EA, Fernández Carnero J, Villafañe JH, et al. Prevalence of myofascial trigger points in patients with mild to moderate painful knee osteoarthritis: A secondary analysis. J Clin Med. 2020;9:2561.

Segura-Pérez M, Hernández-Criado MT, Calvo-Lobo C, et al. A Multimodal Approach for Myofascial Pain Syndrome: A Prospective Study. J Manipulative Physiol Ther. 2017;40:397–403.

Shah JP, Phillips TM, Danoff JV, Gerber LH. An in vitro microanalytical technique for measuring the local biochemical milieu of human skeletal muscle. J Applied Physiol. 2005;99:1977–84.

Shah JP, Danoff JV, Desai MJ, et al. Biochemicals associated with pain and inflammation are elevated in sites near to and remote from active myofascial trigger points. Arch Phys Med Rehabil. 2008;89:16–23.

Simons D, Travell J, Simons P. Travell & Simons' Myofascial Pain & Dysfunction: The Trigger Point Manual: The Upper Half of Body. Baltimore: Williams & Wilkins; 1999.

Simons DG. Understanding effective treatments of myofascial trigger points. J Bodyw Mov Ther. 2002;6:81–8.

Simons D, Hong CZ, Simons L. Endplate potentials are common to midfiber myofascial trigger points. Am J Phys Med Rehabil. 2002;81:212–22.

Stieven FF, Ferreira GE, de Araújo FX, et al. Immediate effects of dry needling and myofascial release on local and widespread pressure pain threshold in individuals with active upper trapezius trigger points: A randomized clinical trial. J Manipulative Physiol Ther. 2021;44:95–102.

Tabatabaiee A, Takamjani IE, Sarrafzadeh J, et al. Ultrasound-guided dry needling decreases pain in patients with piriformis syndrome. Muscle Nerve. 2019;60:558–65.

Torres-Chica B, Núñez-Samper-Pizarroso C, Ortega-Santiago R, et al. Trigger points and pressure pain hypersensitivity in people with post-meniscectomy pain. Clin J Pain. 2015;31:265–72.

Tough EA, Write AR, Richards SS, Campbell J. Variability of criteria used to diagnose myofascial trigger point pain syndrome: evidence from a review of the literature. Clin J Pain. 2007;23:278–86.

Treede RD, Rief W, Barke A, et al. Chronic pain as a symptom or a disease: the IASP Classification of Chronic Pain for the International Classification of Diseases (ICD-11). Pain. 2019;160:19–27.

Velázquez-Saornil J, Ruíz-Ruíz B, Rodríguez-Sanz D, et al. Efficacy of quadriceps vastus medialis dry needling in a rehabilitation protocol after surgical reconstruction of complete anterior cruciate ligament rupture. Medicine. 2017;96:e6726.

Wang YH, Ding X, Zhang Y, et al. Ischemic compression block attenuates mechanical hyperalgesia evoked from latent myofascial trigger point. Exp Brain Res. 2010;202:265–7.

Wang R, Li X, Zhou S, et al. Manual acupuncture for myofascial pain syndrome: a systematic review and meta-analysis. Acupunct Med. 2017;35:241–50.

Zarei H, Bervis S, Piroozi S, Motealleh A. Added value of gluteus medius and quadratus lumborum dry needling in improving knee pain and function in female athletes with patellofemoral pain syndrome: A randomized clinical trial. Arch Phys Med Rehabil. 2020;101:265–74.

Zuil-Escobar JC, Martínez-Cepa CB, Martín-Urrialde JA, Gómez-Conesa A. The prevalence of latent trigger points in lower limb muscles in asymptomatic subjects. PM R. 2016;8:1055–64.

하지 사분위에 임상 신경역동학
(Clinical neurodynamics in the lower quadrant)

Emilio "Louie" Puentedura, Brenton Grant, Georgina Grant

18

임상 신경역동학에 개요
(Introduction to Clinical Neurodynamics)

OMPT(정형도수물리치료, Orthopaedic Manual Physical Therapy)는 IFOMPT(국제정형도수물리치료사연맹, International Federation of Orthopedic Manipulative Physical Therapists)에 의해 도수치료기법과 치료적 운동이 포함된 매우 특별한 치료 접근 방식을 이용하고 임상적 추론에 기초해 신경근골격 문제들을 관리하는 하나의 물리치료 전문 영역으로 정의되었다(IFOMPT, 2021). 이 정의는 2004년 3월 케이프타운에서 열린 IFOMPT 총회에서 결정되었다. 그 이전에 Maitland(1986)는 이것을 움직임(movement), 자세 그리고 활동(activities)에 신경근골격계 장애의 징후와 증상이 미치는 영향을 선택적 검사와 평가하는 것으로 정의하였다. 이것은 신경근골격계에 영향을 미치는 움직임의 문제를 검사, 평가 그리고 치료하는 데 항상 유용한 접근 방식으로 여겨져 왔다. 우리는 몸에서 움직이는 부분에 역학을 몸통(chassis, 골격 뼈대)과 관절(articulations, 관절과 지지하는 인대), 운동(motor, 근육과 건) 그리고 전기 배선(electrical wiring, 신경계)을 포함하는 구성요소의 관점에서 생각해야 한다. 또한 우리는 신경근골격계를 구성하는 각 구성 요소들이 전체적인 건강과 기능에 중요하고 상호의존적인 역할을 한다는 점을 인식해야 한다.

1960년대와 1970년대의 초기 도수치료 시스템에서는 관절(articulations)의 기능과 건강에 더 중점을 두었고, 따라서 "도수치료"는 "수동적 관절가동술(passive joint mobilization)" 그리고 "관절 도수교정(joint manipulation)"과 동의어가 되었다(Butler, 1991). Grieve(1991)와 Breig(1978), Maitland(1986), Elvey(1986, 1997), Butler(1991)의 서적들이 출판되기 전까지 신체적 건강과 신경계의 움직임에 대해서는 상대적으로 거의 관심을 기울이지 않았다. 그들의 획기적인 노력은 도수치료에 새로운 지평을 열었다–전체적인 신경계가 "역긴장(adverse tension)" 또는 가동성 장애를 일으킬 수 있는 하나의 기계적 기관(mechanical organ)이며, 이것은 다양한 운동 기법들로 치료될 수 있다는 가설이다. 그러나 신경계를 움직이게 한다는 개념은 처음에 다른 건강관리전문가들에 의해 상당한 회의론에 직면했었다(DiFabio, 2001). 이제 우리는 이것이 기본적이라고 이해하는데, 그 이유는 신경계 내의 기계적 "경도(stiffness)"에 초점을 맞추기 때문이며, 그 당시에는 강한 스트레칭이 필요하다고 제안하였다. "긴장(tension)"이라는 용어의 사용은 움직임(movement), 압력, 점탄성(viscoelasticity), 생리학과 같은 신경계 기능의 다른 측면들을 고려하지 않았기 때문에 상당한 제한이 있었다(Shacklock, 1999, 2005a). 보다 적절한 용어인 "신경역동학(neurodynamics)"은 Shacklock(2005a)에 의해 처음 제안되었다.

신경역동학에서는 근골격계 내에 있는 신경계의 역학과 생리학 그리고 이러한 시스템이 서로 어떻게 연관되는 방식을 제시하고 있다(Shacklock, 1995). 이것은 움직임과 관련된 신경생리학적 변화와 신체적 그리고 정신적 활동 중에 중추신경계(CNS)에서 일어나는 것으로 가정되는 신경조직의 역동학(neuronal dynamics)에 대해 다룬다. 신경역동학의 핵심 개념은 신경계가 움직이고 늘어날 수 있으며, 움직임이나 압박, 스트레칭에 대해 신경계의 "정상적인" 반응(비정상적)이 있다는 것이다. "신경 긴장(neural tension)"으로 부터 "신경역동학"으로의 전환은 "신장"과 "긴장"에 대한 강조를 덜 하게 되였고, 신경계에서 그것이 존재하는 "컨테이너(container)"와 신경계의 기능을 변경시킬 수 있는 다양한 생리학적 기전에 더 크게 중점을 두었다. 이러한 다른 기전으로는 신경내 혈류의 변화(Ogata와 Naito, 1986); 신경 염증(Zochodne와 Ho, 1991); 기계적–민감도(mechano–sensitivity)(Calvin 등, 1982) 그리고 근육 반응(Hall 등, 1998; van der Heide 등, 2001)이 있다.

신경역동학적 장애(neurodynamic impairments)는 실제로 신경계가 정상적인 기능을 할 수 있도록 신체적 도전을 하는 것으로 가정된 특정한 신체적 기능장애(신경계, 근육계 또는 골격계일 수 있음)로 개념화해야 한다. 이러한 손상은 신경근골격계에 기계적, 화학적 또는 민감도의 변화로 인해 발생할 수 있다.

조작적 정의(Operating Definitions)

이 단원의 나머지 부분에 대한 이해를 더 쉽게 하기 위해 몇 가지 조작적 정의가 제공하고자 한다.

임상 신경역동학(Clinical Neurodynamics): 이것은 서로 관련되고 근골격계의 기능과 통합되는 신경계의 역학과 생리학적 검사와 평가 그리고 치료라고 정의될 수 있다(Shacklock, 1995).

신경역동학 검사(Neurodynamic Test): 임상 신경역동학에 사용되는 검사의 절차. 이것은 검사를 위한 움직임에 따라 신경계에서 기계적 그리고 생리학적 영향을 일으키는 일련의 신체적 움직임으로도 정의할 수 있다. 신경역동학 검사는 신경계에 한 부분에 기계적 그리고/또는 생리학적 상태를 검사하거나 신체적 변화를 검사하는 것을 목표로 한다.

신경인성 통증(Neurogenic Pain): 말초신경계나 중추신경계에 원발성 병변, 기능장애 또는 일시적인 동요에 의해 시작되거나 유발되는 통증이다(Merskey와 Bogduk, 1994).

민감한 움직임(Sensitizing Movements): 기본 신경역동학 검사에서 사용되는 이러한 움직임에는 신경 구조에 가해지는 힘을 증가시키는 움직임이 추가된다. 민감한 움직임은 기본 신경역동학적 검사의 영향을 효과를 넘어 신경계에 부하를 가하거나 움직이는 데 유용할 수 있다. 즉, 검사를 더 강력하게 한다. 그러나 이것들은 근골격계 구조에 부하를 가하고 움직이기 때문에 감별을 위한 움직임(differentiating movement)만큼 신경역동학적 문제의 존재를 알아내는 데 도움이 되지 않는다.

감별을 위한 움직임(Differentiating Movements): 같은 부위에 있는 근골격계 구조물을 움직이는 것이 아니라 문제가 있는 부위 내에 있는 신경계 구조에 움직임을 일으켜 신경계를 분리 또는 강조하는 움직임이다. 감별을 위한 움직임은 다른 구조물에 영향을 미치지 않으면서 신경계에 초점을 맞춘 움직임으로 신경역동학적 문제의 존재를 확인하는 데 사용된다. 예를 들어, 종아리 통증이 있는 환자를 위한 감별 움직임의 예는 경추부 신전을 추가하는 것이다.

슬라이더(Sliders): 인접한 조직들에 대한 신경 구조물의 상대적인 활주(sliding) 움직임을 생성하기 위해 수행되는 신경역동학적 기법이다(Coppieters와 Butler, 2008). 슬라이더는 근위부의 신경계에 움직임/스트레스를 가하는 동안 원위부에 움직임/스트레스를 감소시키고, 그 다음 그 순서를 반대로 하는 방법이 포함된다. 슬라이더는 큰 관절가동범위의 움직임을 하게 해, 통증이 있는 부위를 신연(distraction)시키는 결과를 가져오며, 여러 조직(multi-tissue)에, 통증없이(non-painful), 희망을 가지고(hopefully), 공포-경감(fear-reducing)을 위한 새로운 입력을 중추신경계 안으로 전달해야 한다. 연구에 의하면 슬라이더는 단순한 신경의 스트레칭 시 보다 실제로 더 큰 움직임을 일으킨다고 하였다(Coppieters와 Butler, 2008).

텐셔너(Tensioners): 신경의 점탄성(viscoelastic)과 생리학적 기능을 향상시킬 수 있고, 신경 조직에 장력의 증가(신장이 아님)를 일으키기 위해 수행되는 신경역동학적 기법으로, 신경 조직이 증가되는 장력에 더 잘 대처할 수 있도록 돕는다(Coppieters와 Butler, 2008). 텐셔너는 움직임/스트레스가 신경계에 근위부와 원위부에 동시에 가해진 다음 이완된다는 점에서 슬라이더와 반대 개념이다.

신경역동학의 신경생리학 (Neurophysiology of Neurodynamics)

이전에 언급한 바와 같이, 도수치료사는 초기에 신경역동학의 기계적 측면에 좀 더 초점을 맞추었고, 안타깝게도 이것은 신경계에 대한 "기계적" 관점으로 이어졌다. 대부분의 교과서에는 다양한 위치(positions)나 자세(postures) 또는 움직임과 관련된 정상적인 신경역동학과 이후의 비정상적 역학(병리-역학, patho-mechanics), 그리고 마지막에 정상적인 신경에 움직임으로 회복하는 것을 목표로 하는 움직임-기반(movement-based) 치료에 대해 설명하고 있다. 이것들 중 그 어느 것도 논쟁거리가 되는 것은 없다. 그러나 신경생리학적 변화와 신경의 움직임(그리고 통증)에 대한 뇌에서의 처리 과정과 관련된 신경 통증을 이해하는 지식 수준의 증가는 더 많은 연구와 토론을 필요로 한다.

말초신경에 영향을 미치는 병리(pathologies)는 일반적으로 감각이상성 통증(dysesthetic pain) 그리고/또는 신경근 통증(nerve trunk pain)을 유발한다(Asbury와 Fields, 1984). 감각이상성 통증은 자발적(spontaneous) 또는 유발성(evoked, 가벼운 접촉으로도 통증을 유발되는 경우)인 불쾌한 비정상적인 감각이며, 종종 손상으로 인해 비정상적 자극 발생 부위(abnormal impulse generating sites; AIGS)가 될 수 있고, 과흥분된 구심성 신경 섬유(hyperexcitable afferent nerve fibers)으로 부터 발생되는 비정상적인 자극으로 인해 작열감(burning) 또는 따끔거리는 통증(tingling pain)으로 나타날 수 있다(Devor 등, 1979; Woolf와 Mannion, 1999; Asbury와 Fields, 1984). AIGS는 기계적 또는 화학적 자극에 의해 자발적으로 발화(fire)되는 감각이상성 통증으로 매우 특이한 패턴으로 나타날 수 있다. 이것은 자극에 대한 반응으로 통증이 폭발(bursts of pain)하는 것에서부터 명확한 자극 없이 자발적으로 나타나는 통증에 이르기까지 다양하다.

이와 대조적으로, 신경근 통증은 일반적으로 기계적 또는 화학적 자극에 민감한 신경 조직 내에 있는 유해수용기(nociceptors)에서 발생하는 깊고 쑤시는 통증(achy pain)으로 나타난다(Asbury와 Fields, 1984; Kallakuri 등, 1998). 신경 줄기 통증은 일반적으로 매우 단순한 자극-반응 관계(stimulus-response relationship)를 가지고 있다(Asbury와 Fields, 1984). 이 두 가지 유형의 통증은 다양한 화학적 그리고/또는 기계적 자극에 의해 유발될 수 있고, 이질통(allodynia)이나 통각과민(hyperalgesia)을 일으킬 수 있다. 이질통은 일반적으로 통증을 유발하지 않는 자극으로 인한 통증 감각인 반면, 통각과민은 정상적으로 통증을 일으킬 수 있는 자극에 대한 과장된 통증반응이다(Asbury와 Fields, 1984; Woolf와 Mannion, 1999; Nee와 Butler, 2006).

신경 민감도(*Nerve Sensitivity*)

신경 민감도를 이해하기 위해서는, 이온 채널(ion channels)에 대한 지식이 필요하다. 이온 채널 조절의 복잡성은 아직도 제대로 이해되지 않고 있으며, 연구는 동물 연구를 기반으로 하고, 과학자와 임상가들은 이온 채널에 대해 이미 알려진 정보를 이용하여 환자의 상태를 개선시키고 있다(Barry, 1991; Louw 등, 2016). 이온 채널은 기본적으로 이온이 축삭초(axolemma)의 안팎으로 들어가고 나올 수 있도록 열려 있는 부위와 함께 뭉쳐진 단백질들로 구성된다(Devor, 2006). 그것들은 유전적 코딩(genetic coding)을 기반으로 하여 축삭의 세포체(perikaryon) 내에서 합성되고, 축삭을 따라 분포되며 이온이 신경의 안팎으로 흐르게 하여 막을 분극(polarize) 그리고/또는 탈분극(depolarize)하게 한다. 이온 채널은 DRG(후근신경절, dorsal root ganglion)이나 축삭둔덕(axon hillock), Ranvier(랑비에) 결절 그리고 축삭에서 미엘린(myelin)이 소실된 부위들처럼 이온 채널의 집중도가 더 높은 곳으로 알려진 특정 부위와 같이 축삭초(axolemma)를 따라 균일하게 분포하지는 않는다(Devor 등, 1993; Devor, 1999, 2006). 또한, 움직임이나 압력, 혈류, 온도, 순환하는 아드레날린 수치 등에 반응하는 것으로 보이는 채널들을 포함하여 수많은 유형의 이온 채널이 있다. 생존의 관점에서 볼 때 다양한 자극에 대해 신경계가 그것의 "민감성"을 변화시키는 것은 당연한 것이다. 그러나 축삭초에서 발견되는 이온 채널의 양과 유형은 일정한 변화의 수준 안에 있다(Devor 등, 1993; Devor, 2006). 연구에 따르면, 일부 이온 채널의 반감기는 2일 정도로 짧을 수 있으며(Barry, 1991), 막에서 떨어지는 이온 채널은 반드시 같은 유형의 채널로 대체되지는 않는다. 이온 채널의 탈락은 유기체(organism)가 처해진 환경에 의해 직접적인 영향을 받는 것으로 생각된다(Barry, 1991). 예를 들어, 실험적으로 미엘린을 제거한 동물에 주변 온도의 변화는 해당 부위 안에 더 높은 농도의 "저온-감지(cold-sensing)" 채널들을 생성하게 되고, 스트레스가 많은 환경에 있는 동물들은 더 높은 농도의 부신-민감성 채널(adreno-sensitive channels)을 생성하며, 관절에 움직임을 제한한 동물에서는 움직임-민감성(movement-sensitive) 이온 채널의 농도가 더 생성되었다(Devor 등, 1993; Devor, 2006). 한 부위에서 유사한 이온 채널의 농도가 높을수록 신경이 탈분극되고 활동 전위가 유발될 가능성이 더 높아진다. 다시 말해, 신경이 AIGS로 발전될 수 있다. 그렇게 되면 신경계는 온도나 움직임, 압력, 불안, 스트레스, 면역 체계 등과 같은 다양한 유형의 자극에 대해 더 민감해질 수 있다(Louw와 Puentedura, 2013; Louw 등, 2016). 따라서 신경계는 유기체를 보호하기 위해 아름답게 설계된 경보 시스템으로 볼 수 있으며, 주어진 시간 안에 뇌가 이온 채널의 양과 유형을 계산하는 것이 생존에 필요한 적절한 표현이 될 것이다(Louw와 Puentedura, 2013; Louw 등, 2016).

신경역동학 검사에서 중추신경계 처리 과정
(Central Nervous System processing in Neurodynamic Tests)

임상가는 "중추 민감화(central sensitization)" 또는 "유해가소성 통증(nociplastic pain)"이라는 용어가 익숙하다. 중추 민감화는 CNS로 들어가는 말초 유해 자극 입력이 정상 입력에 대한 반응 시 보다 더 크게 향상되어 증가된 흥분성으로 이어지는 상태로 정의한다(Woolf, 2007). 쉽게 흥분할 수 있는 AIGS와 같은 반복적인 유해수용성 자극은 정상적인 가벼운 자극에 반응하여 탈분극되는 큰 수용 범위(receptive fields)을 가진 낮은 역치의 신경원이 될 수 있다(Woolf, 2007). 손상된 신경 조직은 화학적 구성요소가 변경되고, CNS에서 시냅스의 연결이 재조직화되어 무해한 자극(innocuous stimuli)이 정상적으로 유해한 입력 만을 받는 세포에게로 전달되는 것으로 알려져 있다(Woolf, 2007).

따라서 CNS는 억제의 감소와 반응성(responsiveness)의 증가(촉진)의 조합으로 인해 "과흥분성(hyperexcitable)"이 된다(Woolf, 2007). 이것은 무해한 자극이 고통스러운 감각을 생성하기 시작하고, 유해한 자극이 과도한 통증 반응을 일으키도록 마치 시스템에 볼륨을 높이는 것과 유사하다. Woolf(2000)는 이러한 과정을 CNS의 소프트웨어와 하드웨어 모두가 변경되는 것이라고 설명하였고, 임상가가 이 두 가지 모두에 영향을 줄 수 있는 도구를 가지고 있다고 주장하였다.

하지에 임상 신경생체역학
(Clinical Neurobiomechanics in the Lower Extremity)

신경생체역학은 신경계의 정상적 그리고 병리학적 관절가동범위에 대한 연구이다. 우리가 알고 있는 것들은 증가하고 있는 인간 연구와 동물 그리고 사체 연구(cadaver studies)들을 기반으로 한다. 신경생체역학을 이해하는 데 있어 핵심 주제는 신경계가 연속적인 조직(continuous tissue tract)으로 생각한다는 개념이다. 이 시스템은 신경이 연속적인 결합 조직 형태를 통해 기계적으로 연결되고, 전도성 자극(conducted impulses)을 통해 전기적으로, 그리고 일반적인 신경전달 물질을 통해 화학적으로 전달된다. 기계적 연속체(mechanical continuum)인 신경계는 아마도 이것이 시스템 내에서 그리고 시스템을 따라 움직임의 전달(transmission of movement)(슬라이딩/글라이딩, sliding/gliding)과 긴장의 발생(development of tension)(신장)이 일어나기 때문에 신경역동학 연구와 가장 관련이 있을 것이다. 즉, 발목의 배측굴곡과 슬관절 신전은 좌골 신경에 경골 신경 구성 요소를 신경의 경로 내에서 말초부로 늘어나게 하고 움직이게 하며, 추가되는 고관절 굴곡은 근위부 방향으로 당겨지게 한다. 이것은 신경근 부위에 종이나 핀 표식으로 표시해 이루어진 고전적인 사체 연구에서 입증되었다(Breig, 1978). 신경역동학의 또 다른 핵심 개념은 기계적 인터페이스(mechanical interface)의 개념이다. 기계적 인터페이스란 시스템에서 독립적으로 움직일 수 있는 신경계에 조직이나 인접한 조직으로 정의된다. 기계적 인터페이스는 움직임/힘의 전달 문제가 발생할 가능성이 가장 높은 부위를 나타내기 때문에, 신경역동학을 이해하는 데 있어 핵심적인 부분이다. 기계적 인터페이스는 단단한 조직이나 뼈(예: 비골두에 있는 총비골신경), 인대(발목에 경골 측부인대); 관절(예: 발목관절); 또는 근육(예: 다리에 가자미근)이 될 수 있다. 기계적 인터페이스는 움직임과 기능이 최적의 상태로 증상이 없는 상태일 수도 있고, 인터페이스에서 신경계의 움직임을 제한하거나 신경 조직을 압박하는 일이 발생되는 병리학적 상태일 수도 있다. 예를 들면, 기계적 인터페이스의 공간을 차지하여 결과적으로 신경계와 인터페이스의 독립성과 가동범위가 제한을 일으킬 수 있는 골극(osteophytes)과 넓게 퍼진 멍(extensive bruising) 또는 부기가 포함된다. 만약 인터페이스가 손상되거나 망가지면 인접한 신경 조직에 영향을 미칠 수 있다는 여러 연구 결과가 있다. 예로는 추간공(intervertebral foramen)(Choi, 2019; Zhao 등, 2020), 척추관(Fritz 등, 1998;

Park 등, 2013) 그리고 이상근(piriformis)(Vij 등, 2021)이 있다. 만약 이런 문제가 발생하면 신경계의 가동범위가 손상될 수 있고 이는 신경역동학 검사 시에 비정상적인 기계적 반응을 유발할 수 있다.

신경계는 해부학적 특성에 따라 가해지는 힘에 의해 늘어나고 미끄러지며(길이 방향 또는 횡 방향으로) 압박될 수 있다. 여기서 신장은 시작길이에 대한 상대적인 신경이 길어지는 정도로 정의할 수 있다. 그러나 신경은 절대 단단한 구조물이 아니며, 신장은 신경 조직/액의 변위로 인해 내적 압박(internal compression)이 일어난다. 신장이나 압박에 의한 생리학적 효과에는 신경내 혈류(intraneural blood flow), 전도(conduction) 그리고 축삭형질 수송(axoplasmic transport)의 변화가 포함된다. 여러 연구에 의하면 말초신경이 30분간 8%의 스트레칭 상태로 유지되면 혈류가 50% 감소하고, 1시간 동안 8.8%의 스트레칭을 하면 혈류가 70% 감소하며, 30분 동안 15% 스트레칭을 하면 혈류가 80~100% 차단되었다(Ogata와 Naito, 1986; Gilbert 등, 2015). Breig(1978), Breig와 Marions(1963), Breig와 el-Nadi(1966), Breig와 Troup(1979)의 연구에서는 경추의 굴곡이 경막과 척수의 긴장을 유발하여 결과적으로 마미부(cauda equina)의 머리쪽 움직임을 일으킨다. 이것은 결과적으로 좌골 신경의 가능한 가동성을 제한하게 된다. 확실한 것은 말초 신경 내에서 길이의 의미있는 변화가 일어나게 하고, 장기간의 스트레칭이나 긴장에 대해 대처할 수 있는 약간의 기계적 그리고 생리학적 적응이 있어야 한다. 압박의 영향을 연구한 결과, 압력이 20-30mmHg 정도로 작아도 정맥 혈류를 감소시켰고, 80mmHg에서는 신경내 혈류를 완전히 차단시킨다고 하였다(Ogata와 Naito, 1986; Rydevik 등, 1981). 또한 압박은 축삭 운반(axonal transport)(Dahlin 등, 1993)과 활동 전위 전도(Fern와 Harrison, 1994)에 변화를 일으키는 것으로 나타났다.

신경은 인접한 조직에 대해 상대적으로 움직이는 것을 볼 수 있으며, 이러한 움직임은 미끄러짐(sliding) 또는 이탈(excursion)로 설명되고 있다(Dilley 등, 2003; Wilgis와 Murphy, 1986). 이탈은 종방향과 횡방향 모두에서 일어나는 것으로 보인다. 이러한 미끄러짐 또는 이탈은 신경계 내에서 긴장이나 힘을 분산시키는 역할을 하기 때문에 신경 기능에서 필수적인 것으로 여겨진다. 신장(그리고 이에 따라 발생된 장력)에 대해 신경계는 종방향 그리고/또는 횡방향으로 이동하고, 고정된 지점 사이의 최단 경로를 따라 분산될 수 있어 신경관 전체에 걸쳐 장력이 균등하게 될 수 있다.

관절이 움직일 때, 관절에 볼록한 쪽에서는 신경 바닥(nerve bed)이 늘어나고(신경 콘테이너(neural container)의 길이 증가), 관절의 오목한 쪽에는 신경 바닥이 짧아진다(신경 콘테이너의 길이 감소). 신경 바닥이 늘어나는 곳에서, 신경 바닥은 신경이 움직이는 관절 쪽으로 미끄러지는데, 이것을 수렴(convergence)이라고 칭한다. 신경 바닥이 짧아진 곳에서는 신경의 활주가 관절이 움직이는 방향으로부터 멀어지는데 이러한 현상을 발산(divergence)이라고 한다. Alshami 등(2021)은 실시간 초음파를 이용하여 목과 고관절, 슬관절에 총 6개 위치에서 발목 배측굴곡이 좌골신경의 움직임 정도에 미치는 영향을 평가하였다. 그들은 원위부 좌골신경의 움직임(excursion)이 슬관절을 굴곡했을 때(중앙값 0.5~1.4mm)와 비교해 슬관절을 신전시킨 자세(중앙값 0.7~1.6mm)에서 유의하게 더 크다는 것을 알게 되었다(Alshami 등, 2021).

Silva 등(2014)은 관절의 움직임에 따른 신경의 종적 움직임(longitudinal nerve excursion)과 변형(strain)에 대한 정량적 생체 연구(in vivo)들의 체계적 고찰 연구를 하였다. 이 고찰연구에는 12개의 연구가 포함되었지만, 하지의 신경과 관련된 것은 단지 3개였다: 경골 신경(n=1), 좌골 신경(n=1) 그리고 경골과 좌골 신경 모두(n=1). 그들은 경골 신경의 움직임에 절대치는 0.7~5.2mm이었고, 좌골 신경의 경우 움직임에 절대치는 0.1~3.5mm인 것을 알게 되었다(Silva 등, 2014). 또한 그들은 신경역동학적 검사를 하는 동안 시작 자세와 사지의 움직임을 한 상태에서 신경을 따라 이탈하는 정도가 영향을 미친다는 것을 알게 되었다.

Coppieters 등(2006)은 하지직거상(Straight Leg Raise; SLR) 시 고관절 굴곡에 따라 발목의 배측굴곡으로 인한 발생되는 발목과 발 주위 신경들에 긴장을 더 증가시킬 수 있다는 임상 가설을 연구하였다. 그들은 이러한 변형을 측정하기 위해 8개의 방부 처리된 사체의 좌골신경과 경골신경 그리고 족저신경에 선형 변위 변환기(linear displacement transducers)를 삽입하였고, 수정된 SLR을 하는 동안 디지털 캘리퍼스(digital caliper)를 이용하여 신경의 원위부 움직임을 측정하였다. 그들은 발목의 배측굴곡이 경골신경에 상당한 변형과 원위부로의 움직임을 일으킨다는 것을 알게 되었다. 이와 유사하게, Bueno-Gracia 등(2019b)도 선형 변위 변환기와 디지털 캘리퍼스를 이용하여 11구의 사체 하지에 SLR을 하는 동안 고관절 굴곡의 각 각도 별로 발목 배측굴곡이 대퇴부 근위부에서 좌골신경과 대퇴이두근의 기계적 움직임에 미치는 영향을 연구하였다. 그들은 SLR을 하는 동안 고관절 굴곡의 다른 각도에서 발목의 배측굴곡이 대퇴부 상부에서 좌골 신경의 변형과 움직임에 변화를 일으켰으나, 동일한 위치에서 대퇴이두근은 발목의 움직임에 그 어떤 영향도 받지 않는다는 것을 발견하였다(Bueno-Gracia 등, 2019b).

움직임의 순서는 신경역동학적 검사 시에도 증상의 발생 부위에 영향을 미치는 것으로 나타났다(Montaner-Cuello 등, 2020; Bueno-Gracia 등, 2019a, Bueno-Gracia 등, 2021, Coppieters 등, 2015). 이 연구자들은 신경역동학적 검사를 하는 동안 가장 먼저 또는 더 강하게 움직이는 부위에서 국소적인 반응이 일어날 가능성이 더 크다고 보고하였다.

하지에 대한 기본 검사
(The Base Tests for the Lower Extremity)

Butler(1991)는 신경역동학적 평가를 위한 기본 검사 시스템을 제시하였다. 이것은 취급의 용이성(ease of handling)과 인식하고 있는 임상적 요구를 충족시키기 위해 발전시킨 임상적으로 직관적인 시스템이었다. 이것은 기존의 검사들과 이미 이전에 논의된 신경역동학의 기본 원리를 기반으로 하고 있으며, 대부분의 임상 현장에서 이 검사법들은 요통과 하지 증상을 가진 환자의 특성과 추론되는 진단에 따라 검사법을 개선하거나 조절할 수 있다. 신경역동학 검사의 양성 반응은 유사한 증상을 다시 재현시키는 검사이며; 증상 발생 부위로부터 멀어지는 신체 분절의 움직임으로 인해 변화되고; 검사의 반응에는 좌우가 차이가 나거나 또는 무증상자들에서는 정상으로 나타난다(Nee와 Butler, 2006; Shacklock, 2005b). 검사의 양성 반응으로 손상을 입은 특정 부위를 식별할 수는 없지만, 이것은 신경 조직의 경로를 따라 어딘가에서 기계적 민감도가 증가되었다는 것을 제시한다(Shacklock, 2005b; Nee와 Butler, 2006).

허리와 하지에 대한 검사로는 SLR과 앉은 자세에 슬럼프 검사, 길게 앉은 자세에서 슬럼프 검사; 엎드려 슬관절 굴곡(prone knee bend) 검사와 옆으로 누운 자세에서 슬럼프(side-lying slump) 검사가 있다. 가능하면 신경역동학적 검사는 수동적 검사 전에 능동적 검사를 먼저 실시하는 것이 좋다. 이를 통해 치료사는 환자의 능력과 움직임에 대한 의지를 평가할 수 있고, 수동적 검사를 통해 관절가동범위의 대략적인 정도를 측정할 수 있다. 또한 검사법으로 인해 유발될 수 있는 증상 발생에 대한 환자의 두려움과 불안감을 줄일 수 있다. 마지막으로, 만약 능동적 움직임에 대해 극도로 민감한 것을 알게 되면 증상의 악화를 피하기 위해 수동적 검사를 수행하지 않는 합리적인 결정을 내릴 수도 있다.

하지에서의 신경역동학 검사 수행과 관련된 몇 가지 중요한 문제는 다음과 같다;

- 실시하는 것에 대한 임상적 근거가 있는 경우에만 수행한다. 병리생물학(pathobiology)과 검사에서 발견될 가능성이 있는 특정한 기능장애와 주의사항 그리고 증상의 원인 등에 대한 검사를 하기 전에 임상적 추론 가설을 먼저 설정한다.
- 환자에게 실제로 무엇을 할 것인지, 환자에게 무엇을 원하는지를 정확히 설명한다. 환자의 신체 어느 부위에서든 검사에 대한 반응을 보고하는 것에 대해 편안하게 느끼도록 하는 것이 매우 중요하다.
- 통증이 덜한 쪽이나 통증이 없는 쪽을 먼저 검사한다. 만약 양측 간에 차이가 거의 없다면 일관성을 위해 먼저 왼쪽에 검사를 수행한다.
- 시작 자세는 매번 항상 일정하게 해야 하며, 일상적인 임상 환경에서 모든 변화(베개의 사용 등)에 대해서는 반드시 기록/표기해야 한다.
- 검사의 각 구성 요소를 추가하여 부위와 특성(반응의 유형)을 포함한 증상 반응을 기록한다.
- 검사 중 통증회피자세(antalgic postures)와 기타 보상적

움직임(compensatory movements)(예: 경추 움직임 또는 슬괵근의 근육 작용)에 주의한다.

- 양측 간에 대칭 상태를 검사한다.
- 당신의 환자에게서 발견한 사실을 환자에게 설명한다.
- 실제 측정 결과를 기록하기 전에 검사를 여러 번 부드럽게 반복한다.

하지직거상 능동 검사(Straight Leg Raise Active Test)

만약 환자가 증상을 유발하는 자세나 움직임에 대해 설명했다면, 환자에게 이를 보여주게 하고 관련된 역학을 관찰한다. 가능하다면 빠르게 구조적 감별을 수행한다. 예를 들어, 환자는 다리를 앞으로 차는 동작 시에 허리와 대퇴부 뒤쪽 부위에 증상을 보고할 수 있다. 환자에게 허리와 대퇴부 통증 증상이 나타나는 자세를 보여주도록 하고 그 자세를 유지하는 동안 목을 움직이게 하여 허리와 대퇴부의 증상이 변화되는지 확인하도록 요청할 수 있다.

능동 SLR 검사에 대한 간단한 프로토콜은 환자가 손상을 받은 다리로 걷거나 흔들 때 확인할 수도 있다. 다른 방법으로, 환자가 똑바로 누워 무릎을 편 상태로 다리를 능동 거상하도록 할 수도 있다.

하지직거상 수동 검사
(Straight Leg Raise Passive Test)

설명(Description)

이 검사는 환자를 바로 눕히고 양 팔을 몸 옆에 오게 하고 검사측이 검사대의 가장자리에 가깝게 한 다음, 가능하면 베개는 사용하지 않고, 몸을 곧게 펴고 누운 자세에서 실시한다. 치료사는 환자를 향하여 검사측 쪽에 서서, 한 손은 발목 부위 아래에, 다른 한 손은 슬개골 위에 오게 한다. 슬관절을 신전한 상태에서 치료사는 수직면을 따라 고관절을 굴곡시킨다(고관절의 외전이나 내전이 되지 않게. 그림 18.1). 환자의 다리는 임상적 추론에 기반하여 감각 또는 운동 반응(sensory or motor responses)에 영향을 주지 못하게 하거나, 감각 또는 운동 반응이 나타내지 않아야 한다.

구조적 감별(Structural Differentiation)

검사의 최종 구성 요소(구조적 감별)를 종종 임상가는 간과할 수 있다. 만약 말초부위에 증상이 보고된 경우(예: 종아리 또는 발뒤꿈치), 환자에게 굴곡을 요구하거나, 보조자가 경추부를 수동적으로 굴곡시킬 수 있으며, 말초부 증상의 변화는 구조적 감별에 양성 반응으로 볼 수 있다. 만약 근위부에 증상 발생이 보고되는 경우(예: 고관절이나 대퇴부 뒤쪽), 발목이 배측굴곡시킬 수 있고, 다시 근위부에 증상의 변화가 나타나면 구조적 감별에 양성 반응으로 볼 수 있다.

민감성 움직임(Sensitizing Movements)

자주 사용되는 민감성 움직임에는 고관절 내전 그리고/또는 고관절 내회전(좌골신경 공(sciatic foramen)이 들어 있는 좌골신경을 늘어나게 하는 것으로 생각된다), 발목 배측굴곡(경골신경과 족저신경을 늘어나게 하는 것으로 생각된다, 그림 18.2) 그리고 발목 내반을 동반한 저측굴곡이 있다(천비골신경을 늘어나게 하는 것으로 생각된다, 그림 18.3). 그러나 이러한 민감성 움직임을 목표로 하는 말초신경에 더 큰 긴장이나 스트레스를 유발한다는 증거는 거의 없다.

기대 반응(Expected Responses)

자주 보고되고 관찰되는 반응의 패턴에는 대퇴부 후방부, 슬관절 후방부 그리고 발로 내려가는 종아리 후방부의 증상들이 있다(Herrington 등, 2008). 이러한 반응은 신경계의 기계적-민감성(mechano-sensitivity)을 의미하며, 슬괵근의 보호성 근수축을 유발할 수 있다. 최근 고찰 연구에서 Weppler와 Magnusson(2010)은 슬괵근의 스트레칭 후에 관찰되는 조직의 유연성 변화가 스트레칭된 근육의 기계적 특성에 미친 영향에 의한 것이 아니라 스트레칭이나 통증에 대한 개개인의 인식의 변화로 인해 발생될 수 있다고 제시하였다.

SLR 검사의 적응증(Indications for the SLR)

치료사는 세심한 주관적 평가와 객관적 검사 그리고 평가 후에, 하지에 신경인성 통증의 가설이 있거나, 장애의 원인이 좌골신경의 경로나 관련된 부위에 있다고 가정될 때 임상 현장에서 SLR 검사를 사용할 것이다. 또는 환자가 이 검사법과 유

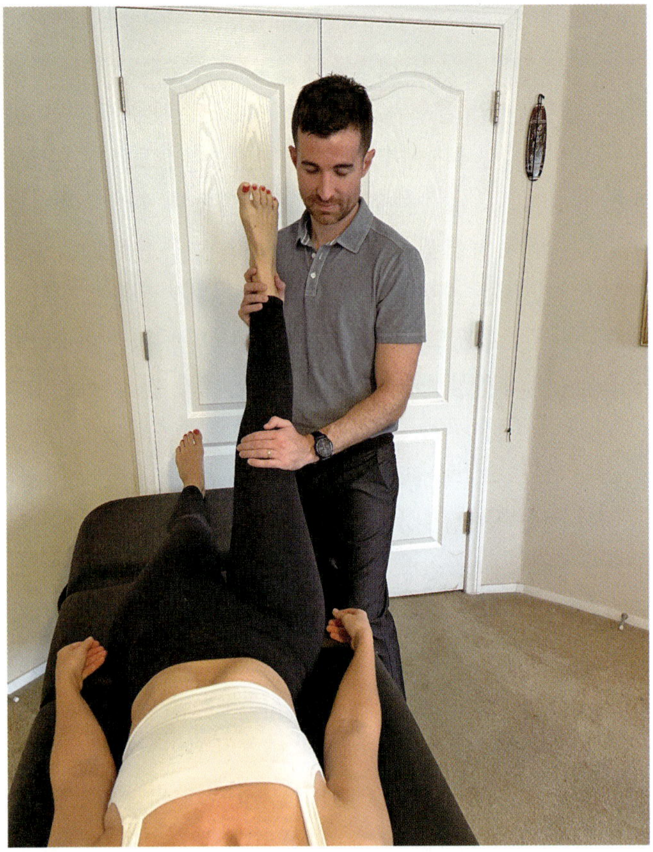

그림 18.1
고관절 굴곡과 슬관절 신전을 동반한 수동 하지직거상 검사.

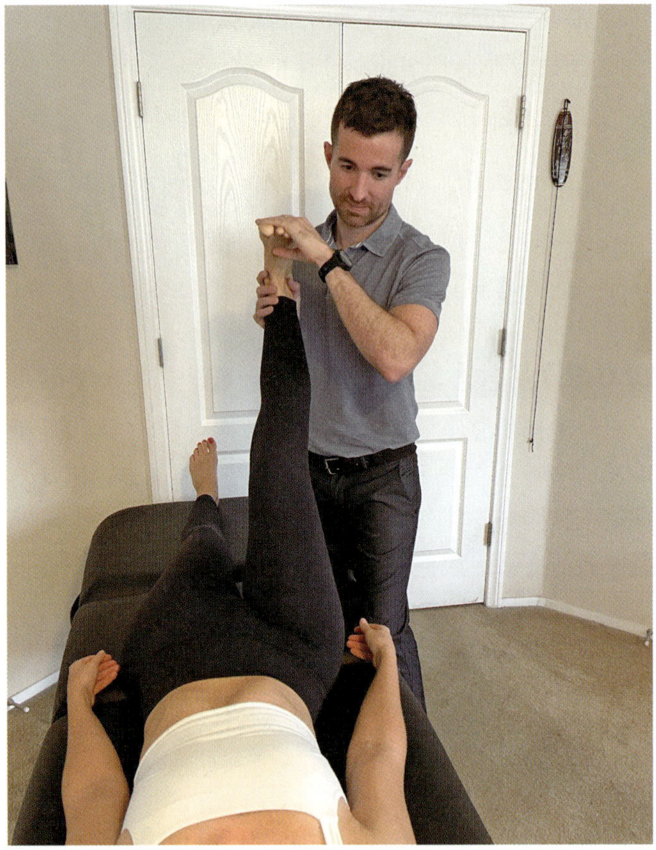

그림 18.2
경골신경과 족저신경에 대한 발목 배측굴곡이 포함된 고관절 굴곡과 슬관절 신전을 동반한 수동 하지직거상 검사.

사한 움직임이나 자세(예: 축구공 차기)에서 통증이 유발된다는 것을 알 수도 있다.

앉은 자세에서 슬럼프 능동 검사

(Seated Slump Active Test)

앉은 자세에서 슬럼프 능동 평가를 위한 간단한 프로토콜은 치료대의 가장자리에 편안하게 앉아 환자의 대퇴부가 잘 지지된 상태가 되게 하는 것이다. 아래의 각 능동적인 운동 요소들이 환자의 증상을 재현하는지 확인한다; (1) 등을 구부정하게 하고 어깨를 둥글게 한다; (2) 환자의 턱을 자신의 가슴 쪽으로 움직인다; (3) 손상측 슬관절을 가능한 만큼 곧게 편다; (4) 슬관절을 완전히 신전할 수 있는 경우, 발목을 배측굴곡한다; (5) 환자의 머리를 중립자세로 되돌리고 증상이 변화되는지를 확인한다.

필요한 경우 손상 받지 않는 쪽에서 먼저 수행할 수 있다. 그러나 이것은 능동 운동 검사이기 때문에 환자는 유발되거나 다시 유발되지 않을 수 있는 증상이기 때문에 각 움직임의 요소를 얼마나 많이 움직이게 할 것인가는 환자가 결정할 수 있다.

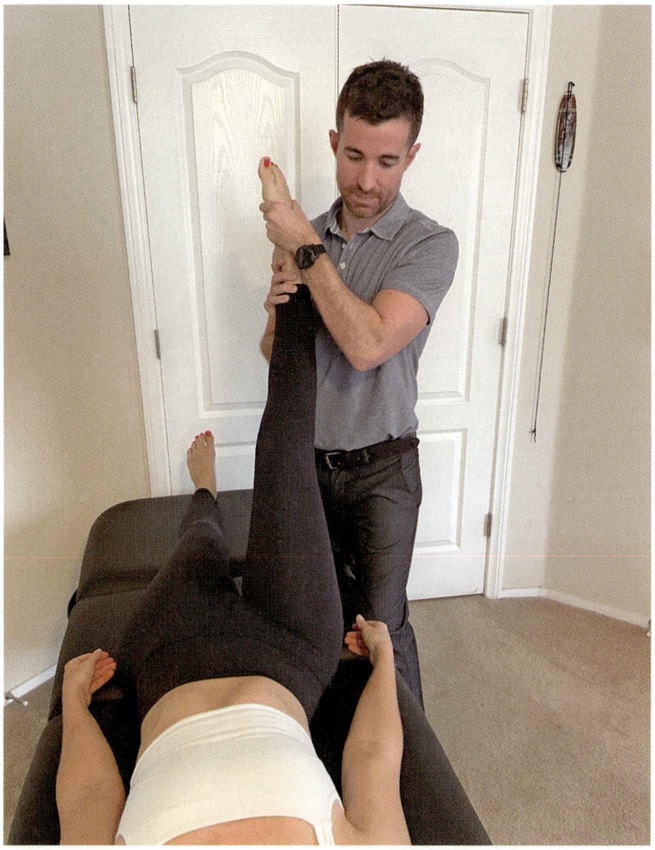

그림 18.3
천비골신경에 대한 발목 저측굴곡과 내반이 포함된 고관절 굴곡과 슬관절 신전을 동반한 수동 하지직거상 검사.

앉은 자세에서 슬럼프 수동 검사
(Seated Slump Passive Test)

설명(Description)

이 검사는 앉은 자세에서 하는 SLR 검사라고 생각할 수 있으므로, 머리와 목 그리고 몸통의 움직임을 추가하여 조직에 부하를 좀 더 주고 중추신경계로의 입력을 더 증가시킬 수 있다. 검사의 구성 요소는 치료사의 지시에 따라 능동적으로 수행해야 하며, 필요한 경우 일부 구성 요소는 수동적으로 수행될 수 있다. 환자는 대퇴부를 잘 지지하고 발목들을 교차하지 않은 상태로 똑바로 앉는 것에서부터 시작해야 한다(그림 18.4). 등 뒤에 손을 두는 것은 절대적으로 필요한 것은 아니지만 검사 수행의 일관성을 위해 도움이 될 수 있다. 그 다음 환자에게 계속 앞쪽을 바라보면서 구부정하게(슬럼프) 또는 "등 가운데를 처지게 하라"고 요청한다(그림 18.5). 이것이 검사의 첫 번째 구성 요소이며, 모든 증상 반응을 평가하기 위해 반드시 경추의 움직임없이 수행해야 한다. 두 번째 구성 요소는 경추 굴곡이며, 환자에게 가능한 한 자신이 할 수 있는 범위까지 움직이도록 요구해야 한다(그림 18.6). 반응이 있는 경우에 평가한다. 과압력을 가할 필요는 없지만 치료사는 전완부를 흉추를 따라 배치하고 손을 환자의 머리 뒤에 올려 놓아 추가적인 검사의 구성요소로 사용하여 경추 굴곡과 체간부 굴곡 시에 통증이 있는 움직임이 나타나는지 모니터할 수 있다. 이제 환자에게 슬관절(먼저 통증이 덜하거나 아프지 않은 쪽)을 신전하도록 요구하고, 다시 증상 반응을 평가한다(그림 18.7).

구조적 감별(Structural Differentiation)

원위부에 증상이 있다고 보고되는 경우(예: 종아리 또는 발뒤꿈치), 환자에게 머리를 위로 들어 올리도록(경추 굴곡을 해제)(그림 18.8) 요청할 수 있고, 원위부에 증상의 모든 변화들이 구조적 감별에 양성 반응의 구성요소가 된다. 만약 근위부 증상(예: 등 또는 고관절)이 있을 경우, 슬관절을 신전하기 전에 발목의 배측굴곡을 반복하는 검사를 할 수 있는데, 발목의 배측굴곡을 하지 않을 때 근위부 증상에 어떤 변화가 일어나는 것은 구조적 감별에 구성요소가 될 수 있다.

민감성 움직임(Sensitizing Movements)

슬럼프 검사는 발과 발목의 배측굴곡, 고관절 굴곡을 추가하고, 반대측 다리는 먼저 신전된 상태로 하여 검사를 수행하면 더 민감해질 수 있다. 움직임의 순서는 임상 추론에 맞게 다양할 수도 있다.

기대 반응(Expected Responses)

대부분의 경우 환자는, 경추 굴곡을 추가할 때 T8–T9의 중앙부에 증상을 보고할 수 있다. 그들은 대퇴부 후방부에 증상 발생으로 인해 슬관절을 신전시켜 다리를 완전히 펼 수 없게 되며, 이 때 경추를 신전시키면 슬관절에 증상이 완화될

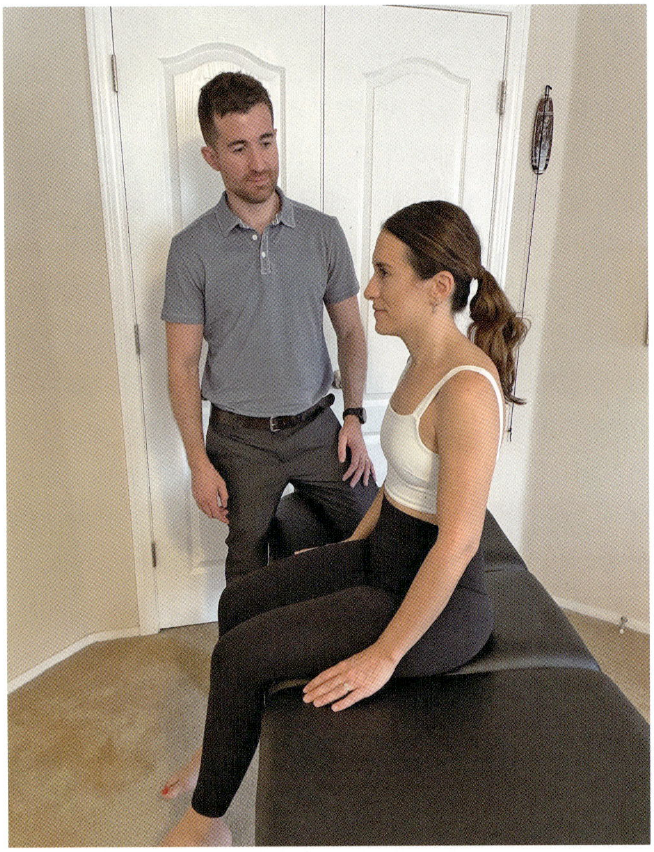

그림 18.4
앉은 자세에서 슬럼프 수동 검사. 시작 자세는 환자의 대퇴부를 잘 지지하고 발목은 교차되지 않은 상태로 똑바로 앉게 한다.

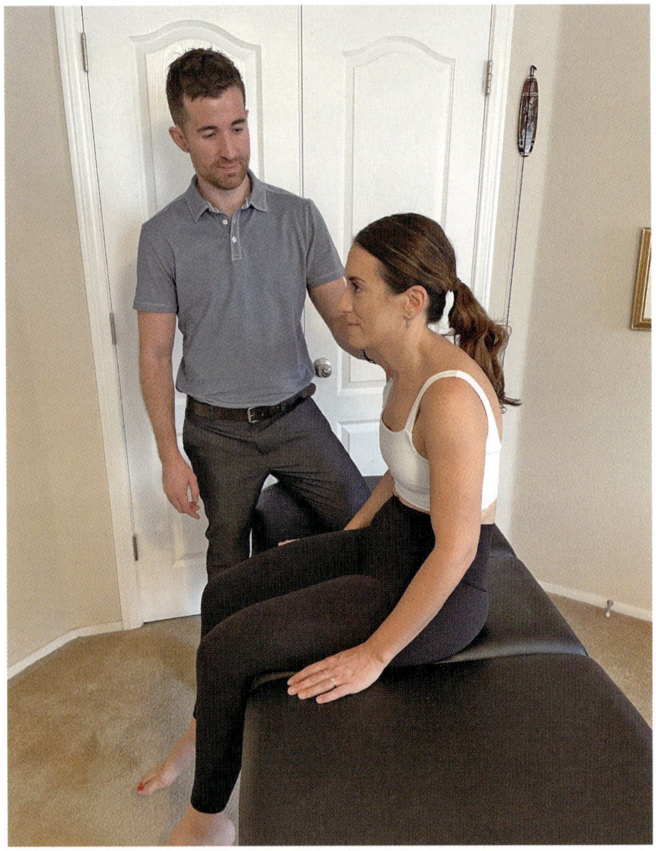

그림 18.5
앉은 자세에서 슬럼프 수동 검사. 환자에게 정면을 계속 바라보면서 몸을 구부정하게 또는 "등 가운데가 처지게" 하는 자세를 하도록 요구한다.

수 있다. Walsh 등(2007)은 84명의 무증상자를 대상으로 슬럼프 검사에 대한 정상적인 감각 반응을 조사하였고, 이 검사의 각 단계(앉은 자세에서 구부정한 자세, 슬관절 신전, 발목 배측굴곡 그리고 경추 신전)별로 반응의 유병률(prevalence), 강도, 부위 그리고 특성(nature)을 기록하였다. 대상자 중 97.6%의 피험자들이 감각 반응을 보고하였고, 앉은 자세에서 슬럼프 자세 시 반응의 유병률이 29.8%이었으나 슬관절 신전 시 94%로 유의하게 증가하였고, 발목 배측굴곡 시 97.6%이었으나 경추부 신전 시 65.5%로 유의하게 감소한 것으로 나타났다(Walsh 등, 2007). 앉은 자세에서 슬럼프 자세 시 반응 강도의 중앙값은 0/10이었고, 슬관절 신전 시에 4/10, 발목의 배측굴곡 시는 6/10으로 유의하게 증가하였고, 경추부 신전 시에 2/10으로 유의하게 감소하였다(Walsh 등, 2007). 반응의 발생 부위는 앉은 자세에서 슬럼프 검사 시 등이나 목이었으며, 이후의 움직임에 따라 대퇴부 후방, 슬관절, 종아리에서 가장 많이 발생하였다(Walsh 등, 2007). 감각 반응에 대한 가장 일반적인 표현은 "늘어난다(stretch)", "팽팽하다(tight)" 그리고 "당겨진다(pull)" 이었다(Walsh 등, 2007).

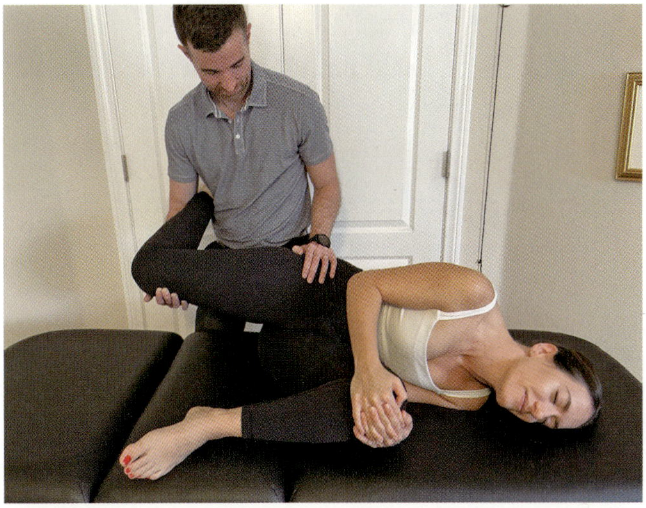

그림 18.11
옆으로 누운 자세에서 슬럼프 검사. 신경의 긴장을 줄이기 위한 경추부를 신전시킨다.

구조적 감별(Structural Differentiation)

만약 대퇴부 전방부에서 증상이 나타나는 경우, 환자에게 경추부를 신전하도록 요구할 수 있으며 이 때 대퇴부 증상의 변화는 구조적 감별에 대한 양성 반응이다.

민감성 움직임(Sensitizing Movements)

옆으로 누운 자세에서 슬럼프 검사는 슬관절부 아래의 전방부를 지나는 복재 신경(saphenous nerve)뿐만 아니라 대퇴부 전방부, 내측과 외측부에 말초신경 경로의 신경역동학 상태를 검사하기 위한 것으로 알려져 있다. 따라서 대퇴부에 대해 슬관절 굴곡과 고관절 신전을 추가함으로써 시상면에서 대퇴신경이 더 민감해질 수 있다. 초음파 영상을 이용한 생체 연구에서 Sierra-Silvestre 등(2018)은 30명의 무증상자들에 대퇴부/서혜부 근위부에서 대퇴신경의 움직임을 기록하였다. 촬영은 바로 누운 자세와 반-앉은 자세에서 슬관절 굴곡을 하고 찍었고, 옆으로 누운 자세에서 슬럼프 검사 시 경추부 굴곡을 하고 촬영되었다. 연구자들은 앉은 자세(평균 1.1±1.3 mm)와 비교해 바로 누워 슬관절 굴곡(평균 3.6±2.0 mm)한 자세 시에 대퇴신경의 종방향 움직임(슬라이딩)이 유의하게 더 컸다고 보고하였다(Sierra-Silvestre 등, 2018). 옆으로 누운 상태에서 경추 굴곡은 종방향 움직임(평균: 0.0±0.3 mm)을 일으키지는 않았지만 내측 움직임(평균: 1.1±0.5 mm)은 일어났다(Sierra-Silvestre 등, 2018). 임상가는 외측 대퇴피신경(lateral femoral cutaneous nerve)을 위해서는 고관절 내전(그림 18.12)을 추가하고, 폐쇄신경(obturator nerve)을 위해서 고관절 외전(그림 18.13)을 추가할 수 있지만, 이를 확인하기 위한 생체역학적 또는 해부학적 연구들은 없었다.

기대 반응(Expected Responses)

옆으로 누운 자세에서 슬럼프 검사는 체간부 슬럼프 자세와 중립자세에서 시행하였고, 무증상 32명(여자 16명)을 대상으로 구조적 감별 방법으로 경추부 신전을 이용하였다(Lai 등, 2012). 고관절 신전 각도와 대퇴부 통증에 대한 시각적 상사척도(visual analog scale; VAS)를 측정한 결과, 신경 긴장도의 감소가 고관절의 신전 관절가동범위를 유의하게 증가시켰고 통증 강도를 낮춘 것으로 나타났다(Lai 등, 2012).

옆으로 누운 자세에서 슬럼프 검사의 적응증 (Indications for the Side-Lying Slump)

치료사는 세밀한 주관적 평가 그리고 객관적 검사와 평가 후에, 대퇴부 내측에 신경인성 통증 또는 상/중부 요추 신경근 압박에 대한 가설을 입증하기 위해 임상에서 옆으로 누운 자세에서 슬럼프 검사를 사용하는 것을 고려할 것이다(Trainor와 Pinnington, 2011). 자기공명영상(MRI)으로 확인된 중부 요추 신경근 압박이 있는 환자 4명에서, 옆으로 누운 자세에서 슬럼프 검사(카파 계수: 0.71)는 좋은 수준의 검사자간 신뢰도를 보였다(Trainor와 Pinnington, 2011). 단측성 슬개대퇴통증 증후군(PFPS) 환자 12명을 대상으로 한 단면적 사전연구로, Vegstein 등(2019)은 PKB 검사와 옆으로 누운 자세에서 슬럼프 검사를 비교하였고, PFPS가 있는 쪽의 다리에서 높은 수준의 기계적 민감성(mechano-sensitivity)이 감지되었다. 연구자들은 두 검사법 모두가 무증상 다리에 비해 PFPS가 있는 다리에서 더 강한 반응을 유발했다고 보고하였다(Vegstein 등, 2019). 그러나 표본 크기가 작았기 때문에 검사들의 신뢰도를 결정할 수는 없었다.

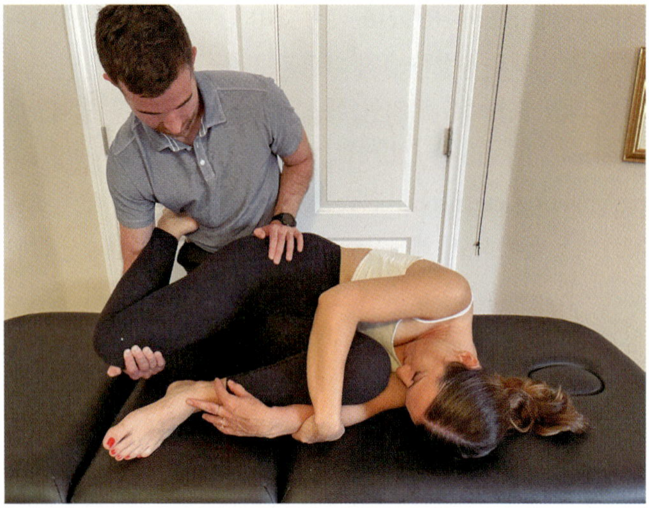

그림 18.12
옆으로 누운 자세에서 슬럼프 검사. 치료사는 외측 대퇴피신경을 표적으로 하기 위해서 고관절 내전을 추가할 수 있다.

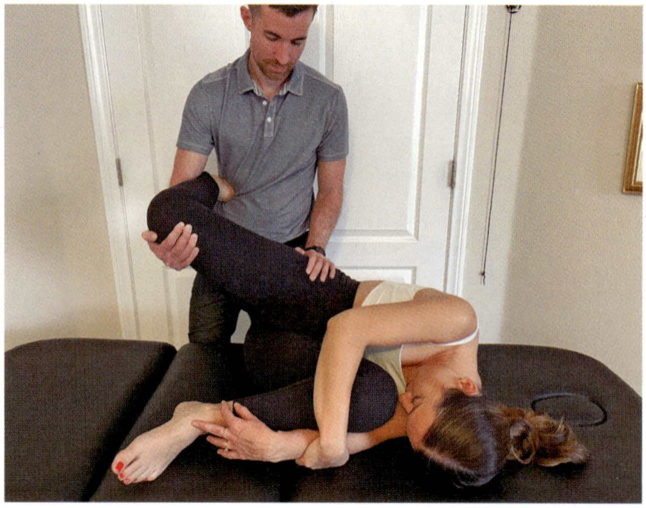

그림 18.13
옆으로 누운 자세에서 슬럼프 검사. 치료사는 폐쇄신경을 표적으로 하기 위해서 고관절 외전을 추가할 수 있다.

요통과 하지 통증에 대한 신경역동학의 임상적 적용(Clinical Application of Neurodynamics in Low Back and Lower Extremity Pain)

허리와 하지에 신경계의 건강한 역학은 통증 없는 자세와 움직임을 가능하게 한다는 것을 기억하는 것이 중요하다. 신경 포착(nerve entrapment)과 같은 신경 조직의 기계적 손상(병리-역학, patho-mechanics)이 있는 경우, 바닥에 닿기 위해 몸을 굽히는 것과 같은 일상생활 활동 시에 증상이 유발될 수 있다. 평가 과정에 신경역동학적 검사를 이용하는 목적은 신경 조직을 움직여 기계적 스트레스에 대한 민감도(sensitivity)와 가동성(mobility)에 대한 인식(impression)을 가질 수 있도록 기계적으로 자극하는 것이다. 이러한 검사를 통한 치료의 목적은 기계적 그리고 생리학적 기능을 향상시키는 것이다(Shacklock, 2005a).

기계적-민감도는 신경이 움직임과 함께 경험하는 통증에 대한 유해감각(nociception)을 유도할 수 있게 하는 주요 메커니즘이다. 만약 신경이 기계적으로 민감하지 않으면, 신경에 가해지는 기계적인 힘에 반응하지 않는다(유해감각 제공). 기계적 민감성은 기계적인 힘이 가해질 때 자극을 받은 신경계의 한 부위에서 자극이 쉽게 활성화될 수 있는 것으로 정의할 수 있다. 정상적인 신경은 기계적 자극에 민감할 수 있으므로(충분한 힘이 가해지면) 가해지는 힘에 잘 반응한다(Rosenblueth 등, 1953; Julian 와 Goldman, 1962; Lee 등, 2005; Lindquist 등, 1973). 이것은 허리와 하지 내의 신경 조직이 문제에 영향을 주는지 여부를 판단할 때 반드시 염두에 두어야 할 핵심적 사실(key fact)이다. 하지의 신경역동학 검사에 대한 반응은 정상이거나 비정상(normal or abnormal)이며, 그 다음이 관련이 있거나 관련이 없는(relevant or irrelevant) 것이다(Shacklock, 2005b). 정상적인 신경 역동학적 검사의 반응은 하지에 정상적인 자세(표준 자료와 비교해), 정상적인 증상의 질, 하지의 정상적인 운동 범위에 있는가를 생각해야 한다. 비정상적인 신경 역동학적 검사의 반응은 정상과는 다른 자세를 하고 있고, 손상 받지 않은 쪽에 비해 다른 증상의 질 그리고/또는 사지의 관절가동범위가 더 적은 상태로 판단한다. 대부분의 경우 환자의 증상이 재현될 수 있다. 고려해야 할 다음의 임상 문제는 검사 반응이 관련이 있는지 또는 관련이 없는지 여부이다. 이러한 경우 관련성은 검사 반응이 환자의 현재의 문제와 인과적으로 관련되어 있음을 의미한다. 대부분의 경우, 환자에게 "이러한 증상이 당신에게 친숙한 증상입니까?"라는 질문으로 명확히 할 수 있다. 신경역동학적 검사에서 유발된 증상은 신경인성(neurogenic)으로 추론할 수 있다(임상적 의미에서 양성 검사):

1. 구조적 감별이 신경인성 원인을 뒷받침하는 경우
2. 좌우에 차이가 있는 경우와 정상 반응을 알 수 있는 경우
3. 검사가 환자의 증상이나 관련 증상들을 재현하는 경우
4. 병력과 증상 부위, 영상 검사 등 기타 자료들에 근거가 있는 경우

위의 항목 중 여러 개가 해당될수록, 임상적으로 관련 검사의 사례가 더 강해진다. 임상적으로 신경역동학적 검사에서 요구되는 정보는 검사의 각 구성 요소들을 추가하거나 빼면서 나타나는 증상 반응과 직면하는 저항 그리고 증상 반응과 저항에 대한 변화이다. 환자 병력, 주관적 그리고 객관적 검사 등과 같은 이러한 정보는 임상가에게 신경병리역동학적(neuropathodynamics) 부위를 잠정적으로 진단한 다음, 어떤 치료가 적용할 수 있는지 재평가할 수 있는 능력을 제공하게 된다. 치료가 신경계를 가동시키는 기법(mobilizing technique)일 필요는 없다는 사실을 깨닫는 것이 중요하며, 임상가가 기계적 인터페이스를 가동시키거나 치료하기로 결정할 수도 있고 또는 문제가 본질적으로 말초 신경인성이 아니라 오히려 환자에게 신경과학 교육/안심 시키기(neuroscience education/reassurance)가 치료적 선택이 될 수 있는 "중추처리과정의 향상(central processing enhancement)"에 문제라고 결정할 수도 있기 때문이다. 신경 역동학적 검사에 대한 민감도는 1차적(조직-기반) 또는 2차적(CNS-기반) 과정의 조합에서 비롯될 수 있음을 기억하는 것도 중요하다(Butler, 2000).

치료(*Treatment*)

13개의 동물 연구와 5개의 인간대상 연구에 대한 최근 메타분석 연구에 의하면 관절가동술과 신경가동술이 다양한 신경면역 반응(neuroimmune responses)에 긍정적인 영향을 미친다는 증거가 발견되었다(Lutke Schipholt 등, 2021). 또한 Maxwell 등(2020)은 척추 도수치료가 성인의 하지 신경역동학적 검사 결과에 미치는 영향에 대한 체계적 고찰 연구를 하였다. 그들은 신경역동학적 검사를 하는 동안 척추 도수교정치료가 관절가동운동을 개선하였고, 이는 다른 중재방법들보다 더 효과적임을 입증하는 제한된 근거를 제시하였다. 신경-관련 다리 통증을 가진 환자 60명을 대상으로 한 무작위 대조군 실험에서, Ferreira 등(2016)은 일상 활동을 유지하라는 조언에 신경 역동학적 치료를 추가한 것이 2주 후에 다리 통증과 기능장애의 개선을 가져오지 않는다는 것을 발견하였다. 그러나 Hall 등(2017)은 Ferreira 등(2016)의 보고에 이의를 제기하면서 다리 통증과 요통, 기능 그리고 전반적 인지 효과(global perceived effect)가 신경 역동학적 치료를 제공한 중재 4주 후에(치료 직후에 기능과 전반적 인지 효과도) 유의하게 더 큰 개선을 보였다고 보고하였다. Hall 등(2017)은 이것들이 보고했어야 했지만 보고되지 않은 가치 있는 결과라고 믿었다.

Kurt 등(2020)은 전향적 무작위 임상 실험(prospective randomized clinical trial)에서 41명의 요통 환자를 신경역동학적 가동술군 또는 전기치료군에 무작위로 배정하였다. 그들은 두 군 모두에서 통증과 기능장애 수준이 유의한 감소를 보인 반면, 신경역동학적 가동술군에서만 SLR 범위가 유의하게 증가되었다.

Plaza-Manzano 등(2020)은 운동조절 운동(motor control exercise) 프로그램에 신경역동학적 가동술을 추가한 결과, 신경병증성 증상(neuropathic symptoms)과 기계적 민감도(SLR)는 감소하였지만, 요추부 신경근병증이 있는 대상자에게 운동조절 운동프로그램만을 적용한 군에 비해 통증과 관련 기능장애 또는 압통 역치에 더 큰 변화를 가져오지 않는다는 것을 알게 되었다.

마지막으로 Rade 등(2017)은 아급성 요추 추간판 탈출증으로 인한 좌골신경 증상이 있는 15명의 환자에서 증상이 있는 쪽에 척수원추(conus medullaris)의 변위(displacement) 또는 이탈(excursion)이 유의하게 감소되었다고 보고하였다. 이후 후속 연구에서 Pesonen 등(2019)은 1.5년의 추적 관찰을 통해 SLR 검사로 척수 변위의 변화가 임상 증상의 변화와 동반되는지 여부를 알아보기 위한 대조 방사선 연구(controlled radiologic study) 결과를 보고하였다. 아급성 단일-분절 후외측

요추 추간판 탈출증으로 인해 좌골신경 증상이 있는 14명의 환자를 대상으로, 1.5T MRI 스캐너로 1.5년 후에 추적 관찰하여 임상적 그리고 방사선학적 상태를 재평가하였다. 편측 그리고 양측 SLR 검사를 하는 동안 척수원추의 변위는 무작위 방법을 통해 신뢰성 있게 정량화시켰고, SLR 검사와 기초선(baseline)에 자료를 비교하였다. 기초선 값과 비교했을 때 그들의 자료에서 신경 활주(neural sliding) 정도가 유의하게 증가하였고, 특히 증상이 있는 쪽에 SLR에서 2.52mm($p \leq 0.001$)의 증가를 보였다(Pesonen 등, 2019). 그들은 신경 활주의 증가가 신경근 증상과 요통 모두의 감소와 유의한 상관관계가 있다는 점에 주목하였다. 다변량 회귀 분석을 통해 임상 증상의 개선과 관련된 주요 변수로 신경 활주 효과의 개선을 확인하였다(Pesonen 등, 2019).

이용 가능한 근거에 대한 고찰 연구들은 허리와 하지 기능장애를 가진 일부 사람들에 신경역동학적 평가와 치료의 사용을 지지한다. 모든 신경역동학적 치료와 재평가는 반드시 지속적이어야 하며, 환자의 피드백과 함께 임상적 평가가 포함되어야 한다. 환자 교육이 가장 중요하며, 여기에는 신경역동학과 통증에 대한 신경생물학(neurobiology) 그리고 신경계의 연속성에 대한 간단한 논의가 포함되어야 한다. 또한 만약 증상에 대한 중추 민감성 요소가 있는 경우, 환자에게 나타날 수 있는 움직임에 대해 어떤 인식이나 실질적인 두려움도 함께 다루어져야 한다. 이것은 환자의 통증에 대한 경험과 관련된 위협적 가치를 감소시킬 수 있다.

다음으로, 임상가들은 "콘테이너(container)"가 신경 조직에 가해질 수 있는 모든 기계적 힘을 줄이기 위해 그리고 비신경조직에 모든 손상을 치료하는 데 유용하다는 것을 알게 되었다. 사용되는 중재방법에는 관절가동술/도수교정, 스트레칭, 연부조직의 치료 그리고 치료적 운동이 포함될 수 있다. 이러한 중재에 대한 자세한 논의는 이 단원의 범위를 벗어난다. 위에서 언급한 중재법 중 하나를 사용하는 경우, 그 어떤 변화가 발생했는지 확인하기 위한 유발성 신경역동학 검사를 통해 재평가해야 한다. 만약 변화가 발생되었다면 당일의 치료를 중단하거나, 특정한 신경역동학적 중재(능동 또는 수동적) 치료가 추가될 수도 있다.

신경역동학적 치료는 "슬라이더" 또는 "텐셔너"의 두 가지 접근 방법 중 하나로 나누는 것이 임상적으로 유용하며, 각각은 고유한 적응증과 임상적 유용성을 가지고 있다(Nee와 Butler, 2006; Coppieters와 Butler, 2008). 슬라이딩(sliding) 또는 글라이딩(gliding) 기법의 사용은, 최소 2개의 관절이 결합된 움직임을 교대로 수행하여 한쪽의 움직임은 신경 바닥(nerve bed)을 늘리고 다른 쪽의 움직임은 신경 바닥을 단축시킨다. 이것은 최소한의 긴장으로 큰 수준에 종방향의 이탈을 일으켜 신경이 움직이게 되는 결과를 가져온다. 이러한 기법은 증상을 유발시키지 않아야 하며, 긴장시키는(tensioning)기법보다 환자가 더 잘 견딜 수 있게 될 것이다.

Castellote-Caballero 등(2013)은 슬괵근의 유연성이 감소된 건강한 남자 축구 선수의 슬괵근 유연성에 신경역동학적 슬라이딩(sliding) 기법이 미치는 영향에 대한 예비 연구를 수행하였다. 중재하지 않은 대조군과 비교하여 신경역동학적 슬라이딩 적용군에서 슬괵근의 유연성이 더 유의하게 개선되었다(Castellote-Caballero 등, 2013). 1년 후에 Castellote-Caballero 등(2014)은 슬괵근 단축 증후군(short hamstring syndrome)인 사람 120명을 대상으로 신경역동학적 슬라이딩군과 슬괵근 스트레칭군 그리고 위약 대조군의 3개 군 중 한 군에 무작위로 배정한, 무작위 이중-맹검 대조군 실험을 실시하였다. 각 대상자의 우세 다리에 중재 전과 후의 SLR 가동범위를 측정하였다. 그들은 슬괵근 단축 증후군이 있는 건강한 대상자에서 신경역동학적 슬라이딩 기법 적용군이 정적 슬괵근 스트레칭군과 스트레칭을 하지 않는 군(대조군)보다 슬괵근 유연성이 더 크게 증가되었다고 보고하였다(Castellote-Caballero 등, 2014).

하나 또는 여러 개의 관절을 움직여서 신경 바닥(nerve bed)을 늘리는 긴장(tensioning) 기법을 사용하면 신경에 "긴장(tension)이 높아지게 된다(Coppieters와 Butler, 2008). 이러한 기법은 본질적으로 신경 조직에 더 많은 스트레스를 주므로, 신경에 기계적 민감성(mechano-sensitivity)을 가진 환자들을 자극할 수 있으므로 반드시 주의해 사용해야 한다. 정적 스트레칭은 절대 안되며 항상 저항을 주었다 뺐다 하는 부드러운 진동을 이용해야 한다. 이러한 기법은 일반적으로 신경 조직의 늘어나는 능력에 손상 결과로 나타나는 증상을 경험하는 환자에게 적용되므로, 목표는 움직임을 견딜 수 있는 신경 조직의 신체적 능력을 회복시키는 것이다. 긴장은 경미하게 신장되는 감각을 느끼는 지점까지 증가시키거나, 민감하지 않은 환자의 경우는 진동이 끝나는 지점에서 경미한 증상이 시작될 때까지 할 수 있다. 모든 능동 또는 수동적 신경역동학 검사는 "텐셔너(tensioners)"를 이용할 수 있다. 세트(sets)와 반복(repetitions)은 환자의 민감성(irritability)과 중재에 대한 반응(양성 또는 음성)에 따라 결정되어야 한다. 마지막으로, 비신경 구조물을 대상으로 하는 기법들은 등급화된 요추부 회전 가동술 기법과 하지의 신연(distraction) 가동술이나 엎드린 자세에서 신전하기와 같은 신경역동학적 중재법들과 결합할 수 있다.

결론(Conclusion)

임상가는 신경생체역학(neurobiomechanics)의 기본 원리들을 반드시 생각해야 한다; 즉 신경계는 기계적 인터페이스를 통해 움직일 때 미끄러지고(slide, glide), 구부러지며 늘어나는 하나의 연속적인 조직이다. 이러한 길고 복잡한 과정을 따라 어느 부위에서나 내적 또는 외적 손상의 결과로 증상이 발생할 수 있다. 임상가는 유익한 신경생리학적 효과를 일으킬 뿐만 아니라 신경계의 공간과 움직임 그리고 혈액 공급에 직접적인 영향을 미치는 의미 있는 중재법을 제공할 수 있다. 신경역동학적 중재(수동적 또는 능동적)은 반드시 부드럽고 조절되어지고 안전하며 큰 진폭의 움직임으로 수행되어야 한다. 지속적인 스트레칭(sustained stretching)은 거의 일으키지 않는다. 마지막으로, 독자들에게 하고 싶은 한 마디는 신경역동학적 중재는 여러 중재법들과 함께 하는 전체적으로 환자-중심 치료 접근 방식에 작은 부분에 불과하다는 것이다.

참고문헌(References)

Alshami AM, Alshammari TK, Almuhaish MI, et al. Sciatic nerve excursion during neural mobilization with ankle movement using dynamic ultrasound imaging: a cross-sectional study. J Ultrasound. 2021, doi: 10.1007/s40477-021-00595-7.

Asbury AK, Fields HL. Pain due to peripheral nerve damage: an hypothesis. Neurology. 1984;34:1587–90.

Asquier C, Troussier B, Chirossel JP, et al. Femoral neuralgia due to degenerative spinal disease. A retrospective clinical and radio-anatomical study of one hundred cases. Rev Rhum Engl Ed. 1996;63:278–84.

Barry SR. Clinical implications of basic neuroscience research. I: Protein kinases, ionic channels, and genes. Arch Phys Med Rehabil. 1991;72:998–1008.

Breig A. Adverse Mechanical Tension in the Central Nervous System: An Analysis of Cause and Effect: Relief by Functional Neurosurgery. Wiley; 1978.

Breig A, Marions O. Biomechanics of the lumbosacral nerve roots. Acta Radiol Diagn. 1963;1:1141–60.

Breig A, El-Nadi AF. Biomechanics of the cervical spinal cord. Relief of contact pressure on and overstretching of the spinal cord. Acta Radiol Diagn. 1966;4:602–24.

Breig A, Troup JD. Biomechanical considerations in the straight-leg-raising test. Cadaveric and clinical studies of the effects of medial hip rotation. Spine. 1979;4:242–50.

Bueno-Gracia E, Malo-Urries M, Borrella-Andres S, et al. Neurodynamic test of the peroneal nerve: Study of the normal response in asymptomatic subjects. Musculoskelet Sci Pract. 2019a;43:117-21.

Bueno-Gracia E, Perez-Bellmunt A, Estebanez-de-Miguel E, et al. Differential movement of the sciatic nerve and hamstrings during the straight leg raise with ankle dorsiflexion: Implications for diagnosis of neural aspect to hamstring disorders. Musculoskelet Sci Pract. 2019b;43:91–5.

Bueno-Gracia E, Malo-Urries M, Montaner-Cuello A, et al. Normal response to tibial neurodynamic test in asymptomatic subjects. J Back Musculoskelet Rehabil. 2021;34:243–9.

Butler DS. Mobilisation of the Nervous System. Melbourne: Churchill Livingstone; 1991.

Butler DS. The Sensitive Nervous System. Adelaide: Noigroup; 2000.

Calvin WH, Devor M, Howe JF. Can neuralgias arise from minor demyelination? Spontaneous firing, mechanosensitivity, and afterdischarge from conducting axons. Exp Neurol. 1982;75:755–63.

Castellote-Caballero Y, Valenza MC, Martin-Martin L, et al. Effects of a neurodynamic sliding technique on hamstring flexibility in healthy male soccer players. A pilot study. Phys Ther Sport. 2013;14:156–62.

Castellote-Caballero Y, Valenza MC, Puentedura EJ, et al. Immediate effects of neurodynamic sliding versus muscle stretching on hamstring flexibility in subjects with short hamstring syndrome. J Sports Med. 2014;2014:127471.

Choi YK. Lumbar foraminal neuropathy: an update on non-surgical management. Korean J Pain. 2019;32:147–59.

Coppieters MW, Alshami AM, Babri AS, et al. Strain and excursion of the sciatic, tibial, and plantar nerves during a modified straight leg raising test. J Orthop Res. 2006;24:1883–9.

Coppieters MW, Butler DS. Do 'sliders' slide and 'tensioners' tension? An analysis of neurodynamic techniques and considerations regarding their application. Man Ther. 2008;13:213–21.

Coppieters MW, Crooke JL, Lawrenson PR, et al. A modified straight leg raise test to differentiate between sural nerve pathology and Achilles tendinopathy. A cross-sectional cadaver study. Man Ther. 2015;20:587–91.

Dahlin LB, Archer DR, Mclean WG. Axonal transport and morphological changes following nerve compression. An experimental study in the rabbit vagus nerve. J Hand Surg Br. 1993;18:106-10.

Devor M. Unexplained peculiarities of the dorsal root ganglion. Pain. 1999;S6:S27–S35.

Devor M. Sodium channels and mechanisms of neuropathic pain. J Pain. 2006;7:S3–S12.

Devor M, Schonfeld D, Seltzer Z, Wall PD. Two modes of cutaneous reinnervation following peripheral nerve injury. J Comp Neurol. 1979;185:211–20.

Devor M, Govrin-Lippmann R, Angelides K. Na+ channel immunolocalization in peripheral mammalian axons and changes following nerve injury and neuroma formation. J Neurosci. 1993;13:1976–92.

Difabio RP. Neural mobilization: the impossible. J Orthop Sports Phys Ther. 2001;31:224–5.

Dilley A, Lynn B, Greening J, Deleon N. Quantitative in vivo studies of median nerve sliding in response to wrist, elbow, shoulder and neck movements. Clin Biomech. 2003;18:899-907.

Elvey RL. Treatment of arm pain associated with abnormal brachial plexus tension. Aust J Physiother. 1986;32:225–30.

Elvey RL. Physical evaluation of the peripheral nervous system in disorders of pain and dysfunction. J Hand Ther. 1997;10:122–9.

Fern R, Harrison PJ. The contribution of ischaemia and deformation to the conduction block generated by compression of the cat sciatic nerve. Exp Physiol. 1994;79:583–92.

Ferreira G, Stieven F, Araujo F, et al Neurodynamic treatment did not improve pain and disability at two weeks in patients with chronic nerve-related leg pain: a randomised trial. J Physiother. 2016;62:197–202.

Fritz JM, Delitto A, Welch WC, Erhard RE. Lumbar spinal stenosis: a review of current concepts in evaluation, management, and outcome measurements. Arch Phys Med Rehabil. 1998;79:700–8.

Gilbert KK, Roger James C, Apte G, et al. Effects of simulated neural mobilization on fluid movement in cadaveric peripheral nerve sections: implications for the treatment of neuropathic pain and dysfunction. J Man Manip Ther. 2015;23:219–25.

Grieve GP. Mobilisation of the Spine: A Primary Handbook of Clinical Method. University of Michigan, Churchill Livingstone; 1991.

Hall T, Zusman M, Elvey R. Adverse mechanical tension in the nervous system? Analysis of straight leg raise. Man Ther. 1998;3:140–6.

Hall T, Coppieters MW, Nee R, et al. Neurodynamic treatment improves leg pain, back pain, function and global perceived effect at 4 weeks in patients with chronic nerve-related leg pain. J Physiother. 2017;63:59.

Herrington L, Bendix K, Cornwell C, et al. What is the normal response to structural differentiation within the slump and straight leg raise tests? Man Ther. 2008;13:289–94.

IFOMT. OMPT Definition [Online access]. 2021. Available: https://www.ifompt.org/About+IFOMPT/OMPT+Definition.html

Julian FJ, Goldman DE. The effects of mechanical stimulation on some electrical properties of axons. J Gen Physiol. 1962;46:297–313.

Kallakuri S, Cavanaugh JM, Blagoev DC. An immunohistochemical study of innervation of lumbar spinal dura and longitudinal ligaments. Spine. 1998;23:403–11.

Kreitz BG, Cote P, Yong-Hing, K. Crossed femoral stretching test. A case report. Spine. 1996;21:1584–6.

Kurt V, Aras O, Buker N. Comparison of conservative treatment with and without neural mobilization for patients with low back pain: A prospective, randomized clinical trial. J Back Musculoskelet Rehabil. 2020;33:969–75.

Lai WH, Shih YF, Lin PL, et al. Normal neurodynamic responses of the femoral slump test. Man Ther. 2012;17:126–32.

Lee Y, Lee CH, Oh U. Painful channels in sensory neurons. Mol Cells. 2005;20:315–24.

Lindquist C, Nilsson BY, Skoglund CR. Obervations on the mechanical sensitivity of sympathetic and other types of small-diameter nerve fibers. Brain Res. 1973;49:432–5.

Louw A, Puentedura EJ. Therapeutic Neuroscience Education: Teaching Patients about Pain: A Guide for Clinicians. Minnesota: OPTP; 2013.

Louw A, Puentedura EJ, Zimney K, Schmidt S. Know Pain, Know Gain? A perspective on pain neuroscience education in physical therapy. J Orthop Sports Phys Ther. 2016;46:131–4.

Lutke Schipholt IJ, Coppieters MW, Meijer OG, et al. Effects of joint and nerve mobilisation on neuroimmune responses in animals and humans with neuromusculoskeletal conditions: a systematic review and meta-analysis. Pain Rep. 2021;6:e927.

Maitland GD. Vertebral Manipulation. London: Butterworths; 1986.

Majlesi J, Togay H, Unalan H, Toprak S. The sensitivity and specificity of the Slump and the Straight Leg Raising tests in patients with lumbar disc herniation. J Clin Rheumatol. 2008;14:87–91.

Maxwell CM, Lauchlan DT, Dall PM. The effects of spinal manipulative therapy on lower limb neurodynamic test outcomes in adults: a systematic review. J Man Manip Ther. 2020;28:4-14.

Merskey H, Bogduk N. Classification of Chronic Pain. Seattle: IASP Press; 1994.

Montaner-Cuello A, Bueno-Gracia E, Bueno-Aranzabal M et al. Normal response to sural neurodynamic test in asymptomatic participants. A cross-sectional study. Musculoskelet Sci Pract. 2020;50:102258.

Nee RJ, Butler DS. Management of peripheral neuropathic pain: Integrating neurobiology, neurodynamics, and clinical evidence. Phys Ther Sport. 2006;7:36–49.

Ogata K, Naito, M. Blood flow of peripheral nerve effects of dissection, stretching and compression. J Hand Surg Br. 1986;11:10–14.

Park HW, Park KS, Park MS, et al. The comparisons of surgical outcomes and clinical characteristics between the far lateral lumbar disc herniations and the paramedian lumbar disc herniations. Korean J Spine. 2013;10:155–9.

Pesonen J, Rade M, Kononen M, et al. Normalization of spinal cord displacement with the straight leg raise and resolution of sciatica in patients with lumbar intervertebral disc herniation: A 1.5-year follow-up study. Spine. 2019;44:1064–77.

Plaza-Manzano G, Cancela-Cilleruelo I, Fernandez-de-las-Peñas C, et al. Effects of adding a neurodynamic mobilization to motor control training in patients with lumbar radiculopathy due to disc herniation: A Randomized Clinical Trial. Am J Phys Med Rehabil. 2020;99:124–32.

Rade M, Pesonen J, Kononen M, et al. Reduced spinal cord movement with the straight leg raise test in patients with lumbar intervertebral disc herniation. Spine. 2017;42:1117–24.

Rosenblueth A, Buylla RA, Ramos JG. The responses of axons to mechanical stimuli. Acta Physiol Lat Am. 1953;3:204–15.

Rydevik B, Lundborg G, Bagge, U. Effects of graded compression on intraneural blood flow: An in vivo study on rabbit tibial nerve. J Hand Surg. 1981;6:3–12.

Shacklock M. Neurodynamics. Physiotherapy. 1995;81:9–16.

Shacklock MO. The clinical application of central pain mechanisms in manual therapy. Aust J Physiother. 1999;45:215–21.

Shacklock M. Improving application of neurodynamic (neural tension) testing and treatments: a message to researchers and clinicians. Man Ther. 2005a;10:175–9.

Shacklock MO. Clinical Neurodynamics: A new system of musculoskeletal treatment. Sydney, Elsevier Butterworth-Heinemann; 2005b.

Sierra-Silvestre E, Bosello F, Fernandez-Carnero J, et al. Femoral nerve excursion with knee and neck movements in supine, sitting and side-lying slump: An in vivo study using ultrasound imaging. Musculoskelet Sci Pract. 2018;37:58–63.

Silva A, Manso A, Andrade R, et al. Quantitative in vivo longitudinal nerve excursion and strain in response to joint movement: A systematic literature review. Clin Biomech. 2014;29:839–47.

Trainor K, Pinnington MA. Reliability and diagnostic validity of the slump knee bend neurodynamic test for upper/mid lumbar nerve root compression: a pilot study. Physiother. 2011;97:59–64.

Van Der Heide B, Allison GT, Zusman M. Pain and muscular responses to a neural tissue provocation test in the upper limb. Man Ther. 2001;6:154–62.

Vegstein K, Robinson HS, Jensen, R. Neurodynamic tests for patellofemoral pain syndrome: a pilot study. Chiropr Man Therap. 2019;27:26.

Vij N, Kiernan H, Bisht R, et al. Surgical and non-surgical treatment options for piriformis syndrome: A literature review. Anesth Pain Med. 2021;11:e112825.

Walsh J, Flatley M, Johnston N, Bennett K. Slump test: sensory responses in asymptomatic subjects. J Man Manip Ther. 2007;15:231–8.

Weppler CH, Magnusson SP. Increasing muscle extensibility: a matter of increasing length or modifying sensation? Phys Ther. 2010;90:438–49.

Wilgis EF, Murphy R. The significance of longitudinal excursion in peripheral nerves. Hand Clin. 1986;2:761–6.

Woolf CJ. Pain. Neurobiol Dis. 2000;7:504–10.

Woolf CJ. Central sensitization: uncovering the relation between pain and plasticity. Anesthesiology. 2007;106:864–7.

Woolf CJ, Mannion RJ. Neuropathic pain: aetiology, symptoms, mechanisms, and management. Lancet. 1999;353;1959–64.

Zhao Q, Yang Y, Wu P, et al. Biomechanical study of the C5-C8 cervical extraforaminal ligaments. J Orthop Surg Res. 2020;15:477.

Zochodne DW, Ho LT. Stimulation-induced peripheral nerve hyperemia: mediation by fibers innervating vasa nervorum? Brain Res. 1991;546:113–8.

고관절과 슬관절 통증 장애를 위한 운동 프로그램 19

(Exercise programs for hip and knee pain disorders)

César Fernández-de-las-Peñas, Jill Cook, Madhan K. Ramanathan, Sergio Muela-Fernández, Scot Morrison

개요(Introduction)

고관절과 슬관절 손상의 운동-기반 관리법에는 원하는 적응을 유도하기 위해 관련 조직에 계획적인 스트레스를 가하는 방법이 포함된다. 이러한 과정을 "SAID 원리"(부과한 요구에 대한 특정 적응; Specific Adaptation to Imposed Demand)로 정의되었고, 관리 과정 전반에 걸쳐 지속적인 임상적 추론으로 뒷받침해야 한다. 재활의 측면에서 운동 처방(exercise prescription; ExRx)은 기능(function), 참여(participation) 그리고 수행(performance)에 대한 장애로 정의되는 모든 제한 사항을 해결하는 데 사용된다. SAID의 원리가 적용될 때, ExRx는 각 환자들에 현재의 특성과 그들의 목표들이 서로 만나는 지점에서 적용한다.

일반적으로 재활의 목표는 가동범위(ROM)와 발휘하는 힘(근력), 에너지 시스템의 발전(energy system development; ESD) 그리고 기타 조직-특이적 적응(tissue-specific adaptations)을 중심으로 광범위하게 결합될 수 있다. 또한 ExRx의 인과적 영향이 덜 명확한 통증이나 건강 또는 수행 능력에 향상과 같은 다른 임상적 목표도 있다. 이것들이 중요하지만 ExRx가 이러한 결과에서 미치는 역할에 대해서는 현재 잘 이해되지 않고 있다. 이 단원에서는 임상가에게 명확한 논리와 근거를 기반하여 고관절과 슬관절 장애를 치료할 수 있게 하는 ExRx 틀을 제공하는 것을 목표로 한다. 운동은 단일 관절로 분리하거나 전체적인 운동 사슬을 포함할 수 있고, 체중 부하 없이 또는 체중 부하를 한 상태에서 수행될 수 있다.

운동 프로그램 적용에 대한 임상적 추론 (Clinical Reasoning for the Application of Exercise Programs)

운동 처방을 위한 틀

(A Framework for Exercise Prescription)

운동 처방의 기본 원리는 운동의 선택, 적용량(dosage)과 진행 단계(progression)을 반드시 포함해야 한다. 점진적 과부하(progressive overload) 개념은 원하는 목표를 달성하기 위해 SAID 원리를 보완한다. 구조물은 그것들이 노출된 요구 사항에 적응함에 따라, 향후 이러한 적응이 계속되도록 운동 프로그램은 반드시 점진적 진행을 해야 한다. ExRx는 스트레스가 "점진적(progressive)"이 아니라 "다르게(different)" 될 때 결함이 생긴다. 이것이 발생할 수 있는 두 가지 예는, 제한적인 운동에서 복합적인 운동으로 진행하거나, 과부하 대신 불안정성을 운동에 추가하는 경우이다. 첫 번째 예에서, 사람들은 "속임수(cheat)"를 사용하여 힘을 표적 조직(target tissue)에서 멀리 이동시켜서 움직임을 수행하는 방법을 선택할 수 있으며, 두 번째 예로는 실제적으로 과부하가 없는 경우이다(Sigward 등, 2018; Lawrence와 Carlson, 2015). 두 경우 모두, 변화로 인해 관련된 조직을 지나는 부하가 감소하여 결국 점진적 과부하의 목표를 달성하지 못하게 된다.

특정한 운동의 선택은 전체 운동 처방 과정에서 작은 구성요소 중 하나일 뿐이며, 여러 요인들의 조절이 필요하다. 이러한 과정에 오류는 동의어가 아닌 저항 훈련(resistance training)과 근력강화훈련(strength training)을 융합하는 과정에서 볼 수 있다. 근력강화훈련은 외부의 저항에 대항하여 생성할 수 있는 힘을 증가시키는 인위적인 과정이다(Schoenfeld 등, 2021). 이에 반해, 저항 훈련은 단지 움직임에 대해 저항을 추가하는 과정만을 뜻한다. 이것은 근력강화에 적응 상태를 확인하는 데 필요한 최소한의 효과적인 적용 용량에 도달하지 않을 수는 있지만, 주어지는 과제에 등급화된 적용(graded exposure)이나 학습과 같은 과정을 통해 기능 수준을 개선하고 통증을 감소시킬 수 있다(표 19.1).

운동 적응(exercise adaptations)에 대한 고찰은 이 단원의 범위를 넘어가지만, 근력과 비대(hypertrophy) 그리고 결합 조직 적응의 일반적인 목표에는 주의를 기울일 필요가 있다. 저항 훈련은 전통적으로 특이적 적응(specific adaptations)과 일치하도록 제안되는 반복 "영역(zones)"을 기반으로 처방되었지만, 이 모델은 지나치게 단순할 수 있다. Schoenfeld 등

표 19.1 훈련 관련 변수(TRAINING VARIABLES)			
훈련 관련 변수	**측정방법**	**운동처방**	**영향**
운동강도(Intensity)	관절에 추가된 외적 부하 또는 토크	최대 반복 %(85% RM) 또는 반복 부하(예: 5RM)	표 19.2 참조
노력(Effort)	실패에 근접 (Proximity to failure)	여유 횟수(Reps in reserve) 또는 운동자각도(rating of perceived exertion)	피로, 운동단위 동원, 근비대
박자/속도(Tempo/Velocity)	운동 속도	메트로놈이나 서술적 용어(예: 최대, 조절된, 등)	조직에 스트레스와 긴장, 피로의 누적
용량(Volume)	운동당 총 반복 횟수 부하 용량 = 반복 횟수 x 부하량 용량 = 세트당 반복 횟수 x 세트 수	세트와 휴식 시간 배정	근육, 에너지 그리고 결합조직의 적응
휴식(Rest)	시간	완전한 휴식 – 운동 간에 시간 능동적 휴식–운동 간에 대체 활동을 하는 시간	이후 세트에 피로와 힘 발휘능력, 운동단위 동원
빈도(Frequency)	기간 당 세션 수	주별	전체 치료용량과 회복 능력

(출처: Lorenz와 Morrison, 2015.)

표 19.2 훈련 강도		
훈련 강도 구역(Zones)	**목표**	**1 RM의 강도(%) (반복 범위)**
구역 1	근비대, 기술, 작업 능력, 높은 힘의 비율(rate of force with high rate)	〈 50% (〉15 반복)
구역 2	가장 중요한 부위에 근비대	50% - 75% (10-15 RM)
구역 3	전체적인 근력, 결합조직, 근비대, 의도할 때의 힘의 비율(rate of force with intent)	75% - 86% (5-10 RM)
구역 4	최대 근력, 결합조직, 근비대	90% + (1-4 RM)

(출처: Lorenz와 Morrison, 2015; Schoenfeld 등, 2021; Haff와 Triplett, 2016.)

(2021)은 최근 고찰연구에서 근력 적응(strength adaptations)은 용적(volume)과 거의 상관없이 무거운 부하(heavier loads)를 더 선호하는 것으로 보인다고 제시하였다. 그리고 비대는 최소한의 역치값(~30%, 1 최대 반복 횟수(repetition maximum, RM)이 충족되었을 때는 부하와는 무관한 것으로 보이고, 적응은 노력과 총 용적 부하(total volume load)에 영향을 받는 경향이 있다. 그럼에도 불구하고 Schoenfeld 등(2021)은 여전히 비대에 대한 임상적인 접근으로 가장 일반적인 것은 중등도의 운동 강도(moderate intensities)라고 제안하였다(표 19.2). 결합 조직 적응(connective tissue adaptations)은 SAID 원리에 기초한 처방이라고 이해할 필요가 있다. 건의 경우, 체계적 고찰과 메타 분석 연구를 통해 1RM의 70%를 초과하는 외적 하중이 적응을 일으키는데 필요하다는 것이 입증되었다(Bohm 등, 2015). 그 후에 이루어진 Arampatsis 등(2020)의 연구에서는 아킬레스 건에 최적의 변형을 달성하기 위해서는 90% 이상의 MVC 부하와 함께 이 역치값이 훨씬 더 높을 수 있음을 제시하였다. 근육과 뼈 그리고 건의 적응 이외에도 과부하에 대한 반응에 영향을 미치는 중추신경계 내에서의 신경 변화도 있다. 시각적 또는 청각적 신호를 추가하고 반복 실행에 대한 타이밍을 추가하는 것은 같은 운동에 대한 특이적 적응(specific adaptations)은 신경 반응을 개선할 수 있다(Rio 등, 2016). 즉, 적절한 평가와 측정을 통해 원하는 적응이 무엇인지 결정하고, SAID 원리를 준수한 프로그래밍에 이러한 목표를 반영하도록 하는 것이 중요하다.

운동 처방(Exercise Prescription)

운동 선택에는 운동 과정을 가이드하기 위해 몇 가지 기본 원칙이 필요하다. 첫째, 프로그래밍에 의해 부과되는 외적 부하는 조직이 경험하는 내적 부하를 결정하는데 한 부분일 뿐이다. 관절에서의 토크(torque)는 모멘트 암(moment arm)(저항 지점에서 관절까지의 거리)과 가해지는 전체 힘(total force) 그리고 가해지는 곳에 각도로 계산된다. 이것 때문에 운동을 선택할 때 이러한 모든 요소들을 고려해야 한다. 이 단원에서는 연속체 모델(continuum model)을 사용하여 스포츠의학 전문가들에게 움직임을 식별하고 선택하기 위한 자유로운 프레임워크를 제공한다.

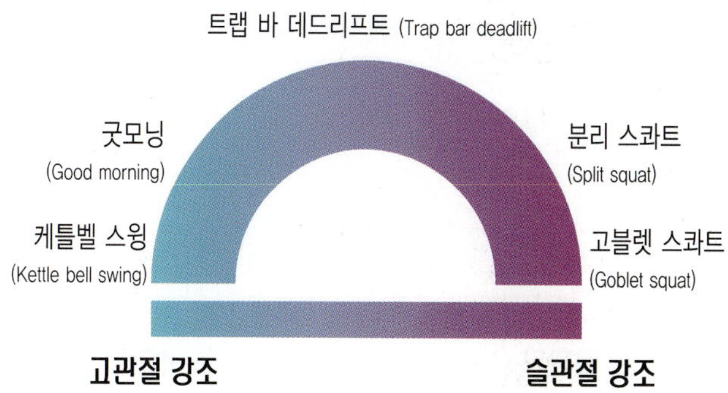

그림 19.1
운동 분류 방법으로서 "고관절 경첩 연속체(Hip Hinge Continuum)".
(출처: John, 2013)

운동 처방은 실제의 의미를 잃어버릴 정도로 광범위하게 사용되는 "기능적"과 같은 용어로 모호하게 정의된 개념으로 가득 차게 되는 경향이 있다. 열린 운동 사슬(open kinetic chain) 그리고 닫힌 운동 사슬(closed kinetic chain)과 같은 생체 역학적으로 견고하지 못한 개념도 시스템에서 경험하는 힘을 정확하게 나타내지 못하기 때문에 이 범주에 속한다(Knudson, 2007). 이러한 명확성 문제 때문에 이 단원에서는 일반적인 움직임 편향(movement biases)과 제약(constraints)의 개념을 기초로 하는 운동 선택법으로 접근한다. 움직임의 편향은 움직임을 조직화하는 주된 관절(들)의 작동으로 정의된다. 그림 19.1은 운동을 분류하는 방법으로 "고관절 경첩 연속체(Hip Hinge Continuum)"을 보여주고 있다(John, 2013). 이 모델은 고관절과 슬관절에 상대적 기여도를 기반으로 복합적 운동을 이해하고 구성하는 하나의 방법이다. 임상가는 이러한 요구 사항에 대한 합리적인 근사치를 얻기 위해 특정 운동들을 연속체로 지정할 수 있다. 이를 통해 임상가는 선택한 운동이 제시된 목표를 달성할 수 있는지 여부를 결정할 수 있다. 일반적으로 체험에 의한 "경첩" 움직임은 요구(demands)에 의해 고관절로 이동하는 반면, "스쿼트" 움직임은 슬관절에 요구가 더 많다. 이러한 연속체를 사용함으로써 임상가는 운동을 초기에 분류할 수 있을 뿐만 아니라 운동의 진행 단계(progressions)와 회귀(regressions)를 생각해 낼 수 있다. 그런 다음, 이것은 실제

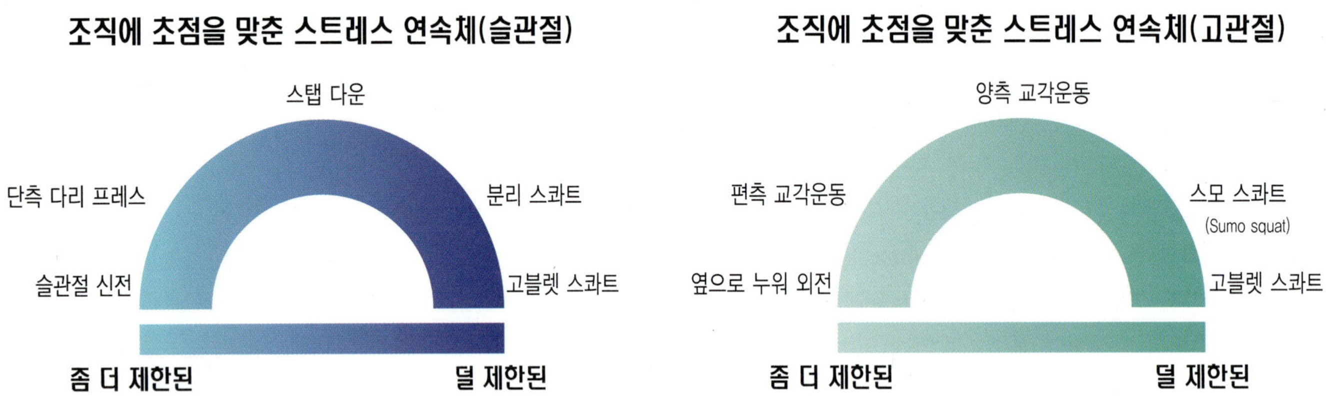

그림 19.2
조직 집중 스트레스 연속체 원리(tissue focused stress continuum principle)의 예.

적인 요구량을 예측하기 위해 운동 중 근육 요구량에 대하여 문헌과 비교할 수 있다. 이러한 자료에는 종종 교란 요소들이 포함되어 있으며, 각 운동에 대한 근육이나 건에 가해지는 실제적인 기계적 긴장 정도를 반드시 나타내지는 않는다는 점을 강조해야 한다. 측정된 부하를 정규화되지 않은 경우 EMG값은 문제가 될 수 있으므로, 근육의 요구와 운동 진행에 대한 보고서들은(종종 EMG 자료만을 기초로 한 결과) 주의해서 해석해야 한다. 결과적으로, 이러한 연구들은 들어올리는 운동 시에 동원된 근육에 대한 일반적인 아이디어를 제공할 수는 있지만, 실질적인 내적 부하나 최종적인 적응 능력을 예측하는 가능성이 낮기 때문에 의사 결정 과정에서 중요한 요소가 되어서는 안된다. 이에 대한 명확한 예로는, Delmore 등(2014)의 연구에서 볼 수 있는데, 옆으로 누워서 부하를 가한 내전 운동과 체중 부하 스모 스쿼트(sumo squats)를 서로 비교하였다. 이들 운동에서 내전근의 상대적 강도가 유의한 차이가 있었고, 스모 스쿼트가 낮은 수준의 활동을 보였다. 이것은 생체역학적 모델링과 비교할 때 부하를 받는 스쿼트 운동 시에 순수 고관절 신전 모멘트에 50% 이상이 대내전근(adductor magnus)에서 나온다는 것을 보여주었고, 이는 내전근이 스쿼트 기반 훈련 프로그램 후에 가장 비대해진 근육군이었다는 10주 중재 연구 결과와 일치하였다(Vigotsky와 Bryanton, 2016; Kubo 등, 2019)

손상이나 통증 부위에 대한 국소적 운동법의 적용을 지지하는 증거가 있다. 즉, 슬개대퇴통증에 대한 대퇴사두근 운동, 대퇴이두근 좌상/파열에 대한 슬괵근 운동 그리고 아킬레스 건병증에 대한 비복근과 가자미근의 운동. 약간의 제한적 운동(Less constrained exercises)은 일반적으로 기능과 수행능력을 더 향상시키고, 조직/운동 분절을 연합시킨 복합적인 운동을 하는 데 사용된다. 고관절 변위 연속체(hip displacement continuum)는 복합적 하지 운동을 전체적으로 범주화(global categorization)할 수 있게 한다. 이러한 범주화는 그 움직임에서 이용할 수 있는 자유도(degrees of freedom)를 결정하는 제약의 개념(the idea of constraints)을 도입하여 더 세분화할 수 있다(그림 19.2). 운동의 수행이 단일-관절 운동과 같이 제한된 옵션에 의해서만 수행될 수 있는 경우, 운동은 높은 수준으로 제한되었다고 생각할 수 있다. 움직임 옵션의 이러한 감소는 시스템에 가해지는 모든 부하가 선택된 조직에 제한되도록 한다. 예를 들어, 제한된 노르딕 슬괵근 운동(Nordic hamstring exercise)을 하는 동안 슬괵근에 상당한 부하가 가해지는 반면, 더 제약이 적은 스쿼트 운동을 하는 동안에는 슬괵근 부하가 거의 없다(van Dyk 등, 2019; Vigotsky와 Bryanton, 2016; Kubo 등, 2019). 제한(constraints)을 사용하면 임상가는 일으키고자 하는 시스템과 수준에서 SAID를 발생하도록 하기 위해, 관련 조직에 부하를 가해질 가능성이 더 높은 운동을 처방할 수 있다. 이와 대조적으로, 좀 더 큰 운동 패턴으로 국소적 적응의 통합을 확실히 하기 위해 운동 사슬에 부하가 가해지도록 하는 덜 제한적인 운동을 사용할 수 있다.

운동 프로그램 중에 어떤 유형의 수축을 적용해야 하는가? *(Which Type of Contraction Should be Applied During Exercise Programs?)*

어떤 유형의 수축, 즉 원심성, 구심성, 등척성 수축을 선택할 것인지를 찾는 광범위한 문헌들이 있고, 이것은 하지 통증 특히 건병증에서 통증과 관련 기능을 개선하는 데 더 효과적이었다. 현재까지 원심성, 구심성 또는 등척성 수축은 건병증이 있는 사람들에서 유사한 효과를 나타내는 것으로 보였다. 이는 아마도 이러한 조직들이 비수축성(non-contractile) 특성을 가지기 때문일 것이다(Bohm 등, 2015; Clifford 등, 2020). 또한 최대 부하 또는 힘을 일치시켰을 때 약간 다른 경로를 이용하지만 근육의 형태학적 변화가 동일하게 나타났다(Franchi 등, 2017). 따라서 ExRx는 특정한 상황들 예를 들어, 통증이 나타나는 ROM을 피하기 위한 독립적인 등척성 운동이나, 환자의 임상 특성과 정해 놓은 목표에 맞춘 점진적 부하 운동 프로그램의 일부로 시행하는 원심성 운동을 하는 경우는 일반적으로 독립적인 수축과 함께 결합된 움직임을 사용해야 한다.

운동 부하의 진행 단계 *(Progression of Exercise Loading)*

조직에 스트레스는 아마도 적절히 설계된 운동 프로그램에 핵심 요소일 것이다. 근육과 결합 조직의 특성과 힘의 적용, 조직 손상(뼈, 인대, 건, 근육, 신경) 그리고 조직의 치유 원리와 진행과정(예: 염증, 증식, 성숙)에 대한 지식은 적절하고 안전한 운동 프로그램을 개발하는데 있어 가장 중요한 요소이다. ExRx에서 임상가가 직면한 중요한 차이점은 병리(pathology)의 존재로 인해 더 불안정한 양상이 발생된다는 것이다.
이 때문에, % 최대수의 수축(percentage of maximal voluntary contraction; % MVC)에 따른 증상 반응과 운동 강도를 반드시 고려해야 한다.

고관절과 슬관절 문제를 치료하기 위한 다양한 운동 프로그램이 연구되었다. ExRx에서 임상가가 직면하는 특이한 문제는 통증이 있는 상태에서 어떤 운동량을 투여하는 가이다. 예를 들어, 원심성 근력 운동은 고관절 문제의 관리에 잠재적으로 효과적이지만, 더 높은 비율의 지연성 발병 근육통(delayed onset muscle soreness; DOMS)과도 관련될 수 있다(Morawetz 등, 2020). 이 문제를 해결하는 방법으로 여러 모델이 있었다. Alfredson 등(1998)은 아킬레스 건병증에 대해 운동 중 통증이나 불편함이 감소할 때 부하를 더 증가시킬 것을 권고하였다. Stanish 등(1986)은 건병증에 대한 적절한 부하는 운동의 마지막 반복 세트에서 통증이나 불편함을 경험할 때라고 제안하였다. 현재까지의 문헌에 따르면 적절한 임상 질문은 “어느 정도까지의 통증이나 불편함을 허용해야 하는가?”이다. Silbernagel 등(2001)은 건병증을 치료할 때 활동-기반 통증(activity-based pain)을 숫자통증등급척도(numerical pain rate scale)에서 5점(중등도 강도)까지는 허용하고, 임상가는 통증 강도가 주관적인 결과이고 정해진 수용 가능한 숫자로 현실적이지 않을 수 있음을 반드시 고려해야 한다. Smith 등(2017)은 메타 분석 연구를 통해 통증이 있는 운동이 만성 근골격 통증 관리에서 통증 없는 운동에 비해 비록 작지만 단기적(중등도의 근거 수준)에서 더 나은 이점을 제공하였고, 장기적 결과도 같았다고 결론지었다. 따라서 운동 중 통증은 성공적인 임상 결과를 얻는데 장애는 아니지만, 반드시 적절히 모니터링해야 한다(Smith 등, 2017). 이것은 수술 후 운동 프로그램에도 동일하게, 조직 치유의 단계에 따라 점진적이고 등급화하고, 동시에 통증과 부기의 악화나 환자의 ROM, 근력 그리고 기능과 같은 다른 임상적 징후들의 악화를 피해야 한다.

ExRx에서 운동 강도(exercise intensity)는 반복 최대이나 최대 등척성 검사 또는 환자의 1RM으로 속도-기반 추정치(velocity-based estimates)를 이용하는 것과 같은 객관적인 결과에 기반을 둘 수 있다. 그러나 이것은 조직 치유 상태로 인해 종종 복잡해지는데, 여유 횟수(repetitions in reserve; RIR)와 같은 노력에 대한 주관적 추정치(subjective estimates)가 매력적인 대안이 된다. 이것은 임상가가 대상자에게 얼마나 더 많이 반복할 수 있는지를 예측해 달라고 요청하는 접근법이다. 그들은 만약 세트를 멈추지 않았다면 그것을 완료할 수 있었을 것이라고 믿는다. 이 값은 언제든지 추정할 수 있지만 일반적으로 세트가 끝난 직후에 수행된다. 환자의 능력에 대한 인식을 기반으로 수치적 추정(numerical estimate)이 제공되며

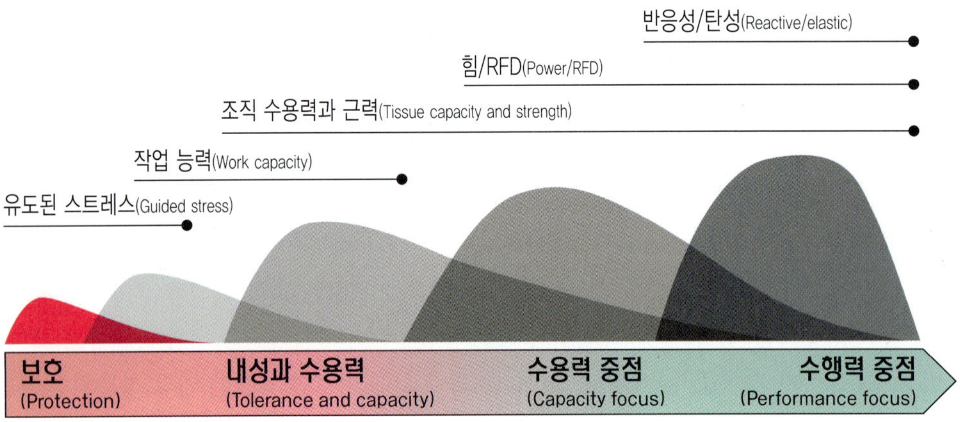

그림 19.3
재활에 대한 Vermeil의 수정된 계층 구조.

(출처: Morrison, 2020)

이를 "추정된 예비 반복(estimated reps in reserve)"으로 기록된다. 이 접근 방법은 여러 연구에서 믿을 만한 신뢰도를 가지고 전통적인 방법의 사용보다 더 믿을 만한 대안 방법으로 제시되었다(Helms 등, 2016; Lovegrove 등, 2021). 그러나 이 접근 방식은 대부분의 대상자가 자신의 능력을 과소평가하고, 불편함에 대한 노력의 인식을 자주 고정시키는(anchor) 것처럼 보이기 때문에 거의 대부분 의도한 것보다 더 낮은 강도의 결과를 보인다는 점에 유의해야 한다(Steele 등, 2017; Armes 등, 2020). 이러한 단점을 보완하기 위해, 이 접근 방식을 사용하는 사용자들은 다음의 단계들을 수행하기를 권한다. 결정을 내리기 위해서는 2–3 RIR 이하의 추정치만을 사용하고, 최대 노력(0 RIR)에 대한 환자의 인식을 실제의 느낌(MMF)으로 고정시키기 위해 순간적 근육 부전(momentary muscular failure; MMF)(방법의 소실 없이 이후에 반복을 수행할 수 없음)에 대해 정기적으로 수행하는 세트를 사용한다. 모든 환자는 불편함이나 통증으로부터 힘을 분리하도록 명확하게 지시해야 하며, RIR 사용은 중등도나 그 이하의 반복 범위로 제한되어야 한다.

운동의 주기화*(Periodization of Exercise)*

주기화(periodization)는 특정 시점에서 원하는 적응을 얻기 위한 훈련의 순차적 계획이다(Plisk와 Stone, 2003). 이것은 훈련의 매개변수들을 조절하여 훈련생들이 적절한 시점에 원하는 적응을 초래할 수 있도록 스트레스 요인에 노출시키도록 진행된다(Plisk와 Stone, 2003; Evans, 2019; Lorenz와 Morrison, 2015). 그러한 인기에도 불구하고 이것은 신비에 둘러싸여 있고 잘 이해되지 않는다. 이 주제와 재활과정에 적용에 대한 자세한 고찰은 Lorenz와 Morrison(2015)의 연구를 참조하라. 그러나 이것의 기본적인 내용은 강도(intensities)와 용량(volumes)에 대한 조절에 관한 것이다. 주기화에 세 가지의 광범위한 범주에는 선형(linear), 블록형(block) 그리고 파동형(undulating)이 나온다. 차이점은 있지만 근본적인 특성은 동일하다. 가장 전통적인 방법은 높은 용량과 낮은 강도로 시작하여 점진적이고 순차적인 방식에 초점을 맞춰 좀 더 높은 강도와 낮은 용량으로 진행하는 선형 방식이다(Evans, 2019; Lorenz와 Morrison, 2015). 블록형 주기화(block periodization)는 불연속적인 기간을 사용하여 특정한 측면을 해결하는데 집중하는 반면, 이차적인 능력은 훈련 효과를 유지하기에 충분할 수준으로 자극하는 것이다. 마지막으로, 파동형 접근 방식(undulating approaches)은 다른 두 가지 방식보다 더 빈번하게 더 높은 용량이나 더 높은 강도 간을 번갈아 사용한다(일반적으로 매일 또는 매주 진행)(Evans, 2019, Lorenz와 Morrison, 2015). 주기화의 신조(dogma)에는 많은 중요한 주의 사항들이 있지만, 점진적 과부하 그리고 SAID의 원리는 "대단히 분별력 있는(eminently sensible)" 것으로 보인다(Kiely, 2012). 재활 과정의 경우, Al Vermeil는 자신의 훈련 체계(training hierarchy)에서 제시한 모델을 능가하는 것은 매우 어려울거라고 하였다(그림 19.3). 이 모델은 일반적으로 개인이 미래의 훈련을 견딜 수 있도록 준비하기 위해 일반적인 신체적 능력을 구축하는 것으로 시작한다. 재활 과정에서는 조직의 치유 단계에 따라 금기 사항이 있는 경우 작업 능력 이전에 조직 보호 단계(tissue protection phase)를 추가해야 하는 경우가 많다. 그 다음, 반응 능력에 대한 작업을 통해 힘이 표현되는 속도에서 이 훈련의 실현까지 고전적인 선형 접근 방식(classic linear approach)을 통해 계속 진행한다. 이 과정은 각 단계에서 논리적이고 순차적인 방식으로 개인에게 다음 단계를 준비시키고 마지막에 수행(performance)으로 돌아간다(Panariello 등, 2017). 이 모델이 항상 적합한 것은 아니지만, 재활 전문가는 점진적 과부하와 SAID 원리가 적용되는 일반적인 운동의 진행 계획을 가질 것을 권장한다. 이것은 그 과정 중에 발생할 수 있는 필요한 회귀(regressions)와 편향화(lateralizations)에 의해 산만해 지지 않고 전체 목표를 향해 계속 발전할 수 있게 한다.

운동프로그램의 순응*(Adherence to Exercise Programs)*

운동 적응은 용량 반응 방식(dose response manner)으로 진행되기 때문에, 운동 프로그램의 순응도(adherence)가 결과에 중요한 역할을 한다. 환자의 자기-효능감, 개인적 신념(personal beliefs), 접근성(accessibility) 또는 공포-회피 행동(fear-avoidance behaviors)을 포함한 여러 요인들에 의해 순응도는 변화된다. 건강관리전문가는 이러한 제한 요소들에 맞게 프로그램을 조절하여 운동 프로그램의 순응도를 높일 수 있다. 자기-효능감은 "주어진 활동을 성공적으로 수행할 수 있다는 믿음과 확신"으로 정의되었으며, 임상가는 개개인을 위한 ExRx에 접근하는 방식에 실질적인 역할을 해야 한다(Fletcher와 Banasik, 2001). 한 가지 잠재적인 효능 수정자(efficacy modifier)는 처방된 운동의 수로, 단일 운동이 여러 운동들과 유사한 결과를 도출했음을 보여주는 새로운 자료가 있다(Littlewood 등, 2016). 점진적으로 강도를 높이고 운동을 ADL에 통합하는 행동 등급화 운동(behavioral graded exercises)을 발견한 Nicolson 등(2017)의 메타 분석 연구와 같이 새로운 데이터들이 이러한 아이디어를 뒷받침하였다. 여기에서 상담과 행동 대처 계획(action coping plans) 또는 청각적/시각적 운동 신호(exercise cues)와 같은 다른 전략보다 환자 동기를 높이는 데 더 우수하다는 것을 발견하였다. 임상가는 운동 순응도를 향상시키기 위해 환자의 선호도(preferences)와 적절한 진행(progressions)을 반드시 확인하고 고려해야 한다.

고관절과 슬관절 장애에 대한 운동의 근거

(Evidence for Exercise for Hip and Knee Disorders)

중등도에서 높은 수준의 근거들이 운동 프로그램의 이용이 슬개대퇴골 통증(Clijsen 등, 2014)과 슬관절 골관절염(Bartholdy 등, 2017), 반월상 연골 파열(Swart 등, 2016)과 같은 고관절과 슬관절 질환의 통증과 기능개선과 과사용 손상으로 인한 위험을 잠재적으로 감소시킬 수 있다는 것을 지지하고 있다(Lauersen 등, 2014, 2018). 대부분의 임상실무지침서에서는 슬개대퇴부 통증(Wallis 등, 2021)과 슬관절 골관절염(Arden 등, 2021) 또는 고관절 골관절염(Cibulka 등, 2017) 관리를 위한 1차적인 중재법으로 운동 프로그램을 권하고 있다. 마찬가지로 전방 십자 인대(ACL) 재건술(Andrade 등, 2020) 그리고 반월상 연골 손상과 기타 연골 병변 관련 통증(Logerstedt 등, 2018) 발생 후에도 임상실무지침서는 근력강화 운동을 강력하게 권하고 있다.

스트레칭과 안정화 운동, 근력강화 운동, 운동 조절, 고유수용성, 등급화 활동 그리고 유산소 운동 등의 다양한 유형에 운동이 고관절과 슬관절 문제에 대한 문헌들에 잘 설명되어 있다. Saltychev 등(2018)은 이러한 모든 운동 유형들이 슬개대퇴 통증이 있는 사람들의 통증 증상 감소에 유사한 효과를 나타낸다는 것을 발견하였는데; 근력강화 운동(통증은 100점 척도에서 -65.0로, 95%CI -87.7~-48.3), 체중부하 운동(-40.0, 95%CI -49.4 ~ -30.6), 유산소 운동, 스트레칭과 결합된 신경근 촉진법(-60.1, 95%CI -66.9 ~ -54.5) 그리고 자세 안정화 운동(-24.4, 95%CI -33.5 ~ -15.3). 이러한 운동 유형들은 반드시 환자의 특성과 임상적 추론에 기초로 하여 조절되어야 한다.

운동에 도움이 될 환자들의 하위 그룹이 있습니까?

(Are There Subgroups of Patients Who Will Benefit from Exercise?)

분류 시스템은 하위 그룹의 환자들이 운동 프로그램에 다르게 반응할 수 있음을 시사하는 임상 예측 규칙(clinical prediction rules)을 개발하였고 문헌들 전반에 걸쳐 제안되어진 바 있다. 그러나 고관절이나 슬관절에 문제가 있는 사람들이 어떤 형태의 운동을 하면 가장 도움이 되는지는 아직 알 수 없다. 사실상, 임상 예측 규칙은 질적으로 높은 무작위 임상 시험(randomized clinical trials)을 통해 검증되지 않았으며 따라서 현재 권장할 수 없다(Walsh 등, 2021).

운동의 잠재적 효과(*Potential Effects of Exercise*)

운동은 두 가지 기전을 통해 통증을 줄이고 기능을 개선하는 데 효과적일 수 있다. 첫 번째 가설은 운동이 결합 조직과 신경 조직, 심지어 뼈의 특성까지 변화시켜 긍정적인 효과를 가져온다는 것이다. 예를 들어, Gérard 등(2020)은 원심성 근력강화-훈련 운동 프로그램이 대퇴이두근의 장두(long head)에 구조적 적응(architectural adaptations)을 일으키고, 슬괵근의 원심성 근력을 향상시킨다는 것을 관찰하였다. 그러나 근육의 변화가 기능의 개선을 설명할 수는 있지만, 통증의 변화에 대한 그 모든 추정은 아주 미미하다.

운동에 대한 진통 효과는 아직 완전히 이해되지는 않았지만 점진적 노출, 국소적 변화, 하행성 경로 그리고 중추 유해수용성(central nociceptive) 변화를 포함한 여러 요인들에 인한 것으로 생각된다(Vaegter 등, 2014). 중추 민감화(central sensitization)를 나타내는 만성 통증이 있는 사람들에게 운동의 효과는 약간 차이가 있을 수 있으며, 반대의 임상적 결과가 발생할 수도 있다. 예를 들어, 부적절한 운동은 만성 통증이 있는 환자에서 통각저하(hypoalgesia) 대신 통각과민(hyperalgesia)을 유발할 수 있으며(Daenen 등, 2015), 통각과민도 전통적인 관점에서 해가 없었던 ExRx에도 해로울 수 있다. 환자의 통증에 대한 경험은 지속적인 고려해야 하는 적절한 운동 진행 과정의 필수 요소이다.

운동의 유형(*Types of Exercises*)

신장 운동(Stretching Exercises)

유연성과 스트레칭 운동의 역할에는 서로 상반되는 근거가 있으나, 이에 대한 연구도 역시 이 단원의 범위를 벗어나는 것 같다. 스트레칭에는 정적 그리고 탄도적(ballistic), 고유수용성 신경근 촉진법(proprioceptive neuromuscular facilitation), 등척성 후 이완(post-isometric relaxation), 활성화된 국소 스트레칭(activated isolated stretching)과 같은 여러 접근 방법들이 포함된다. 일반적으로 현재의 자료들은 대부분의 ROM 변화를 스트레칭에 대한 내성(tolerance)의 변화로 설명하며, 스트레칭 중에 조직 자체의 변화라는 생각을 지지하지는 않는다(Weppler와 Magnusson, 2010). 이와 반대로, 전 범위에 걸친 원심성 훈련이 관련된 수행의 적응과 함께 스트레칭을 했을 때와 유사한 ROM의 변화를 일으킨다는 근거가 있었다(O'Sullivan 등, 2012). 결과적으로, 시간이 제한적이고, ROM의 증가에 초점을 맞춘 저항 훈련은 ROM의 증가를 위한 기본적인 접근법으로 사용해야 한다고 제안하였다. 만약 스트레칭이 포함된 경우, 지속 기간과 빈도에 대한 권장 적용량은 차이는 있지만, 최소 5분의 스트레칭을 주 5회 실시하는 것이 일반적인 목표가 되는 것 같다(Thomas 등, 2018).

적용하는 스트레칭의 각 방법과는 별개로, 신장이 손상을 예방하고 근력을 증가시키며 운동 후 지연성 근육통(delayed muscle onset soreness)을 감소시킨다는 일반적인 가정은 문헌들에 의해 뒷받침되지 않는 것으로 보인다. 두 개의 이전 Cochrane 고찰연구에서는 스트레칭 운동이 하지의 연부조직 손상 위험을 감소시키거나(Yeung 등, 2011) 운동 후 근육통을 예방 또는 감소시킨다는 근거가 지지되지 않는다고 결론지었다(Herbert 등, 2011). 이와 유사하게, 근력에 대한 스트레칭 운동의 효과는 매우 미미한 것으로 밝혀졌다(Konrad 등, 2021).

근력강화와 비대 훈련(Strength and Hypertrophy Training)

하지 문제의 관리를 위한 근력강화 운동에 대해 연구가 되었지만 아직 그 효과에 대한 근거는 전반적으로 이 연구들 중 많은 부분에서 결론이 나지 않았다(Geneen 등, 2017). 부하의 진행 단계(progression of load)는 근력 변화가 주 목표인 모든 근력강화 운동 프로그램에서 필수적인 요소이다. 이는 Minshull과 Gleeson(2017)의 보고와 같이 슬관절 골관절염 환자의 운동 프로그램을 연구한 임상 실험 연구에서 훈련의 원칙이 일관되게 적용되지 않았고 부적절하게 보고된 것과 같은데, 이는 점진적 과부하가 여러 번 실패했기 때문이다.

근력강화훈련에서 운동의 강도와 지속 시간 그리고 빈도에 대한 생각은 적절한 ExRx을 위해 매우 중요하다. 운동과 세션에 대한 에너지 요구량과 부하량(volume load)은 다양한 강도(%RM)와 세트, 반복수, 휴식 간격, 속도 및 의도(intent)에 의해 조절될 수 있다. 이전에 논의된 바와 같이 좀 더 전통적인 영역에서, Kraemer와 Ratamess(2004)는 제시된 운동 횟수가 끝나는 시점에서의 피로 정도를 기초로 하여 근력강화를 위해서는 1-6회, 근 비대는 6-12회, 지구력은 12-15회 반복할 것을 권장하였다. 최근에 Schoenfeld 등(2014)은 근비대(10회 반복을 3세트, 90초 휴식)와 근력 강화(3회 반복을 7세트, 3분 휴식) 프로그램이 근육 크기(비대)에 동일한 효과를 보였으나, 후자의 방법이 근력강화 증진에 더 우위를 보였다고 하였다. 매주 실시하는 훈련의 빈도와 양도 적절한 진행단계를 위해 중요하다. 현재의 근거로는 일주일에 두 번 훈련하는 것이 일주일에 한 번 훈련하는 것보다 우수한 근력 강화의 결과를 보였지만 더 많은 빈도와 관련된 이점 간에 관련성이 제한적일 수 있다(Schoenfeld 등, 2019). 비대의 경우는, 근육군 별로 주당 10세트를 목표로 하여 매주 적용하면 이러한 근부피는 쉽게 달성할 수 있다는 것은 현재의 근거와 일치하는 것 같다(Schoenfeld 등, 2017, 2019).

하지를 위한 운동
(Exercises for the Lower Extremity)

운동의 선택은 원하는 적응을 기반으로 해야 한다. 이러한 신경근골격계의 적응이 발생함에 따라, 사람들에 특정한 일상적 작업과 움직임의 실행, 이 두 가지가 별개의 목표라는 것도 고려해야 한다. 아주 높은 수준의 통증이나 수술후와 같이 좀 불안정한 상태에 있는 대상자들을 치료할 때, 참을 수 있는 수준보다 실제적으로 좀 더 적은 수준으로 시작하는 것이 그들의 수준을 넘을 수 있는 가능성을 줄일 수 있다. 이를 통해 임상가는 처음부터 과용(overdoing)하는 대신 내성(tolerance) 수준을 더 높일 수 있다. 또한 초기 운동이 이후에 경기에서 운동-관련된 통증에 대한 보호적 측면을 제공하는 반복적 경기 효과(repeated bout effect)의 이점을 활용할 수 있는 기회를 제공한다. 다음 단원에서는 EMG 데이터와 연속체에서의 그것들의 위치 등과 함께 몇 가지 일반적인 운동법들에 대해 검토할 것이다.

둔근(*Gluteal Musculature*)

전신적으로, 연속체(continuum)의 "경첩(hinge)" 쪽에 있는 대부분의 움직임은 쭈그리고 앉는 데 중요한 역할을 하며, 둔근이 여기에 포함된다. 둔부 근육을 위한 여러 운동(즉, 대둔근, 중둔근, 소둔근)에 대해 논의할 것이나, 둔근들은 대부분 하지에 복합적 운동을 하는 중에 사용된다.

중둔근과 소둔근은 체중을 지지하지 않는 자세(예: 옆으로 누운 자세에서 고관절 외전)나 체중부하(예: 측면 런지, 딥 검사(dip test), 선 자세에서 고관절 외전 자세 모두에서 강화될 수 있다. Macadam 등(2015)는 "사이드 플랭크(side plank)" 라고도 불리는 옆으로 누운 교각자세(side-bridge)에서 하는 고관절 외전 운동은 중둔근에 가장 높은 작용을 일으킨다고 보고하였다. 그러나 이 운동은 또한 체간에 적절한 조절도 필요하다. 예를 들어, "옆으로 누운 교각자세(side-bridge)"에서 고무밴드를 이용하는 혼합 운동을 적용할 수도 있다(그림 19.4). 최근 이루어진 고찰 연구에 의하면 "고관절 올리기(hip hitch)-골반 내리기(pelvic drop)" 운동의 변형이 중둔근과 소둔근 모두에서 더 높은 활동을 일으킬 수 있음이 밝혀졌다(Moore 등, 2020). 임상가가 기본적인 고관절 올리기-골반 내리기 운동을 할 때 소둔근에 초점을 맞추는 것을 목표로 한다면 환자는 "외측 스텝업(lateral step-up)" 운동으로 진행할 수 있다(그림 19.5)

대둔근은 고관절 신전(슬괵근 활동을 줄이기 위해 슬관절을 굴곡)의 대상이 된다. 다시 말하지만, 체중 무부하 운동(예: 양다리 교각 운동(double-leg bridge), 슬관절 굴곡하고 고관절 신전한 상태로 전방 플랭크(frontal plank) 그리고 체중 부하 운동(예: 한 다리는 신전하고 하는 한 다리 벽 스쿼트(single-leg wall squat), 전방 스쿼트) 을 적용할 수 있다. 첫째, 임상가는 고정된 부하로 하는 편측 운동, 예를 들어, 슬관절 굴곡하고 하는 한 다리 교각 운동(그림 19.6)이 양측성 운동(예: 두 다리 교각 운동)보다 사지에 상대적으로 더 높은 강도가 부과된다는 점을 꼭 고려해야 한다. 대둔근의 높은 수준의 활성을 유발하는 운동에는 "스텝 업(step-up)", "측방 스텝 업(lat-

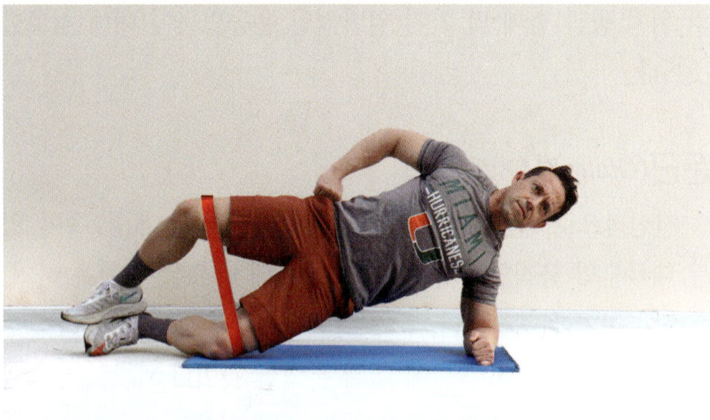

그림 19.4
"측방 교각(side-bridge)" 자세에서 밴드를 이용한 "조개 껍질 자세(Clam shell position)".

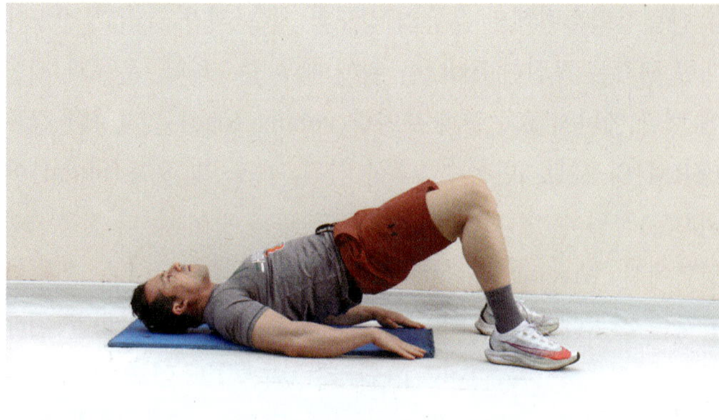

그림 19.6
고관절 외전과 결합된 양측 고관절 신전 운동(교각). 외전 저항을 위해 밴드를 사용할 수 있다.

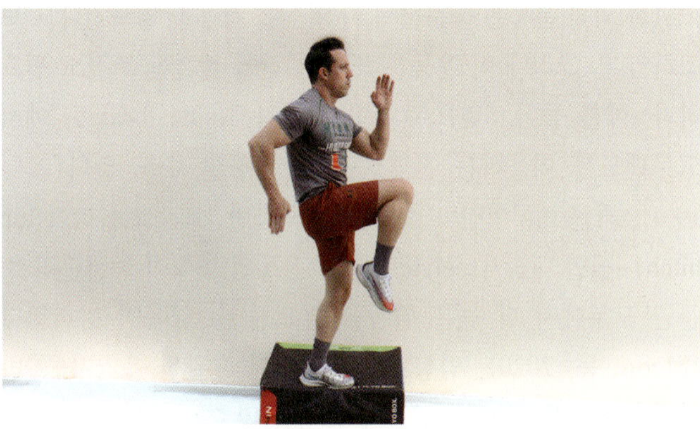

그림 19.5
박스 위에서 하는 "측방 스텝 업(Lateral step-up)" 운동.

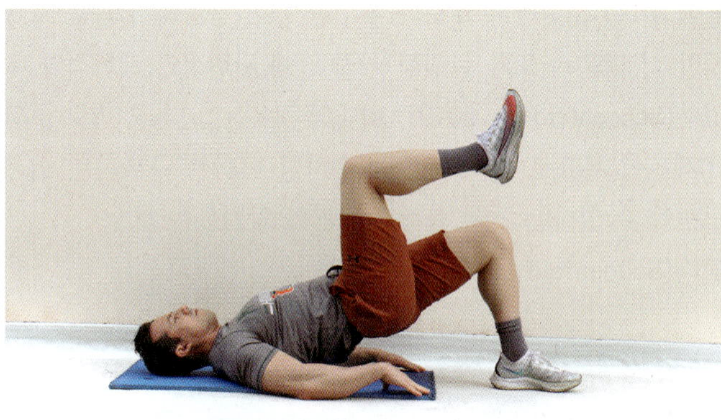

그림 19.7
슬관절 굴곡한 자세에서 한 다리 교각운동.

eral step-up)", "벨트 스쿼트(belt squat)", "스플릿 스쿼트(split squat)" 또는 "전통적인 런지(traditional lunge)" 가 포함된다(Neto 등, 2020). Macadam과 Feser(2019)의 고찰 연구에 의하면, 고관절 외전(그림 19.7)이나 외회전을 연합한 고관절 신전 운동은 대둔근에 높은 수준의 활동을 일으킨다고 하였다. 또한 대둔근은 슬괵근이나 척추기립근과 함께 협력근의 역할을 하는 것과 관련이 있다. 따라서 임상가는 특정 근육을 대상으로 하는 운동을 만들 수 있다. 예를 들어, 교각 운동 시 슬관절을 굴곡하면 대둔근을 좀 더 잘 작용하게 할 수 있지만, 슬관절을 신전시키면 슬괵근의 작용을 더 증가시킨다.

"바벨 고관절 밀기(barbell hip thrust)" 운동(그림 19.8)은 변형된 교각 운동으로 운동 중 부하를 증가시킬 수 있는 좋은 옵션이다(Neto 등, 2019).

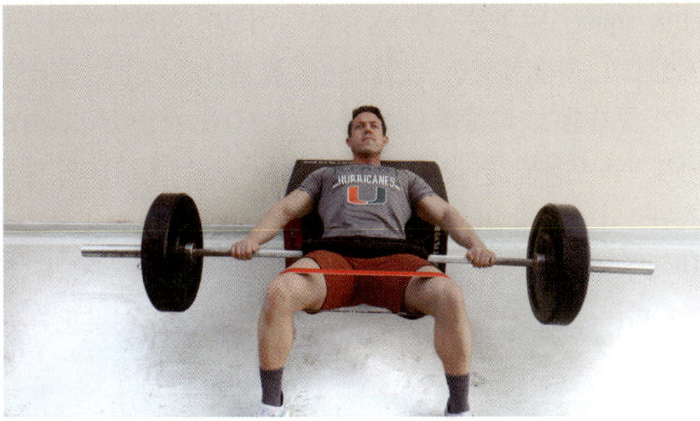

그림 19.8
"바벨 고관절 밀기(barbell hip thrust)" 운동.

슬괵근(*Hamstring Musculature*)

노르딕 슬괵근 운동(Nordic hamstring exercise; NHE)(van Dyk 등, 2019)이나 기타 유형의 운동(Vatovec 등, 2020)을 포함한 운동 프로그램은 슬괵근의 조직 구조와 근력을 향상시키고 슬괵근 손상의 위험을 감소시키는 것으로 알려져 있다.

하지 사분위(예: 대둔근, 슬괵근과 척추기립근)의 후방부 근육의 근력 강화를 위해 연속체의 경첩쪽(hinge side of the continuum)을 향하게 하는 것은 "데드리프트(deadlift)"이다. 이 운동법의 여러 가지 변형방법들이 제안되었다; 기본 데드리프트(regular deadlift)(양 팔을 대퇴부 바깥쪽에 두고 바닥에서 들어 올리기), 루마니아 데드리프트(Romanian deadlift)(좀 더 제한된 범위의 ROM에서 고관절에 더 집중) 또는 스모 데드리프트(sumo deadlift)(들어 올리는 동안 양 손을 대퇴부 사이에 놓고 다리 벌리고 하는 기본 데드리프트). 데드리프트는 후방 운동 사슬을 발달시키는데 큰 역할을 한다; 그러나 흥미로운 문헌 고찰 연구에 의하면, 데드리프트 운동을 하는 중에 척추기립근과 대퇴사두근의 활성화가 대둔근과 대퇴이두근의 활성화보다 더 높았지만, 방법론적 주제에 따라 해석하는데 주의가 필요하다고 하였다(Martín–Fuentes 등, 2020). 좀 더 제한된 운동법으로 후방 운동 사슬에 대해 도전하려는 사람들의 경우는 슬관절을 굴곡하고 하는 "한 다리 교각 운동"(그림 19.7 참조)이 좋은 시작 방법이다. 운동진행은 슬관절을 신전하여 모멘트 팔(moment arm)을 늘리거나 부하의 추가, "발뒤꿈치로 공 때리기 운동(heel strike against ball exercise)"과 같은 변화를 추가하여 실시한다(그림 19.9). 또 다른 방법으로, "아라베스크(Arabesque)"와 같이 작은 제한(less constrained)으로 서서 하는 단측 운동도 점진적인 부하를 잘 줄 수 있다(그림 19.10).

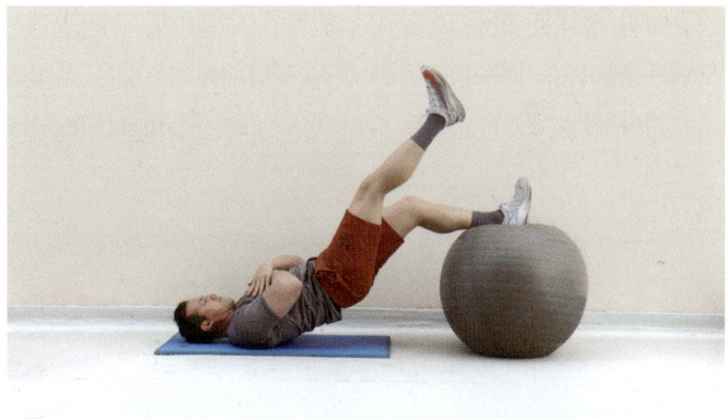

그림 19.9
"발뒤꿈치로 공 때리기 운동(heel strike against ball exercise)." 대상자는 운동의 난이도를 높이기 위해 속도와 강도를 증가시킬 수 있다.

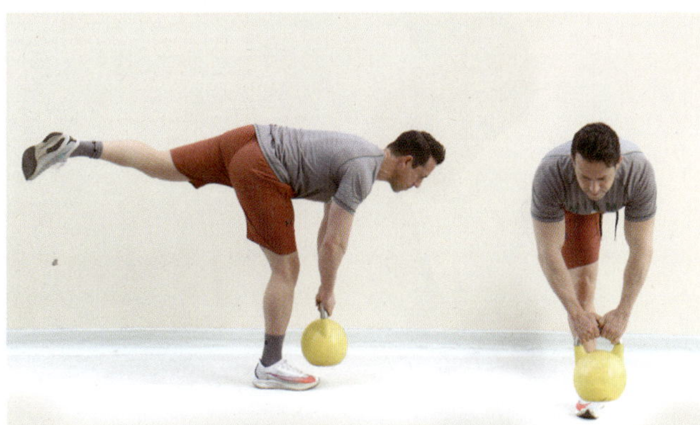

그림 19.10
"아라베스크(Arabesque)" 운동. 환자는 부하를 증가시키기 위해 케틀벨(kettlebell)을 사용할 수 있다.

대퇴사두근(Quadriceps Musculature)

대퇴사두근의 점진적인 운동 훈련은 슬개대퇴골 통증(3장), 슬관절 골관절염(4장), 슬개건병증(2장), ACL 재건술 단원에서 자주 제시되었다.

"스쿼트(squat)"는 운동의 수행에 슬관절을 추가하여 우측 고관절 경첩 연속체(hip hinge continuum)에서 이루어지게 한다. 스쿼트는 외적 부하에 변화 없이 슬관절 신전근 메커니즘 위에 부하를 증가 또는 감소시킬 수 있는 다양한 변형법을 가지고 있다. 예를 들어, 발뒤꿈치 밑에 스텝(step)을 끼워 약간 기울어진 상태를 만들고 양측 스쿼트를 수행하면 슬관절에서 모멘트 팔이 증가하여 슬관절 신전 복합체에 더 많은 부하가 가해진다(그림 19.11). "한 다리 경사 스쿼트(single-leg decline squat)"는 체중 이동 능력을 제거하여 이러한 움직임을 제한하고, 외적 부하를 추가할 수 없게 한다고 가정할 때도 부하가 증가한다. 하지에 다른 근육과 관절을 사용하여 조직에 가해지는 부하를 줄이거나 늘릴 수 있다(그림 19.12). 또 다른 스쿼트의 변형방법인 "스페인 스쿼트(Spanish squat)"(그림 19.13)도, 거의 대부분의 움직임이 슬관절에서 일어나도록 제한한다(슬관절 신전과 유사)(Basas 등, 2018). 이것은 외적

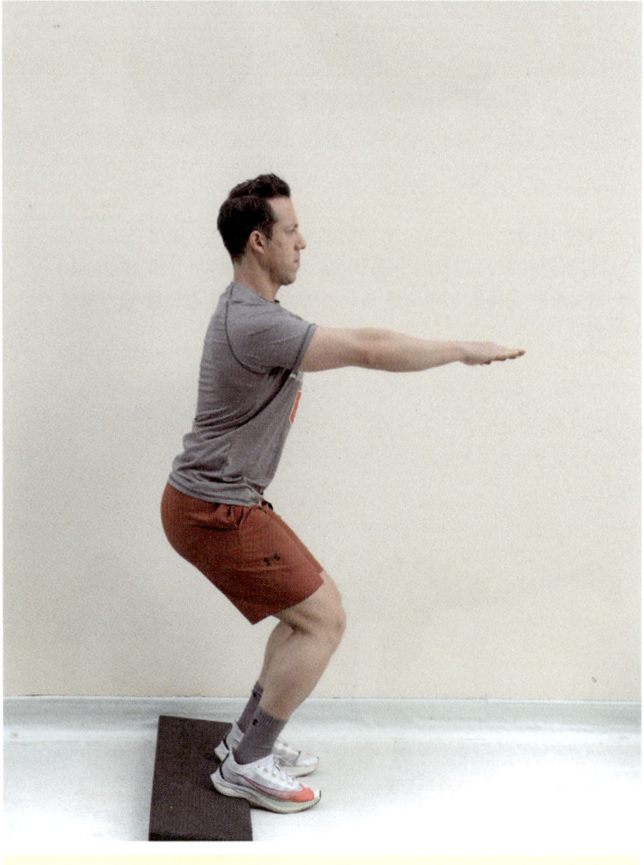

그림 19.11
슬개건에 가해지는 부하를 증가시키기 위해 발가락 뒤에 스텝(step)을 끼워 약간 기울게 하고 하는 양측 "스쿼트" 운동.

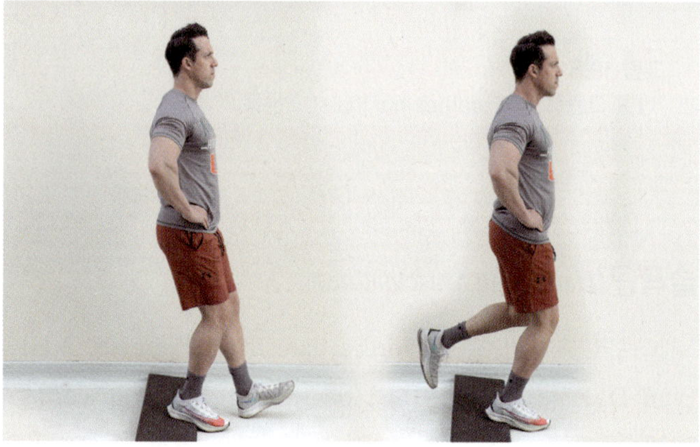

그림 19.12
기울인 상태로 하는 "한 다리 경사 스쿼트(Single-leg decline squat)". 첫번째 사진은 고관절 경첩(슬관절)을 우측으로 좀 더 향하게 하고, 두번째 그림은 좌측(고관절)으로 좀 더 향한 상태.

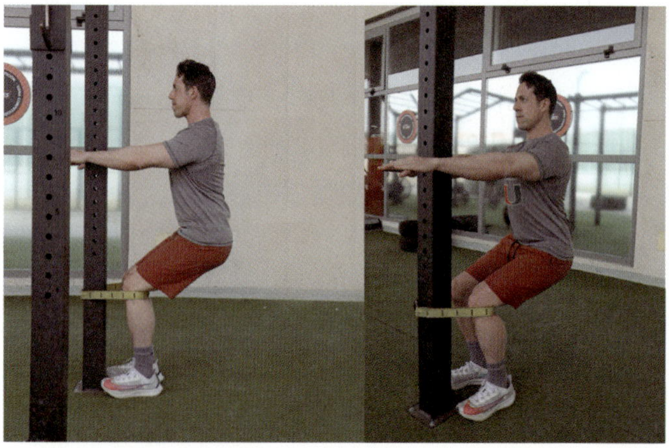

그림 19.13
근육 벨트를 이용한 "스페인(Spanish)"스쿼트.

부하 없이 슬관절에 높은 부하를 가해 주기 위한 훌륭한 옵션이다. 마지막으로, 스쿼트는 슬관절에 가해지는 힘을 충분히 조절할 수 있는 "분리(split)" 자세에서도 수행할 수 있다. 정강이(shin)와 이끌어가 체간의 기울임 그리고 이에 따라 가는 사지 간에 각도의 변화는 부하가 슬관절 앞과 뒤 사이에 집중되거나 분산되는지 여부에 따라 조절될 것이다. 일반적으로 알고 있는 것과 달리 "슬관절을 발가락 뒤에 오게 하라" 라는 조언은 전혀 지지되지 못하며, 슬관절에 토크(torque)를 집중하기 위해서는 스쿼트나 다른 변형법을 사용하는 중에 양의 정강이 각도(positive shin angles)를 사용해야 한다(Hofmann 등, 2017; Schütz 등, 2014).

내전근(*Adductor Musculature*)

내전근 스퀴즈 검사(adductor squeeze test) 시에 감소된 근력은 서혜부 통증이 있는 운동선수에 특징 중 하나이다(Mosler 등, 2015). 내전근의 경우 "스모 스쿼트"(그림 19.14)와 기타 스쿼트 변형법들이 대내전근(adductor magnus)을 유의하게 표적으로 하는 최소한의 제한 방법이다. 이와 대조적으로, "등척성 공 스퀴즈(isometric ball squeeze)"(그림 19.15) 운동과 같은 제한 운동(constrained exercise)을 통해 임상가는 내전근 복합체에서 과부하가 발생하는지 확인할 수 있다. "코펜하겐 내전 운동(Copenhagen adduction exercise)"(그림 19.16)은 자신의 체중 만을 사용하여 내전근에 높은 강도의 운동을 하는 방법이고, 내전근의 근력 향상에 효과가 있는 것으로 알려져 있다. 그러나 높은 부하를 이용하는 것으로 인해 DOMS를 피할 수 있는 점진적 접근 방식을 사용해야 한다(Serner 등, 2014).

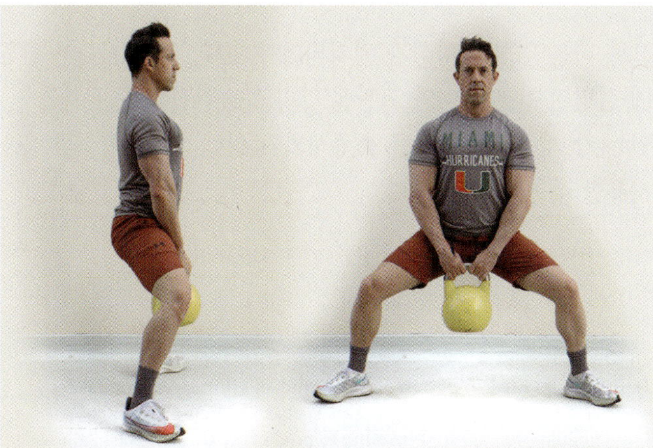

그림 19.14 "스모 스쿼트(sumo squat)". 대상자는 부하를 증가시키기 위해 케틀벨(Kettlebell)을 사용할 수 있다.

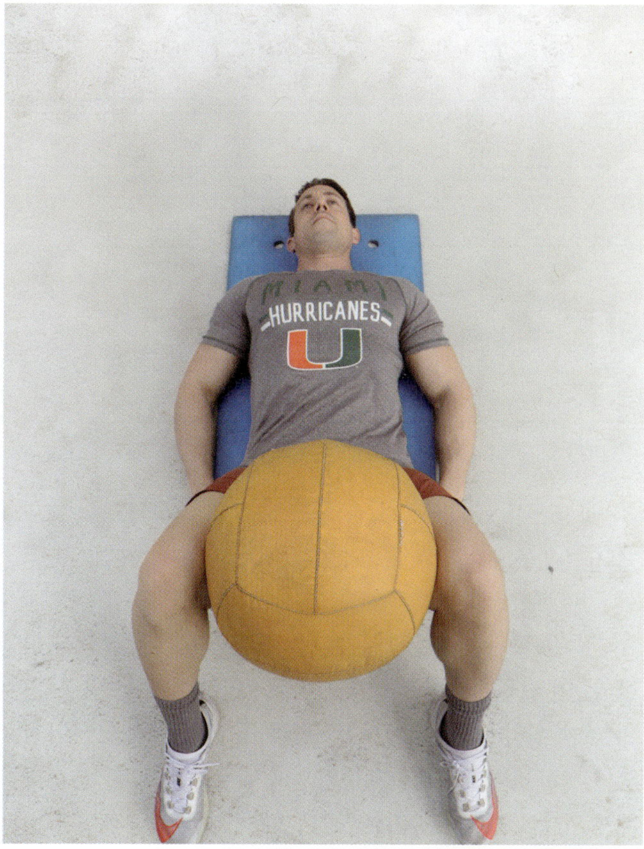

그림 19.15
"등척성 볼 스퀴즈(Isometric ball squeeze)." 대상자는 양 슬관절 사이에 공에 끼고 등척성 수축을 실시한다.

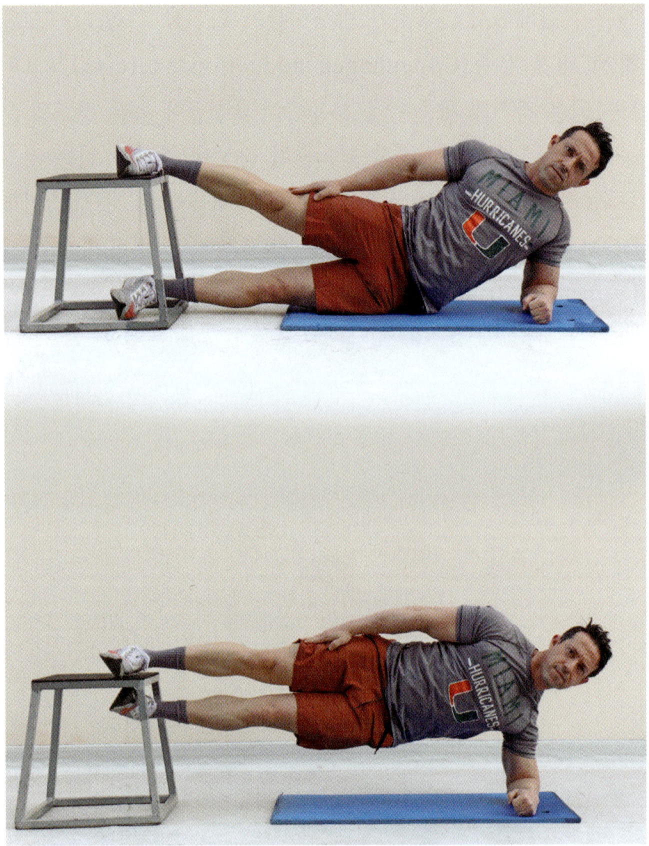

그림 19.16
"코펜하겐 내전 운동(Copenhagen adduction exercise)."
박스나 의자로 발목/슬관절을 지지하고, 대상자는
옆으로 누운 플랭크 자세에서 주관절로 자신을 지지한다.

결론(Conclusion)

운동은 고관절과 슬관절 문제를 관리하는 데 중요한 역할을 한다. 이 단원에서는 임상 환경에서 고려해야 하는 운동 처방의 기본 원리 몇 가지를 설명하였다. 포괄적인 평가가 안전하고 적절한 처방과 운동 진행을 위해 필요하다. 운동 프로그램에서 필요한 사항은 SAID 그리고 점진적 과부하의 개념을 기반으로 하는 임상적 양상과 일치되어야 한다. 임상가는 이 단원에 설명된 기본 원리와 고관절 그리고 슬관절 통증 문제가 있는 각 개인별로 요구를 충족시키기 위한 운동처방 지침을 사용할 수 있다.

참고문헌(References)

Alfredson H, Pietilä T, Jonsson P, et al. Heavy-load eccentric calf muscle training for the treatment of chronic Achilles tendinosis. Am J Sports Med. 1998;26:360–6.

Andrade R, Pereira R, van Cingel R, et al. How should clinicians rehabilitate patients after ACL reconstruction? A systematic review of clinical practice guidelines (CPGs) with a focus on quality appraisal (AGREE II). Br J Sports Med. 2020;54:512–51.

Arampatzis A, Mersmann F, Bohm S. Individualized muscle-tendon assessment and training. Front Physiol. 2020;11:723.

Arden NK, Perry TA, Bannuru RR, et al. Non-surgical management of knee osteoarthritis: comparison of ESCEO and OARSI 2019 guidelines. Nat Rev Rheumatol. 2021;17:59–66.

Armes C, Standish-Hunt H, Androulakis-Korakakis P, et al. "Just One More Rep!" – Ability to predict proximity to task failure in resistance trained persons. Front Psychol. 2020;11:565416.

Bartholdy C, Juhl C, Christensen R, et al. The role of muscle strengthening in exercise therapy for knee osteoarthritis: A systematic review and meta-regression analysis of randomized trials. Semin Arthritis Rheum. 2017;47:9–21.

Basas A, Cook J, Gómez MA, et al. Effects of a strength protocol combined with electrical stimulation on patellar tendinopathy: 42 months retrospective follow-up on 6 high-level jumping athletes. Phys Ther Sport. 2018;34:105–12.

Bohm S, Mersmann F, Arampatzis A. Human tendon adaptation in response to mechanical loading: a systematic review and meta-analysis of exercise intervention studies on healthy adults. Sports Med Open. 2015;1:7.

Cibulka MT, Bloom NJ, Enseki KR, et al. Hip pain and mobility deficits-hip osteoarthritis: Revision 2017. J Orthop Sports Phys Ther. 2017;47:A1–A37.

Clifford C, Challoumas D, Paul L, et al. Effectiveness of isometric exercise in the management of tendinopathy: a systematic review and meta-analysis of randomised trials. BMJ Open Sport Exerc Med. 2020;6:e000760.

Clijsen R, Fuchs J, Taeymans J. Effectiveness of exercise therapy in treatment of patients with patellofemoral pain syndrome: systematic review and meta-analysis. Phys Ther. 2014;94:1697–708.

Daenen L, Varkey E, Kellmann M, Nijs J. Exercise, not to exercise, or how to exercise in patients with chronic pain? Applying science to practice. Clin J Pain. 2015;31:108–14.

Delmore RJ, Laudner KG, Torry MR. Adductor longus activation during common hip exercises. J Sport Rehabil. 2014;23:79–87.

Evans JW. Periodized resistance training for enhancing skeletal muscle hypertrophy and strength: A mini-review. *Front Physiol.* 2019;10:13.

Fletcher JS, Banasik JL. Exercise self-efficacy. Clin Excell Nurse Pract. 2001;5:134–43.

Franchi MV, Reeves ND, Narici MV. Skeletal muscle remodeling in response to eccentric vs. concentric loading: Morphological, molecular, and metabolic adaptations. Front Physiol. 2017;8:447.

Geneen LJ, Moore RA, Clarke C, et al. Physical activity and exercise for chronic pain in adults: an overview of Cochrane Reviews. Cochrane Database Syst Rev. 2017;4:CD011279.

Gérard R, Gojon L, Decleve P, Van Cant J. The effects of eccentric training on biceps femoris architecture and strength: A systematic review with meta-analysis. J Athl Train. 2020;55:501-14.

Haff G, Triplett NT. Essentials of Strength Training and Conditioning. NSCA; 2016.

Helms ER, Cronin J, Storey A, Zourdos MC. Application of the repetitions in reserve-based rating of perceived exertion scale for resistance training. Strength Cond J. 2016;38:42–9.

Herbert RD, de Noronha M, Kamper SJ. Stretching to prevent or reduce muscle soreness after exercise. Cochrane Database Syst Rev. 2011;7:CD004577.

Hofmann CL, Holyoak DT, Juris PM. Trunk and shank position influences patellofemoral joint stress in the lead and trail limbs during the forward lunge exercise. J Orthop Sports Phys Ther. 2017;47:31–40.

Houglum P. Therapeutic exercise for musculoskeletal injuries. Champaign, IL: Human Kinetics; 2005.

John D. Intervention. On Target Publications; 2013

Kiely J. Periodization paradigms in the 21st century: evidence-led or tradition-driven? Int J Sports Physiol Perform. 2012;7:242–50.

Knudson D. Fundamentals of Biomechanics. 2nd ed. Switzerland AG: Springer; 2007.

Konrad A, Močnik R, Titze S, et al. The influence of stretching the hip flexor muscles on performance parameters: A systematic review with meta-analysis. Int J Environ Res Public Health. 2021;18:1936.

Kraemer WJ, Ratamess NA. Fundamentals of resistance training: progression and exercise prescription. Med Sci Sports Exerc. 2004;36:674–88.

Kubo K, Ikebukuro T, Yata H. Effects of squat training with different depths on lower limb muscle volumes. Eur J Appl Physiol. 2019;119:1933–42.

Lauersen JB, Bertelsen DM, Andersen LB. The effectiveness of exercise interventions to prevent sports injuries: a systematic review and meta-analysis of randomised controlled trials. Br J Sports Med. 2014;48:871–7.

Lauersen JB, Andersen TE, Andersen LB. Strength training as superior, dose-dependent and safe prevention of acute and overuse sports injuries: a systematic review, qualitative analysis and meta-analysis. Br J Sports Med. 2018;52:1557–63.

Lawrence MA, Carlson LA. Effects of an unstable load on force and muscle activation during a parallel back squat. J Strength Cond Res. 2015;29:2949–53.

Littlewood C, Bateman M, Brown K, et al. A self-managed single exercise programme versus usual physiotherapy treatment for rotator cuff tendinopathy: a randomised controlled trial (the SELF study). Clin Rehabil. 2016;30:686–96.

Logerstedt DS, Scalzitti DA, Bennell KL, et al. Knee pain and mobility impairments: Meniscal and articular cartilage lesions Revision 2018. J Orthop Sports Phys Ther. 2018;48:A1–A50.

Lorenz D, Morrison S. Current concepts in periodization of strength and conditioning for the sports physical therapist. Int J Sports Phys Ther. 2015;10:734–47.

Lovegrove S, Hughes LJ, Mansfield SK, et al. Repetitions in reserve is a reliable tool for prescribing resistance training load. J Strength Cond Res. 2021 Epub Ahead of Print.

Macadam P, Feser EH. Examination of gluteus maximus electromyographic excitation associated with dynamic hip extension during body weight exercise: A systematic review. Int J Sports Phys Ther. 2019;14:14–31.

Macadam P, Cronin J, Contreras B. An examination of the gluteal muscle activity associated with dynamic hip abduction and hip external rotation exercise: A systematic review. Int J Sports Phys Ther. 2015;10:573–91.

Martín-Fuentes I, Oliva-Lozano JM, Muyor JM. Electromyographic activity in deadlift exercise and its variants. A systematic review. PLoS One. 2020;15:e0229507.

Minshull C, Gleeson N. Considerations of the principles of resistance training in exercise studies for the management of knee osteoarthritis: A systematic review. Arch Phys Med Rehabil. 2017;98:1842–51.

Moore D, Semciw AI, Pizzari T. Systematic review and meta-analysis of common therapeutic exercises that generate highest muscle activity in the gluteus medius and gluteus minimus segments. Int J Sports Phys Ther. 2020;15:856–81.

Morawetz D, Blank C, Koller A, et al. Sex-related differences after a single bout of maximal eccentric exercise in response to acute effects: a systematic review and meta-analysis. J Strength Cond Res. 2020;34:2697–707.

Morrison S. Optimal Loading: ExRx for Rehabilitation Professionals. Professional Course; 2020.

Morrison S, Ward P, duManoir G. Energy system development and load management through the rehabilitation and return to play process. Int J Sports Phys Ther. 2017;12:697–710.

Mosler AB, Agricola R, Weir A, et al. Which factors differentiate athletes with hip/groin pain from those without? A systematic review with meta-analysis. Br J Sports Med. 2015;49:810.

Neto WK, Vieira TL, Gama EF. Barbell hip thrust, muscular activation and performance: A systematic review. J Sports Sci Med. 2019;18:198-206.

Neto WK, Soares EG, Vieira TL, et al. Gluteus maximus activation during common strength and hypertrophy exercises: A systematic review. J Sports Sci Med. 2020;19:195–203.

Nicolson PJA, Bennell KL, Dobson FL, et al. Interventions to increase adherence to therapeutic exercise in older adults with low back pain and/or hip/knee osteoarthritis: a systematic review and meta-analysis. Br J Sports Med. 2017;51:791–99.

O'Sullivan K, McAuliffe S, Deburca N. The effects of eccentric training on lower limb flexibility: a systematic review. Br J Sports Med. 2012;46:838–45.

Panariello RA, Stump TJ, Allen AA. Rehabilitation and return to play following anterior cruciate ligament reconstruction. Oper Techn Sport Med. 2017;25:181–93.

Plisk SS, Stone M H. Periodization strategies. *Strength Cond J .2003;*25:19–37.

Rio E, Kidgell D, Moseley GL, et al. Tendon neuroplastic training: changing the way we think about tendon rehabilitation: a narrative review. Br J Sports Med. 2016;50:209–15.

Saltychev M, Dutton RA, Laimi K, et al. Effectiveness of conservative treatment for patellofemoral pain syndrome: A systematic review and meta-analysis. J Rehabil Med. 2018;50:393–401.

Schoenfeld BJ, Ratamess NA, Peterson MD, et al. Effects of different volume-equated resistance training loading strategies on muscular adaptations in well-trained men. J Strength Cond Res. 2014;28:2909–18.

Schoenfeld BJ, Ogborn D, Krieger J. Dose-response relationship between weekly resistance training volume and increases in muscle mass: A systematic review and meta-analysis. J Sports Sci. 2017;35:1073–82.

Schoenfeld BJ, Grgic J, Krieger J. How many times per week should a muscle be trained to maximize muscle hypertrophy? A systematic review and meta-analysis of studies examining the effects of resistance training frequency. J Sports Sci. 2019;37:1286–95.

Schoenfeld BJ, Grgic J, Every DWV, Plotkin DL. Loading recommendations for muscle strength, hypertrophy, and local endurance: A re-examination of the repetition continuum. Sports. 2021;9:32.

Schütz P, List R, Zemp R, et al. Joint angles of the ankle, knee, and hip and loading conditions during split squats. J Appl Biomech. 2014;30:373-80.

Serner A, Jakobsen MD, Andersen LL, et al. EMG evaluation of hip adduction exercises for soccer players: implications for exercise selection in prevention and treatment of groin injuries. Br J Sports Med. 2014;48:1108–14.

Sigward SM, Chan MS, Lin P, et al. Compensatory strategies that reduce knee extensor demands during a bilateral squat change from 3 to 5 months following anterior cruciate ligament reconstruction. J Orthop Sports Phys Ther. 2018;48:713–18.

Silbernagel KG, Thomeé R, Thomeé P, et al. Eccentric overload training for patients with chronic Achilles tendon pain: a randomised controlled study with reliability testing of the evaluation methods. Scand J Med Sci Sports. 2001;11:197–206.

Smith BE, Hendrick P, Smith TO, et al. Should exercises be painful in the management of chronic musculoskeletal pain? A systematic review and meta-analysis. Br J Sports Med. 2017;51:1679–87.

Stanish WD, Rubinovich RM, Curwin S. Eccentric exercise in chronic tendinitis. Clin Orthop Relat Res. 1986:65–8.

Steele J, Endres A, Fisher J, et al. Ability to predict repetitions to momentary failure is not perfectly accurate, though improves with resistance training experience. Peer J. 2017;5:e4105.

Swart NM, van Oudenaarde K, Reijnierse M, et al. Effectiveness of exercise therapy for meniscal lesions in adults: A systematic review and meta-analysis. J Sci Med Sport. 2016;19:990-8.

Thomas E, Bianco A, Paoli A, Palma A. The relation between stretching typology and stretching duration: The effects on range of motion. Int J Sports Med. 2018;39:243–54.

Vaegter HB, Handberg G, Graven-Nielsen T. Similarities between exercise-induced hypoalgesia and conditioned pain modulation in humans. Pain. 2014;155:158–67.

van Dyk N, Behan FP, Whiteley R. Including the Nordic hamstring exercise in injury prevention programmes halves the rate of hamstring injuries: a systematic review and meta-analysis of 8459 athletes. Br J Sports Med. 2019;53:1362–70.

Vatovec R, Kozinc Ž, Šarabon N. Exercise interventions to prevent hamstring injuries in athletes: A systematic review and meta-analysis. Eur J Sport Sci. 2020;20:992–1004.

Vigotsky A, Bryanton M. Relative muscle contributions to net joint moments in the barbell back squat. American Society of Biomechanics 40th Annual Meeting. North Carolina State University, Raleigh, NC; 2016.

Wallis JA, Roddy L, Bottrell J, et al. A systematic review of Clinical Practice Guidelines for physical therapist management of patellofemoral pain. Phys Ther. 2021;101(3):pzab021.

Walsh ME, French HP, Wallace E, et al. Existing validated clinical prediction rules for predicting response to physio-therapy interventions for musculoskeletal conditions have limited clinical value: A systematic review. J Clin Epidemiol. 2021;135:90–102.

Weppler CH, Magnusson SP. Increasing muscle extensibility: A matter of increasing length or modifying sensation? Phys Ther. 2010;90:438–49.

Winters M, Holden S, Lura CB, et al. Comparative effectiveness of treatments for patellofemoral pain: a living systematic review with network meta-analysis. Br J Sports Med. 2020;55(7):369–77.

Yeung SS, Yeung EW, Gillespie LD. Interventions for preventing lower limb soft-tissue running injuries. Cochrane Database Syst Rev. 2011;7:CD001256.

통증 신경과학 교육: 고관절과 슬관절 통증 증후군의 뇌 치료

20

(Pain neuroscience education: treating the brain in hip and knee pain syndromes)

Emilio "Louie" Puentedura, Thomas Longbottom

개요(Introduction)

사람이 하지에 통증이 있을 때마다, 그 통증에 대한 그들의 경험은 복잡하고, 개별적이며, 그들의 뇌에 의해 100% 생성된다(Moseley 2003a; Moseley 2007). 우리는 이제 통증이 주관적 인식에 기초한 뇌에 의해 결정되는 것과(Moseley 2007; Louw와 Puentura, 2013; Louw 등, 2018) 그것이 유해수용감각(nociception)으로 오는 것과 완전히 구별된다는 것을 알고 있다. 유해수용감각은 단지 유해 자극(noxious stimulation)에 의한 신호일 뿐이며, 체성감각(somatosensation)의 하위 범주(subcategory)에 하나이다(Dubin과 Patapoutian, 2010). 이것은 뇌에 의한 유해수용감각의 신경 처리과정으로 통증을 경험할 수도 있고 그렇지 않을 수도 있다. 사람은 항상 통증의 경험을 인식하지만, 통증 감각은 어떠한 인식이 없이도 나타날 수 있다. 예를 들어, 맨발로 레고(Lego) 블록을 밟았을 때 유해수용기(nociceptors)가 활성화되어, 정보가 통증에 대한 의식적 지각(conscious perception)에 도달하기 전에 조직의 손상을 피하기 위해 반사적으로 발을 빼는 현상을 일으킨다. 좀 더 복잡한 예로, 심각한 외상을 입은 피해자가 부상에도 불구하고 주관적 통증의 경험을 인지하지 못하는 경우를 생각해 보자. 이것은 조직의 손상이나 질병 상태가 통증과 직접적인 상관관계가 있다고 가정한 데카르트 통증 모델(Cartesian model of pain, 1664)을 기초를 만들어진 통증과 유해수용감각(nociception)이 같은 의미라는 것은 잘못된 가정이다(Haldeman, 1990; Goldberg, 2008; Louw와 Puentura, 2013; Louw 등, 2018). 우리는 더 큰 손상이나 질병의 심각성이 더 심한 통증의 경험을 하게 된다는 개념은 사실이 아니라는 것을 알고 있다. 그럼에도 불구하고, 우리가 통증을 치료하기 위해 사용하는 일반적인 모델은 이 시대에 뒤떨어진 데카르트적 사고이다(Goldberg, 2008). 점점 더 많은 통증 연구자들이 "어떤 조직이 원인인가"(즉, 어떤 조직이 유해감각을 제공하고 있는지)을 찾고 있고, 단지 그 조직에만 초점을 맞추는 이러한 시대에 뒤떨어진 모델이 실질적으로 전 세계적으로 만성 통증의 확산시키는데 중요한 기여요인이라 할 수 있다고 생각된다(Haldeman, 1990; Goldberg, 2008; Louw와 Puentura, 2013; Louw 등, 2018).

고관절과 슬관절에 통증, 특히 만성 고관절 또는 슬관절 통증이 있는 환자 치료에 관심이 있는 모든 임상가들에게 뇌는 치료를 해야 하는 일차적인 표적이 되어야 한다(Melzack, 2001). 만성 통증을 가진 사람들에서 중추신경계(CNS)는 몇 가지 중요한 변화를 일으킨다는 것은 이제 잘 입증되어 있었으며, 이러한 변화들이 만성 통증 상태로의 발전과 유지에 영향을 준다(Flor 등, 1997; Flor, 2000; Schmidt-Wilcke 등, 2006; Apkarian 등, 2009; Tracey와 Bushnell, 2009). 치료는 만성 통증을 가진 환자의 통증과 고통을 완화하기 위한 방법으로 이러한 변화를 회복하는 데 목표를 두어야 해야 하기 때문에, 중추신경계 내에서 일어나는 이러한 변화를 이해하는 것이 중요하다. 이 단원에서는 통증과 관련하여 뇌와 척수(CNS) 내에서 관찰되는 4가지 변화에 대해 초점을 맞춘 다음, 이러한 변화를 회복시키기 위한 치료적 옵션에 대해 논의해 볼 것이다.

신경매트릭스(The Neuromatrix)

통증이 뇌 안에 단일 또는 별개의 부위에서 경험되고 조절된다는 고전적 견해(Melzack, 2001)와 달리, 우리는 이제 통증을 경험할 때 뇌의 여러 영역이 활성화된다는 것에 더 공감하고 있다(Flor, 2000; Melzack, 2001; Flor, 2003; Moseley 2003a; Puentura와 Louw, 2012; Louw 등, 2015a). 통증을 경험하는 중에 일어나는 이러한 광범위한 뇌의 활성화를 통증 신경매트릭스(그림 20.1)라고 알려져 있다(Melzack, 2001). 그것은 뇌의 내부에 분산되어 있는 신경망(neural network)에 의해 생성된 신경 자극의 패턴으로 정의된다(Melzack, 2001). 따라서 통증은 손상이나 염증, 기타 병리에 의해 유발되는 감각 입력보다는, 뇌에서 광범위하게 분포되어 있는 신경망에 의한 결과로 경험(발생)된다(Melzack, 2001; Moseley 2003a; Puentura와 Louw, 2012). 일반화하는 데는 주의를 기울여야

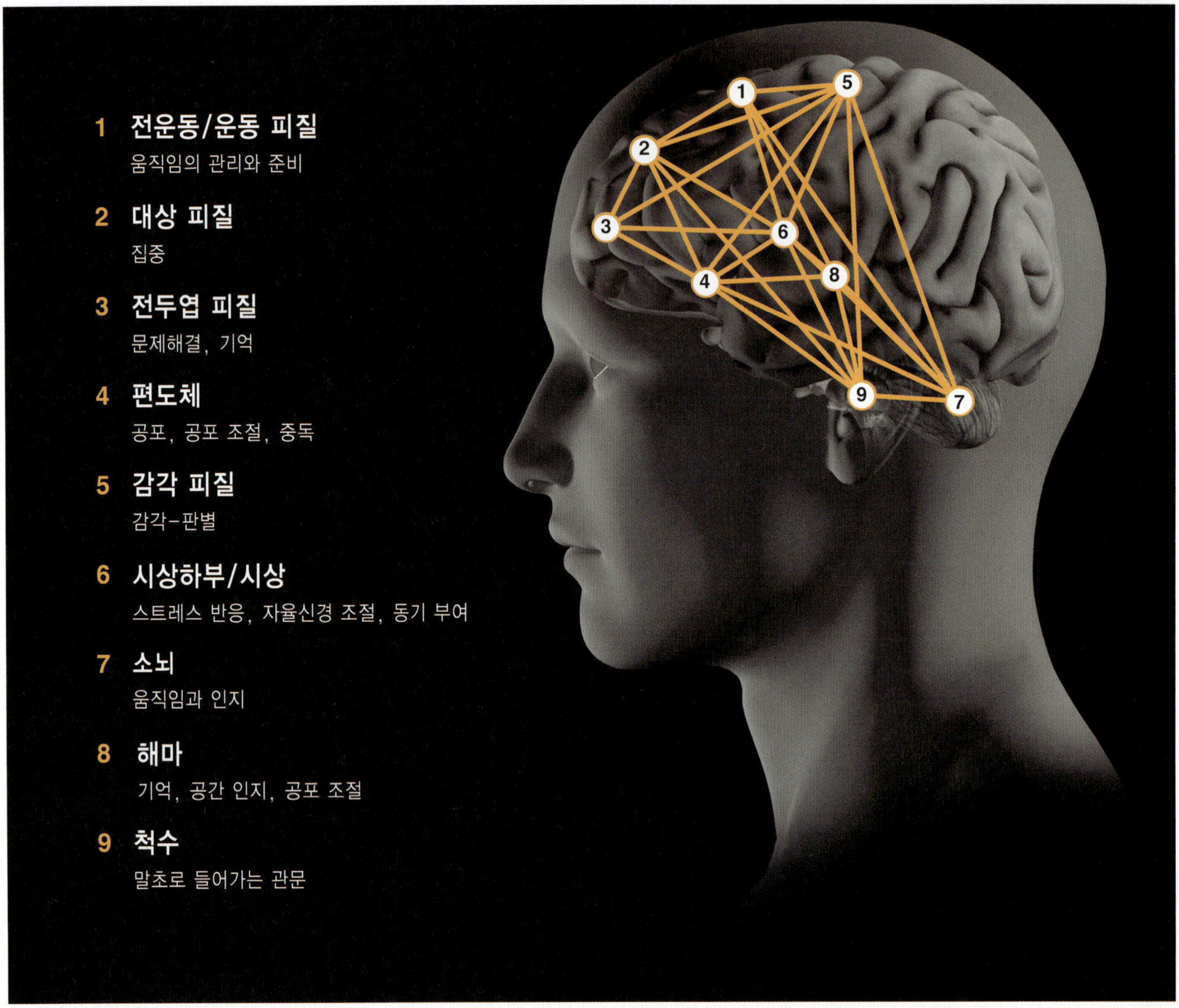

그림 20.1.
통증을 경험하는 동안 광범위한 뇌 활성화는 몇 개의 일반적인 뇌 영역에서 나타나는 통증 신경태그(pain neurotag)로 볼 수 있다.

(출처: Puentedura EJ, Louw A. A neuroscience approach to managing athletes with low back pain. Phys Ther Sport. 2012;13:123-33.)

하지만, 모든 통증을 경험하는 중에 뇌의 특정 부위가 일반적으로 활성화되는데 이러한 부위가 현재 "통증 신경매트릭스"와 동의어로 이해되고 있다(Melzack, 2001; Flor, 2003; Moseley, 2003a; Puentura와 Louw, 2012). 기능적 MRI(fMRI)와 양전자 방출 단층촬영(positron emission tomography; PET) 스캔을 통해 통증 신경매트릭스와 가장 관련된 일반적인 부위는, 전대상 피질(anterior cingulate cortex), 1차 감각 피질(primary sensory cortex), 편도체(amygdala), 시상(thalamus), 전대뇌섬(anterior insula), 전전두와 후두정엽(prefrontal and posterior parietal cortices)인 것을 알게 되었다(Flor,

2000; Flor, 2003; Moseley, 2003a). 사람이 통증을 일으키는 과제를 수행하게 하거나 실험적 통증을 적용할 때 뇌 스캔을 해 보면, 이들 뇌 영역들이 서로 소통하며 점점 더 뇌 활동이 증가되어, 통증 지도(pain map)나 통증 신경태그(pain neurotag)를 만들게 된다(Puentura와 Louw, 2012; Louw와 Puentura, 2013).

중요하고 관련성이 있는 개념은 일반적으로 함께 발화(fire)되고 서로 연결(wire)되어 있는 신경원들에 의해 일어나는 것으로 설명되는 헵 이론(Hebbian theory)과 관련이 있다(Shatz, 1992; Keysers와 Gazzola, 2014). 좀 더 정확히 말하면, Hebb은 "A세포의 축삭이 B세포를 흥분시킬 만큼 충분히 가까이 있고 반복적으로 또는 지속적으로 B세포를 발화시킬 때, A세포가 B세포를 발화하는 효율이 증가하도록, 한 세포 또는 두 세포 모두에서 어떤 발달 과정이나 대사 변화가 일어난다"라고 제시하였다(Hebb, 1949, p. 62). 이것은 시냅스전 세포(presynaptic cell)의 시냅스후 세포(postsynaptic cell)에 대한 지속적이고 반복적인 자극이 시냅스의 효능을 증가시킨다는 시냅스 가소성(synaptic plasticity)에 대한 기본적인 기전을 설명한다. 만성 통증을 가진 사람의 뇌는 그 후에 통증 지도(pain map)를 좀 더 능숙하게 운영할 수 있다. 이러한 CNS 시냅스 가소성은 척수와 상척수부(supraspinal) 수준에서 모두 발생한다. 임상적으로 중추 민감화(central sensitization)의 특징인 통증 지도를 활성화하기 위해서 더 적은 자극이 필요할 수 있다(Woolf, 2007; Nijs 등, 2010). 또한, 통증 신경 매트릭스의 활성화는 인접한 신경 회로에 의해 영향을 받을 수 있어, 개개인의 통증 경험에 영향을 미칠 수 있다(그림 20.2)(Puentura와 Louw, 2012). 개인의 지식과 경험, 신념 등과 관련된 주변의 신경 지도에 의해 사람들의 통증 지도가 상향 또한 하향 조정될 수 있다는 사실은 각각의 사람들에 통증 경험을 더욱 더 개별화되고 복잡하게 만든다. 숙련된 임상가는 경험하는 통증이 치료 시에 다루어야 할 필요가 있는 모든 여러 가지 다양한 문제들과 관련되어 있을 수 있다는 것을 인식해야

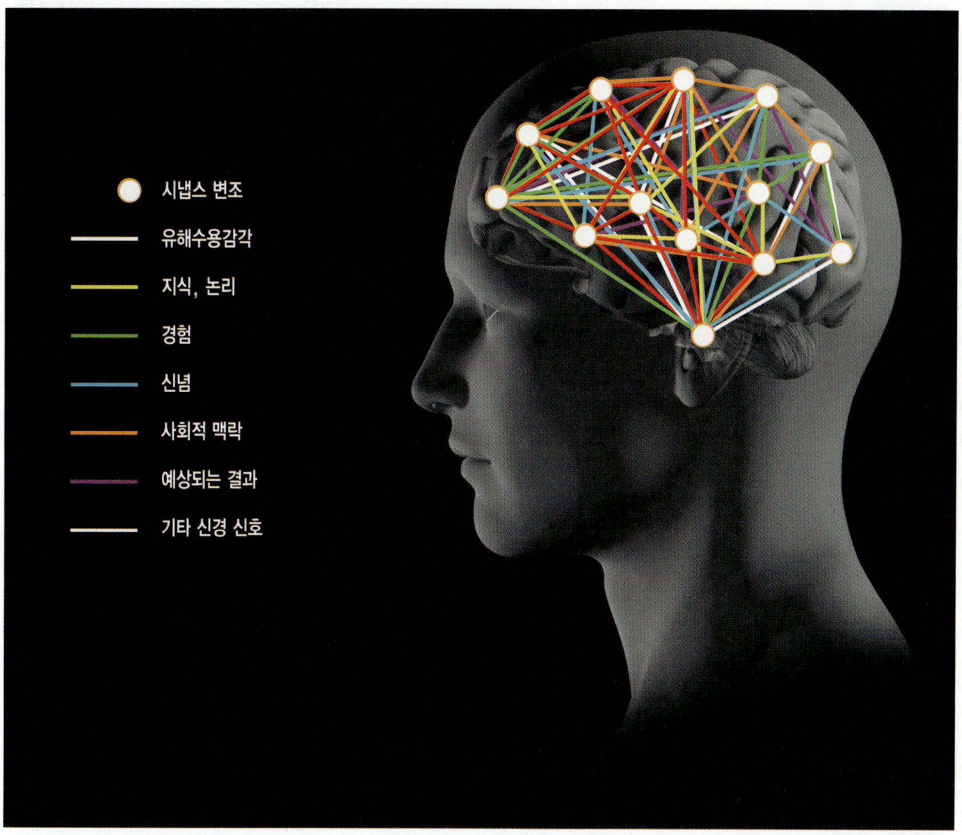

그림 20.2
통증 신경 매트릭스(pain neuromatrix)(빨간색 표식)의 활성화는 지식과 논리(노란색), 과거의 경험(녹색), 통증에 대한 신념(파란색) 등과 이것과 인접한 신경 회로(neighboring neural circuits)에 의해 영향을 받을 수 있으며, 이러한 인접한 회로들은 경험하는 통증을 변화시킬 수 있다.

(출처: Puentedura EJ, Louw A. A neuroscience approach to managing athletes with low back pain. Phys Ther Sport. 2012;13:123–33.)

한다.

또한 임상가는 통증 신경 매트릭스의 활성화로 인한 신경가소성의 변화가 정상적인 체성감각과 움직임 그리고 통증 신호만으로 구분되지 않는 다양한 형태의 신경 매트릭스와 관련된 기타 기능들을 하향 조절(down-regulate)하거나 분리(dissociate)할 수 있다는 것을 인식해야 한다(Iannetti와 Mouraux, 2010). 신경 매트릭스는 통증의 정보만을 위한 전용의 경직된 경로가 아니라 인지(cognition), 감정(emotion), 감각, 움직임 그리고 동기 부여(motivation)와 같은 기능들을 포함한 다양한 역할들과 관련된 신경 영역을 포함하고 있다(Ossipov 등, 2010). 예를 들어, 운동조절 운동(motor control exercises)을 위한 운동 피질의 활성화가 통증 신경 매트릭스와 관련이 있는 경우, 사람들은 원하는 정밀한 운동조절(precise motor control) 활동을 실행하는 데 어려움을 보일 수 있다(Moseley와 Hodges, 2002). 통증 신경 매트릭스에서 신경원의 다모드적(multimodal) 특성은 집중하기와 집중력 문제, 체온 조절, 수면 장애, 단기 기억력 문제 등과 같은 만성 통증의 특성을 가진 사람에게서 흔히 볼 수 있는 또 다른 문제라고 설명할 수 있다(Sapolsky, 1994; Luerding 등, 2008). 통증 신경매트릭스의 이러한 다모드적 특성과 이것의 재적 신경가소성에 대해 이해하는 것이 만성 통증을 관리를 돕는 데 핵심요소일 수 있으며, 이러한 개념에 대한 설명은 통증 신경과학 교육(Pain Neuroscience Education, PNE)의 초석이다(Louw 등, 2011a; Louw와 Puentura, 2013).

뇌의 구조적 변화
(Structural Changes in the Brain)

건강한 사람과 만성 통증을 경험하고 있는 사람들 간에 뇌의 구조를 비교한 연구로 회백질과 백질의 크기 차이를 연구하였다(Apkarian 등, 2004; Schmidt-Wilcke 등, 2008; Schmidt-Wilcke 등, 2008). 만성 통증을 가진 사람들의 경우, 뇌에 다양한 부위 즉, 후측부 전전두엽 피질(dorsolateral prefrontal cortex), 우측 전방 시상(right anterior thalamus), 뇌간과 체성감각, 후두정엽(posterior parietal), 뇌섬엽(insular) 그리고 대상질(cingulate cortices) 등에 크기에 변화가 나타난다는 것이 입증되었다(Apkarian 등, 2004; Schmidt-Wilcke 등, 2008). 뇌 밀도(brain density)의 변화 정도는 통증 강도와 관련이 있었다(Schmidt-Wilcke 등, 2006). 실제로, 급성 통증과 특히 통증 강도가 만성 통증으로의 진행에 중요한 예측 변수가 될 수 있다는 근거들이 점점 많아지고 있다(Woolf와 Salter, 2005; Jull 등, 2007; Woolf, 2007). 특히 임상가들의 관심사는 만성 통증과 관련되어 감소된 회백질의 회복 가능성에 대한 것이다(Rodrige-Raeke 등, 2009). 인지행동 치료(cognitive behavioral therapy), 운동성 훈련(mobility training)과 같은 치료방법은 뇌로 가는 정보를 변경하는 것을 목표로 하는 중재방법이며, 기타 다른 방법들은 유해수용기에 영향을 미치는 것을 목표로 하여 회백질을 회복하는 능력을 가지고 있고, 결과적으로 통증과 통증 파국화(pain catastrophization) 그리고 기능장애에 긍정적인 영향을 미친다(de Lange 등, 2008, Rodriguez-Raecke 등, 2009; Gwilym 등, 2010; Seminowicz 등, 2011; Seminowicz 등, 2013). 증가하고 있는 근거들은 뇌의 구조적 재구성(structural reorganization)을 목표로 하는 전략이 만성 통증에 대한 치료 방법으로 유용할 수 있다는 것이다(Apkarian 등, 2004; de Lange 등, 2008; Schmidt-Wilcke, 2008; Schmidt-Wilcke 등, 2008; Rodriguez-Raecke 등, 2009; Gwilym 등, 2010; Seminowicz 등, 2011; Wand 등, 2011; Seminowicz 등, 2013).

뇌의 기능적 변화
(Functional Changes in the Brain)

뇌의 피질 영역은 감각 자극이나 운동 활동을 하는 동안 관찰되는 신경원들의 활동으로 지도화 할 수 있다. 이러한 피질 지도(cortical map)는 다양하고 변화된 감각 또는 운동 입력을 통해 수정이 가능하며, 피질 지도의 사용-의존적(use-dependent) 그리고 경험-의존적(experience-dependent) 리모델링은 재활 과정에 영향을 미치게 된다(Liepert 등, 2000; Barnes와 Finnerty, 2010; Xerri, 2012). 피질 지도에서 이러한 변화가 일어날 수 있는 상대적 신속성(relative quickness)은 놀랄만 하다. 예를 들어, 한 연구에 의하면 네 개의 손가락이 30분 동안 서로 묶여 있을 때 손가락과 관련된 피질 지도에 변화가 발생하였다고 하였다(Stavrinou 등, 2007). 이 연구는 이러한 기능적 조직을 변화시킬 가능성이 있는 통증 경험 시 초기의 정상적인 감각과 운동 피질의 특성을 유지하는 전략에 중요성을 의미한다(Moseley, 2004a; Moseley 등, 2005).

하행 경로(Descending Pathways)

사람의 통증 경험에서 주목할 만한 요소는 뇌의 하행 항-유해수용성 시스템(descending anti-nociceptive system)이다(Fields 등, 2005; Giesecke 등, 2006). 이것은 중추신경계의 다양한 신경생리학적 메커니즘, 특히 중뇌가 뇌가 말초로부터 들어오는 정보를 받아 조절한다는 것으로 잘 알려져 있다. 이러한 양방향 시스템(bidirectional system)을 통해 들어온 정보를 강화(촉진)하거나 하향 조정(억제)할 수 있다. 중뇌에 수도관주위 회백질(PAG)은 변연계의 전대뇌(limbic forebrain)와 간뇌(diencephalon)로 들어온 입력 정보와 후각(dorsal horn)을 통해 들어온 유해수용감각과 통합하는 것으로 알려져 있다(Bandler와 Key, 1996). 한 인간을 대상으로 한 기능적 신경영상 연구(functional neuroimaging studies)에서 유해수용성 입력 정보에 의한 PAG 활성화가 주의력, 감정, 통증에 대한 기대(expectation of pain) 그리고 기대와 관련된 위약 진통제(expectation-related placebo analgesia) 등에 의해 조절된다고 하였다(Tracy 등, 2002; Parry 등, 2008; Wiech와 Tracey, 2009). 만성 통증을 가진 환자가 뇌의 내인성 메커니즘(endogenous mechanisms)에 관여하는 능력이 떨어진다는 점을 고려할 때, PAG가 만성 통증을 가진 환자에서 부정적인 영향을 받는다고 일반적으로 믿고 있다(Peyron 등, 2000, Sturling 등, 2001; Nijs 등, 2012). 예를 들어, 만성 요통 환자의 경우 같은 수준의 고통스러운 자극에 노출되었을 때 대조군보다 PAG에 혈류가 덜 증가된다는 것이 밝혀졌다(Giesecke 등, 2006). 촉각과 같은 감각 정보의 변화에 대한 PAG의 능력 감소는 중추 민감화와 같은 임상적 양상 중 일부일 수 있다(Woolf, 2007; Nijs 등, 2011).

관리(Management)

만성 고관절과 슬관절 통증을 가진 사람들에서 중추신경계와 뇌에는 많은 변화가 일어나는데, 이 단원에서는 네 가지의 특정한 변화에 대해서 다루게 될 것이다. 분명한 것은, 임상가들이 만성 통증을 가진 사람들을 돕기 위해서는 이러한 변화들에 대해 다루고 변화를 주는 것이 필수적인 것이다. 이러한 내용은 편측성(laterality)(Gormley와 Brydgees, 2016; Phillips 등, 2020)과 등급화된 운동 이미지(graded motor imagery)(Moseley, 2004b; Moseley, 2006; Daly와 Bialocerkowski, 2009; Bowering 등, 2013), 감각 식별(sensory discrimination)(Moseley와 Wiech, 2009) 그리고 PNE(Moseley, 2002; Moseley 등, 2004; Louw 등, 2011a)의 회복과 같은 CNS와 뇌에 변화를 복원시키기 위한 치료법들의 사용과 관련된 새로운 근거에 의해 지지되고 있다. 통증은 위협(threat)에 대한 지각을 바탕으로 뇌에 의해서 만들어진 결과물이라고 이해하는 것이 PNE의 초석이다.

전통적으로, 임상가는 고관절과 슬관절 통증을 치료하기 위해 도수치료나 운동과 같은 하향식(cognitive, 인지적) 접근법이나 상향식(nociceptive modulation, 유해수용감각 조절) 접근법을 이용해 왔다. 우리는 이러한 두 가지 접근법이 상호 배타적일 필요는 없다고 주장할 것이다. 고관절과 슬관절에 만성 통증이 있는 환자를 인지적 문제 또는 유해수용성 조직의 문제로 보는 것은 통증을 바라보는 현대 신경과학의 시각과는 반대되는 것으로 볼 수 있다. 이것은 단지 통증에 대한 데카르트적 사고(Cartesian thinking)로만 귀속시키고, 임상가로 하여금 통증이 육체적 또는 심리학적인지를 판단하도록 이끌 것이다. 통증은 둘 모두이며 따라서 치료는 반드시 이 두 가지 모두에 대해 다루어져야 한다. 예를 들어, PNE는 만성 통증을 가진 사람들의 치료에 대한 설득력 있는 근거를 보여주고 있지만(Louw 등, 2011; Louw 등, 2016), 도수치료나 운동치료와 같은 운동-기반 치료들과 결합하는 것이 가장 좋은 것으로 나타났다(Ryan 등, 2010; Louw 등, 2011a; Louw등, 2016).

슬관절 전치환술(total knee arthroplasty, TKA)을 기다리고 있는 12명의 환자를 대상으로 한 사례군(case series) 연구에서, Louw 등(2019a)의 연구에서 수술 전 PNE의 적용이 즉각적 효과가 있었다. 그들은 통계적으로 운동공포 Tampa 척도(Tampa Scale of Kinesiophobia, TSK)의 낮은 점수, 압통역치값(Pain Pressure Thresholds, PPT)의 증가, 그리고 다가오는 수술에 대한 믿음이 향상되었다고 보고하였다. 그러나 슬관절 통증과 기능, 슬관절 굴곡 가동범위에 대해서는 의미있는 변화는 없었고, 이것은 교육 그 자체가 신체적 결과 측정치에 즉각적인 영향을 미치지 않는 것처럼 보였음을 시사하고 있다. TKA가 예정된 120명의 환자를 대상으로 Louw 등(2019b)의 두 번째 연구에서, 병원의 기본적인 수술 전 교육을 제공받은 환자들과 30분의 PNE 세션을 추가로 받은 환자들을 비교하였다. 그들은 기초선과 수술 후 1개월, 3개월, 6개월 시점에서 각각 통증, 기능, 움직임에 대한 두려움(fear of movement)과 통증 파국화(pain catastrophization) 수준을 평가하였다. 시간이 경과함에 따라 모든 측정 결과값은 두 군 간에 유의한 차이가 없었고, 두 군 모두 시간이 지남에 따라 유사한 개선 수준을 보여, 30분의 PNE의 적용이 중요한 측정 결과 수준을 변화시키는데는 충분하지 않았다. Louw 등의 이 두 연구에서, 연구 설계는 환자의 접근성(patient access)과 병원 관리의 변수들에 의해 제한점이 있었다. 두 연구 모두 TKA 후 통증에 대한 환자 만족도 점수와 신념(beliefs) 수준은 개선되었지만 통증과 기능, 신체적 평가 측정치에서 그 어떤 변화나 차이는 없었다.

Larsen 등(2020)이 제시한 최근 연구 프로토콜은 TKA를 받은 환자의 만성 통증에 대한 PNE의 효과에 대한 추가적인 기대효과를 잘 제시하고 있다. 연구자들은 TKA후에 중등도-심각 수준의 만성 통증을 가진 120명의 환자가 참여하는 무작위 대조 우위성 연구(randomized controlled superiority trial)를 제안하였다. 환자는 PNE와 결합된 12주의 신경근 운동 훈련 프로그램 적용군 또는 6주에 걸쳐 제공된 2회의 PNE제공군 중 하나에 무작위 배정되었다. 평가는 중재 전 기초선과 중재 시작 후 3, 6, 12개월 후에 수행할 것이다. 제안된 주 평가는 슬관절 손상 및 골관절염 결과 점수4(Knee Injury and Osteoarthritis Outcome Score4, KOOS4)와 통증, 기능, 공포 회피 신념 질문지(Fear-Avoidance Beliefs Questionnaire, FABQ), 포괄적 인식 효과(Global Perceived Effect) 그리고 통증 파국화 척도(Pain Catastrophization Scale)의 변화를 알아볼 것이다. 그들은 또한 근력과 힘의 검사뿐만 아니라 걷기와 계단 오르기, 의자에서 서기 검사 등의 신체적 수행 수준도 평가할 것이다.

Briones-Cantero 등(2020)은 TKA 이후 초기 수술후 치료 단계에서 통증과 기능장애, 압통역치(PPT) 그리고 관절가동범위에 대한 조기 물리치료 적용이 운동영상(motor imagery, MI)(PNE의 한 구성 요소)에 대한 교육을 추가하는 것에 효과를 연구하였다. 그들은 슬관절 골관절염 환자에 TKA 수술 후 조기 치료 단계에서 MI를 적용하는 것이 관절가동범위와 압통민감도를 제외한 통증과 기능장애 개선에 효과적이었다고 보고하였다.

지금까지 논의된 연구들은 CNS와 뇌가 통증을 인식하는 방법을 바꾸려는 시도를 하는 기본적으로 하향식 접근법(top-down approaches)으로 볼 수 있다. 상향식 접근법(bottom-up approaches)은 통증이 적절한 결과인지를 판단하기 위해 CNS와 뇌가 받는 정보(입력)를 변경하려는 시도로 볼 수 있다. PNE(교육)에 대한 현재 연구들의 대부분은 통증이나 기능장애와 같은 결과에 그다지 효과적이지는 않았지만, 환자의 만족도와 통증에 대한 믿음을 변화시키는 데는 효과가 있는 것으로 보인다. 연구에 의하면, 통증이 지나는 관문(pain gate)을 통과하는 경피전기신경근자극기(transcutaneous electrical neuromuscular stimulation, TENS)와 전기 자극은 척수의 후각에 의해 받아들이는 정보에 영향을 미칠 수 있으며, 궁극적으로 뇌와 통증 신경매트릭스가 사람의 통증 경험을 단기적으로 변화시킬 수 있다(Wall, 1996; Melzack, 1999). 관절가동술과 도수교정 그리고 운동, 건침술(needling techniques) 등과 같은 도수치료기법들은 단기적으로 내인성(endogenous effects) 효과를 일으켜 사람의 통증 상태에 긍정적인 영향을 미치는 것으로 나타났다(Vicenzino 등, 1996; Sturling 등, 2001; George 등, 2006; Fernandez-Carnero 등, 2008). 적절한 임상적 추론과 통증 신경과학과 통증 메커니즘에 대한 최신의 지식을 활용하는 오늘날의 근거에 입각한 정보는 임상가로 하여금 위협을 최소화하고 궁극적으로 환자의 통증에 대한 경험을 최소화하기 위한 방법으로 CNS와 뇌에 대한 "위험 정보(danger information)"를 변경시키는데 관점을 둔 치료 접근방법을 이용해야 한다. 이를 효과적으로 하기 위해서는, CNS와 뇌가 받는 정보의 의미를 재구성(재배선, rewiring)하고, 결과적으로 만성 고관절/슬관절 통증을 가진 환자에게 결과물로서의 통증을 변화시키도록 자극해야 한다.

통증 신경과학 교육-의미의 재구성*(Pain Neuroscience Education – Restructuring the Meaning)*

만성 통증 환자를 위한 교육적 전략에 대한 연구에서 PNE의 사용이 증가되었음을 보여주고 있으며(Moseley, 2003b; Moseley, 2004c; Moseley 등, 2004; Moseley, 2005), 이것은 환자가 경험하는 통증과 이와 관련된 신경생물학적 그리고 신경생리학적 과정에 대한 이해를 높이는데 도움을 주어 환자의 통증과 기능장애를 감소시키는 것을 목표로 한다(Ryan 등, 2010; Louw 등, 2011a).

PNE는 통증에 대한 해부학적 또는 생체역학적 설명이 아니라 신경생리학, 신경생물학, 처리과정 그리고 통증의 양상과 의미에 초점을 맞춘다는 점에서 전통적인 교육 전략과는 차이가 있다(Moseley, 2005; Meus 등, 2010; Ryan 등, 2010). 이를 통해, 환자들이 통증의 신경생리학에 대해 이해하는 능력이 매우 높은 반면, 건강관리전문가들은 통증과 관련된 복잡한 문제들을 이해하는 환자의 능력에 대해 과소평가하는 경향이 있다는 것이 입증되었다(Moseley, 2003a). 또 다른 체계적 고찰 연구에서는 근골격계 통증, 특히 척추 질환에 통증과 기능장애 그리고 신체적 수행능력에 대한 PNE의 효과에 대해 강력한 근거를 제시하였다(Louw 등, 2011a; Louw 등, 2016; Watson 등, 2019). PNE를 이용한 연구들을 통해 공포 수준을 줄이고 환자의 통증에 대한 인식을 변화시키는 것으로 나타났으며(Moseley, 2003c), 통증에 대한 환자의 태도 개선(Moseley, 2003c), 통증의 완화, 인지와 신체적 수행능력의 개선(Moseley, 2004c), 신체적 과제 수행 중에 통증 역치의 증가(Moseley, 004c)에 치료적 운동의 효과에 즉각적인 영향을 미치는 것으로 나타났고(Moseley, 2002), 경험하는 통증에 대한 광범위한 뇌 활동 특성들을 현저하게 감소시키는 것(Moseley, 2005)을 알게 되었다.

PNE에 대한 연구들이 폭발적으로 늘고 많은 건강관리전문가들의 통증에 대한 이해가 향상되었음에도 불구하고, 여전히 많은 사람들이 데카르트적 사고를 고수하고 있으며, 환자의 통증을 대부분 신체적인지 아니면 심리학적 문제인지로 이분화하는 것을 고집하고 있다. 만약 사람들이 그것이 대부분 심리학적인 문제라고 믿는다면, 그들은 PNE가 필요한 접근법이라고 주장할 수도 있다. 이러한 생각 때문에 PNE는 환자가 통증에 대한 그들의 믿음(beliefs)을 바꾸도록 노력하면서, 긴 시간의 일대일 심리-교육 세션을 제공하게 되었다. 즉, 환자가 경험하는 통증의 의미를 재구성하는 것이다. 그러나 이 단원에 앞부분에서 언급했고, 연구를 통해 입증된 바와 같이, PNE는 반드시 움직임-기반(movement-based) 치료와 함께 제공되어야 한다. 우리는 간단히 말해 "환자들을 통증에서 벗어나게 할 수 없다"는 것을 인정해야 한다(Shala 등, 2021). 운동은 PNE와 함께 적용되고 활용될 때가 더 잘 이해시키고 덜 두려워하며 다른 의미를 갖게 된다. 움직임을 하는 중에 느끼는 통증은 꼭 손상 때문만이 아니라 극도로 민감해진(extra sensitive) 신경계로부터 오는 것으로 이해되고 있다(Louw 등, 2013).

PNE후에 CNS와 뇌 내의 구조적 변화와 관련하여 특정한 연구들은 보고되지 않았지만, 인지행동치료(cognitive behavioral therapy, CBT)후 뇌의 회백질이 증가되었다는 일부 연구가 있었다(de Lange 등, 2008; Seminowicz 등, 2013). PNE는 인지 치료라는 점과 통증의 의미를 재구성하는 능력이 있다는 점에서 CBT와 많은 면에서 유사하다. PNE는 CBT의 초석이 되는 통증의 위협과 의미를 재구성하는 것을 목표로 한다는 점에서 CBT에서 "C"에 해당된다고 볼 수 있다(Bennett와 Nelson, 2006; Ang 등, 2010). 향후에는 만약 이러한 회백질의 증가가 인지적 재구성과 상관이 있는지 그리고 PNE에 좀 더 특정된 연구들이 이어져야 한다.

현재까지 PNE가 뇌 내부에 인체 지도(body maps)의 기능적 변화와 관련이 있는지 또는 없는지에 대한 연구는 보고된 바 없었다. PNE는 PAG와 항-유해수용성(anti-nociceptive) 시스템에 영향을 미칠 수 있다. 간접적으로 PNE는 경험하는 통증 수준에 감소, PPT의 증가 그리고 통증이 있음에도 불구하고 운동하고 더 잘 움직일 수 있는 능력의 증가와 관련이 있다(Louw 등, 2011a). 요추 신경근병증 환자의 수술 전에 PNE를 적용하고, PNE의 적용 전과 후에 PAG에 변화를 기능성 자기공명영상(fMRI)을 이용해 관찰한 사례연구가 있었다(Louw 등, 2015a). 통증을 일으키는 과제를 하는 동안, 환자

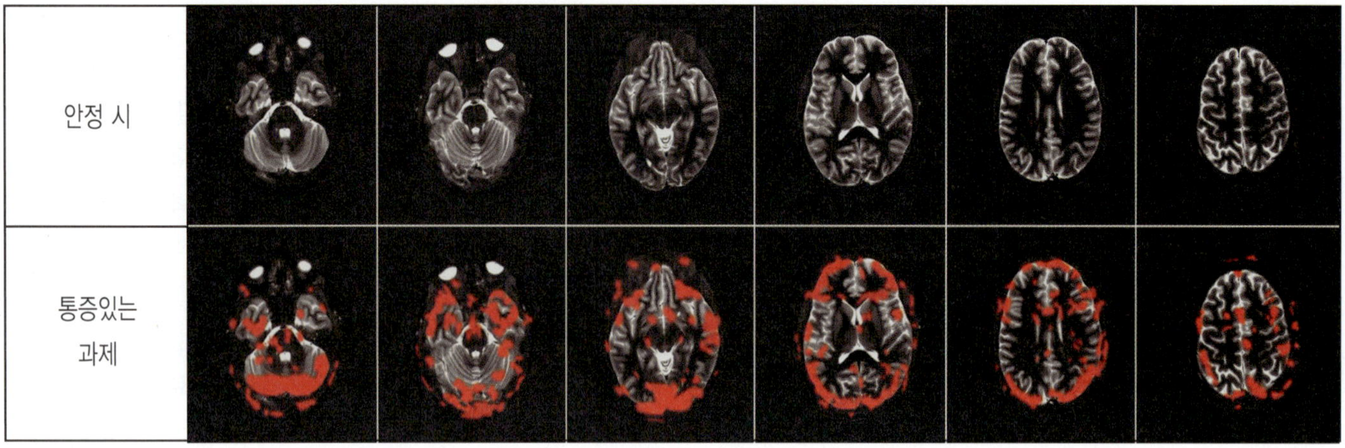

그림 20.3
대상자가 안정된 상태(위)와 통증이 있는 과제를 수행 시(아래)에 기능적 자기공명 영상(fMRI)으로 혈류 산소 수준(blood oxygen level dependent, BOLD) 기법을 이용해 광범위한 뇌의 활동을 보여주고 있다.

(출처: Louw A, Puentedura EJ, Diener I, Peoples RR. Pre-operative therapeutic neuroscience education for lumbar radiculopathy: a single-case fMRI report. Physiother Theory Pract. 2015;31:496-508.)

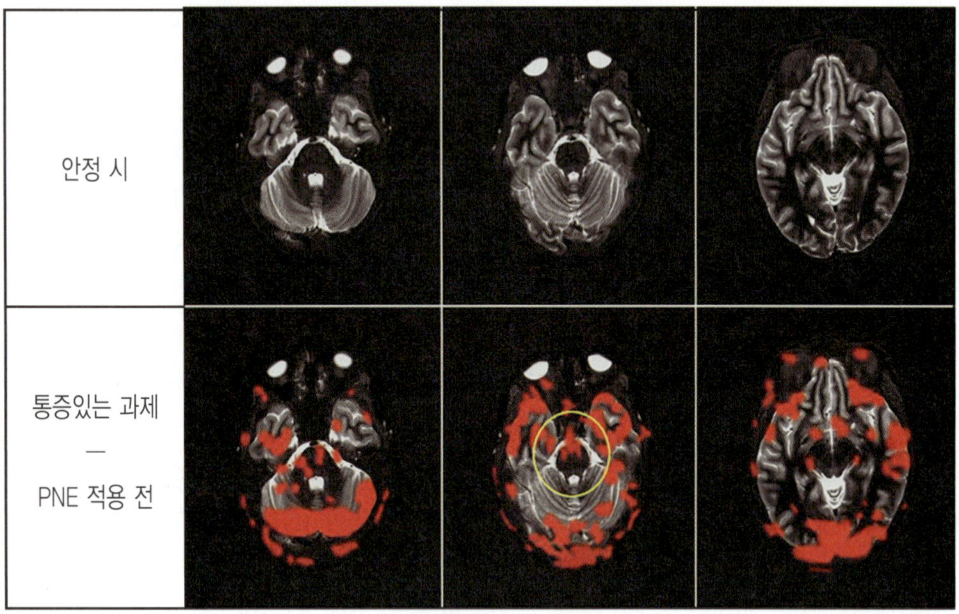

그림 20.4
PNE 적용 전 영상으로, 대상자가 통증이 있는 과제를 수행할 때(아래 영상) 혈류 산소 수준(BOLD) 기법을 통해 보면 광범위한 뇌 활성화가 뇌의 수도관주위 회백질 부위(원형)에서 활성화되는 것이 보인다.

(출처: Louw A, Puentedura EJ, Diener I, Peoples RR. Pre-operative therapeutic neuroscience education for lumbar radiculopathy: a single-case fMRI report. Physiother Theory Pract. 2015;31:496-508.)

에게서 광범위한 뇌 활동이 일어났다(그림 20.3). 면밀한 분석을 통해 PAG의 상당한 활성화가 일어나는 것이 밝혀졌다(그림 20.4). 이 사례 연구를 통해 원인과 결과를 확인할 수는 없었지만, 이 환자의 통증이 있는 과제 수행과 관련되어 위협적인 움직임에 반응하여 PAG가 활성화되었을 가능성이 있다. 그러나 PNE 후에 동일한 통증 유발 과제를 수행할 때 PAG의 활성화가 유사하게 일어나지는 않았다(그림 20.5). PNE의 목적은 통증에 대해 재개념화(reconceptualize)하고 움직임과 관련된 공포를 줄이는 것이었으므로, 이 경우 PNE 적용 후에 PAG가 활성화될 필요가 없다고 주장할 수 있으며, 그 이유는 들어

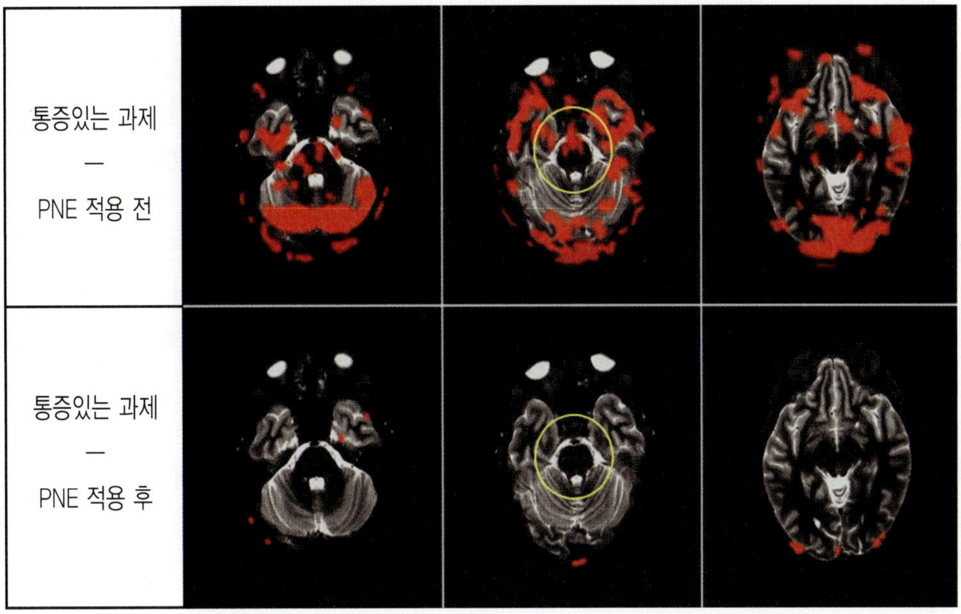

그림 20.5
PNE 적용 후 영상으로, 대상자가 통증이 있는 과제(아래 영상)를 수행할 때 혈류 산소 수준(BOLD) 기법을 통해 보면, 광범위한 뇌의 활성화가 감소하고 뇌의 수도관주위 회백질 부위(원형)의 활성화가 거의 증가하지 않는 것으로 보인다.

(출처: Louw A, Puentedura EJ, Diener I, Peoples RR. Pre-operative therapeutic neuroscience education for lumbar radiculopathy: a single-case fMRI report. Physiother Theory Pract. 2015;31:496-508.)

오는 유해감각이 위협적이지 않다고 판단하고 이해되었기 때문이다. 추가적인 연구는 PAG와 같은 항-유해감각성 시스템에 대한 PNE의 구체적인 영향에 대해 연구해야 한다.

등급화된 운동 영상 - 뇌/인체 지도의 재구성
(Graded Motor Imagery – Restructuring Brain/Body Maps)

뇌 내에서 관찰되는 기능적 변화를 교정하기 위한 목적의 치료적 중재는 특히 복합부위통증증후군(complex regional pain syndrome, CRPS)과 같은 악화된(advanced) 통증 상태인 경우에 더 많은 관심을 받았다(Daly와 Bialocerkowski, 2009; Wand 등, 2011). 등급화된 운동 영상(GMI)은 앞서 설명한 결손된 피질에 대한 회복을 목표로 하는 구조화된 일련의 피질 운동이라 할 수 있다(Moseley, 2004b; Moseley, 2006; Daly와 Bialocerkowski, 2009; Bowelling 등, 2013). GMI에는 사람의 신체 부위의 좌측이나 우측, 움직임을 인식하는 능력(laterality, 편측성), 몸의 한 부위에 정적 또는 동적인 사용에 대한 운동 영상이나 시각화 그리고 거울 치료와 같은 전략들이 포함된다. GMI는 CRPS(McCabe 등, 2003; Moseley, 2004b; Moseley, 2006; Daly와 Bialocerkowski, 2009; Bowing 등, 2013)와 같은 통증 상태에 긍정적인 영향을 미치는 하나의 방법이라는 근거들이 증가되고 있다고 알려져 있고, 이것은 만성 고관절과 슬관절 통증을 가진 환자들에게 일부 사용될 수 있다. 감각 판별(sensory discrimination), 피부그림감각(graphesthesia) 그리고 2점 판별(two-point discrimination) 감각과 같은 피질 지도(cortical maps)의 재구성을 목표로 하는 추가적인 전략들이 제안되었고 이를 통한 피질의 변화를 용이하게 하기 위해 GMI와 함께 활용되고 있다(Moseley, 2008; Moseley와 Wiech, 2009; Luomajoki와 Moseley, 2011). 안타깝게도 만성 고관절과 슬관절 통증을 가진 환자에게서 이러한 변화된 피질 지도를 보여주는 그 어떠한 연구도 나타나지 않고 있으며, 또한 만성 고관절과 슬관절 통증을 가진 환자들의 좌우 판별 능력(편측성)이나 다른 감각들의 판별 능력을 변화시켰다는 연구도 없었다. 이것이 만성 통증이 있는 사람들(Louw 등, 2015b; Louw 등, 2017)서 관찰된 바 있고, 따라서 통증이 느껴지는 부위에 관계없이 존재할 수 있을 것이다.

대퇴골을 고정하고 경골의 후방 활주나 고관절에 미측 신연과 같이 정확하고 구체적이며 목적과 결과를 소리로 표현하는 도수치료와 같은 전통적인 "직접 손으로 하는(hands-on)" 치료는 피질 재구성을 위한 하나의 방법으로 볼 수 있다. 우리가 일어나는 정확한 피질의 변화(즉, 2점 판별, 인체 지도에 표식)에 대한 통찰력을 점점 더 얻으면서, 치료는 뇌를 좀 더 이해하도록 돕고, 부위를 더 잘 국소화하고, 덜 위협이 되게 하며, 신체 부위를 회복하는데 도움이 되도록 사용되는 뇌 감각(촉각, 시각, 소리 등)에 적절한 감각 정보를 상향식 피드(bottom–up feed)로 만드는 데 좀 더 신중해지고 표적화 할 수 있게 된다.

결론(Conclusion)

통증 신경과학을 이해하고 환자들에게 가르쳐온 지 25년이 되었다. 우리는 너무나 많은 것을 발견하고 배웠기 때문에 우리는 데카르트적 사고를 훨씬 넘어섰지만 아직 여전히 배울 것이 많다. 통증, 특히 만성 근골격계 통증에 대한 새로운 신경과학적 관점은 환자와 임상가에게 상당한 발전을 가져다 주었다. 환자에게는, 통증의 본질을 이해하고, 뇌가 신경가소성의 능력이 매우 좋다는 것을 깨닫는 것이 희망을 주었고, 만성 고관절과 슬관절 통증을 가진 사람들에게 비수술적, 비약리학적 도움에 대해 고려할 수 있게 되었다. 임상가에게는, 설레임과 희망도 있다. 만성 통증 환자를 가장 치료하기 어렵거나 도전적인 대상으로 보는 대신, 더 나은 방향으로의 변화가 일어났을 때 그들이 가장 보람이 있다는 것을 알 수 있었다. 이 단원에서 설명된 발전된 내용들을 통해 임상가가 과감하게 새로운 패러다임과 새로운 치료법을 만들도록 장려해야 한다.

참고문헌(References)

Ang DC, Chakr R, Mazzuca S, et al. Cognitive-behavioral therapy attenuates nociceptive responding in patients with fibromyalgia: a pilot study. Arthritis Care Res. 2010;62:618–23.

Apkarian AV, Sosa Y, Sonty S, et al. Chronic back pain is associated with decreased prefrontal and thalamic gray matter density. J Neurosci. 2004;24:10410–5.

Apkarian AV, Baliki MN, Geha PY. Towards a theory of chronic pain. Prog Neurobiol. 2009;87:81–97.

Bandler R, Keay KA. Columnar organization in the midbrain periaqueductal gray and the integration of emotional expression. Progr Brain Res. 1996;107:285–300.

Barnes SJ, Finnerty GT. Sensory experience and cortical rewiring. Neuroscientist. 2010;16:186–98.

Bennett R, Nelson D. Cognitive behavioral therapy for fibromyalgia. Nat Clin Pract Rheumatol. 2006;2:416–24.

Bowering KJ, O'Connell NE, Tabor A, et al. The effects of graded motor imagery and its components on chronic pain: a systematic review and meta-analysis. J Pain. 2013;14:3–13.

Briones-Cantero M, Fernandez-de-las-Peñas C, Lluch-Girbes E, et al. Effects of adding motor imagery to early physical therapy in patients with knee osteoarthritis who had received total knee arthroplasty: A Randomized Clinical Trial. Pain Med. 2020;21:3548–55.

Daly AE, Bialocerkowski AE. Does evidence support physiotherapy management of adult Complex Regional Pain Syndrome Type One? A systematic review. Eur J Pain. 2009;13:339–53.

de Lange FP, Koers A, Kalkman JS, et al. Increase in prefrontal cortical volume following cognitive behavioural therapy in patients with chronic fatigue syndrome. Brain. 2008;131:2172–80.

Dubin AE, Patapoutian A. Nociceptors: the sensors of the pain pathway. J Clin Invest. 2010;120:3760–72.

Fernandez-Carnero J, Fernandez-de-las-Peñas C, Cleland JA. Immediate hypoalgesic and motor effects after a single cervical spine manipulation in subjects with lateral epicondylalgia. J Manipulative Physiol Ther. 2008;31:675–81.

Fields HL, Basbaum AI, Heinricher MR. Central nervous system mechanisms of pain modulation. In: McMahon S, Koltzenburg M (ed). Wall and Melzack's Textbook of Pain. 5th ed. Edinburgh: Elsevier; 2005.

Flor H. The functional organization of the brain in chronic pain. Prog Brain Res. 2000; 129: 313-22.

Flor H. The image of pain. Annual scientific meeting of The Pain Society (Britain). Glasgow, Scotland; 2003.

Flor H, Braun C, Elbert T, Birbaumer N. Extensive reorganization of primary somatosensory cortex in chronic back pain patients. Neurosci Lett. 1997;224:5–8.

George SZ, Bishop MD, Bialosky JE, et al. Immediate effects of spinal manipulation on thermal pain sensitivity: an experimental study. BMC Musculoskelet Disord. 2006;7:68.

Giesecke T, Gracely RH, Clauw DJ, et al. [Central pain processing in chronic low back pain. Evidence for reduced pain inhibition]. Schmerz. 2006;20(5):411–4, 6–7.

Goldberg JS. Revisiting the Cartesian model of pain. Med Hypotheses. 2008;70:1029–33.

Gormley G, Brydges R. Difficulty with right-left discrimination: A clinical problem? CMAJ. 2016;188:98–9.

Gwilym SE, Filippini N, Douaud G, et al. Thalamic atrophy associated with painful osteoarthritis of the hip is reversible after arthroplasty: a longitudinal voxel-based morphometric study. Arthritis Rheum. 2010;62:2930–40.

Haldeman S. Presidential address, North American Spine Society: failure of the pathology model to predict back pain. Spine. 1990;15:718-24.

Hebb DO. The organization of behavior: A neruophysiological theory. New York: Wiley; 1949.

Iannetti GD, Mouraux A. From the neuromatrix to the pain matrix (and back). Exp Brain Res. 2010;205:1-12.

Jull G, Sterling M, Kenardy J, Beller E. Does the presence of sensory hypersensitivity influence outcomes of physical rehabilitation for chronic whiplash? A preliminary RCT. Pain. 2007;129:28-34.

Keysers C, Gazzola V. Hebbian learning and predictive mirror neurons for actions, sensations and emotions. Philos Trans R Soc Lond B Biol Sci. 2014;369:20130175.

Larsen JB, Skou ST, Arendt-Nielsen L, et al. Neuromuscular exercise and pain neuroscience education compared with pain neuroscience education alone in patients with chronic pain after primary total knee arthroplasty: study protocol for the NEPNEP randomized controlled trial. Trials. 2020;21:218.

Liepert J, Bauder H, Wolfgang HR, et al. Treatment-induced cortical reorganization after stroke in humans. Stroke. 2000;31:1210-6.

Louw A, Puentedura EJ. Therapeutic Neuroscience Education. Minneapolis, MN: OPTP; 2013.

Louw A, Diener I, Butler DS, Puentedura EJ. The effect of neuroscience education on pain, disability, anxiety, and stress in chronic musculoskeletal pain. Arch Phys Med Rehabil. 2011a;92:2041-56.

Louw A, Puentedura EL, Mintken P. Use of an abbreviated neuroscience education approach in the treatment of chronic low back pain: A case report. Physiother Theory Pract. 2011b;28:50-62.

Louw A, Butler DS, Diener I, Puentedura EJ. Development of a pre-operative neuroscience educational program for patients with lumbar radiculopathy. Am J Phys Med Rehabil. 2013;92:446-52.

Louw A, Puentedura EJ, Diener I, Peoples RR. Pre-operative therapeutic neuroscience education for lumbar radiculopathy: a single-case fMRI report. Physiother Theory Pract. 2015a;31:496-508.

Louw A, Schmidt SG, Louw C, Puentedura EJ. Moving without moving: immediate management following lumbar spine surgery using a graded motor imagery approach: a case report. Physiother Theory Pract. 2015b;31:509-17.

Louw A, Zimney K, Puentedura EJ, Diener I. The efficacy of pain neuroscience education on musculoskeletal pain: A systematic review of the literature. Physiother Theory Pract. 2016;32:332-55.

Louw A, Puentedura EJ, Reese D, et al. Immediate effects of mirror therapy in patients with shoulder pain and decreased range of motion. Arch Phys Med Rehabil. 2017;98:1941-7.

Louw A, Puentedura EJ, Schmidt S, Zimney K. Pain Neuroscience Education: Teaching People about Pain. 2nd ed. Minneapolis, MN: Orthopedic Physical Therapy Products (OPTP); 2018:536.

Louw A, Puentedura EJ, Reed J, et al. A controlled clinical trial of pre-operative pain neuroscience education for patients about to undergo total knee arthroplasty. Clin Rehabil. 2019a; 33:1722-31.

Louw A, Zimney K, Reed J, et al. Immediate pre-operative outcomes of pain neuroscience education for patients undergoing total knee arthroplasty: A case series. Physiother Theory Pract. 2019b;35:543-53

Luerding R, Weigand T, Bogdahn U, Schmidt-Wilcke T. Working memory performance is correlated with local brain morphology in the medial frontal and anterior cingulate cortex in fibromyalgia patients: structural correlates of pain-cognition interaction. Brain. 2008;131:3222-31.

Luomajoki H, Moseley GL. Tactile acuity and lumbopelvic motor control in patients with back pain and healthy controls. Br J Sports Med. 2011;45:437-40.

McCabe CS, Haigh RC, Ring EFR, et al. A controlled pilot study of the utility of mirror visual feedback in the treatment of complex regional pain syndrome (type 1). Rheumatology. 2003;42:97-101.

Meeus M, Nijs J, Van Oosterwijck J, et al. Pain physiology education improves pain beliefs in patients with chronic fatigue syndrome compared with pacing and self-management education: A double-blind Randomized Controlled Trial. Arch Phys Med Rehabil. 2010;91:1153-9.

Melzack R. From the gate to the neuromatrix. Pain. 1999;S6:S121-6.

Melzack R. Pain and the neuromatrix in the brain. J Dental Education. 2001;65:1378-82.

Moseley L. Combined physiotherapy and education is efficacious for chronic low back pain. Aust J Physiother. 2002;48:297-302.

Moseley GL. A pain neuromatrix approach to patients with chronic pain. Man Ther. 2003a;8:130-40.

Moseley GL. Unraveling the barriers to reconceptualization of the problem in chronic pain: the actual and perceived ability of patients and health professionals to understand the neurophysiology. J Pain. 2003b;4:184-9.

Moseley GL. Joining forces - combining cognition-targeted motor control training with group or individual pain physiology education: A successful treatment for chronic low back pain. J Man Manipul Ther. 2003c;11:88-94.

Moseley GL. Why do people with complex regional pain syndrome take longer to recognize their affected hand? Neurology. 2004a;62:2182-6.

Moseley GL. Graded motor imagery is effective for long standing complex regional pain syndrome. Pain. 2004b;108:192-8.

Moseley GL. Evidence for a direct relationship between cognitive and physical change during an education intervention in people with chronic low back pain. Eur J Pain. 2004c;8:39-45.

Moseley GL. Widespread brain activity during an abdominal task markedly reduced after pain physiology education: fMRI evaluation of a single patient with chronic low back pain. Aust J Physiother. 2005;51:49-52.

Moseley GL. Graded motor imagery for pathologic pain: a randomized controlled trial. Neurology. 2006;67:2129-34.

Moseley GL. Reconceptualising pain acording to modern pain sciences. Phys Ther Rev. 2007;12:169-78.

Moseley GL. I can't find it! Distorted body image and tactile dysfunction in patients with chronic back pain. Pain. 2008;140:239-43.

Moseley GL, Hodges PW. Chronic pain and motor control. In: Jull G, Boyling J, editors. Grieves Modern Manual Therapy of the Vertebral Column. 4 ed. Edinburgh: Churchill-Livingstone; 2002.

Moseley GL, Wiech K. The effect of tactile discrimination training is enhanced when patients watch the reflected image of their unaffected limb during training. Pain. 2009;144:314-9.

Moseley GL, Nicholas MK, Hodges PW. A randomized controlled trial of intensive neurophysiology education in chronic low back pain. Clin J Pain. 2004;20:324-30.

Moseley GL, Sim DF, Henry ML, Souvlis T. Experimental hand pain delays recognition of the contralateral hand--evidence that acute and chronic pain have opposite effects on information processing? Brain Res Cogn Brain Res. 2005;25:188-94.

Moseley GL, Zalucki NM, Wiech K. Tactile discrimination, but not tactile stimulation alone, reduces chronic limb pain. Pain. 2008;137:600–8.

Nijs J, Van Houdenhove B, Oostendorp RA. Recognition of central sensitization in patients with musculoskeletal pain: Application of pain neurophysiology in manual therapy practice. Man Ther. 2010;15:135–41.

Nijs J, Meeus M, Van Oosterwijck J, et al. Treatment of central sensitization in patients with 'unexplained' chronic pain: what options do we have? Expert Opin Pharmacother. 2011;12:1087–98.

Nijs J, Kosek E, Van Oosterwijck J, Meeus M. Dysfunctional endogenous analgesia during exercise in patients with chronic pain: to exercise or not to exercise? Pain Physician. 2012;15: ES205–13.

Ossipov MH, Dussor GO, Porreca F. Central modulation of pain. J Clin Invest. 2010;120:3779-87.

Parry DM, Macmillan FM, Koutsikou S, et al. Separation of A- versus C-nociceptive inputs into spinal-brainstem circuits. Neuroscience. 2008;152:1076–85.

Peyron R, Laurent B, Garcia-Larrea L. Functional imaging of brain responses to pain. A review and meta- analysis (2000). Neurophysiol Clin. 2000;30:263–88.

Phillips N, Hach S, Mannion J, Moran R. Effect of acute experimental hand pain on left-right discrimination response latency for hand recognition. Physiother Theory Pract. 2020;36:1232–40.

Puentedura EJ, Louw A. A neuroscience approach to managing athletes with low back pain. Phys Ther Sport. 2012;13:123–33.

Rodriguez-Raecke R, Niemeier A, Ihle K, et al. Brain gray matter decrease in chronic pain is the consequence and not the cause of pain. J Neurosci. 2009;29:13746–50.

Ryan CG, Gray HG, Newton M, Granat MH. Pain biology education and exercise classes compared to pain biology education alone for individuals with chronic low back pain: a pilot randomised controlled trial. Man Ther. 2010;15:382–7.

Sapolsky RM. Why Zebras Don't Get Ulcers. New York: Freeman; 1994.

Schmidt-Wilcke T. Variations in brain volume and regional morphology associated with chronic pain. Curr Rheumatol Rep. 2008;10: 467-74.

Schmidt-Wilcke T, Leinisch E, Ganssbauer S, et al. Affective components and intensity of pain correlate with structural differences in gray matter in chronic back pain patients. Pain. 2006;125:89–97.

Schmidt-Wilcke T, Ganssbauer S, Neuner T, et al. Subtle grey matter changes between migraine patients and healthy controls. Cephalalgia. 2008;28:1–4.

Seminowicz DA, Wideman TH, Naso L, et al. Effective treatment of chronic low back pain in humans reverses abnormal brain anatomy and function. J Neurosci. 2011;31:7540–50.

Seminowicz DA, Shpaner M, Keaser ML, et al. Cognitive-behavioral therapy increases prefrontal cortex gray matter in patients with chronic pain. J Pain. 2013;14:1573–84.

Shala R, Roussel N, Lorimer Moseley G, et al. Can we just talk our patients out of pain? Should pain neuroscience education be our only tool? J Man Manip Ther. 2021;29:1–3.

Shatz CJ. The developing brain. Sci Am. 1992;267:60–7.

Stavrinou ML, Della Penna S, Pizzella V, et al. Temporal dynamics of plastic changes in human primary somatosensory cortex after finger webbing. Cereb Cortex. 2007;17:2134–42.

Sterling M, Jull G, Wright A. Cervical mobilisation: concurrent effects on pain, sympathetic nervous system activity and motor activity. Man Ther. 2001;6:72–81.

Tracey I, Bushnell MC. How neuroimaging studies have challenged us to rethink: is chronic pain a disease? J Pain. 2009;10:1113–20.

Tracey I, Ploghaus A, Gati JS, et al. Imaging attentional modulation of pain in the periaqueductal gray in humans. J Neurosci. 2002;22:2748–52.

Vicenzino B, Collins D, Wright A. The initial effects of a cervical spine manipulative physiotherapy treatment on the pain and dysfunction of lateral epicondylalgia. Pain. 1996;68:69–74.

Wall PD. Comments after 30 years of the gate control theory. Pain Forum. 1996;5:12–22.

Wand BM, Parkitny L, O'Connell NE, et al. Cortical changes in chronic low back pain: current state of the art and implications for clinical practice. Man Ther. 2011;16:15–20.

Watson JA, Ryan CG, Cooper L, et al. Pain neuroscience education for adults with chronic musculoskeletal pain: A mixed-methods systematic review and meta-analysis. J Pain. 2019;20:1140.e1–e22.

Wiech K, Tracey I. The influence of negative emotions on pain: behavioral effects and neural mechanisms. Neuroimage. 2009;47: 987–94.

Woolf CJ. Central sensitization: uncovering the relation between pain and plasticity. Anesthesiology. 2007;106:864–7.

Woolf CJ, Salter MW. Plasticity and pain: the role of the dorsal horn. In: McMahon S, Koltzenburg M (editors). Wall and Melzack's Textbook of Pain. 5th ed. Edinburgh: Elsevier; 2005.

Xerri C. Plasticity of cortical maps: multiple triggers for adaptive reorganization following brain damage and spinal cord injury. Neuroscientist. 2012;18:133–48.

다모드 관리법이란? 하지의 만성 통증에 대한 도수적과 비도수적 중재법의 통합

21

(What is multimodal management? integrating hands-on and hands-off interventions for chronic pain in the lower extremity) César Fernández-de-las-Peñas, Emilio "Louie" Puentedura

개요(Introduction)

이 결론에 해당하는 단원에서는 보다 광범위한 생체심리사회적 맥락과 통합된 통증 신경과학 범위 내에서 고관절과 슬관절에 통증 질환을 가진 환자에 대한 다모드적 보완 치료(multimodal complementary treatments)에 대해 설명하고자 하는 이 책의 목표에 대한 통합된 임상적 관점(integrated clinical perspective)을 제안하였다. 고관절과 슬관절 통증 질환을 적절하게 관리하는 방법에는 급성 상태에서 만성 상태로의 전환과 관련된 심리사회적 요인, 건강 상태 그리고 동반 발생되는 통증 장애 등 여러 위험 요인들과의 관련성이 강조되었다. 따라서 특정 환자의 통증 스펙트럼과 통증이 나타나고 지속되는 요인들에 복잡한 모자이크(mosaic), 임상적 의사 결정과정 그리고 치료 계획들의 통합에 대해 적절히 이해하는 것이 이 단원의 초점이다. 우리는 이 책의 각각의 단원에서 관절-기반 도수치료, 건침(dry needling), 연부조직 중재 그리고 전방 십자인대(ACL) 파열이나 슬관절이나 고관절에 골관절염(OA)과 같은 특정한 치료 접근법에 초점을 맞추었고, 만성 통증에 대한 현재의 임상적 치료 모델은 사람의 다양한 상태를 동시에 목표로 하는 치료법의 중요성에 초점을 맞추는 것을 강조하였다. 일상적인 임상 실무에서 환자가 단 한가지의 중재법을 제공받는 경우는 극히 드물 것이다.

이 단원에서는 임상가가 만성 통증 환자를 치료 시에 손을 대는(hands-on, 하행) 중재와 손을 대지 않는(hands-off, 상행) 중재 사이의 균형을 찾는 것을 권하고 있다(Lluch-Girbes 등, 2015). 실제로 요통과 같은 복잡한 상태의 환자를 관리할 때 통증 신경과학 교육(hands-off)과 함께 도수적(hands-on) 중재를 적용하는 것이 더 효과적이라는 근거가 있다(Louw 등, 2017a).

통증의 본질에 대한 기초: 임상적 이해(Underlying the Nature of Pain: Clinical Understanding)

조직의 손상은 염증이나 유해수용성(nociceptive) 또는 신경병증성(neuropathic) 통증에 의해 유발하는 유해수용성 감각이 활성화된다는 것에 기초를 두고 있다고 생각한다. 이것은 의학적인 질병이나 손상에 의해 시작될 수 있으며, 조직에 실제로 손상이 있는지 없는지는 임상적으로나 영상 자료로나 종종 분명하지 않다. 보고된 통증 증상의 원인이 의학적 질환인 경우에는 이를 반드시 확인해야 하며(5장 참조) 확인한 후에 적절한 치료를 적용해야 한다. 마찬가지로, ACL 또는 반월판 파열과 같은 슬관절 손상 후(7장 참조)에, 조직 치유에 기반을 둔 재활 치료프로그램이 적용되어야 할 것이다. 이러한 특정한 상황들은 관리하기 쉬워 보이지만, 실제 생활에서는 보이는 것만큼 쉽지 않으며, 이 환자들 중 일부는 만성 통증으로 발전될 수 있다. 실제로 조직의 손상 정도는 슬관절이나 고관절 OA 환자에게서 볼 수 있듯이, 보고되는 통증의 크기와 반드시 상관관계가 있는 것은 아니다(4장 참조). 이러한 상황은 손상 그 자체로도 유해감각을 만드는데 충분하며, 여러 가지 위험 결정 인자들(multiple risk determinants)의 매트릭스 안에서 통증 발생에 영향을 준다는 사실에 기인한다. 조직 치유의 초기 단계 이후에 통증의 지속성(persistence of pain)은 단지 조직 손상 때문만이 아니라 이와 같은 광범위한 요인들의 과정으로 보인다. "조직 치유(tissue healing)"는 이해하기 어려운(이론적인) 개념이다. "평상시 치유 시간(time of usual healing)"이라는 미리 정해진 기간 내에서 "치유"가 실제로 발생했는지에 대한 이러한 불확실성은 많은 치료 접근법들의 이면에 있는 근본적인 가정이다. 치유의 자연스러운 과정에는 내적 또는 외적의 여러 요인들이 관여하며, 때로는 손상을 절대 되돌릴 수 없다(OA와 같은 경우). 따라서 통증 신경과학에 기초한 적절한 임상적 추론이 모든 환자에게 적용되어야 한다.

특정한 원인(예: 의학적 질병이나 조직의 손상)이 확인되지 않은 경우, 상황은 더욱 더 복잡해지며, 임상가는 조직 손상이나 의학적 기저 병리가 없음에도 특정 환자가 통증을 보고하는 이유를 반드시 이해해야 한다. 이러한 유형의 임상적 상황은 통증에 대한 우리의 현재 이해 수준으로 이 단계를 완전히 피할 수 있다. 광범위한 근거들이 통증이 말초적 자극에 의한 것만은 아니고 중추 신경계의 영향에 의해서도 유지될 수 있다고 제시되었다(20장 참조). 따라서 단지 신체적 원인에 대한 특정 환자의 평가 시에도 통증이란 수수께끼에서 떼어낼 수 없는 부분인 심리사회적 요인과 행동의 역할을 올바르게 이해하기 위한 다중모드 평가(multimodal evaluation)가 필요할 것이다. 임상가는 특히 통증이 지속되는 경우, 치료 방향의 조정이 필요하게 된다는 점에서, 기능적 또는 기능장애(Woolf, 2004)를 반드시 고려해야 한다. 말초 유해수용기(peripheral nociceptors)의 활성화를 일으키는 실제적 또는 위협적인 조직 손상에 대한 근거 또는 통증(예: 중추민감화)을 유발하는 질병이나 체성감각계(somatosensory system)의 병변에 대한 근거가 없음에도 불구하고, 유해수용기의 변화로 인해 발생하는 통증을 현재 국제통증학회(International Association for Pain)에 의해 "유해가소성 통증(nociplastic pain)"으로 분류되었다(Kosek 등, 2016). 따라서 특정 환자에서 우세한 통증 기전의 확인은 다른 임상적 추론으로 이어질 수 있다.

다중모드 치료 접근법에 대한 임상적 추론 (Clinical Reasoning for Multimodal Treatment Approaches)

고관절과 슬관절 통증이 있는 환자의 증상은 복잡한 양상을 보일 수 있다는 것은 분명하다. 현재 교과서에는 유해수용기의 원천과 어떻게 유해수용기가 유지되는지에 대한 다양한 관점들과 이에 따른 많은 치료적 관리 전략들을 제시하고 있다. 또한 단원에서는 특정한 질환(예: 건병증, 대퇴비구충돌(femoroacetabular impingement, FAI) 또는 ACL 파열)에 대한 재활 프로토콜을 자세히 설명하고 있고, 반면에 다른 단원에서는 근골격계 기능장애가 있다는 조건하에 모든 특정 슬관절이나 고관절 질환에 적용할 수 있는 즉, 관절-중심(16장 참조), 연부조직-중심(17장 참조), 신경-중심(18장 참조)의 중재법들에 대해 설명하였다.

고관절과 슬관절 통증 장애를 가진 사람들의 관리는 이러한 장애의 복합성 내에서 각 중재법에 생물심리사회적 패러다임이 요구하는 치료의 다른 구성 요소들이 포함되기 때문에 다중모드(multimodal)로 이루어져야 한다는 임상적 그리고 과학적 근거들이 뒷받침되고 있다. 실제적으로 우리는 이 책에 기술된 치료법들이 개별화된 의학(personalized medicine)의 틀 안에서 즉, 환자의 관점에서 치료를 맞춤화 하는 궁극적으로 완전한 치료 중재가 되게 하는데 필요한 디딤돌로 생각해야 한다고 제안한다. 치료의 각 구성 요소는 복잡한 질병의 과정 중 일부(예: 통증, 기능, 기능장애 또는 정서적)에 어느 정도의 효능이 있을 것이다.

고관절과 슬관절 통증 질환을 관리하는 임상가가 직면하는 문제는 임상적 양상과 관련된 요인들의 특성이 다르게 나타날 가능성이 있는 각 환자에 대한 치료 계획을 어떻게 결정하는가이다. 이러한 시나리오의 경우, 임상가는 환자가 표현하는 양상이 말초적 입력(peripheral input)인가 아니면 중추적 입력(central input)이 더 우세한 가를 결정(식별)하는 것이다. 만약 말초성 유해수용기에 의해 전달되는 것처럼 보이는 고관절이나 슬관절 통증이 있는 환자의 경우, 영향을 받는 조직에 대한 특정 치료(만약 확인이 된 경우)와 운동 프로그램 그리고 기능적 활동을 적용할 것을 권장한다. 만약 기본적으로 변화된 중추성 처리 과정에 의해 전달되는 것으로 보이는 고관절이나 슬관절 통증 환자의 경우, 약리학적, 신체적 또는 인지적 접근과 좀 더 복합적이고 통합적인 접근법의 적용을 권장해야 한다. 이러한 환자의 경우, 임상가는 특정 조직을 넘어서 생각하고 통증 과정에 대한 현재 지식을 통합해야 한다(Nijs 등, 2013). 다중모드 접근법은 대부분의 임상 실험이 일반적으로 한 가지 또는 두 가지 치료에만 초점을 맞추었고, 임상에서 특정한 환자를 대표하거나 대표하지 않을 수 있는 특정 환자 집단에 초점을 맞추기 때문에 임상적 의사-결정이 좀 더 어려워졌다.

만성 통증을 관리하기 위한 중요한 단계가 이 과정에 있는 환자가 적극적으로 참여하는 것이다. 환자-중심 진료에는 임상가와 환자 간에 상호 작용과 함께 의사-결정 과정을 공유해야 한다. 환자의 신념, 선호도(preferences) 그리고 기대(expectations)는 치료 과정과 확실하게 상호 작용할 것이기 때문에 환자의 관점에서 이러한 가치에 대한 이해를 임상가가 반드시 고려해야 한다. 마찬가지로, 임상가의 선호도와 중재에 대한 "긍정적(positive)" 또는 "부정적(negative)" 영향에 대한 환자와의 개인적 의사소통은 이 과정과 반드시 통합되어야 한다.

환자가 처해있는 상황과 관련된 문제들의 전체 범위에 대해 교육하는 것은 환자의 치료 계획에 중요한 부분이다. 임상가는 특정한 환자에게 적용할 모든 중재의 영향(긍정적 그리고 부정적)에 기초가 되는 잠재적인 신경생리학적 그리고 인지적 기전들에 대해 고려해야 한다(20장 참조). 신경생리학적 그리고 인지적 기전을 다루는 것은 추상적(putative)일 수 있지만 만성 고관절 그리고 슬관절 통증이 있는 환자들에게는 특히 중요하다. 그 이유는 각 치료 접근법의 이득과 위해성에 대해 설명한 후에 환자들이 다양한 치료 옵션들 중에서 선택하도록 권하는 것이 도움이 되기 때문이다. 환자에게 임상적 그리고 치료적 결정 과정에 참여하도록 요청하면 통증이 만성적일 때 관련성이 높은 자신의 질병 관리 과정에 대한 책임을 가질 수 있게 된다. 이것은 운동 프로그램에서 치료 과정의 이정표가 될 수 있어 고관절과 슬관절 통증이 있는 환자에게 매우 중요하며, 환자가 적극적인 참여를 하게 될 것이다.

현대 통증 과학과 통합된 다른 중재법
(Integrating Different Interventions into Contemporary Pain Science)

고관절이나 슬관절 통증이 있는 환자에게 모든 중재를 제공할 때, 치료사들은 치료 계획을 수립 시 현대 통증 신경과학적 추론을 통합할 것을 권장한다. 근거-기반 권고사항(15장 참조)에 따라 운동치료, 도수치료 또는 교육과 같은 개별적 중재가 이러한 환자들의 관리에 효과적일 수 있다. 따라서 두 가지 근거-기반 치료 접근법을 결합하면 더 나은 임상 결과가 나올 것이라고 예상하는 것이 타당할 것이다. 그러나 현재까지 근거들은 상충되고 있다.

일부 메타-분석 연구에서, 운동치료와 도수적 관절가동술의 통합이 슬관절(Jansen 등, 2011)이나 고관절(Sampath 등, 2016) 골관절염이 있는 사람에게 운동치료 만을 단독 적용한 경우와 비교할 때, 통증과 기능에 낮은(small) 또는 중등도 수준의 효과 크기가 나타냈다고 보고하였다. 그럼에도 불구하고, 이러한 이점들은 대부분 장기적보다는 단기적 적용 시에 관찰되었다(Jansen 등, 2011; Sampath 등, 2016). 마찬가지로, 낮음에서 중등도(low-to-moderate) 수준의 증거로 건침술(dry needling)과 다른 중재법들과 연합하는 것이 근육통과 관련된 목의 증상을 가진 사람들의 통증과 기능장애를 단기적으로는 개선시켰지만 장기적으로는 그렇지 못하다고 제시하였다(Fernández-de-las-Peñas 등, 2021). 이와 대조적으로, 다른 메타-분석 연구에서는 고관절 OA(Beumer 등, 2016)나 목 통증(Fredin과 Lorès, 2017)을 가진 대상자에게 운동치료와 도수치료를 결합하는 것이 각각의 중재법을 단독 적용한 경우와 비교하였을 때 어떤 이점을 관찰하지 못하였다.

임상가에게 다음과 같은 몇 가지 질문이 제기될 수 있다: (1) 고관절 또는 슬관절 통증을 가진 모든 환자가 도수치료와 운동치료를 해야 하는가?; (2) 도수치료나 운동치료 또는 기타 중에 어떤 중재를 가장 먼저 적용해야 하는가? 예를 들어, 손으로 직접 하는(hands-on) 치료가 단기간에 통증과 기능 수준을 개선시키므로 임상가는 슬관절이나 고관절에 만성 통증이 있는 환자의 능동적인 운동 프로그램을 최적화하기 위해 도수치료법을 함께 적용하는 것을 고려할 수 있다. 이렇게 할 때 함정이 될 수 있는 것은 이러한 직접적인(hands-on) 중재가 환자(에 의해 인지되는)에게 주는 메시지와 관련이 있다는 것이다. 이 메시지는 (더 심한) 통증이 (더 심한) 조직 손상과 관련이 있다는 환자의 생물의학적 관점을 더 강화시킬 수 있으며, 이는 장기적인 회복과 환자의 독립성을 감소시키는 전형적인 부적응적 믿음(maladaptive belief)이 된다.

분명한 것은, 환자에게 도수치료와 운동치료 모두에 중추성 통증 조절 효과(central pain modulatory effects)에 대한 교육을 하는 것은 치료에 매우 중요하며 이러한 긍정적인 치료 효과를 유지하기 위해서는 가정 운동 프로그램이 필수적일 것이다. 예를 들어, 통증 교육은 직접적인(hand-on) 중재를 적용하기 전에 적용할 수 있지만, 이것은 환자에 따라 변경될 수 있다. 이를 통해 환자는 자신의 문제를 보다 폭넓게 이해할 수 있게 된다. 손으로 직접하는(hand-on)(상행) 중재는 중추신경계에 대한 "유해수용기의 발화(firing nociception)"을 감소시키며, 손으로 직접하지 않는(hand-off)(하행) 중재(예: 운동)의 하기 전에 하행성 억제(descending inhibition)를 촉진(Courtney 등, 2016)하기 위해 적용할 수 있다(Louw 등, 2017b). 마찬가지로, 임상가는 환자가 운동에 의해 비정상적인 통증 반응을 나타내는 중추성 통증 과정을 보이는지 알아내고, 환자의 반응이 예상한 것과 반대로 증상을 더 악화시킬 수 있다는 것을 반드시 알아야 한다. 다시 말해, 운동의 진행단계(exercise progression)를 결정하고(19장 참조) 프로그램에 대한 적응력을 증가시키기 위해 손으로 직접하는(hands-on) 접근과 손으로 직접하지 않는(hand-off) 접근 간에 통합이 필요할 것이다.

결론(Conclusions)

수집된 근거들을 통해 말초성 요인과 중추성 요인 모두 고관절과 슬관절 통증 질환을 가진 대부분 환자들의 통증에 기여한다는 것을 알게 되었다. 특히 중재법의 통합은 각 개개인의 환자에 관련된 다요인 요소들(multifactorial factors)을 다루기 위한 필수적인 과정이 필요하다. 이 책에서는 이러한 내용들에 맞추어 포괄적인 치료 접근법에 통합될 때 고관절과 슬관절 통증 환자의 치료 결과를 개선할 수 있다고 믿으며, 임상적 고려를 위한 설득력 있는 근거를 가진 몇 가지 치료법에 대해 설명하였다.

참고문헌(References)

Beumer L, Wong J, Warden SJ, et al. Effects of exercise and manual therapy on pain associated with hip osteoarthritis: a systematic review and meta-analysis. Br J Sports Med. 2016;50:458–63.

Courtney CA, Steffen AD, Fernández-de-las-Peñas C, et al. Joint mobilization enhances mechanisms of conditioned pain modulation in individuals with osteoarthritis of the knee. J Orthop Sports Phys Ther. 2016;46:168–76.

Fernández-de-las-Peñas C, Plaza-Manzano G, Sanchez-Infante J, et al. Is dry needling effective when combined with other therapies for myofascial trigger points associated with neck pain symptoms? A systematic review and meta-analysis. Pain Res Manag. 2021;2021:8836427.

Fredin K, Lorås H. Manual therapy, exercise therapy or combined treatment in the management of adult neck pain: A systematic review and meta-analysis. Musculoskelet Sci Pract. 2017;31:62–71.

Jansen MJ, Viechtbauer W, Lenssen AF, et al. Strength training alone, exercise therapy alone, and exercise therapy with passive manual mobilisation each reduce pain and disability in people with knee osteoarthritis: a systematic review. J Physiother. 2011;57:11–20.

Kosek E, Cohen M, Baron R, et al. Do we need a third mechanistic descriptor for chronic pain states? Pain. 2016;157:1382–6.

Lluch Girbés E, Meeus M, Baert I, Nijs J. Balancing "hands-on" with "hands-off" physical therapy interventions for the treatment of central sensitization pain in osteoarthritis. Man Ther. 2015;20(2):349–52.

Louw A, Farrell K, Landers M, et al. The effect of manual therapy and neuroplasticity education on chronic low back pain: a randomized clinical trial. J Man Manip Ther. 2017a;25:227–34.

Louw A, Nijs J, Puentedura EJ. A clinical perspective on a pain neuroscience education approach to manual therapy. J Man Manip Ther. 2017b;25:160–8.

Nijs J, Roussel N, Paul van Wilgen C, et al. Thinking beyond muscles and joints: therapists' and patients' attitudes and beliefs regarding chronic musculoskeletal pain are key to applying effective treatment. Man Ther. 2013;18:96–102.

Sampath KK, Mani R, Miyamori T, Tumilty S. The effects of manual therapy or exercise therapy or both in people with hip osteoarthritis: a systematic review and meta-analysis. Clin Rehabil. 2016;30:1141–55.

Woolf CJ. Pain: moving from symptom control toward mechanism-specific pharmacologic management. Annals Internal Med. 2004;140:441–51.

사용 인가받은 자료 (Permissions list)

그림 1.1
고관절 골 형태. (A) 정상적인 모양의 대퇴골. (B) 캠 형태.
(C) 핀서 형태. (D) 비구 이형성증. (출처: Mosler 등, 2018b)

그림 4.2
(A) 압통 역치, (B) 통증의 시간적 가중, (C) 조건화 통증 조절(CPM) 및 건강한 대상과 중증 골관절염(OA) 환자 간의 비교 평가.
(출처: Arendt-Nielsen 등, 2015a.)

그림 5.4
FAI 증후군의 재활의 핵심 구성 요소.
(출처: Heerey 등, 2018; Short 등, 2021)

그림 6.4
(A) 증량제(The Extender). 허벅지는 90° 고관절 굴곡으로 안정화되고 슬관절은 통증 지점 바로 전까지 능동적으로 신전.
(B) 다이버 (The Diver). 몸통을 바로 세운 상태에서 고관절을 굽히면서 동시에 팔을 앞으로 뻗는다. 서 있는 슬관절의 자세는 내내 10-20를 유지한다.
(C) 글라이더(The Glider). 몸통을 똑바로 세운 시작 자세에서, 한쪽 다리를 뒤로 미는 동작으로 시작하여 통증이 시작되기 전에 멈춘다.
(출처: Askling 등, 2013)

그림 14.8
발의 코어 시스템(Foot core system).
(출처: Askling 등, 2013)

그림 16.1
MWM(움직임을 동반한 관절가동술, Mobilization with Movement) 중재를 사용하여 비체중 부하에서 전체 체중 부하 중재로의 진행.
(출처: McDowell 등, 2021)

그림 19.1
운동 분류 방법으로서 "고관절 경첩 연속체(Hip Hinge Continuum)".
(출처: John, 2013).

그림 19.3
재활에 대한 Vermeil의 수정된 계층 구조. (출처: Morrison, 2020)

그림 20.1.
통증을 경험하는 동안 광범위한 뇌 활성화는 몇 개의 일반적인 뇌 영역에서 나타나는 통증 신경태그(pain neurotag)로 볼 수 있다.
(출처: Puentedura EJ, Louw A. A neuroscience approach to managing athletes with low back pain. Phys Ther Sport. 2012;13: 123-33.)

그림 20.2
통증 신경 매트릭스(pain neuromatrix)(빨간색 표식)의 활성화는 지식과 논리(노란색), 과거의 경험(녹색), 통증에 대한 신념(파란색) 등과 이것과 인접한 신경 회로(neighboring neural circuits)에 의해 영향을 받을 수 있으며, 이러한 인접한 회로들은 경험하는 통증을 변화시킬 수 있다.
(출처: Puentedura EJ, Louw A. A neuroscience approach to managing athletes with low back pain. Phys Ther Sport. 2012;13:123-33.)

그림 20.3
대상자가 안정된 상태(위)와 통증이 있는 과제를 수행 시(아래)에 기능적 자기공명 영상(fMRI)으로 혈류 산소 수준(blood oxygen level dependent, BOLD) 기법을 이용해 광범위한 뇌의 활동을 보여주고 있다.
(출처: Louw A, Puentedura EJ, Diener I, Peoples RR. Pre-operative therapeutic neuroscience education for lumbar radiculopathy: a single-case fMRI report. Physiother Theory Pract. 2015;31:496-508.)

그림 20.4
PNE 적용 전 영상으로, 대상자가 통증이 있는 과제를 수행할 때(아래 영상) 혈류 산소 수준(BOLD) 기법을 통해 보면 광범위한 뇌 활성화가 뇌의 수도관주위 회백질 부위(원형)에서 활성화되는 것이 보인다.
(출처: Louw A, Puentedura EJ, Diener I, Peoples RR. Pre-operative therapeutic neuroscience education for lumbar radiculopathy: a single-case fMRI report. Physiother Theory Pract. 2015;31:496-508.)

그림 20.5
PNE 적용 후 영상으로, 대상자가 통증이 있는 과제(아래 영상)를 수행할 때 혈류 산소 수준(BOLD) 기법을 통해 보면, 광범위한 뇌의 활성화가 감소하고 뇌의 수도관주위 회백질 부위(원형)의 활성화가 거의 증가하지 않는 것으로 보인다.
(출처: Louw A, Puentedura EJ, Diener I, Peoples RR. Pre-operative therapeutic neuroscience education for lumbar radiculopathy: a single-case fMRI report. Physiother Theory Pract. 2015;31:496-508.)

색인 (Index)

색인 (Index)

색인 (Index)

색인 (Index)